Le cerveau fœtal normal et pathologique

Échographie - IRM - Fœtopathologie

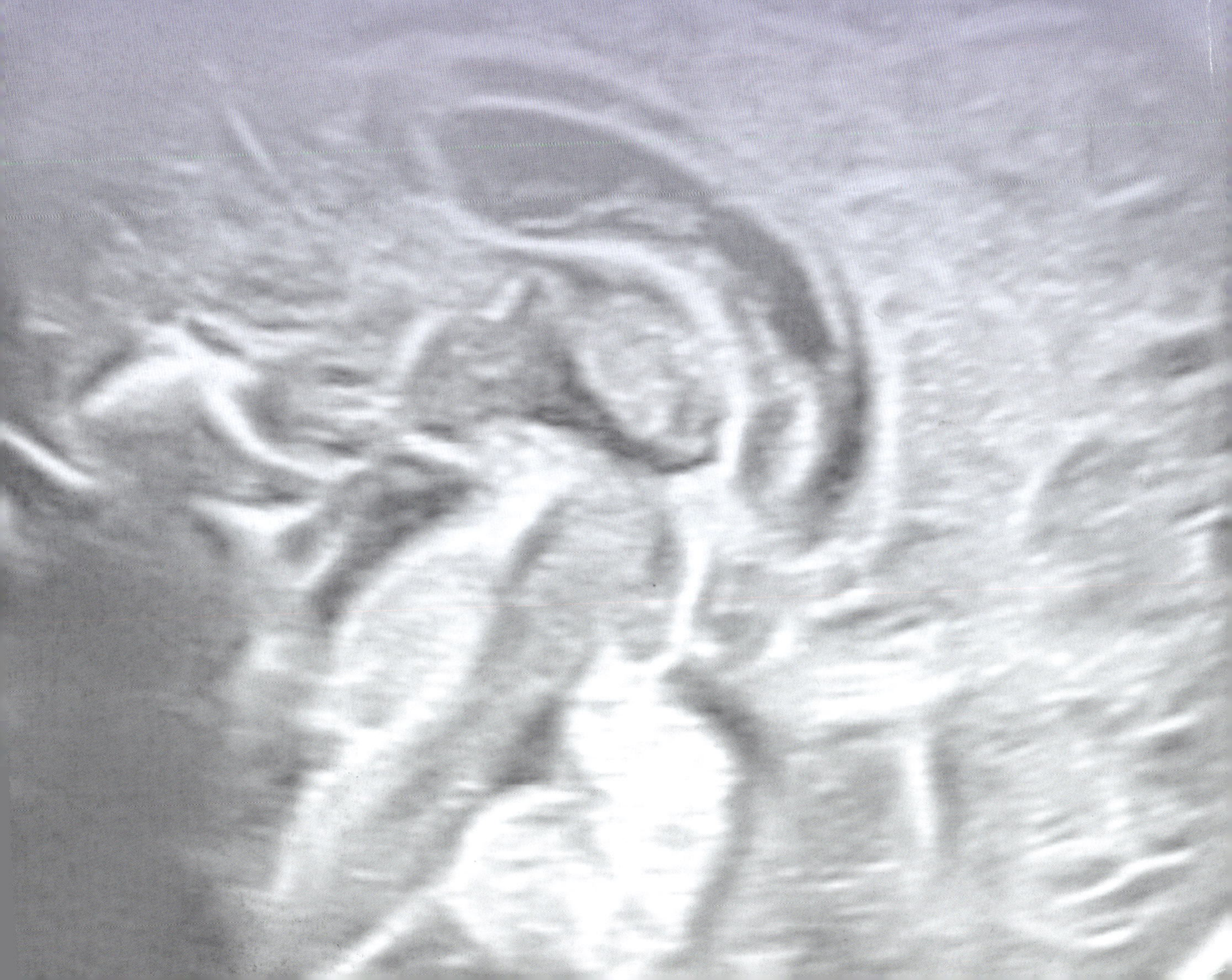

Sarl DT, 2, rue Henri Dunant, 34090 Montpellier
Dépôt légal : Novembre 2025
I.S.B.N. : 9791030304978
EAN : 9791030304978
Imprimé en France

Atlas d'imagerie

Cerveau fœtal normal et pathologique

Échographie - IRM - Fœtopathologie

Jean-Philippe BAULT
Plateforme Lumière Hôpital Necker Enfants-Malades
Cabinet d'Échographie Gynéco-Obstétricale, Les Mureaux

Avec la collaboration de
Laurence Lœuillet
Service de Fœto-pathologie, Hôpital Necker Enfants-Malades

Marie Brasseur
Service de Radiopédiatrie, CHU Rouen

Anne-Élodie Millischer-Bellaiche
Centre de Radiologie IMPC-IFEEN Bachaumont,
Radiopédiatrie Hôpital Necker

Préface du Professeur Yves Ville

SAURAMPS MEDICAL
www.sauramps-medical.com

Nous tenons à remercier ici les confrères
qui ont contribué à l'iconographie de cet ouvrage :

Marie Brasseur, Anne-Élodie Millischer-Bellaiche, Pascale Sonigo,
Catherine Adamsbaum, David Grévent

Christian Bisch, Léo Pomar, Véronique Lambert, Bernard Benoit,
Ahmed Sadji, Guillaume Benoist, Michèle Gueneret, Hanane Bouchgoul,
Marie-Victoire Senat, Fatima Ait Idir, Héla Louati, Jean-Marc Levaillant

Les auteurs

Jean-Philippe BAULT
Plateforme Lumière Hôpital Necker Enfants-Malades
Cabinet d'Échographie Gynéco-Obstétricale, Les Mureaux

Laurence LŒUILLET
Service de Fœto-pathologie, Hôpital Necker Enfants-Malades, Paris

Marie BRASSEUR
Service de Radiopédiatrie, CHU, Rouen

Anne-Élodie MILLISCHER-BELLAICHE
Centre de Radiologie IMPC-IFEEN Bachaumont, Radiopédiatrie Hôpital Necker, Paris

Table des matières

Préface

Écrire une préface est souvent un exercice convenu. Écrire la troisième préface d'un même ouvrage est un privilège : celui de suivre, livre après livre, l'évolution d'une œuvre pédagogique fidèle à ses principes, mais toujours en mouvement. Fidèle, parce qu'elle reste animée par la même passion : celle de l'échographie et plus encore, celle de la transmission. En mouvement, parce qu'à chaque édition, Jean-Philippe Bault remet l'ouvrage sur le métier, l'enrichit, le renouvelle, et le perfectionne avec la minutie et l'enthousiasme du clinicien pédagogue que nous connaissons.

Ce livre, désormais incontournable pour tous les praticiens engagés dans le diagnostic prénatal est un compagnon de route. Il rassemble dans une architecture claire les éléments clés de l'examen échographique du cerveau fœtal, selon les recommandations les plus récentes, tout en offrant un regard expert sur les subtilités morphologiques et les pièges de l'interprétation. À travers une iconographie impressionnante, renouvelée à la lumière des dernières technologies, il conjugue échographie 2D, techniques volumiques, IRM et données fœto-pathologiques pour proposer une vision intégrée, rigoureuse et didactique du développement cérébral fœtal.

L'auteur, que j'ai la chance de connaître depuis de nombreuses années, est de ces échographistes que la technique n'a jamais éloignés du sens clinique. Il ne s'agit pas ici de juxtaposer des images, mais de transmettre un savoir fondé sur l'expérience, l'observation patiente, et une exigence constante de clarté. Les « trucs et astuces » partagés ne sont jamais des raccourcis, mais les fruits d'une longue pratique, toujours mise au service de la qualité de l'examen.

Ce travail, nourri de rigueur autant que d'intuition, s'adresse à tous : du jeune interne qui découvre l'anatomie cérébrale en trois plans aux experts confirmés qui y chercheront des références, des confirmations ou des nuances.

Il est aussi le témoignage vivant d'une discipline toujours en évolution, portée ici par une voix singulière, généreuse et profondément engagée dans la formation.

Puisse cette troisième édition rencontrer le même accueil que les précédentes, et continuer d'accompagner celles et ceux qui ont choisi d'observer, avec précision et humilité, le développement du cerveau humain.

Yves Ville
Professeur de Gynécologie-Obstétrique
Faculté de Médecine René Descartes de l'Université Paris Cité
Membre de l'Académie Nationale de Médecine
Directeur de l'EHU 7328 PACT, associée à l'Institut Imagine
Chef du Service d'Obstétrique et de Médecine Fœtale
Coordonnateur du CPDPN de l'Hôpital Necker Enfants Malades
Département médico-universitaire des Maladies Congénitales et Anomalies du Développement (MICADO)
GHU Paris-Centre, Hôpital Necker-Enfants Malades

Partie 1
Aspects normaux

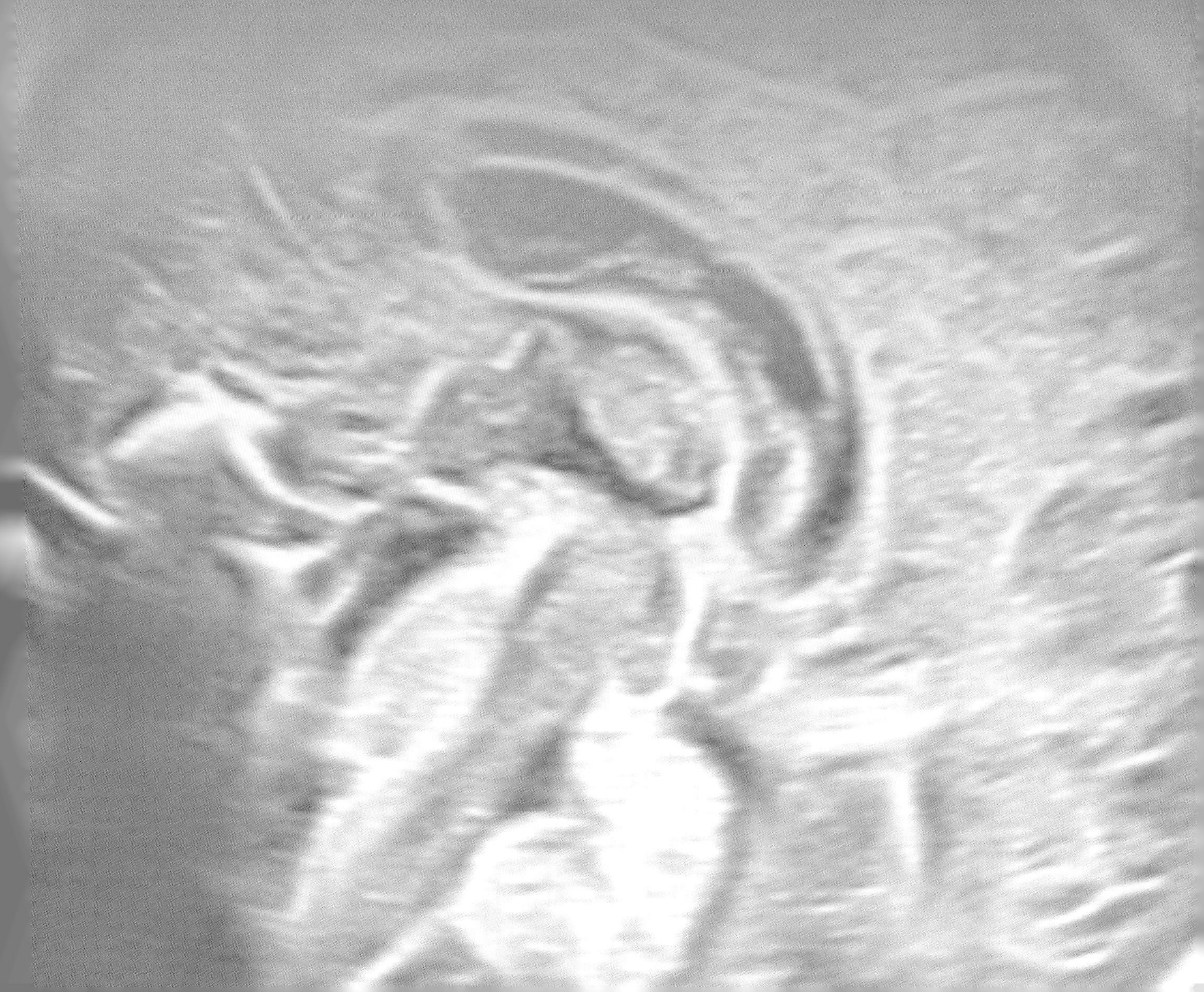

CHAPITRE 1 - GÉNÉRALITÉS

Introduction et méthodologie

Cet atlas est destiné à l'ensemble des praticiens effectuant soit des échographies de dépistage, soit des échographies de référence.

Cette nouvelle version consacrée au Cerveau Fœtal reprend en partie la méthodologie que nous avions adoptée lors des précédentes éditions.

Comme précédemment, il sera constitué de deux parties :

La première sera consacrée aux aspects normaux du cerveau.

La seconde aux aspects pathologiques.

Bien évidemment la technologie échographique ayant considérablement évolué, une très importante partie de l'iconographie a été renouvelée et augmentée. Il sera ainsi très largement fait appel, en complément de l'échographie conventionnelle, aux techniques volumiques (VCI, TUI, coupes multi-planaires, rendu) et à des images obtenues par voie vaginale, en particulier avec des sondes à hautes fréquences [1].

Comme dans les versions précédentes, l'iconographie échographique sera confrontée aux images foetopathologiques et complétée par des images IRM.

Les auteurs souligneront les points clés d'un examen du cerveau fœtal et un certain nombre de trucs et astuces, fruits d'une longue expérience, dont ils souhaitent faire bénéficier le lecteur.

Recommandations de la CNEOF et de l'ISUOG

Recommandations de la CNEOF

De nouvelles recommandations ont été publiées en Octobre 2023 [2] par la Conférence Nationale d'Échographie Obstétricale et Fœtale. Elles se substituent à celles publiées en Juillet 2016 et à celles plus anciennes du Comité Technique datant de 2005. L'objectif de ces recommandations est de fixer un cadre minimum à ce que doit être une échographie de dépistage de qualité.

Ces recommandations portent sur les trois trimestres de la grossesse :

- **Premier trimestre**
  - Morphologie :
    - Contour céphalique (habituel)
    - Aspect de la ligne médiane (habituel)
    - Aspect des plexus choroïdes (habituel)
    - Aspect du profil (habituel)

  (Aspect habituel signifie que la structure est reconnue et d'aspect apparaissant normal)

  - Biométrie :
    - Diamètre bipariétal (exprimé en millimètres)

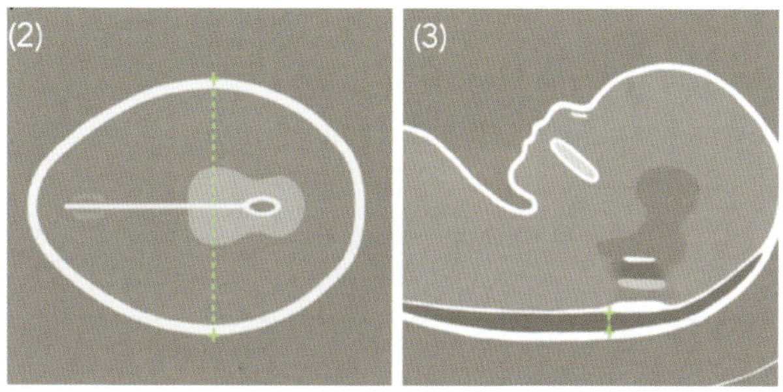

Fig. 1-1 : Silhouettes premier trimestre

- **Deuxième trimestre**
  - Morphologie :
    - Aspect du contour de la boîte crânienne (habituel)
    - Aspect des ventricules cérébraux (habituel)
    - Aspect de la ligne médiane (habituel)
    - Présence du corps calleux
    - Présence et aspect du cavum du septum pellucidum (habituel)
    - Aspect des espaces liquidiens de la fosse postérieure (habituel)
    - Aspect du cervelet (habituel)
  - Biométrie :
    - Diamètre bipariétal (BIP) exprimé en millimètres et en centiles selon le standard choisi et indiqué dans le compte-rendu.
    - Périmètre céphalique (PC) exprimé en millimètres et en centiles selon le standard choisi et indiqué dans le compte-rendu.

Trois images silhouettes sont considérées comme indispensables :

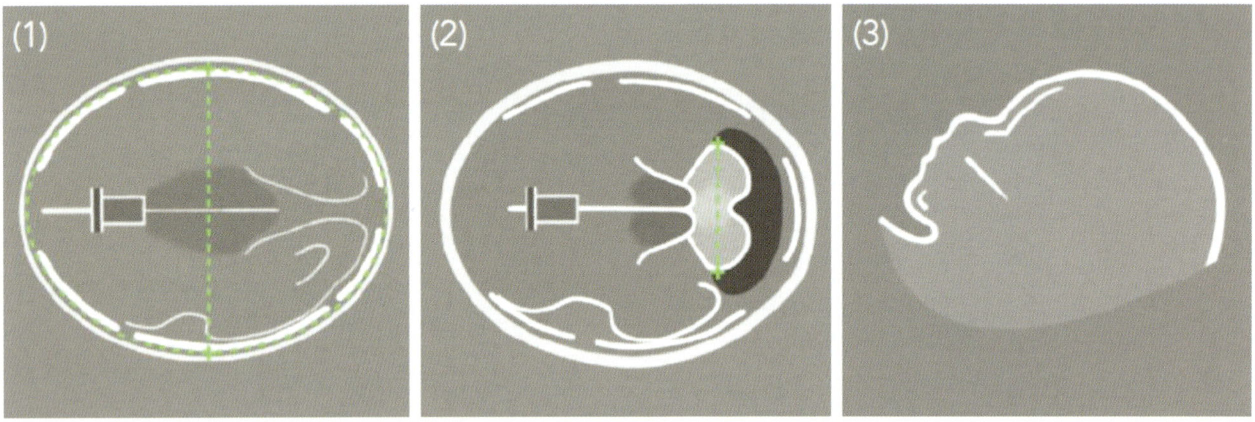

Fig. 1-2 : Silhouettes 2e trimestre

Deux images sont complémentaires :

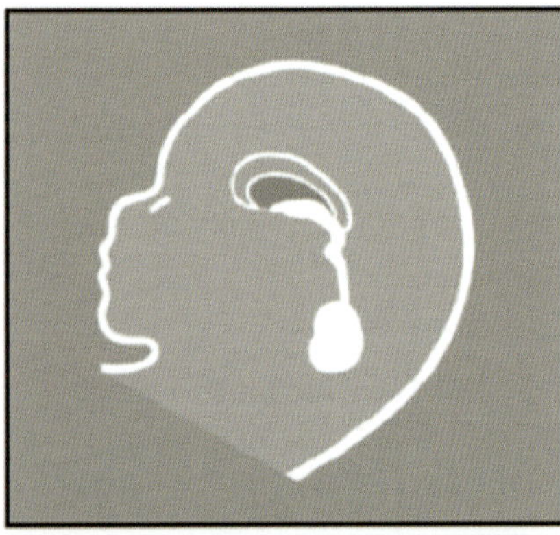

Il s'agit d'une coupe sagittale médiane du pôle céphalique qui illustre les items recommandés suivants :

- présence du corps calleux
- aspect de la ligne médiane

cette coupe est réalisée en cas de non obtention de l'item sur la coupe 1 ou 2

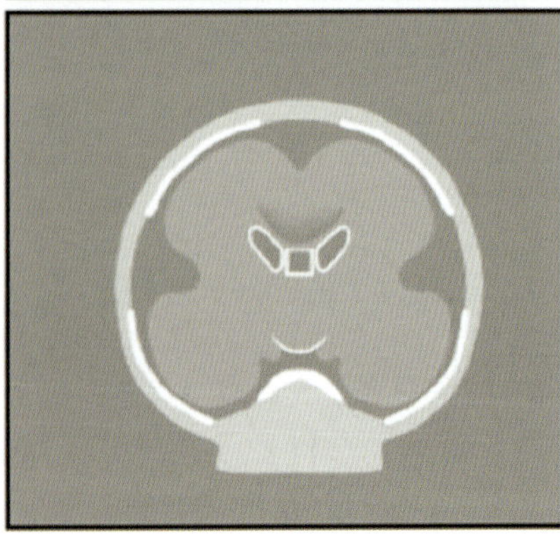

Il s'agit d'une coupe coronale médiane du pôle céphalique qui illustre les items recommandés suivants :

- présence du corps calleux
- aspect de la ligne médiane

cette coupe est réalisée en cas de non obtention de l'item sur la coupe 1 ou 2

Fig. 1-3 : Silhouettes complémentaires 2e trimestre

Il nous apparaît utile de signaler ici que seule la coupe sagittale permet d'illustrer tant la présence que l'aspect d'un corps calleux complet. Par ailleurs, si la (ou les) vallée sylvienne apparaît sur l'image n°2 ou la complémentaire coronale, il n'est pas spécifiquement mentionné qu'elle doit être visualisée.

Mais notons que ces recommandations incitent d'ailleurs le praticien à compléter cette iconographie de base : « *Que ce soit conjoncturel ou de manière systématique, chaque praticien est libre de produire toute image supplémentaire qu'il jugera opportune. En particulier, plusieurs images échographiques peuvent être produites, correspondant à une même silhouette, afin d'illustrer séparément les différentes structures anatomiques attendues sur cette silhouette* »

- **Troisième trimestre** :
  - Morphologie
    - Aspect du contour de la boîte crânienne (habituel)
    - Aspect des ventricules cérébraux (habituel)
    - Aspect de la ligne médiane (habituel)
    - Présence et aspect du cavum du septum pellucidum (habituel)
    - Aspect des espaces liquidiens de la fosse postérieure (habituel)
    - Aspect du cervelet (habituel)

Il est à remarquer qu'il n'est plus explicitement mentionné de vérifier la présence du corps calleux, seul l'item ligne médiane étant retenu.

  - Biométrie :
    - Diamètre bipariétal (BIP) exprimé en millimètres et en centiles selon le standard choisi et indiqué dans le compte-rendu.
    - Périmètre céphalique (PC) exprimé en millimètres et en centiles selon le standard choisi et indiqué dans le compte-rendu.

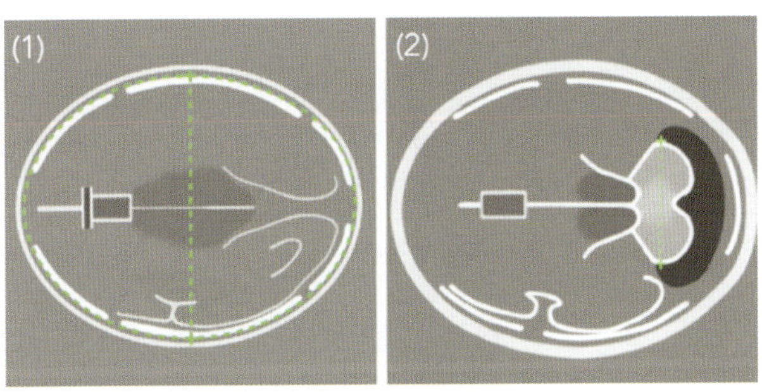

Fig. 1-4 : Silhouettes 3e trimestre

Recommandations de l'ISUOG

- **Premier trimestre** :
  - Head and brain Axial view of head:
  - Calcification of cranium
  - Contour/shape of cranium (with no bony defects)
  - wo brain halves separated by interhemispheric falx
  - C horoid plexuses almost filling lateral ventricles in their posterior two-thirds (butterfly sign)
  - Biparietal diameter and head circumference [3]
- **Deuxième trimestre** :
  - Head Intact cranium
  - Head shape normal
  - Cavum septi pellucidi normal in appearance
  - Choroid plexus normal in appearance
  - Midline falx normal in appearance
  - Thalami normal in appearance
  - Lateral cerebral ventricles normal in appearance
  - Cerebellum normal in appearance
  - Cisterna magna normal in appearance
  - Biparietal diameter (BPD)
  - Head circumference (HC) [4]
- **Troisième trimestre** :

Dans ces recommandations publiées en 2021, les auteurs soulignent les structures anatomiques à vérifier et pourquoi [5].

  - **Head**. The size and shape of the fetal head should be assessed. Microcephaly is commonly defined as HC smaller than –3SDs from the mean, and, when patho- logical, is usually associated with cortical anomalies and a sloping forehead. While fetuses with non-cephalicpresentation may have a mild degree of positional elon gation of the head (scaphocephaly or dolichocephaly), a marked deformation, especially when combined with a small HC, may be associated with craniosynostoses, as are other deformations (plagiocephaly, brachycephaly, trigonocephaly, cloverleaf skull).
  - **Brain**. The symmetry of the hemispheres and the width of the lateral ventricles should be examined, and the texture of the cerebral cortex and parenchyma should be assessed. Intracranial anechoic or hyperechogenic areas are abnormal, as is a smooth cortex (agyria, lissencephaly) or a cortex with too many small (polymicrogyria) or few coarse (pachygyria) sulci.In some cases,

anatomy of the brain cannot be seen by the transabdominal route and a transvaginal approach is required

Il est important de souligner que l'ISUOG a publié par ailleurs des Guidelines très détaillées concernant la réalisation d'échographies ciblées sur le système nerveux central, les indications sont résumées ci-dessous [6,7] :

Indications for targeted fetal neurosonography

- Suspicion of CNS or spinal malformation at routine screening ultrasound
- Suspicion of CNS or spinal malformation at nuchal translucency scan
- Family history of inheritable CNS or spinal malformations
- Previous pregnancy complicated by fetal brain or spina malformation
- Fetus with congenital heart disease
- Monochorionic twins
- Suspected congenital intrauterine infection
- Exposure to teratogens known to affect neurogenesis
- Chromosomal microarray findings of unknown significance

Les moyens techniques

Les plans de coupe à utiliser

Le fœtus doit toujours être examiné dans les trois plans de l'espace, et tout particulièrement son cerveau. Dans ces trois plans, la cavité du septum pellucidum (CSP) représente le point central de symétrie.

Les plans axiaux

Ils sont au nombre de trois **(Fig. 1-5)** :

- Trans ventriculaire passant par la CSP en avant et la corne occipitale des ventricules latéraux
- Plan du diamètre bipariétal passant par la CSP et en arrière par la citerne ambiante.
- Plan de la fosse postérieure qui est cavo-cérébelleux.

Les plans sagittaux (Fig. 1-6) :

- Sagittal médian qui est fondamental dans l'étude de la ligne médiane.
- Para sagittaux permettant d'apprécier les parois et le contenu des ventricules
- Sagittaux latéraux révélant parfaitement la forme des vallées sylviennes

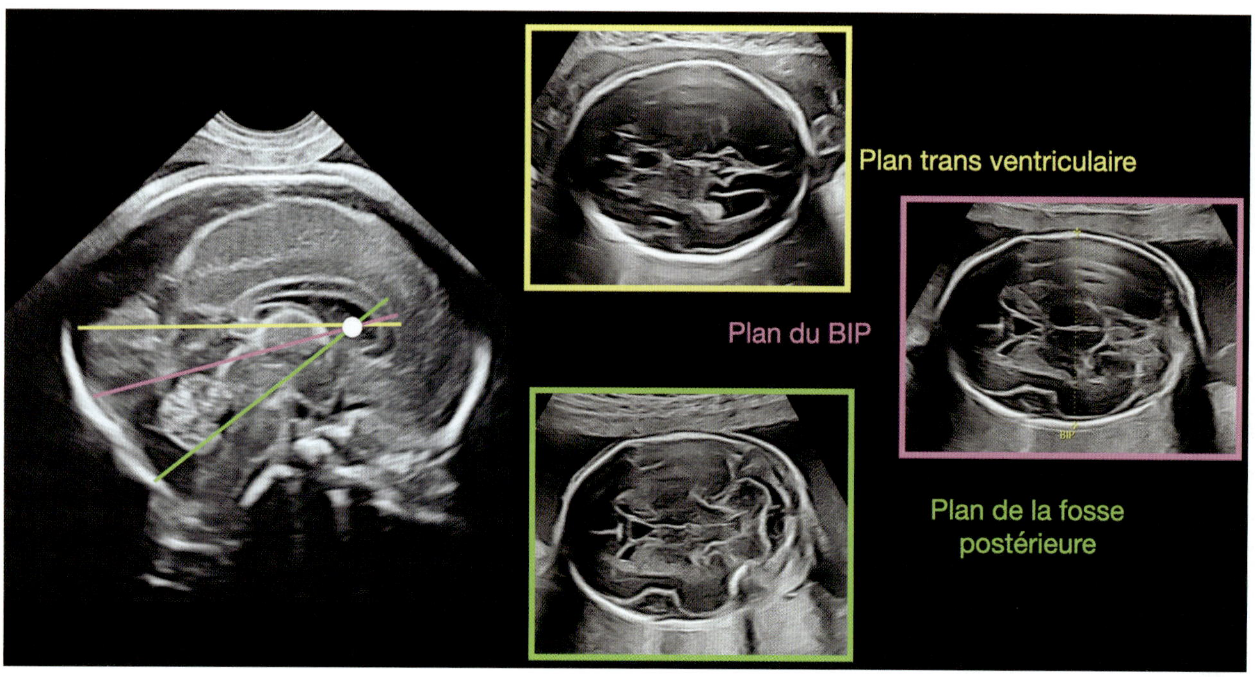

Fig. 1-5 : Plans de coupe axiaux

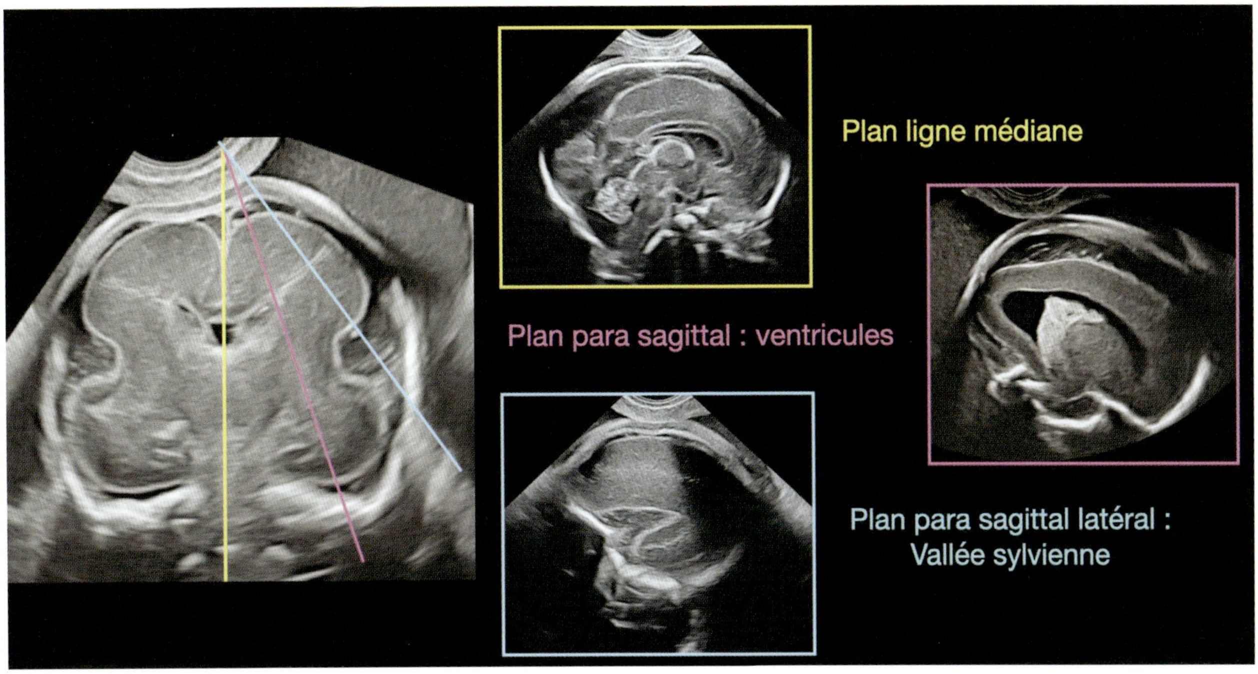

Fig. 1-6 : Plans de coupe sagittaux

Les plans coronaux (Fig. 1-7)

Quatre plans peuvent être individualisés :

- Antérieur au niveau de la partie antérieure des cornes frontales des ventricules latéraux.
- Antérieur au niveau de la CSP
- Médian au niveau des noyaux gris centraux et des vallées sylviennes.
- Postérieur au niveau des cornes occipitales des ventricules latéraux.

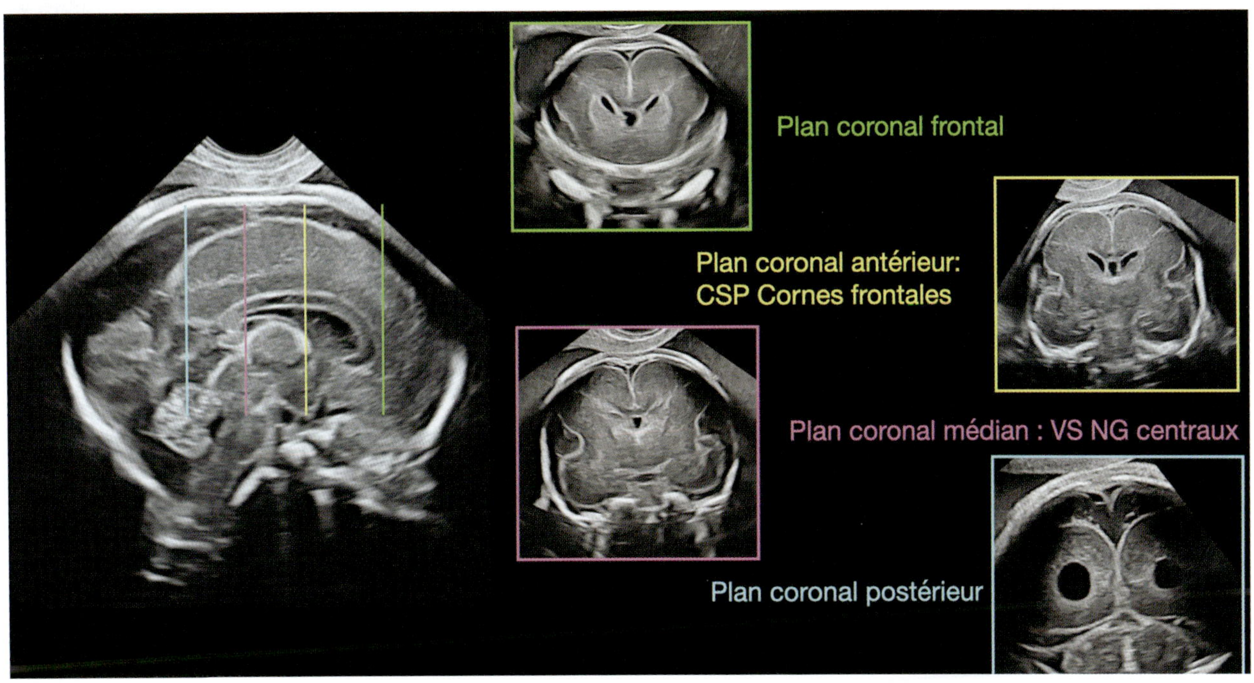

Fig. 1-7 : Plans coronaux

Échographie conventionnelle

La voie abdominale est l'outil de base, la voie vaginale est d'un apport considérable pour l'étude du cerveau fœtal chez un fœtus en présentation céphalique. Les sondes à hautes fréquences tant abdominales que vaginales améliorent considérablement la qualité de l'imagerie obtenue.

Le Doppler sera bien sûr utilisé pour visualiser des structures vasculaires.

Échographie volumique

Différents modes peuvent être utilisés :

- Les coupes multiplanaires : le volume préalablement acquis peut être décomposé en trois plans orthogonaux les uns par rapport aux autres, ce qui permet de symétriser parfaitement les structures cérébrales **(Fig. 1-8)**.
- Les modes de rendus :
  - Soit de surface ou HD Live **(Fig. 1-9a)** : très utile pour l'aspect, par exemple d'une face, dans le cadre d'une craniosténose
  - Soit osseux **(Fig. 1-9b)** : permettant de visualiser les structures osseuses et les sutures.
- Les modes VCI : ou coupes minces
  - Soit en mode Plan « A » **(Fig. 1-10a)** : par exemple étude de la ligne médiane
  - Soit on mode plan « C » ou Omniview **(Fig. 1-10b et c)**
- Le mode TUI : le volume est décomposé en coupes sériées permettant au mieux de situer les structures cérébrales les unes par rapport aux autres, ce mode pouvant être utilisé dans les trois plans. **(Fig. 1-11)**.

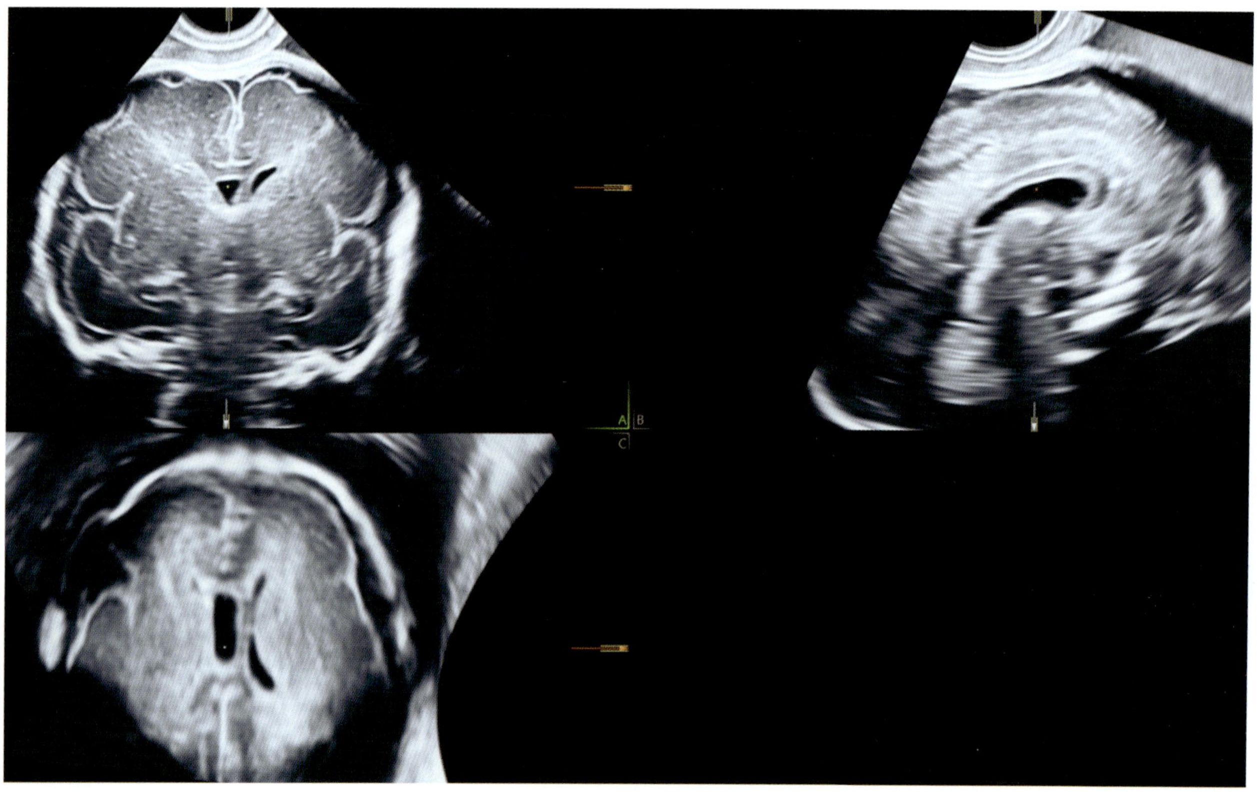

Fig. 1-8 : Coupes multiplanaires

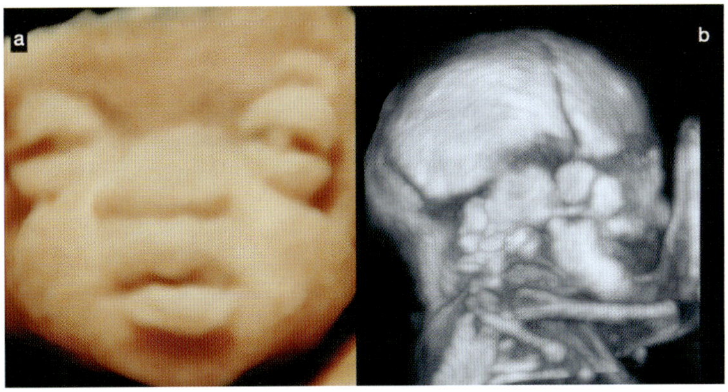

Fig. 1-9 : Mode render : a : surface, b : maximum ou osseux

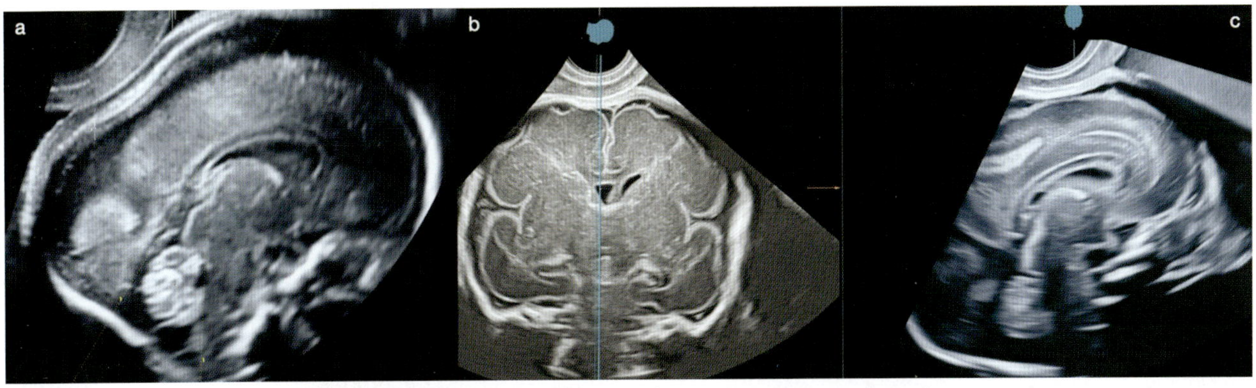

Fig. 1-10 : Mode VCI : a : Plan « A », b et c : Omniview ou plan « C »

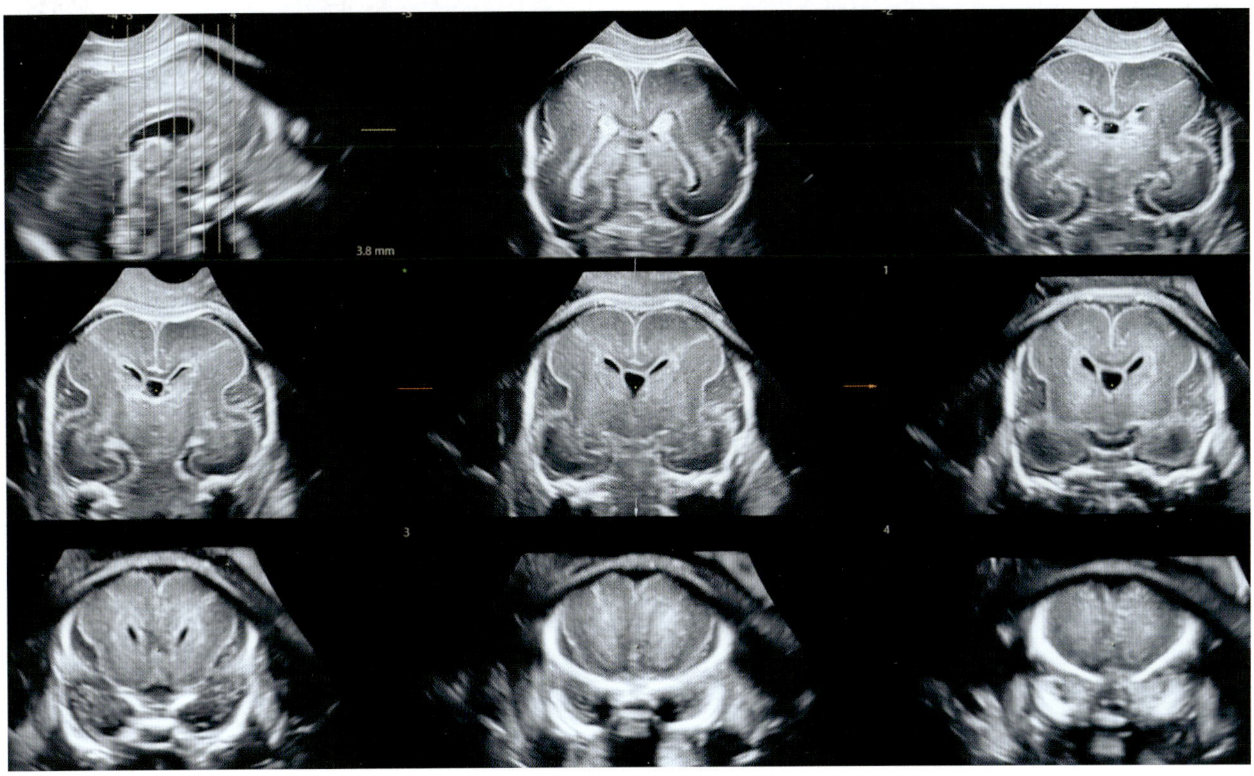

Fig. 1-11 : Mode TUI : coupes coronales

Imagerie par résonance magnétique (IRM)

L'IRM est indispensable dans l'étude du cerveau fœtal car elle permet une visualisation globale du cerveau. Par ailleurs les multiples types de séquence utilisables vont permettre de caractériser certain type de lésion, par exemple une séquence T2* sera indiquée pour caractériser une hémorragie.

Organisation générale du cerveau

La tente du cervelet, qui est une membrane fibreuse, sépare la boîte crânienne en deux étages. Sa partie antérieure est échancrée permettant la communication par l'intermédiaire du tronc cérébral entre les formations cérébrales sus-tentorielles et la fosse postérieure **(Fig. 1-12)**.

Rappel embryologique

Ce rappel a pour but de rappeler les grandes étapes du développement du cerveau fœtal. Il doit permettre à l'échographiste de se familiariser avec les structures qu'il peut mettre en évidence lors d'une échographie précoce de datation.

L'encéphale commence à se former à partir du tube neural à la fin du premier mois de grossesse. L'apparition de courbures et de vésicules va segmenter le tube neural en cerveau antérieur ou **prosencéphale,** cerveau moyen ou **mésencéphale** et cerveau postérieur ou **rhombencéphale**.

Secondairement (vers la 5e semaine de grossesse) le prosencéphale va lui-même se subdiviser en **télencéphale** et **diencéphale** ; le rhombencéphale se divisant quant à lui en **métencéphale** et **myélencéphale** **(Fig. 1-13 à 1-16)**.

Les tiges et cupules optiques se forment à partir du diencéphale.

Le cortex se formera à partir du télencéphale, le cervelet et le pont à partir du métencéphale, le bulbe à partir du myélencéphale.

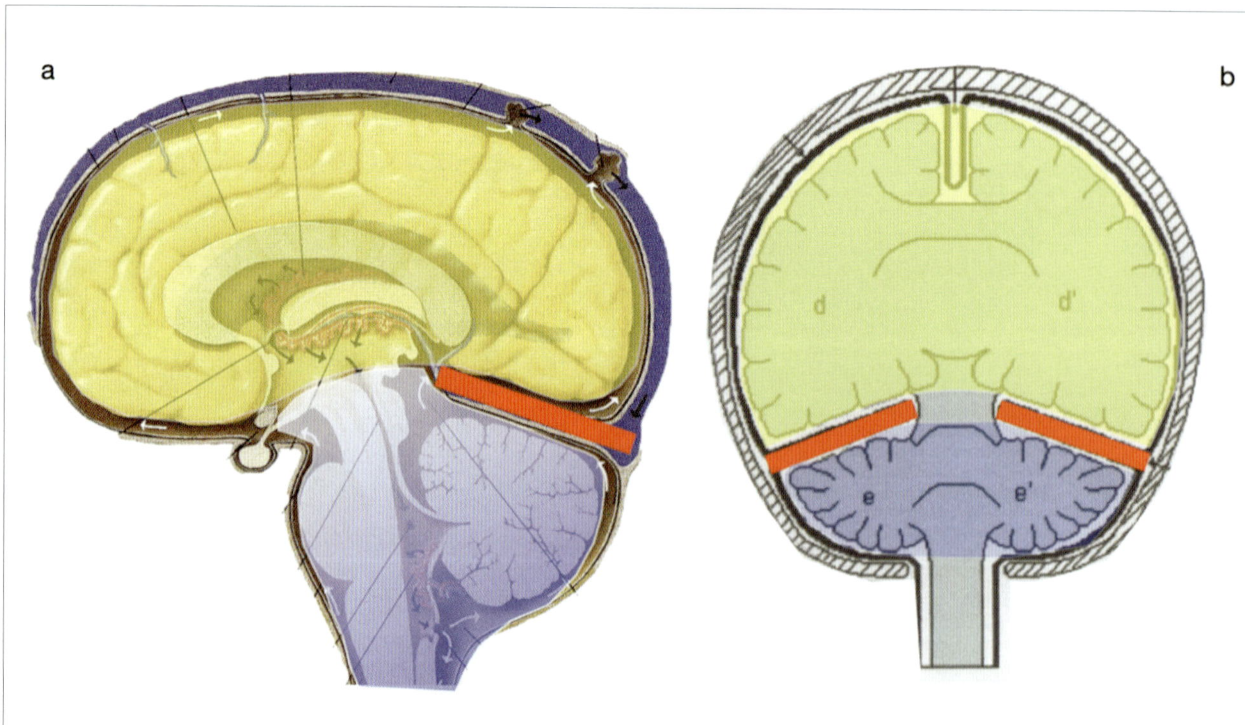

Fig. 1-12 : Étages cérébraux : a : sagittal, b : Coronal. Tente du cervelet : trait rouge

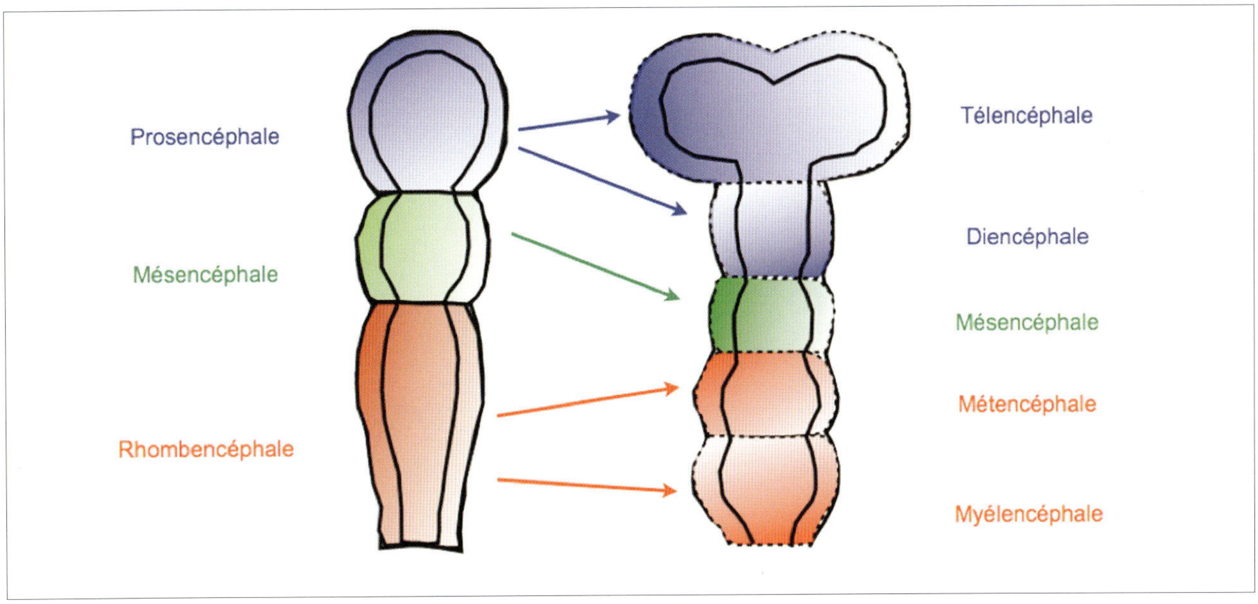

Fig. 1-13 : Vésicules cérébrales

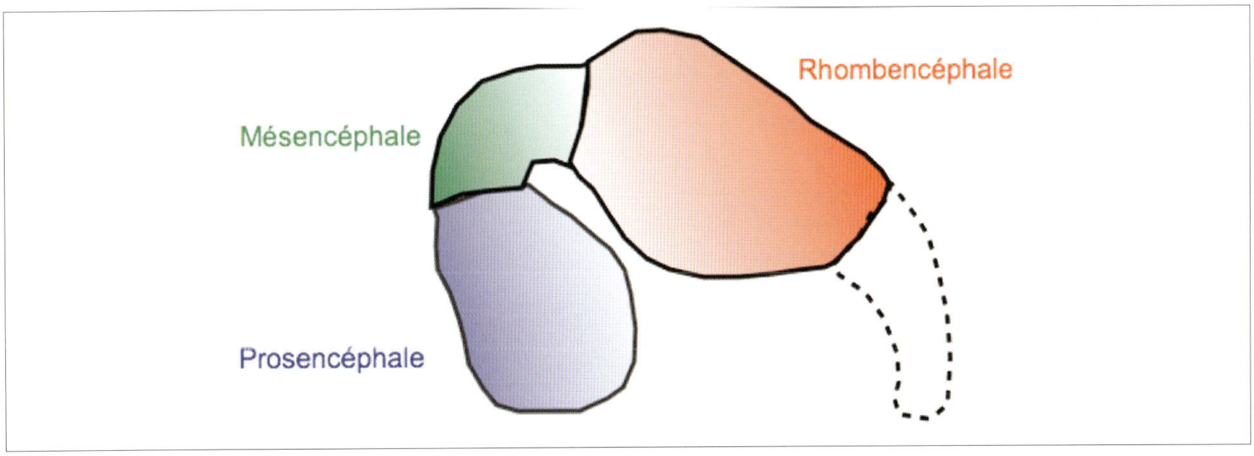

Fig. 1-14 : Courbures du tube neural

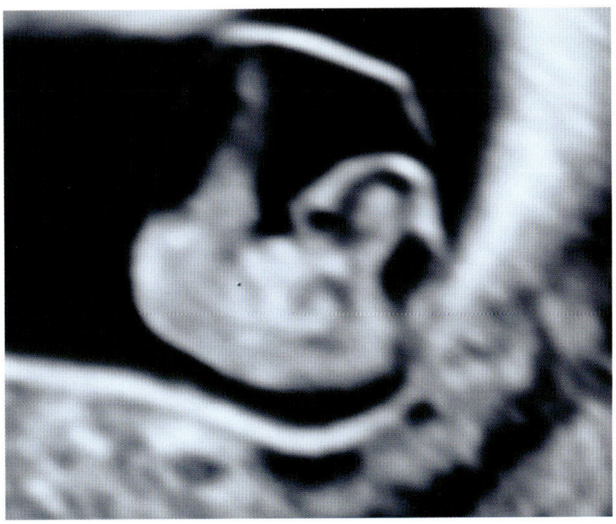

Fig. 1-15 : Embryon 7sa+3

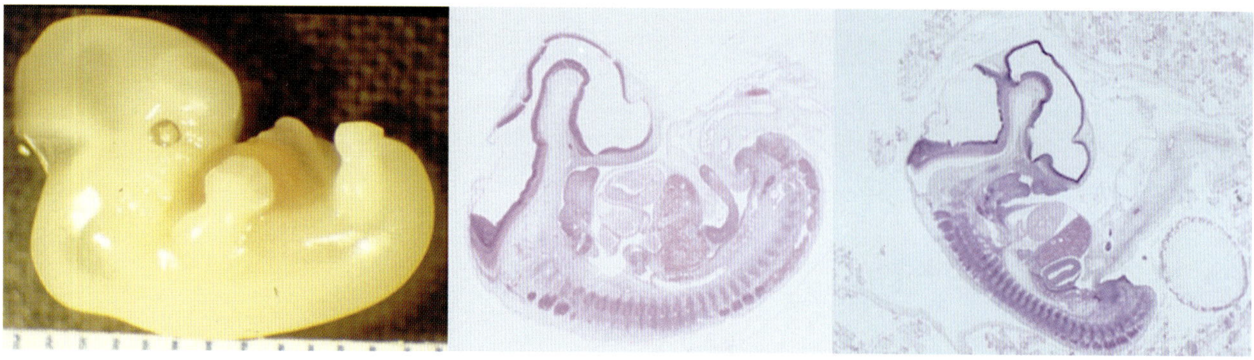

Fig. 1-16 : Corrélation anatomique et histologique embryon de 7sa

Bibliographie

1. Malinger G. Editorial Dedicated neurosonography for recognition of pathology associated with mild-to-moderate ventriculomegaly. *Ultrasound Obstet Gynecol* 2020 ; 56 : 319–323

2. CNEOF 2023 Rapports et recommandations Révision 17 octobre 2023

3. ISUOG Practice Guidelines (updated): performance of 11–14-week ultrasound scan *Ultrasound Obstet Gynecol* 2023; 61: 127–143 Published online in Wiley Online Library (wileyonlinelibrary.com).

4. ISUOG Practice Guidelines (updated): performance of the routine mid-trimester fetal ultrasound scan *Ultrasound Obstet Gynecol* 2022 Published online in Wiley Online Library (wileyonlinelibrary.com).

5. ISUOG Practice Guidelines: performance of third trimester obstetric ultrasound scan *Ultrasound Obstet Gynecol* 2024; 63: 131–147 Published online in Wiley Online Library (wileyonlinelibrary.com).

6. ISUOG Practice Guidelines (updated): sonographic examination of the fetal central nervous system. Part 1: performance of screening examination and indications for targeted neurosonography *Ultrasound Obstet Gynecol* 2020; 56: 476–484 Published online in Wiley Online Library (wileyonlinelibrary.com).

7.ISUOG Practice Guidelines (updated): sonographic examination of the fetal central nervous system. Part 2: performance of targeted neurosonography *Ultrasound Obstet Gynecol* 2021; 57: 661–671. Published online in Wiley Online Library (wileyonlinelibrary.com).

CHAPITRE 2 - LES ASPECTS NORMAUX AU PREMIER TRIMESTRE

Aspects de 8 à 10sa

8sa

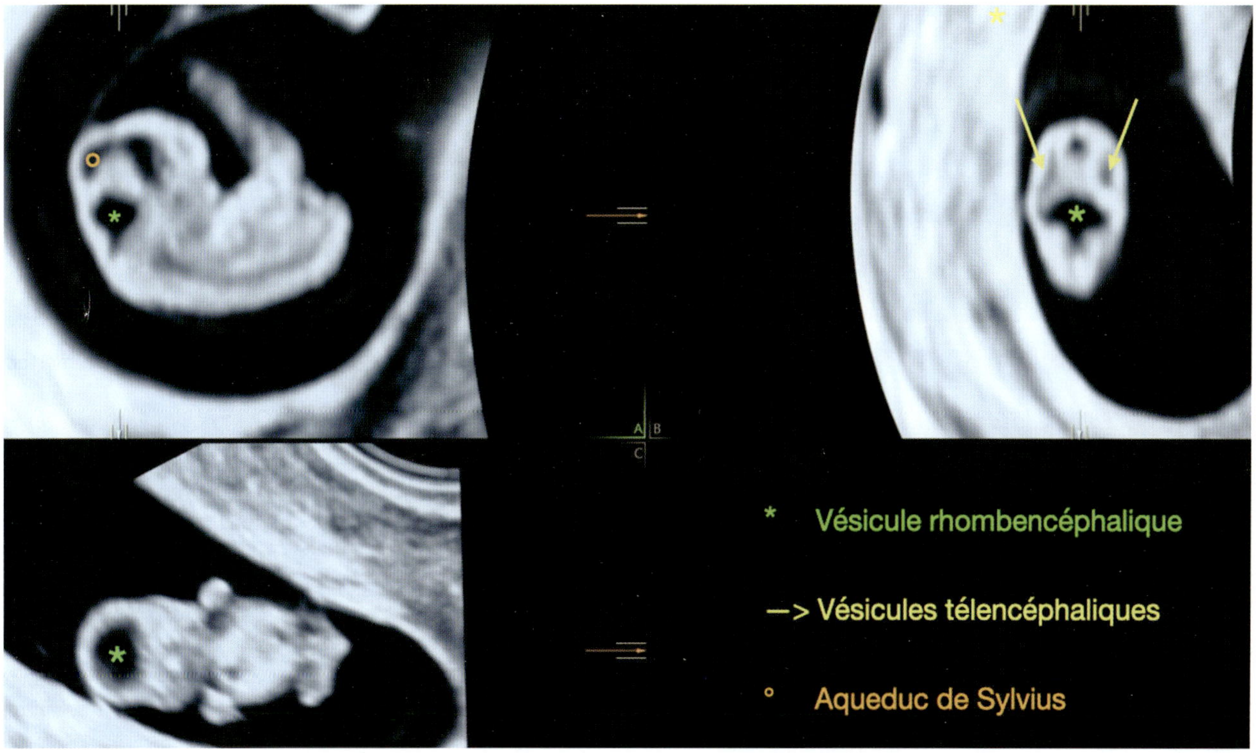

Fig. 2-1 : Embryon LCC 17mm (8sa+2) Coupes multiplanaires

9sa

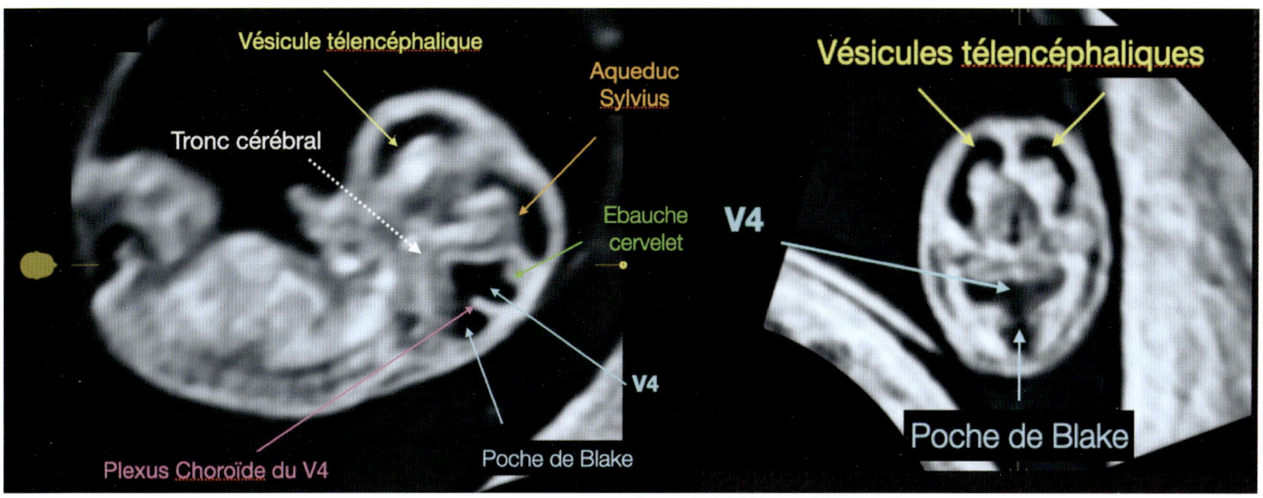

Fig 2-2 : Embryon LCC 24mm (9sa+2) Coupes multiplanaires

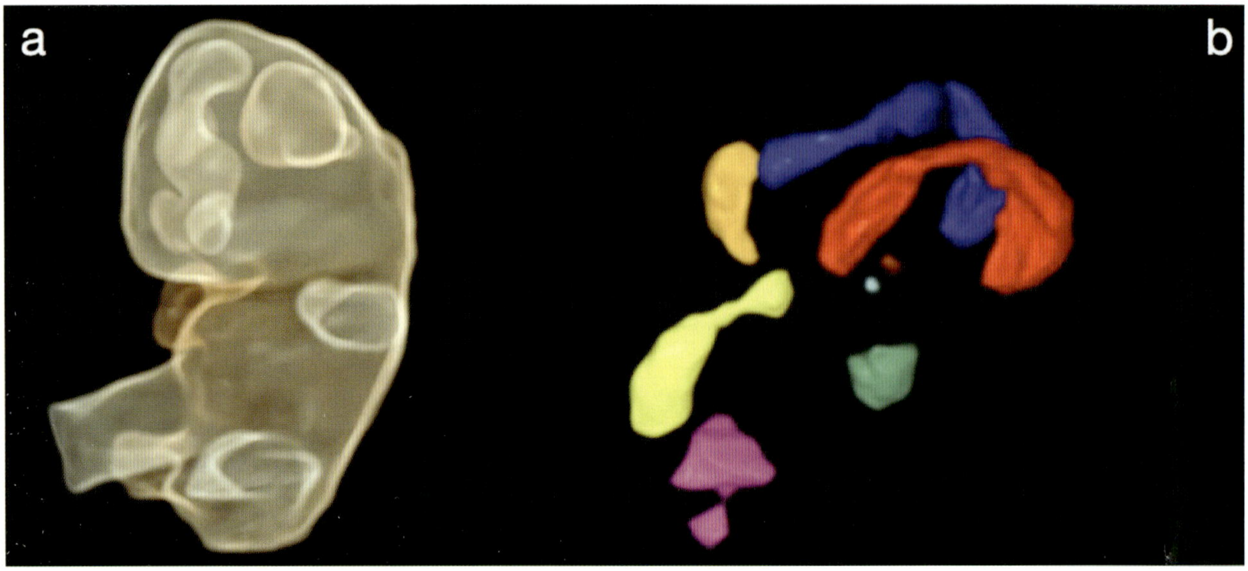

Fig. 2-3 : Vésicules cérébrales : a : 8sa+1 (mode silhouette), 9sa+1 : mode AVC

10sa

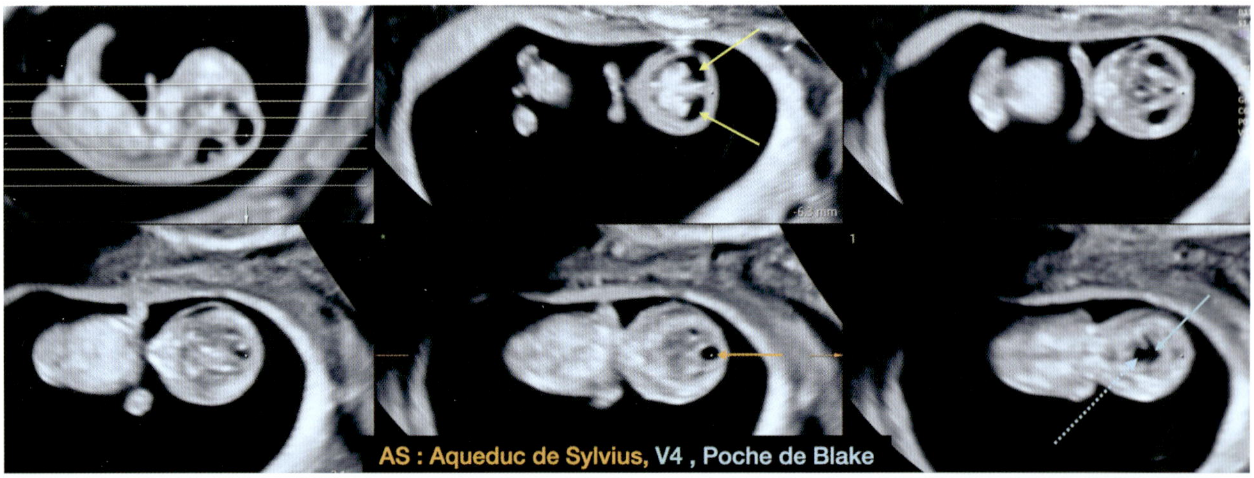

Fig. 2-4 : Embryon 9sa+6 (29,5mm) mode TUI

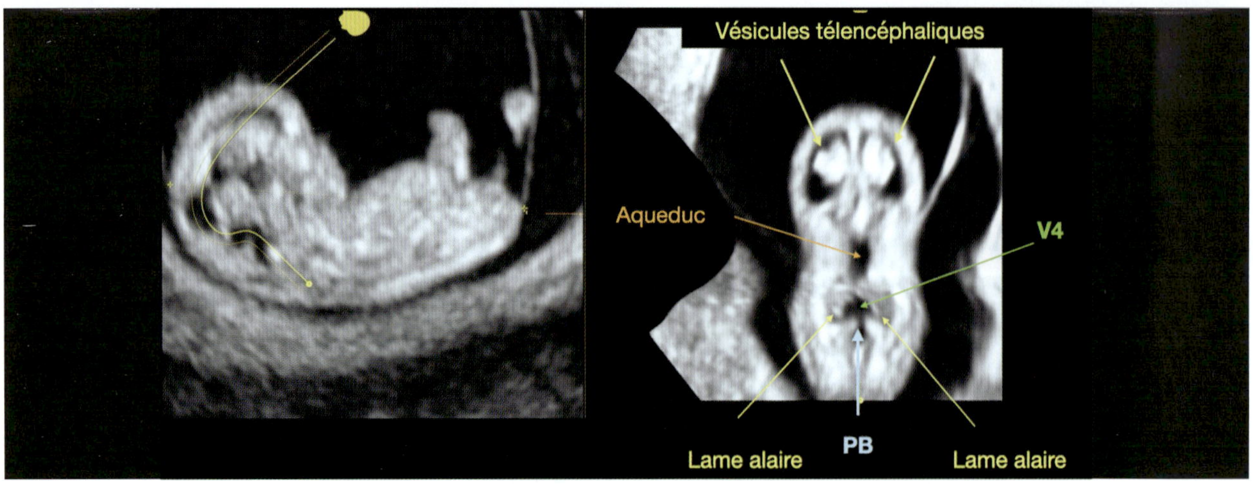

Fig. 2-5 : Embryon 10sa+4 (LCC 36mm) mode Omniview

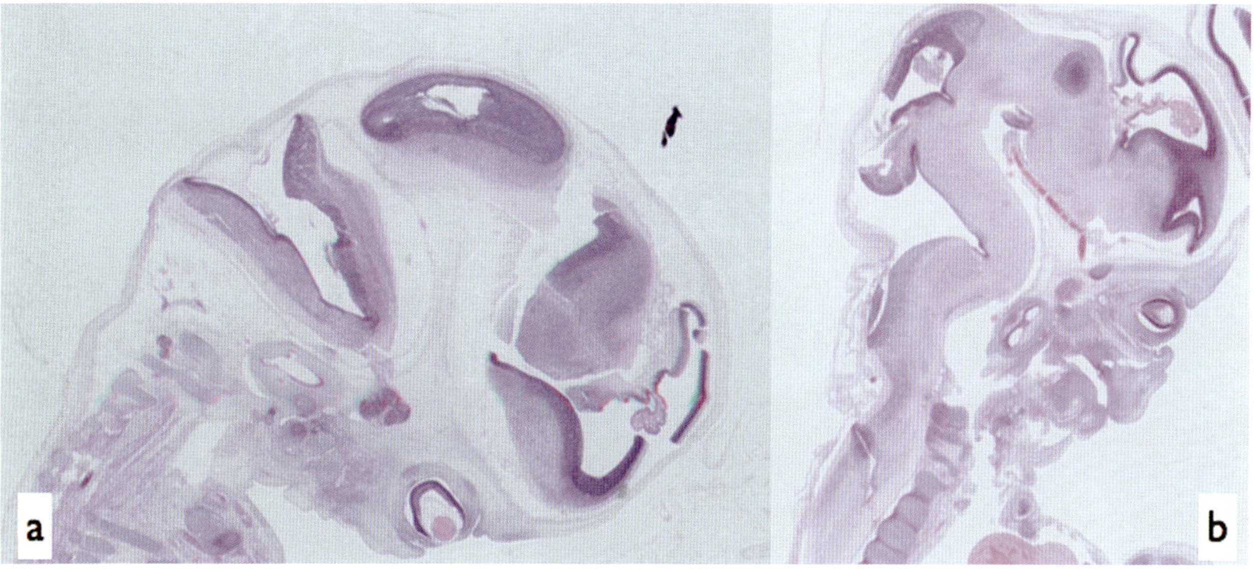

FP 2-1 : Correspondance anatomo-pathologique : a : embryon de 8sa, b : embryon de 9sa

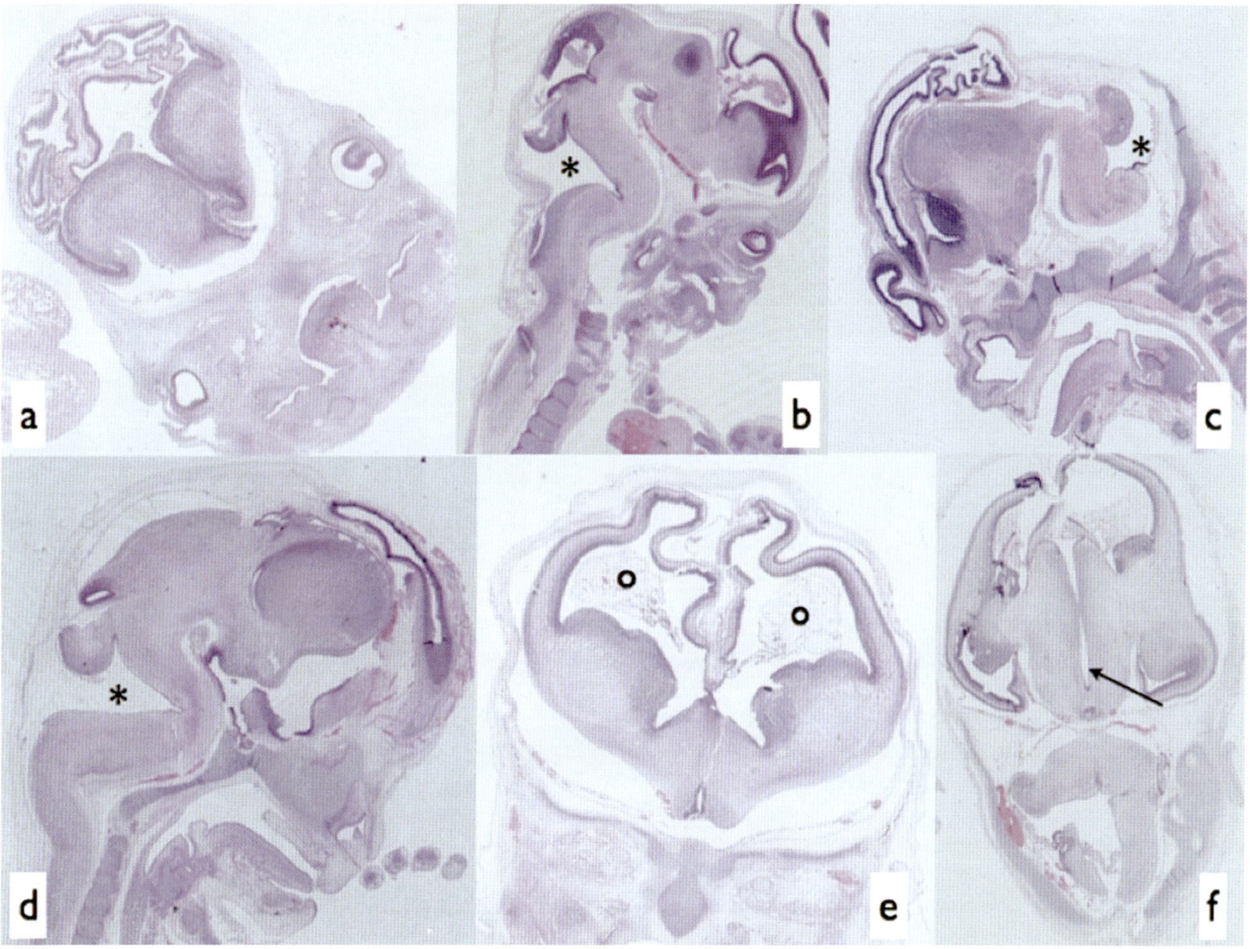

FP 2-2 : Correspondance histo-embryologique de 8 à 10sa : a : 8sa, b : 9sa, c : 9sa1/2, d, e et f : 10sa

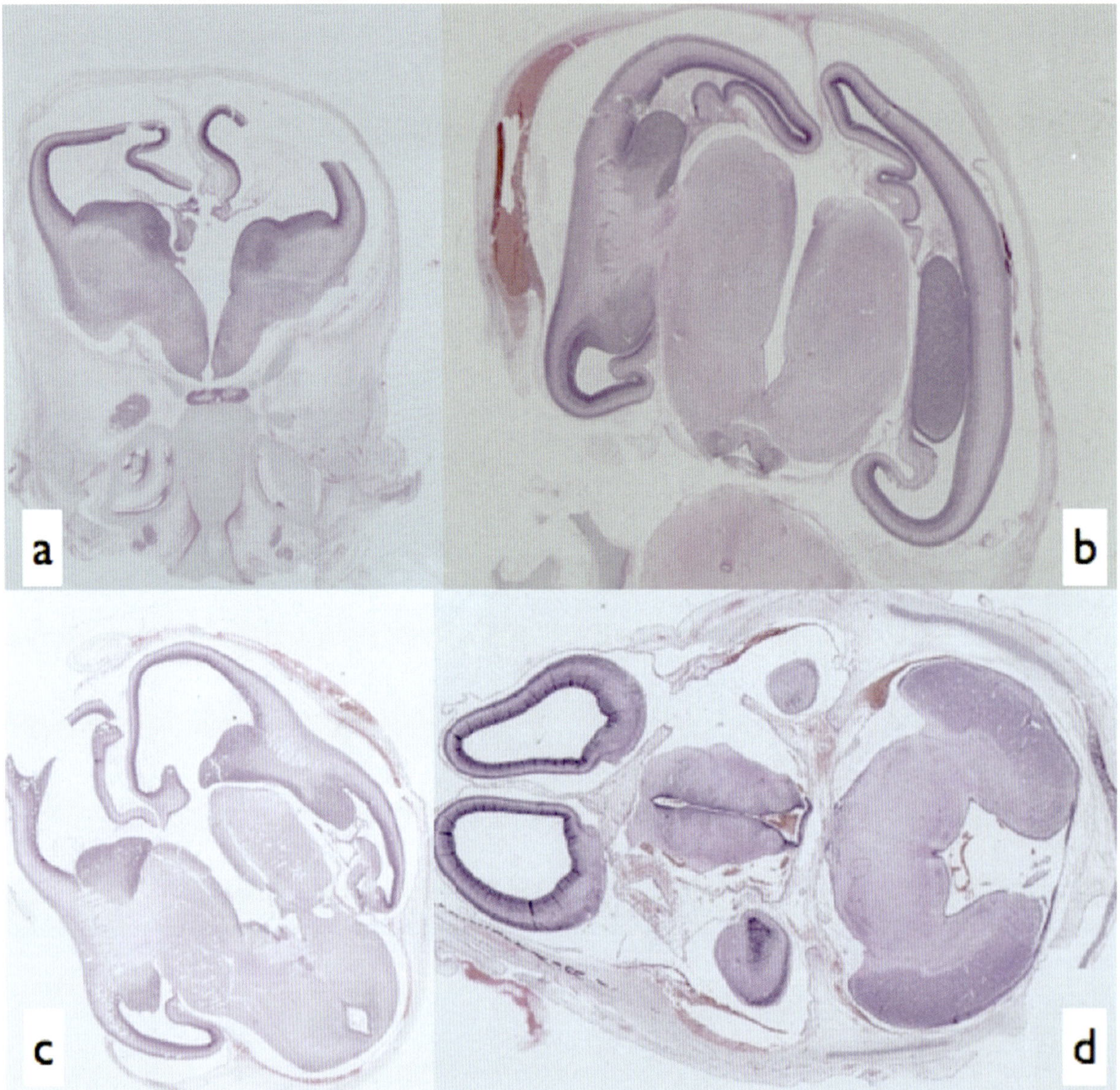

FP 2-3 : Correspondance histologique à 11sa (a, b et c : coupes coronales, d :coupe axiale)

Dès 8sa, la faux du cerveau est visible (vésicules télencéphaliques), la vésicule rhombencéphalique est facilement identifiable avec sa forme caractéristique. L'aqueduc de Sylvius est volumineux et est située sous la voûte, à 10sa il devient plus postérieur. Le tronc cérébral est bien visible à partir de 9sa, il présente une forme en « Z ».

Aspects de 11 à 14sa

Le 4e ventricule apparaît comme ouvert à sa partie postérieure. Il est prolongé en arrière par la poche de Blake, ses plexus choroïdes sont franchement échogènes et pointent vers le bas sur une coupe sagittale.

12sa

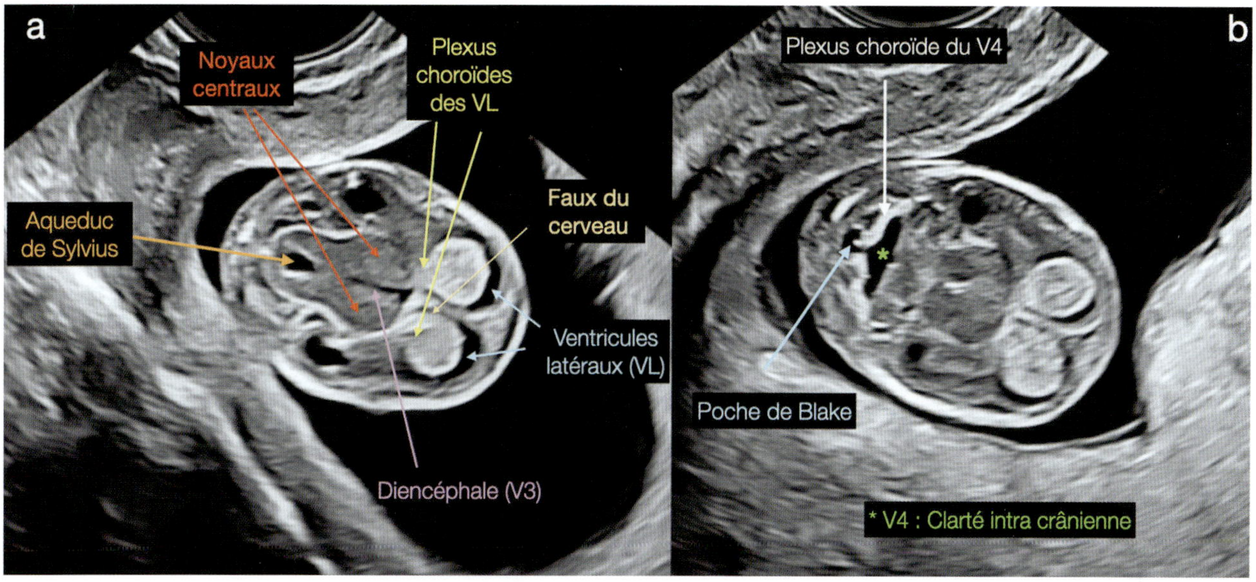

Fig. 2-6 : Fœtus LCC 52mm (12sa). Coupes axiales

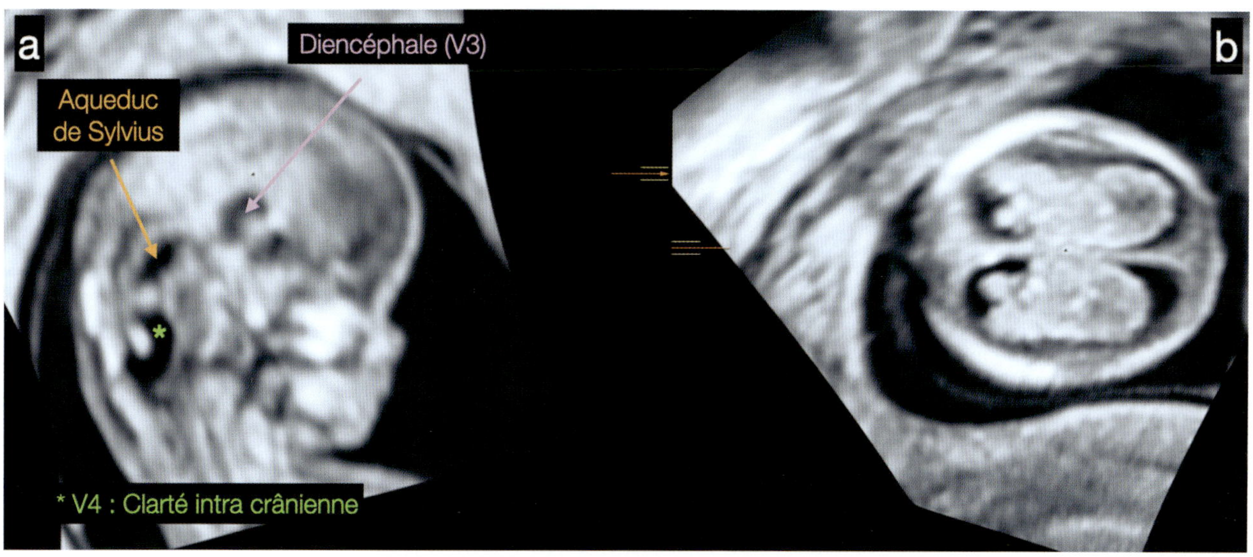

Fig. 2-7 : Fœtus LCC 52mm (12sa). Coupes multi planaires

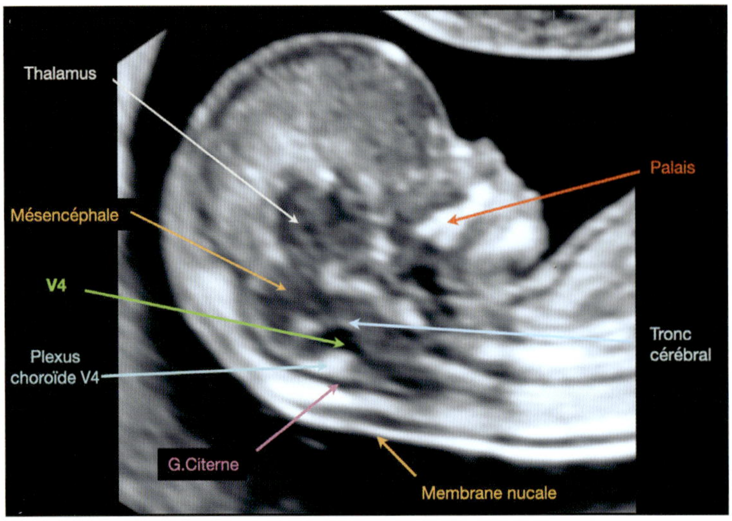

Fig. 2-8 : Fœtus LCC 55mm (12sa+2). Coupe sagittale

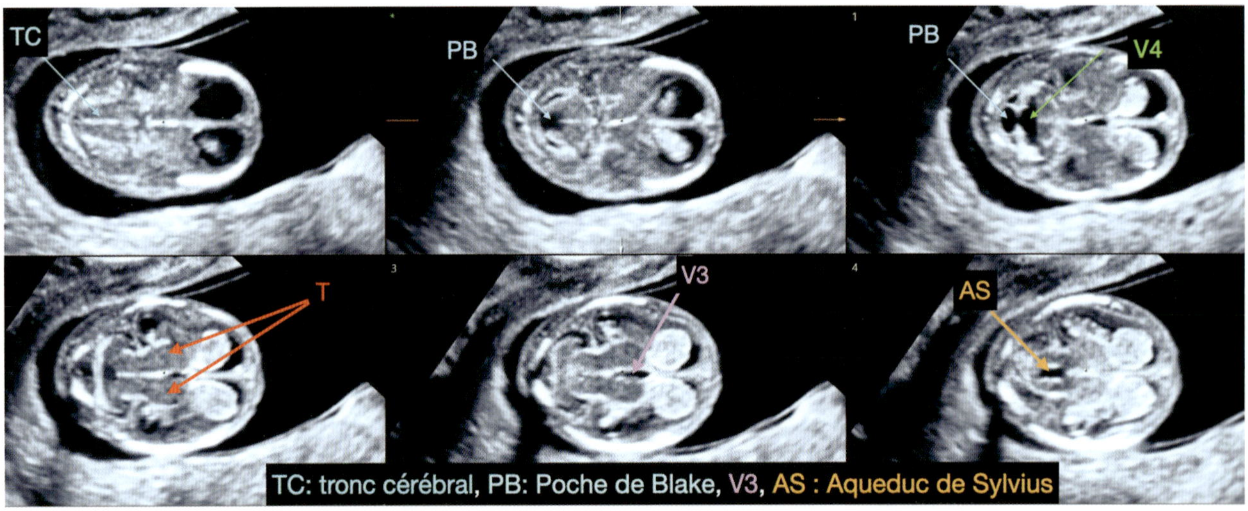

Fig. 2-9 : Fœtus LCC 55mm (12sa+2). Coupes multi planaires

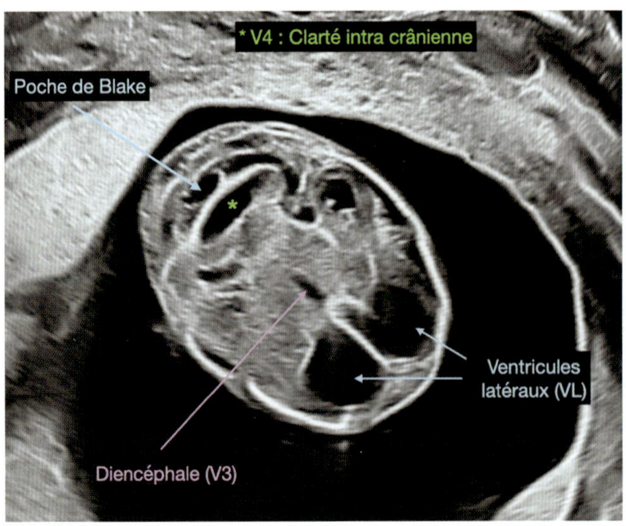

Fig. 2-10 : Fœtus LCC 58mm (12sa+4). Coupe axiale

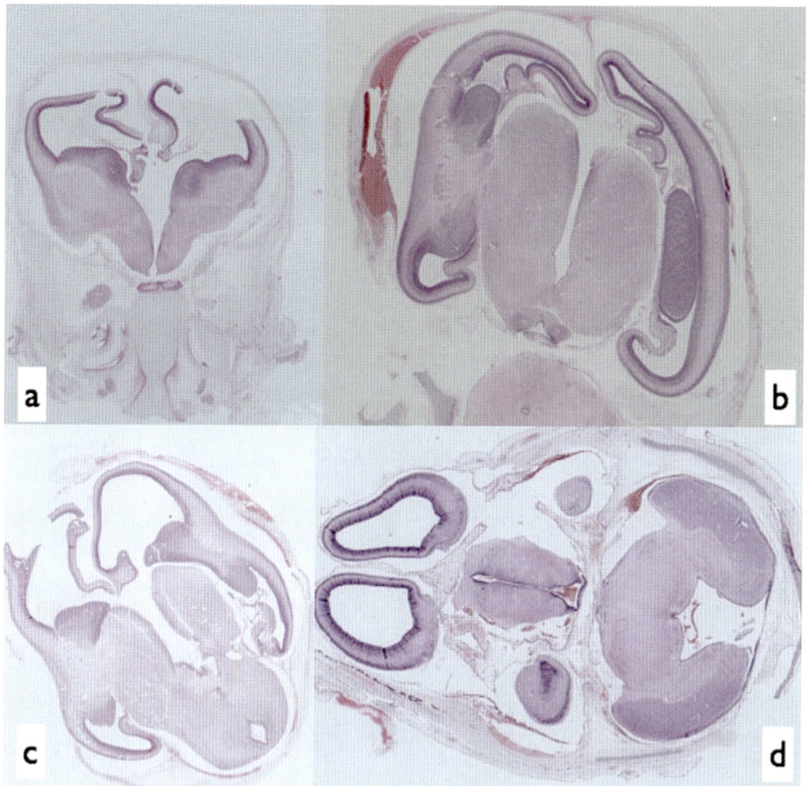

FP 2-4 : Correspondance histologique à 11sa. a, b : coupes coronales, c et d : coupes axiales

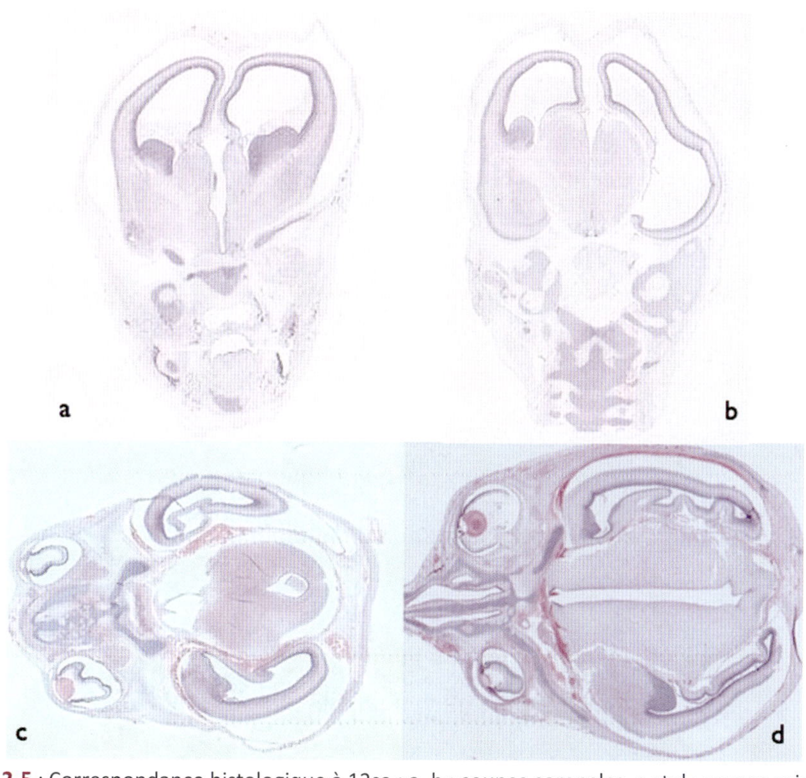

FP 2-5 : Correspondance histologique à 12sa : a, b : coupes coronales, c et d : coupes axiales

13sa

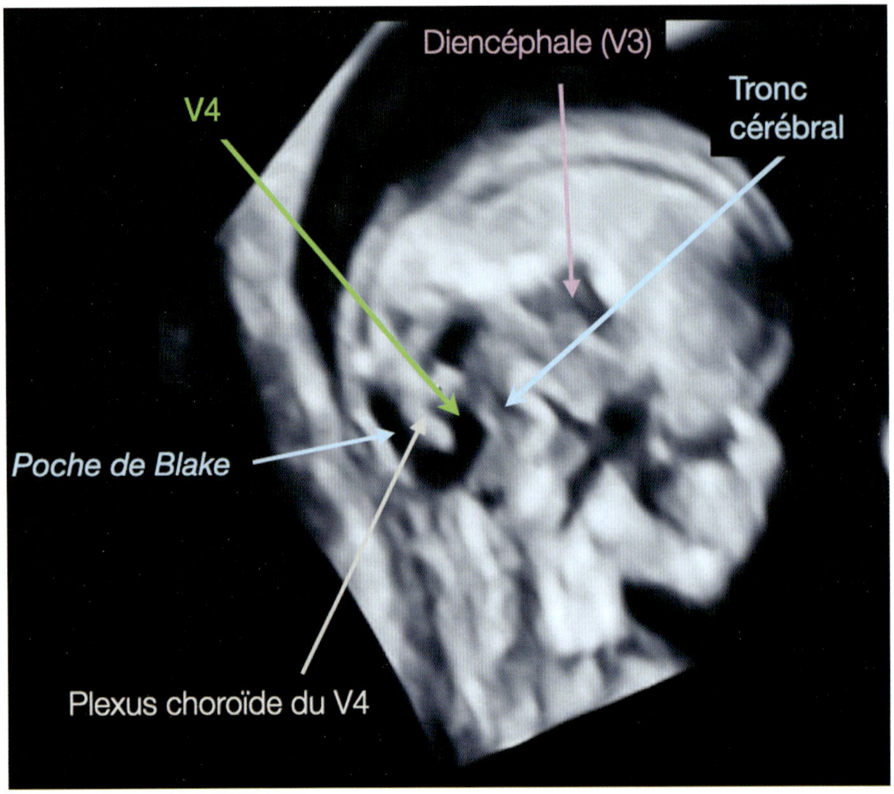

Fi.g 2-11 : Fœtus LCC 70mm (13sa+3). Coupe sagittale

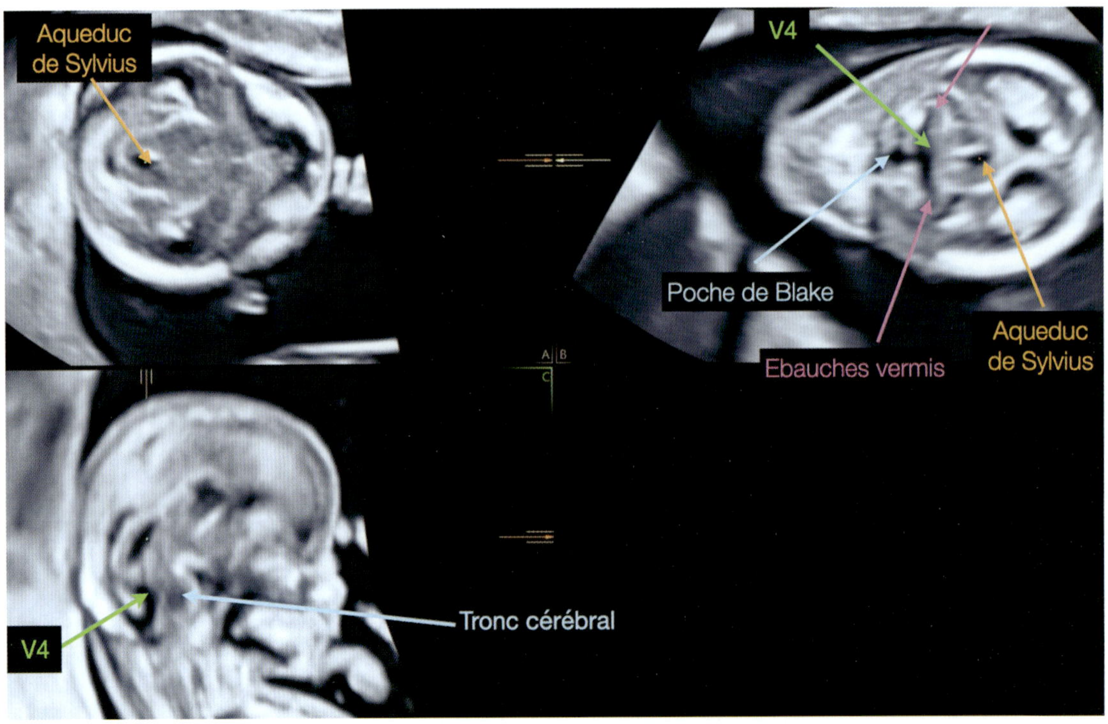

Fig. 2-12 : Fœtus LCC 70mm (13sa+3). Coupes multiplanaires.

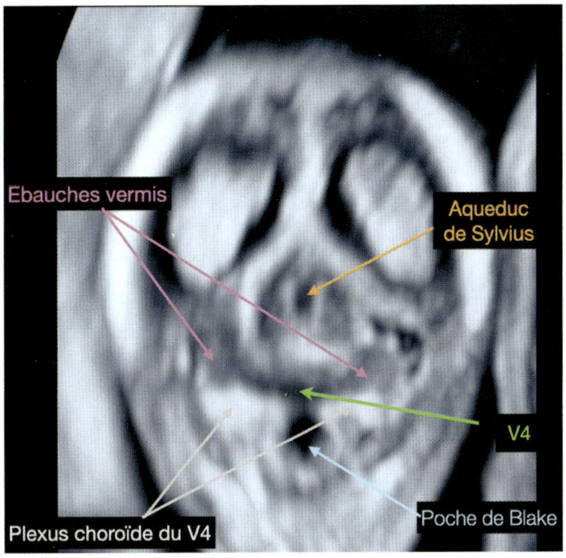

Fig. 2-13 : Fœtus LCC 70mm (13sa+3). Coupe coronale

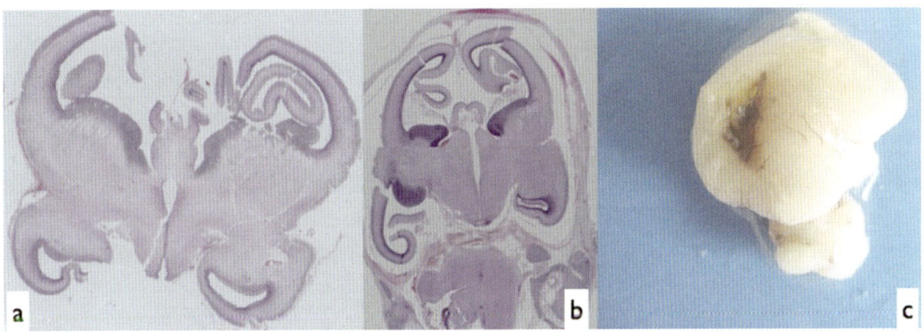

FP 2-6 : Correspondance histologique à 13sa : a et b : coupes coronales, c : macroscopie

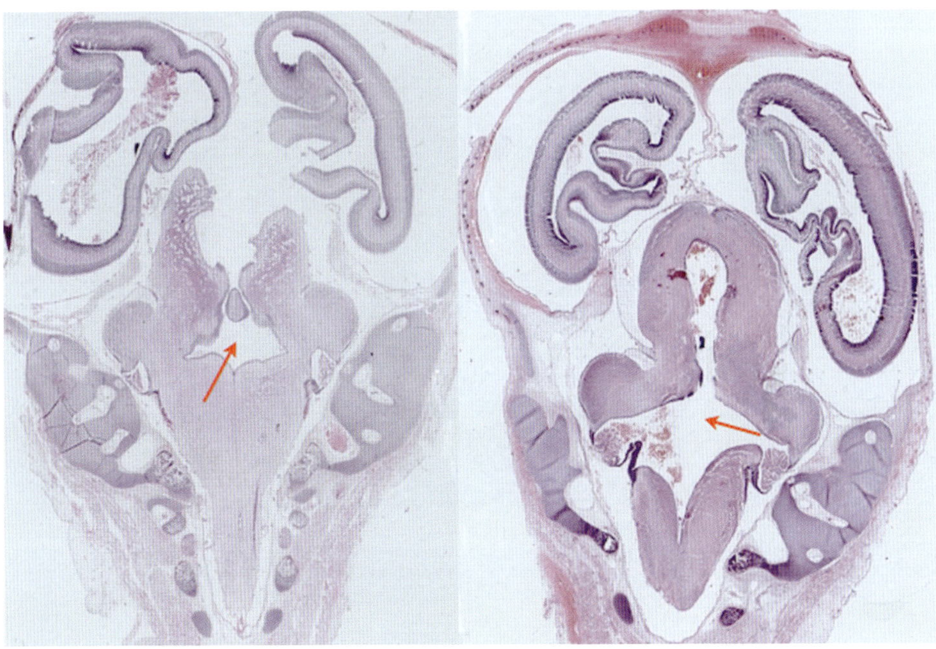

FP 2-7 : Coupes histologiques coronales 4e ventricule (flèches)

Vascularisation de 11 à 14 sa

Les nouvelles techniques Doppler et en particulier le « Slow-flow » permettent dès le premier trimestre de réaliser une cartographie vasculaire essentiellement artérielle, certes non exhaustive, mais néanmoins déjà informative.

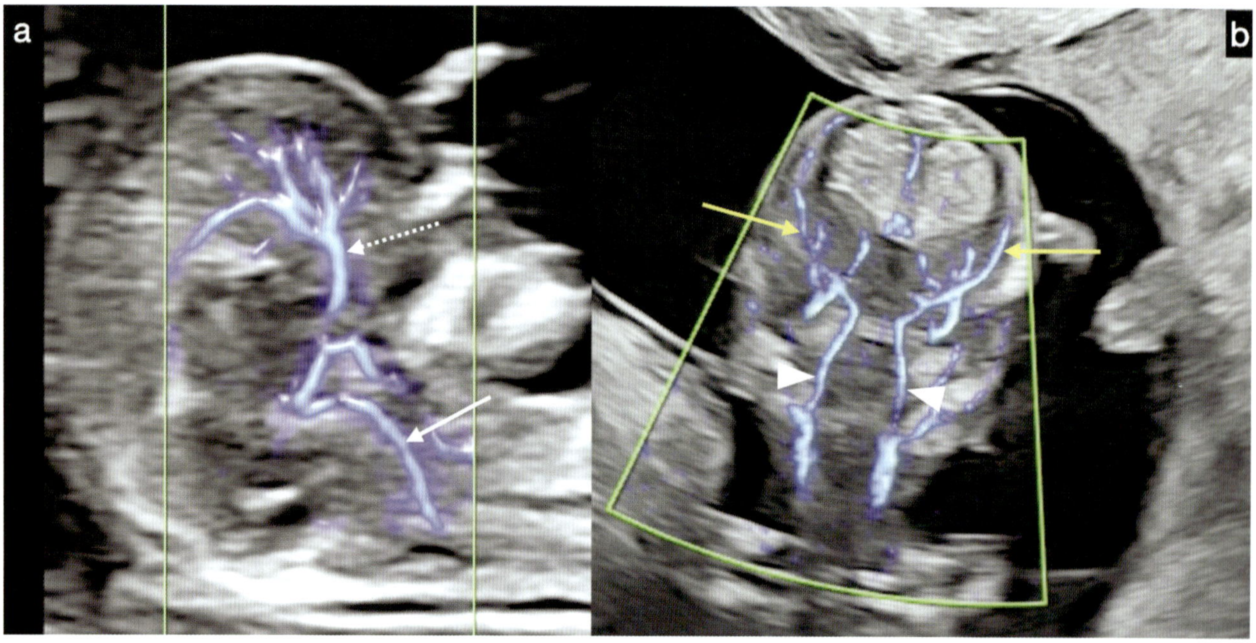

Fig. 2-14 : a : Fœtus 11sa+4 coupe sagittale : flèche blanche : tronc basilaire, flèche pointillée : cérébrale antérieure, b Fœtus 12sa+3 : coupe coronale : têtes de flèche : carotides, flèches jaunes ; artères cérébrales moyennes.

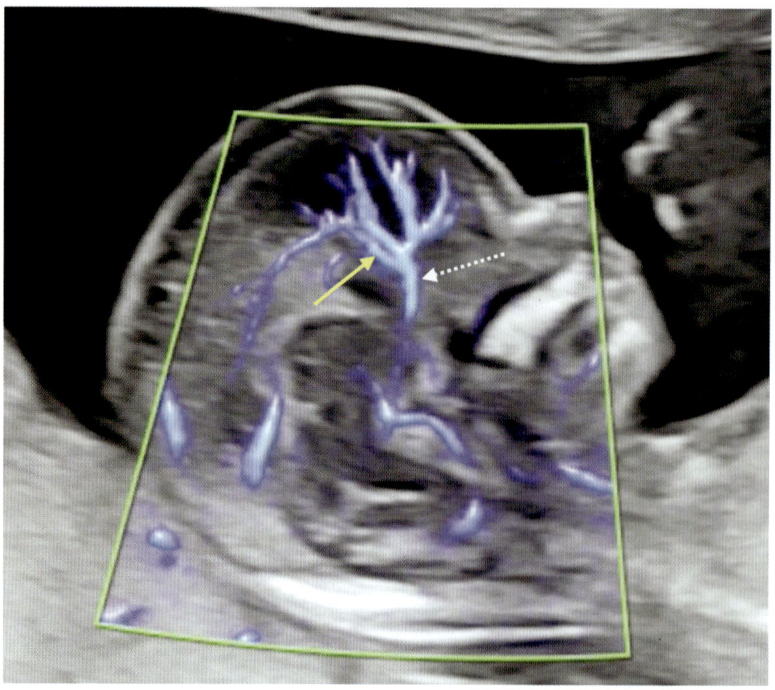

Fig. 2-15 : Fœtus 12sa+2 : coupe sagittale : Flèche pointillée : cérébrale antérieure, flèche jaune : ébauche artère péri-calleuse.

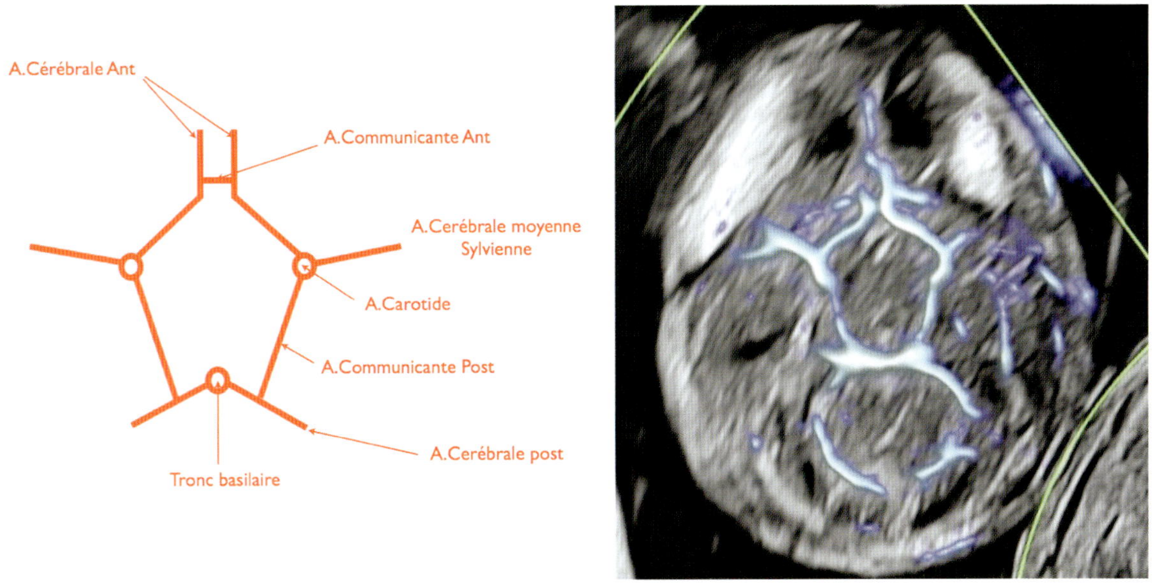

Fig. 2-16 : Fœtus 11sa+4 : Polygone de Willis

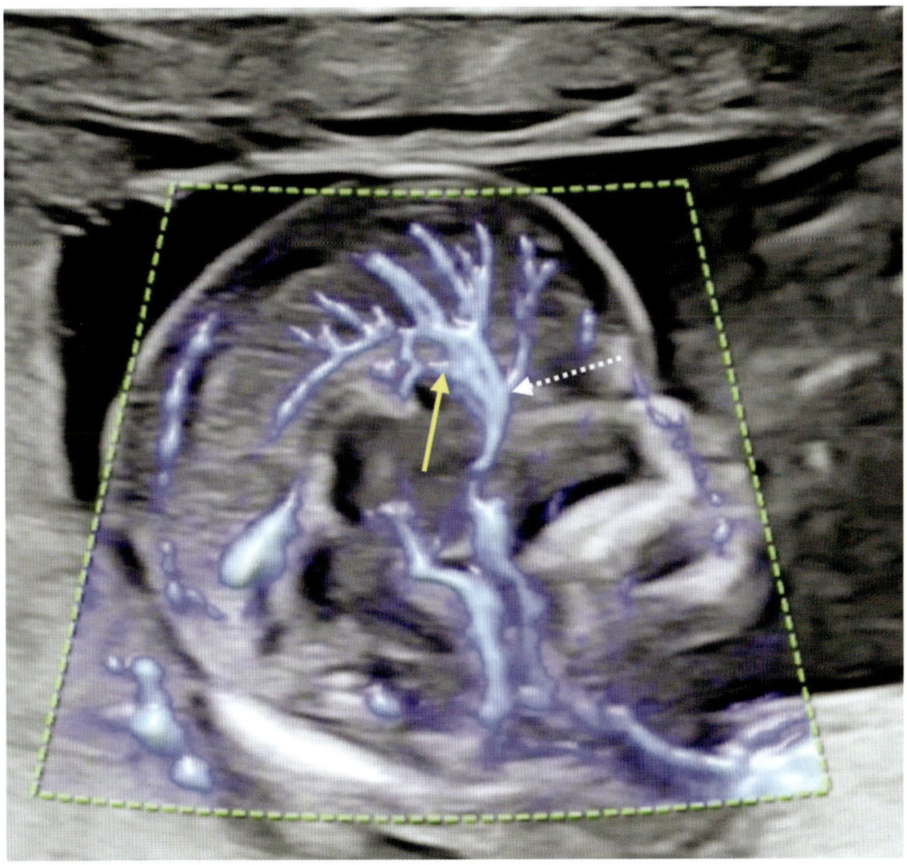

Fig. 2-17 : Fœtus 13sa+6 : coupe sagittale : Flèche pointillée : cérébrale antérieure, flèche jaune : artère péri-calleuse

La clarté intra-cérébrale qui correspond en fait au V4 est bien visible au premier trimestre [1,2]. Nous verrons ultérieurement que sa disparition est évocatrice d'une anomalie de fermeture du tube neural de type aperta.

Les ébauches du vermis sont reconnaissables en coupe coronale et axiale [3].

L'aqueduc de Sylvius de diamètre encore important est recentré et moins postérieur que chez le jeune embryon, il est à distance de la voûte.

Le tronc cérébral a, à ce stade, une forme en « Z » sur la coupe sagittale.

Le 3e ventricule est visualisable entre les thalami (noyaux centraux).

Les vallées sylviennes sont inexistantes, de même que le parenchyme cérébral [3].

Les plexus choroïdes des ventricules latéraux sont visibles dans un plan axial situé au-dessus du plan du BIP.

La vascularisation cérébrale artérielle est déjà étudiable.

Bibliographie

1. Chaoui R, Benoit† B, Karl K. Prospective detection of open spina bifida at 11–13 weeks by assessing intracranial translucency and posterior brain. *Ultrasound Obstet Gynecol* 2011; 38: 722–726

2. Mangione R *et al.* Visualization of intracranial translucency at the 11–13-week scan is improved after specific training. *Ultrasound Obstet Gynecol* 2011; 38: 635–639

3. Volpe N, Dall'asta A, Di Pasquo E, Frusca T, Ghi T. State-of-the-Art Review First-trimester fetal neurosonography: technique and diagnostic potential *Ultrasound Obstet Gynecol* 2021; 57: 204–214

CHAPITRE 3 - LES ASPECTS NORMAUX AU DEUXIÈME TRIMESTRE PRÉCOCE (14-20sa)

Au cours de cette période, l'architecture du cerveau se met en place. Nous avons préféré décrire ici les évolutions structurelles région par région afin de permettre au lecteur de mieux suivre ces évolutions.

La fosse postérieure

Le quatrième ventricule va progressivement se fermer par fusion des ébauches du plexus choroïde, mais le moment de cette fermeture n'est pas identique d'un fœtus à l'autre. Par ailleurs, le vermis peut apparaître surélevé assez tardivement : ainsi l'aspect habituel ne pourra parfois être atteint qu'au-delà de 18sa **(Fig. 3-1 et 3-2).** Il sera donc fondamental de ne pas évoquer d'anomalies avant un terme suffisamment avancé **(Fig. 3-7)**.

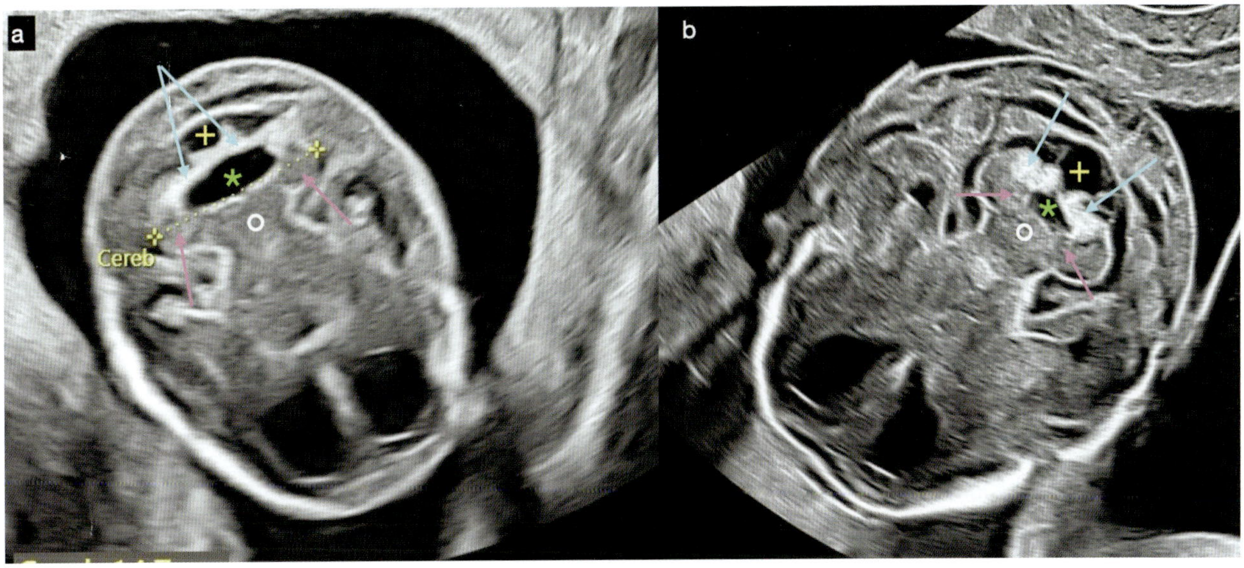

Fig. 3-1 : Coupes axiales : a : fœtus 14sa+3, b : fœtus 15sa+4. Flèches turquoise : plexus choroïde, flèches roses : ébauches vermis, *V4, + Poche de Blake, ° tronc cérébral

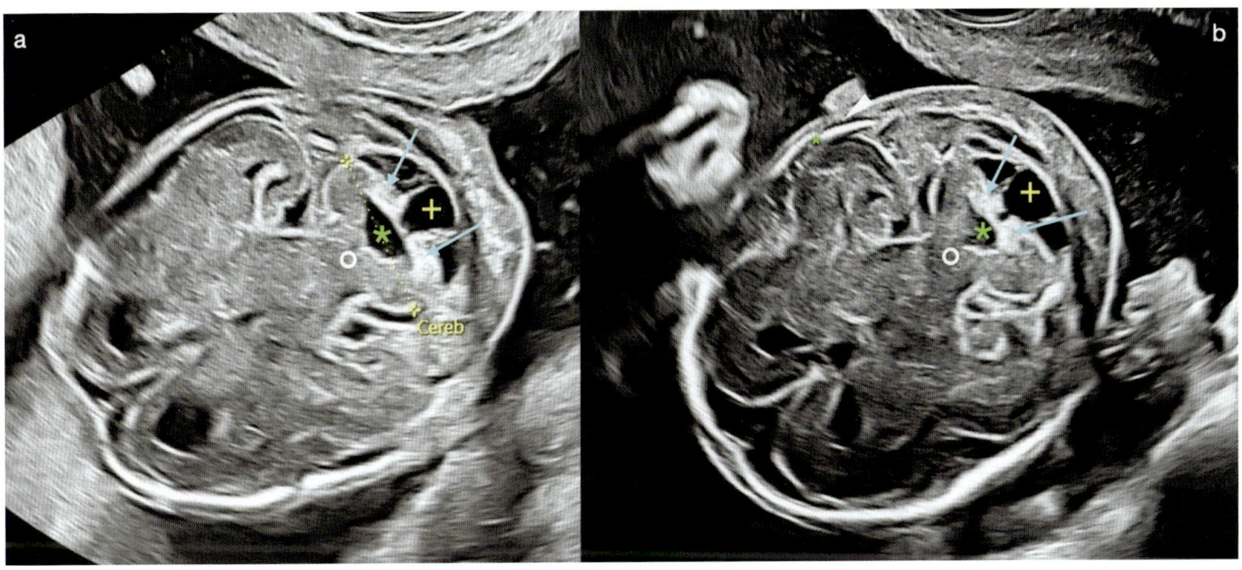

Fig. 3-2 : Coupes axiales : a : fœtus de 16sa+4, b : fœtus de 19sa (Légendes identiques Fig 3-1).

Les ébauches des plexus choroïdes, situées à la partie inférieure du cervelet vont se rapprocher l'une de l'autre, de même que les ébauches du futur vermis, situées dans un plan supérieur **(Fig. 3-3 à 3-5)**.

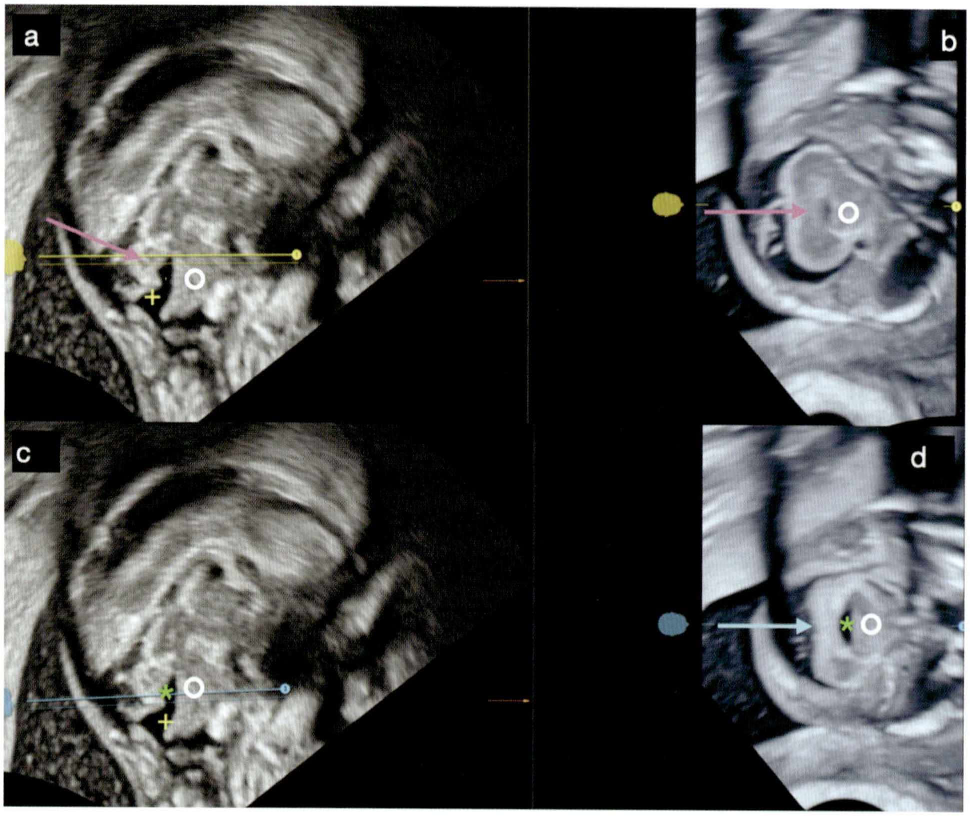

Fig. 3-3 : Foetus 17sa (mode triplan) : Coupe passant par le vermis : vermis : flèche rose, plexus choroïde : flèches turquoise , tronc cérébral : °, V4 : *, Poche de Blake : +

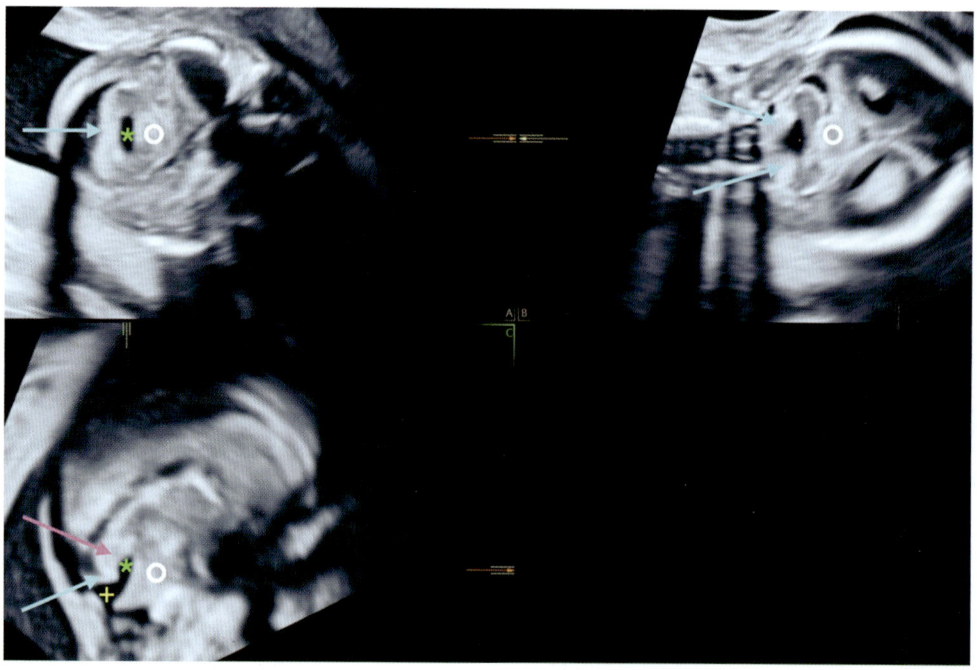

Fig. 3-4 : Fœtus 15sa+6 : aspects en mode triplan. a : plan de coupe passant par le vermis, b : plan de coupe passant par le V4 (flèche rose : vermis, flèche turquoise : plexus choroïde, ° : tronc cérébral, * V4, + Poche de Blake).

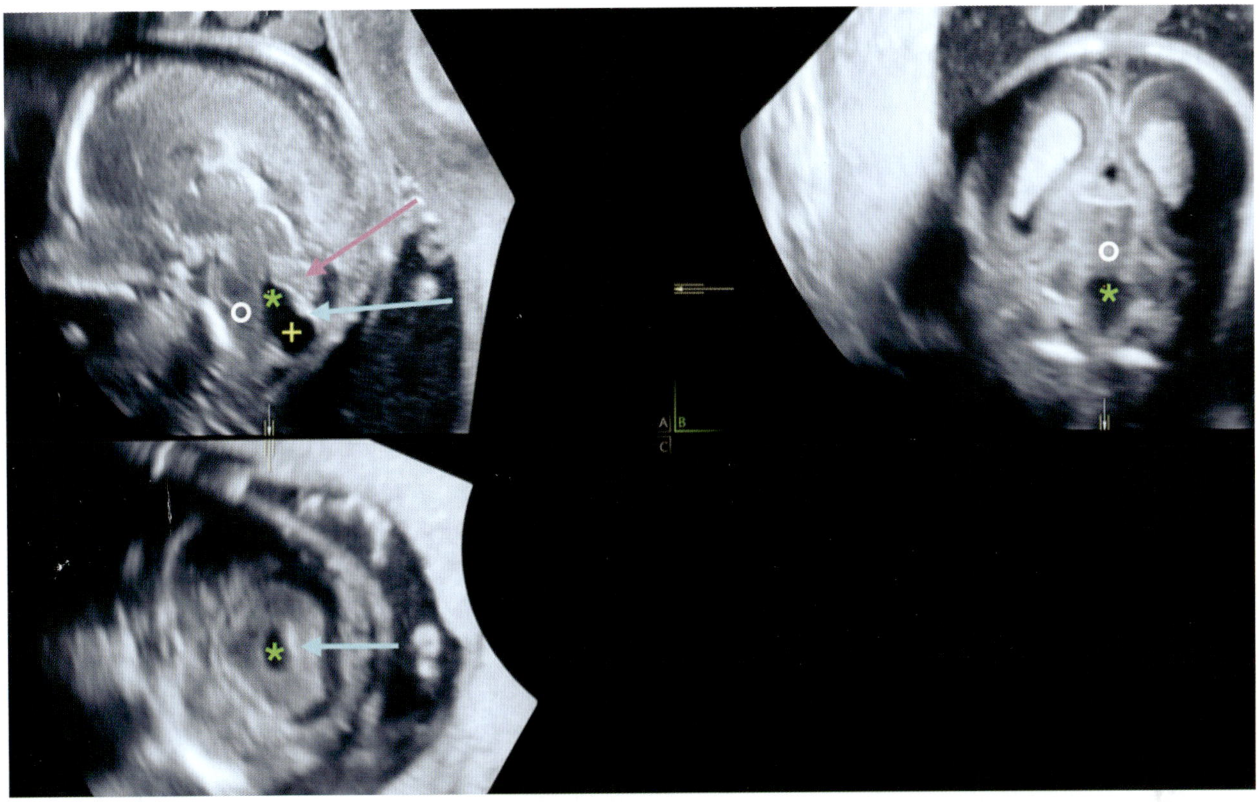

Fig. 3-5 : Fœtus 17sa (aspect mode triplan); a : plan de coupe passant par le vermis, b : plan de coupe passant par le V4 (flèche rose : vermis, flèche turquoise : plexus choroïde, ° : tronc cérébral, * V4, + Poche de Blake).

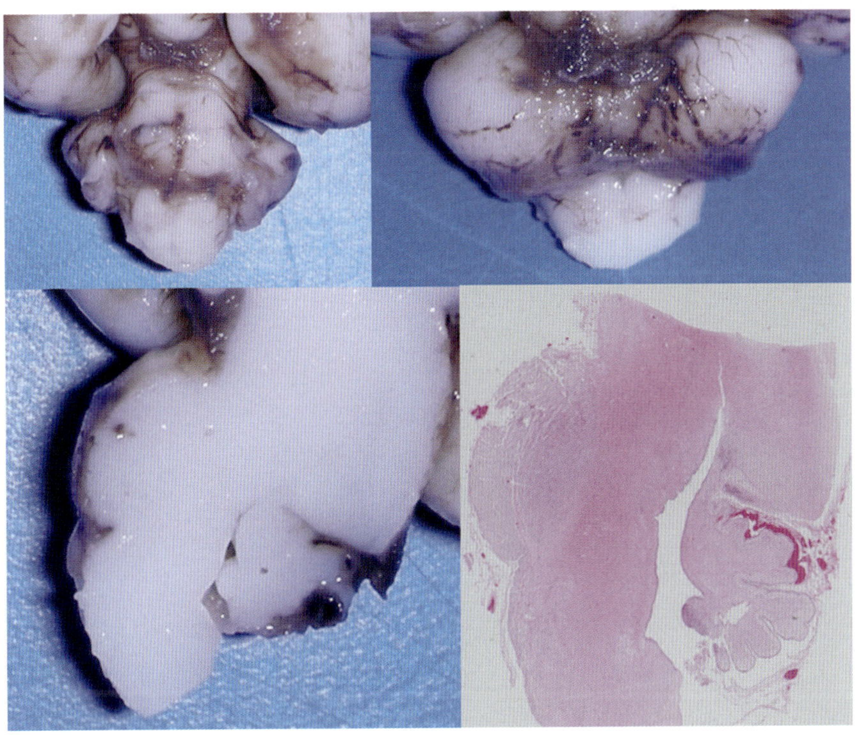

FP 3-1 : Aspects de la fosse postérieure à 16sa

Les travaux de A. Robinson [1] décrivent parfaitement l'évolution de la fosse postérieure :

- Dans un premier temps il se forme, au niveau de la vésicule rhombencéphalique, un pli qui sépare cette vésicule créant deux membranes, l'une crâniale, l'autre caudale (voir embryologie)
- Le vermis va se développer au niveau de l'aire supérieure (crâniale), le plexus choroïde du quatrième ventricule au niveau du pli, une cavitation apparaît au niveau de la membrane caudale.
- Cette membrane caudale va bomber en arrière formant ainsi la poche de Blake.
- Cette poche de Blake va ensuite se fenestrer permettant au vermis de venir se plaquer à la face postérieure du tronc cérébral **(Fig. 3-7)**, de cette fenestration subsistent le foramen de Magendie et les trous de Lushka.

L'aspect normal n'est ainsi réalisé la plupart du temps qu'à partir de 18sa **(Fig. 3-6)**

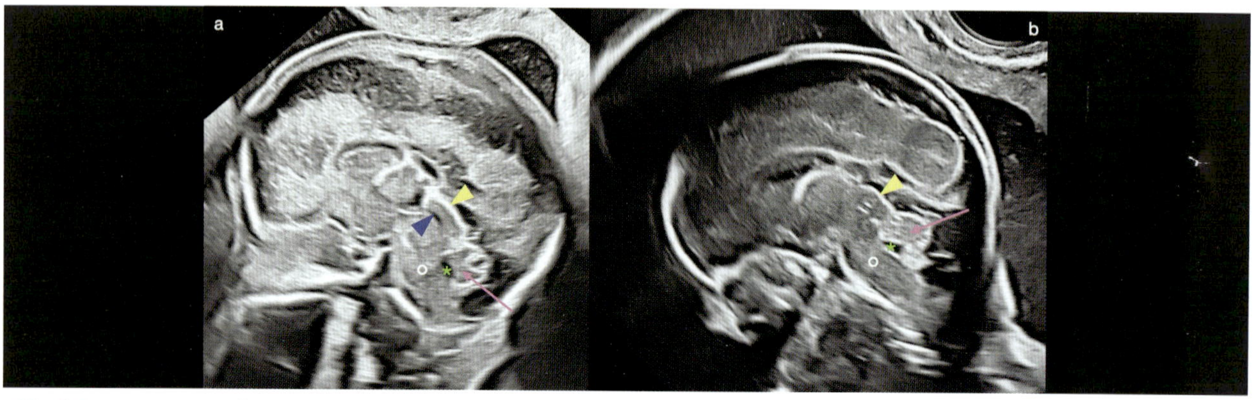

Fig. 3-6 : Coupes sagittales : a : fœtus de 18sa, b : fœtus de 19sa (tête de flèches jaune : lame tectale, tête de flèche bleue : aqueduc, flèche rose : vermis, ° tronc cérébral, *V4)

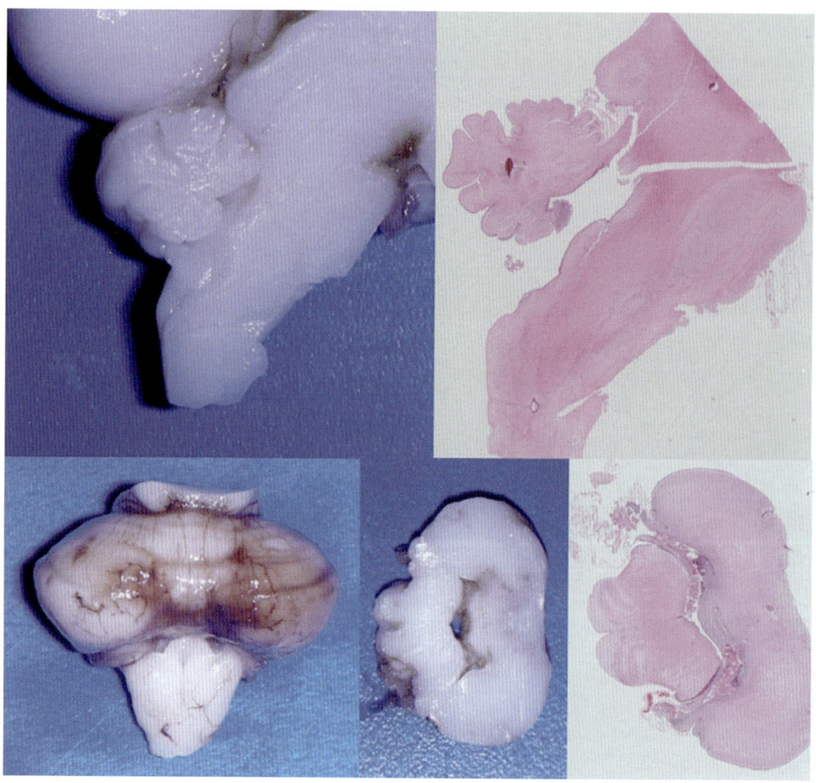

FP 3-2 : Aspects macroscopiques et histologiques à 18sa

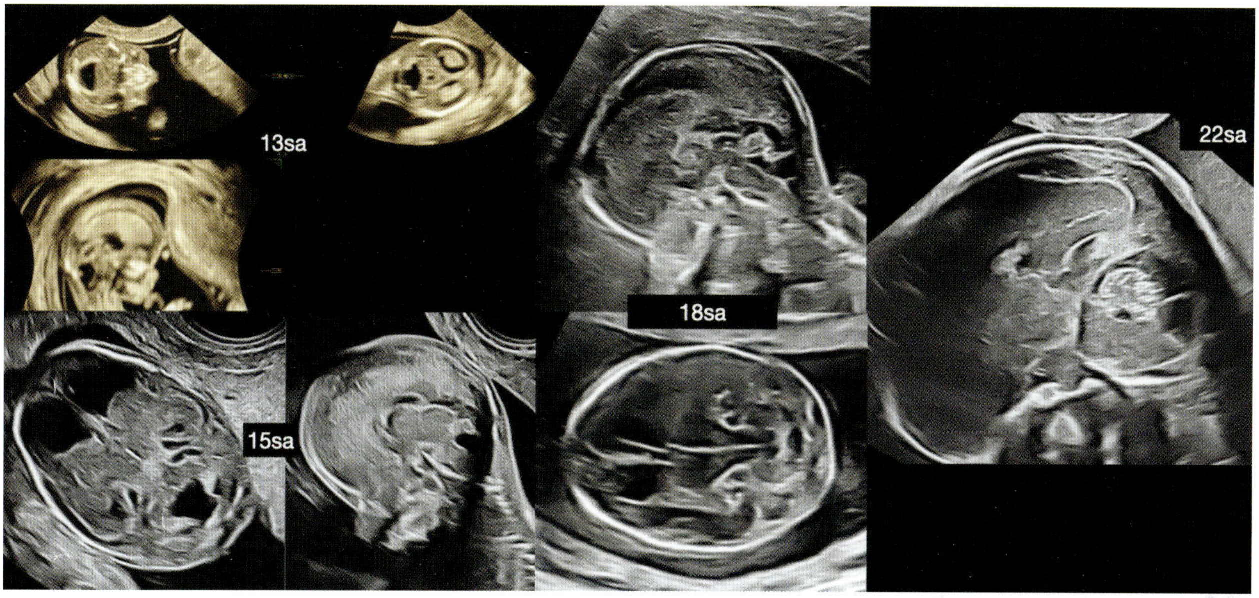

Fig. 3-7 : Mise en place tardive des structures de la fosse postérieure : Évolution de 13 à 22sa. Aspect habituel n'apparaissant qu'à 22sa.

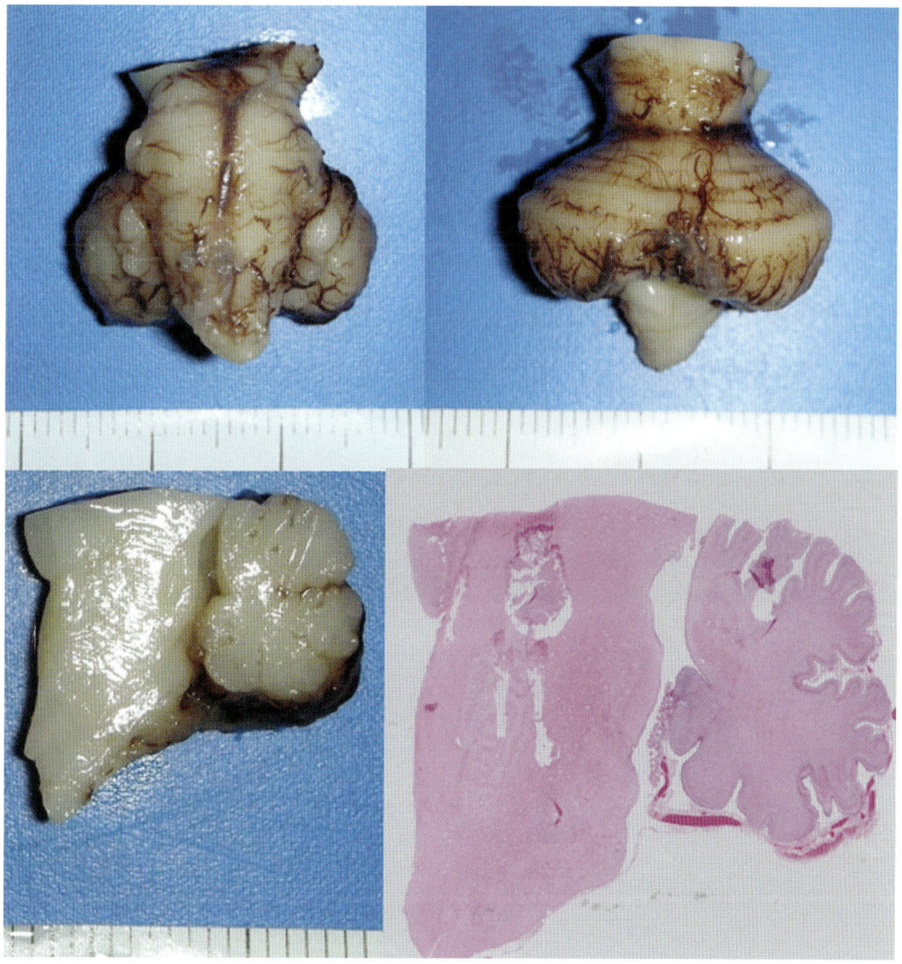

FP 3-3 : Aspects foeto-pathologiques à 20sa : coupes axiales macroscopiques, coupes sagittales macroscopique et histologique

La ligne médiane

La cavité du septum pellucidum

Elle ne prendra son aspect habituel anéchogène qu'après 18sa **(Fig. 3-9)**. Avant ce terme, la future CSP n'est constituée que d'un amas cellulaire et apparaît donc comme finement échogène **(Fig. 3-8)** [2]. De récentes publications font état de la présence d'une zone anéchogène présente dès le premier trimestre évoquant l'hypothèse que cette formation constituerait la future CSP.

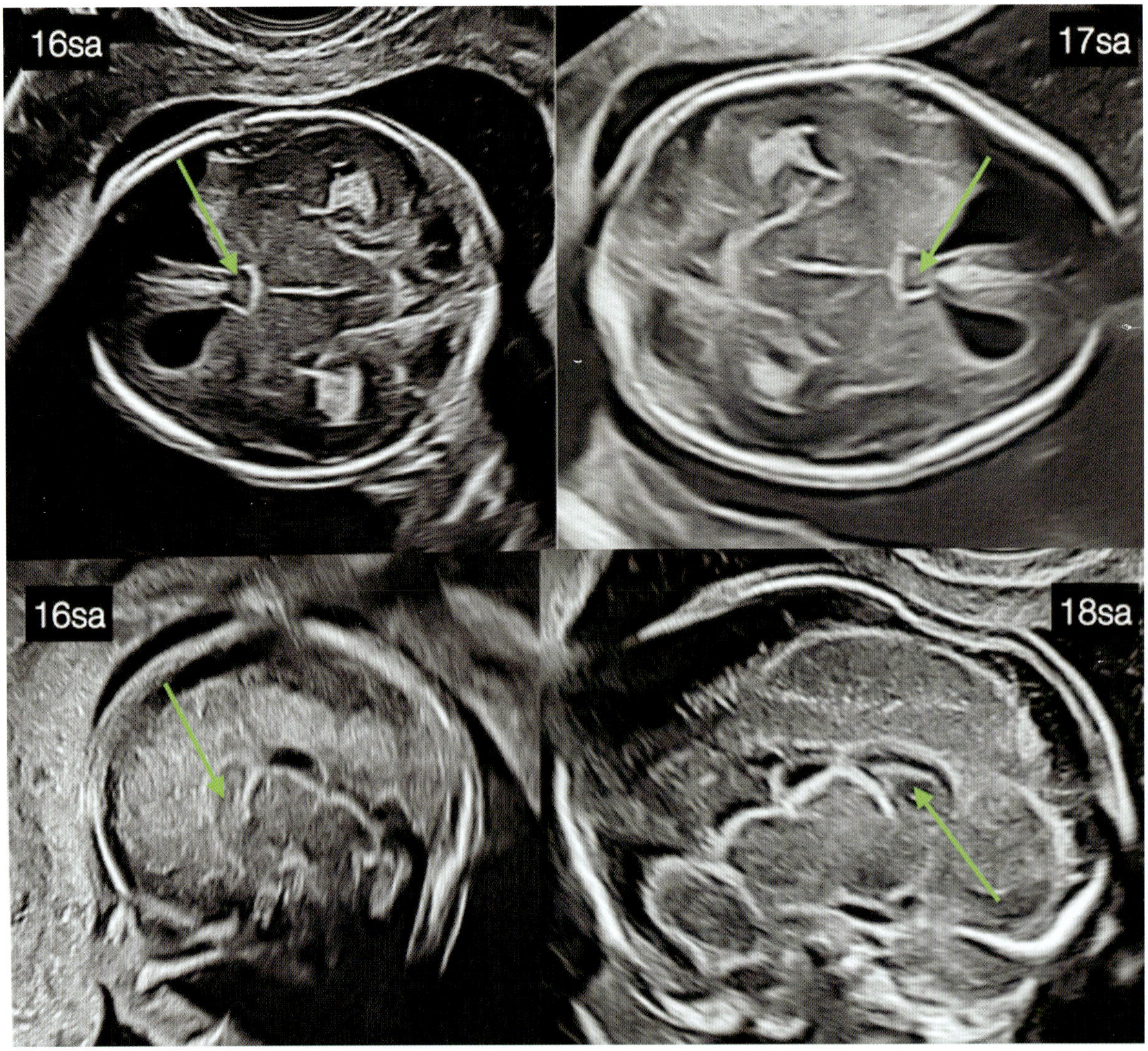

Fig. 3-8 : CSP : Fœtus à 16 et 18sa en coupes axiales (ligne supérieure) et sagittales (ligne inférieure). La CSP présente un aspect échogène.

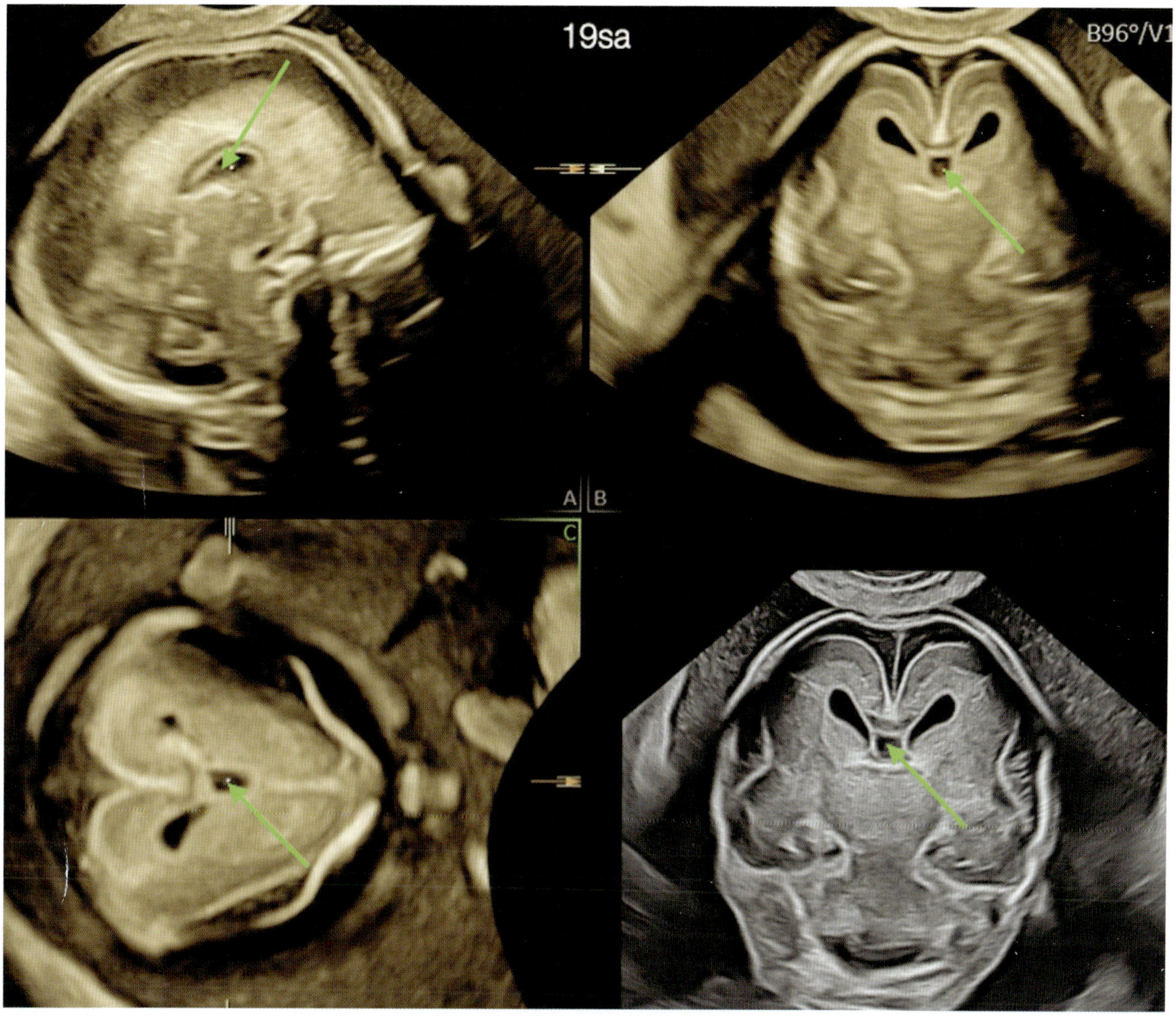

Fig. 3-9 : Fœtus 19sa : CSP d'aspect anéchogène habituel

Le cavum veli interpositi (CVI)

50% des fœtus présentent entre 15 et 19sa une formation oblongue anéchogène dans le sens antéro-postérieur réalisant un aspect de pseudo-kyste siégeant au-dessus de la tela-choroïda du troisième ventricule (V3) **(Fig. 3-10 et 3-12)**. Ce pseudo-kyste est bordé latéralement par les veines cérébrales internes **(Fig. 3-11)**. Cet aspect, lié à l'invagination de la pie-mère couvrant le sommet du V3 et latéralement à celle des hémisphères latéraux, est physiologique et va disparaître spontanément [3].

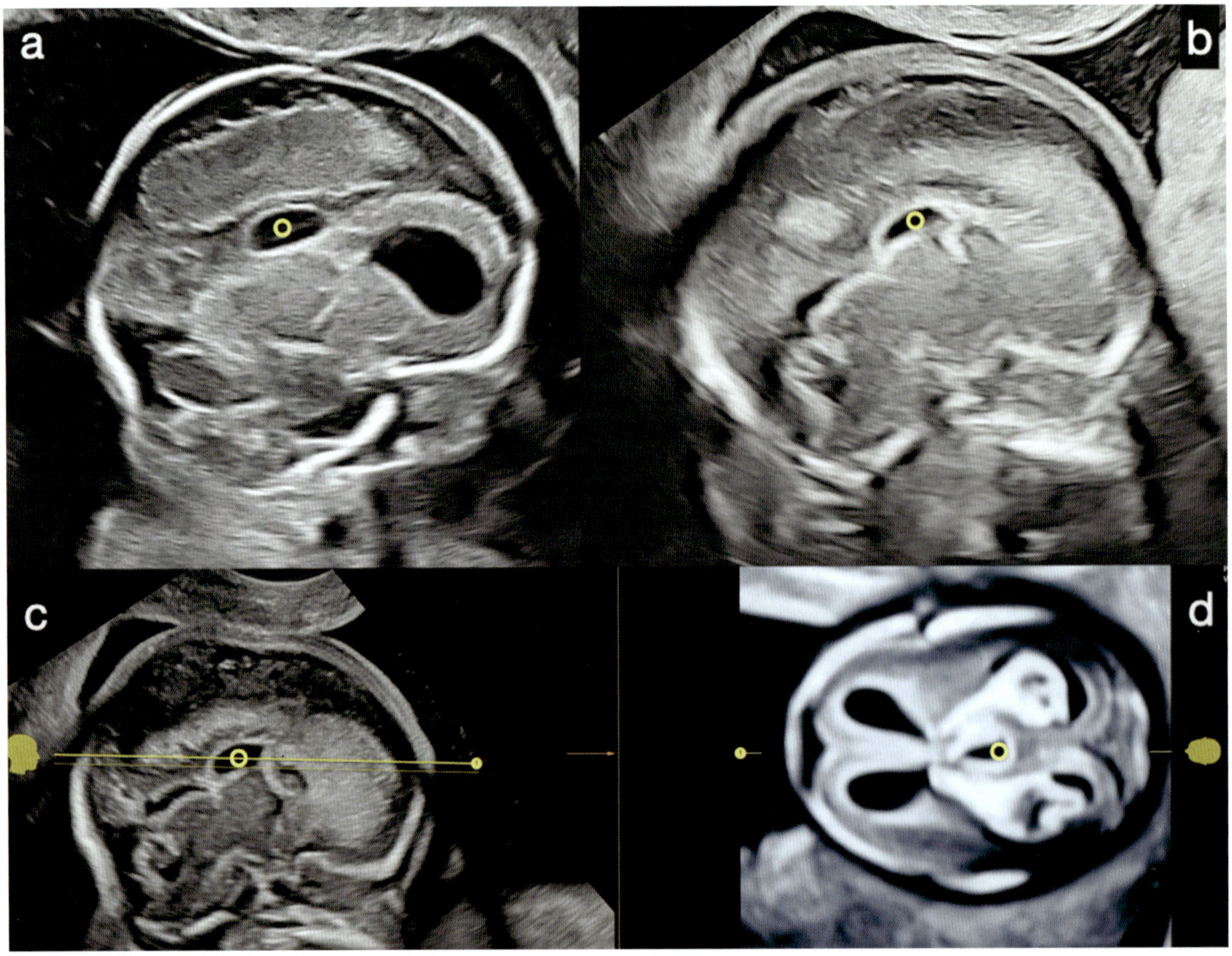

Fig. 3-10 : CVI : a : fœtus 15sa+3 (coupe sagittale), b : fœtus 16sa (coupe sagittale), c et d : fœtus 16sa coupes sagittale et axiale (mode Omniview), CVI°..

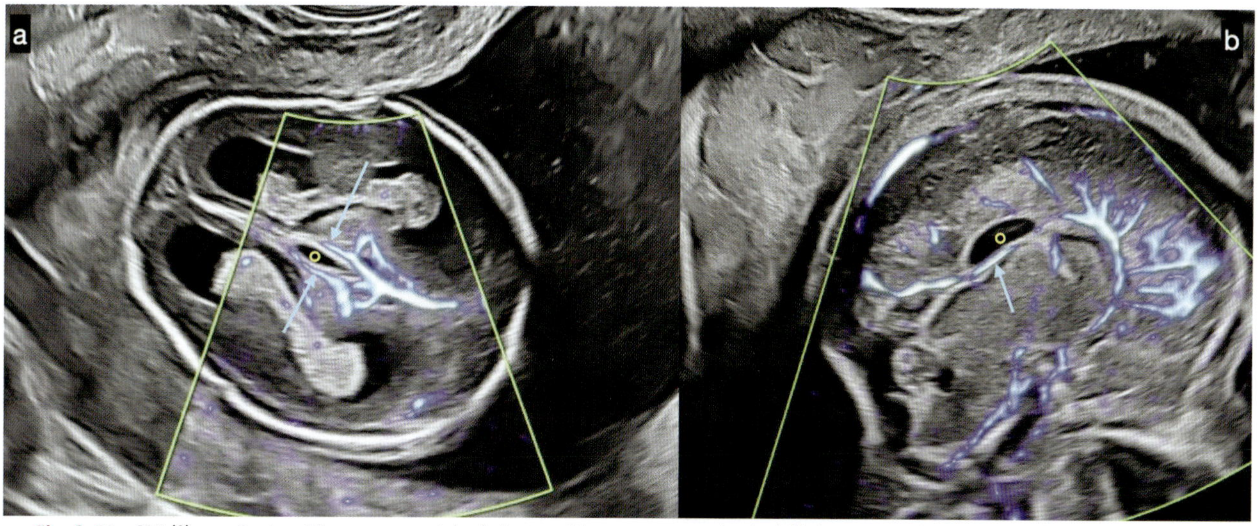

Fig. 3-11 : CVI (°) : a : Fœtus 15sa coupe axiale, b Fœtus 17sa : coupe sagittale (Flèches turquoise : veines cérébrales internes).

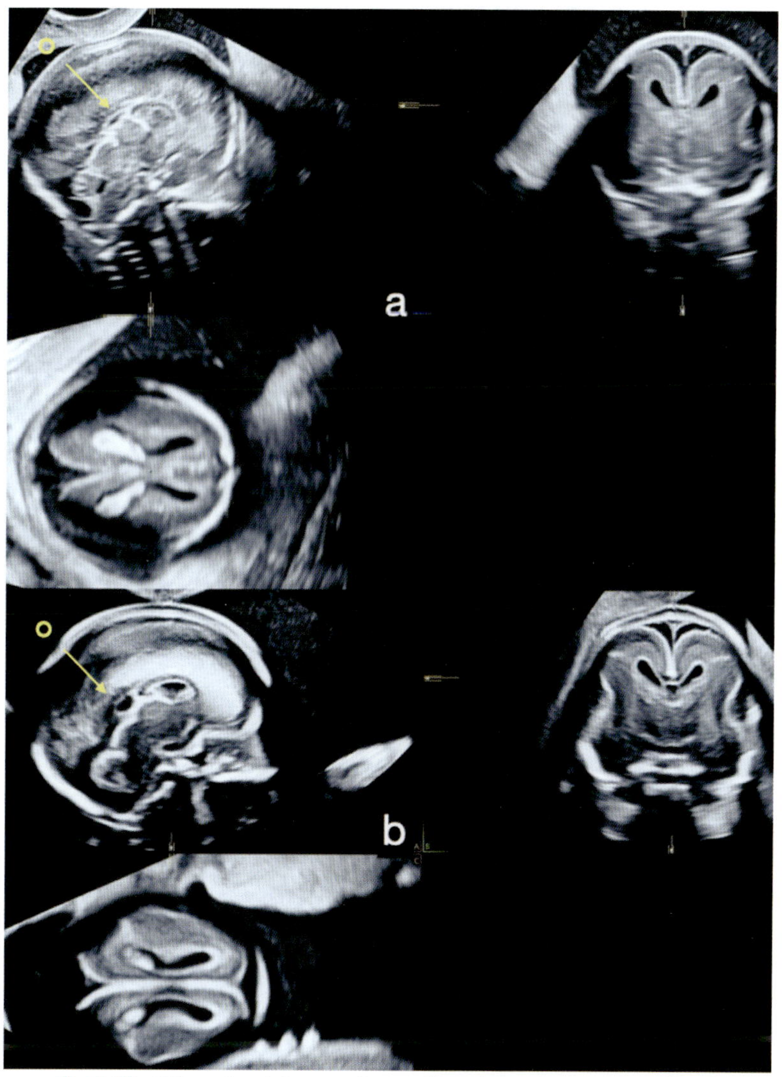

Fig. 3-12 : CVI mode triplan : a : Fœtus 18sa+3, b : Fœtus 19sa+3 (°CVI)

Le corps calleux (CC)

Il est parfois possible de mettre en évidence une ébauche d'artère péri-calleuse dès 14sa. A 16sa l'ébauche du CC peut être visualisée **(Fig. 3-13)**.

Mais ce n'est qu'à partir de 17sa que le CC (principale commissure du cerveau) est vraiment mis en évidence **(Fig. 3-14)**, sa forme habituelle étant bien retrouvée à 19sa **(Fig. 3-15)**.

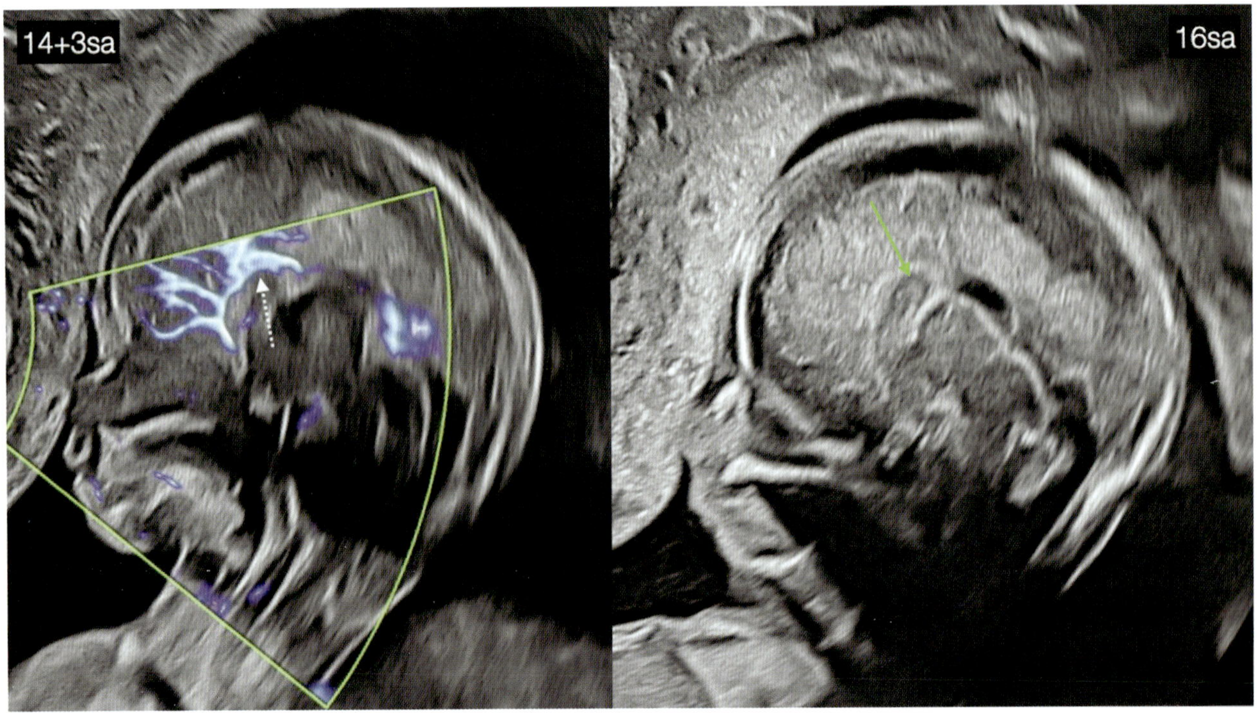

Fig. 3-13 : Coupes sagittales : Gauche : Fœtus 14sa+3 (flèche pointillée : artère péri calleuse) Droite : Fœtus 16sa (flèche verte : ébauche CC).

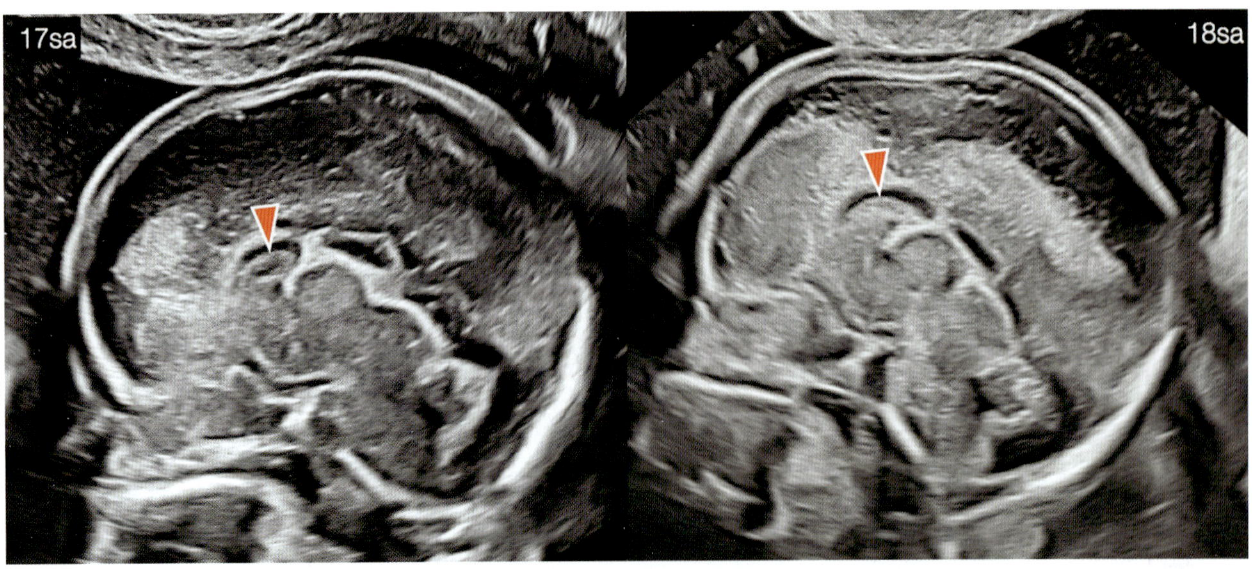

Fig. 3-14 : Coupes sagittales : Fœtus à 17 et 18sa (têtes de flèche rouges : CC).

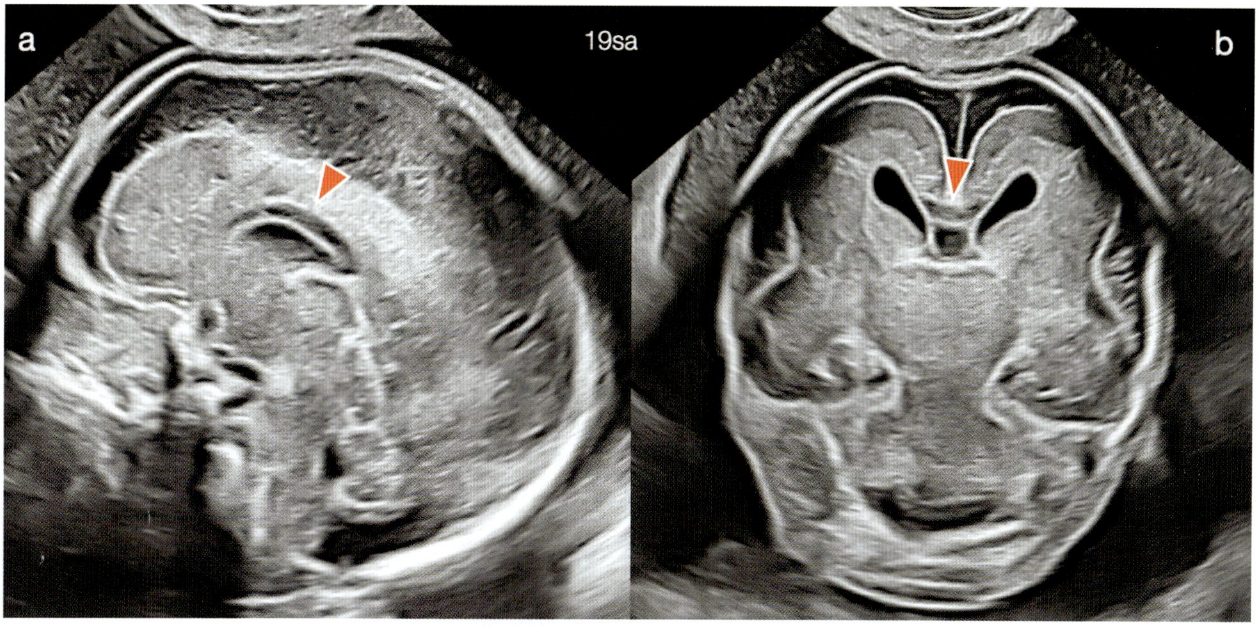

Fig. 3-15 : Fœtus 19sa a : coupe sagittale, b : coupe coronale (Têtes de flèche rouges : CC)

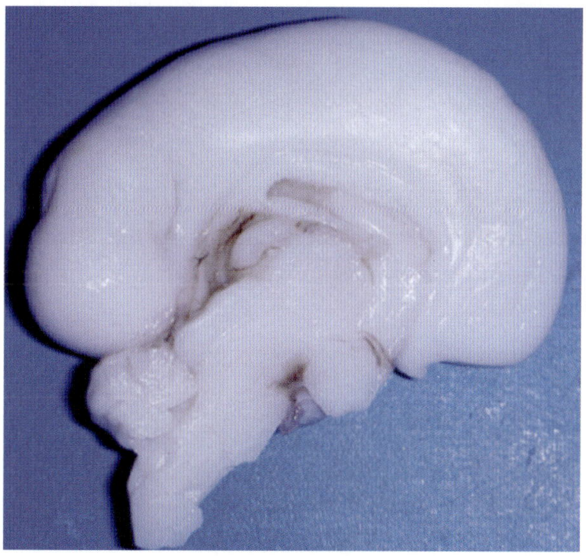

FP 3-4 : Corps calleux à 18sa

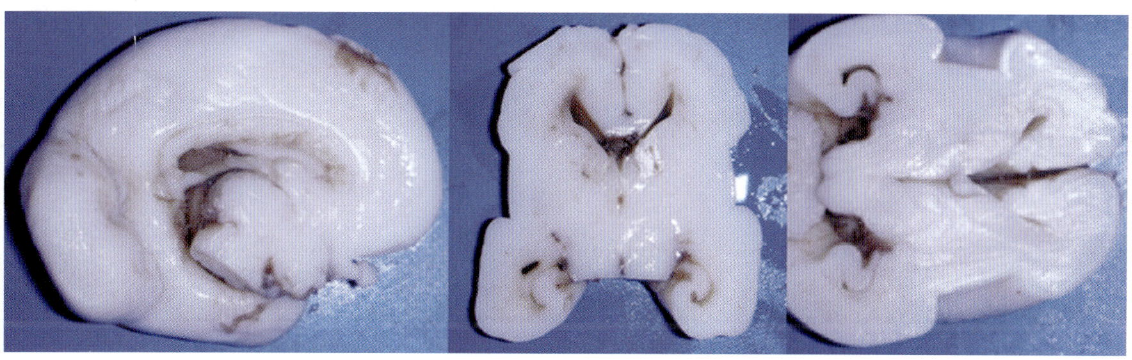

FP 3-5 : Corps calleux à 20sa aspects foeto-pathologiques macroscopiques

La gyration

Migration et gyration seront abordées ultérieurement. Mentionnons néanmoins qu'avant 20sa, les vallées sylviennes (VS) sont à peine ébauchées et présentent un aspect « mousse » **(Fig. 3-16).**

La vascularisation

Nous avons déjà mentionné que la ou les artère(s) péri-calleuse(s) pouvait être mise en évidence dès 14sa. Les figures **3-17 à 3-19** montrent les aspects de 15 à 19sa.

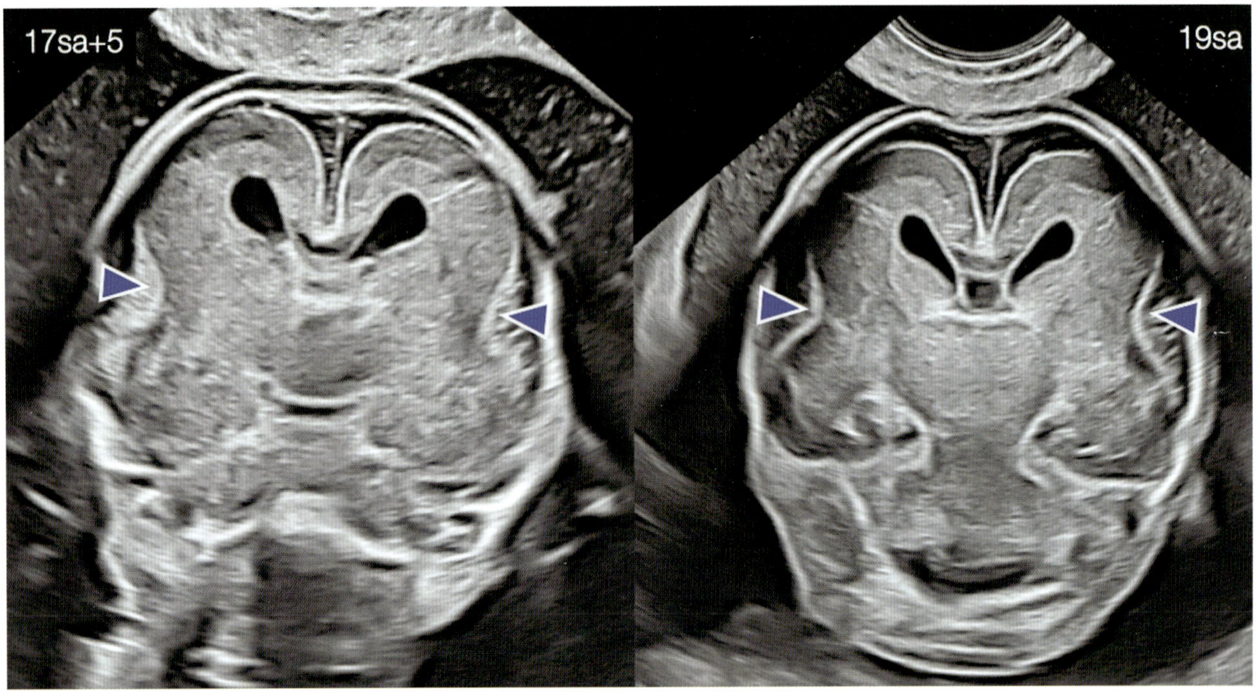

Fig. 3-16 : Coupes coronales : aspect des vallées sylviennes à 17sa+5 et 19sa (Tête de flèche bleues : VS)

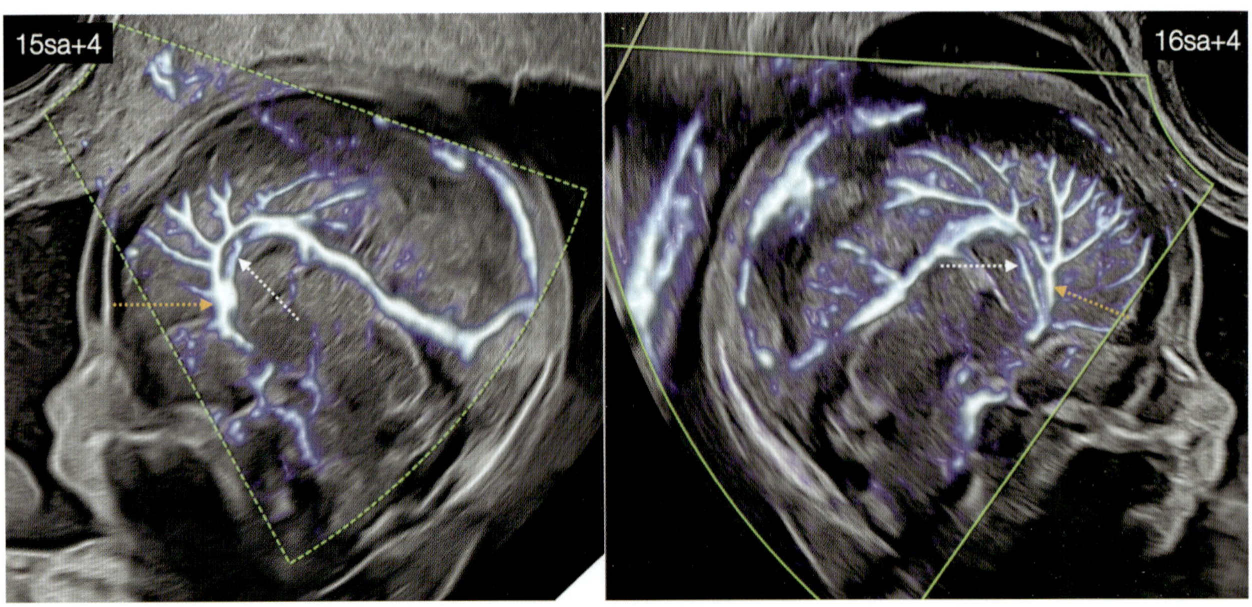

Fig. 3-17 : Circulation péri calleuse à 15 et 16sa : flèches pointillées blanches : artères péricalleuses, flèches pointillées orange : artères cérébrales antérieures.

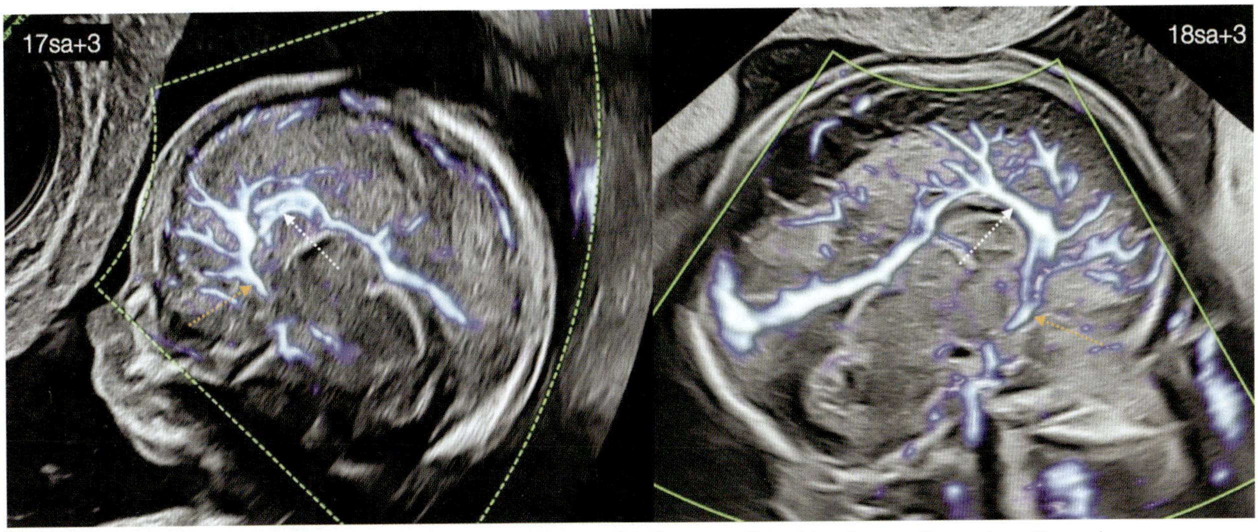

Fig. 3-18 : circulation péri calleuse à 17 et 18sa, (flèches pointillées blanches : artères péri-calleuses)

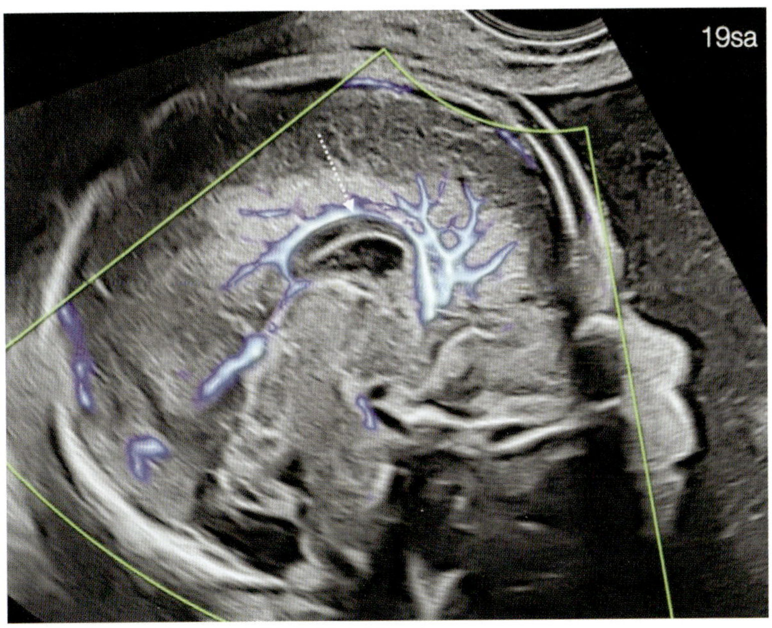

Fig. 3-19 : circulation péri calleuse à 19sa, (flèches pointillées : Artère(s) péri calleuse (s))

Les artères cérébrales antérieures et les vaisseaux lenticulo-striés seront facilement reconnus sur des coupes coronales **(Fig. 3-20)**.

Il en est de même pour les carotides et le tronc basilaire **(Fig. 3-21)**.

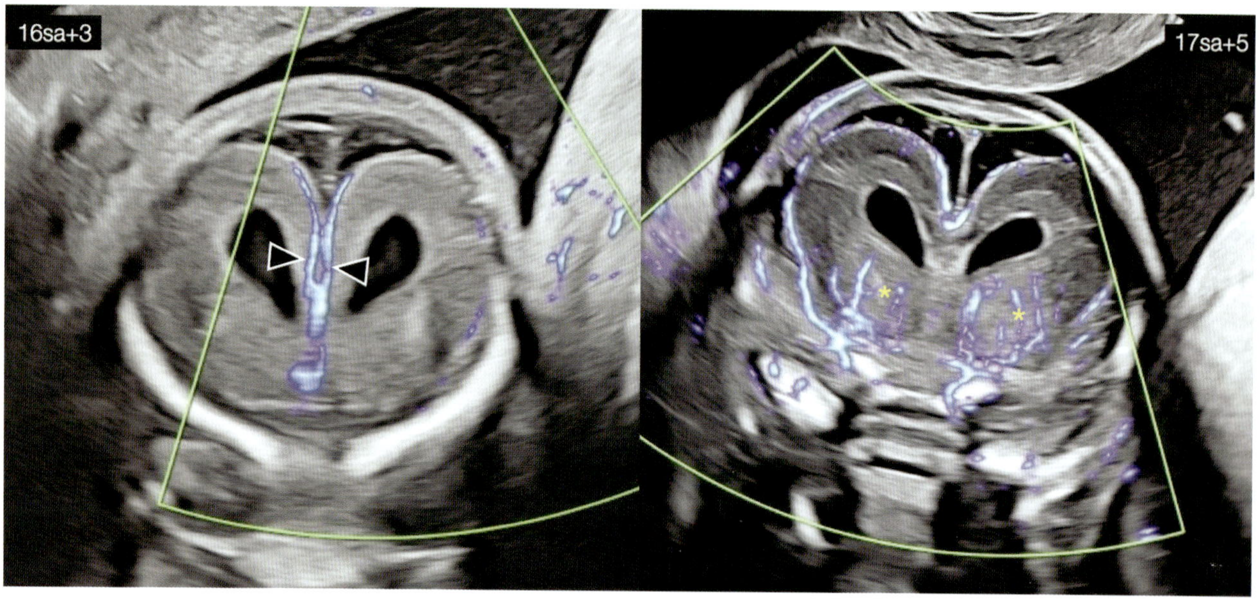

Fig. 3-20 : Coupes coronales : Gauche : artères cérébrales antérieures (Tètes de flèche noires), Droite : vaisseaux lenticulo-striés (*).

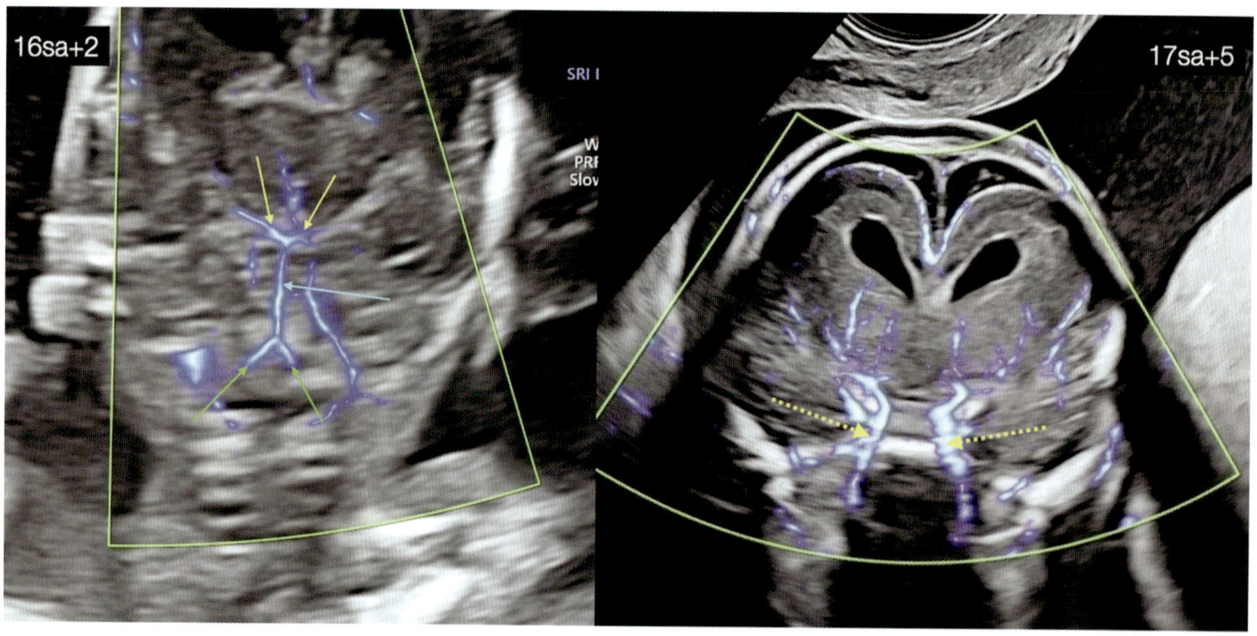

Fig. 3-21 : Coupes coronales : Gauche : Tronc basilaire (flèches vertes : artères vertébrales, flèche turquoise : tronc basilaire, flèches jaunes : artères cérébrales postérieures, Droite : Artères carotides (flèches jaunes pointillées).

Le sinus droit sera repéré sur des coupes sagittales **(Fig. 3-22)**.

Le polygone de Willis sur des coupes axiales **(Fig. 3-23)**.

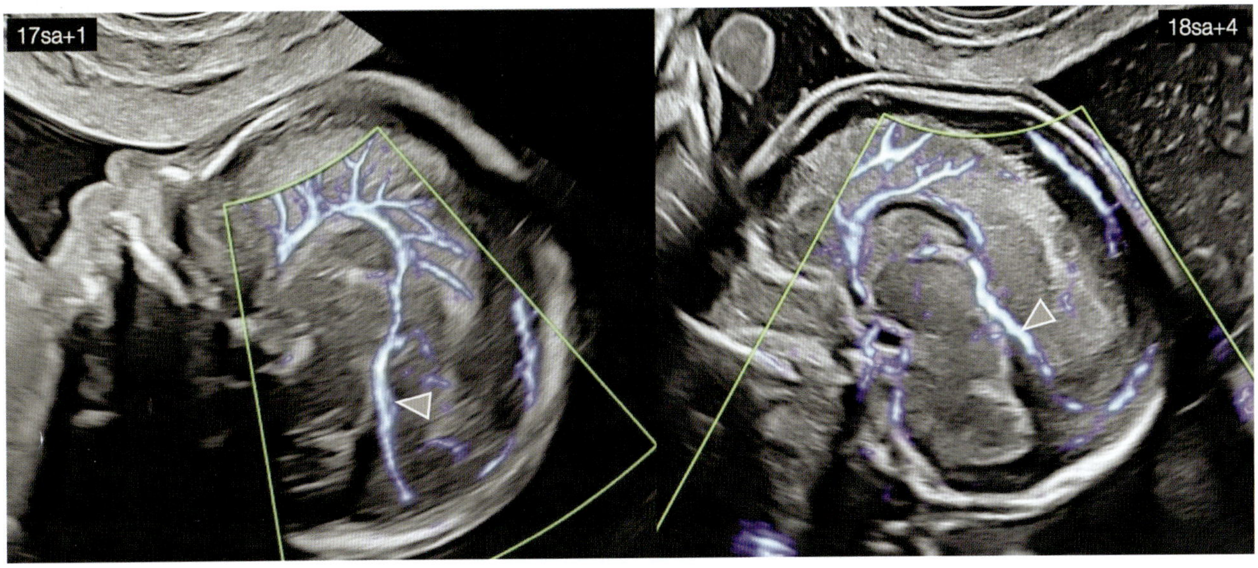

Fig. 3-22 : Coupes sagittales : Sinus droit (têtes de flèches grises)

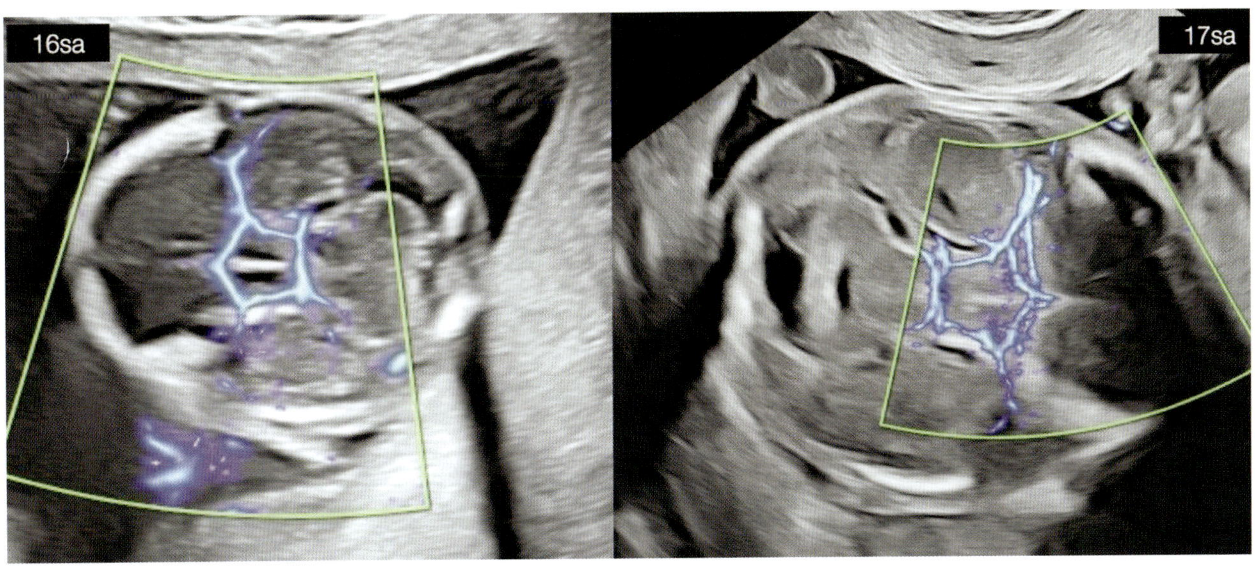

Fig. 3-23 : Coupes axiales : Polygone de Willis

Aspects fœtopathologiques globaux de 15 à 19sa

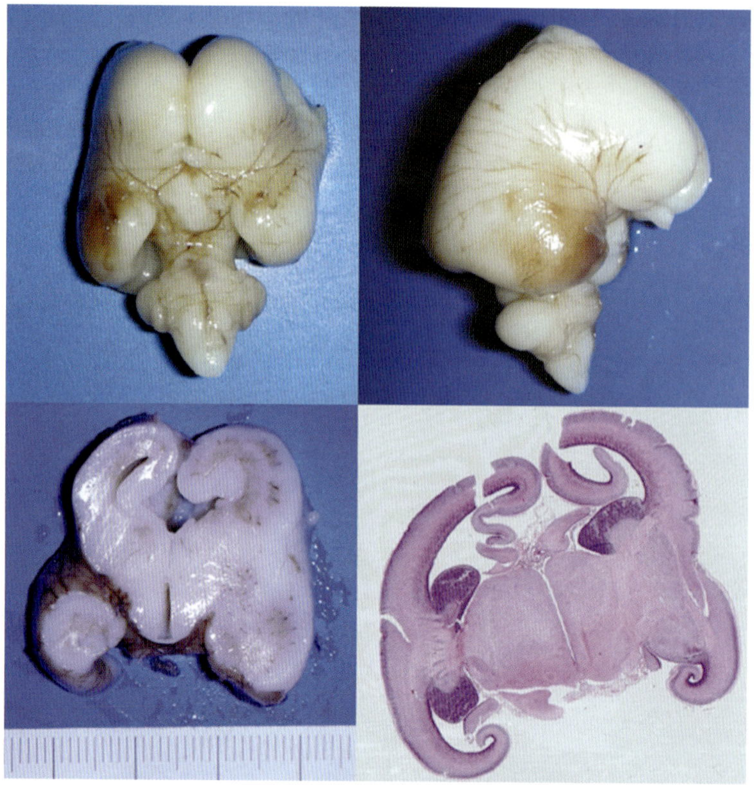

FP 3-6 : Correspondance macroscopique et histologique à 15sa

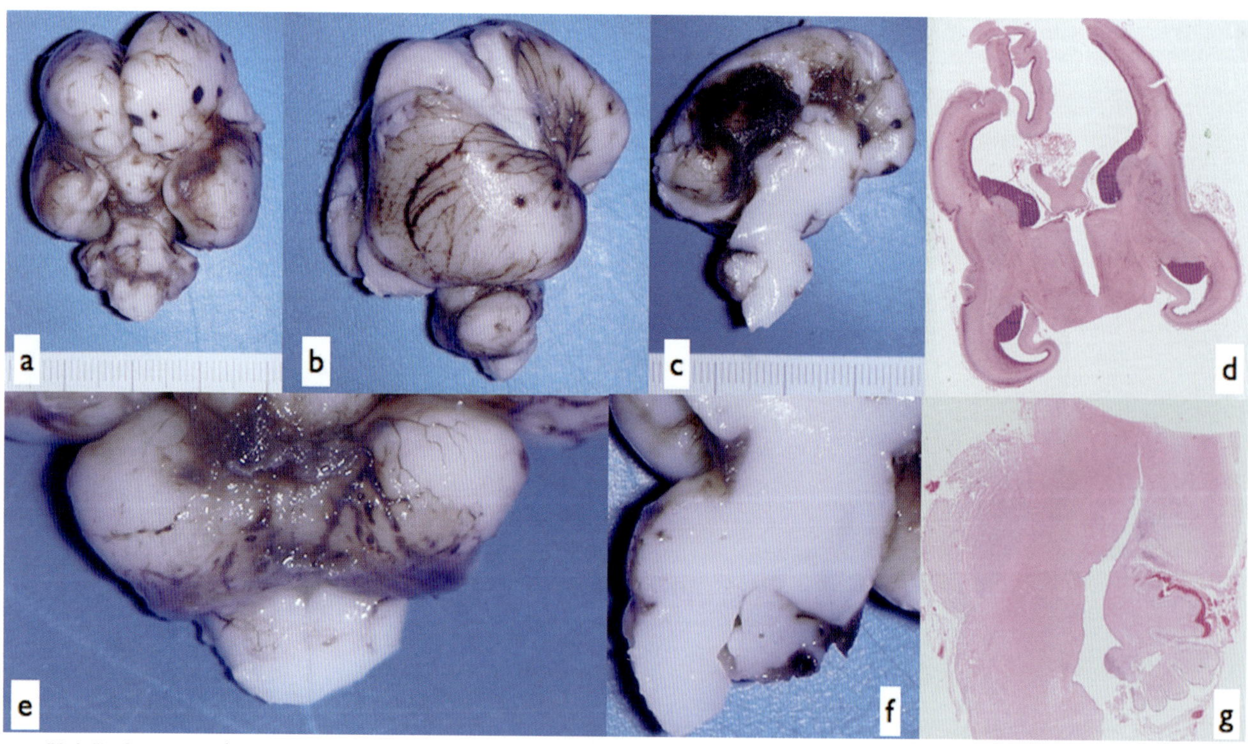

FP 3-7 : Correspondance macroscopique et histologique à 16sa : Cerveau (a, b, c, d) ; Cervelet (e : vue dorsale, f et g : coupe sagittale).

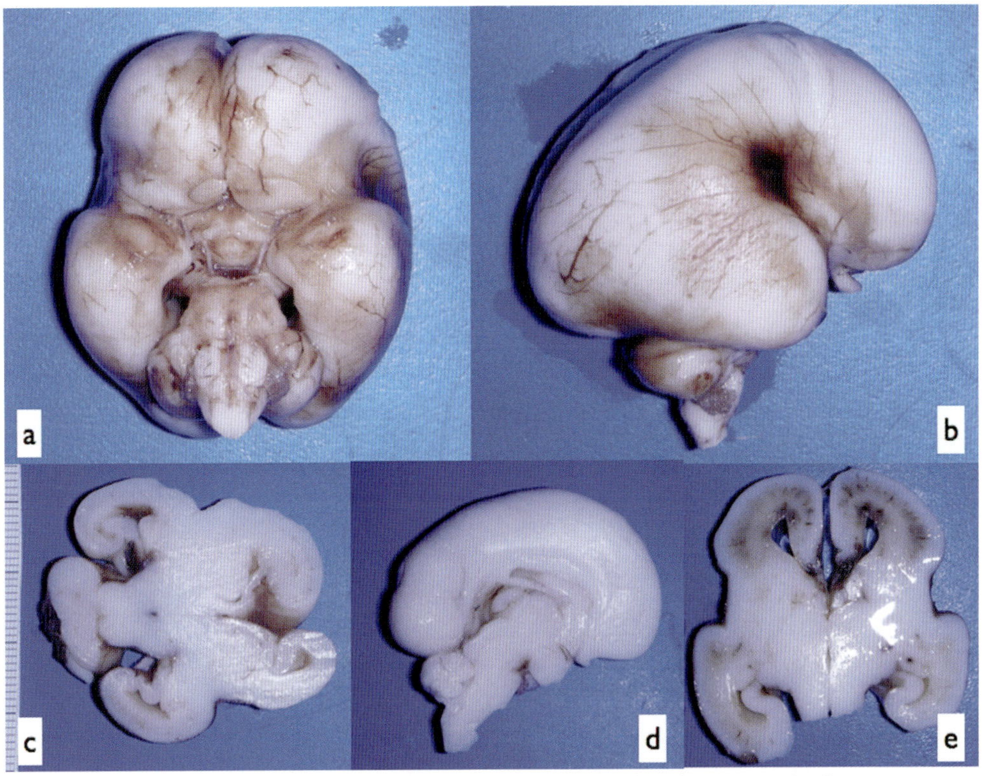

FP 3-8 : Cerveau à 18sa a : face ventrale, b : face latérale, c : coupes axiales, d : coupe sagittale, e : coupe coronale.

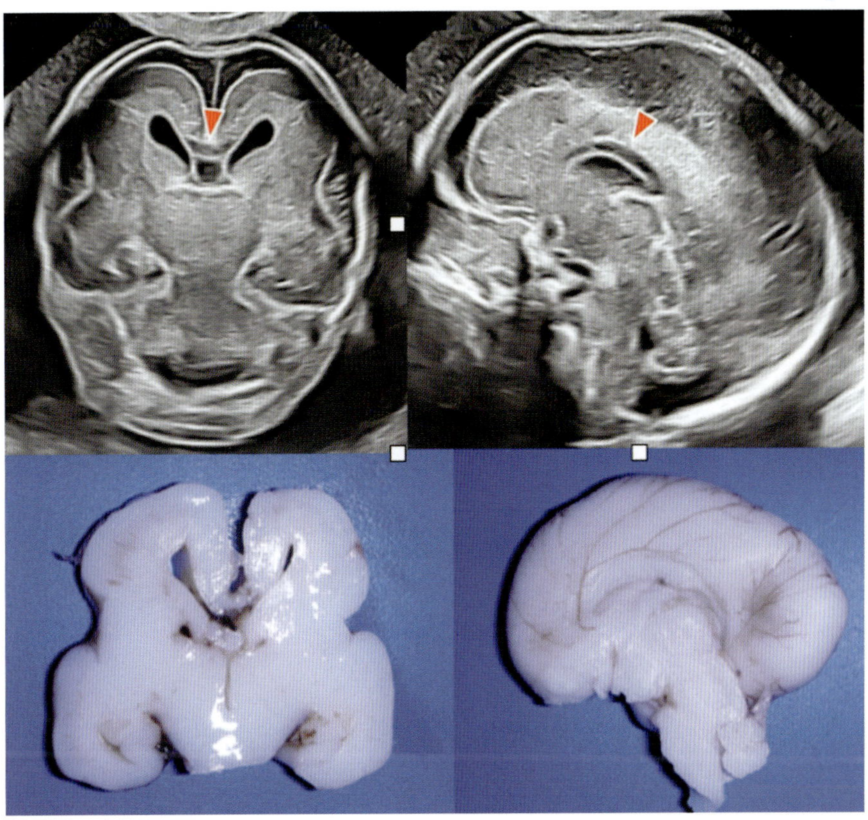

FP 3-9 : Correspondances échographie / foeto-pathologie 19sa

La plupart du temps, la fosse postérieure ne prend son aspect définitif qu'à 18sa.

La CSP dans son aspect anéchogène n'est visible correctement qu'à 18sa.

50% des fœtus présente un cavum veli interpositi qui est une structure physiologique.

Ébauches du CC et artère(s) péri-calleuse(s) peuvent être visualisées à partir de 14sa, l'aspect du CC est habituel à partir de 17sa.

Avant 20sa, la gyration n'est qu'ébauchée, en particulier au niveau des vallées sylviennes.

La vascularisation cérébrale peut être étudiée grâce au Doppler (en particulier le slow-flow) dès 15sa.

Bibliographie

1. Ashley J. Robinson. Inferior vermian hypoplasia – preconception, misconception. *Ultrasound Obstet Gynecol* 2014; 43: 123–136.

2. Birnbaum R *et al.* Early corpus callosum development and midline fluid collection during early second trimester. 29th World Congress on Ultrasound in Obstetrics and Gynecology

3. Birnbaum R, Barzilay R, Brusilov M, Wolman I, Malinger G. Normal cavum veli interpositi at 14–17 gestational weeks: three-dimensional and Doppler transvaginal neurosonographic study. Ultrasound in Obstetrics & GynecologyVolume 58, Issue 1

4. ISUOG Practice Guidelines (updated): sonographic examination of the fetal central nervous system. Part 1: performance of screening examination and indications for targeted neurosonography

CHAPITRE 4 - LES ASPECTS NORMAUX AU DEUXIÈME ET TROISIÈME TRIMESTRE (21 À 34SA)

Les structures étudiées

- Le crâne osseux, les fontanelles et les sutures
- Le système ventriculaire : ventricules latéraux, troisième ventricule, trous de Monroe, aqueduc de Sylvius, quatrième ventricule, plexus choroïdes, espaces péri cérébraux.
- Ligne médiane sus-tentorielle et ses composants : Cavité du septum pellucidum (CSP), cavum vergae, corps calleux, complexe antérieur, complexe postérieur, trigone, citernes.
- Le parenchyme cérébral, noyaux gris centraux.
- La fosse postérieure : Limites, cervelet, tronc cérébral, grande citerne
- La migration et la gyration cérébrale
- La vascularisation cérébrale
- La biométrie
- Synthèse

Le crâne osseux, les fontanelles et les sutures

Son étude représente le premier temps de l'exploration de l'extrémité céphalique du fœtus.

La boîte crânienne est formée par des plaques osseuses séparées par des fontanelles et des sutures.

L'échographie conventionnelle 2D permet de visualiser correctement les contours de la boîte crânienne, en revanche elle est peu informative pour la visualisation de l'ensemble d'une suture ou d'une fontanelle **(Fig. 4-1 et 4-2)**.

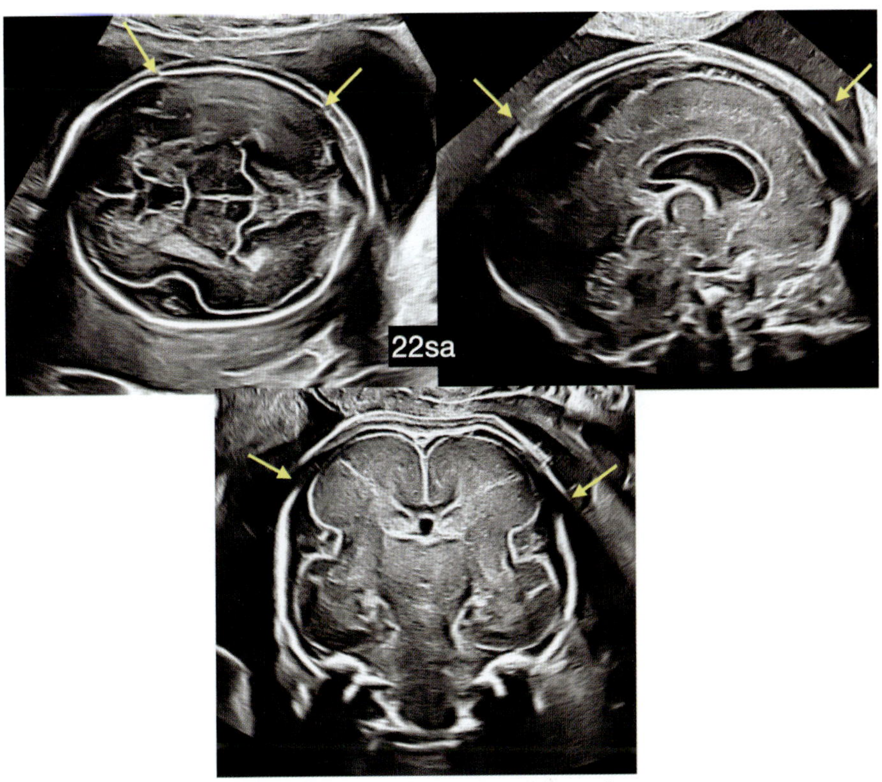

Fig. 4-1 : Sutures crâniennes à 22sa dans les 3 plans (flèches). Échographie conventionnelle.

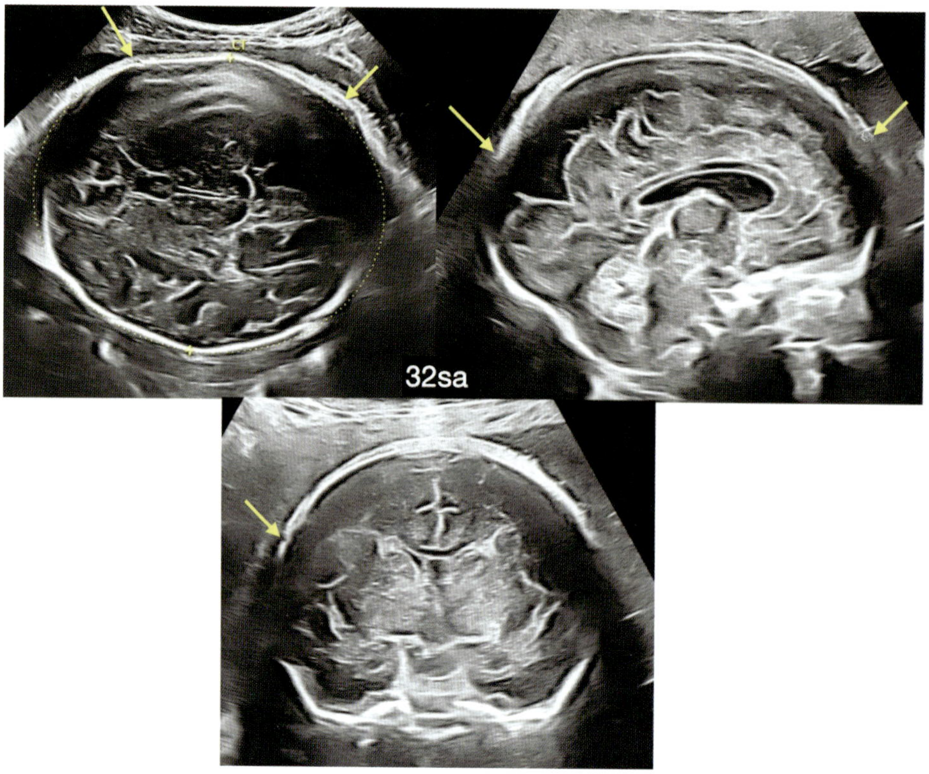

Fig. 4-2 : Sutures crâniennes à 32sa dans les 3 plans (flèches). Échographie conventionnelle.

Le mode volumique est le mode de choix pour l'étude du crâne fœtal :

- Les coupes multiplanaires permettent de vérifier l'ensemble des contours crâniens en une seule acquisition **(Fig. 4-3).**

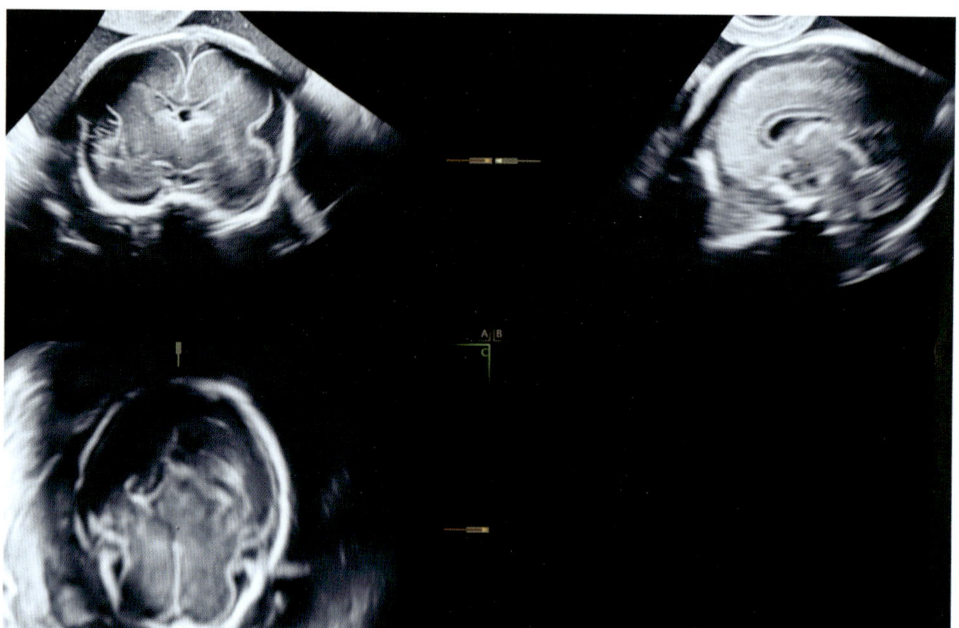

Fig. 4-3 : Crâne osseux coupes multiplanaires 22sa.

- Le mode volumique permet, soit en « rendu osseux », soit en mode VCI « Omniview » d'obtenir une « vue en face » des sutures et des fontanelles **(Fig. 4-4 et 4-5)**. Ces sutures et ces fontanelles vont bien évidemment progressivement diminuer de largeur au cours de la grossesse **(Fig. 4-6 et 4-7)**.

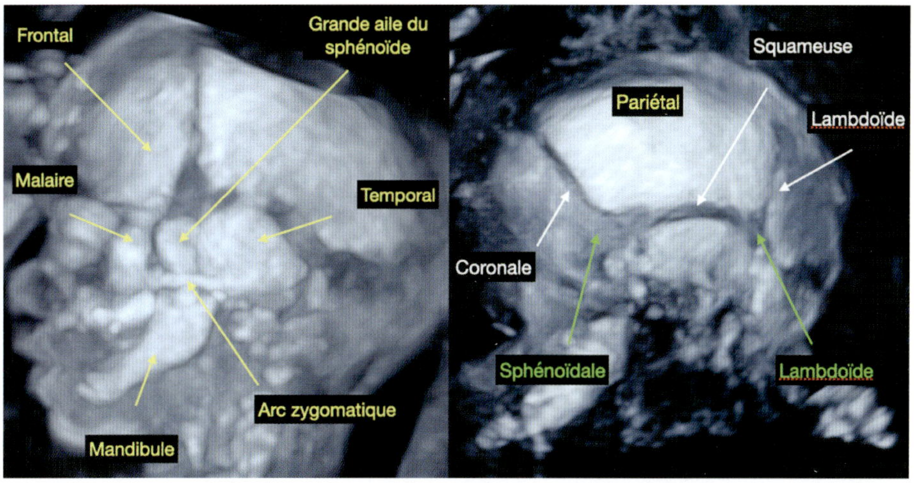

Fig. 4-4 : Crâne osseux 24sa sutures (flèches blanches), structures osseuses (flèches jaunes), fontanelles (flèches vertes)

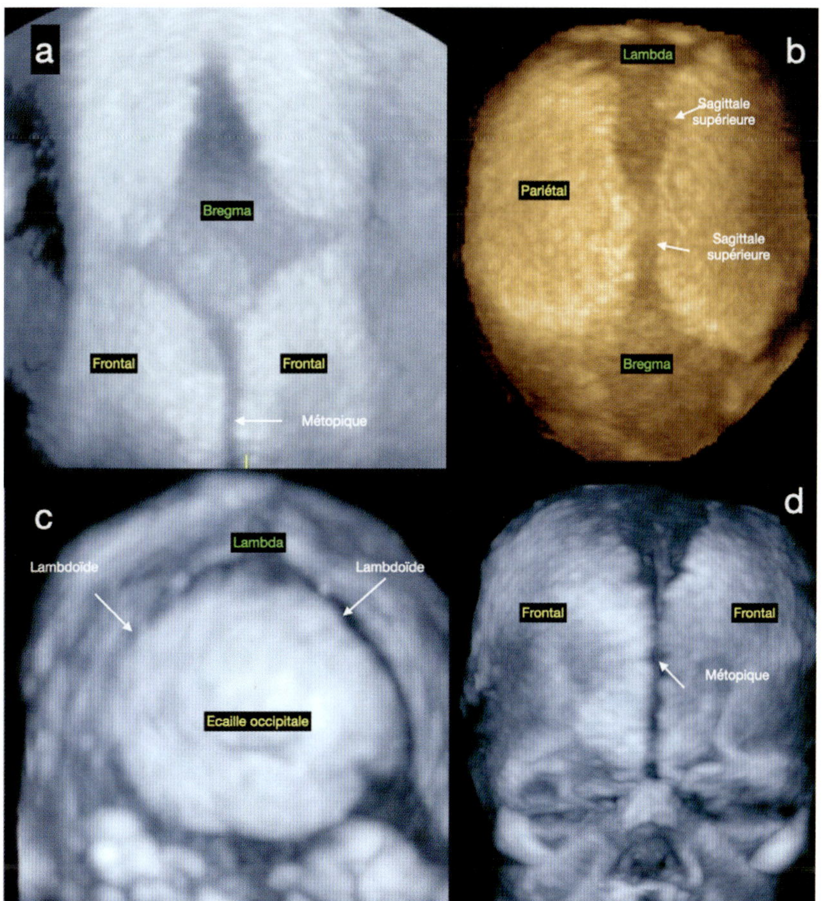

Fig. 4-5 : Crâne osseux 24sa : a et b : abord supérieur, c : abord postérieur, d : abord frontal (mêmes légendes que Fig 4-4).

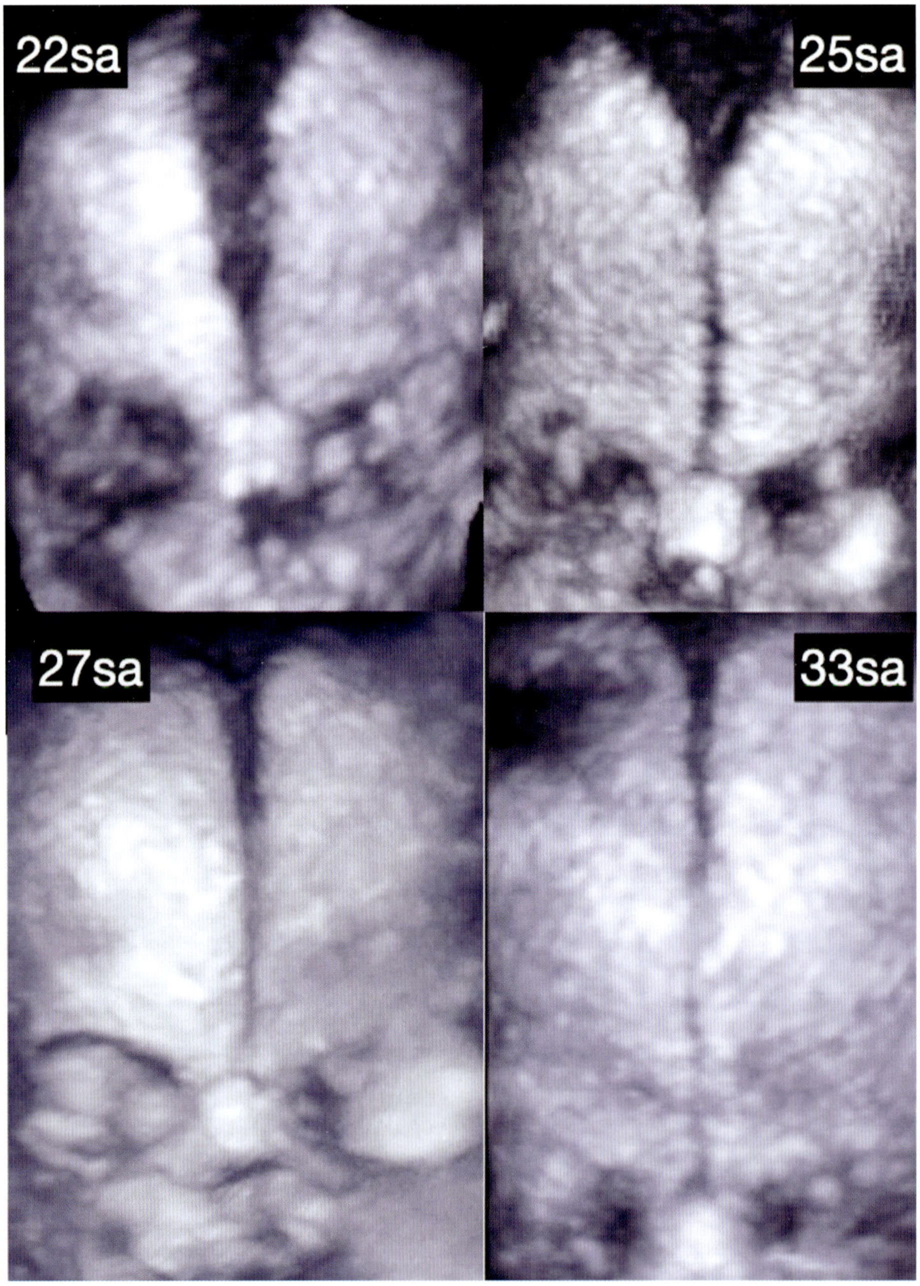

Fig. 4-6 : Suture métopique : évolution avec le terme.

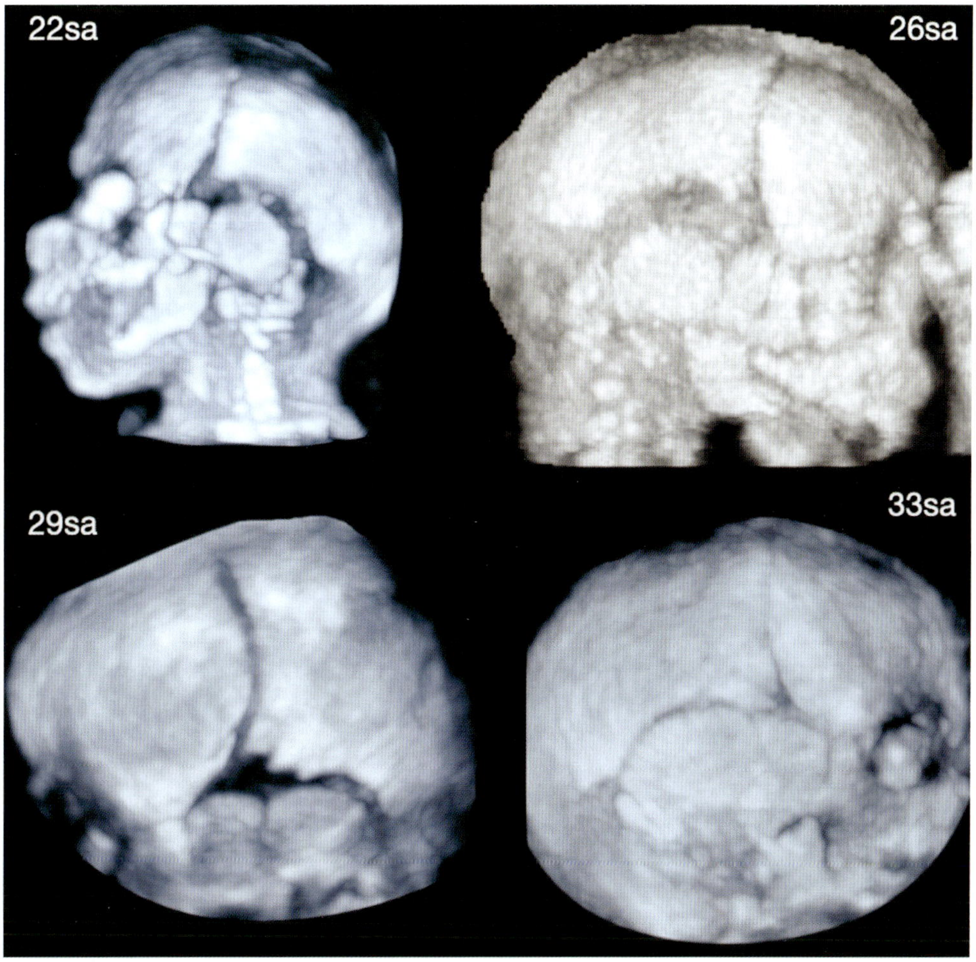

Fig. 4-7 : sutures squameuses et coronales : évolution avec le terme.

On peut parfois mettre en évidence des os wormiens **(Fig. 4-8)**, décrits pour la première fois par Ole Worm en 1643. Il s'agit d'ossicules développés dans les sutures. La découverte de ces os wormiens incitera à rechercher une pathologie de type craniosténose ou de type ostéogenèse imparfaite.

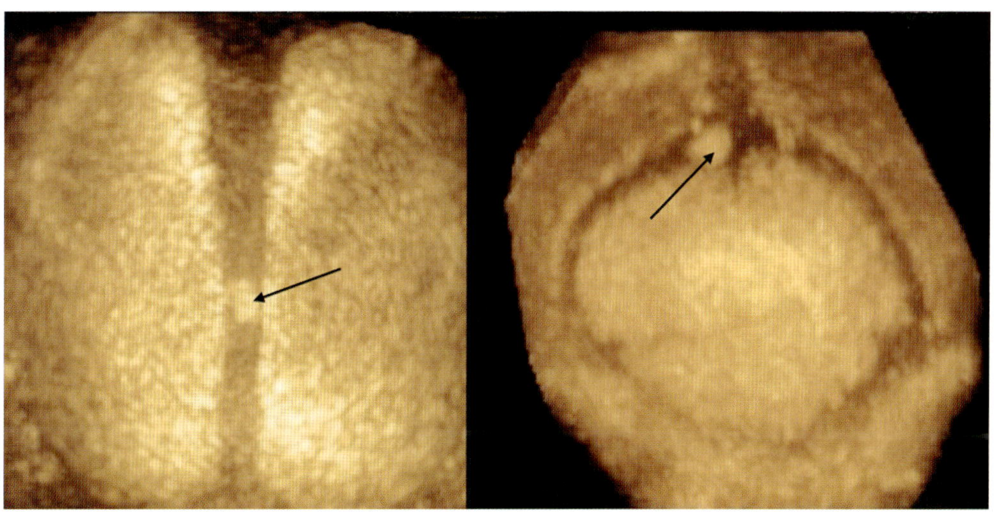

Fig. 4-8 : Os wormiens 22sa

Le système ventriculaire

Le système ventriculaire cérébral est complexe : il comporte deux ventricules latéraux présentant chacun trois prolongements : les cornes frontales (CF), les cornes occipitales (CO), les cornes temporales (CT). Ces ventricules latéraux sont reliés à une structure médiane : le troisième ventricule par de fins pertuis : les trous de Monroe (™). Le troisième ventricule (V3) se prolonge en bas et en arrière par un fin conduit : l'aqueduc de Sylvius, et communique ainsi avec le V4. Le liquide céphalorachidien présent dans ce système ventriculaire est ensuite extériorisé vers les espaces péri-cérébraux par les foramens de Magendie et de Lushka **(Fig. 3-9)**.

Les ventricules latéraux

Situés au sein des hémisphères cérébraux, Ils seront étudiés dans les trois plans de l'espace **(Fig. 4-10)** et particulièrement les plans axiaux et coronaux ; En sagittal, les plans utilisés seront surtout para-sagittaux permettant de visualiser parois et contenu des ventricules. Il est important de préciser que le plan axial ne permet que d'illustrer le ventricule distal. En effet les plaques osseuses proximales créent une atténuation masquant le ventricule sous-jacent **(Fig. 4-11)**. Les plans coronaux seront donc fondamentaux pour écarter une ventriculomégalie unilatérale en permettant de mettre en évidence la symétrie des cornes frontales et ou des cornes occipitales.

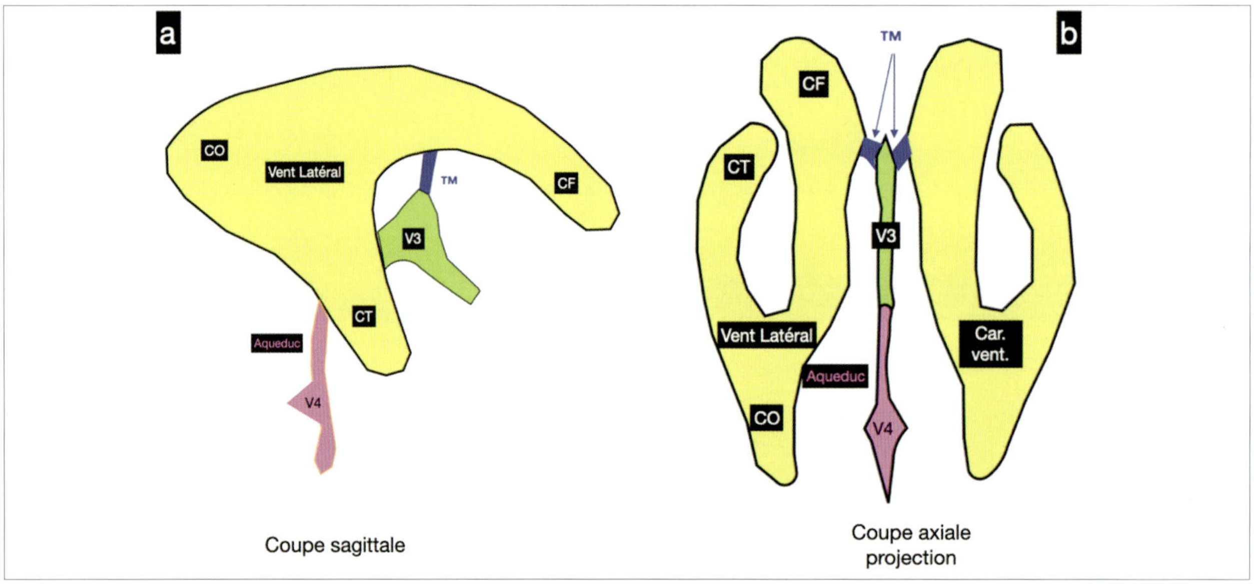

Fig. 4-9 : Système ventriculaire

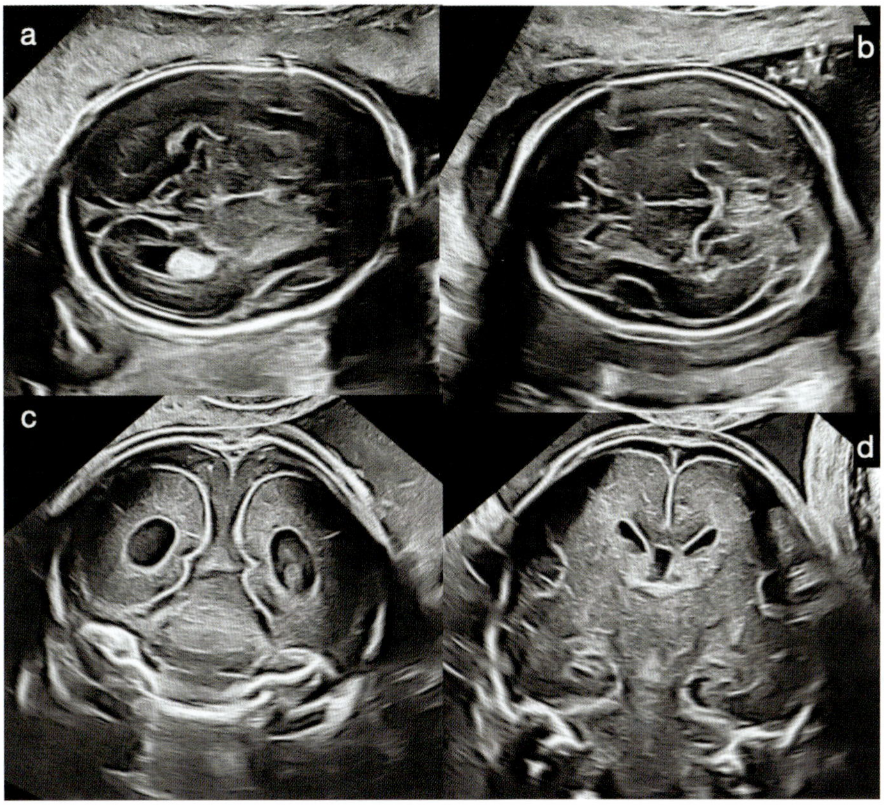

Fig. 4-10 : Ventricules latéraux à 22sa : a et b : Plans axiaux, c : plan coronal cornes occipitales, d : plan coronal : cornes frontales

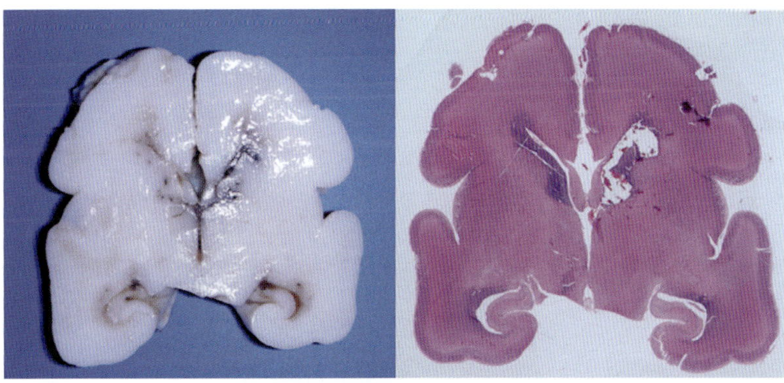

FP 4-1 : Ventricules latéraux 22sa : Coupes coronales.

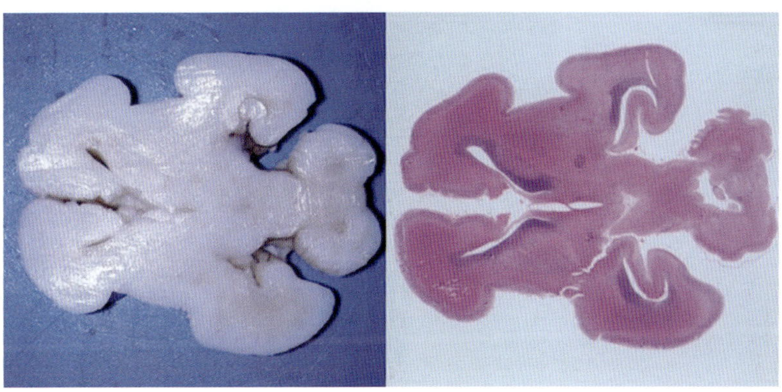

FP 4-2 : Ventricules latéraux à 21sa : coupes axiales.

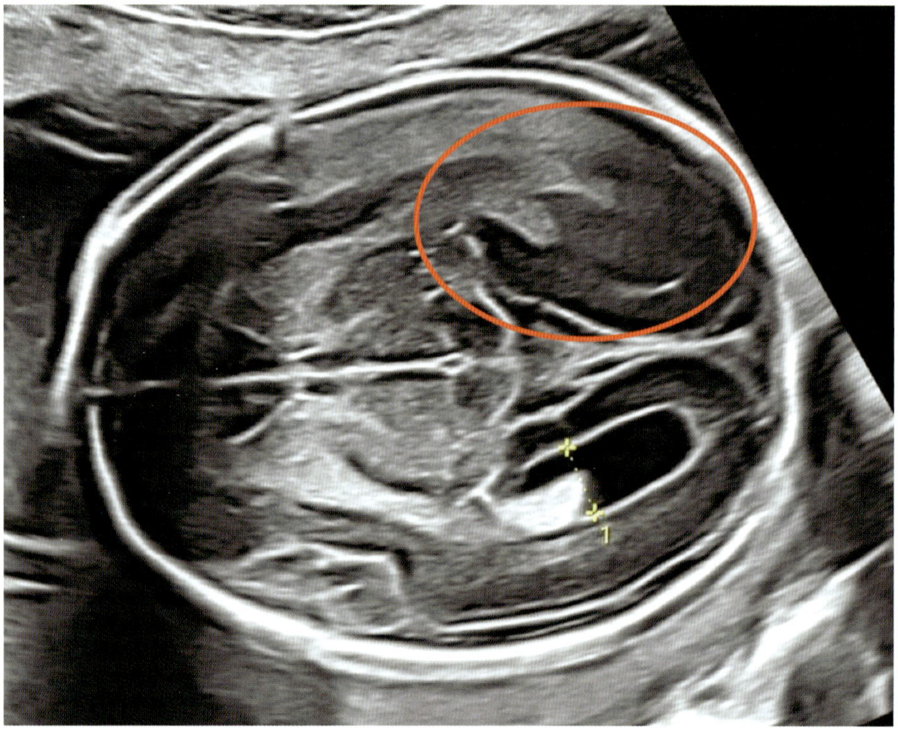

Fig. 4-11 : Ventricules latéraux coupe axiale : atténuation proximale

Les cornes temporales des ventricules latéraux ne doivent pas être omises dans l'étude du système ventriculaire, deux plans de coupe sont à privilégier : le plan coronal à l'aplomb de la partie postérieure des vallées sylviennes (celles-ci apparaissant alors très étroites) et les plans para-sagittaux **(Fig. 4-12).**

Le contenu et les parois des ventricules latéraux doivent être étudiés, les plans coronaux au niveau occipital et surtout les plans para-sagittaux seront les plus informatifs **(Fig. 4-13)**. A l'état physiologique les seules structures échogènes visibles à l'intérieur des ventricules sont les plexus choroïdes.

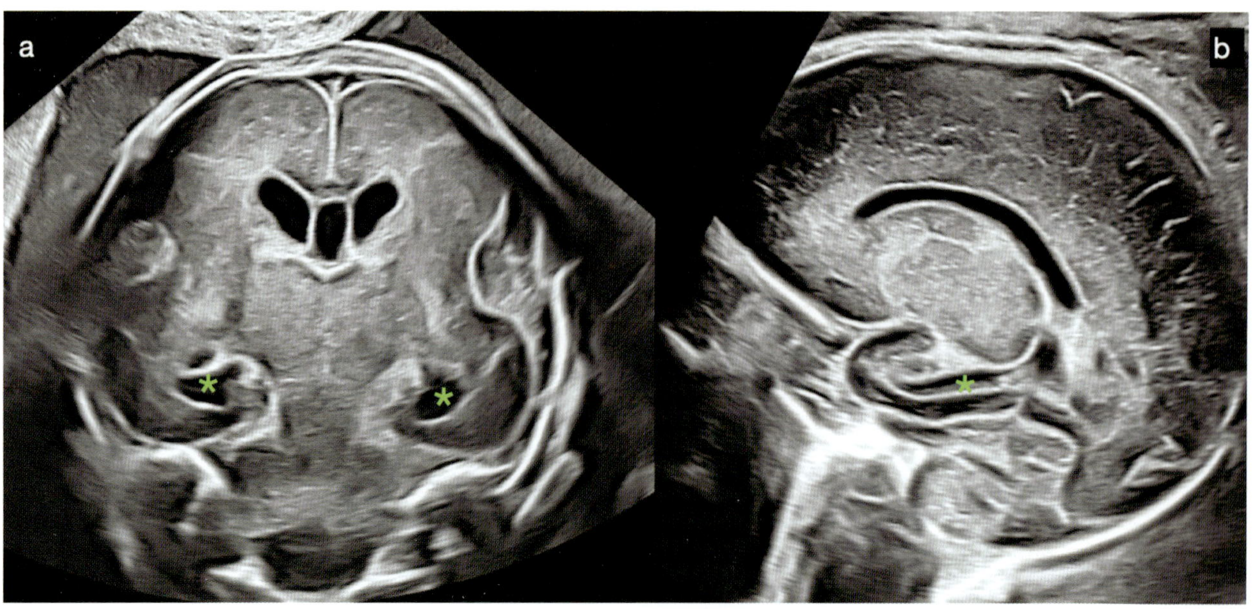

Fig. 4-12 : Ventricules latéraux : Cornes temporales a : coupe frontale 22sa, b : coupe para sagittale 32sa

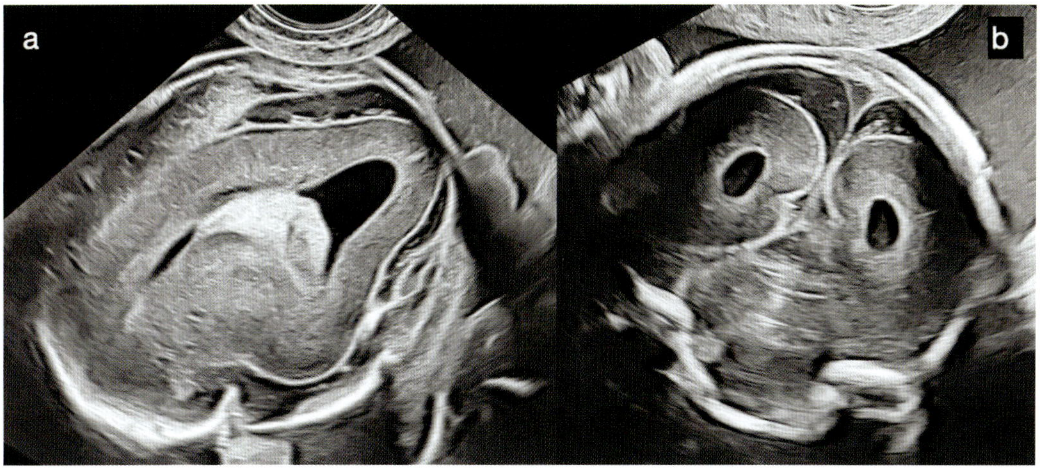

Fig. 4-13 : Parois ventricules latéraux à 22sa : a : coupe para sagittale, b : coupe coronale : cornes occipitales.

La biométrie des ventricules sera réalisée au niveau des carrefours ventriculaires en mesurant le diamètre atrial (zone la plus large correspondant au carrefour des trois cornes ventriculaires). Pour une précision optimale de cette mesure, il faudra respecter des critères précis **(Fig. 4-14)** :

Le plan doit être parfaitement défini :

- Dans le sens antéro-postérieur :

  Le repère antérieur est constitué par les colonnes du trigone (donc dans un plan légèrement inférieur à celui de la cavité du septum pellucidum).

  Le repère postérieur est la citerne ambiante.

- Latéralement le plan doit être symétrique, ce qui impose que la distance d'une table osseuse à la ligne médiane soit égale de chaque côté.

La mesure sera effectuée en regard du sillon occipital interne (ou pariéto-occipital interne), et perpendiculairement au bord externe du ventricule **(Fig. 4-15)**. Les calipers seront placés « on to on ».

La mesure du diamètre atrial est quasi constante entre 18 et 35 sa, le 99e perceptible se situant à 10mm [2].

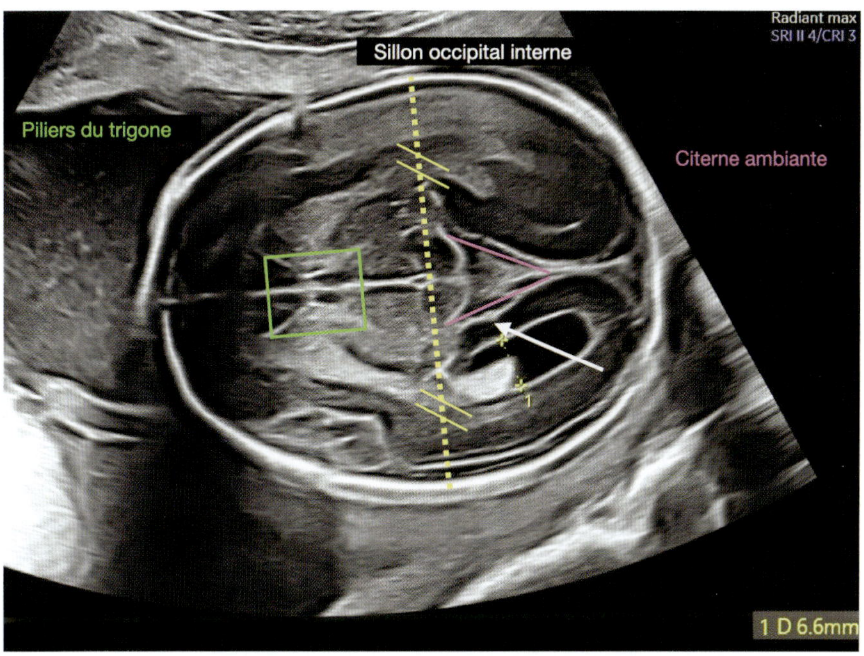

Fig. 4-14 : Mesure diamètre atrial repères : Rectangle vert : colonnes du trigone, triangle rose : citerne ambiante, flèche blanche : sillon occipital interne

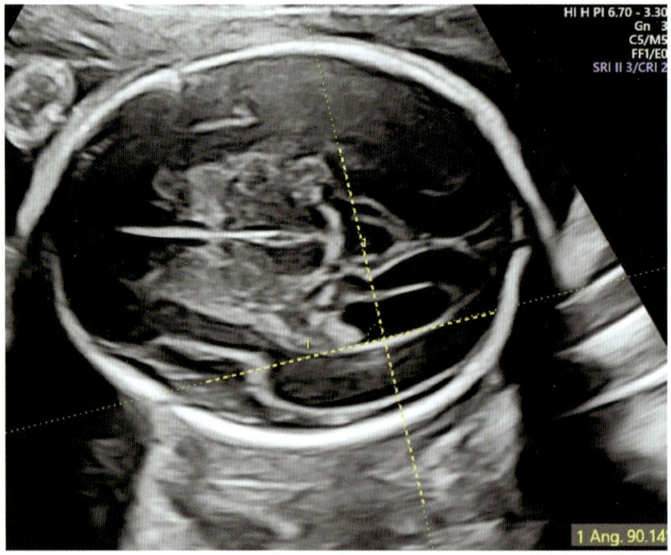

Fig. 4-15 : Plan de mesure du diamètre atrial

Le troisième ventricule (V3)

Situé dans la partie centrale du cerveau en sus-tentoriel, il sera de plus en plus facilement visualisable au fur à mesure de l'avancée du terme, et ceci en raison de son épaisseur croissante :

- A 22sa : il est essentiellement visible sur la coupe axiale. Sur les coupes coronales et sagittales, son identification est difficile **(Fig. 4-16)**.
- A 27sa : il est visible dans les trois plans **(Fig. 4-17)**
- A 32sa : il est maintenant nettement plus large dans les trois plans **(Fig. 4-18)**. On peut détailler son anatomie fine et en particulier sur une coupe sagittale son aspect arachnoïde et ses nombreux récessus **(Fig. 4-19)**. La coupe coronale magnifiée permet de visualiser ses connections avec les ventricules latéraux par l'intermédiaire des trous de Monroe. **(Fig. 4-20)**.

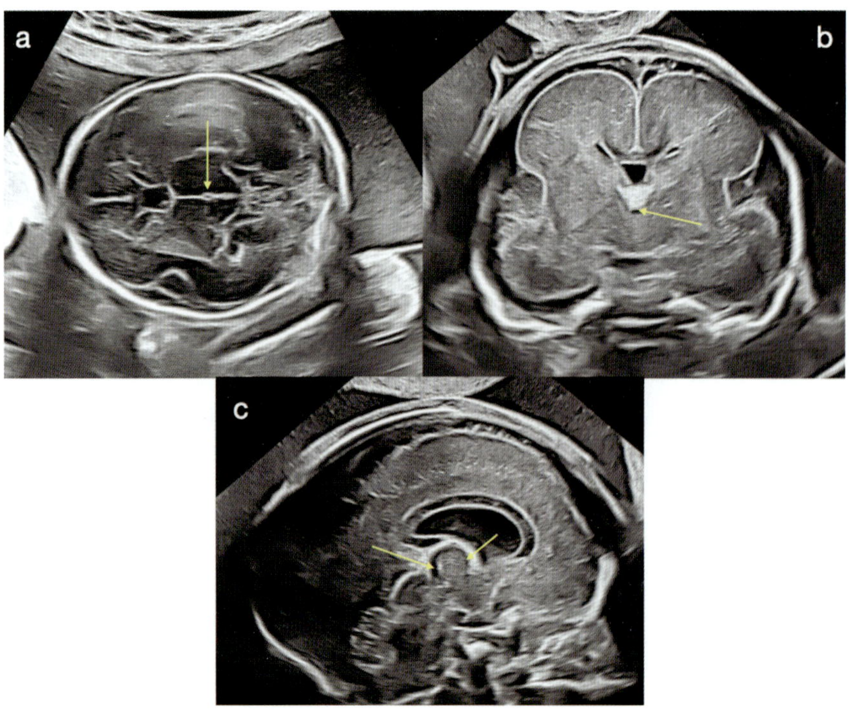

Fig. 4-16 : 3e ventricule à 22sa (flèches jaunes) : a : coupe axiale, b : coupe frontale, c : coupe sagittale

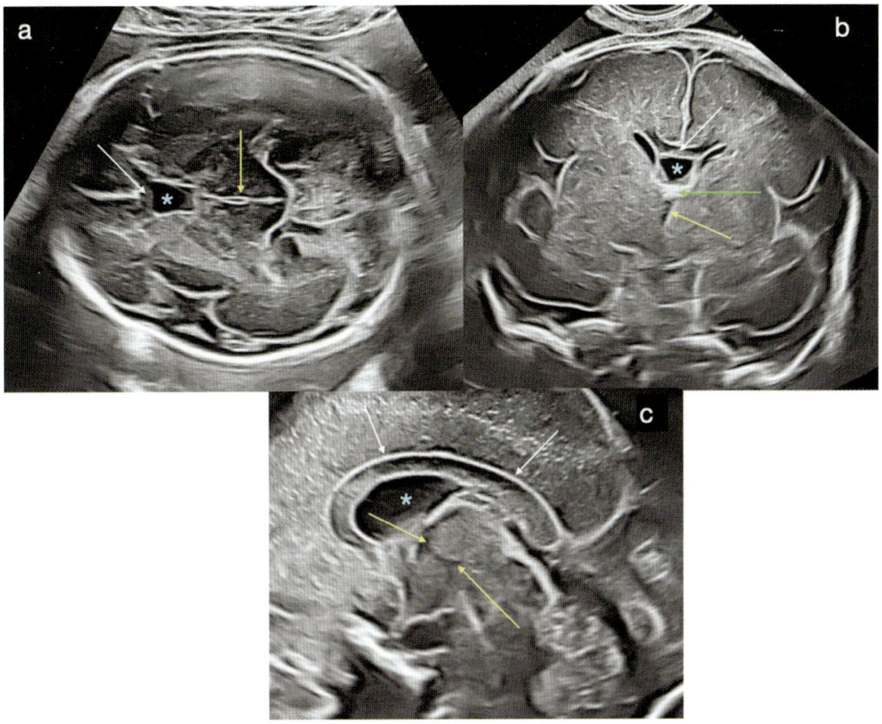

Fig. 4-17 : 3e ventricule à 27sa (V3 : flèches jaunes, CC : flèches blanches) a : plan axial ; b : plan coronal, c : plan sagittal.

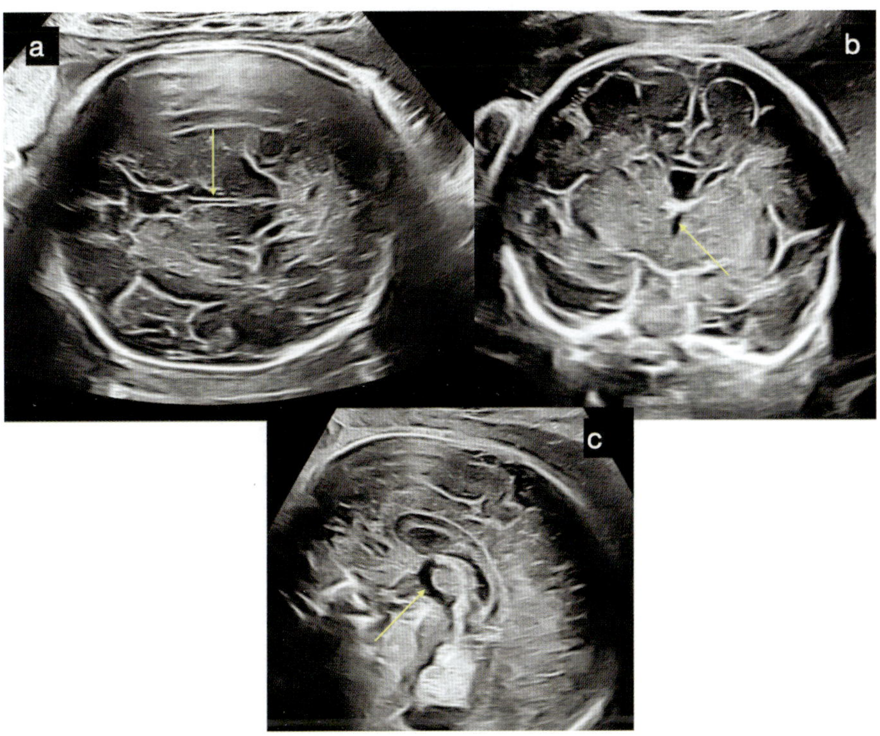

Fig. 4-18 : 3e ventricule à 32sa (flèches jaunes) a : coupe axiale, b : coupe frontale, c : coupe sagittale.

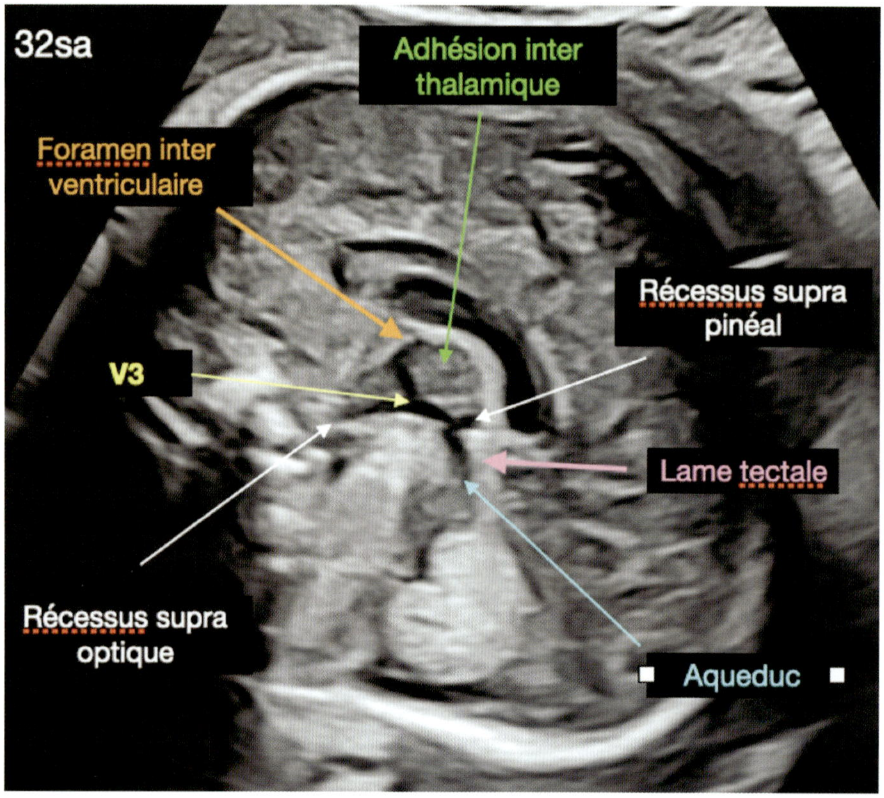

Fig. 4-19 : 3e ventricule à 32sa : coupe sagittale

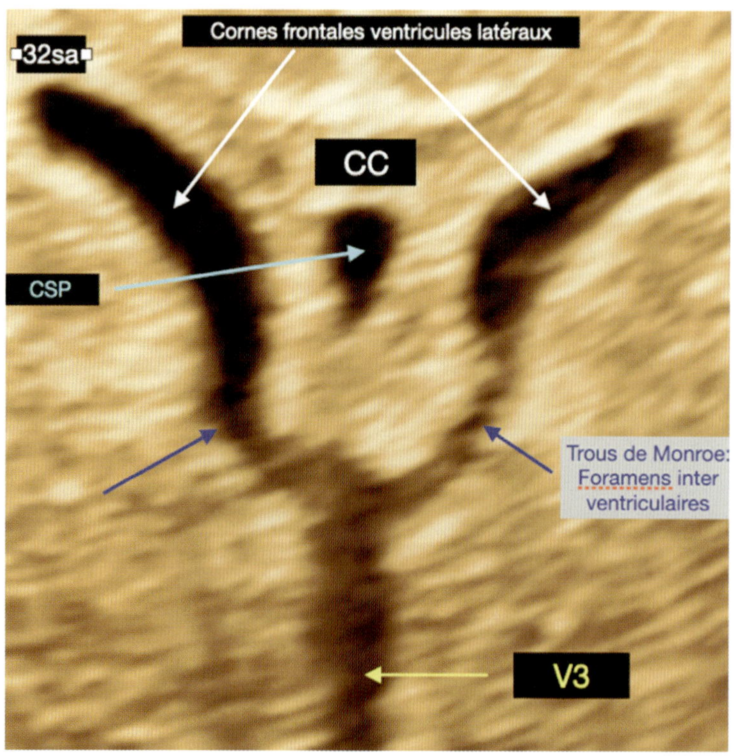

Fig. 4-20 : Coupe coronale à 32sa : cornes frontales ventricules latéraux, trous de Monroe, 3e ventricule

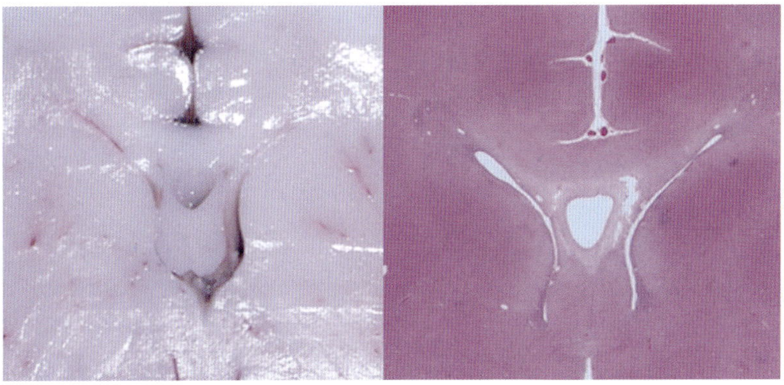

FP 4-3 : Trous de Monroe 32sa : coupes coronales

L'aqueduc de Sylvius

Ce fin canal très étroit est difficile à mettre en évidence. En coupe axiale, il apparait comme une fine structure anéchogène à bords échogènes parallèles, située postérieurement au troisième ventricule. En coupe sagittale, il se présente sous forme d'une ligne anéchogène située en avant de la lame tectale **(Fig. 4-21 et 4-22)**.

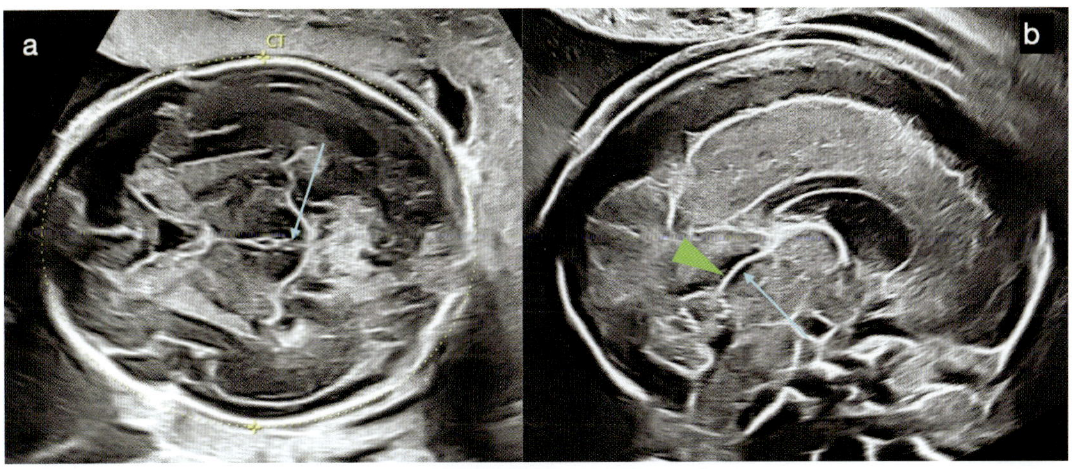

Fig. 4-21 : Aqueduc de Sylvius à 22sa (flèches turquoise), : lame tectale (tête de flèche verte) a : coupe axiale, b : coupe sagittale

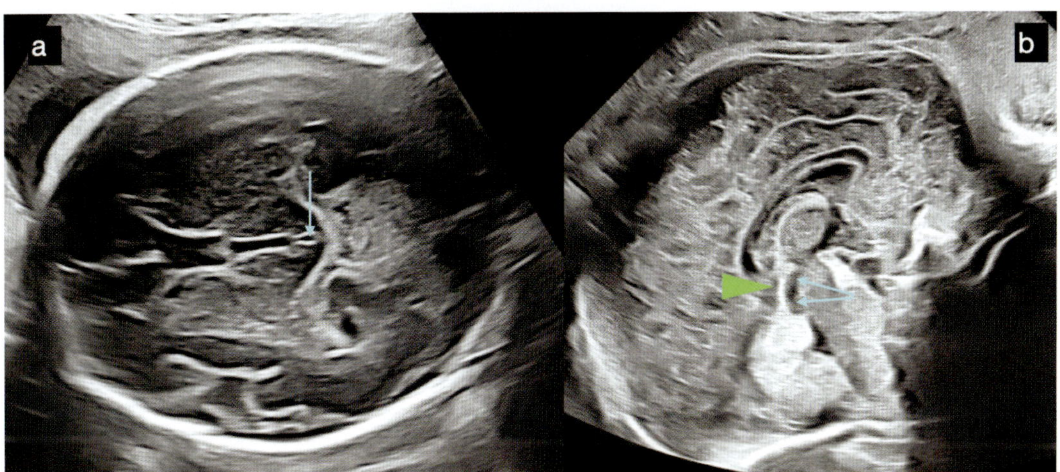

Fig. 4-22 : Aqueduc de Sylvius à 32sa (mêmes légendes que Fig 4-21) a : coupe axiale, b : coupe sagittale

Le quatrième ventricule (V4)

Situé au sein de la fosse postérieure entre la face postérieure du tronc cérébral et la face antérieure du vermis cérébelleux, il sera principalement étudié dans les plans axiaux **(Fig. 4-23)** et sagittaux **(Fig. 4-24)**.

- Dans le plan axial, le quatrième ventricule présente un aspect en forme de « croissant » à concavité postérieure surlignant ainsi en avant le vermis ; cette forme est constante au cours de toute la grossesse.
- Dans le plan sagittal, le V4 présente une forme triangulaire à pointe postérieure (le fastigium), et se situe à mi-hauteur du vermis.

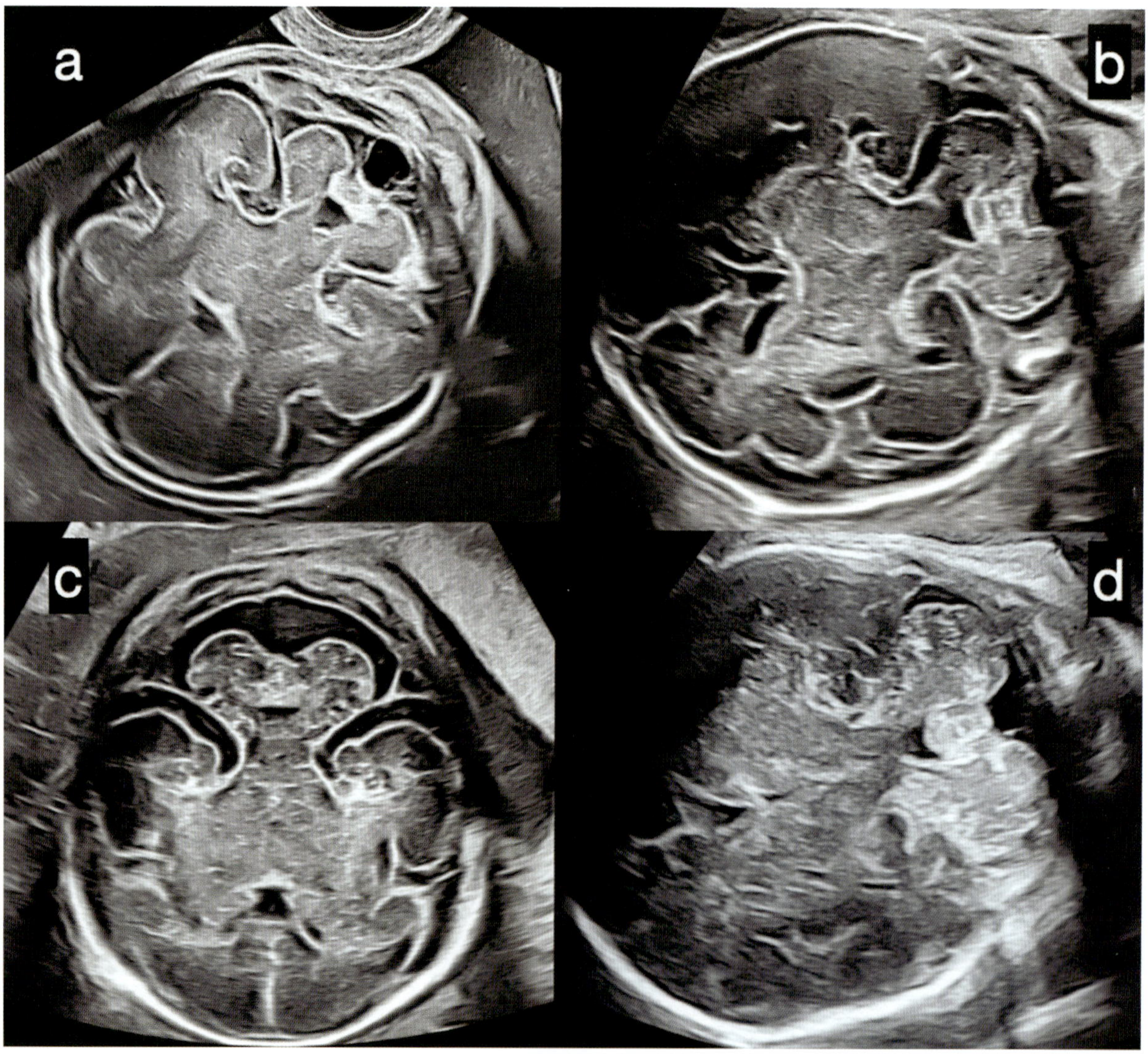

Fig. 4-23 : 4e ventricule : coupes axiales : a : 22sa, b et c : 28sa, d : 32sa

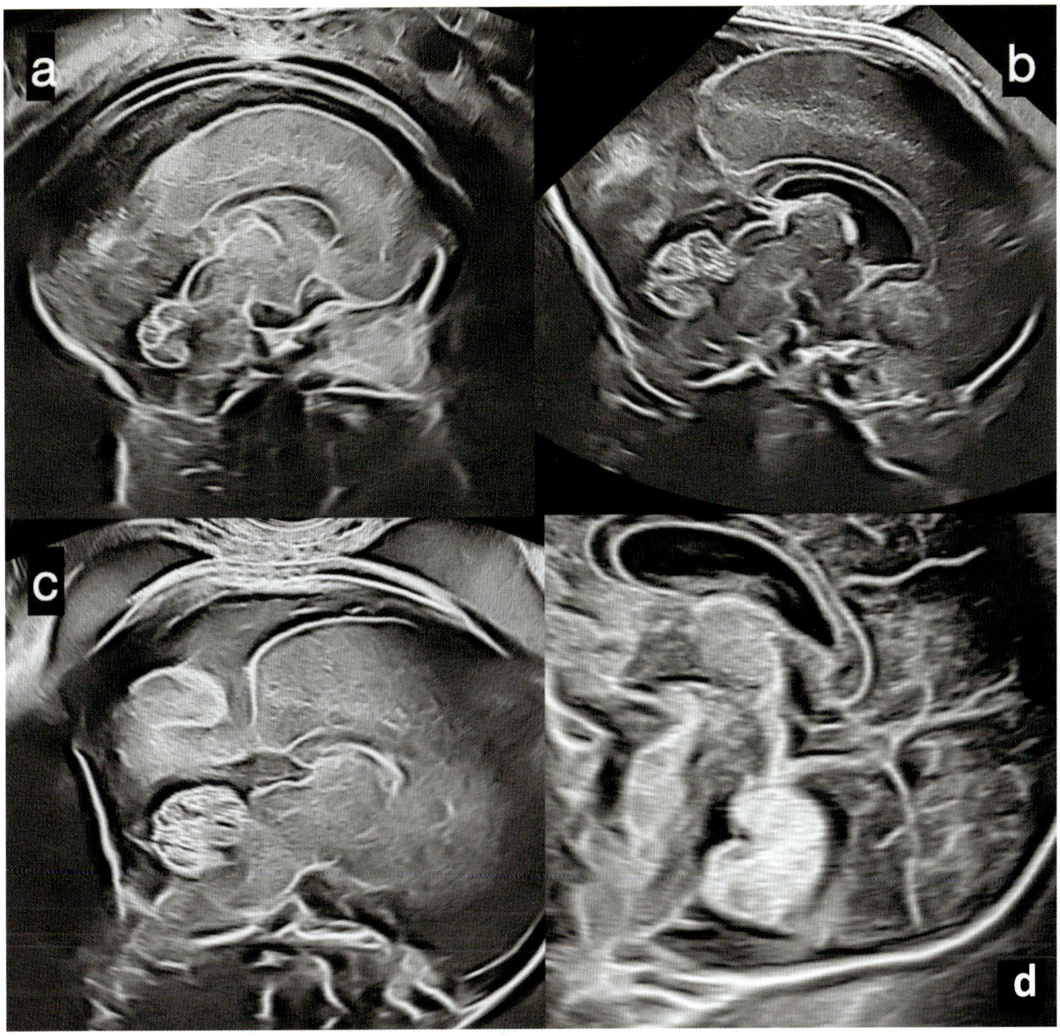

Fig. 4-24 : 4ᵉ ventricule : coupes sagittales : a : 22sa, b : 25sa, c : 27sa, d : 32sa

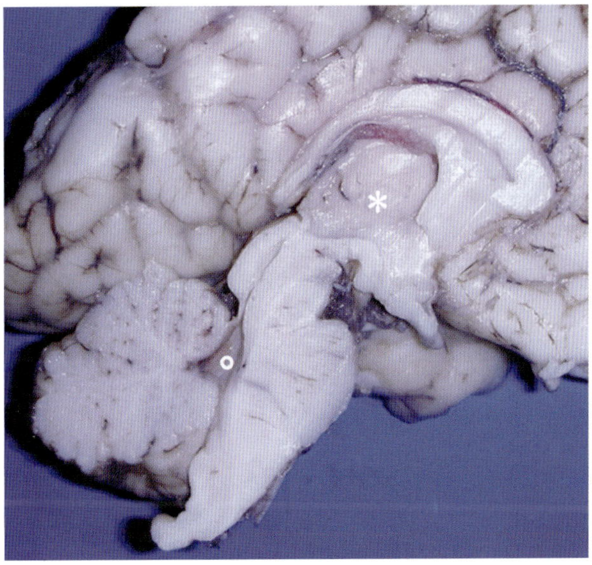

FP 4-4 : 3ᵉ et 4ᵉ ventricules 40sa (* : V3, ° : V4)

Les plexus choroïdes

Dans chaque ventricule siège un plexus choroïde responsable de la sécrétion du liquide céphalorachidien (LCR).

Les plexus apparaissent sous forme de structures échogènes intra ventriculaires. Au niveau des VL, à 22 sa, ils moulent en partie les cavités, la partie la plus postérieure au niveau du carrefour ventriculaire se nomme le glomus **(Fig. 4-25)**. Au niveau du V3 : le plexus est situé au niveau du plafond de ce ventricule, mais est difficilement distinguable du corps du fornix en raison de sa faible épaisseur. Au niveau du V4, le plexus choroïde est, comme nous l'avons vu, bien visible au premier trimestre et dans la première partie du deuxième trimestre. Au-delà, le plexus est situé à la partie inférieure du ventricule, mais ne peut être mis en évidence en raison de son extrême finesse.

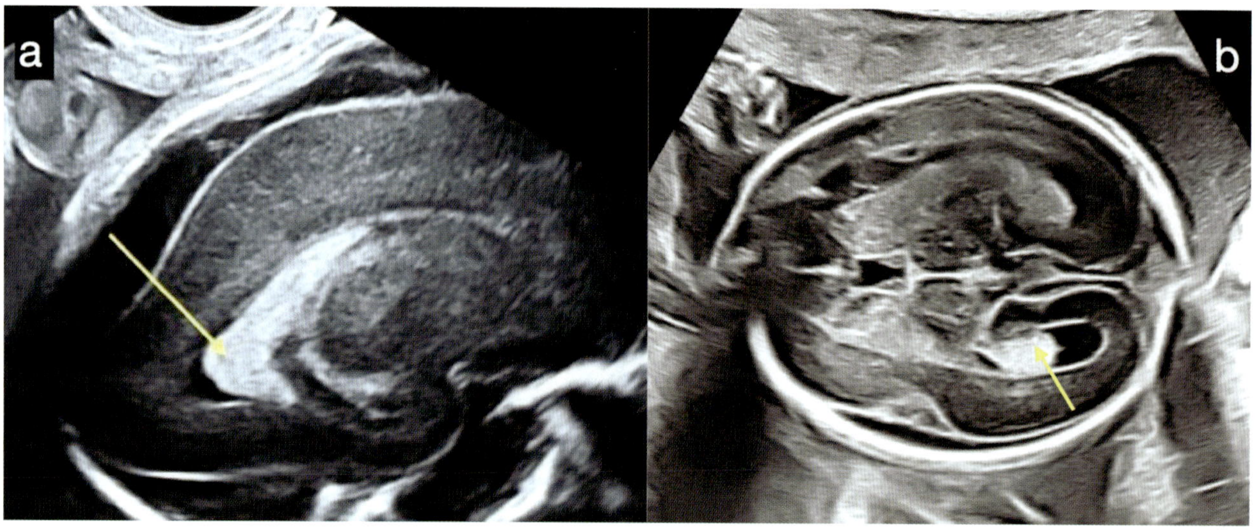

Fig. 4-25 : Plexus choroïdes à 22sa : a : coupe para sagittale, b : coupe axiale (glomus)

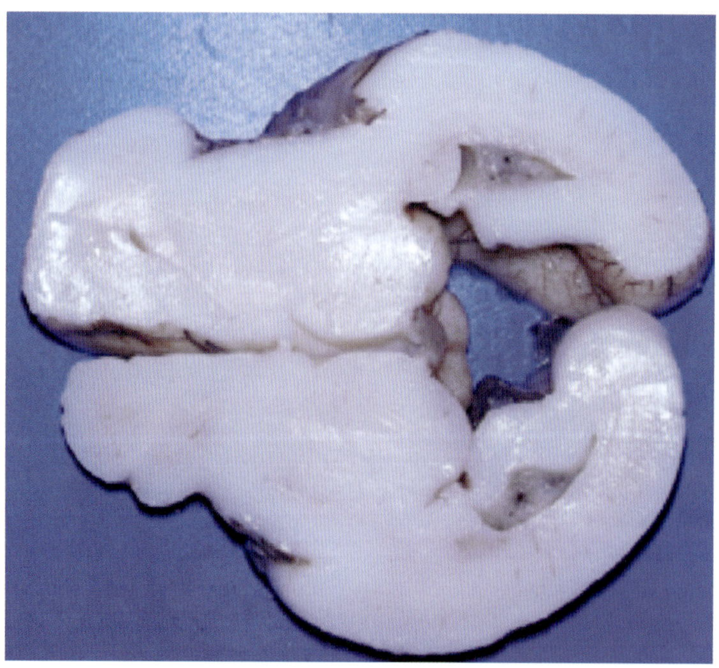

FP 4-5 : Plexus choroïdes 22sa, coupe axiale

Les espaces péricérébraux

Ils sont alimentés en LCR à partir des foramens de Magendie et de Lushka. Les coupes coronales seront les mieux adaptées à une appréciation correcte de leur volume et leur symétrie **(Fig. 4-26)**.

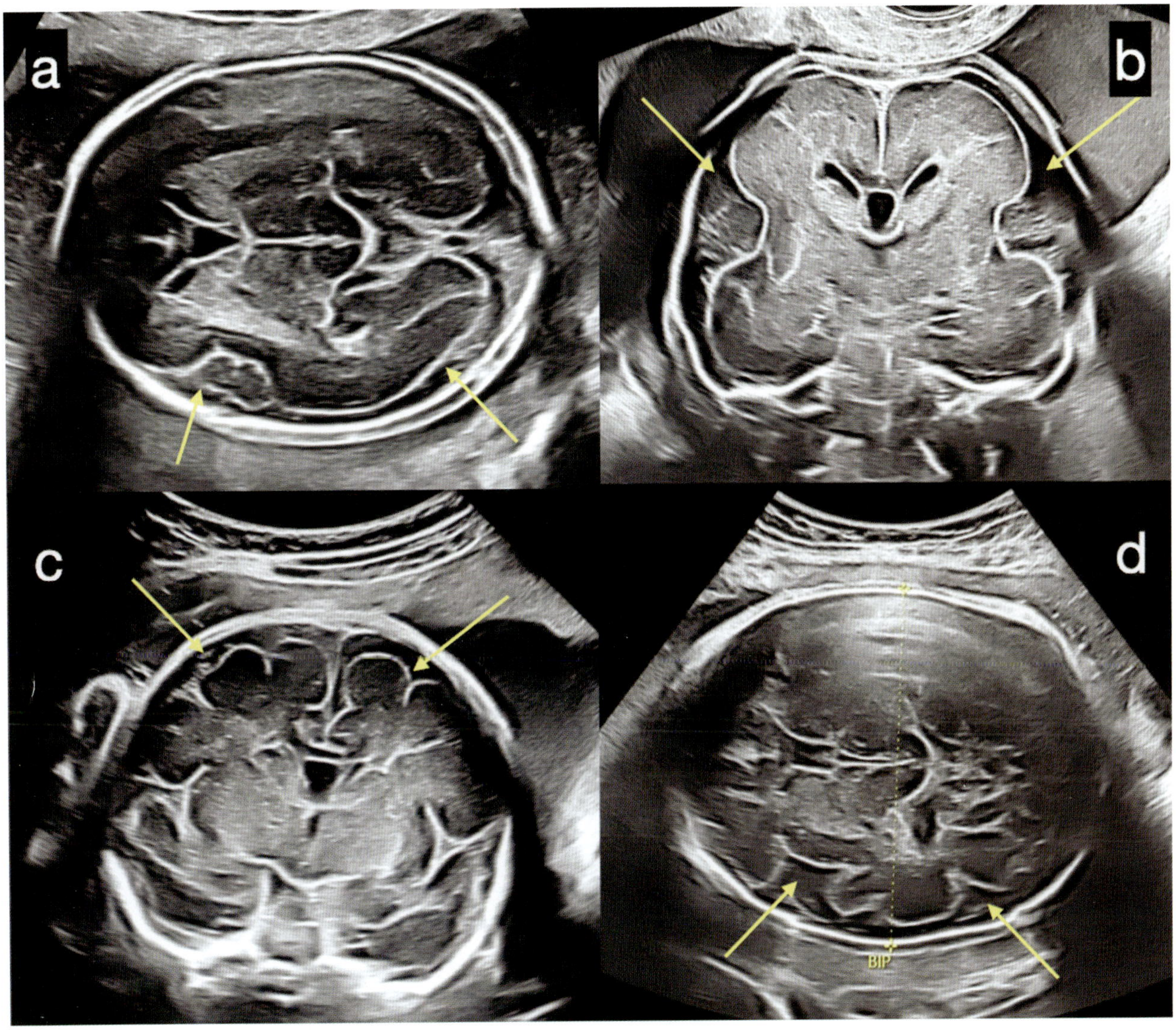

Fig. 4-26 : Espaces péri cérébraux (flèches jaunes) a et b : 22sa (a : coupe axiale, b : coupe coronale), c et d : 32sa (c : coupe coronale, d : coupe axiale)

La ligne médiane sus-tentorielle et ses composants

La cavité du septum pellucidum

C'est un repère essentiel de l'examen du cerveau fœtal **(Fig. 4-27).**

Elle est positionnée au tiers antérieur des structures cérébrales.

Sa forme est rectangulaire dans les plans coronal et axial, elle gardera cet aspect tout au long de la grossesse. Le plan coronal est incontestablement le mieux adapté à la visualisation de ses parois.

Sur le plan sagittal, la forme est celle d'une « virgule » à concavité inférieure. Son contenu est anéchogène.

Elle est située en arrière du genou du corps calleux, en avant et au-dessus du trigone, sous le corps calleux et au-dessus du V3.

Dans sa partie postérieure siègent (visibles en coupe axiale) deux petites formations qui correspondent aux colonnes du fornix (ou trigone) **(Fig. 4-28)**.

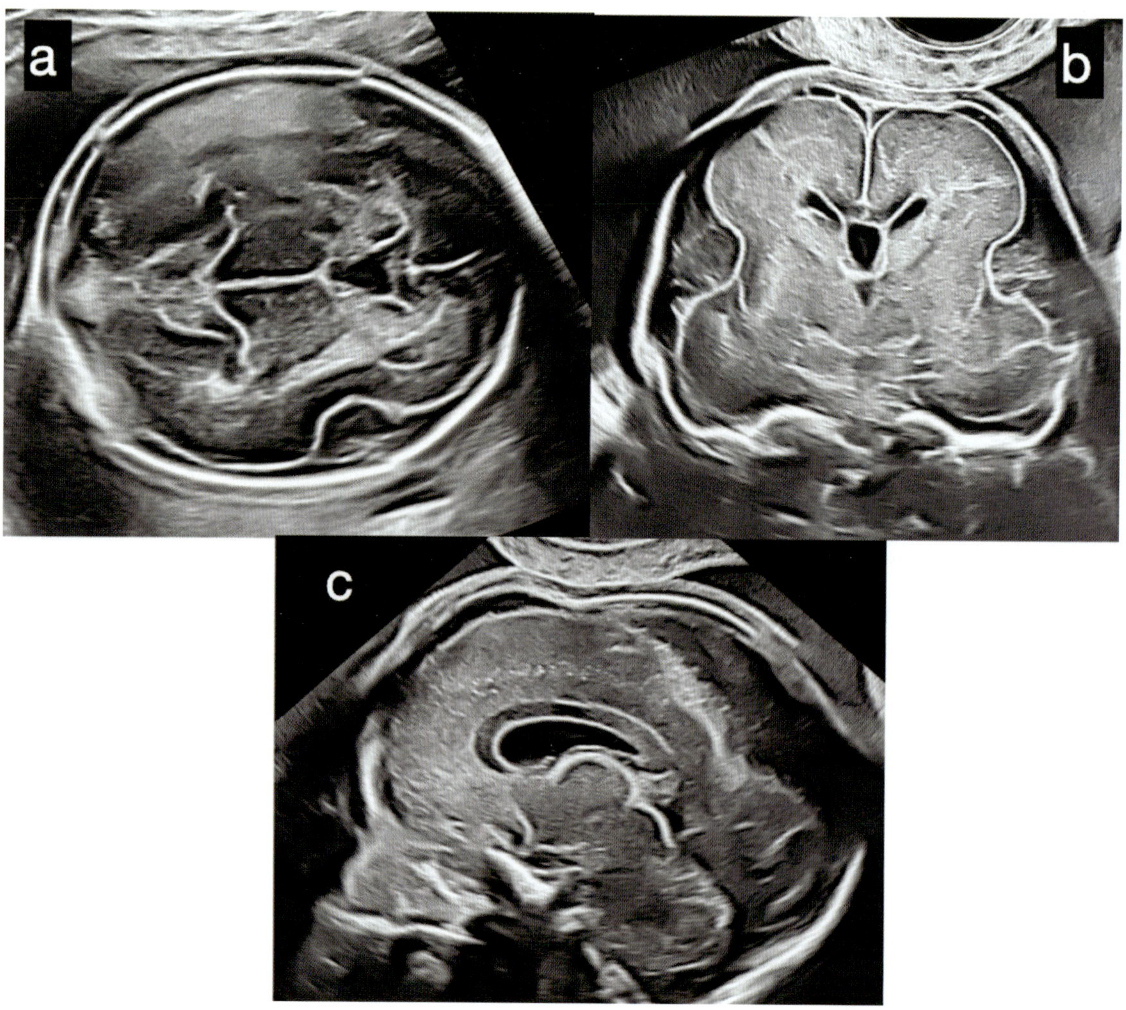

Fig. 4-27 : Cavité du septum pellucidum à 22sa : a : coupe axiale, b : coupe coronale, c : coupe sagittale

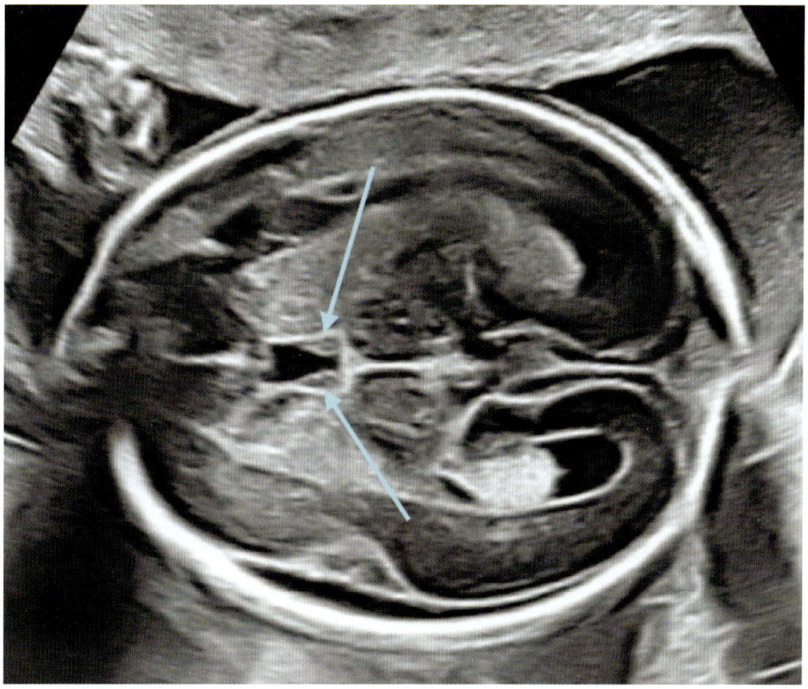

Fig. 4-28 : CSP et colonnes du trigone (flèches turquoise) coupe axiale

Parfois la CSP apparaît prolongée en arrière (dans le plan axial) par une formation anéchogène dont les parois apparaissent renflées dans la partie postérieure : cet aspect correspond à un cavum vergae qui n'est qu'une simple variante de la normale **(Fig. 4-29).**

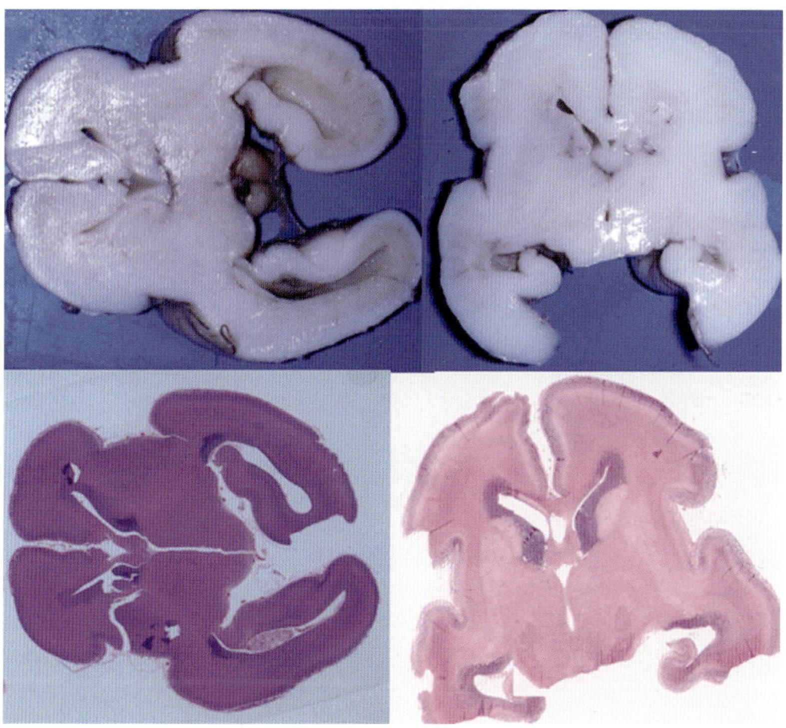

FP 4-6 : Cavité du septum pellucidum à 22 et 23sa

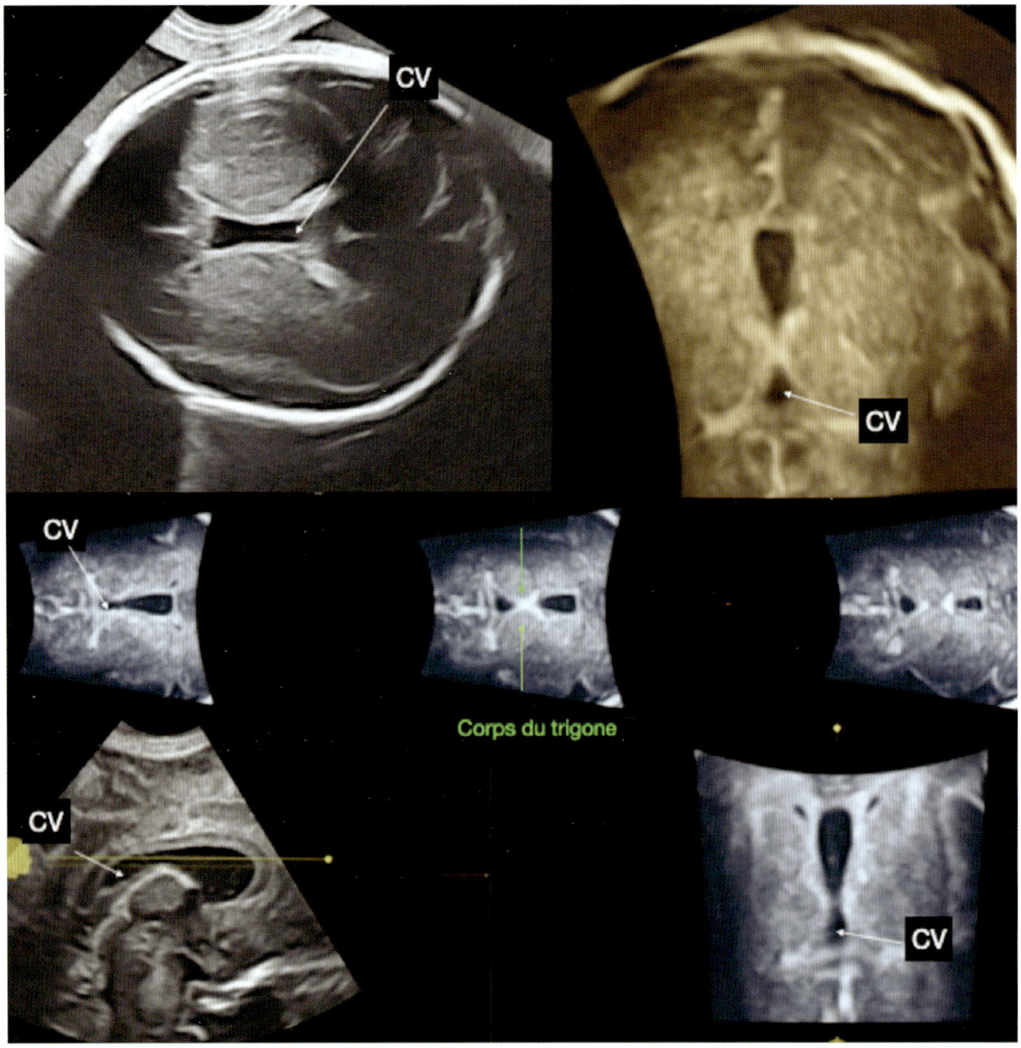

Fig. 4-29 : Cavum vergae à 22sa (CV)

Le corps calleux (CC)

Le cerveau fœtal est le siège de quatre commissures qui mettent en communication les hémisphères cérébraux par l'intermédiaire de fibres nerveuses. La principale de ces commissures est le corps calleux qui devra être étudié dans les trois plans **(Fig. 4-30)**. Il est néanmoins à signaler que seul le plan sagittal permet de conclure à une morphologie normale du CC. Sur une coupe axiale, seul le genou du corps calleux sera visible. Sur une coupe coronale, l'aspect commissural du corps calleux est évident.

Le mode triplan (lorsque le plan axial se situe au niveau du corps du corps calleux) **(Fig. 4-31)** permet de retrouver en « A » la forme sagittale du CC, en « B » l'aspect commissural et en « C » l'aspect en « nappe » des fibres nerveuses constituant le CC.

Il est très important de connaître en détail la structure du CC :

- Sur une coupe sagittale, on reconnaîtra les quatre parties du CC : en avant, le bec ou rostrum avec son aspect effilé pointant vers le bas et l'arrière, le genou bombant vers l'avant, le corps à bords parallèles et la partie postérieure renflée : le splénium **(Fig. 4-32)**.

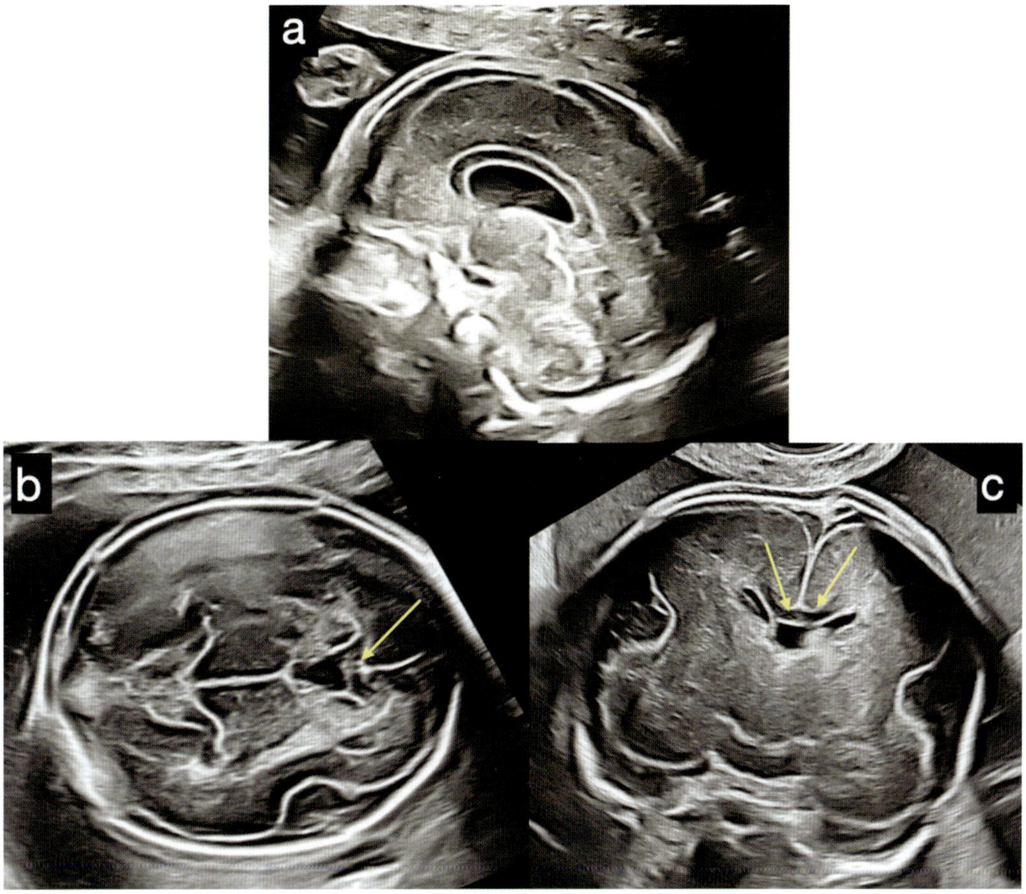

Fig. 4-30 : Corps calleux à 22sa : a : coupe sagittale, b : coupe axiale, c : coupe coronale

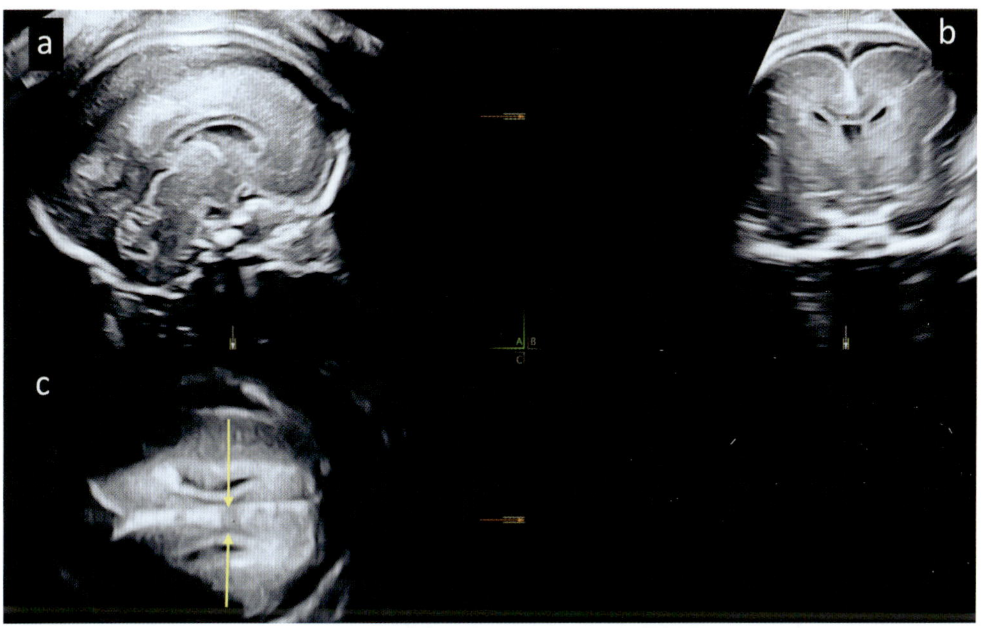

Fig. 4-31 : Corps calleux mode triplan à 22sa

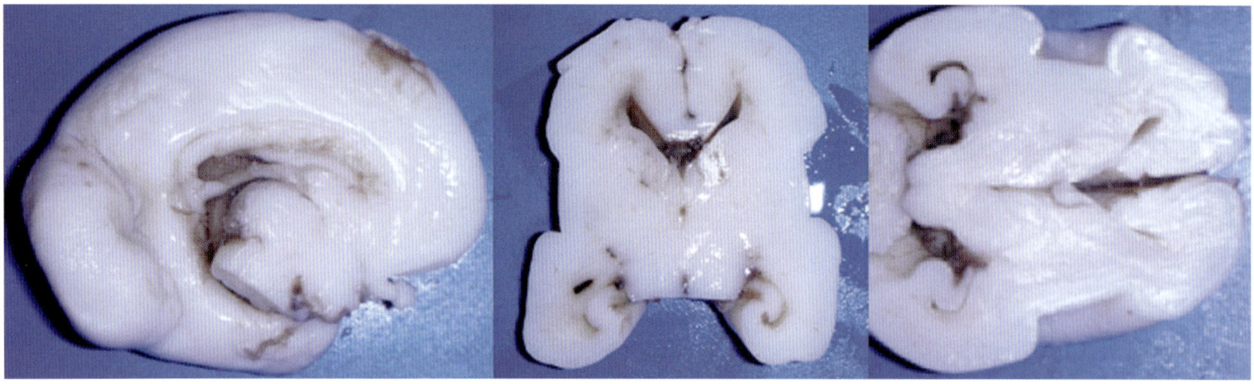

FP 4-7 : Corps calleux 20 21sa

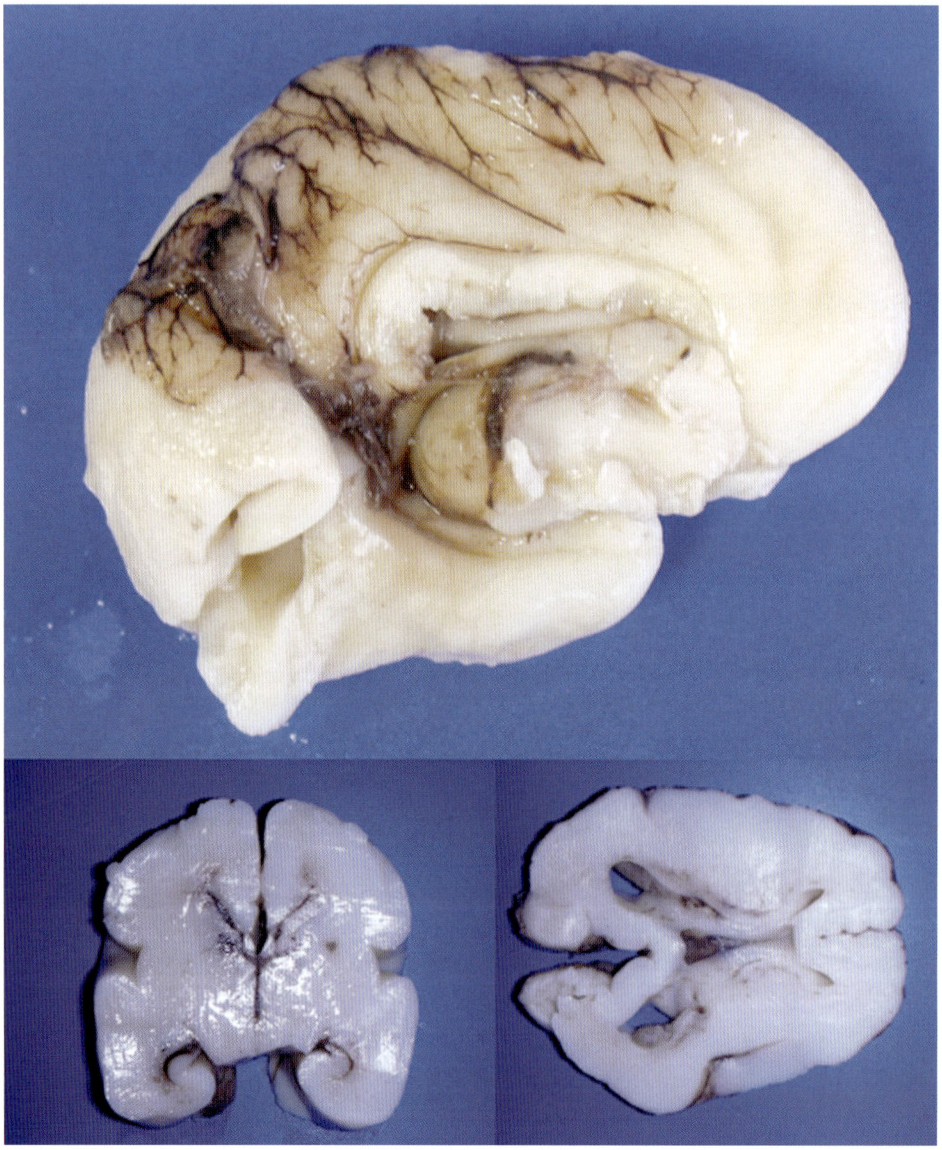

FP 4-8 : Corps calleux à 23sa

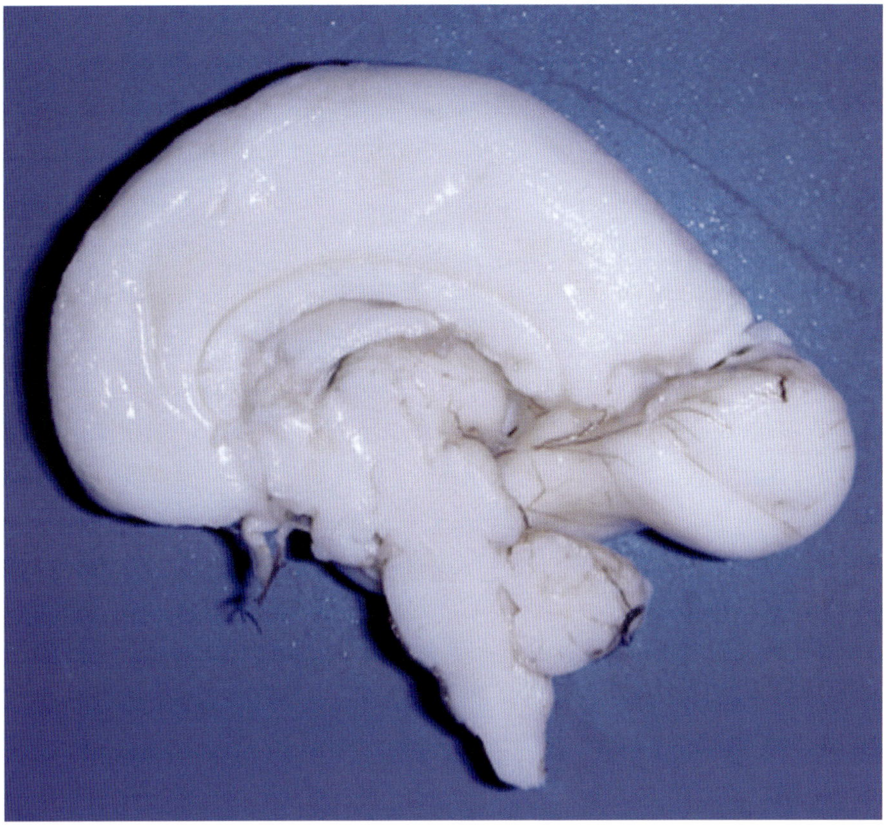

FP 4-9 : Corps calleux 24sa

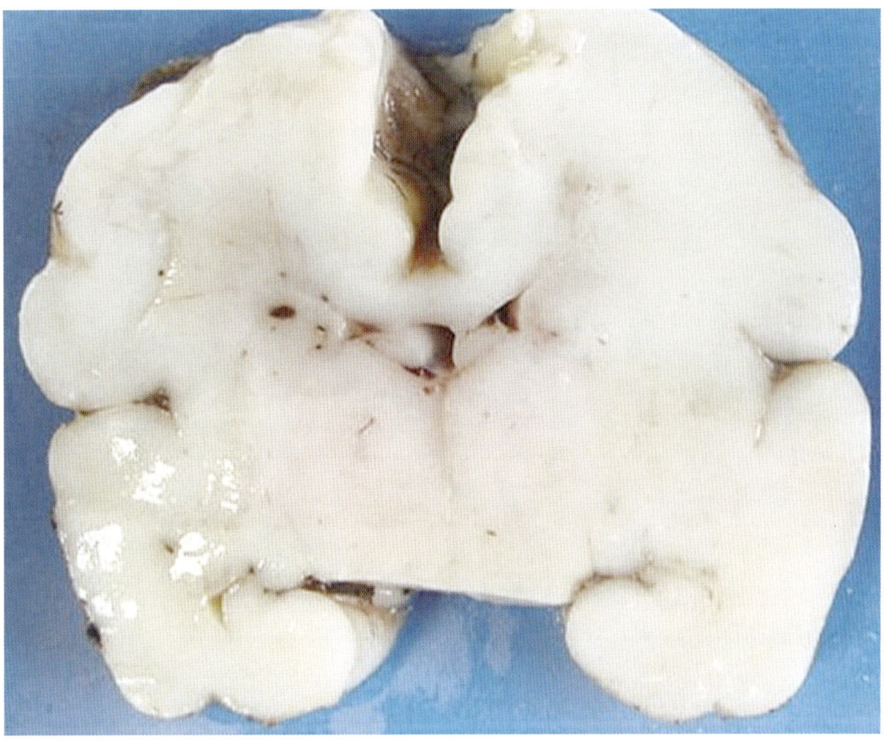

FP 4-10 : Corps calleux 27sa : coupe coronale

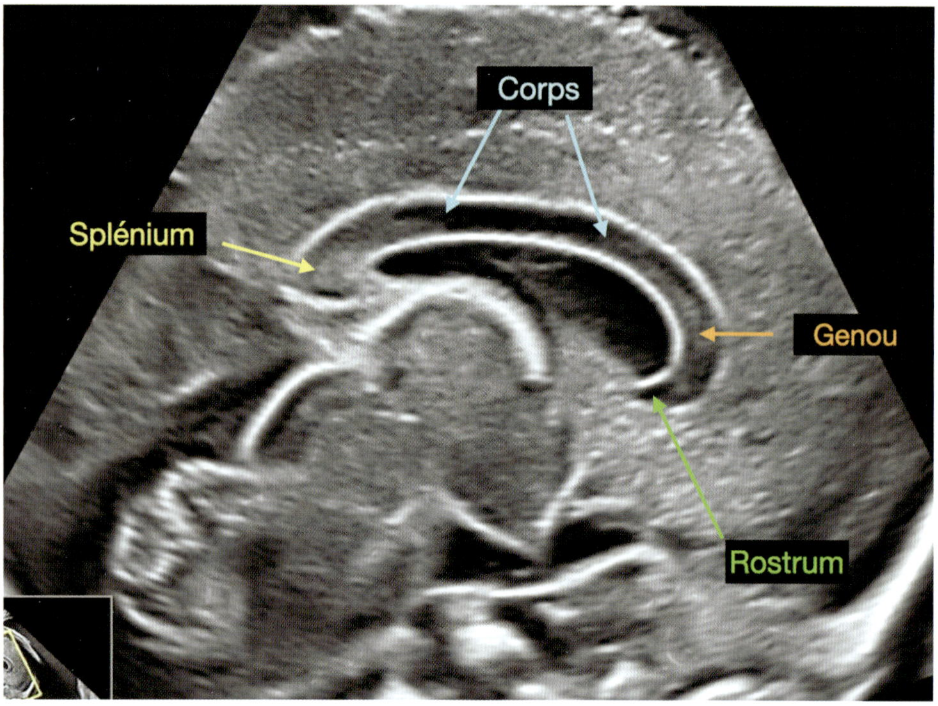

Fig. 4-32 : Corps calleux à 22sa coupe sagittale : détails

- La longueur du CC va croître au fur et à mesure de la grossesse. En revanche son épaisseur ne va guère varier : Longueur moyenne : 25mm à 22sa, 36mm à 28sa, 43mm à 34sa) [3]. Épaisseur moyenne : 1,73 mm à 22sa, 2,14mm à 28sa, 2,66mm à 32sa [4] **(Fig. 4-33)**.

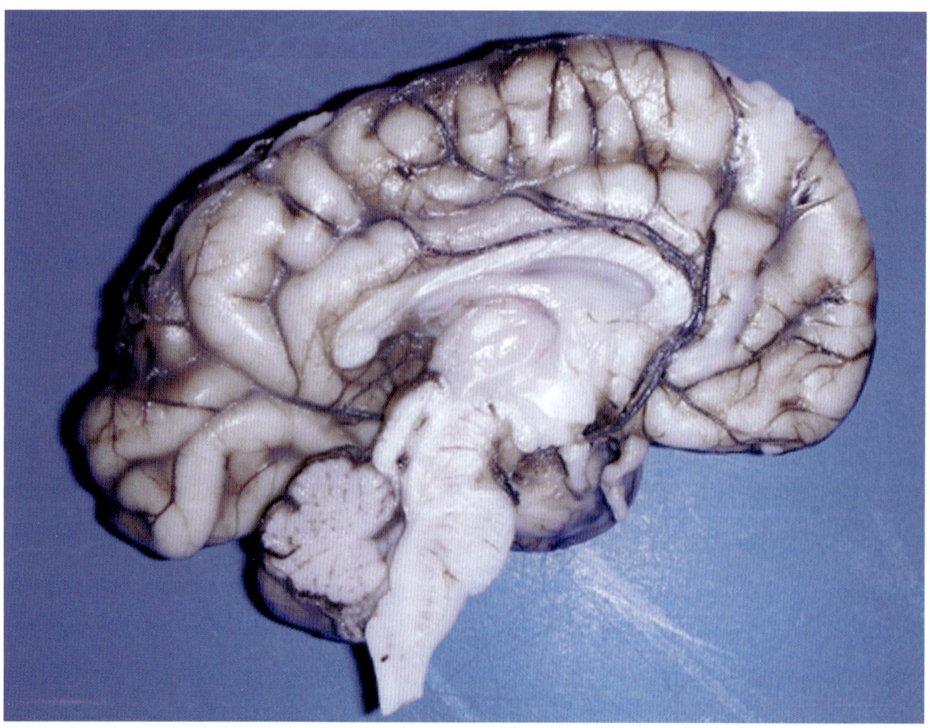

FP 4-11 : Corps calleux 32sa : structure coupes sagittales

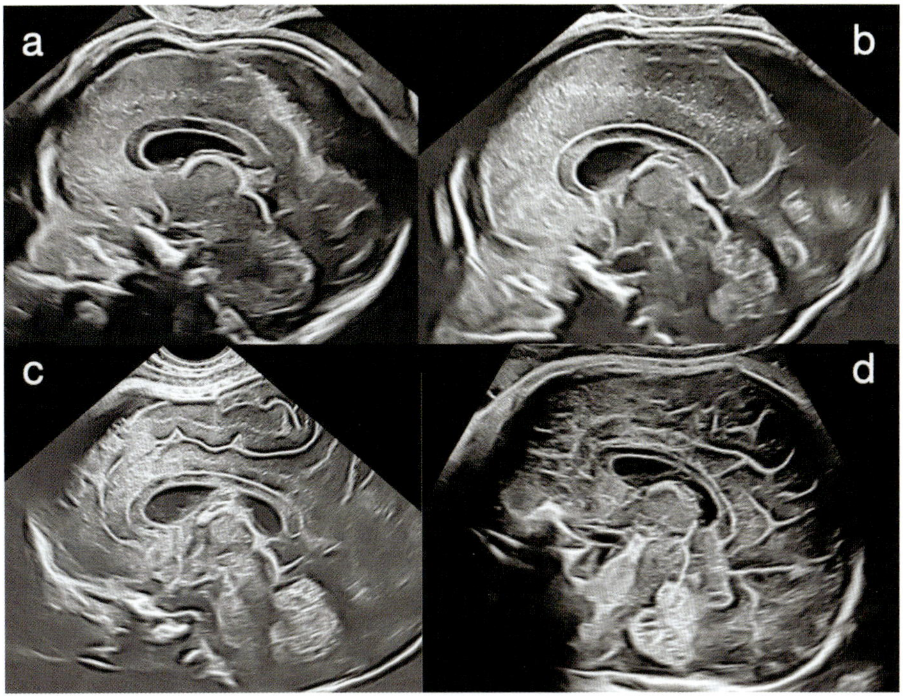

Fig. 4-33 : Corps calleux coupes sagittales : a : 23sa, b : 27sa, c : 32sa, d : 34sa

- Sa forme peut varier au cours de la grossesse, il est donc capital de vérifier son intégrité : la **figure 4-34** (IRM) met parfaitement en évidence différentes formes de CC normaux.

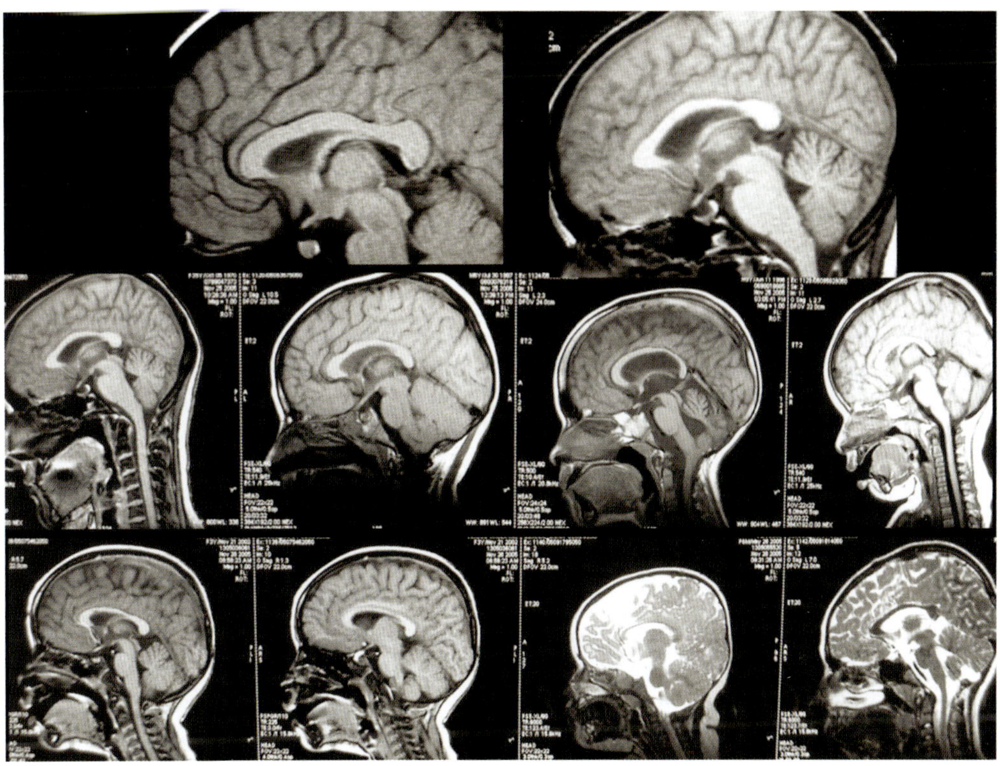

Fig. 4-34 : Corps calleux : aspects morphologiques normaux (IRM) *(Dr P. Sonigo)*

Le complexe antérieur

Il permet de mettre en évidence le genou du CC et ses rapports avec les structures environnantes **(Fig. 4-35)** [5] :

- La cavité du septum pellucidum
  - En avant de la CSP, le genou du CC, bordé en avant par le sillon pré-calleux
  - En avant du sillon pré-calleux sur un plan médian la faux du cerveau
  - A la partie postérieure de la CSP, latéralement sont visibles deux petites formations hypoéchogènes correspondant aux colonnes du trigone.

L'aspect global du complexe antérieur pouvant s'apparenter à un aspect « d'ancre de marine » **(Fig. 4-36)**.

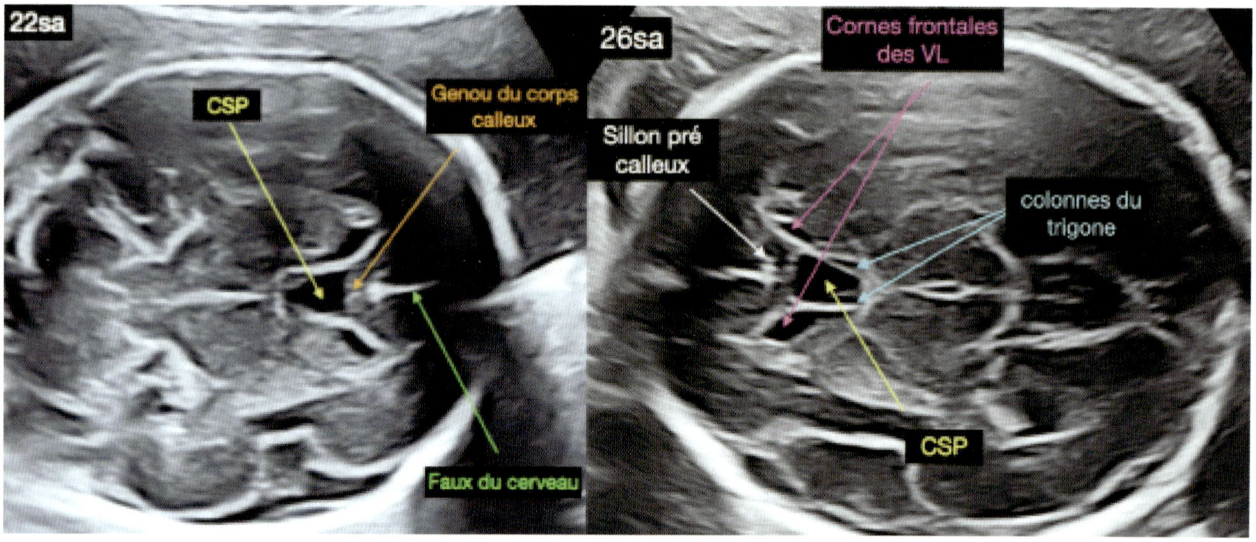

Fig. 4-35 : Complexe antérieur à 22 et 26sa

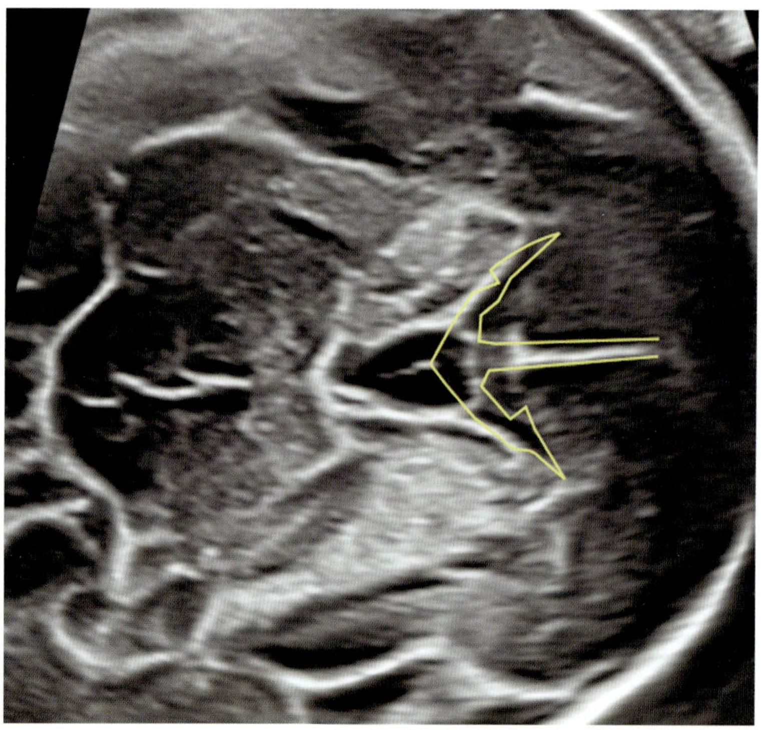

Fig. 4-36 : Complexe antérieur : aspect en « ancre de marine »

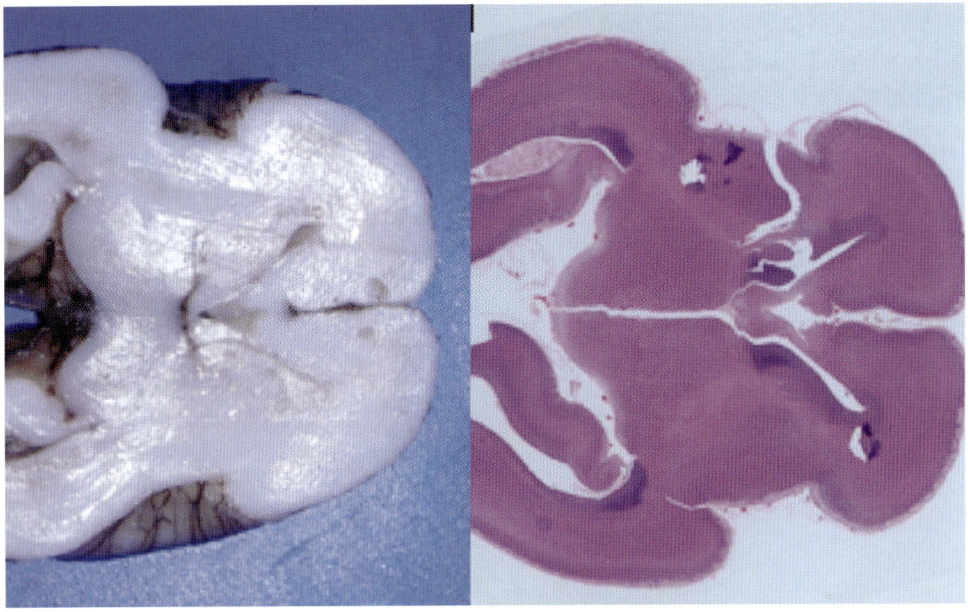

FP 4-12 : Complexe antérieur (coupes axiales)

Le complexe postérieur

S'intéresse au splénium du CC [6] : le plan est axial passant par les sillons occipitaux internes entourant la scissure inter hémisphérique qui s'arrête en avant, au niveau du sillon callosal. Le splénium présente ainsi un aspect arqué à concavité postérieure **(Fig. 4-37)**.

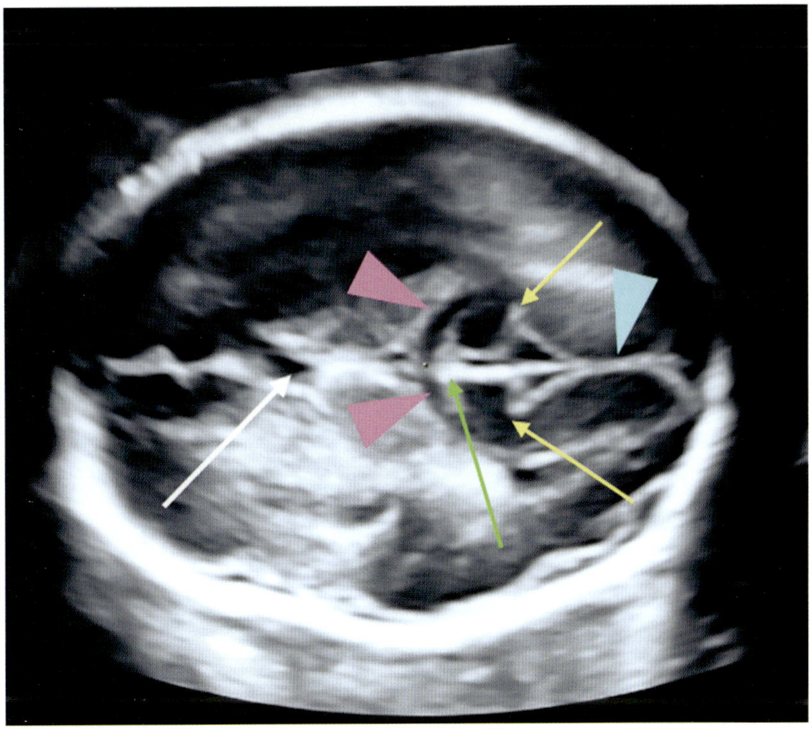

Fig. 4-37 : Complexe postérieur à 29sa : flèche blanche : CSP, tête flèche turquoise : scissure inter hémisphérique, flèche verte : sillon callosal, têtes flèches roses splénium du CC, flèches jaunes : sillons pariétaux occipitaux internes.

Le trigone

Il existe trois autres commissures en dehors du corps calleux : les commissures antérieure et postérieure qui, compte tenu de leur petite taille, sont quasiment impossibles à imager en échographie.

En revanche le trigone (ou fornix) qui est la seconde commissure par son importance est visualisable dès 22sa, en particulier grâce au mode volumique. Son nom lui vient de la forme triangulaire de sa partie postérieure où les fibres commissurales (F. Com) s'étendent d'un pilier à l'autre **(Fig. 4-38)**. Le mode VCI permet de l'imager **(Fig. 4-39)**.

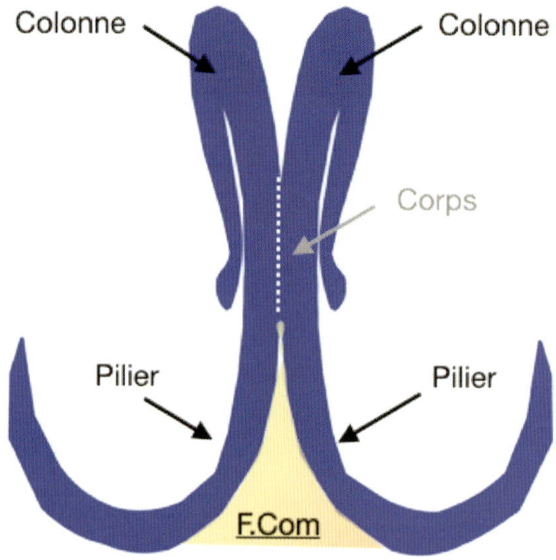

Fig. 4-38 : Schéma trigone

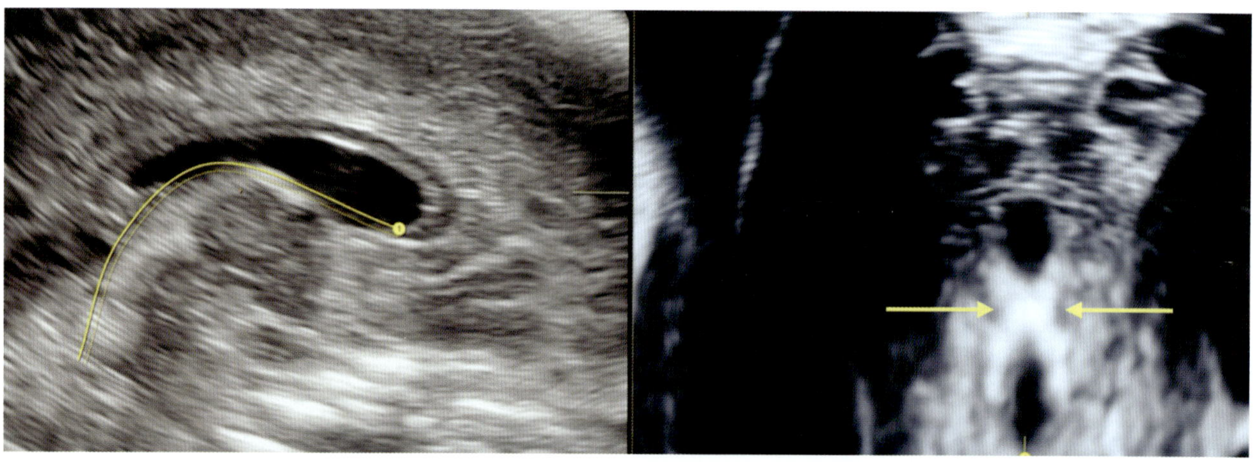

Fig. 4-39 : Trigone 28sa mode VCI Omniview (flèches jaunes)

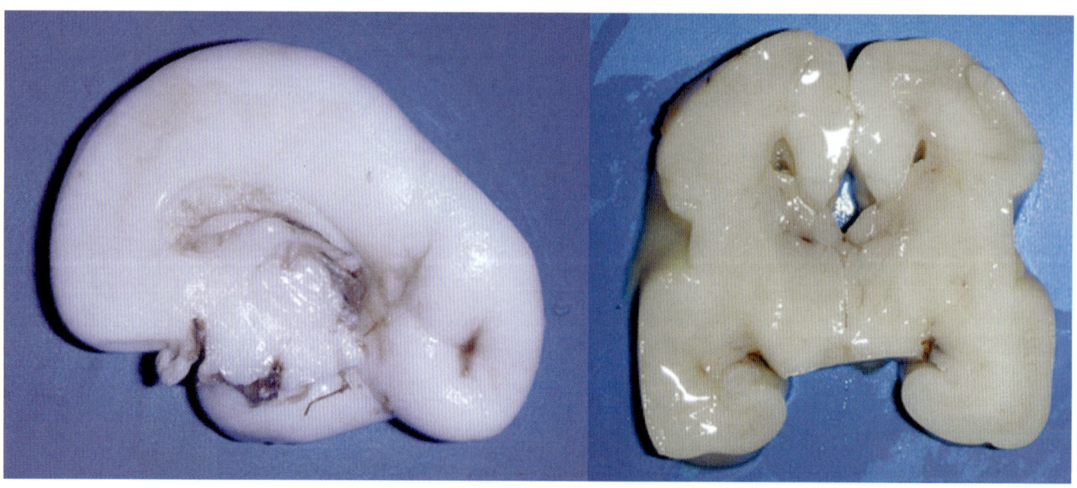

FP 4-13 : Piliers du fornix à 20sa

Les citernes

Le LCR baigne toutes les anfractuosités situées entre les différentes parties du cerveau. Ces anfractuosités sont appelées citernes. Le LCR est renouvelé environ toutes les 6 heures. Il est réabsorbé par les granules arachnoïdiens de Pacchioni. Nous décrirons seulement quelques citernes de l'étage sus-tentoriel :

- La citerne pré pédonculaire est située en avant du tronc cérébral, au-dessus de la protubérance. A sa face postérieure et en avant du tronc cérébral, circule le tronc basilaire qui présente un trajet du bas vers le haut.
  - A sa partie supérieure, on peut visualiser les branches postérieures du chiasma optique (échogènes) qui vont contourner le tronc cérébral.
  - A sa partie inférieure, la tige pituitaire apparait sous forme d'une petite structure arrondie très échogène **(Fig. 4-40)**.

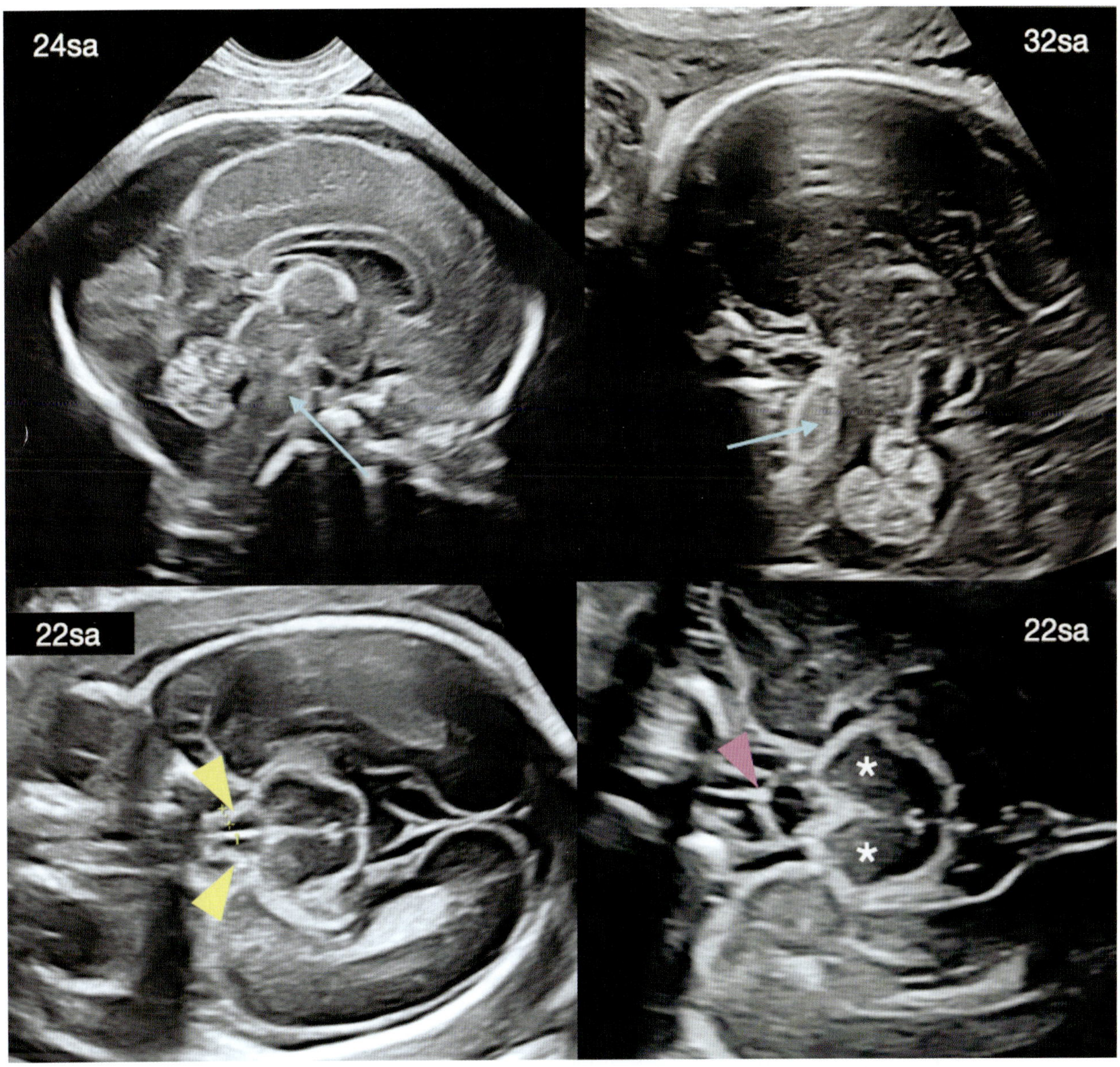

Fig. 4-40 : Citerne pré pédonculaire : flèches turquoise : tronc cérébral, * : pédoncules cérébraux, têtes de flèches jaunes : branches postérieures du chiasma optique, tête de flèche rose : tige pituitaire

Les citernes ambiante et quadri-géminée

La citerne ambiante est en situation infra et supra tentorielle. Elle est limitée en avant par les tubercules quadrijumeaux ou colliculus, en haut par le splénium du corps calleux, en bas par la face supérieure du cervelet. Elle enserre la partie supérieure du tronc cérébral. Elle se prolonge en haut et en avant par la citerne quadri-géminée, qui est traversée par la grande veine de Galien **(Fig. 4-41)**. Outre la grande veine de Galien, on peut mettre en évidence sous le splénium du corps calleux et dans la partie antérieure de la citerne : l'épiphyse ou glande pinéale **(Fig. 4-42)**.

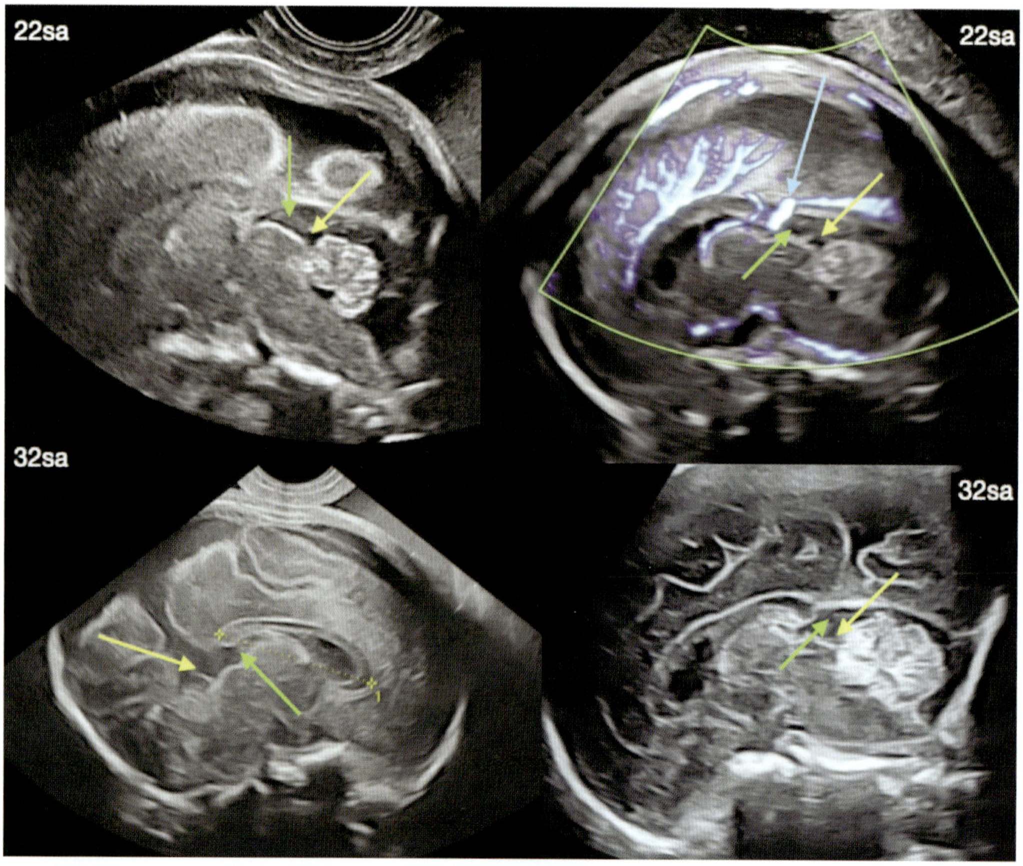

Fig. 4-41 : Citerne ambiante (flèches jaunes), Citerne quadri géminée (flèches vertes), flèche turquoise : veine de Galien

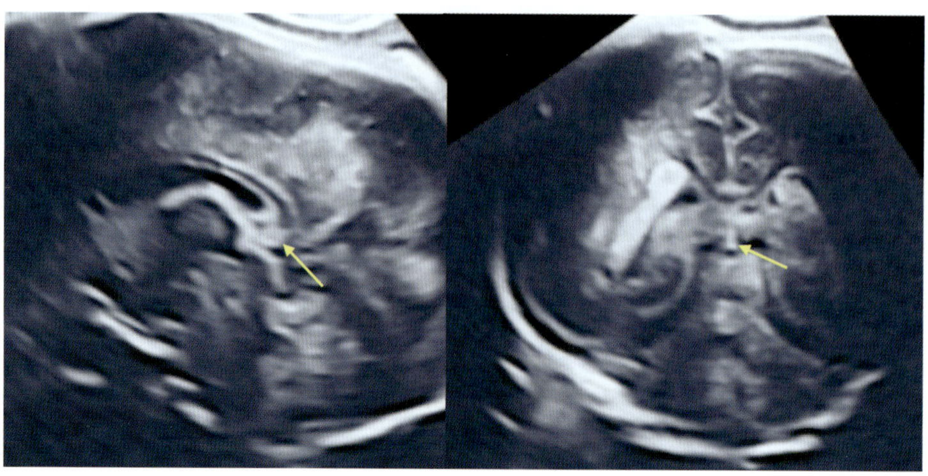

Fig. 4-42 : Glande pinéale (flèches jaunes)

Le parenchyme cérébral, les noyaux gris centraux

Au-delà de la phase de migration, le parenchyme cérébral apparaît globalement homogène **(Fig. 4-43 a, b et d)**. Néanmoins, en particulier au niveau des coupes coronales, il est fréquent de visualiser une discrète persistance de la « vague » migratoire et de la glie radiaire **(Fig. 4-43 c)**.

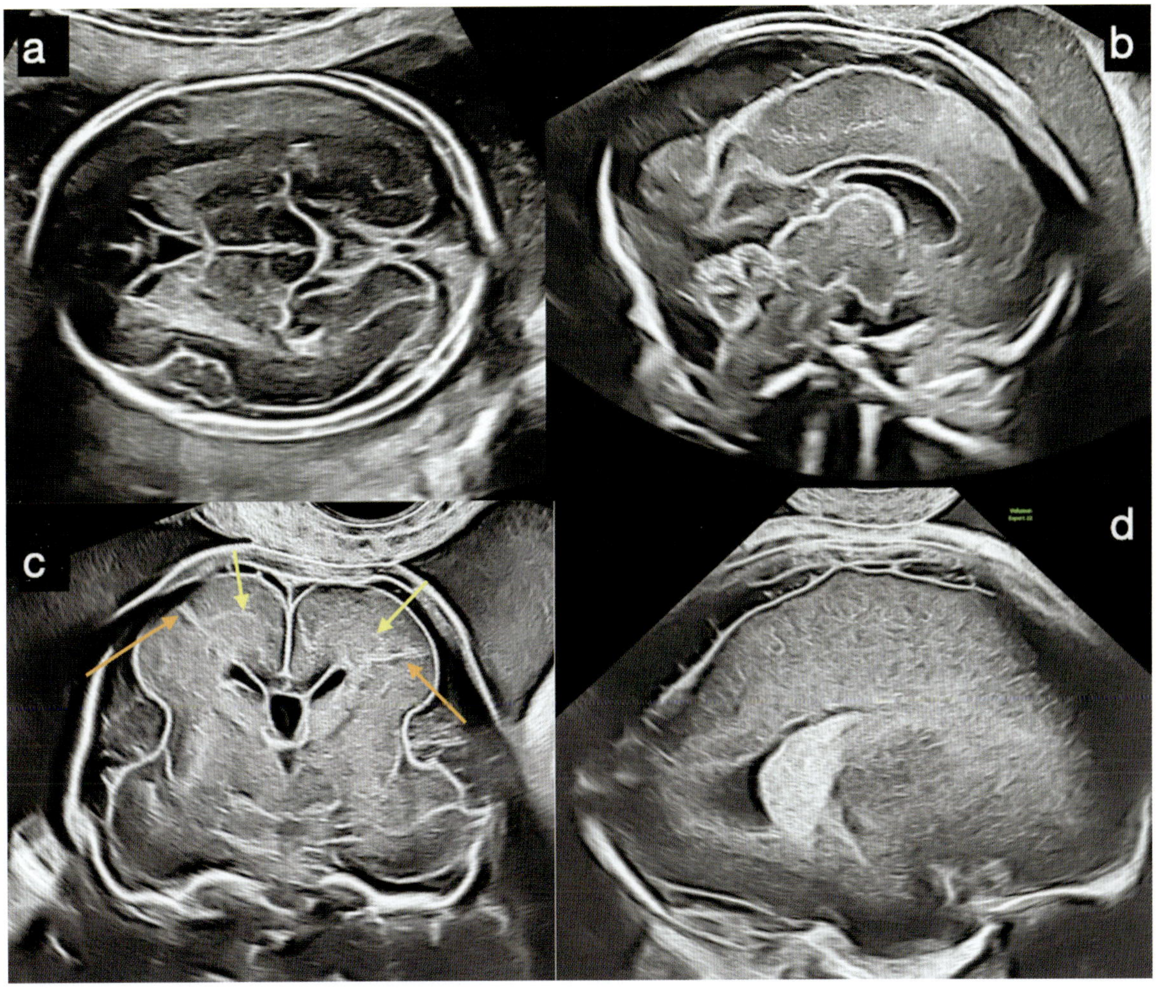

Fig. 4-43 : Parenchyme cérébral à 22sa (a, b et c), d : à 28sa. Flèches jaunes : zone intermédiaire, flèches orange : glie radiaire

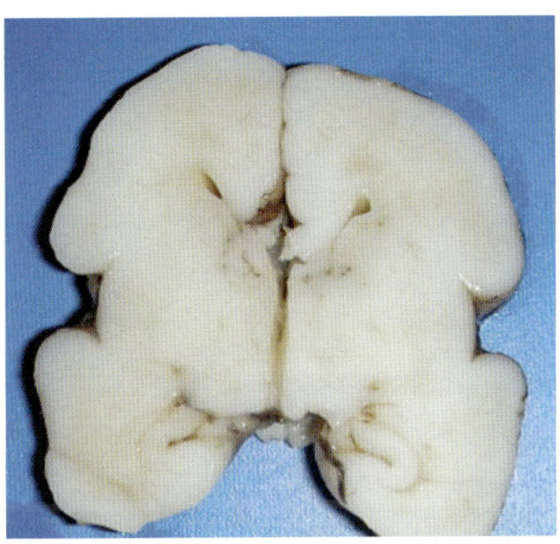

FP 4-14 : Parenchyme cérébral : coupe coronale 22sa

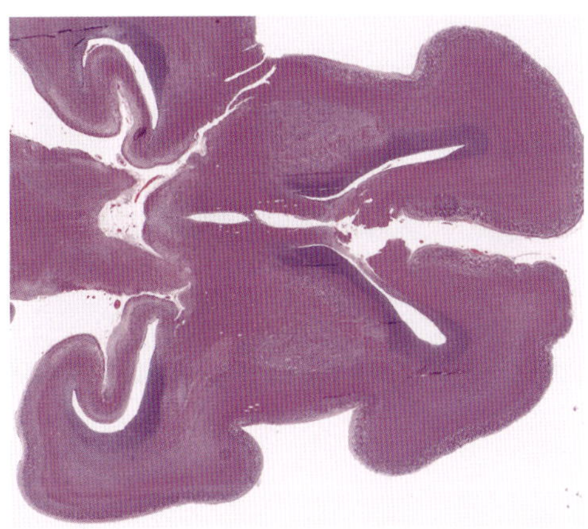

FP 4-15 : Parenchyme cérébral : aspect histologique 21sa

En revanche, les noyaux gris centraux apparaissent quant à eux plus échogènes : les noyaux lenticulaires sont facilement identifiables en coupe axiale en raison de leur forme triangulaire allongée dans le sens antéro-postérieur ; la tête des noyaux caudés située en dehors et sous les cornes frontales présente elles un aspect globalement ovoïde **(Fig 4-44)**. Les thalami sont légèrement plus échogènes que le parenchyme cérébral. Le sillon thalamo-caudé se situe entre les thalami et la partie antérieure du noyau caudé (tête) **(Fig. 4-44bis)**.

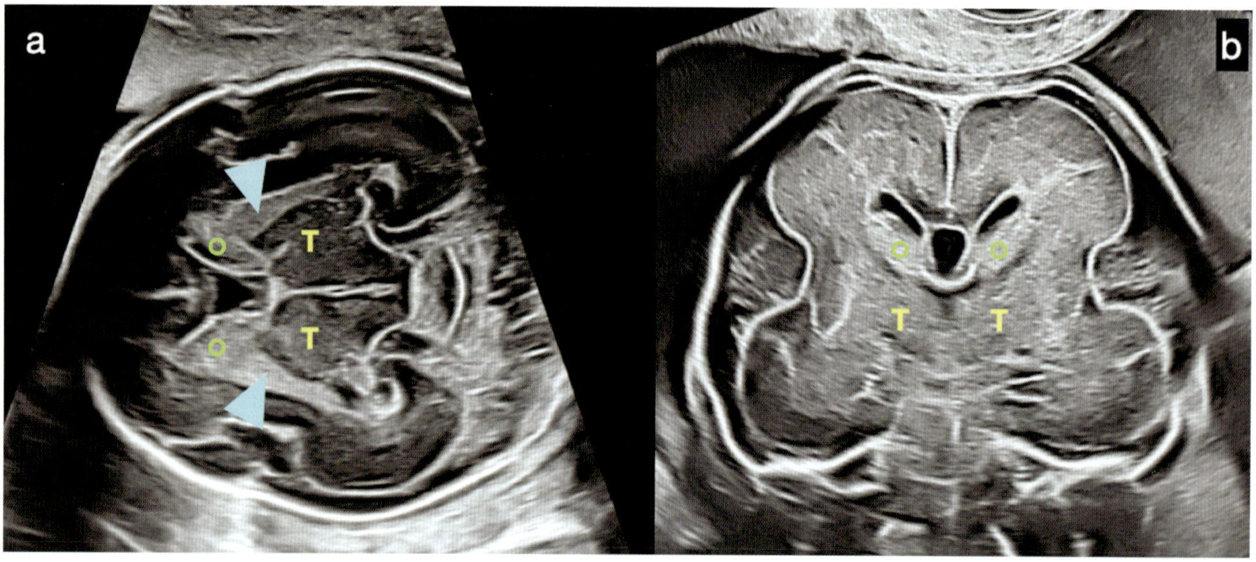

Fig. 4-44 : Noyaux gris centraux : a : 24sa, b : 22sa. T : thalami, ° têtes des noyaux caudés, noyaux lenticulaires : têtes de flèches turquoise

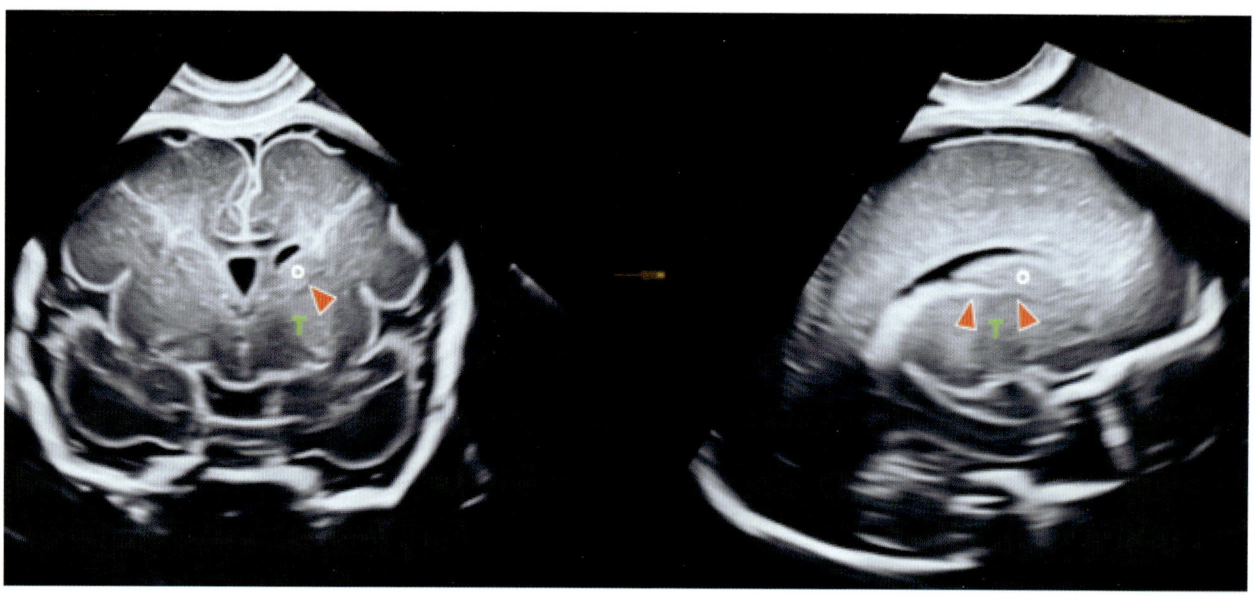

Fig. 4-44bis : Sillon thalamo-caudé (têtes de flèche) : à gauche : coupe coronale, à droite : coupe para-sagittale. ° : tête du noyau caudé, T: thalami

La fosse postérieure

Elle correspond à la partie de la boîte crânienne située sous la tente du cervelet. Elle est limitée :

- dans sa partie inférieure et postérieure par l'os occipital.
- dans sa partie supérieure par la tente du cervelet.
- latéralement par les pyramides pétreuses (**Fig. 4-45**).

Elle est ouverte :

- vers le bas par le foramen magnum,
- vers le haut par une échancrure de la partie antérieure de la tente du cervelet, permettant au tronc cérébral de communiquer avec les structures cérébrales sus-tentorielles.

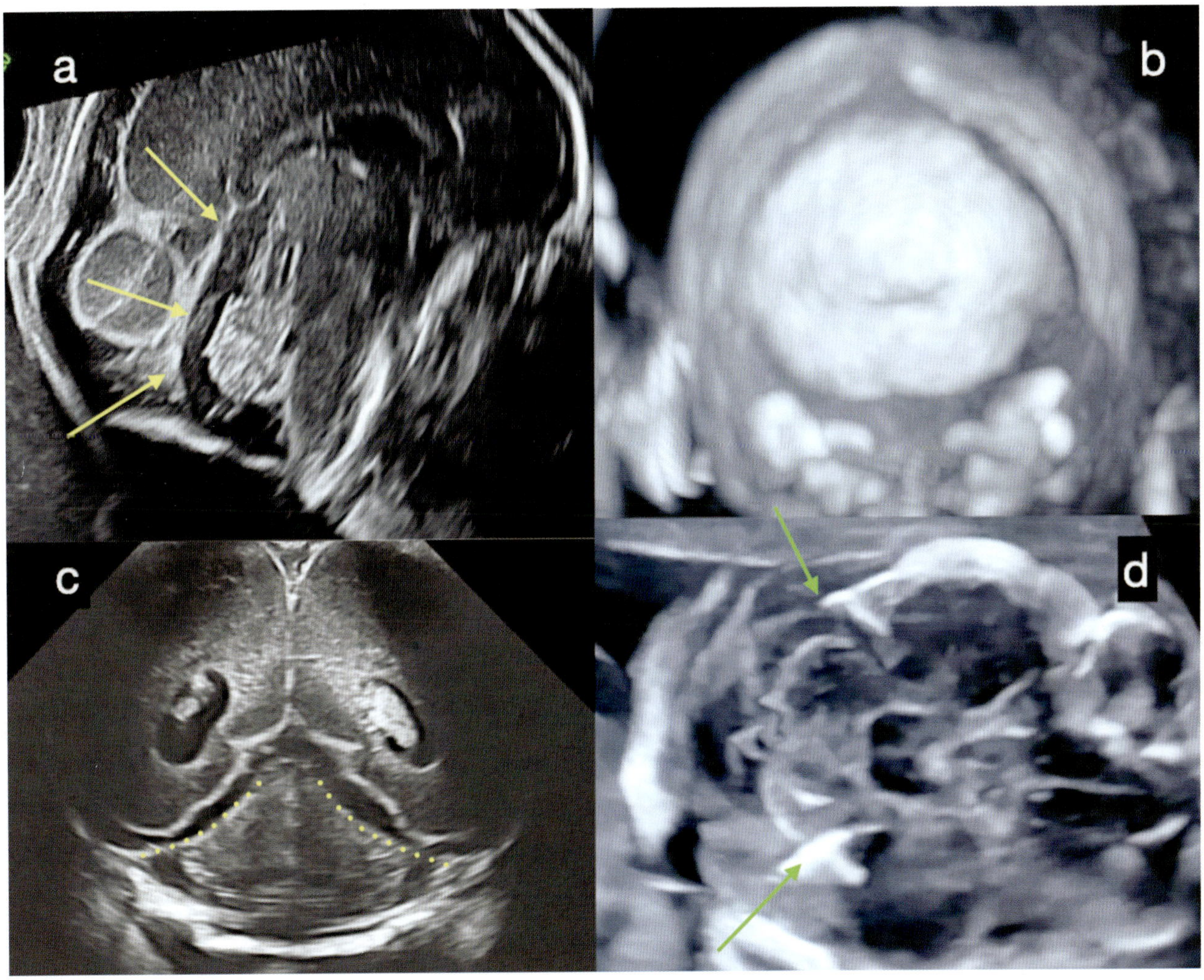

Fig. 4-45 : Limites fosse postérieure a : tente du cervelet (flèches jaunes), b : écaille occipitale, c : tente du cervelet en plan coronal (lignes pointillées), d : pyramides pétreuses (flèches vertes)

Il est capital de préciser ici comment repérer la tente du cervelet qui va délimiter l'espace sous-tentoriel de l'espace sus-tentoriel :

- En échographie conventionnelle la tente du cervelet sera visualisée sur un plan sagittal soit par un abord antérieur à travers la partie supérieure de la suture métopique et la partie antérieure de la grande fontanelle **(Fig. 4-46 4a)**, soit par un abord postérieur en utilisant la fenêtre acoustique représentée par la petite fontanelle **(Fig. 4-46b)**.
- Le mode volumique permet de mesurer l'angle BT *(brain stem tentorium angle)*. A partir d'une acquisition volumique 3D en coupes multiplanaires, on réalise une symétrisation permettant d'obtenir un plan sagittal strict. L'angle est compris entre la face postérieure du tronc cérébral et la tente, cette technique est idéale pour vérifier la position normale de la tente et son absence de surélévation **(Fig. 4-47)** [7].

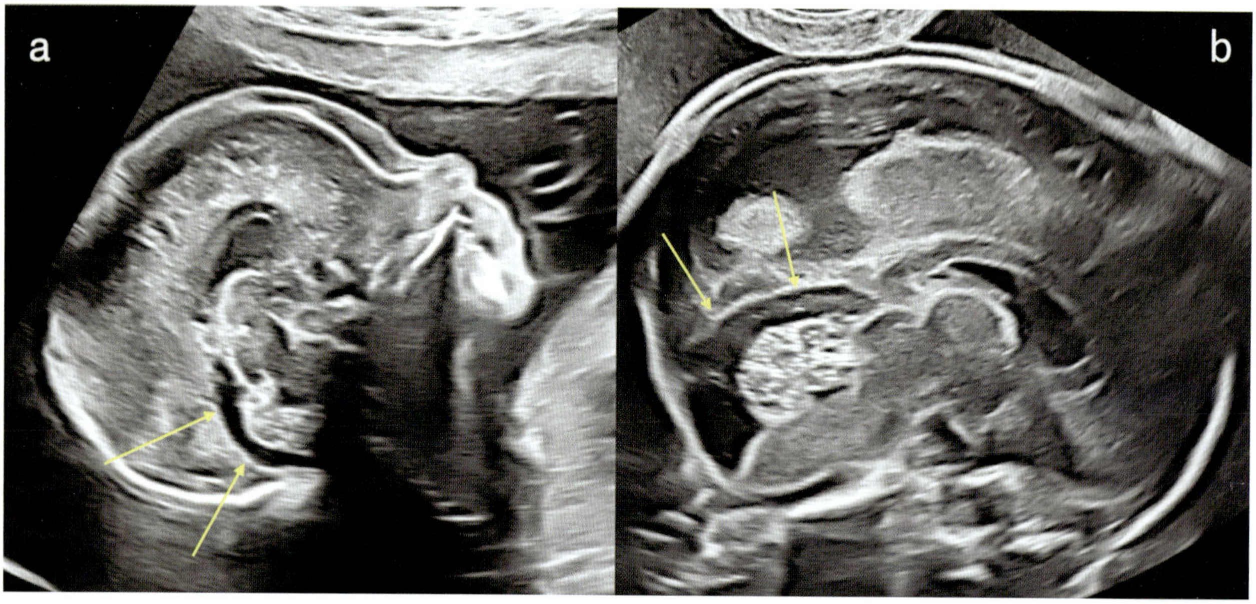

Fig. 4-46 : Tente du cervelet à 22sa : a : abord antérieur, b : abord postérieur

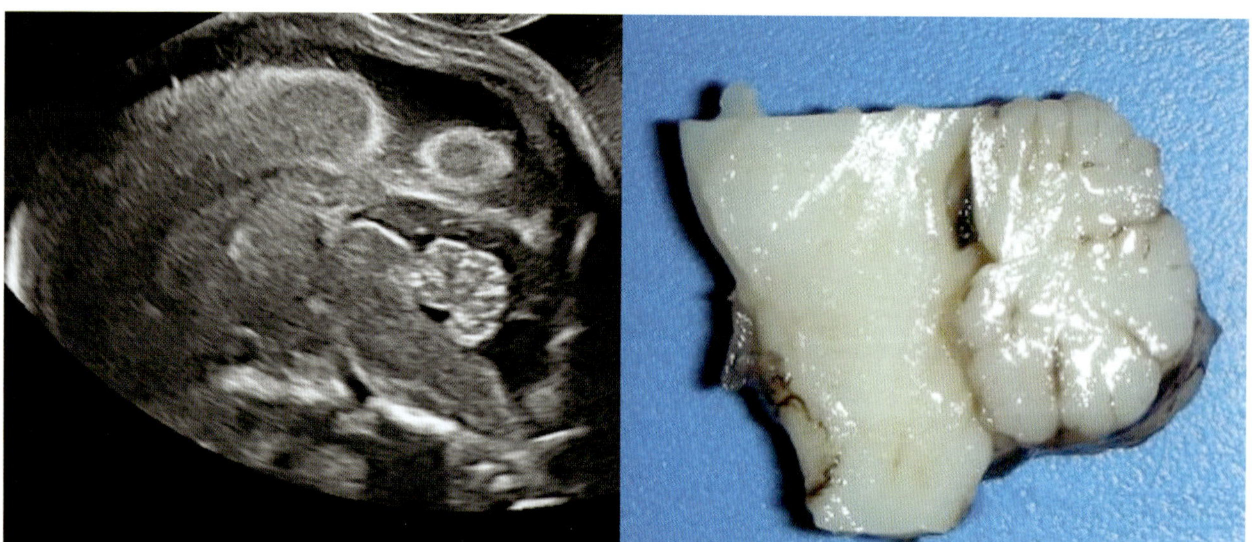

FP 4-16 : Cervelet 23sa : correspondance echographie/fœtopathologie

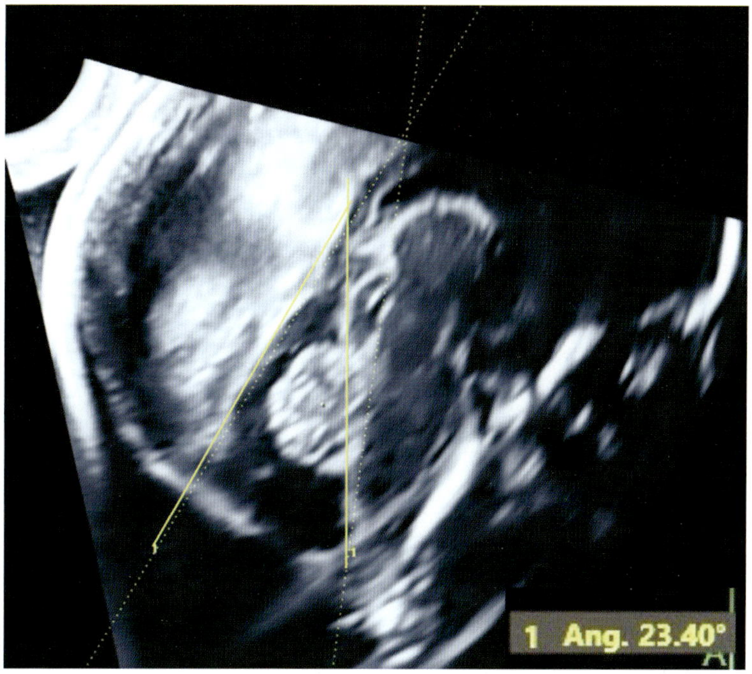

Fig. 4-47 : Tente du cervelet 22sa : angle BT

- Le Doppler permet de mettre en évidence le sinus droit qui draine la veine de Galien vers le torcular. Ce sinus droit longe le faîte de la tente du cervelet **(Fig. 4-48)**. Néanmoins il faut connaître l'existence dans quelques rares cas d'un drainage de la veine de Galien dans un sinus falcoriel, qui, quant à lui, n'est pas situé au niveau de la tente du cervelet et ne peut donc pas en constituer un repère. Parfois le sinus falcoriel peut-être associé à un sinus droit **(Fig. 4-49).**

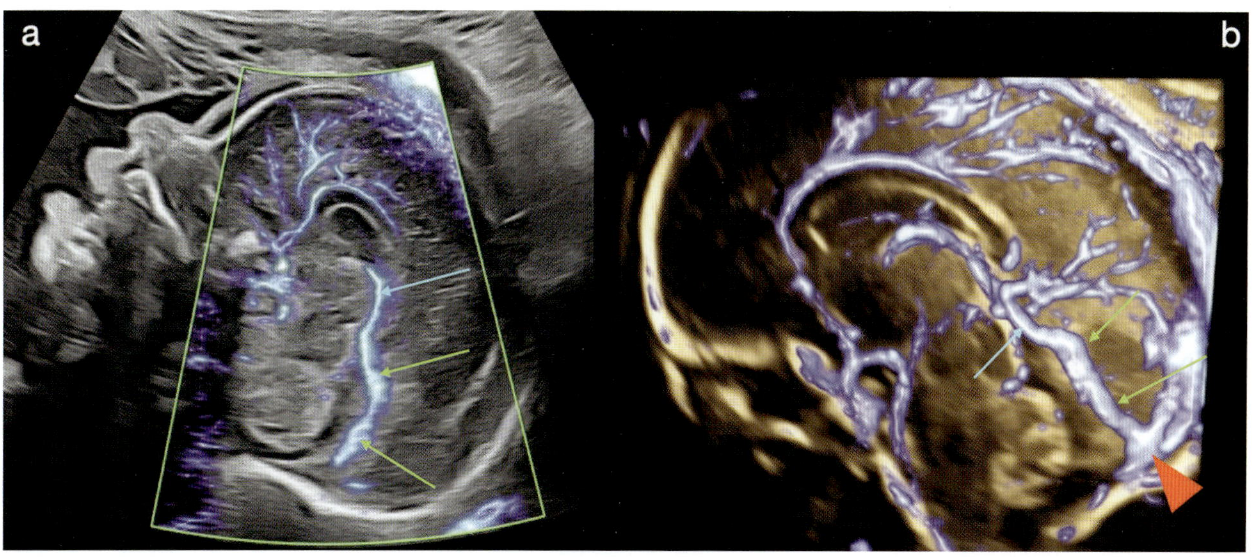

Fig. 4-48 : Tente du cervelet et sinus droit 22sa : sinus droit : flèches vertes. Veine de Galien : flèches turquoise, confluence des sinus : torcular : tête de flèche rouge

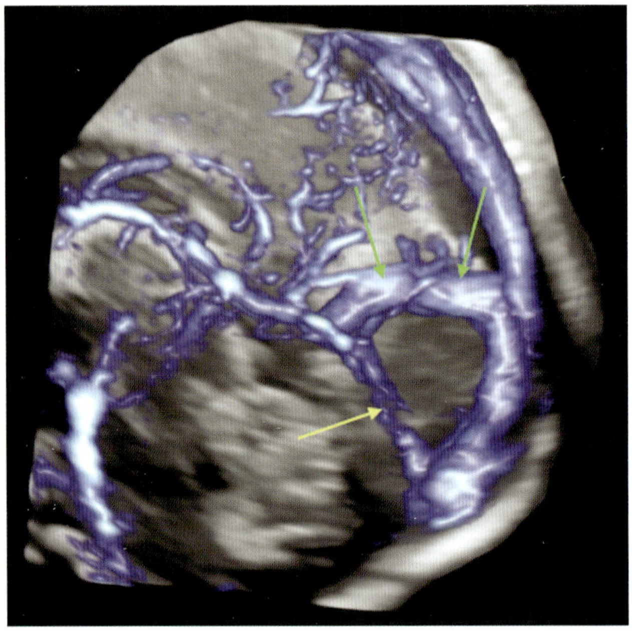

Fig. 4-49 : Sinus falcoriel et sinus droit à 22sa : Sinus droit : flèche jaune, sinus falcoriel : flèches vertes

La fosse postérieure contient le cervelet et le tronc cérébral entourés par du LCR, en particulier au niveau de la grande citerne.

Le cervelet

Il sera étudié dans les trois plans et tout particulièrement dans les plans axiaux et sagittaux [8]:

- Les plans axiaux : le vermis apparaît échogène entre les deux hémisphères cérébelleux, la gyration cérébelleuse apparaît progressivement : les sillons s'étendant de la périphérie des hémisphères cérébelleux vers le vermis **(Fig. 4-50)**. Cette gyration sera bien visualisée dans un plan axial passant légèrement au-dessus du vermis. Soulignons à nouveau l'importance de vérifier la forme du quatrième ventricule (« croissant » à concavité postérieure) **(Fig. 4-23 et 4-50)**.

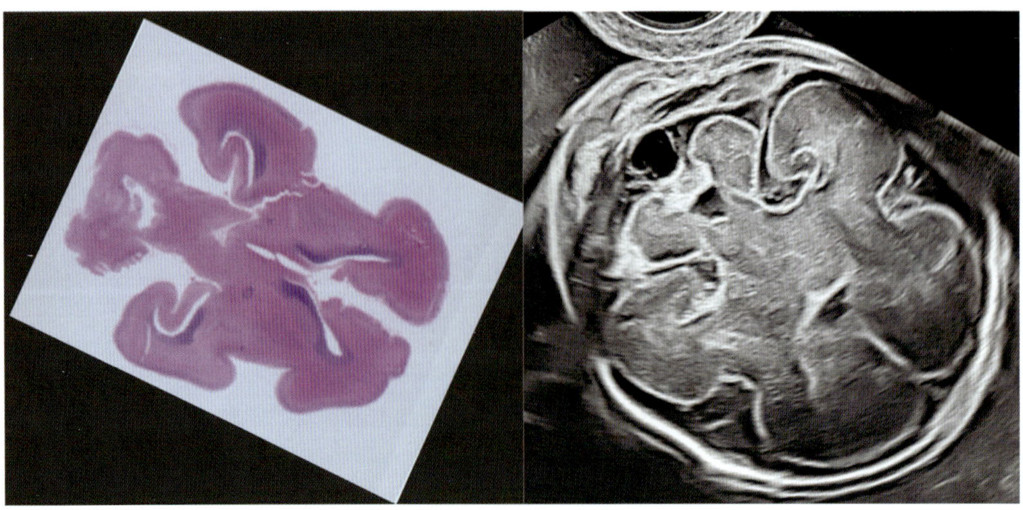

FP 4-17 : Fosse postérieure plan axial 22sa.

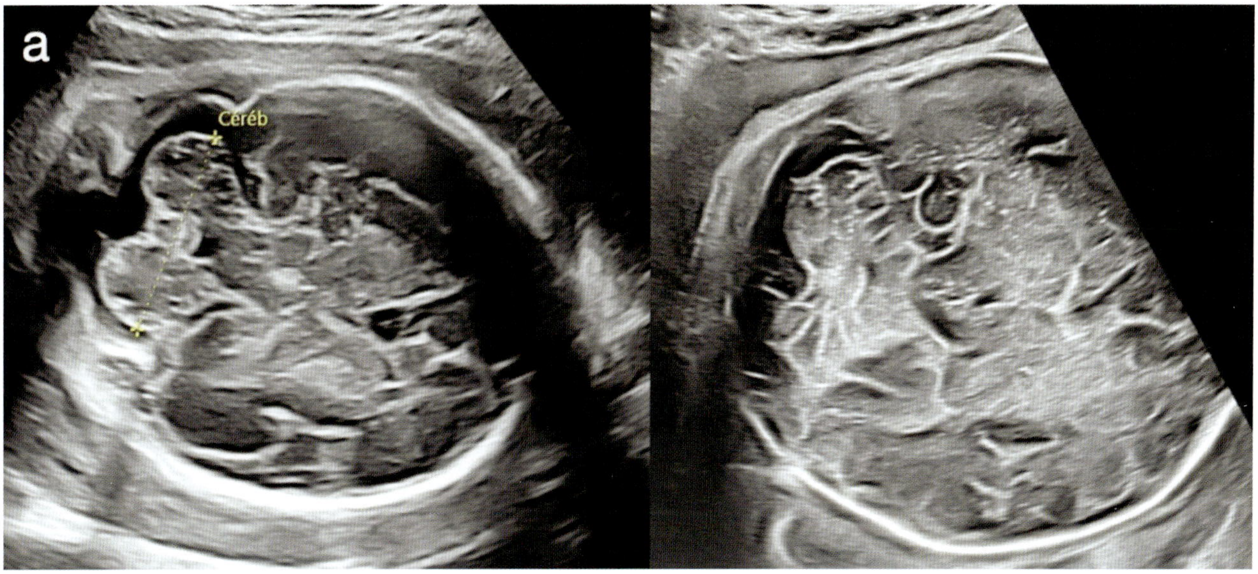

Fig. 4-50 : Gyration cérébelleuse : a : 28sa, b : 32sa

- Les plans sagittaux : ils vont permettre d'apprécier la forme globale du vermis cérébelleux **(Fig. 4-24)**, il sera tout à fait important d'être attentif à la partie inférieure du vermis qui doit avoir un aspect bombant vers le bas. On vérifiera la présence des fissures du vermis qui séparent le vermis en trois parties (**Fig. 4-51 et Fig. 4-52)**.

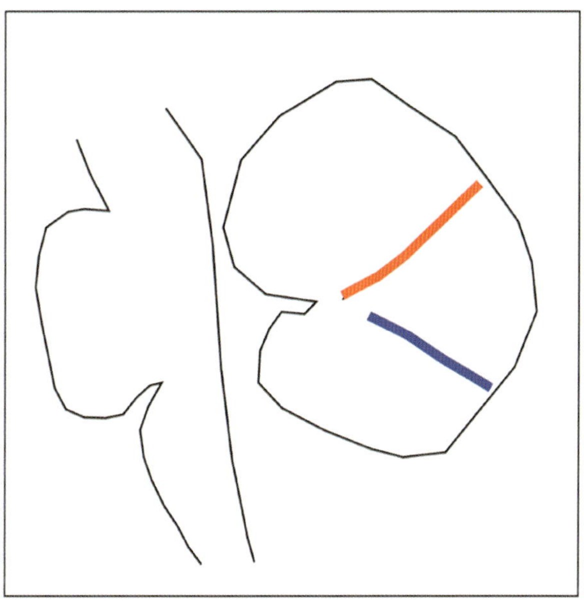

Fig. 4-51 : Schéma fissures cérébelleuses. Fissure primaire : trait rouge, fissure secondaitre : trait bleu.

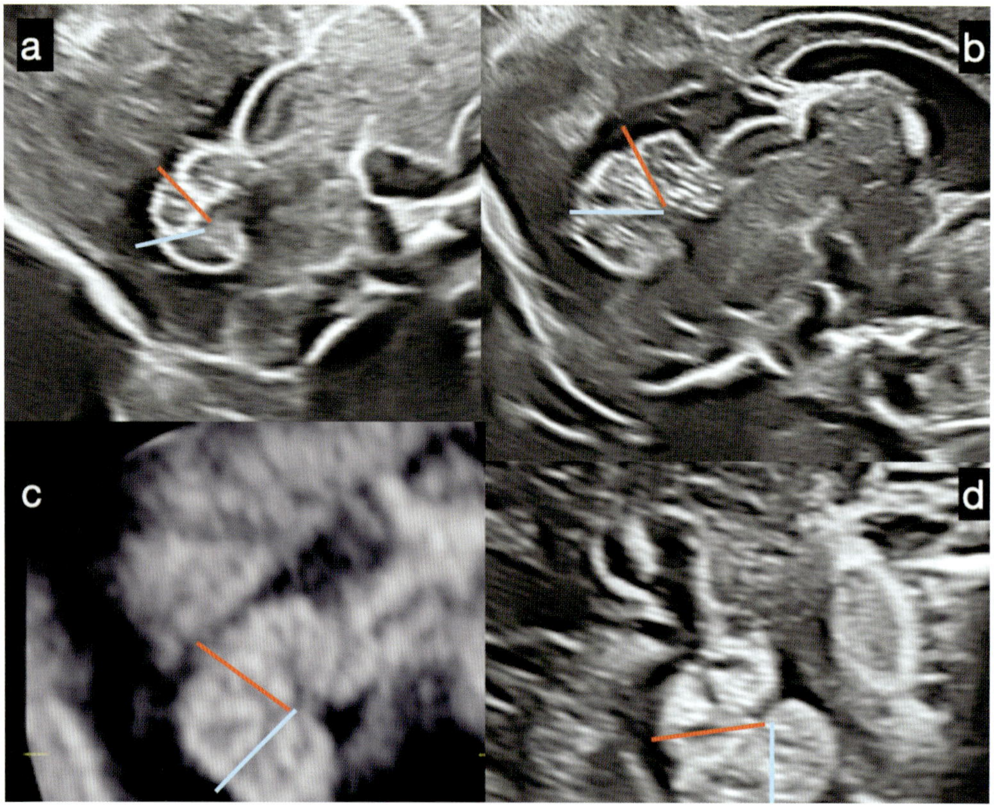

Fig. 4-52 : Fissures cérébelleuses (traits rouges ; fissure primaire, traits bleus : fissure secondaire), a : 22sa, b : 25sa, c : 28sa, d : 32sa

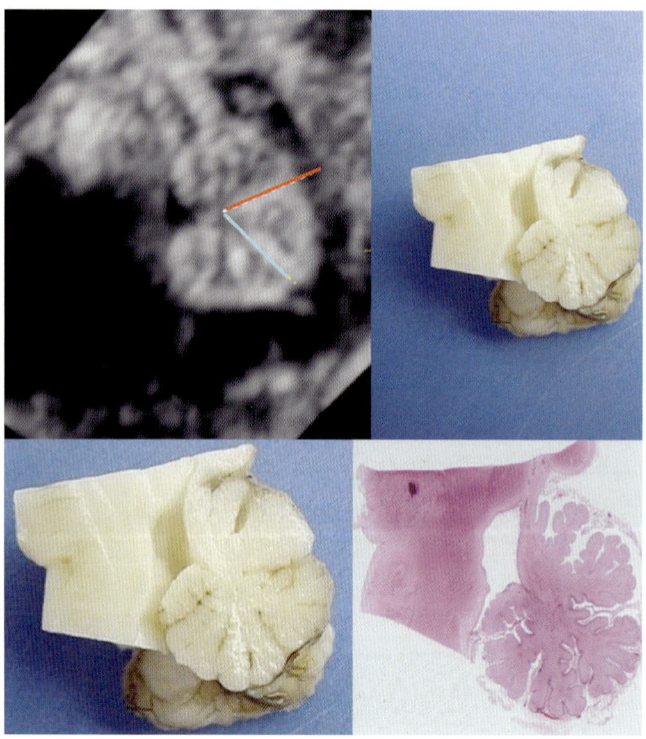

FP 4-18 : Fissures cervelet à 26sa

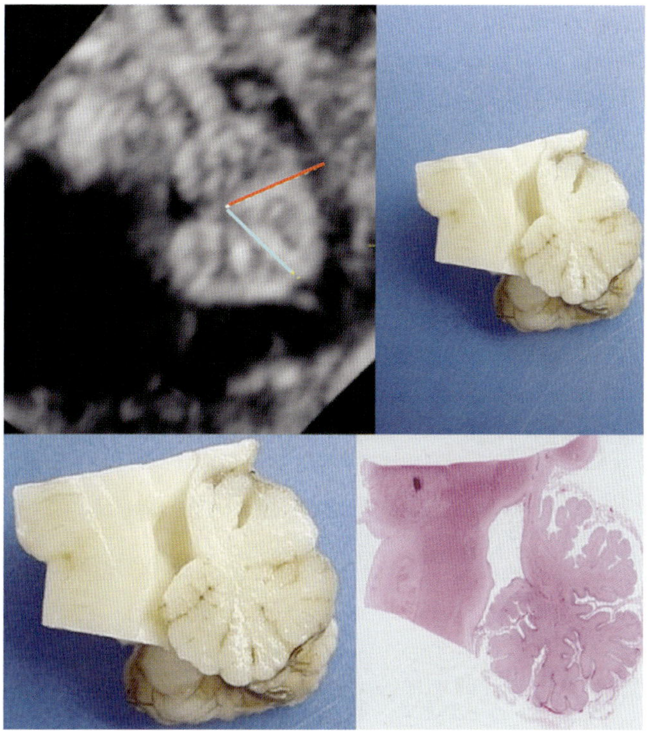

FP 4-19 : Cervelet 25sa

- Les plans coronaux : mettent en évidence essentiellement les hémisphères cérébelleux, entre lesquels existe une zone plus échogène correspondant au vermis **(Fig. 4-53)**.

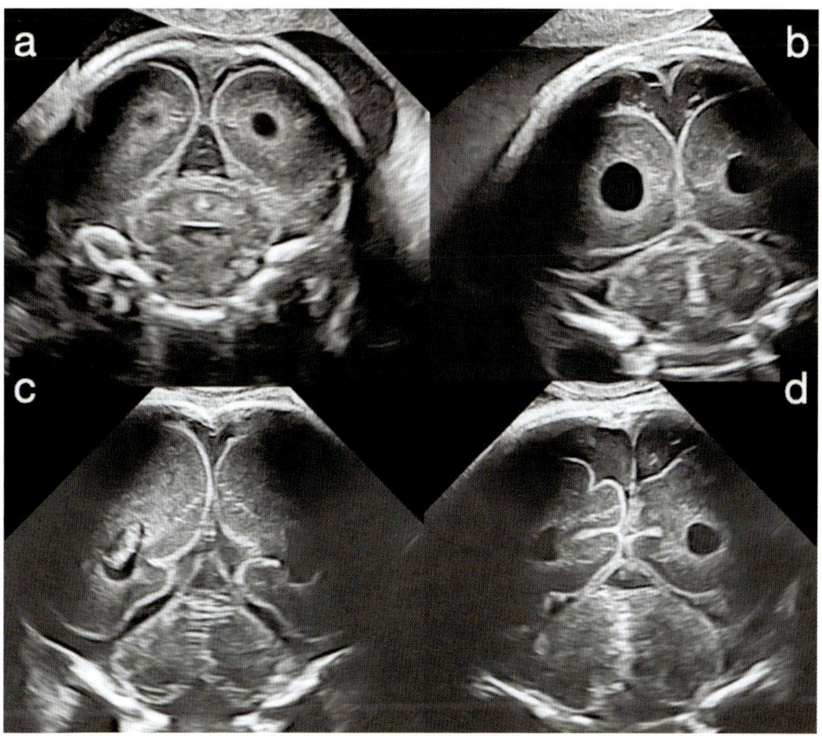

Fig. 4-53 : Cervelet coupes coronales : a : 20sa, b : 25sa, c : 28sa, d : 32sa

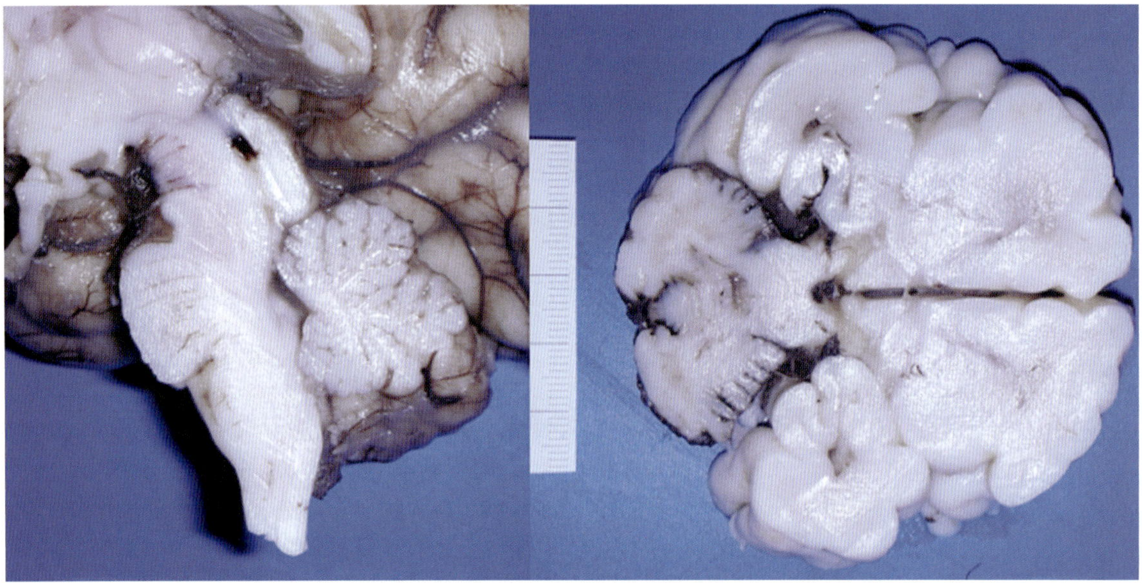

FP 4-20 : Cervelet à 31sa

Le tronc cérébral

C'est une structure allongée qui s'étend de la région des thalami au départ de la moëlle épinière.

- le mésencéphale avec les pédoncules cérébraux qui donnent un aspect large au TC.
- le pont avec, en avant, la protubérance annulaire
- la moelle allongée

En coupe axiale, le tronc cérébral apparait comme partagé en deux, ceci correspond au sillon médian antérieur et à sa structure cordonale.

Quasiment tous les nerfs crâniens naissent du tronc cérébral.

Il sera étudié dans les plans axiaux et sagittaux :

- **Les plans axiaux**

Au niveau des pédoncules cérébraux il apparaît large avec un aspect en « ailes de papillon »

Sa forme est plus oblongue au niveau de la protubérance et de la moelle allongée **(Fig. 4-54)**.

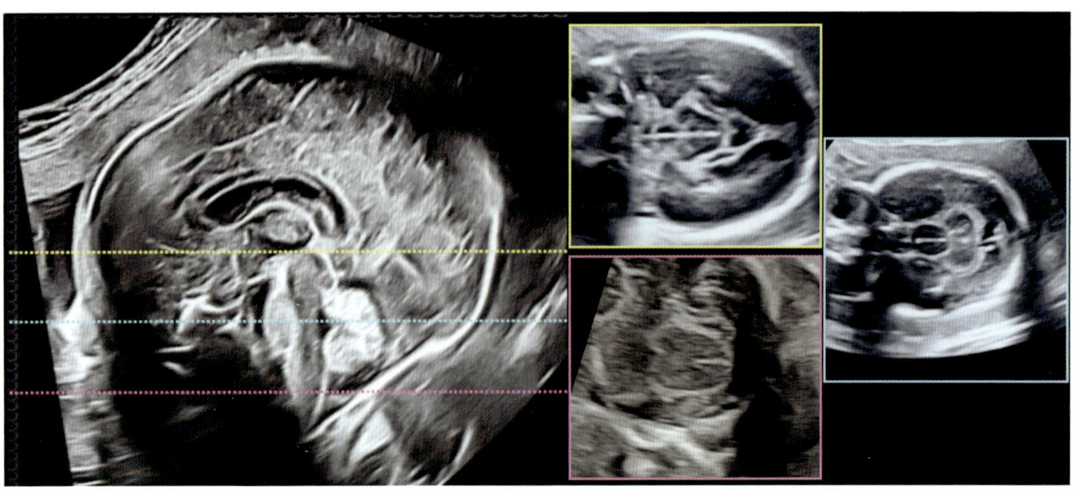

Fig. 4-54 : Tronc cérébral à 30sa

- **Les plans sagittaux**

Le tronc cérébral va voir son diamètre antéro-postérieur progressivement augmenté en particulier au niveau de la protubérance annulaire qui devient de plus en plus bombante et échogène dans sa partie antérieure (cette échogénicité étant liée à la myélinisation) (**Fig. 4-55 à 4-57**).

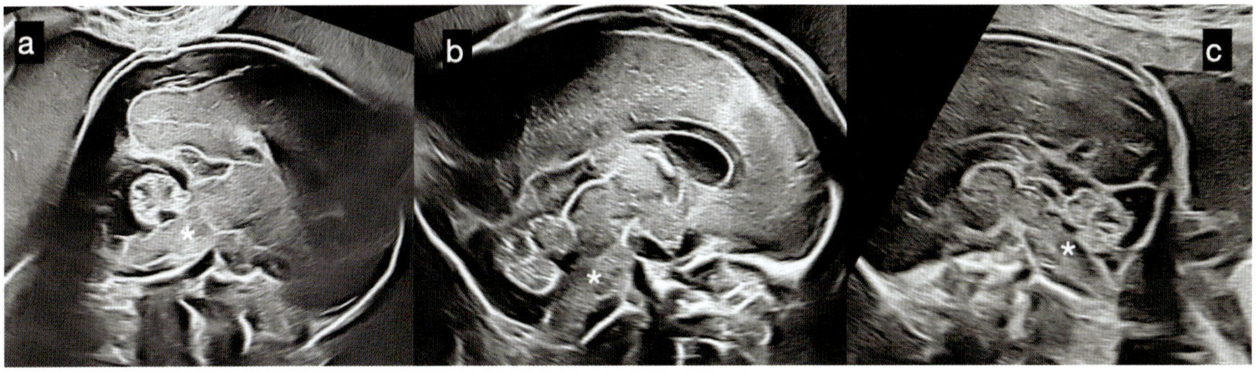

Fig. 4-55 : Tronc cérébral : a : 22sa, b : 23sa, c : 25sa

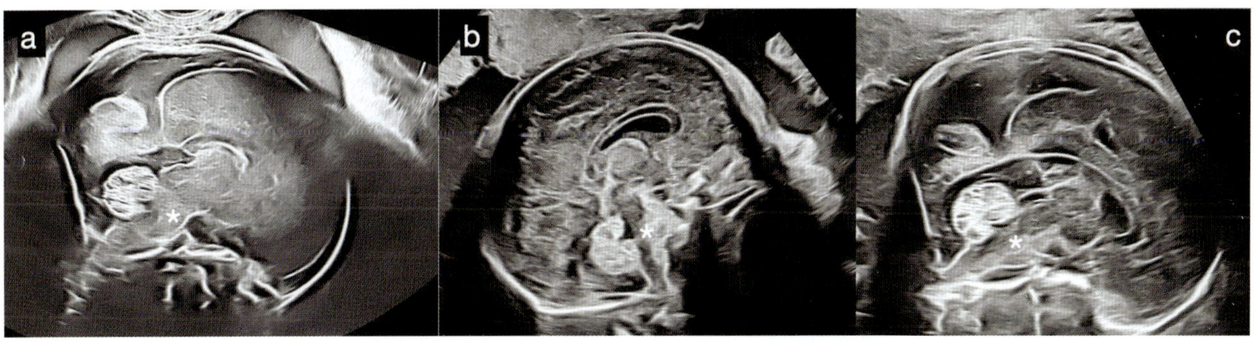

Fig. 4-56 : Tronc cérébral : a : 26sa, b : 27sa, c : 29sa

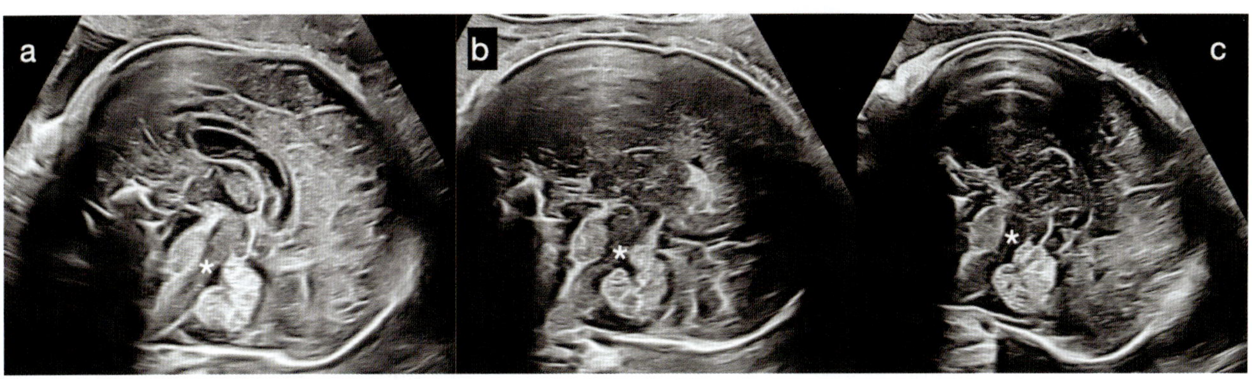

Fig. 4-57 : Tronc cérébral : a : 30sa, b : 32sa, c : 34sa

La grande citerne

Il s'agit de l'espace liquidien qui baigne en arrière le cervelet. Il est fréquent de visualiser à son niveau, tant dans le plan axial que dans le plan sagittal, des reliquats de la poche de Blake **(Fig. 4-58)**. Sa mesure est à effectuer dans un plan antéro-postérieur cavo-cérébelleux, cette mesure est toujours inférieure à 10mm **(Fig. 4-59)** [9].

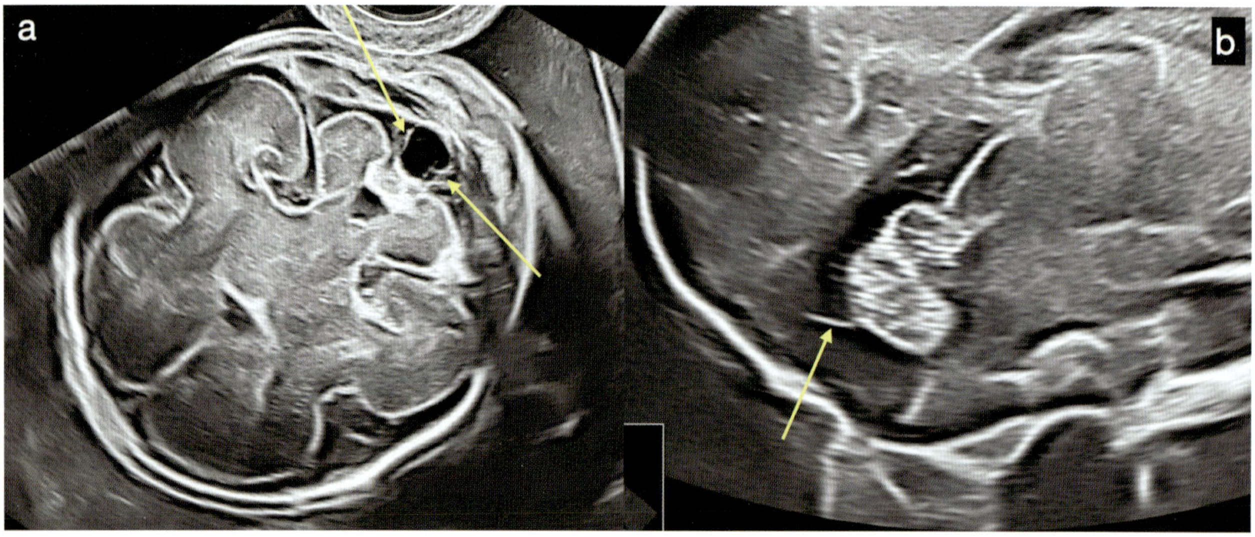

Fig. 4-58 : Grande citerne : reliquats de la poche de Blake : a : coupe axiale 22sa, b : coupe sagittale 23sa

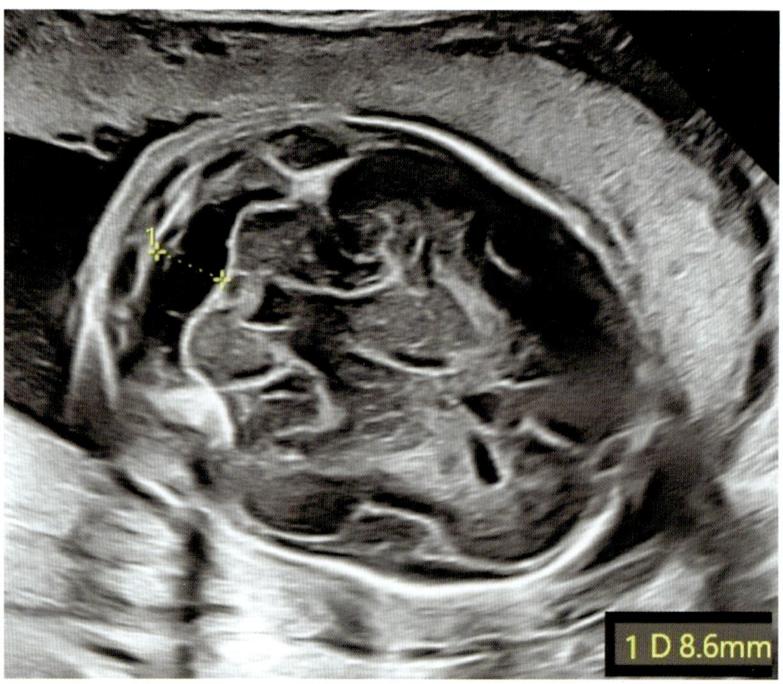

Fig. 4-59 : Grande citerne : mesure

La migration et la gyration cérébrale

Tout au long de la grossesse, le parenchyme cérébral et ses différentes composantes, en particulier le cortex, va subir une maturation visant à augmenter la composante neuronale.

Dans un premier temps (de la 7e à la 20e semaine) va se produire une phase de prolifération des précurseurs neuronaux puis une migration de ces neurones vers le cortex cérébral. La prolifération s'effectue aux niveaux des zones germinatives qui sont situées au pourtour des ventricules. Cette prolifération résulte d'un phénomène intense de division cellulaire, suivie par une phase de migration qui va se réaliser par couches successives : les neurones migrent (guidés le long de la glie radiaire) **(Fig. 4-60)** vers la surface de telle façon que les couches les plus profondes soient les plus anciennement formées. Il est à noter que cette migration radiaire sera complétée par une migration tangentielle, l'ensemble de ces phénomènes aboutissant à la formation d'un cortex à 6 couches.

Cette migration peut parfaitement être visualisée en échographie, en particulier en utilisant la voie vaginale avec des sondes à hautes fréquences. L'aspect réalisé est celui d'une « lamination cérébrale » **(Fig. 4-60 et 4-61)** [10, 11].

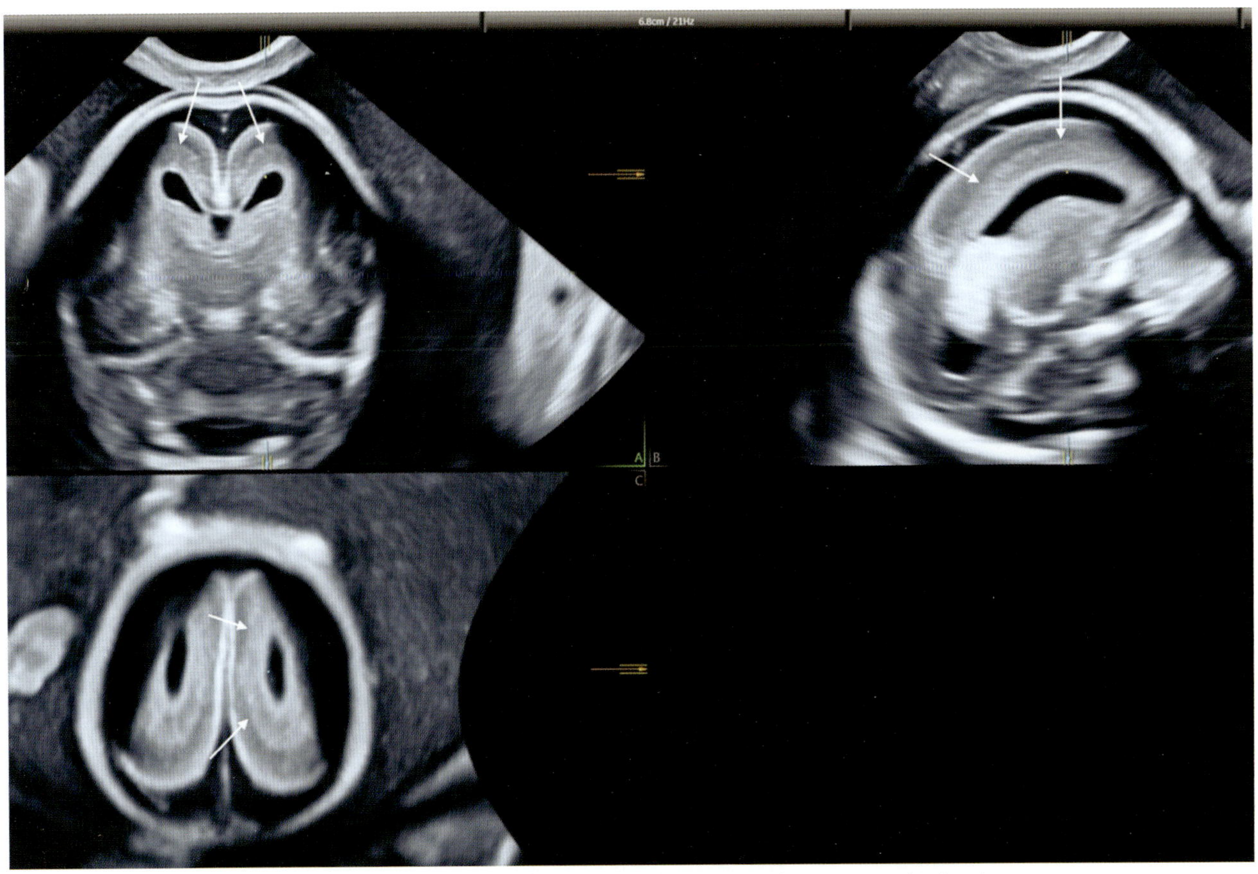

Fig. 4-60 : Migration neuronale à 19sa (flèches blanches) : coupes multi planaires

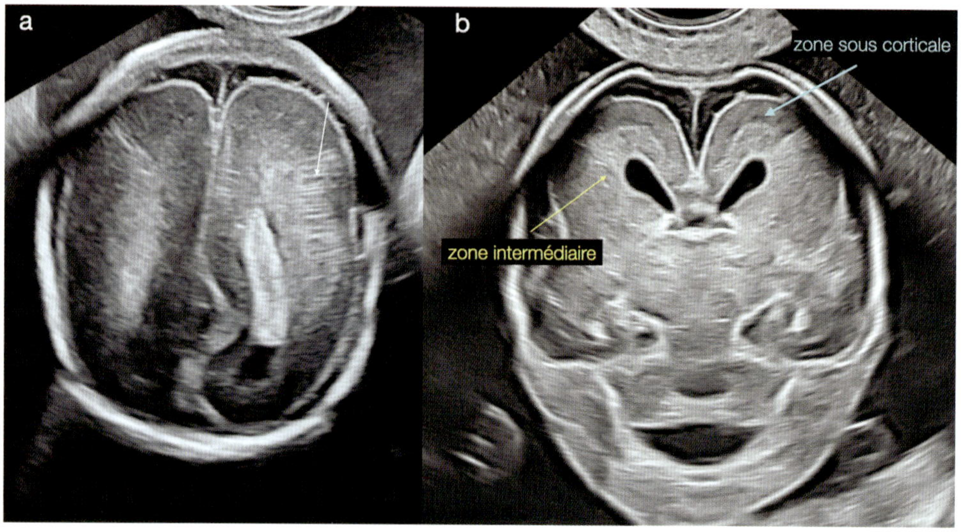

Fig. 4-61 : Migration neuronale à 19sa, flèche blanche : glie radiaire

La gyration débute vers 20sa, la multiplication des neurones aboutissant à la formation des circonvolutions et des sillons.

Elle peut et doit être étudiée dès 22sa. Seule l'échographie permet cette précocité et ce, d'autant que sa résolution spatiale est particulièrement fine. Il est donc indispensable que l'échographiste ait une connaissance précise de la chronologie d'apparition des principaux sillons corticaux : repères d'une gyration se mettant correctement en place.

Bien évidemment cette étude princeps sera ensuite complétée au troisième trimestre par la réalisation de coupes IRM.

Les repères de la gyration

La vallée sylvienne (VS)

Elle constitue le premier repère de la gyration cérébrale. Sa forme va se modifier au cours de la grossesse en raison du phénomène d'operculation, qui correspond au recouvrement du lobe de l'insula en avant par le lobe frontal, en arrière par le lobe temporal **(Fig. 4-62)**.

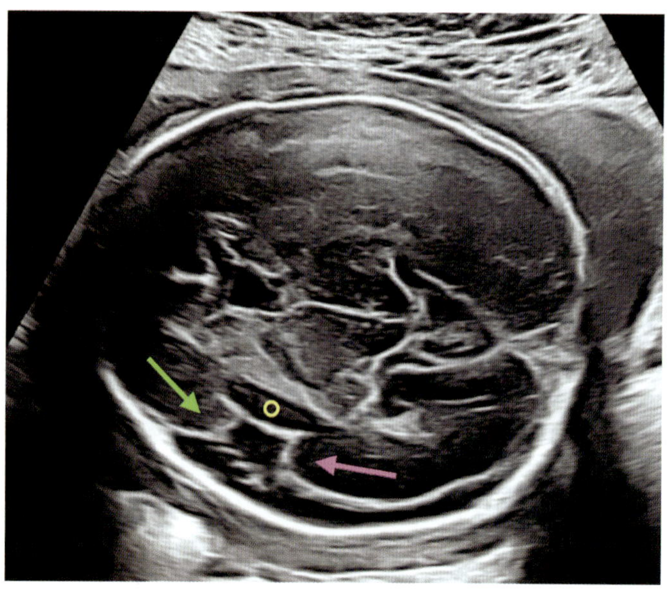

Fig. 4-62 : Vallée sylvienne : lobe de l'insula (°), lobe frontal : flèche verte, lobe temporal : flèche rose

Elle sera étudiée dans un premier temps en coupe axiale, en particulier lors de la réalisation de la biométrie cérébrale. Ainsi la VS va progressivement se « fermer » passant d'une forme en « U » à 22sa, en « Pi » à 27sa et en « T » à 32sa **(Fig. 4-63 et 4-64)**.

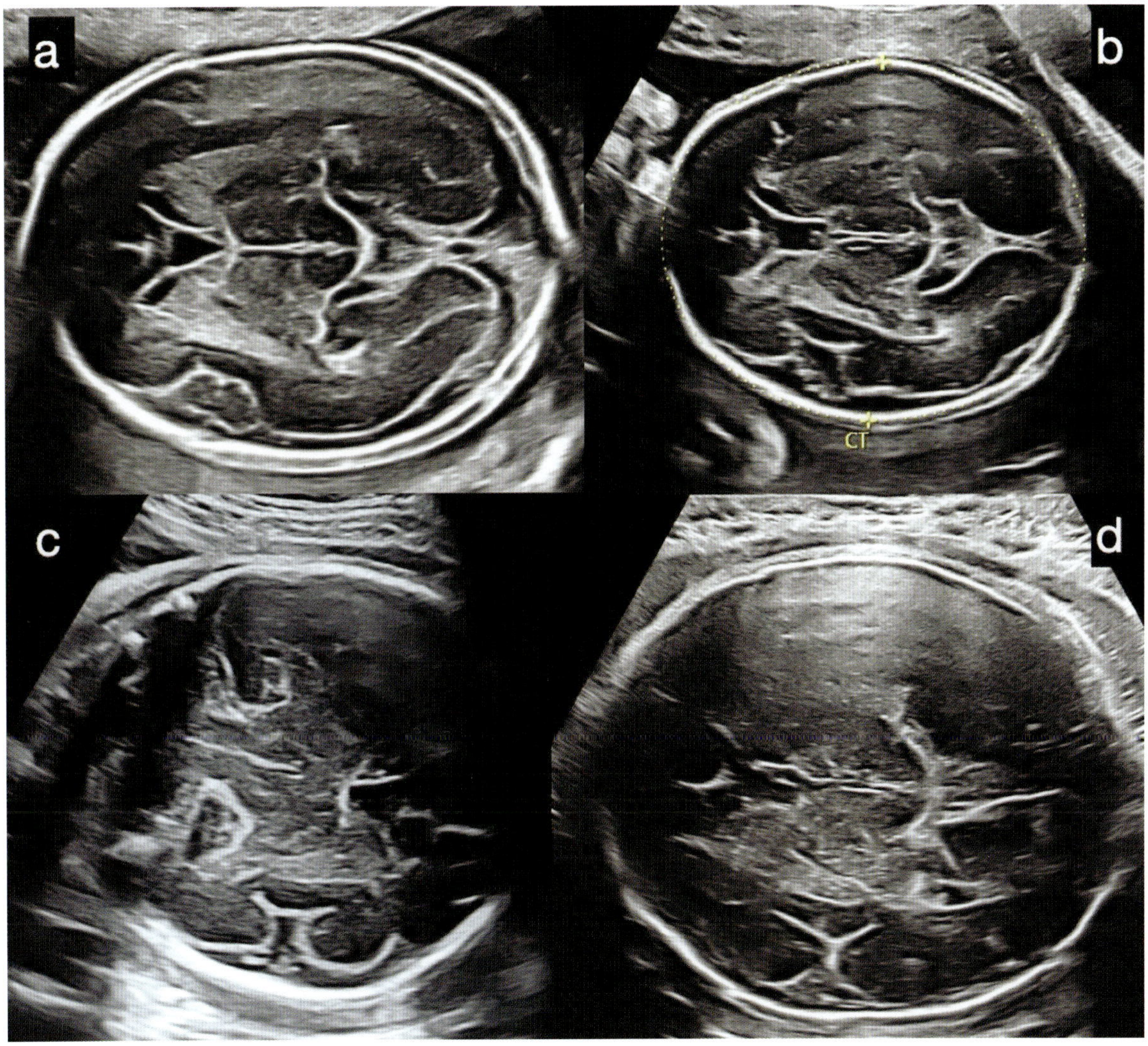

Fig. 4-63 : Vallée sylvienne coupes axiales : a : 22sa, b : 26sa, c : 29sa, d : 33sa

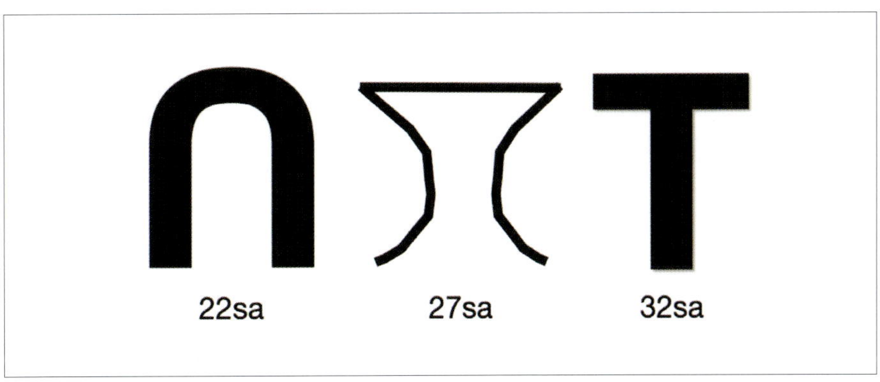

Fig. 4-64 : Schéma operculation VS

Il est possible en étudiant le degré de recouvrement du lobe de l'insula [12] d'établir un score permettant d'évaluer le degré d'operculation et la conformité de celui-ci par rapport au terme. La VS est étudiée dans un plan parfaitement défini (plan de mesure du diamètre atrial).

En pratique, on apprécie le recouvrement du lobe de l'insula par le lobe temporal : en étudiant l'angle formé par le bord postérieur du lobe temporal et le fond de la vallée sylvienne, et par la position du bord du lobe temporal par rapport au centre de la VS. Le score s'établit de 0 à 10. Un score de 0 correspondant à un terme de 22sa, un score de 8 à 32sa **(Fig. 4-65).** Ce score fiable n'étudie néanmoins que la VS distale.

Dans un deuxième temps, le plan coronal permettra d'étudier les deux VS, leur symétrie et leur operculation **(Fig. 4-66)**.

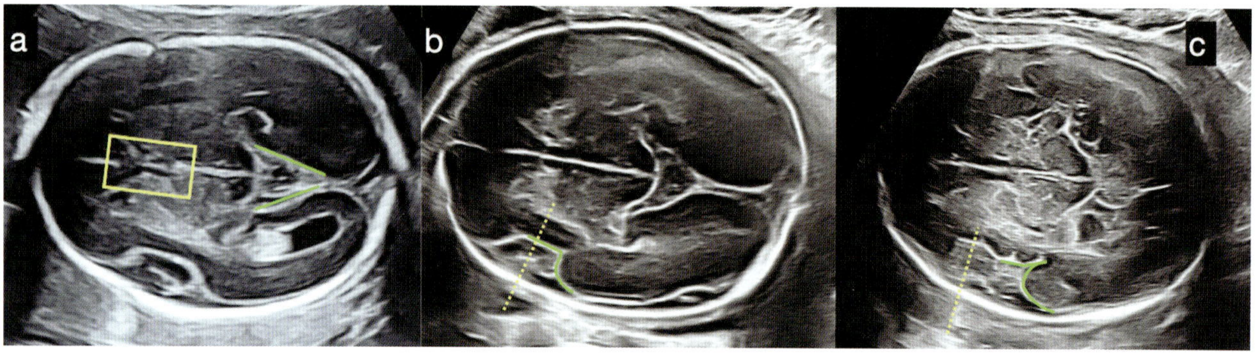

Fig 4-65 : Vallée sylvienne operculation : a : plan de coupe, b : 22sa score 0, c : 30sa score 7

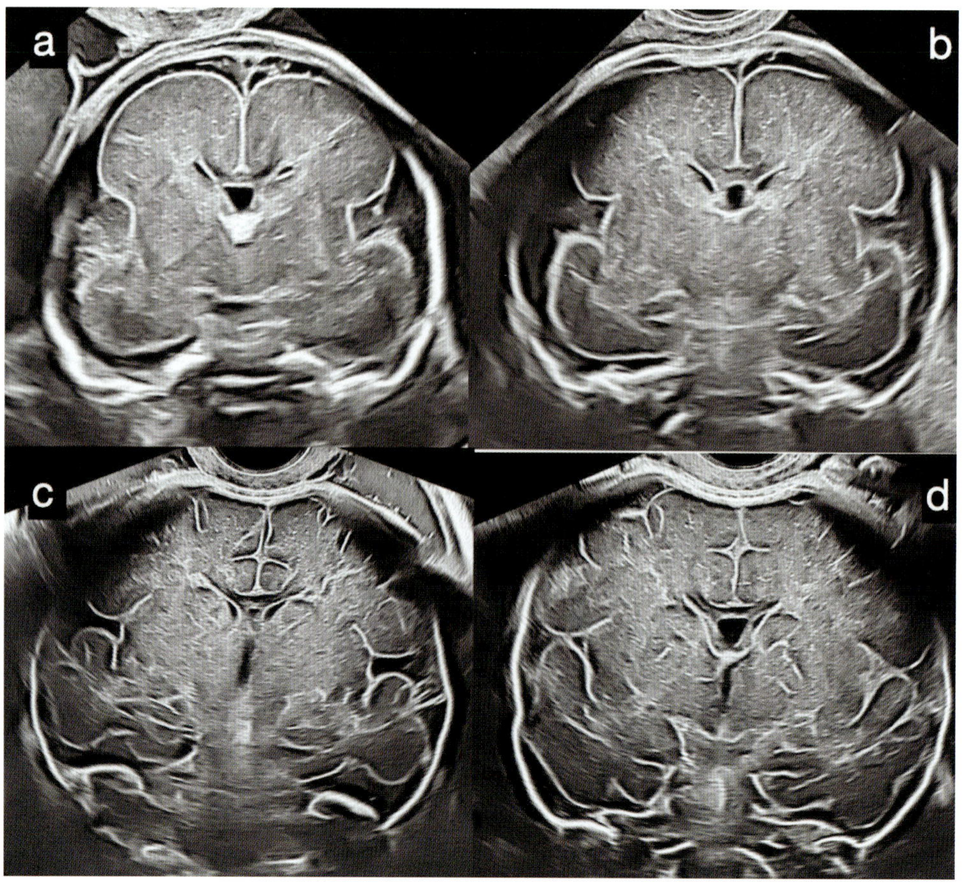

Fig. 4-66 : Vallées sylviennes operculation en coupe coronale : a : 22sa, b : 27sa, c : 31sa, d : 34sa

Il paraît donc préférable d'utiliser une méthode d'évaluation sur une coupe coronale. Cette méthode mesure l'angle formé par le bord supérieur de la VS et une droite passant par les milieux des VS dans un plan perpendiculaire au plan sagittal. Le plan coronal strict est obtenu à partir d'une coupe coronale en mode triplan volumique. L'angle est positif quand il se situe au-dessus de la ligne, négatif quand il est sous la ligne **(Fig. 4-67)** [13].

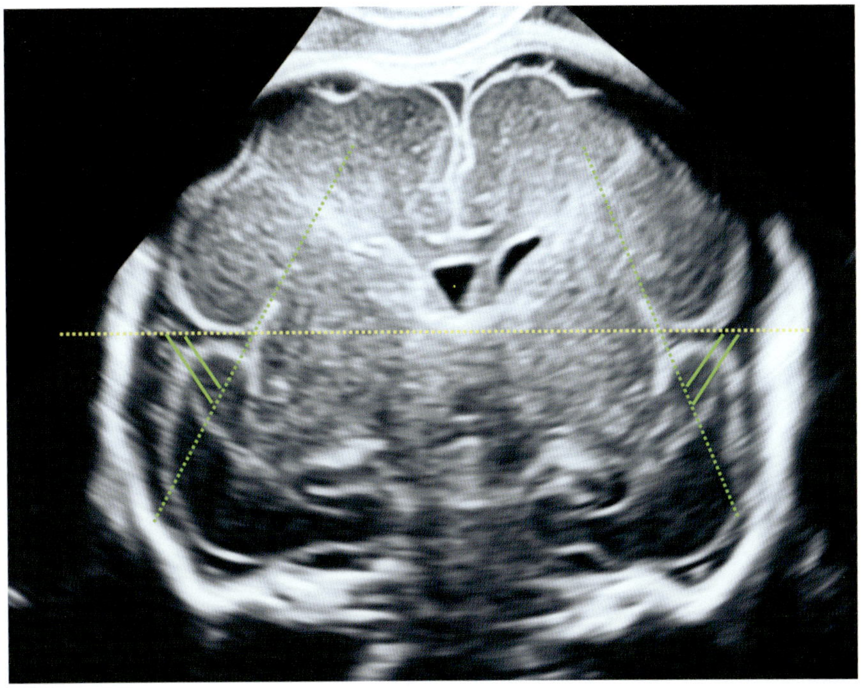

Fig. 4-67 : Vallées sylviennes operculation coupe coronale : Angle : -50° correspondant à 28sa

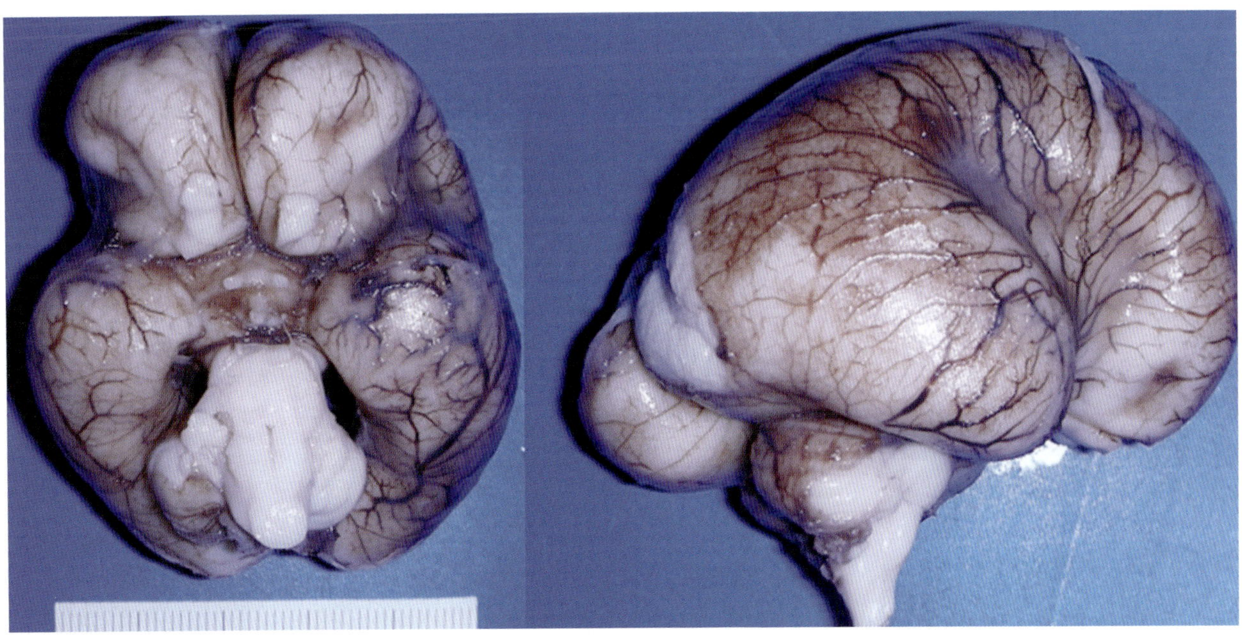

FP 4-21 : Vallées sylviennes 22sa

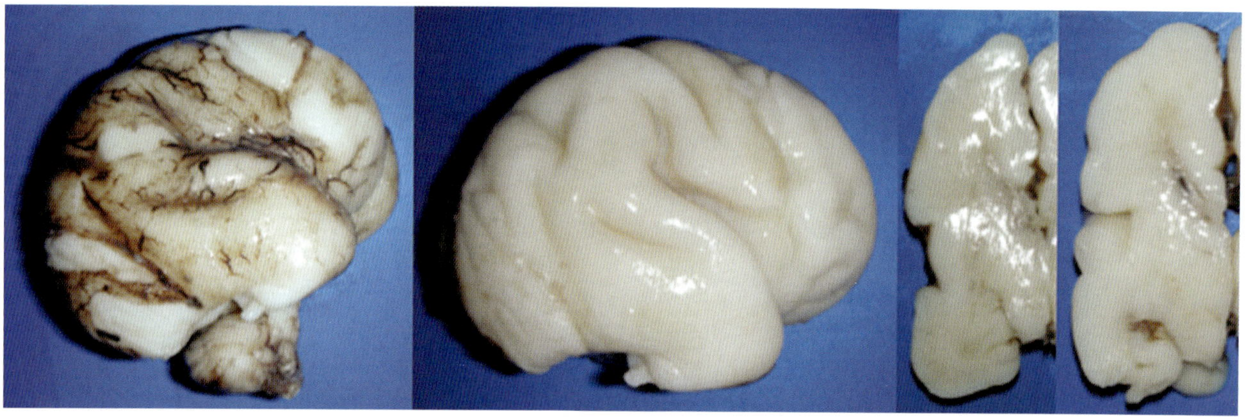

FP 4-22 : Vallées sylviennes 25sa

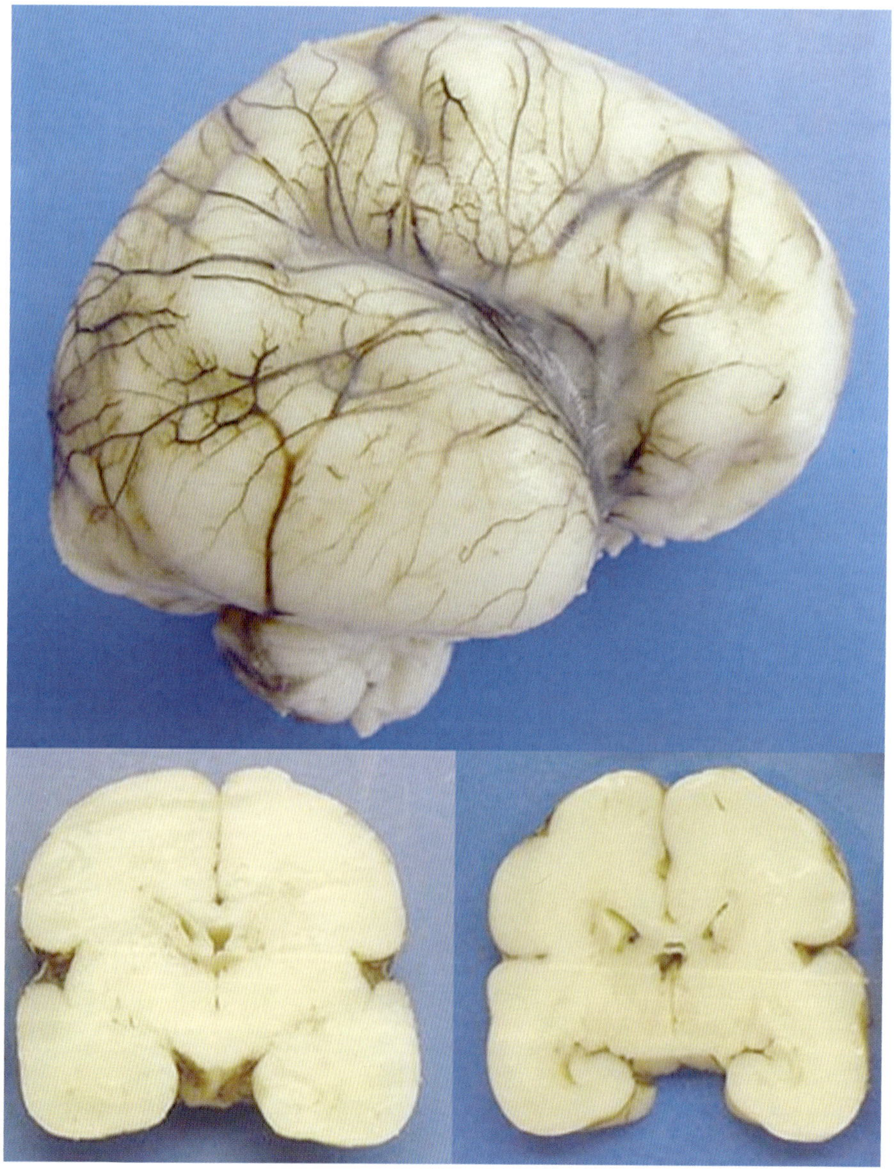

FP 4-23 : Vallées sylviennes 26sa

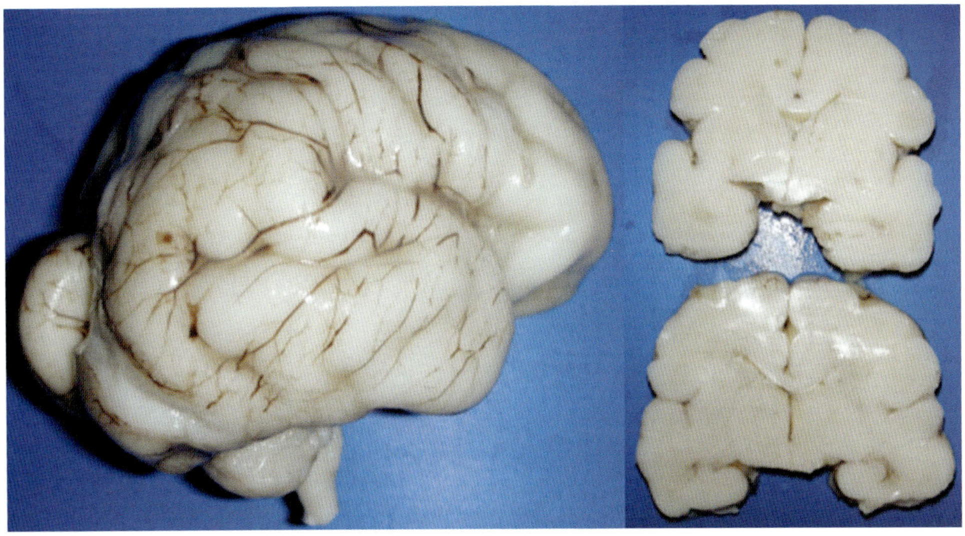

FP 4-24 : Vallées sylviennes 28sa

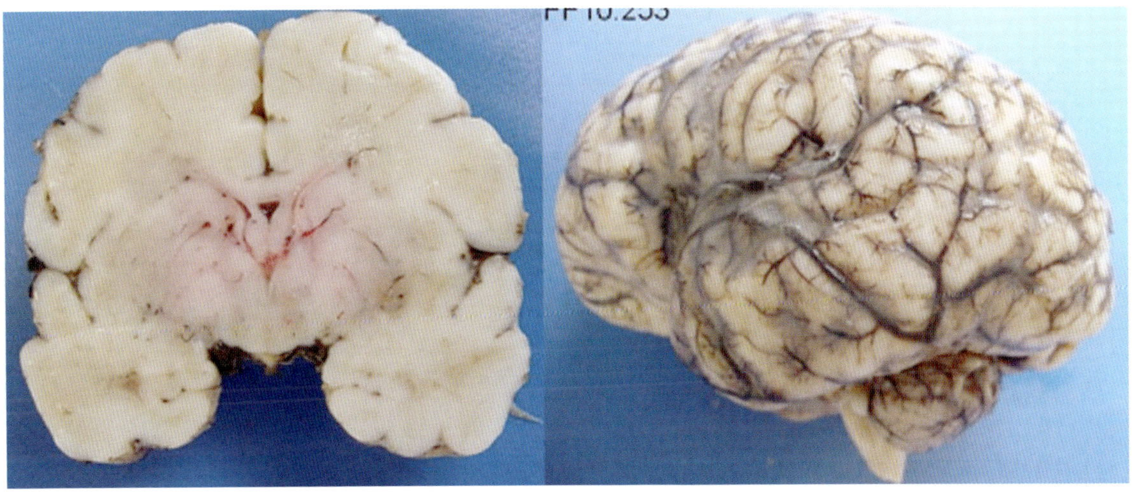

FP 4-25 : Vallées sylviennes 32sa

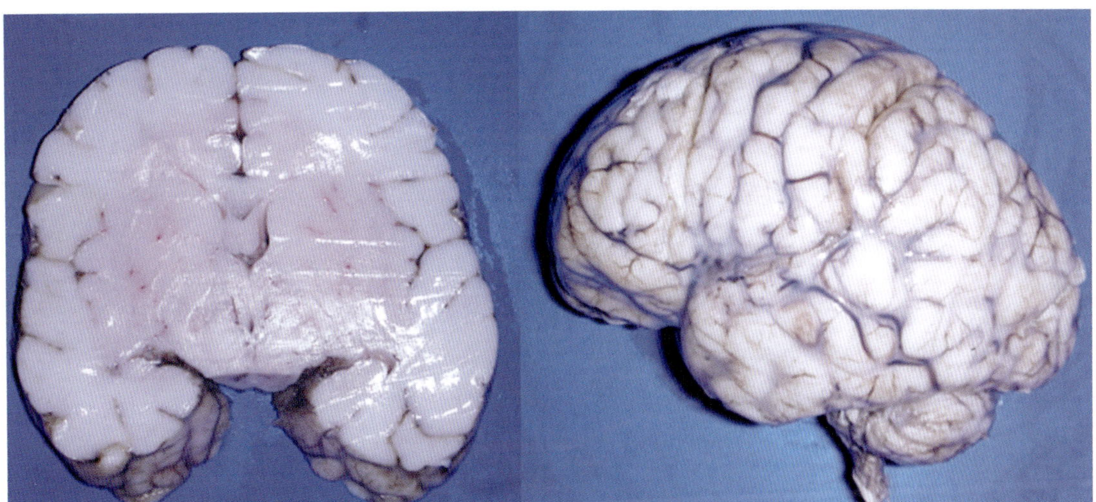

FP 4-26 : Vallées sylviennes 34sa

Les sillons occipitaux internes

Ils seront visualisés dans un plan axial. Ils sont présents à partir de 21 ou 22sa. A noter qu'ils sont le point de repère de la mesure du diamètre atrial **(Fig. 4-68)**.

L'ensemble des autres repères essentiels seront visualisés sur des coupes coronales. Le schéma **(Fig. 4-69)** met en évidence les différents niveaux de coupe.

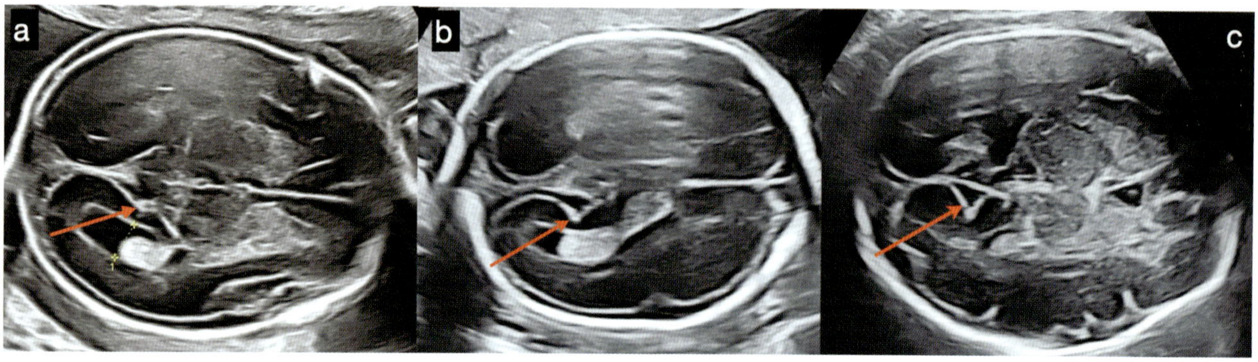

Fig. 4-68 : Sillons occipitaux internes : a : 22sa, b : 27sa, c : 32sa

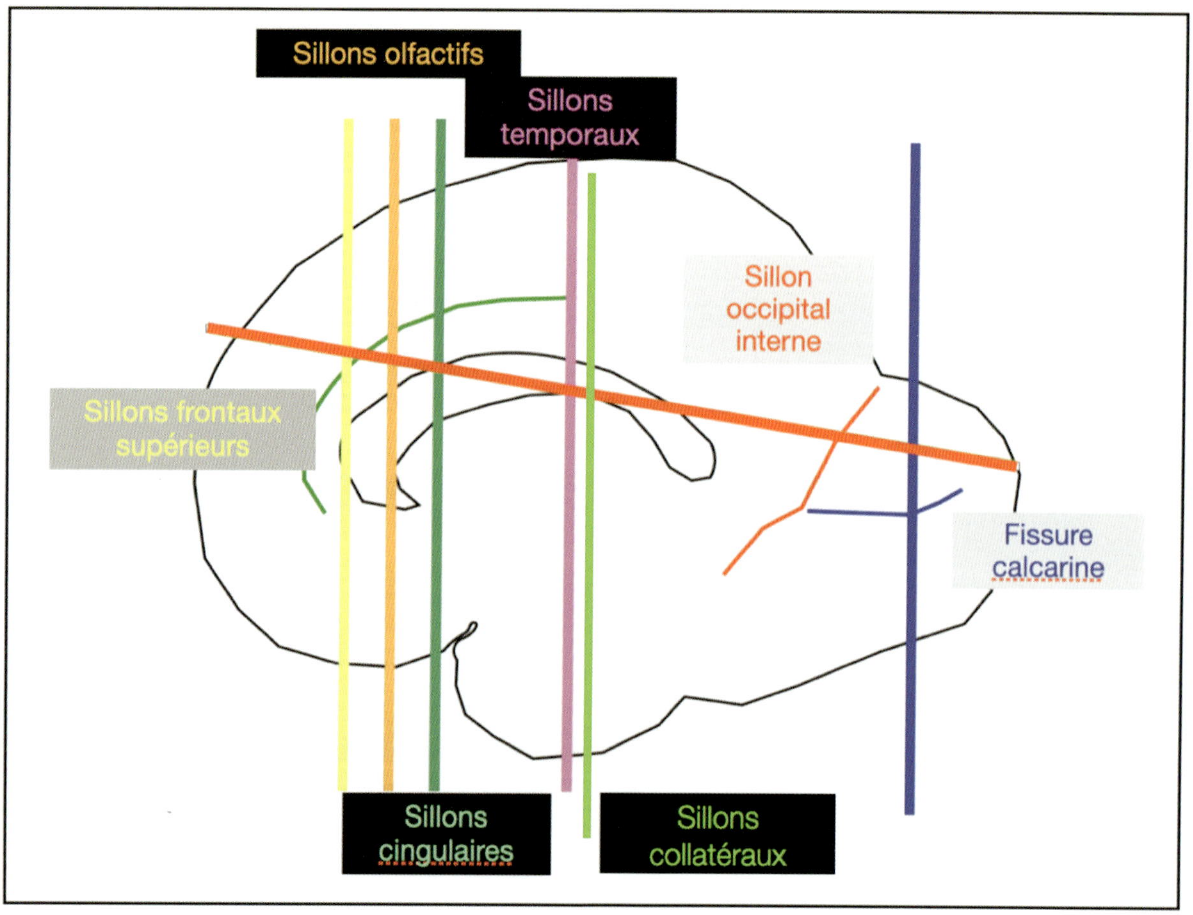

Fig. 4-69

Les sillons frontaux supérieurs

Ils sont toujours visibles à 28sa et seront mis en évidence dans un plan de coupe coronal très antérieur **(Fig. 4-70)**.

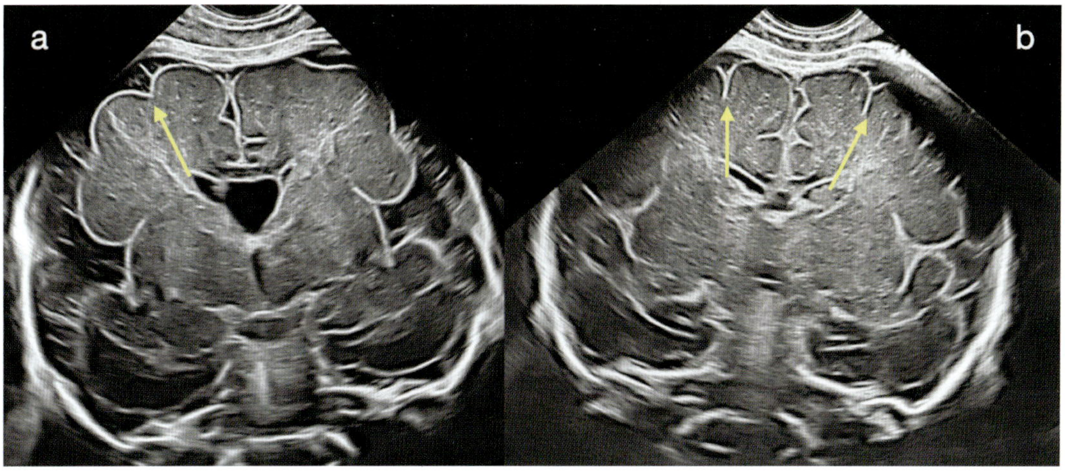

Fig. 4-70 : Sillons fronto-supérieurs : a : 28sa, b : 32sa

Les sillons olfactifs

Eux aussi toujours présents à 28sa, le plan de coupe est légèrement plus postérieur, passant par le milieu de la face inférieure des lobes frontaux **(Fig. 4-71)**. A partir de 31sa il est possible de visualiser les bulbes olfactifs (fines languettes longitudinales accolées à la face inférieure des lobes frontaux) **(Fig. 4-72)**.

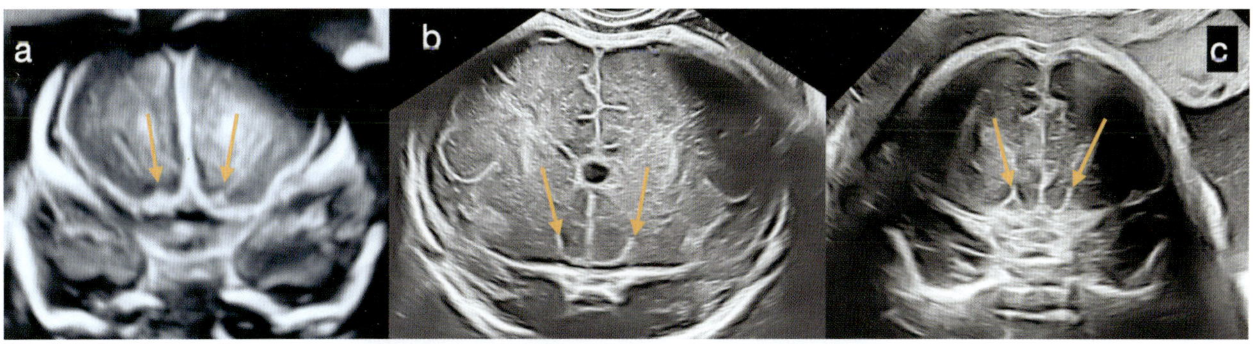

Fig. 4-71 : Sillons olfactifs : a : 28sa, b : 31sa, c : 34sa

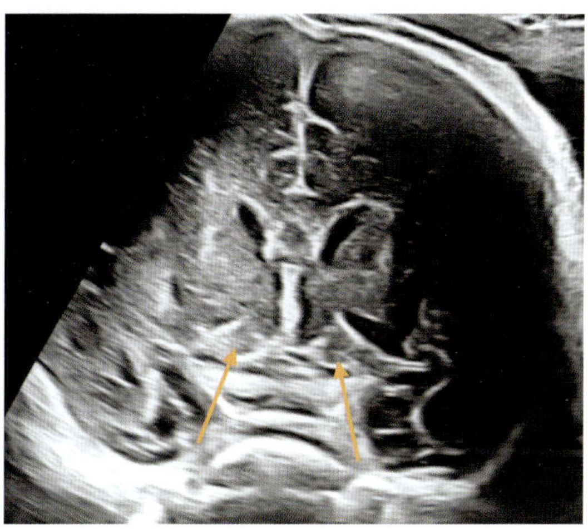

Fig. 4-72 : Bulbes olfactifs 32sa

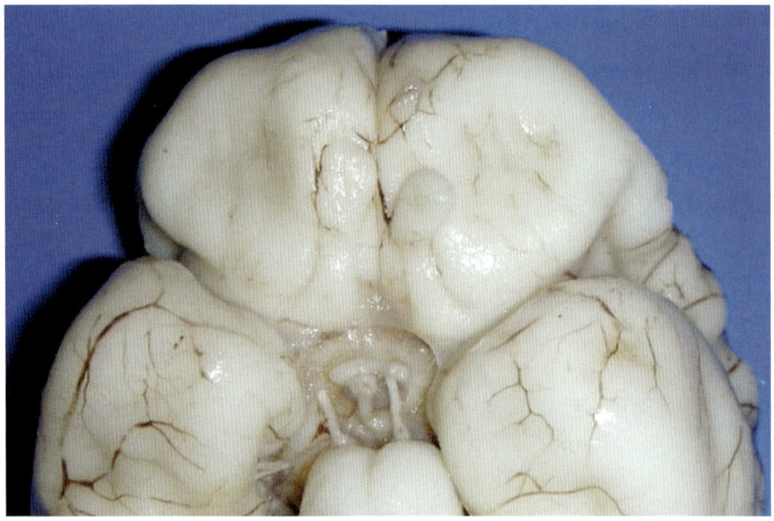

FP 4-28 : Bulbes olfactifs 30sa

Les sillons cingulaires

Le plan de coupe passe par les cornes frontales des ventricules latéraux. Ils sont visibles à partir de 28 sa, de part et d'autre de la faux du cerveau **(Fig. 4-73)**. Ils apparaissent le plus souvent décalés en hauteur de part et d'autre de la faux du cerveau.

Les sillons temporaux

Ils pourront être visualisés en plans coronaux et axiaux. Sur le plan coronal, les sillons temporaux supérieurs sont visibles sur le plan visualisant la VS et légèrement sous celle-ci **(Fig. 4-74)**, ils sont présents à

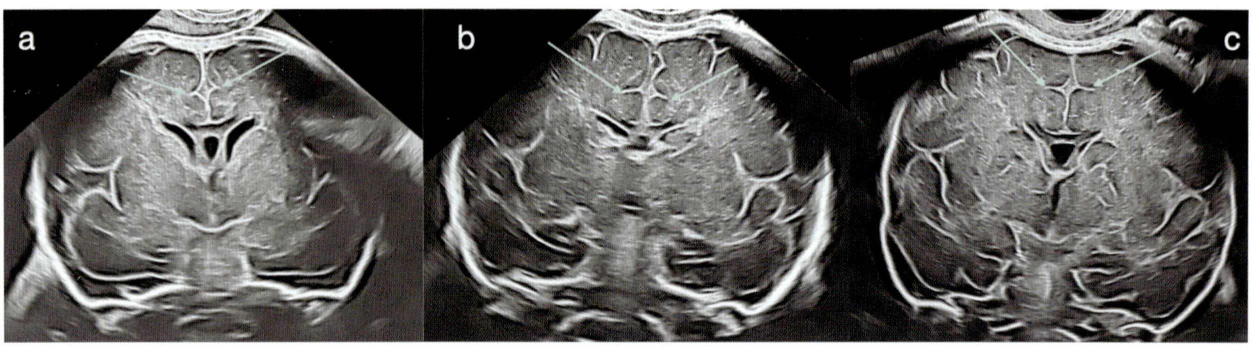

Fig. 4-73 : Sillons cingulaires : a : 28sa, b : 31sa, c : 34sa

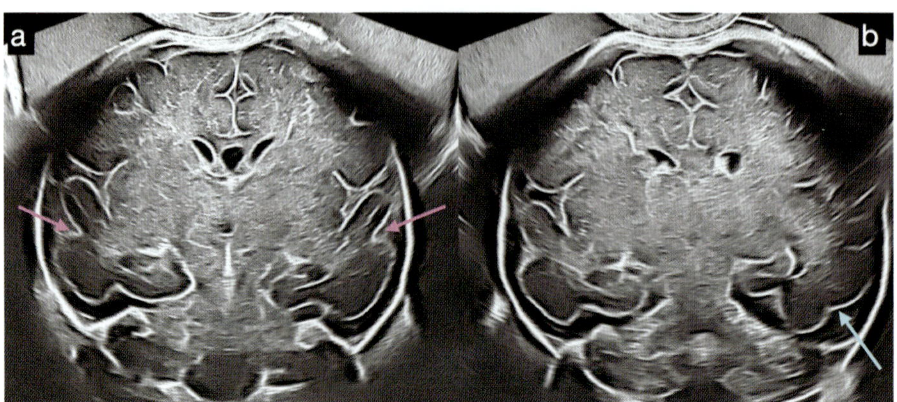

Fig. 4-74 : Sillons temporaux à 32sa coupes coronales : temporaux supérieurs : flèches roses, temporal inférieur : flèche turquoise

partir de 28sa. Sur une coupe axiale, ils seront mis en évidence en arrière de la VS (**Fig. 4-75**).

Les sillons temporaux inférieurs seront visibles à partir de 31sa, en coupe coronale, ils sont visibles sous les sillons temporaux supérieurs (**Fig. 4-74**), en coupe axiale en arrière des sillons temporaux supérieurs (**Fig. 4-75**).

Les sillons collatéraux

Visibles à partir de 27sa, ils sont situés à la face inférieure des lobes temporaux (**Fig. 4-76**).

Les fissures calcarines

Le plan de coupe coronal est postérieur à hauteur du cervelet, les fissures sont visibles à partir de 24sa et apparaitront très profondes à 32sa (**Fig. 4-77**).

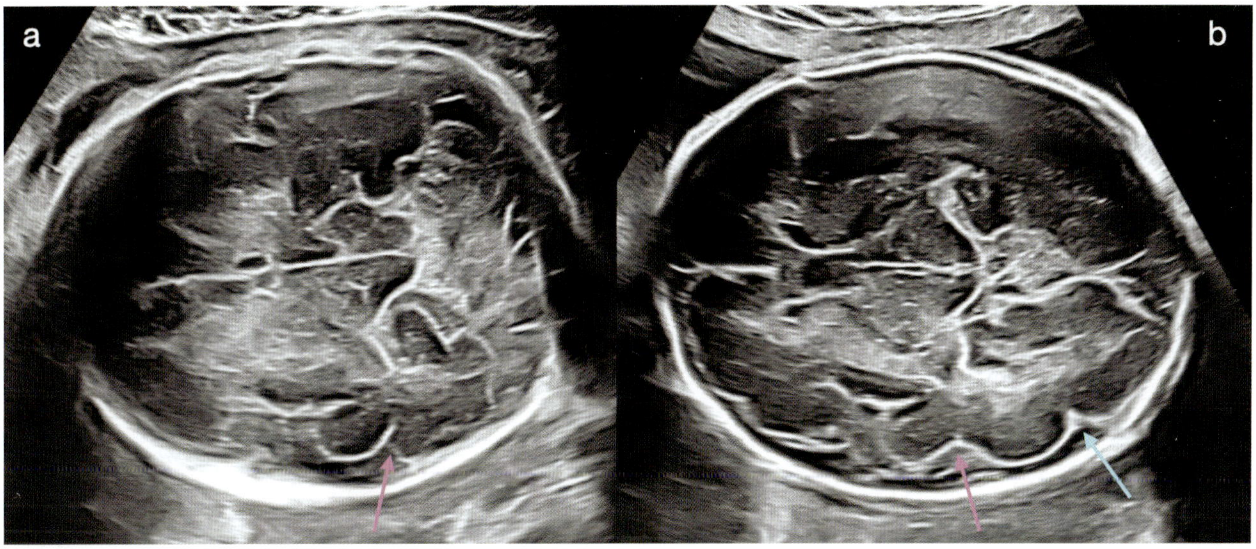

Fig. 4-75 : Sillons temporaux coupes axiales : a : 30sa, b : 32sa, temporaux supérieurs : flèches roses, temporal inférieur : flèche turquoise

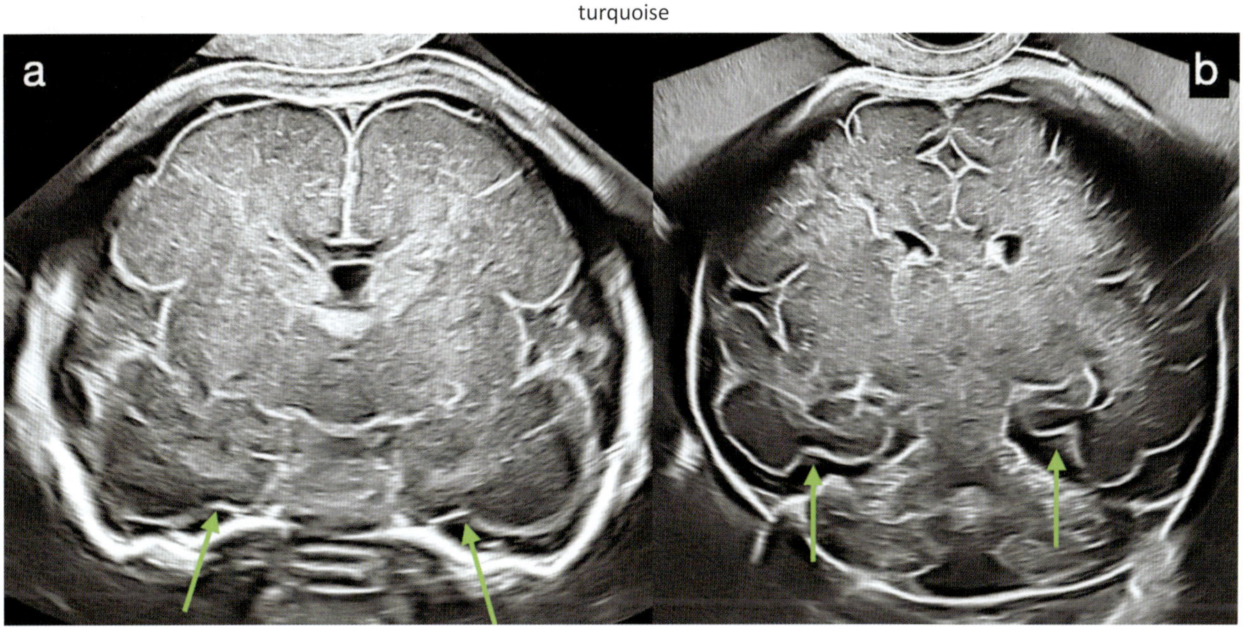

Fig. 3-76 : Sillons collatéraux : a : 29sa, b :32sa

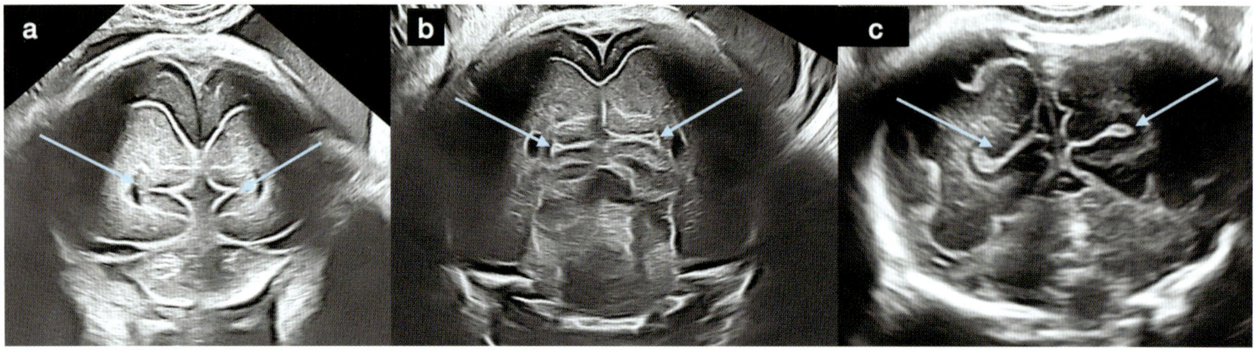

Fig. 4 -77 : Fissures calcarines : a : 25sa, b : 29sa, c : 32sa

Le tableau ci-dessous **(Fig. 4-78)** résume la date d'apparition des principaux sillons.

Il paraît utile de rappeler ici que l'étude des espaces péri-cérébraux est très importante dans l'étude de la gyration ; une augmentation de la taille de ces espaces accompagnant souvent un trouble de la maturation cérébrale.

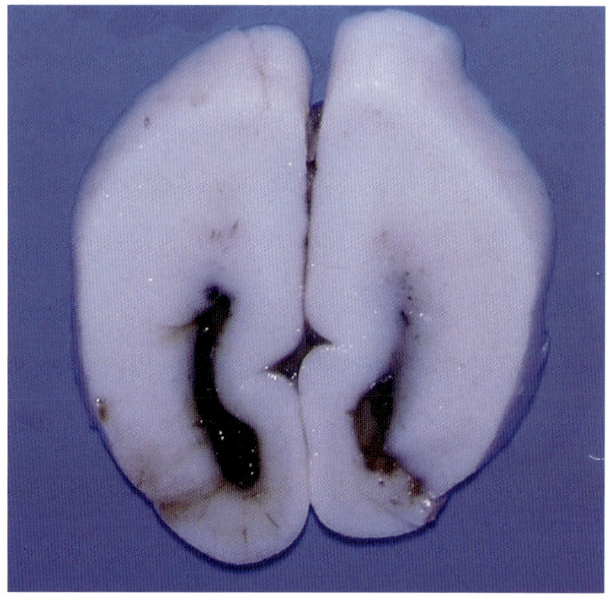

FP 4-29 : Fissures calcarines 23sa

	21/22 sa	24sa	27sa	28sa	31sa
S. Occ inter.	X				
F.Calcarines		X			
S.Cingulaires				X	
S.collatéraux			X		
S. Fro Sup.				X	
S Olfactifs				X	
S.temp sup.				X	
S.temp inf					X

Fig. 4-78 : Tableau récapitulatif d'apparition des principaux sillons

La vascularisation

Vascularisation artérielle

La vascularisation artérielle cérébrale est assurée par trois gros troncs artériels : les deux artères carotides et le tronc basilaire **(Fig. 4-79)**.

Les artères carotides

Elles pourront être visualisées en coupe coronale et en coupe para-sagittale **(Fig. 4-80)**.

Le tronc basilaire

Le tronc basilaire est formé par la confluence des artères vertébrales. Il chemine à la face antérieure du tronc cérébral et donne naissance aux artères cérébrales postérieures **(Fig. 4-81)**. En coupe sagittale, il surligne en avant le tronc cérébral **(Fig. 4-82)**.

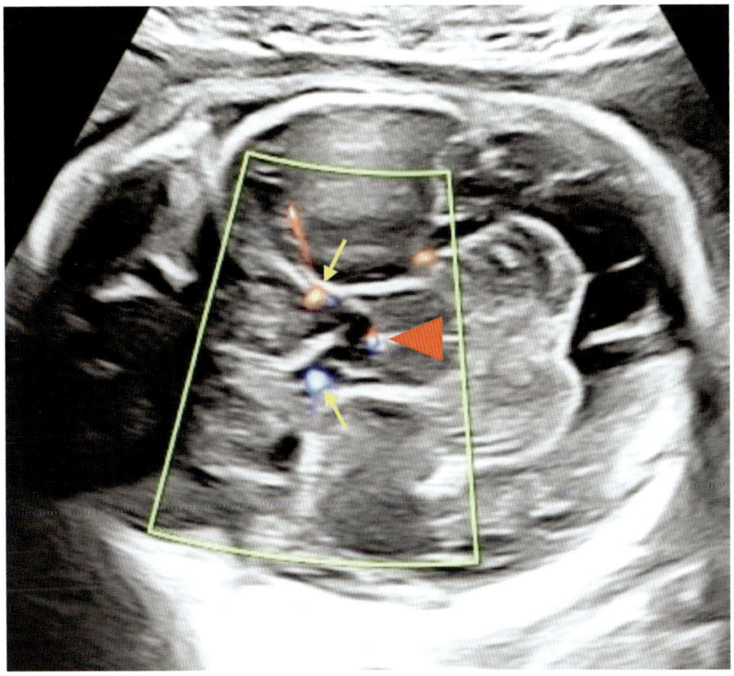

Fig. 4-79 : Plan axial : troncs artériels : flèches jaunes : carotides, tête de flèche rouge : tronc basilaire

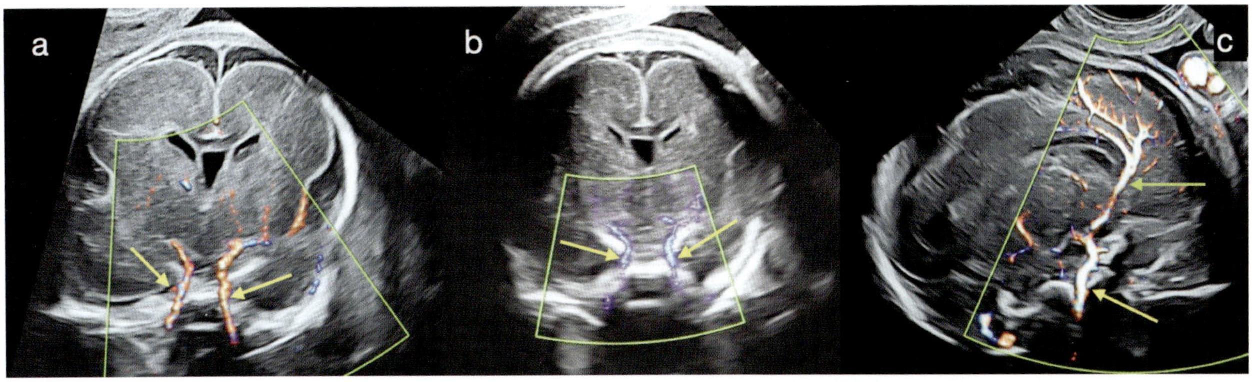

Fig. 4-80 : Artères carotides : a : coupe coronale 22sa, b : coupe coronale 27sa, c : coupe para-sagittale 32sa

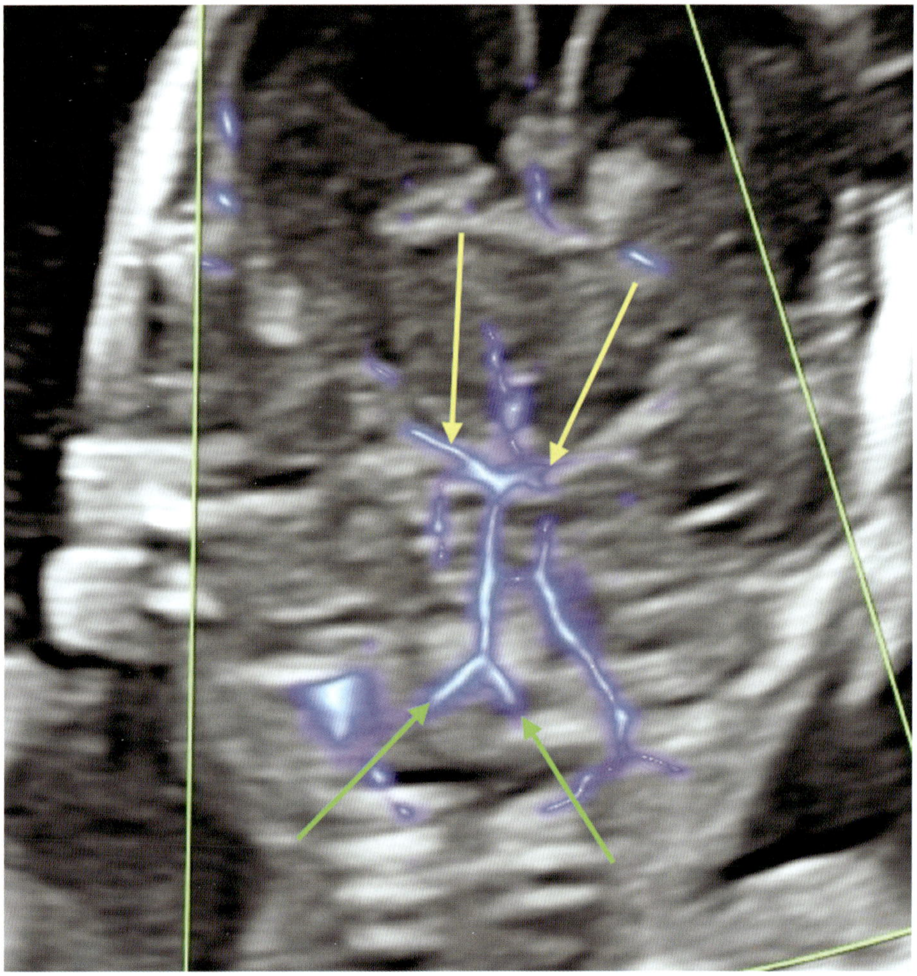

Fig. 4-81 : Tronc basilaire coupe coronale 16sa : flèches jaunes : a. cérébrales postérieures, b : flèches vertes : a. vertébrales

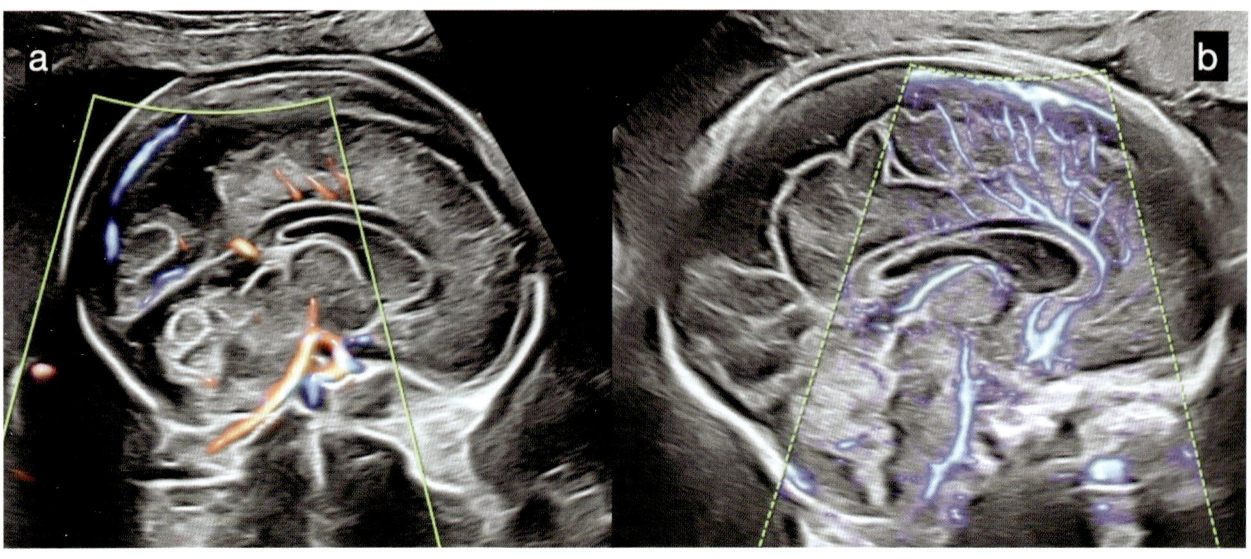

Fig. 4-82 : Tronc basilaire coupes sagittales a : 25sa, b : 32sa

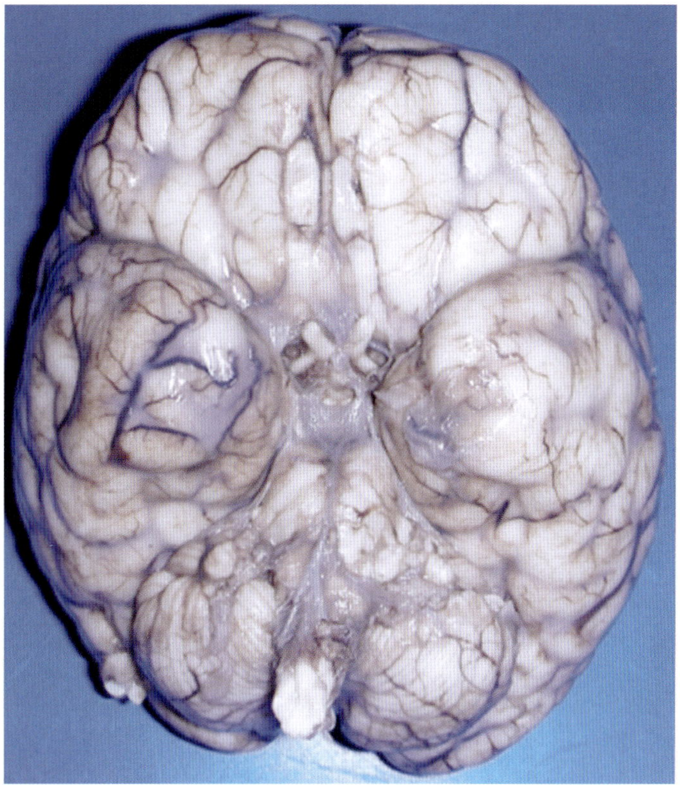

FP 4-30 : Tronc basilaire 33sa

Le polygone de Willis

Les trois gros troncs artériels sont anastomosés entre eux au niveau du polygone de Willis **(Fig. 4-83 et Fig. 4-84).**

Les carotides donnent naissance en avant aux artères cérébrales antérieures, celles-ci s'anastomosent entre elles par l'intermédiaire de la communicante antérieure **(Fig. 4-84)**.

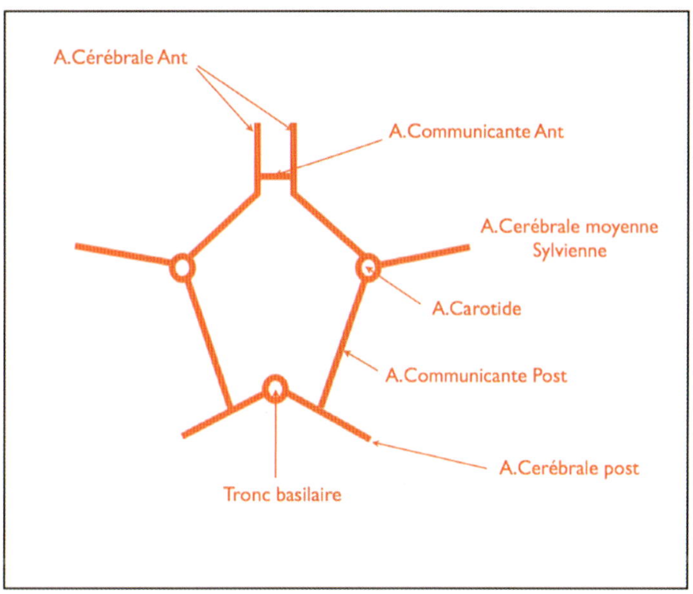

Fig. 4-83 : Polygone de Willis (schéma)

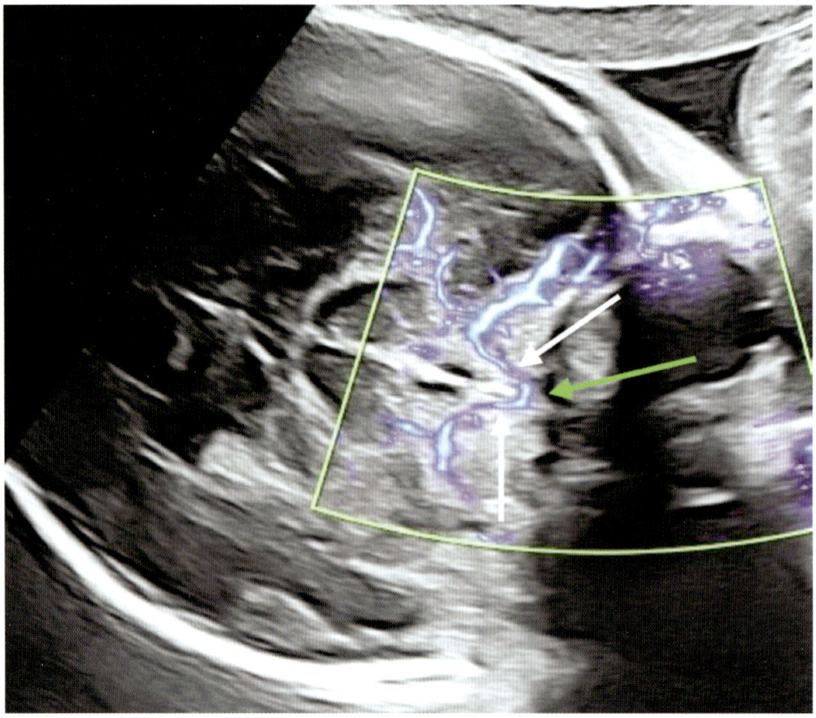

Fig. 4-84 : artère communicante antérieure (flèche verte) artères cérébrales antérieures (flèches blanches)

Latéralement les carotides donnent naissance aux artères cérébrales moyennes (ACM) **(Fig. 4-85)**. Les vaisseaux lenticulostriés sont issus des ACM et irriguent les noyaux gris centraux **(Fig. 4-86)**.

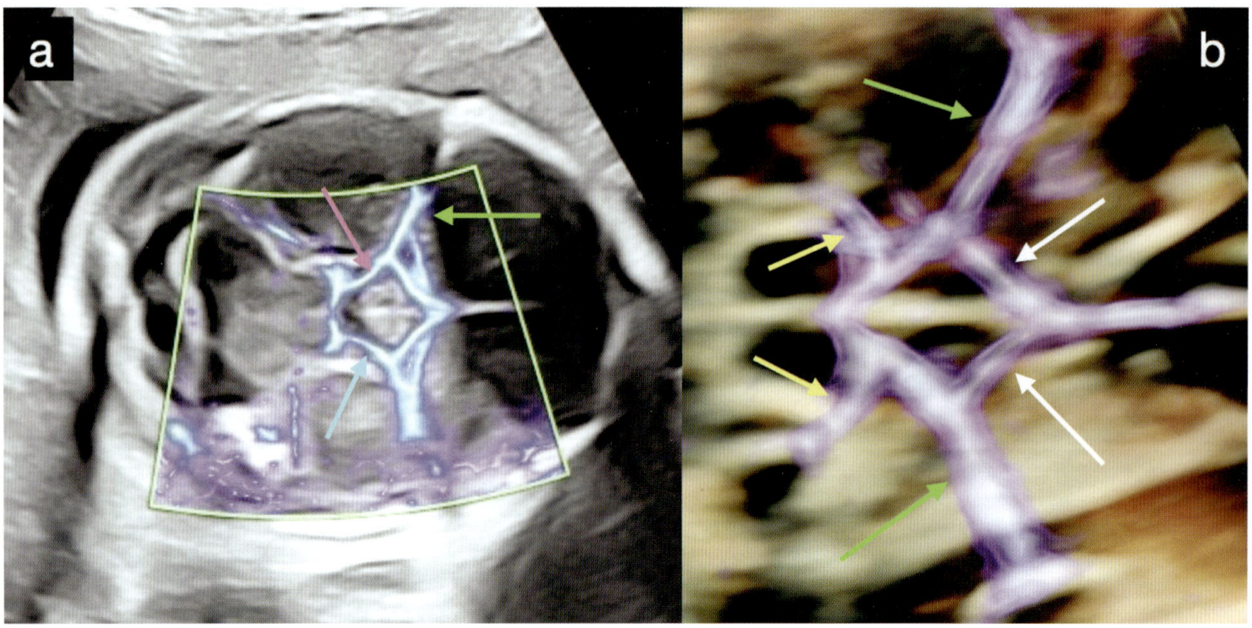

Fig. 4-85 : Polygone de Willis a : 22sa, b : 28sa (mode silhouette HD). Flèches rose et turquoise : a. communicantes postérieures. Flèches jaunes : a. cérébrales postérieures., Flèches blanches : a. cérébrales antérieures. Flèches vertes : a. cérébrales moyennes

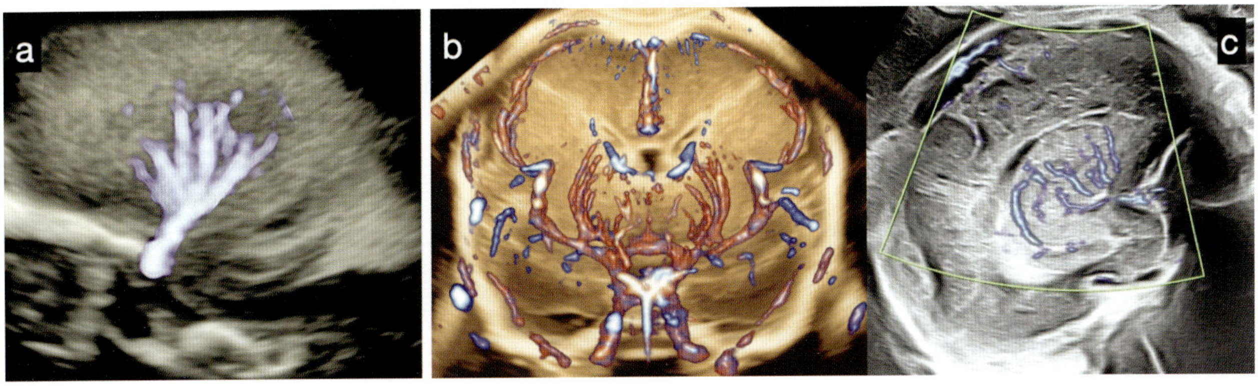

Fig. 4-86 : Vaisseaux lenticulostriés : a :22sa : coupe para sagittale, b : 25sa : coupe coronale, b : 29sa coupe para sagittale

En arrière, les carotides sont anastomosées aux artères cérébrales postérieures, nées du tronc basilaire, par l'intermédiaire des artères communicantes postérieures. Les artères cérébrales postérieures se dirigent vers l'arrière en entourant les pédoncules cérébraux **(Fig. 4-87)**.

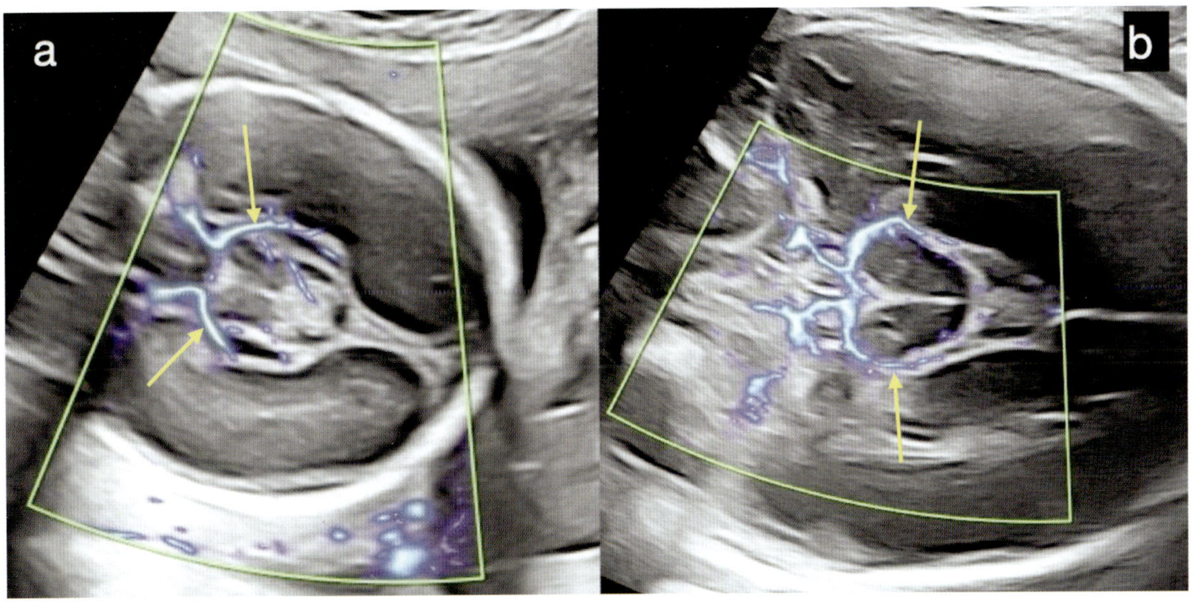

Fig. 4-87 : A. cérébrales postérieures : a : 22sa, b : 32sa

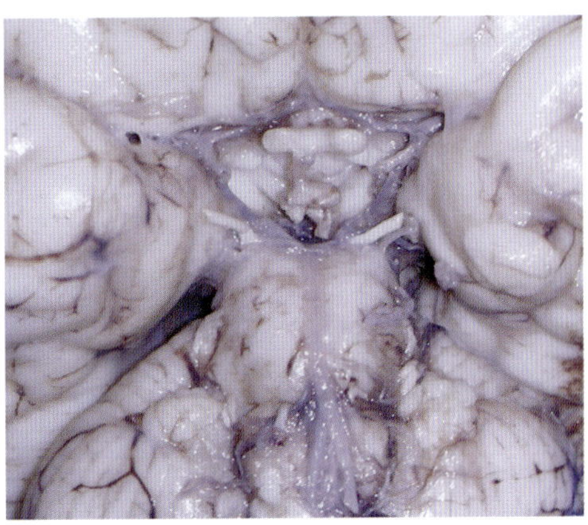

FP 4-31 : Polygone Willis 40sa

Des artères cérébrales antérieures naissent les artères péri-calleuses et les artères calloso-marginales **(Fig. 4-88 et Fig. 4-89)**.

Les artères péri-calleuses surlignent la partie supérieure du corps calleux, elles se terminent au niveau de la partie postérieure du corps calleux. Elles peuvent donner l'impression de se prolonger en arrière mais il s'agit en fait d'une image construite : ces artères se situant en prolongement du sinus longitudinal inférieur **(Fig. 4-90).**

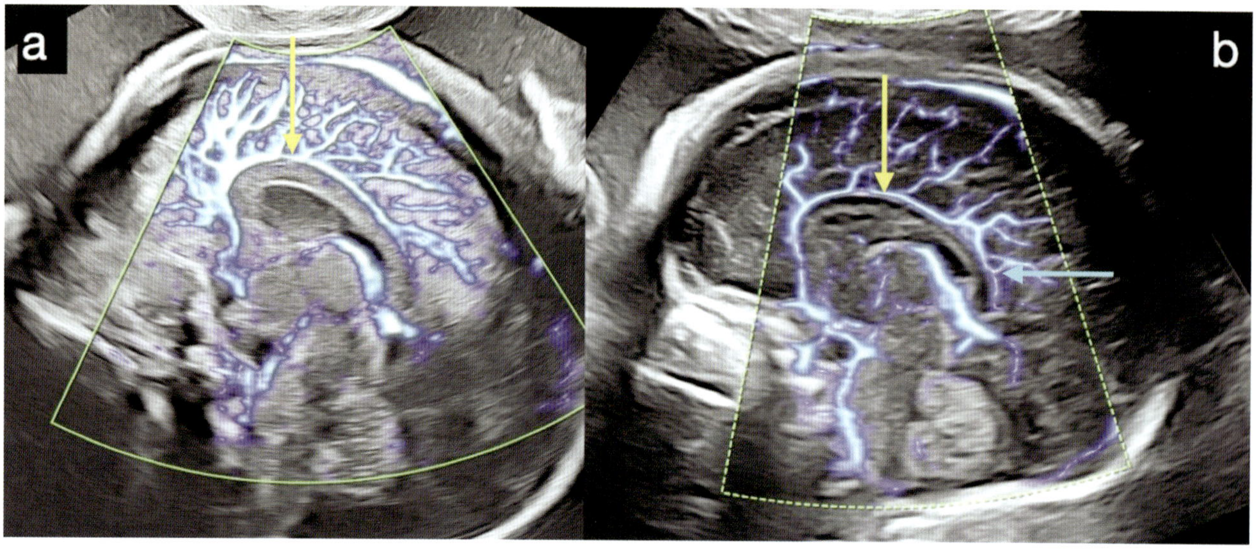

Fig. 4-88 : Artères péri calleuses : a : 22sa, b : 28sa (flèches jaunes)

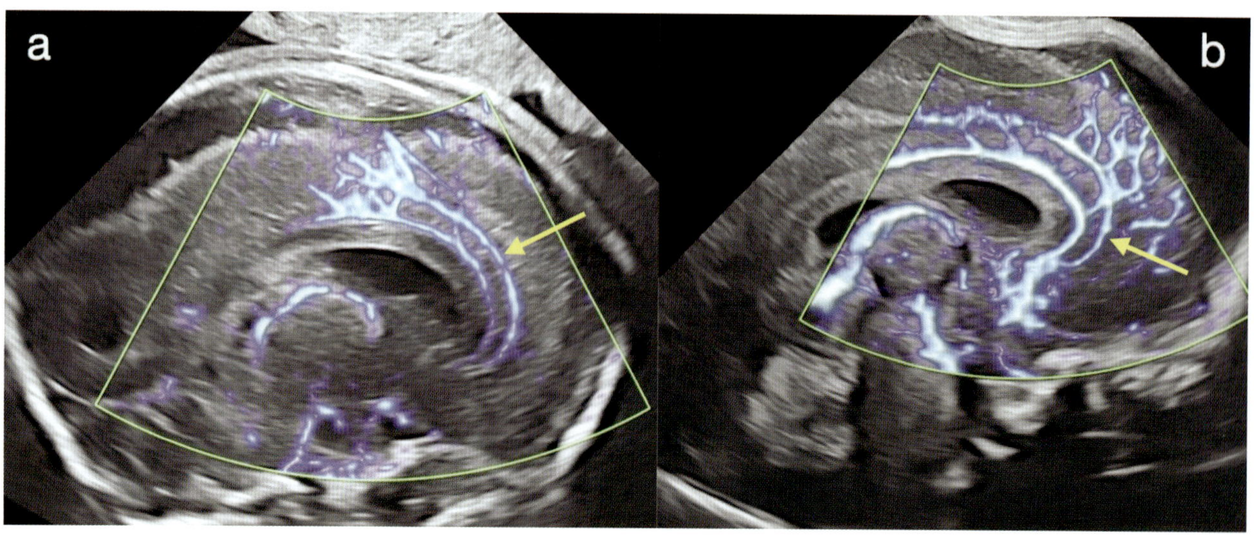

Fig. 4-89 : Artères calloso marginales 32sa (flèches jaunes)

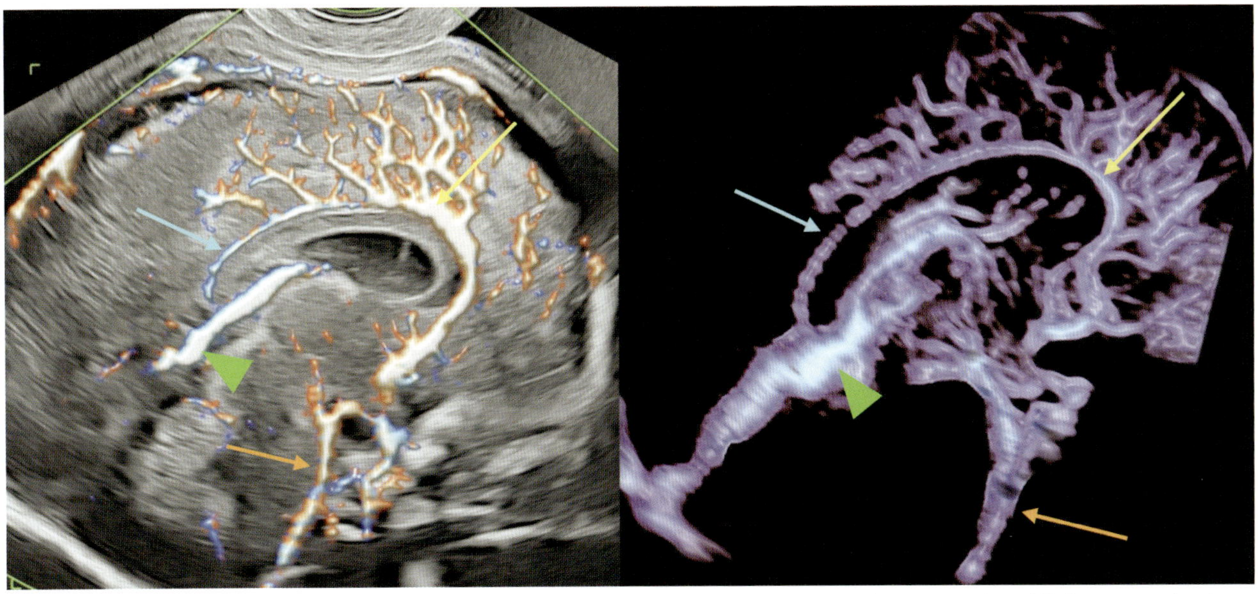

Fig. 4-90 : A. péri calleuses (flèches jaunes), sinus longitudinal inférieur (flèche turquoise), tronc basilaire (flèches orange) V de Galien (têtes de flèche vertes), aspect à 29sa.

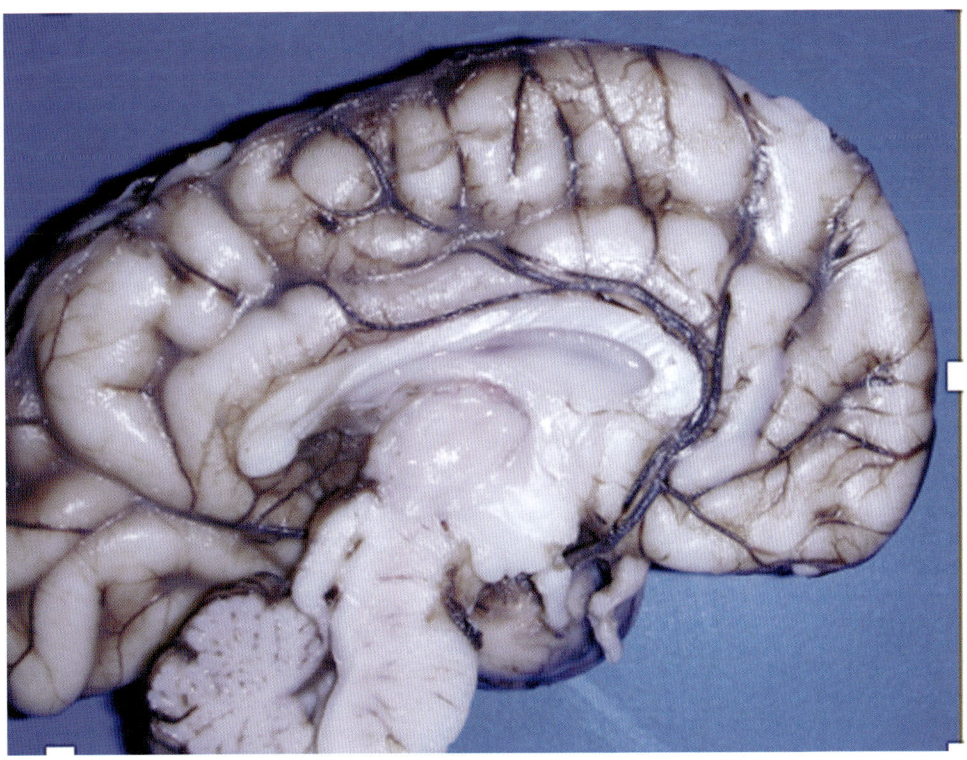

FP 4-32 : Artères péri calleuses 32sa

Vascularisation veineuse

Le drainage veineux est assuré pour la partie centrale du cerveau par les veines cérébrales situées de part et d'autre de la ligne médiane **(Fig. 4-92)**. Ces veines se drainent dans la grande veine de Galien qui se draine elle-même dans le sinus droit qui rejoint le torcular **(Fig. 4-93)**. Dans quelques rares cas la veine de Galien se draine dans un sinus falcoriel qui va s'aboucher directement au sinus sagittal supérieur, parfois il existe même un double drainage associant un sinus droit et un sinus falcoriel **(Fig. 4-94)**.

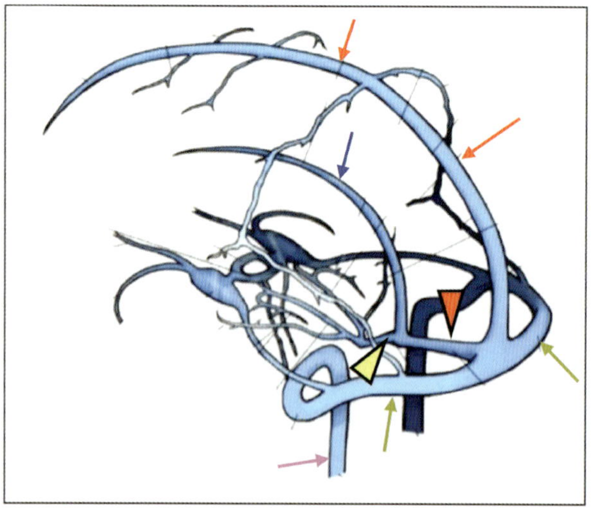

Fig. 4-91 : Schéma vascularisation veineuse : sinus longitudinal supérieur (flèches rouges), sinus transverses (flèches vertes), golfes jugulaires (flèche rose), veine de Galien (tête de flèche jaune), sinus droit (tête de flèche rouge)

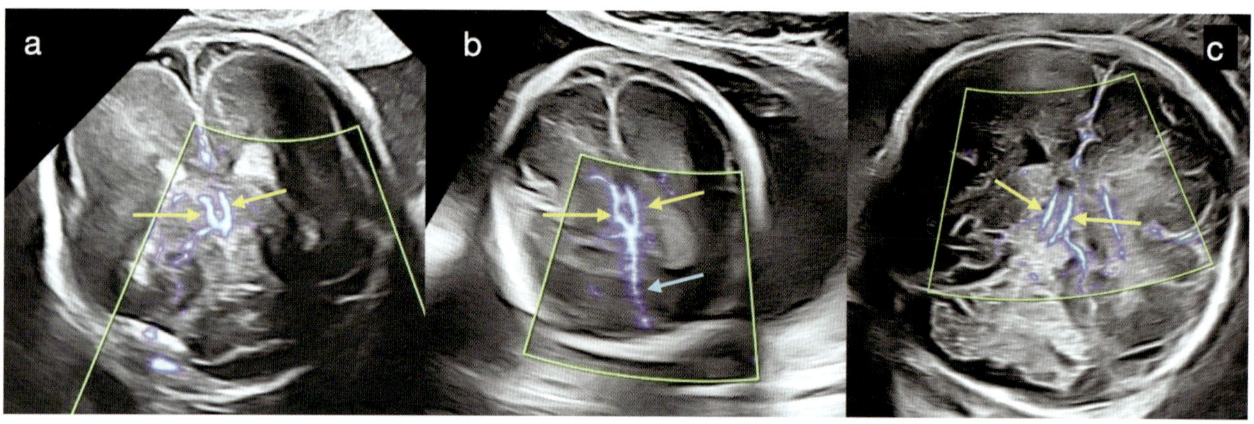

Fig. 4-92 : Veines cérébrales internes : a : 21sa, b ; 24sa, c : 29sa

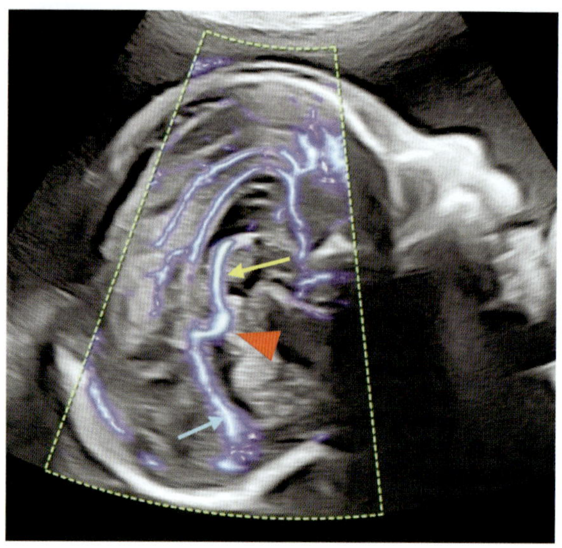

Fig. 4-93 : Veines cérébrales internes 28sa coupe para sagittale (flèches jaunes), V de Galien (tête de flèche rouge), sinus droit (flèche turquoise)

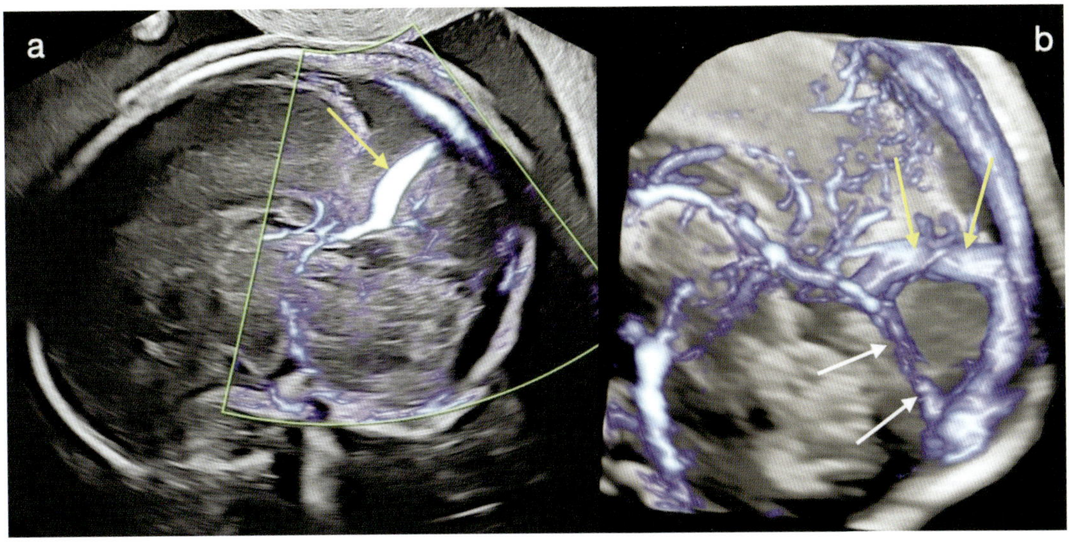

Fig. 4-94 : Sinus falcoriel : a : 23sa, b : sinus falcoriel (flèches jaunes) et sinus droit (flèches blanches) 26sa

La partie périphérique du cerveau est drainée par des sinus :

Le sinus sagittal supérieur qui court d'avant en arrière sous la suture sagittale supérieure, ce sinus étant rejoint au niveau du confluent (torcular) par le sinus droit. Les sinus transverses partent du confluent et cheminent aux bords latéraux de la fosse postérieure pour rejoindre les golfes jugulaires **(Fig. 4-95)**.

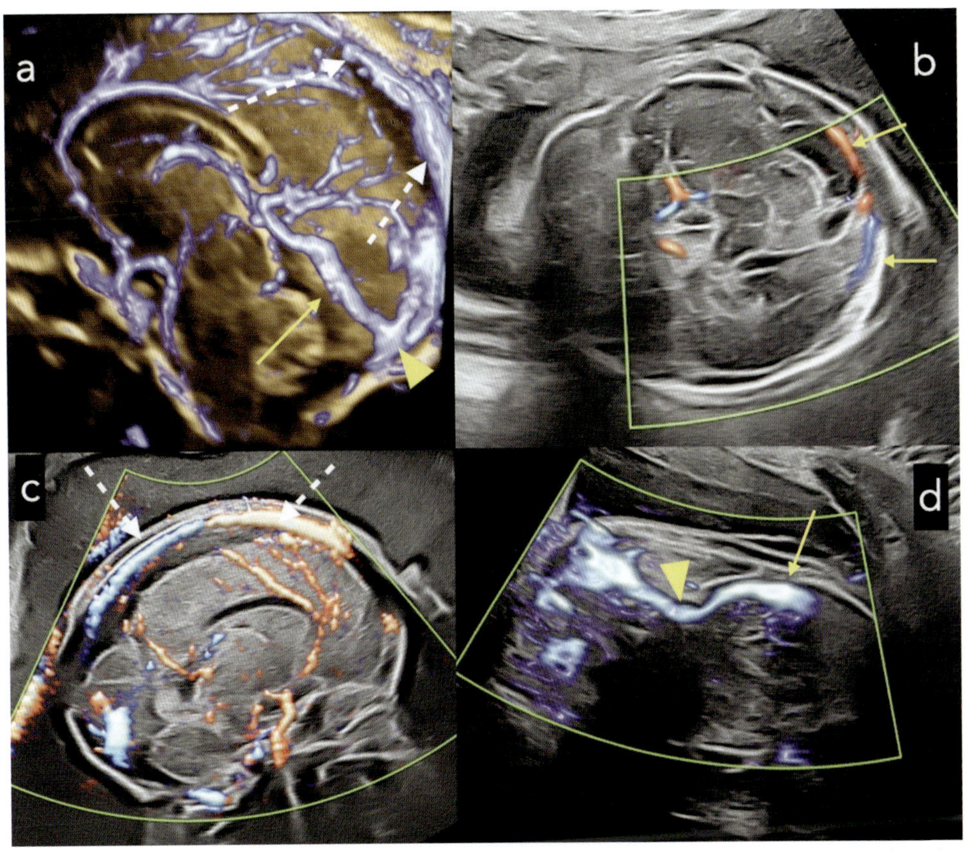

Fig. 4-95 : Circulation veineuse : a : 23sa : torcular : tête de flèche, sinus droit : flèche jaune ; sinus sagittal supérieur : flèches pointillées, b : 23sa sinus transverses (flèches), c : 32sa sinus sagittal supérieur (flèches pointillées), d : 32sa golfe jugulaire (tête de flèche), sinus transverse (flèche)

La biométrie

La biométrie cérébrale représente un temps capital de l'examen du cerveau fœtal. De nombreux paramètres peuvent être mesurés au niveau cérébral. Outre les mesures habituelles et recommandées du diamètre bipariétal et du périmètre céphalique, nous aborderons dans ce chapitre les biométries du diamètre atrial, de la grande citerne, du corps calleux, du tronc cérébral, du vermis cérébelleux ainsi que la mesure du diamètre interorbitaire dont les anomalies peuvent traduire la présence d'anomalies du cerveau fœtal.

La biométrie doit obéir à des critères de qualité parfaitement respectés afin d'être fiable et reproductible.

Diamètre Bipariétal (BIP) et Périmètre crânien (PC)

La mesure est naturellement effectuée dans un plan axial. Les critères de qualité de mesure du diamètre bipariétal et du périmètre céphalique ont été parfaitement établis [2] :

Le plan de mesure présente des repères latéraux et des repères longitudinaux :

- Latéralement, les distances table osseuse externe/ligne médiane doivent être équivalentes de part et d'autre de la ligne médiane (Rep 1)
- Longitudinalement, il existe deux repères permettant d'obtenir une inclinaison correcte du plan : le repère antérieur (Rep 2) est la cavité du septum pellucidum, le repère postérieur est la citerne ambiante (Rep 3) (en particulier le cervelet ne doit pas être visible). Ce plan passe par les thalami.
- La taille de l'image cérébrale doit être supérieure à la moitié de l'image échographique **(Fig. 4-96).**
- Les calipers doivent être correctement positionnés [4]. Actuellement les courbes habituellement utilisées (Intergrowth 21st et OMS) placent les calipers à l'interface externe de la table osseuse (**Fig. 4-96** vignette). En ce qui concerne le PC l'ellipse sera placée à l'interface externe de la table osseuse **(Fig. 4-97).**

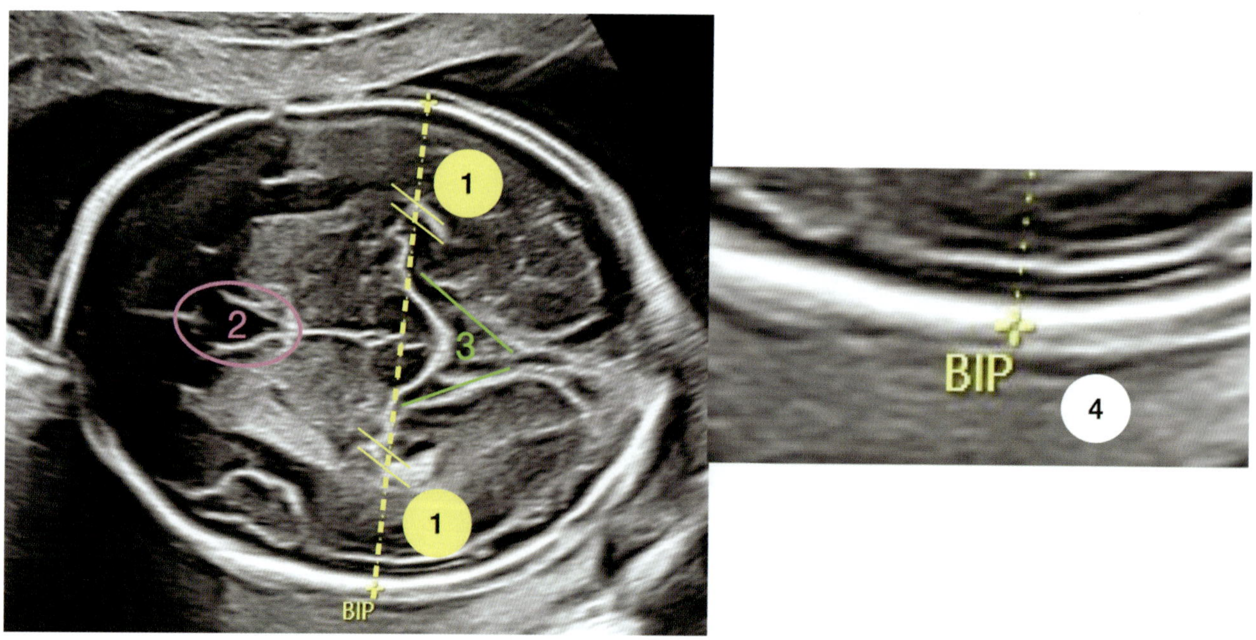

Fig. 4-96 : Diamètre bipariétal (BIP)

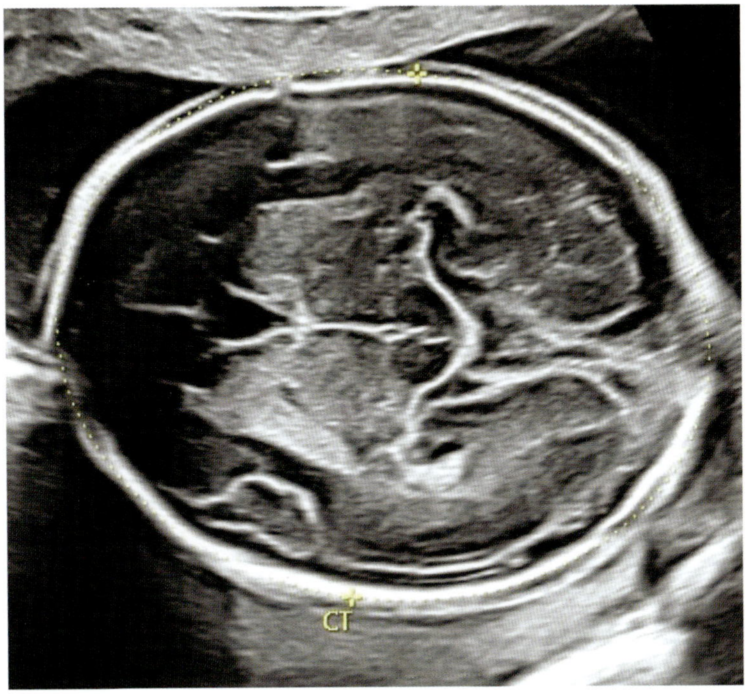

Fig. 4-97 : Périmètre crânien (PC)

Diamètre atrial

En ce qui concerne cette mesure, le lecteur se reportera au chapitre consacré au système ventriculaire (Fig. 4-14 et 4-15).

Corps calleux

Le corps calleux peut-être mesuré dans sa longueur et dans son épaisseur [4]. Sa longueur sera mesurée suivant un strict plan sagittal ; de la partie la plus antérieure du genou à la partie la plus postérieure du splénium (Fig. 4-98). Son épaisseur sera mesurée dans un plan coronal médian défini par la présence de la cavité du septum pellucidum en bas, la ligne échogène interhémisphérique en haut et latéralement par les cornes frontales (Fig. 4-99).

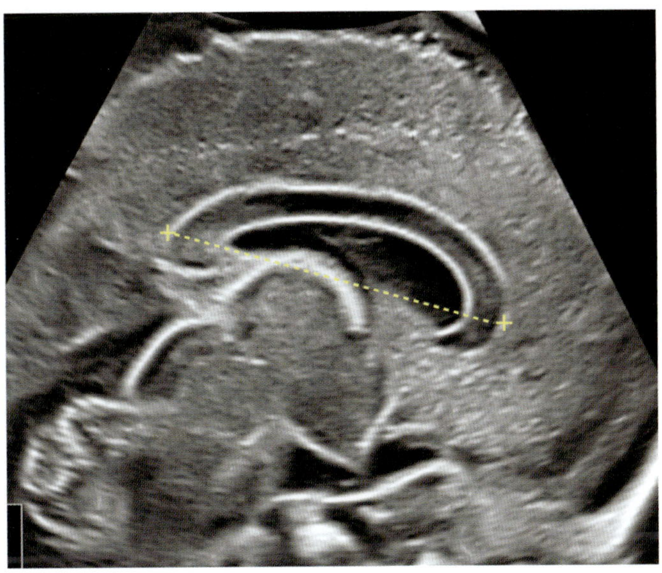

Fig. 4-98 : Mesure de la longueur du corps calleux

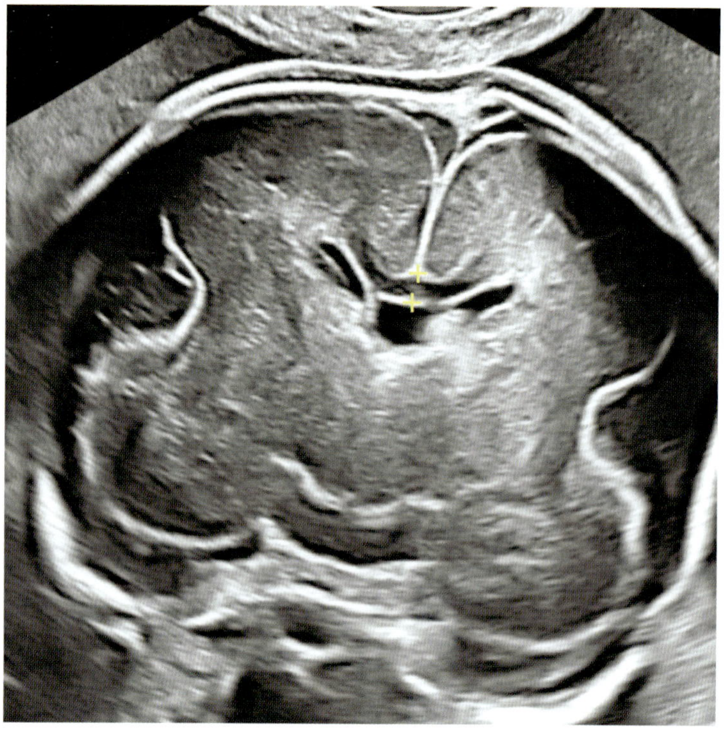

Fig. 4-99 : Mesure de l'épaisseur du corps calleux

Son épaisseur pourra aussi être mesurée au niveau du genou, du corps et du splénium à partir d'un plan sagittal permettant par ailleurs la mesure de la longueur **(Fig. 4-100)**.

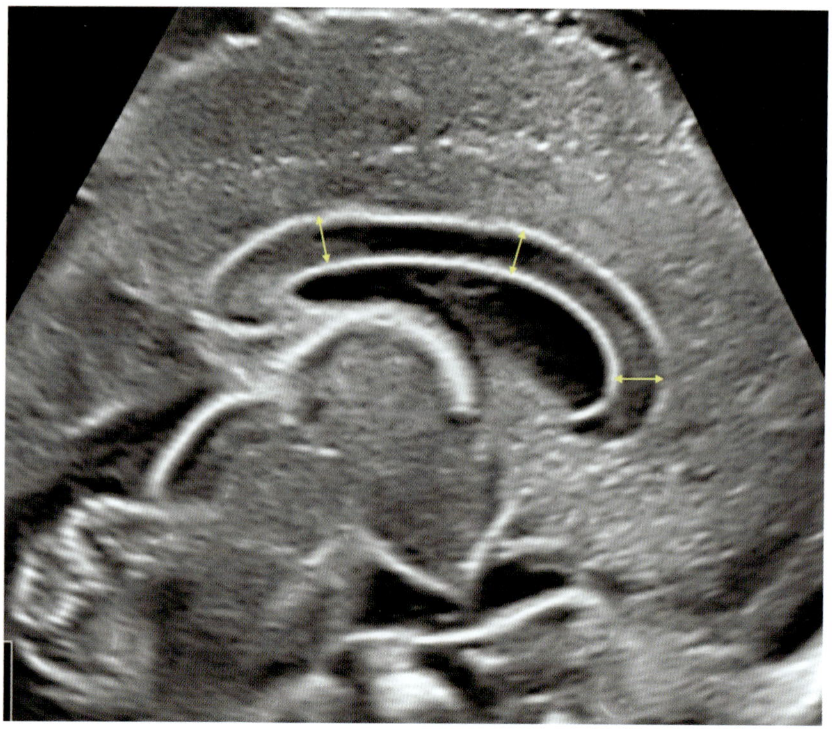

Fig. 4-100 : Mesure de l'épaisseur du corps calleux en coupe sagittale

Cervelet

Le diamètre transverse du cervelet :

Les courbes les plus habituellement utilisées sont les courbes publiées par Chavez [14] mesurant le diamètre transversal du cervelet. La mesure est réalisée dans un plan cavo-cérébelleux symétrique, avec une inclinaison de la ligne médiane de 30° pour obtenir une vision complète du cervelet. Les calipers sont placés à l'interface entre le bord externe des hémisphères cérébelleux et le lac liquidien péri et rétro cérébelleux. **(Fig. 4-101)**.

La hauteur du vermis

La mesure sera effectuée dans un plan parallèle, strictement sagittal (incluant le corps calleux, le septum pellucidum, le quatrième ventricule, le vermis et le pont), à celui du tronc cérébral et en utilisant un abord postérieur au niveau de la suture sagittale, légèrement au-dessus de la petite fontanelle **(Fig. 4-102)** [15, 16].

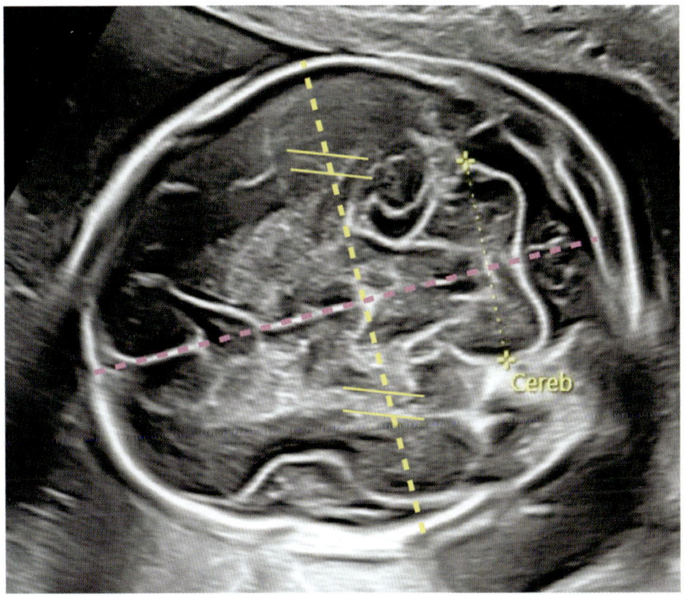

Fig. 4-101 : Mesure du diamètre transverse du cervelet

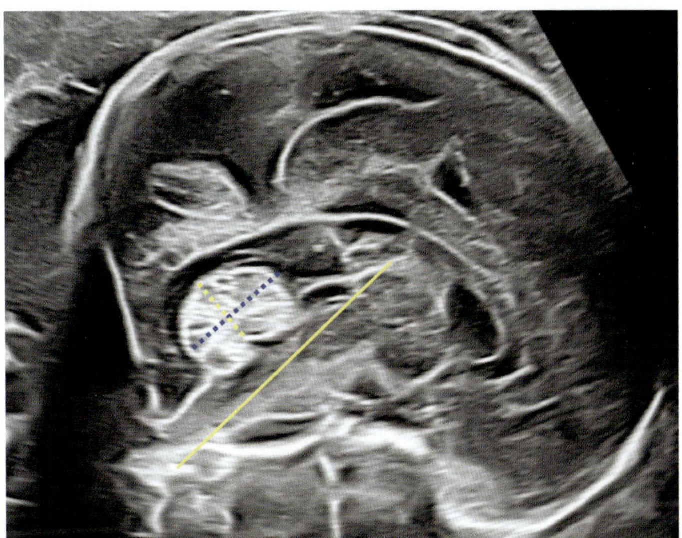

Fig. 4-102 : Mesure de la hauteur et du diamètre antéropostérieur du cervelet

Le diamètre antéropostérieur du vermis

Il sera mesuré sur un plan perpendiculaire au plan utilisé pour la mesure du vermis et à mi-hauteur du vermis **(Fig. 4-102)**.

La circonférence et ou la surface du vermis

Elles seront obtenues en traçant manuellement cette circonférence. La surface est de 1cm^2 +/- 0,2 à 22sa et de 2,8 cm^2 +/- 0,3 à 32sa **(Fig. 4-103)** [17].

Grande citerne

Le plan de mesure de la grande citerne est défini comme un plan axial cavocérébelleux, la mesure étant effectuée sur la ligne médiane entre la face postérieure du vermis cérébelleux et la face interne de l'écaille occipitale **(Fig. 4-104)** [19].

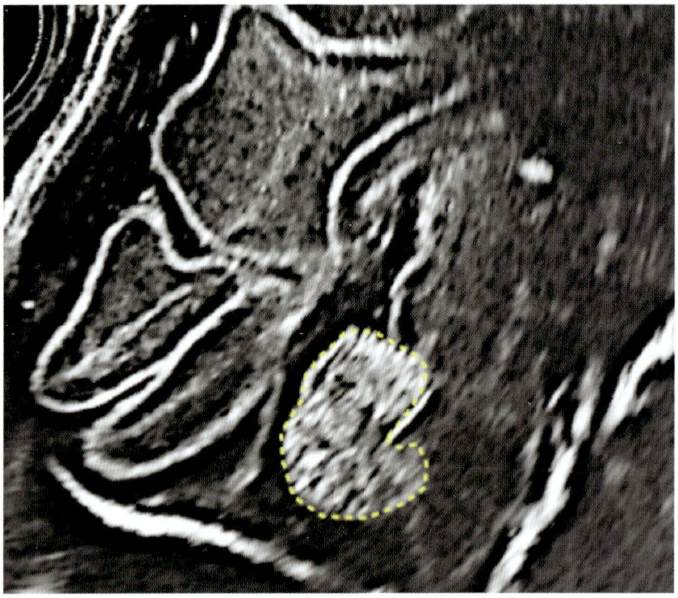

Fig. 4-103 : Mesure de la circonférence et de la surface du vermis cérébelleux

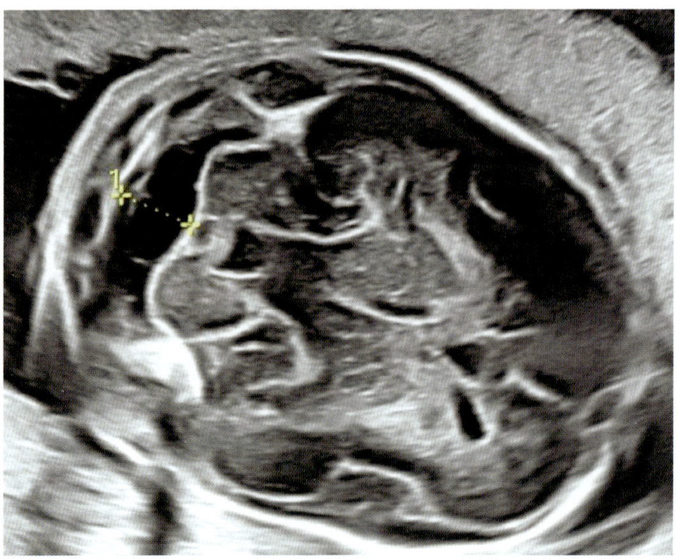

Fig. 4-104 : Mesure de la grande citerne

Tronc cérébral

Le diamètre antéropostérieur du tronc cérébral sera mesuré à partir d'un plan sagittal et perpendiculairement au grand axe du tronc cérébral **(Fig. 4-105)** [16, 18].

Diamètre inter-orbitaire

Il semble utile d'ajouter aux mesures précédentes la mesure du diamètre inter-orbitaire, cette mesure s'avérant indicative dans la recherche de certaines anomalies cérébrales.

En France il est habituel d'effectuer une mesure du milieu d'une orbite au milieu de l'orbite controlatérale **(Fig. 4-106)**.

Les valeurs normales d'après les travaux de J.M Levaillant sont :

- 22sa : 25,2mm +/- 1,3mm
- 32sa : 34,8mm +/- 2,5mm

Il paraît utile de connaître le principe « de l'orbite virtuelle » : lorsque l'écartement des orbites est normal une orbite virtuelle peut être juste logée entre les deux orbites **(Fig. 4-107).**

Il sera surtout intéressant de rapporter la valeur du DIO à celle du diamètre bipariétal le ratio étant :

- 22sa : 0,47 +/- 0,5
- 32sa : 0,42 +/- 0,5

Le lecteur pourra retrouver dans la dernière partie de cet ouvrage les tables qui pourront lui être utiles dans sa pratique.

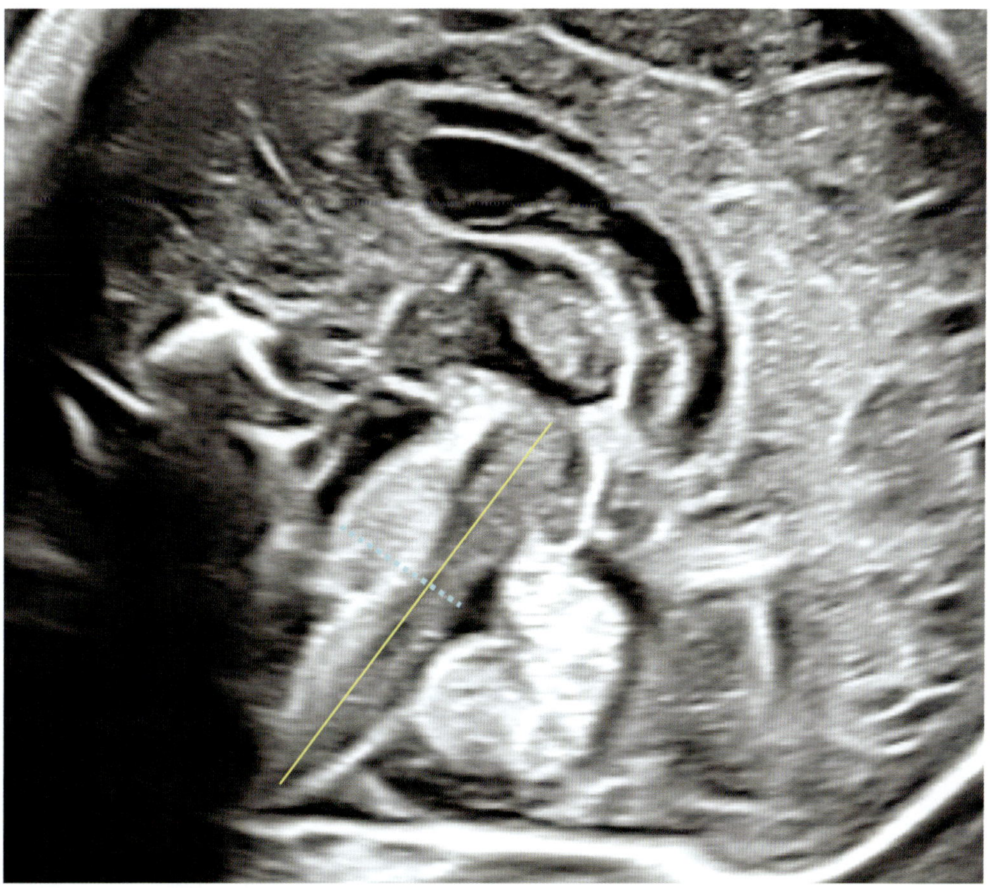

Fig. 4-105 : Mesure du diamètre antéropostérieur du tronc cérébral

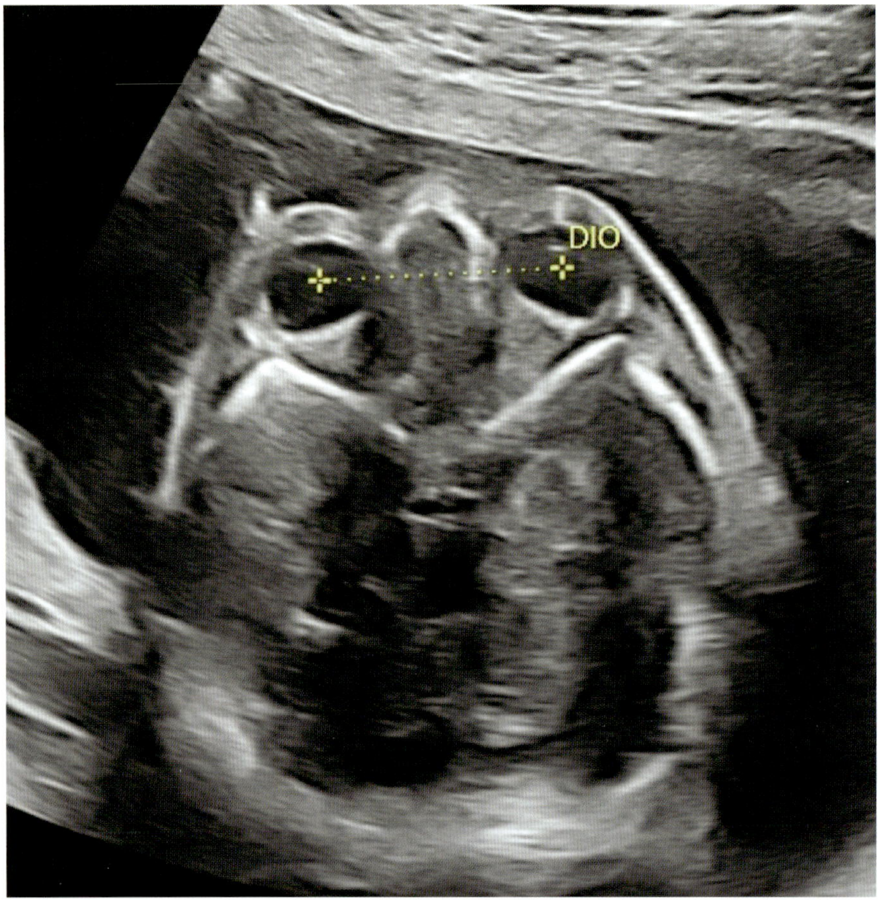

Fig. 4-106 : Mesure du diamètre interorbitaire

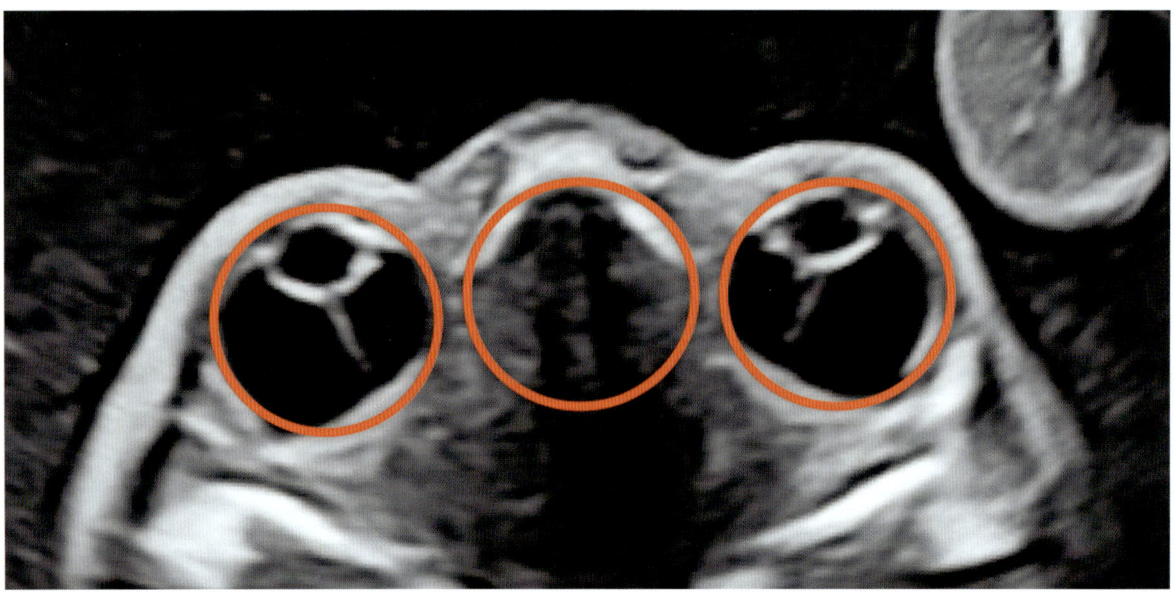

Fig. 4-107 : Technique de l'orbite « virtuelle »

Bibliographie

1. Guibaud L. Opinion Fetal cerebral ventricular measurement and ventriculo-megaly: time for procedure standardization: *Ultrasound Obstet Gynecol* 2009; 34: 127–130

1bis. Guibaud L, Lacalm A. Editorial Etiological diagnostic tools to elucidate 'isolated' ventriculomegaly. *Ultrasound Obstet Gynecol* 2015 ; 46 : 1–11 DOI:10.1002/uog.146872- Reference ranges for fetal ventricular width: a non-normal ap-proach L. J. SALOMON, J. P. BERNARD and Y. VILLE *Ultrasound Obstet Gynecol* 2007; 30: 61–66

3. Cignini P, Padula F, Giorlandino M *et al.* Reference Charts for Fetal Corpus Callosum LengthA Prospective Cross-sectional Study of 2950 Fetuses. *J Ultrasound Med* 2014; 33:1065–1078 | 0278-4297

4. Achiron, Achiron A. Development of the human fetal corpus callosum: a high-resolution, cross-sectional sonographic studyR. *Ultrasound Obstet Gynecol* 2001; 18: 343–347

5. Cagneaux Mand L, Guibaud L. From cavum septi pellucidi to anterior complex: how to improve detection of midline cerebral abnormalities *Ultrasound Obstet Gynecol* 2013; 42: 484–486.

6. Vinals F, Correa† F, Goncalves-Pereira PM. Anterior and posterior complexes: a step towards improving neurosonographic screening of midline and cortical anomalies *Ultrasound Obstet Gynecol* 2015; 46: 585–594

7. Ghi T, Contro E, De Musso F *et al.* Normal morphometry of fetal posterior fossa at midtrimester: brainstem–tentorium angle and brainstem–vermis angle. *Prenatal Diagnosis* 2012, 32, 440–443

8. Garel C, Fallet-Bianco C, Guibaud L. The Fetal Cerebellum: Development and Common Malformations. *J Child Neurol published* online 27 September 2011

9. Steiger RM, Porto M, Lagrew DC, Randall R. Biometry of the fetal cisterna magna estimates of the ability to detect trisomy 18. *Ultrasound Obstet Gynecol* ;5 (1995)384-390

10. Pugash D, Hendson† G, Dun-Ham† CP, Dewar‡ K, Money DM, Prayer D. Sonographic assessment of normal and abnormal patterns of fetal cerebral lamination *Ultrasound Ob-stet Gynecol* 2012; 40: 642–651Published online in Wiley Online Library (wileyonlinelibrary.com).

11. Pistorius LR, Stoutenbeek P, Groenendaal† F, De Vries† L, Manten G, Mulder E, Visser G. Grade and symmetry of normal fetal cortical development: a longitudinal two- and three-dimensional ultrasound study *Ultrasound Obstet Gynecol* 2010; 36: 700–708 Published online in Wiley Online Library(wileyonlinelibrary.com). DOI: 10.1002/uog.7705

12. Quarello E, Stirnemann J, Ville Y, Guibaud† L. Assessment of fetal Sylvian fissure operculization between 22 and 32 weeks: a subjective approach *Ultrasound Obstet Gynecol* 2008; 32: 44–49

13. Poon LC, Sahota DS, Chaemsaithong P *et al.* Transvaginal three-dimensional ultrasound assessment of Sylvian fissures at 18–30 weeks' gestation; *Ultrasound in Obstétrics and Gynecology* First published: 31 October 2018.

14. Martin R, Chavez A, Cande V, *et al.* Fetal transcerebellar diameter measurement with particular emphasis in the third trimester: A reliable predictor of gestational age. *American Journal of Obstetrics and Gynecology* Volume 191, Issue 3, September 2004, Pages 979-984

15. Zalel Y, Seidman DS, Brandt N, Lipitz S, Achiron R. The development of the fetal vermis: an in-utero sonographic évaluation. *Ultrasound in obstetrics & gynecology* 2002; 19: 136–139

16. Mirlesse V, Courtiol C, Althuser M *et al.* Ultrasonography of the fetal brainstem: a biometric and anatomical, multioperator, cross-sectional study of 913 fetuses of 21–36 weeks of gestation *Prenatal Diagnosis* 2010; 30: 739–745.

17. Malinger G, Ginath S, Lerman-Sagie T, Watemberg N, Lev D, Glezerman M. The fetal cerebellar vermis: normal development as shown by transvaginal *Ultrasound Prenatal Diagnosis* 2001; 21: 687–692.

18. Achiron, Kivilevitch Z, Lipitz S, Gamzu R, Almog B, Zalel Y.Development of the human fetal pons : in utero ultrasonographic study *Ultrasound In Obstetrics & Gynecology,* Vol 24, Issue 5, October 2004, Pages : 506–510, R. 19- Biometry of the fetal cisterna magna : estimates of the ability to detect trisomy 18 (pages 384–390) *Ultrasound In Obstetrics & Gynecology* Vol 5, Issue 6 June 1995 Dr R. M. Steiger, M. Porto, D. C. Lagrew and R. Randall

CHAPITRE 5 - SYNTHÈSE : ASPECTS DE SEMAINE EN SEMAINE

Introduction

Ce paragraphe permet de visualiser l'ensemble du cerveau fœtal à des termes de 18 à 34sa avec une périodicité de deux semaines en deux semaines.

Pour chacun des termes le lecteur retrouvera :

- Une planche en échographie échographie conventionnelle 2D, illustrant les trois plans de l'espace auquel est ajouté un plan de la fosse postérieure
- Une planche en échographie volumique correspondant à un TUI dans le plan coronal.
- Des planches correspondant à l'aspect foeto-pathologique pour le terme.
- Une planche en IRM illustrant les trois plans de l'espace (à partir de 28sa)

18-20sa

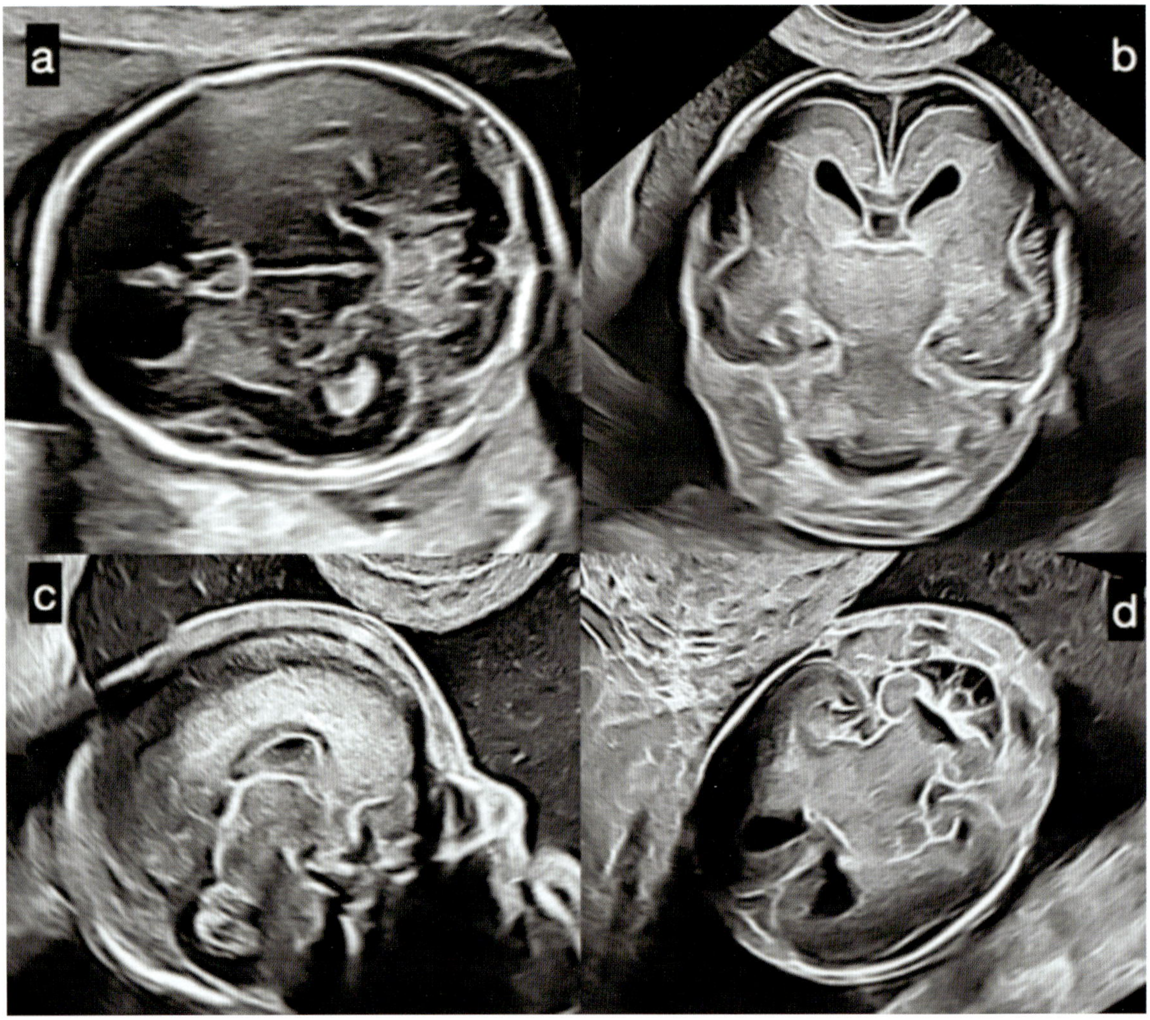

S1 Aspects 18/20sa échographie 2D : a : coupe axiale, b: coupe coronale, c: coupe sagittale, d : fosse postérieure

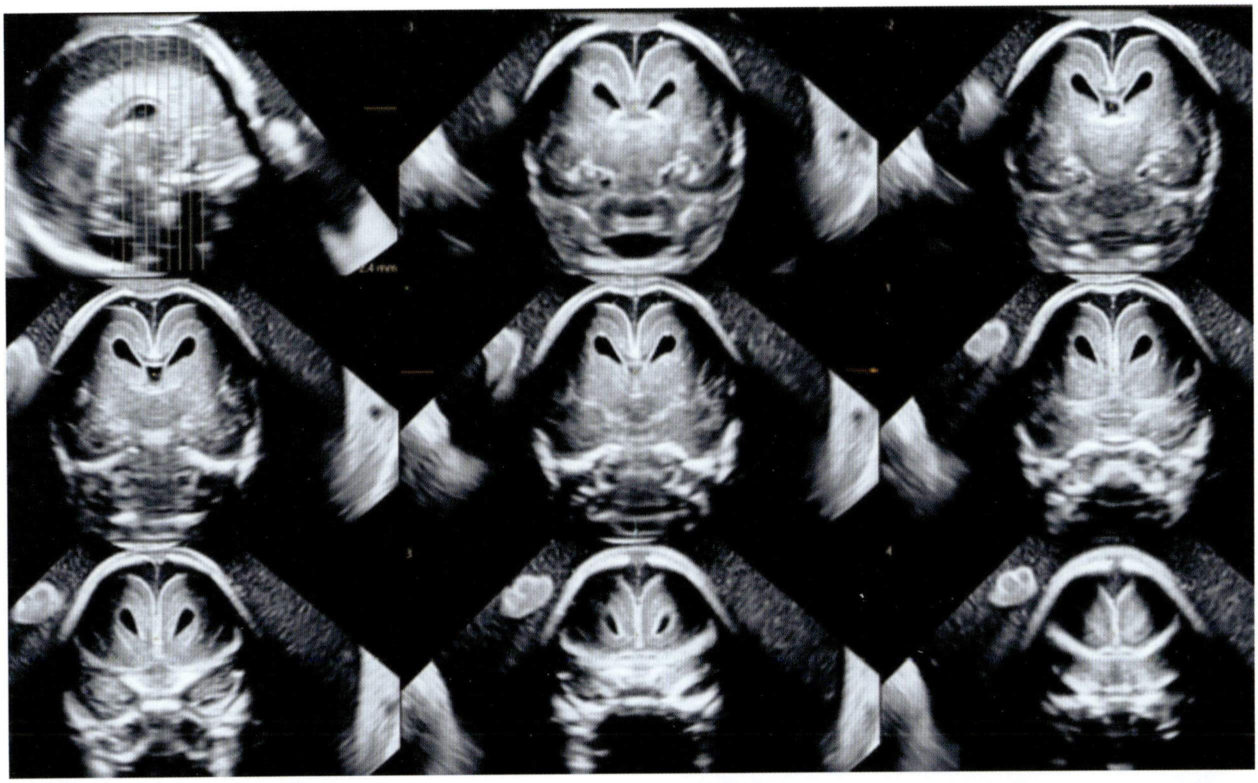

2

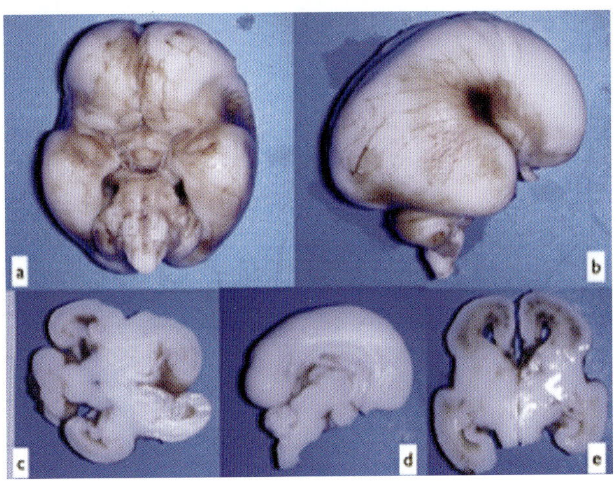

3

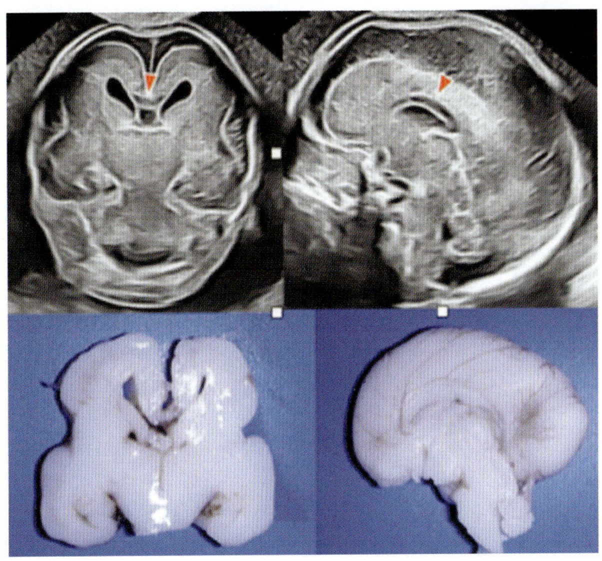

1 : S2 Aspects 18/20sa TU coronal ;

2 : S3 Cerveau à 18sa a : face ventrale, b : face latérale, c : coupes axiales, d : coupe sagittale, e : coupe coronale ;

3. : S4 Correspondances échographie / fœto-pathologie 18sa.

21-23sa

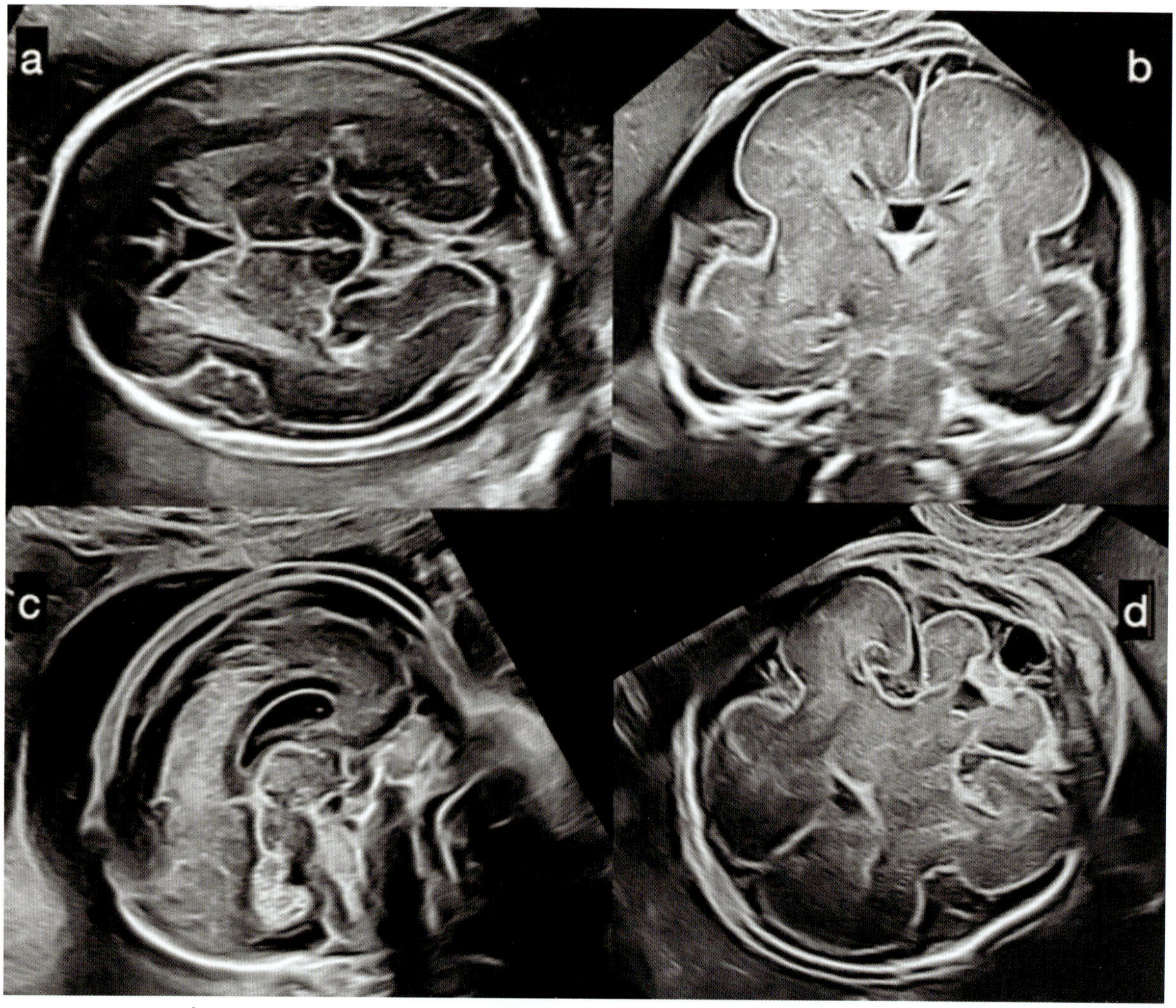

S5 Aspects 21/23sa échographie 2D. : a : coupe axiale, b: coupe coronale, c: coupe sagittale, d : fosse postérieure

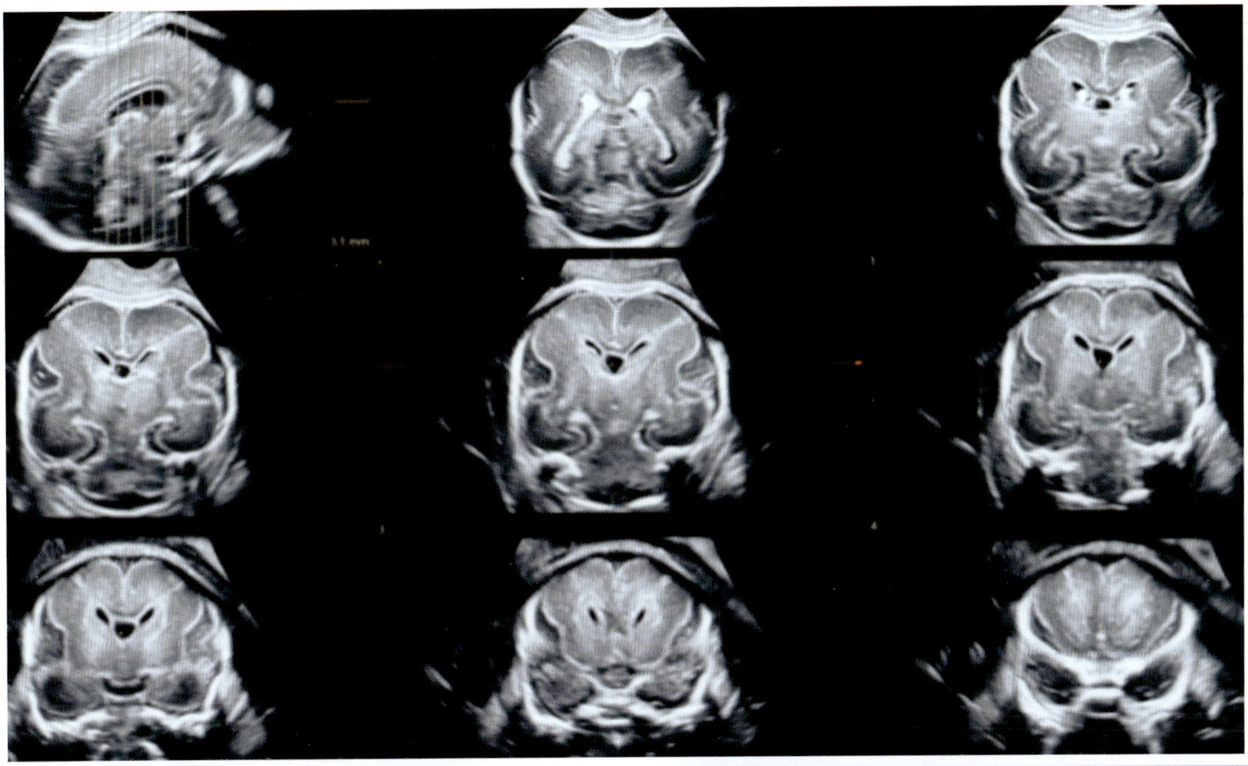

2

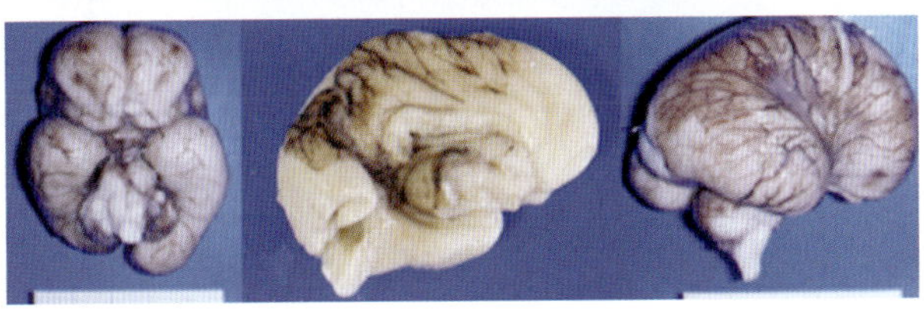

3

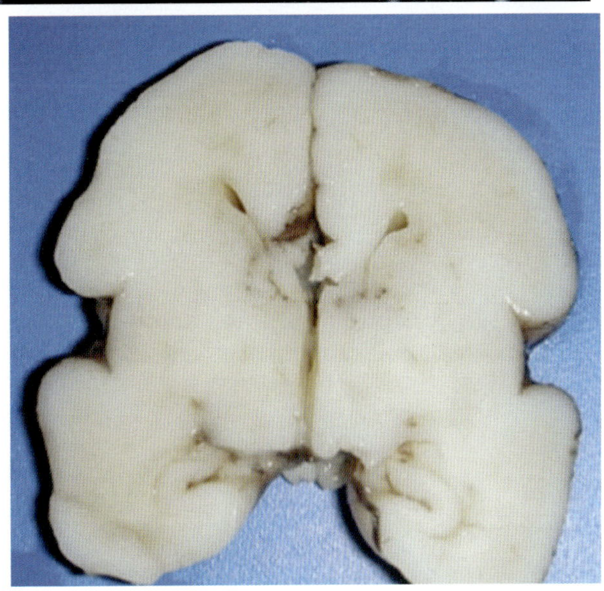

1 : S6 Aspects 21/23sa TUI coronal ;
2 : S7 Aspects foeto-pathologiques à 22sa : plan sagittal ;
3: S8 Aspects foeto-pathologiques à 22sa : plan coronal

24-26sa

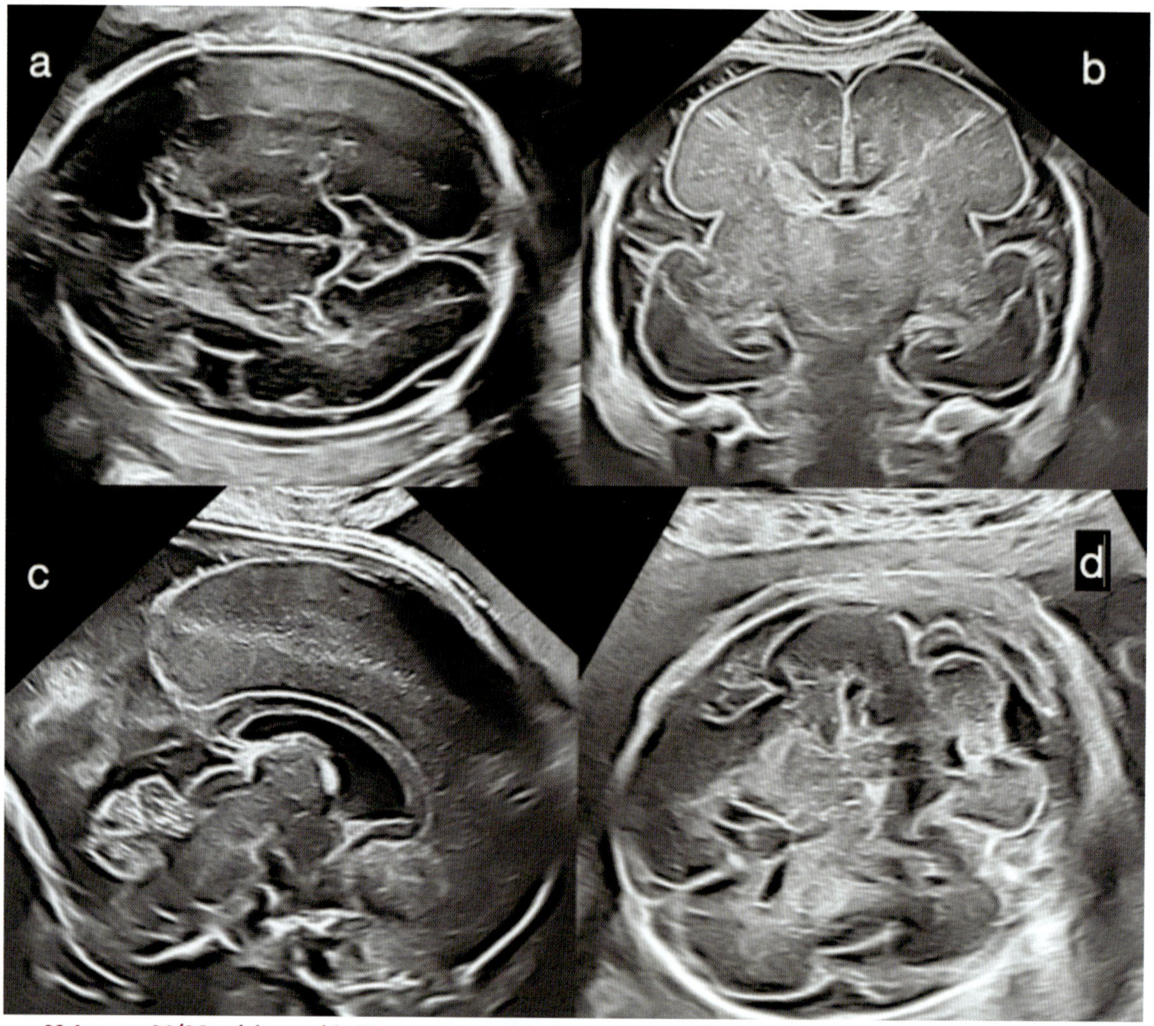

S9 Aspects 24/26sa échographie 2D. a : coupe axiale, b: coupe coronale, c: coupe sagittale, d : fosse postérieure

1

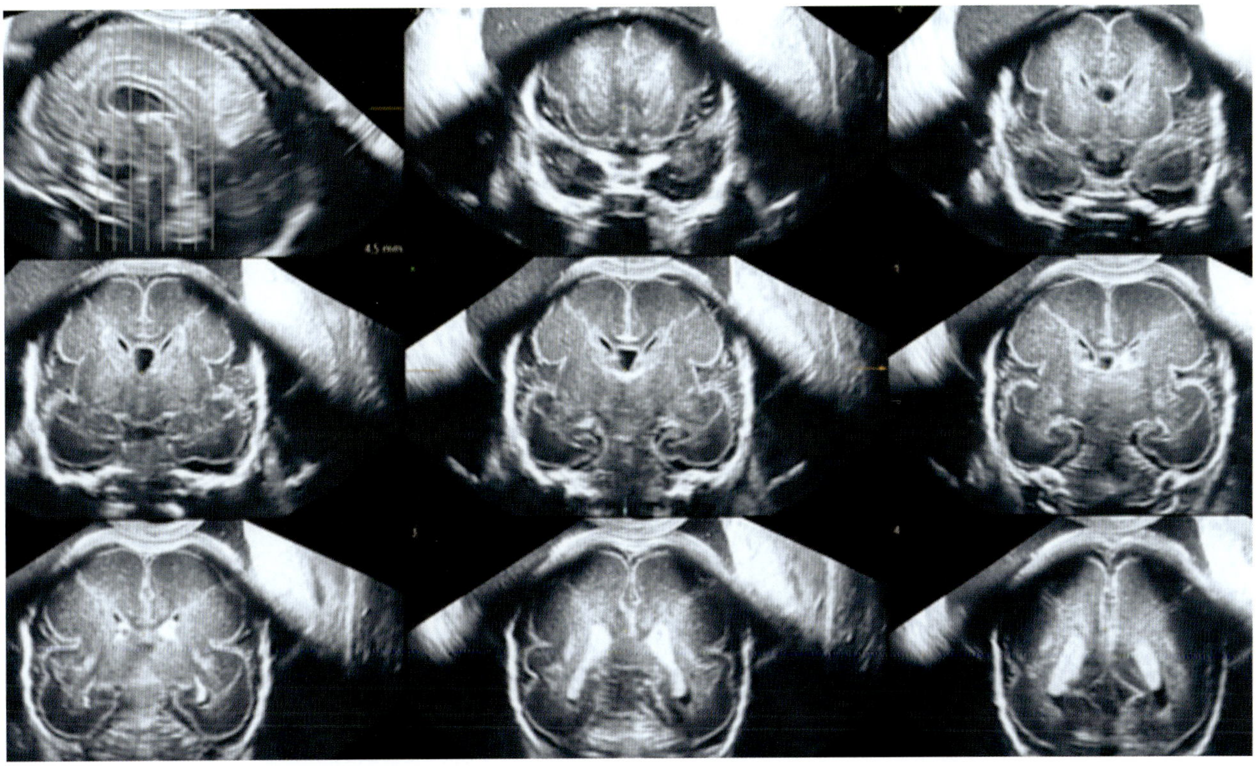

2

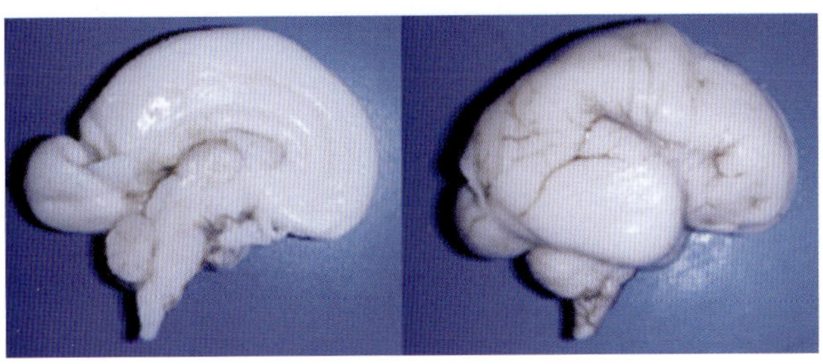

3

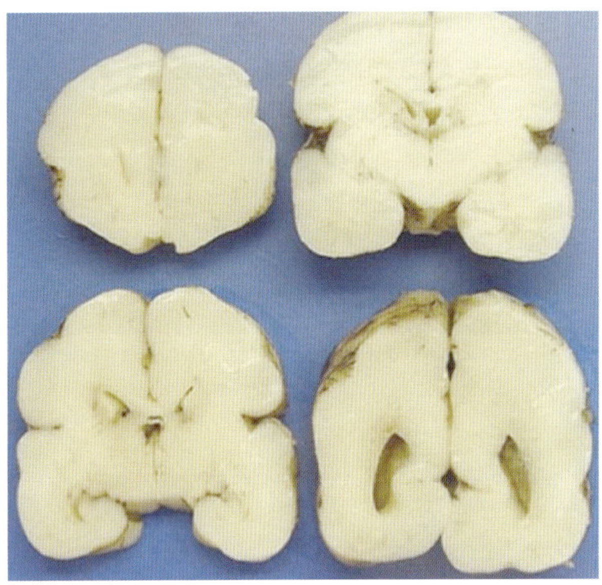

1 : S10 Aspects 24/26sa TUI coronal ;
2 : S11 Aspects macroscopiques à 24sa ;
3 : S12 Aspects foeto-pathologiques : plans coronaux à 26sa

27-29sa

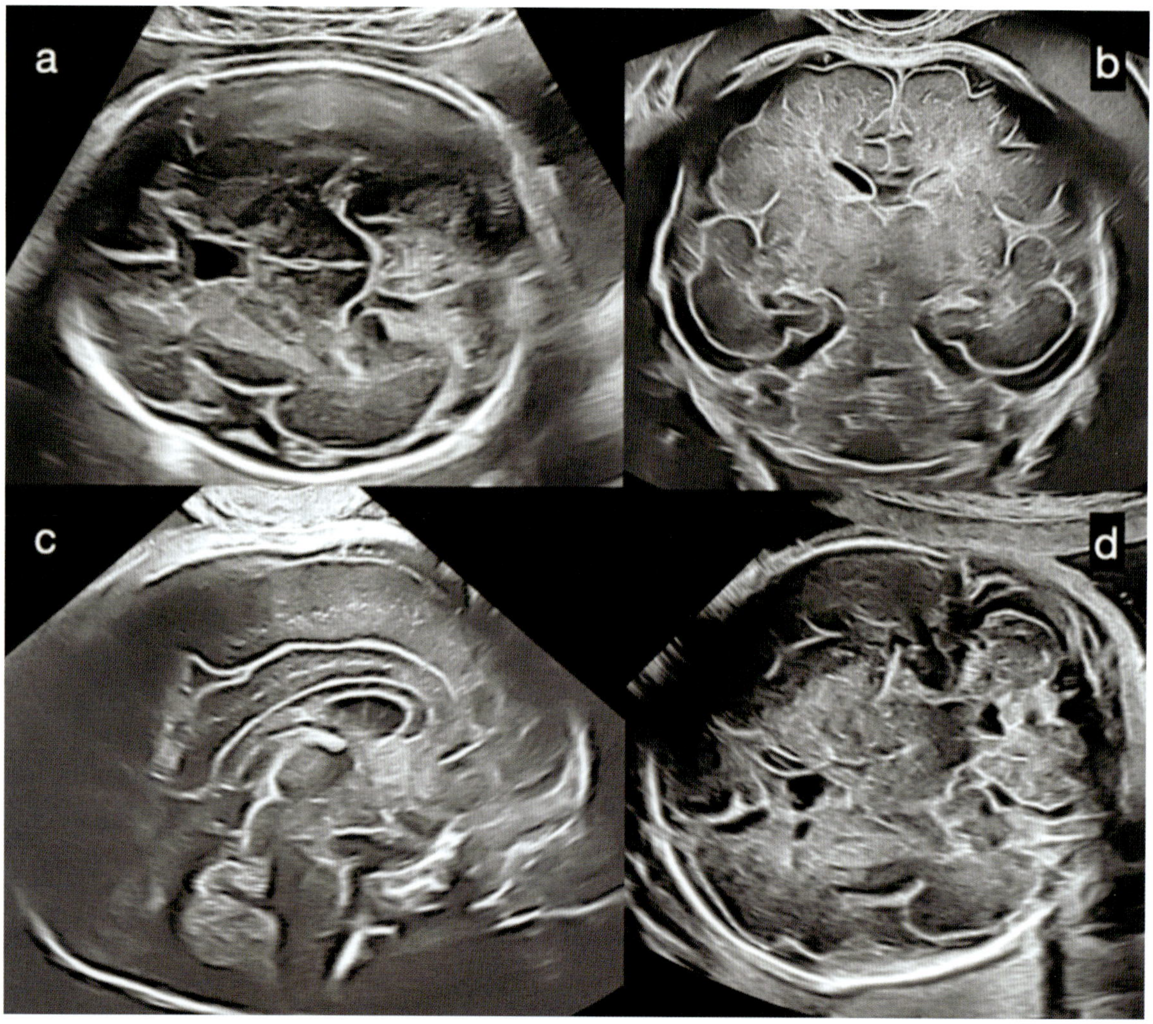

S13 Aspects 27/29sa échographie 2D : a : coupe axiale, b: coupe coronale, c: coupe sagittale, d : fosse postérieure

1

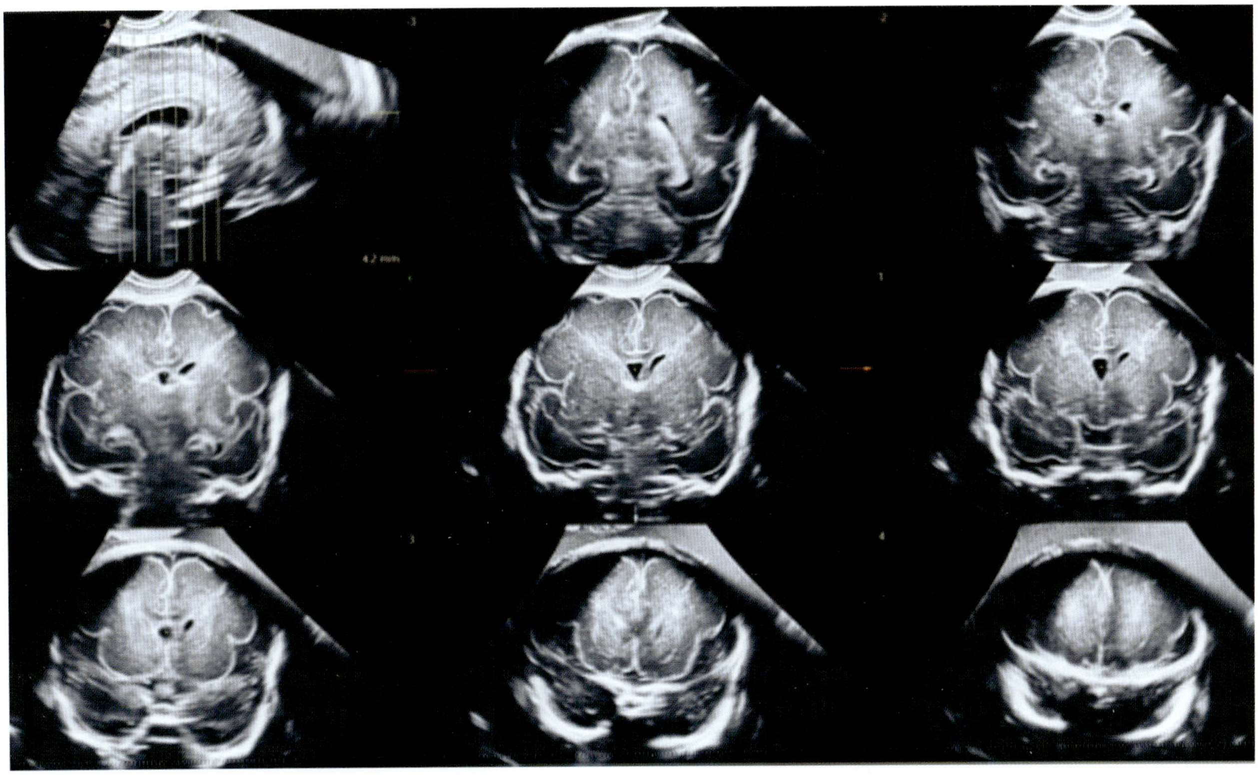

2

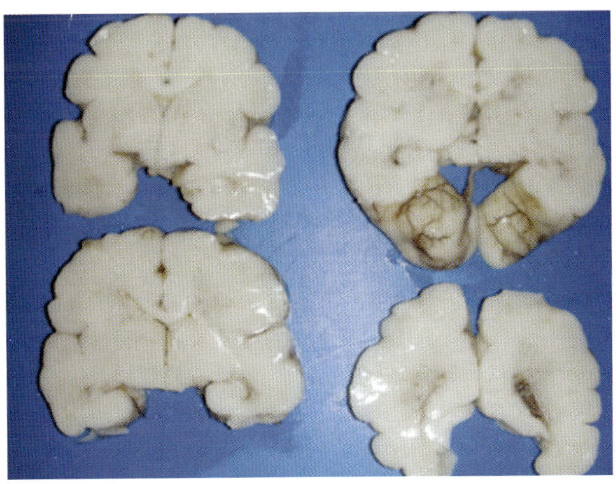

3

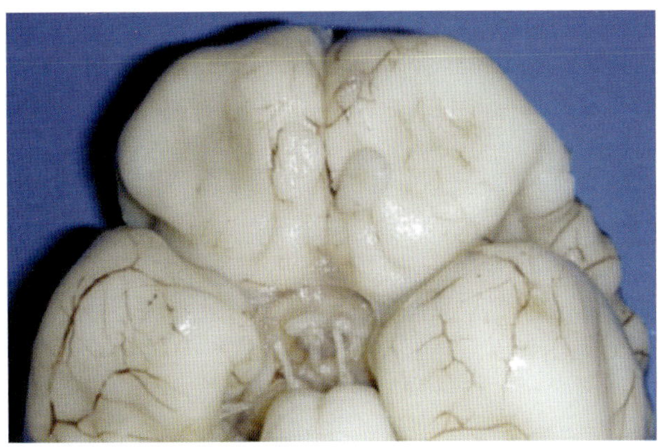

1 : S14 Aspects 27/29sa TUI coronal ;
2 : S15 Aspects foeto-pathologiques à 28sa : plans coronaux ;
3 : S16 Aspects foeto-pathologiques à 28sa

27-29sa

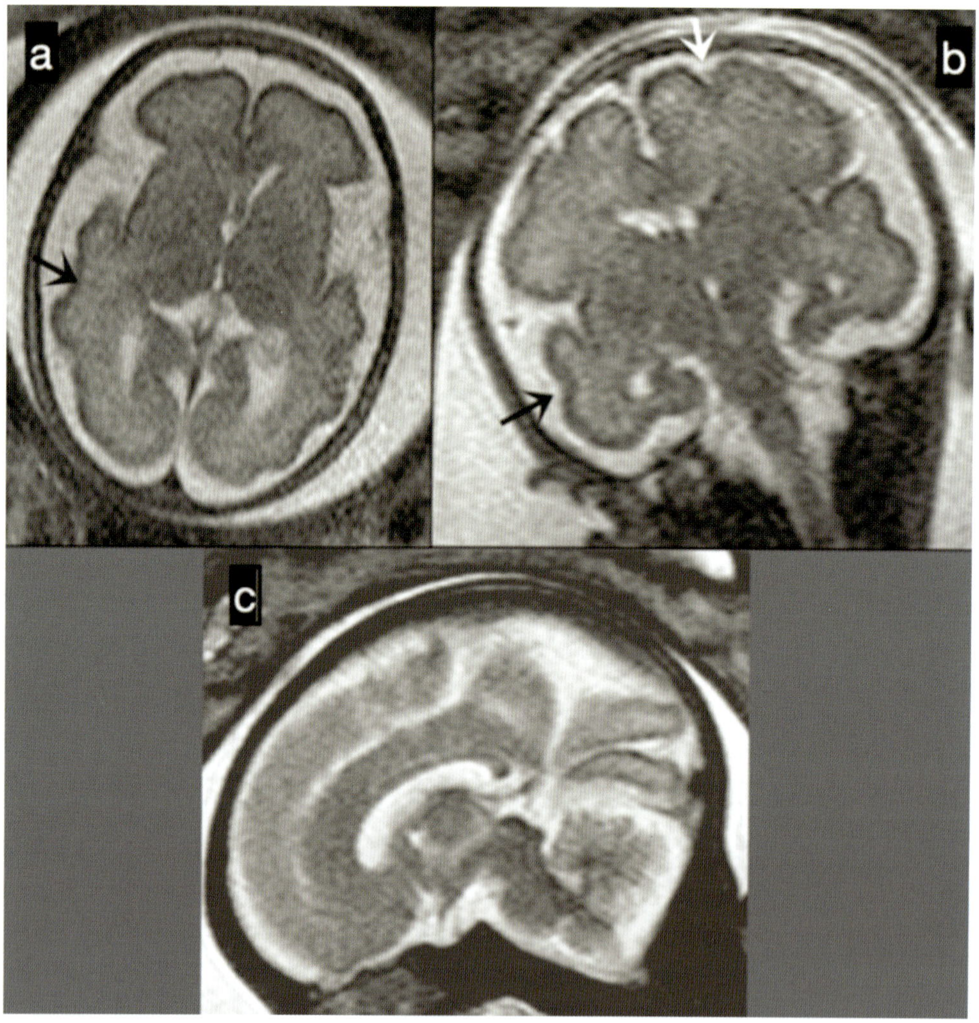

S17 Aspects 28sa IRM : a : coupe axiale, b: coupe coronale, c: coupe sagittale

30-32sa

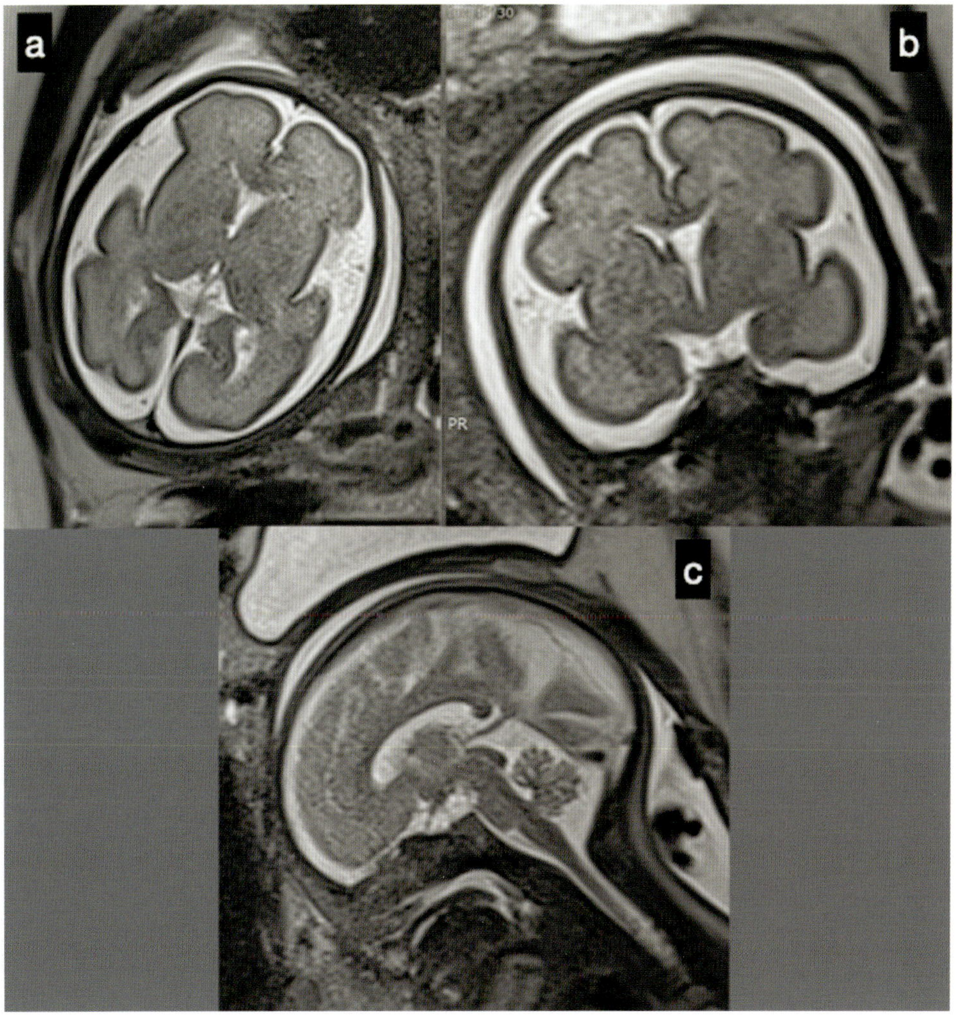

S18 Aspects 30sa IRM : a : coupe axiale, b : coupe coronale, c : coupe sagittale

30-32sa

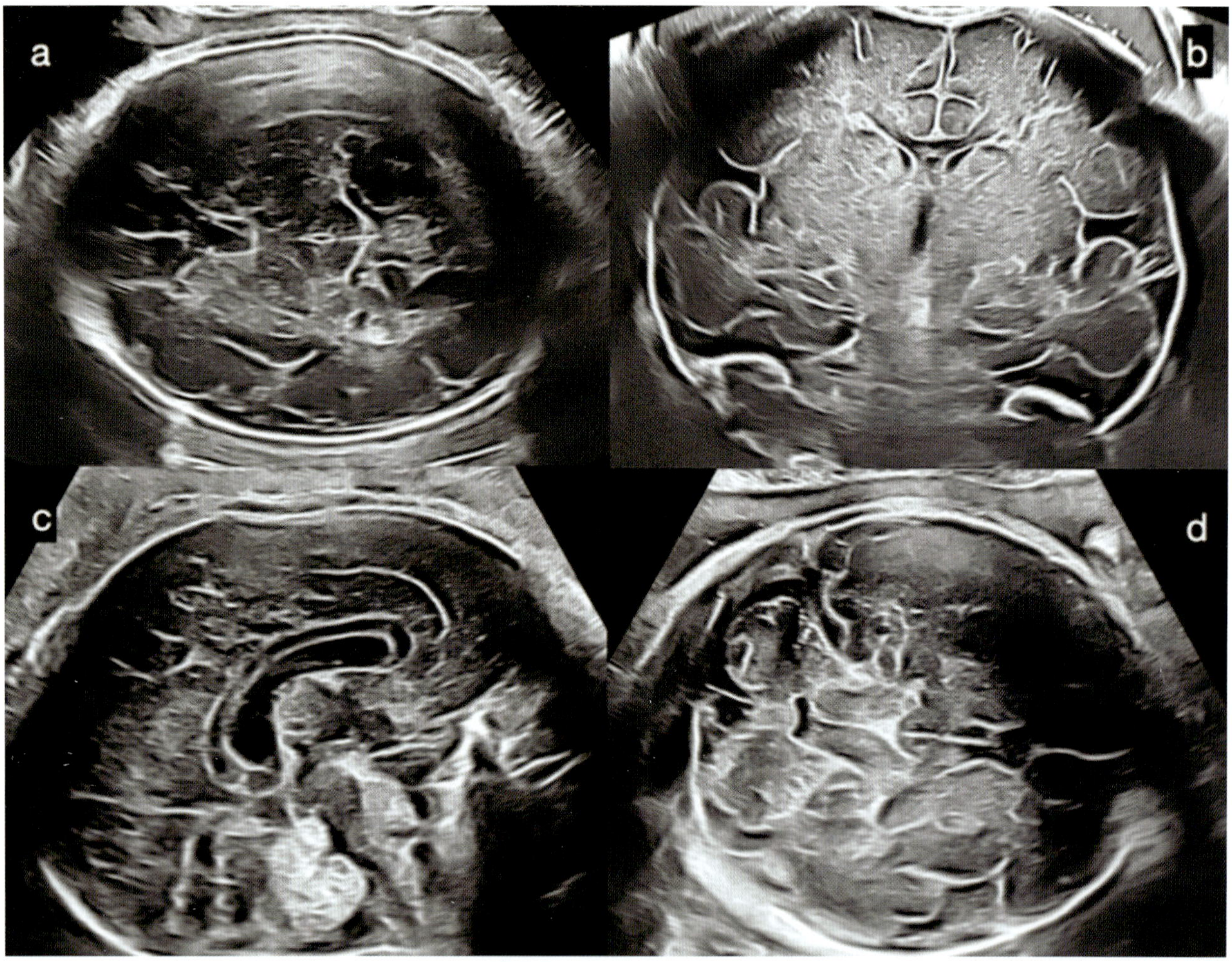

S19 Aspects 30/32sa échographie 2D : a : coupe axiale, b: coupe coronale, c: coupe sagittale, d : fosse postérieure

1

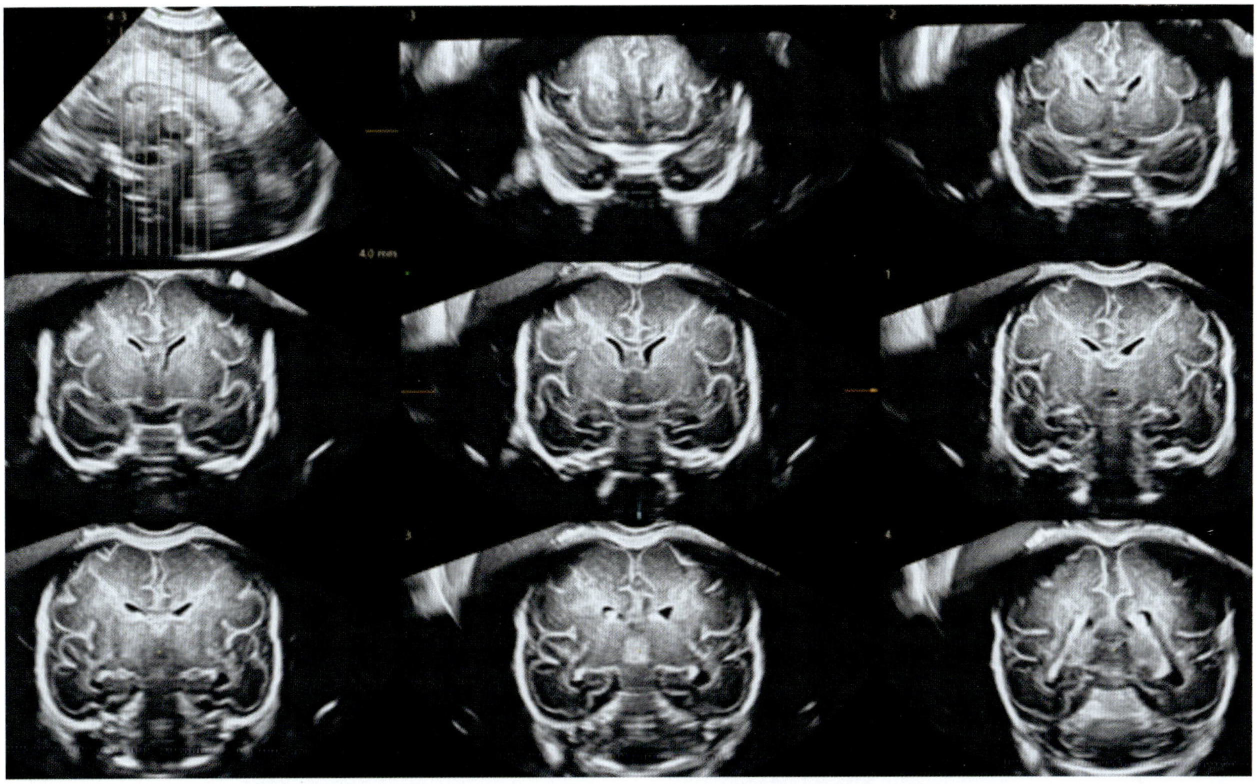

2

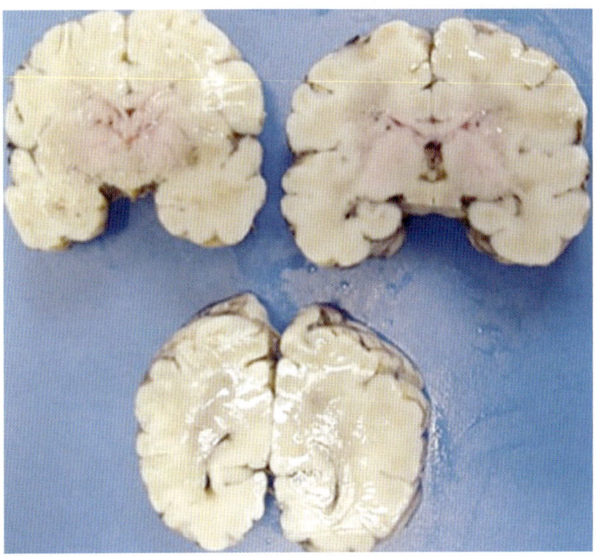

3

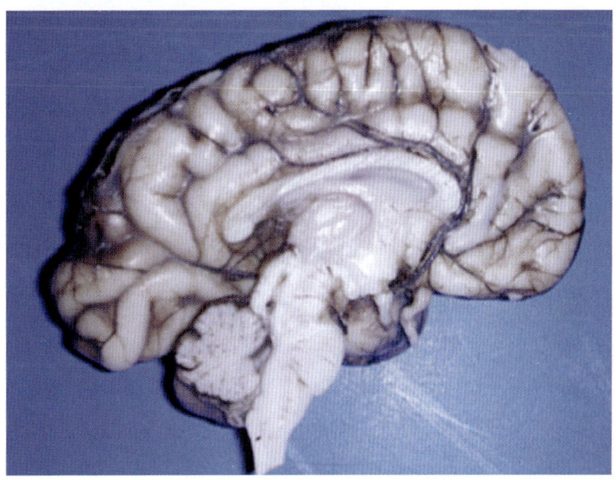

1 : S20 Aspect 30/32sa TUI coronal ;

2 : S21 Aspects fœto-pathologiques à 32sa : plans coronaux ;

3 : S22 Aspects fœto-pathologiques à 31sa : plan sagittal

33-35sa

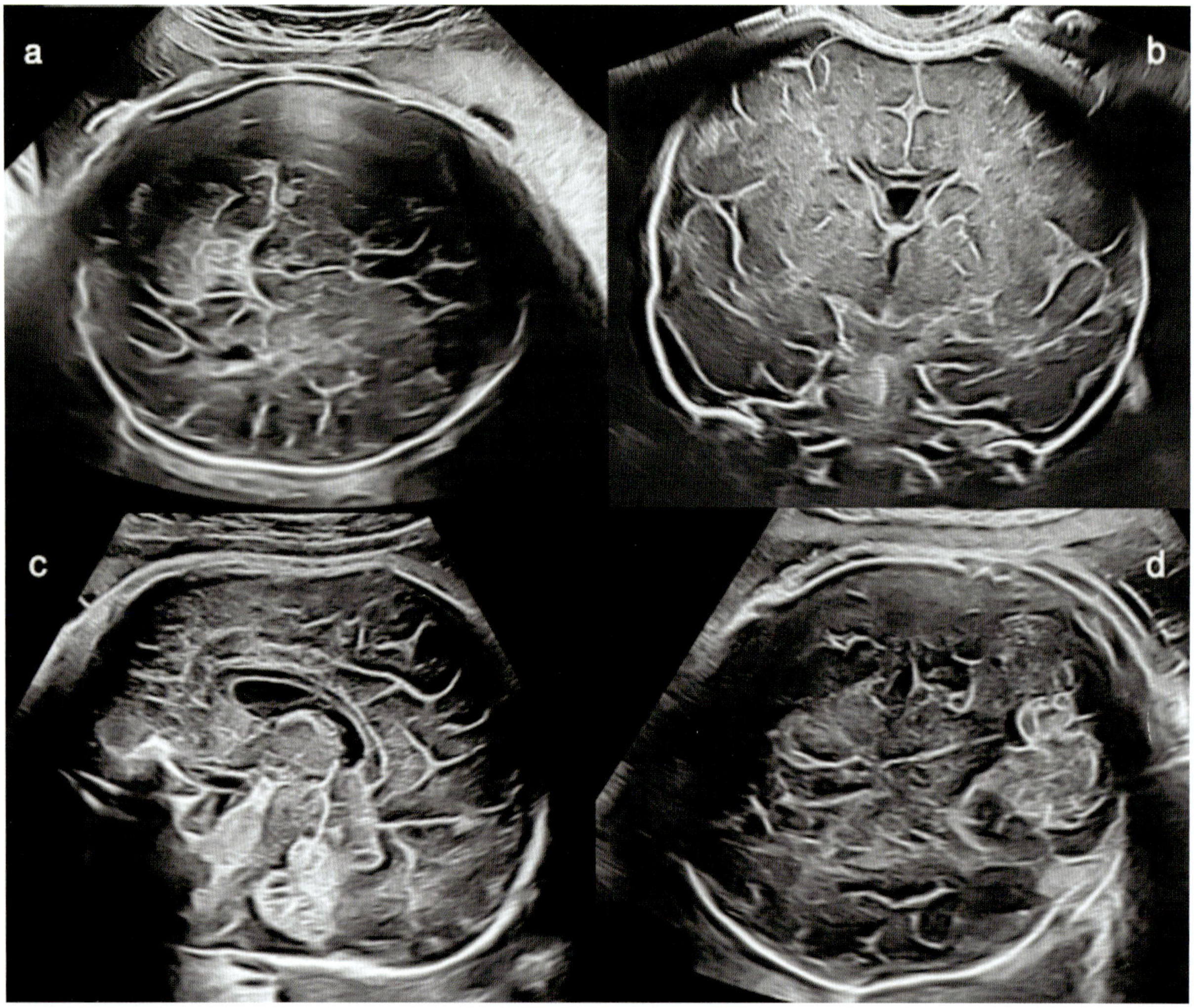

S23 Aspects 33/34sa échographie 2D : a : coupe axiale, b: coupe coronale, c: coupe sagittale, d : fosse postérieure

1

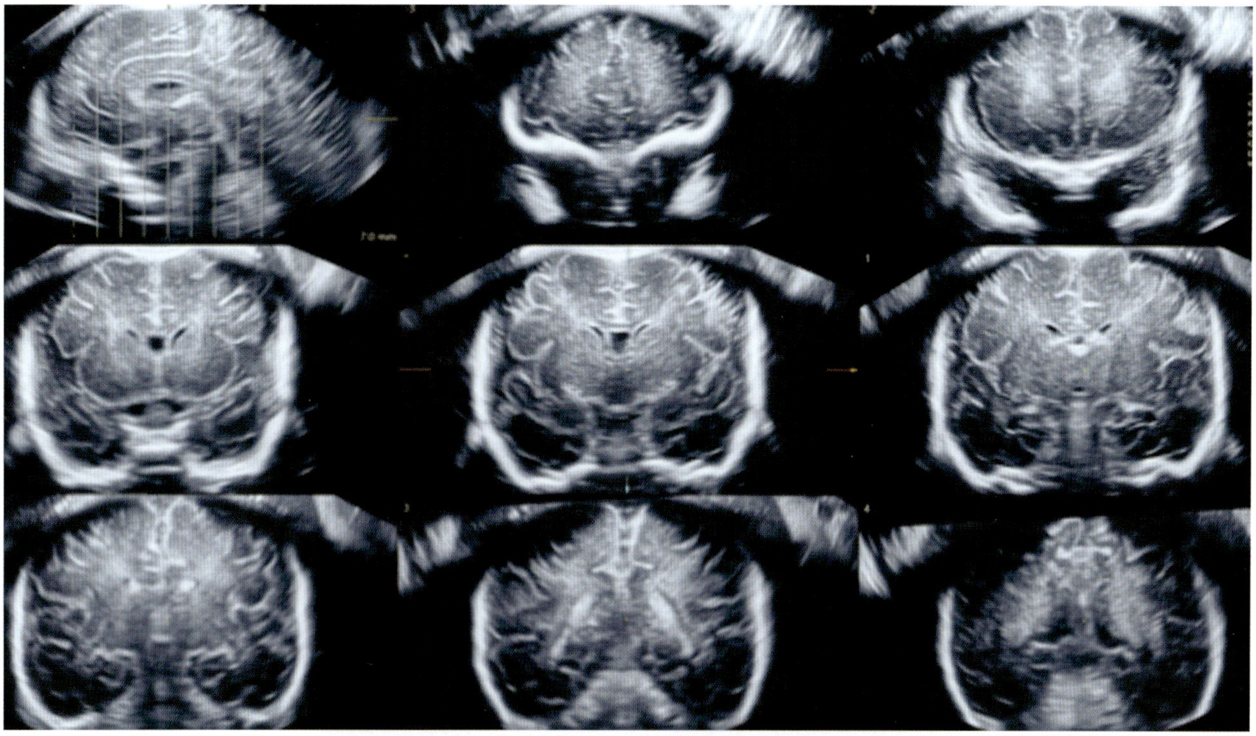

2

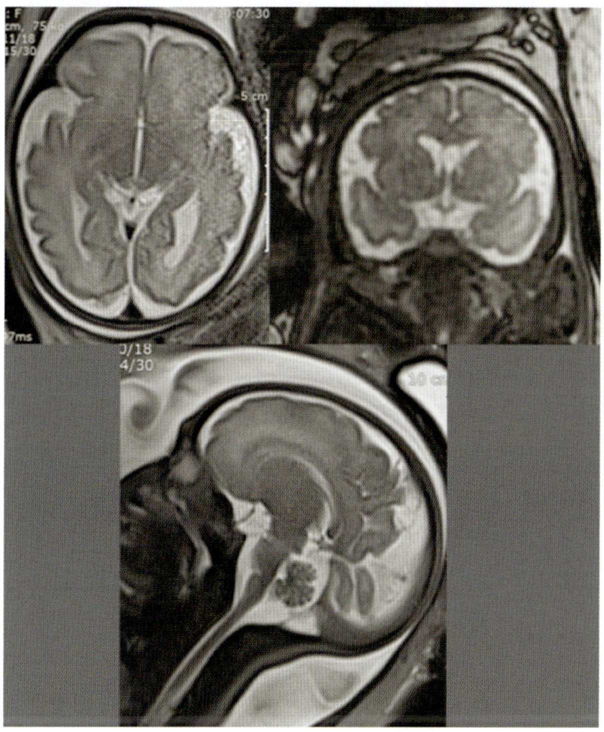

1 : S24 Aspect 33/35sa TUI coronal ;

2 : S25 Aspects 33sa IRM. a : coupe axiale, b : coupe coronale, c : coupe sagittale

Partie 2
Aspects pathologiques

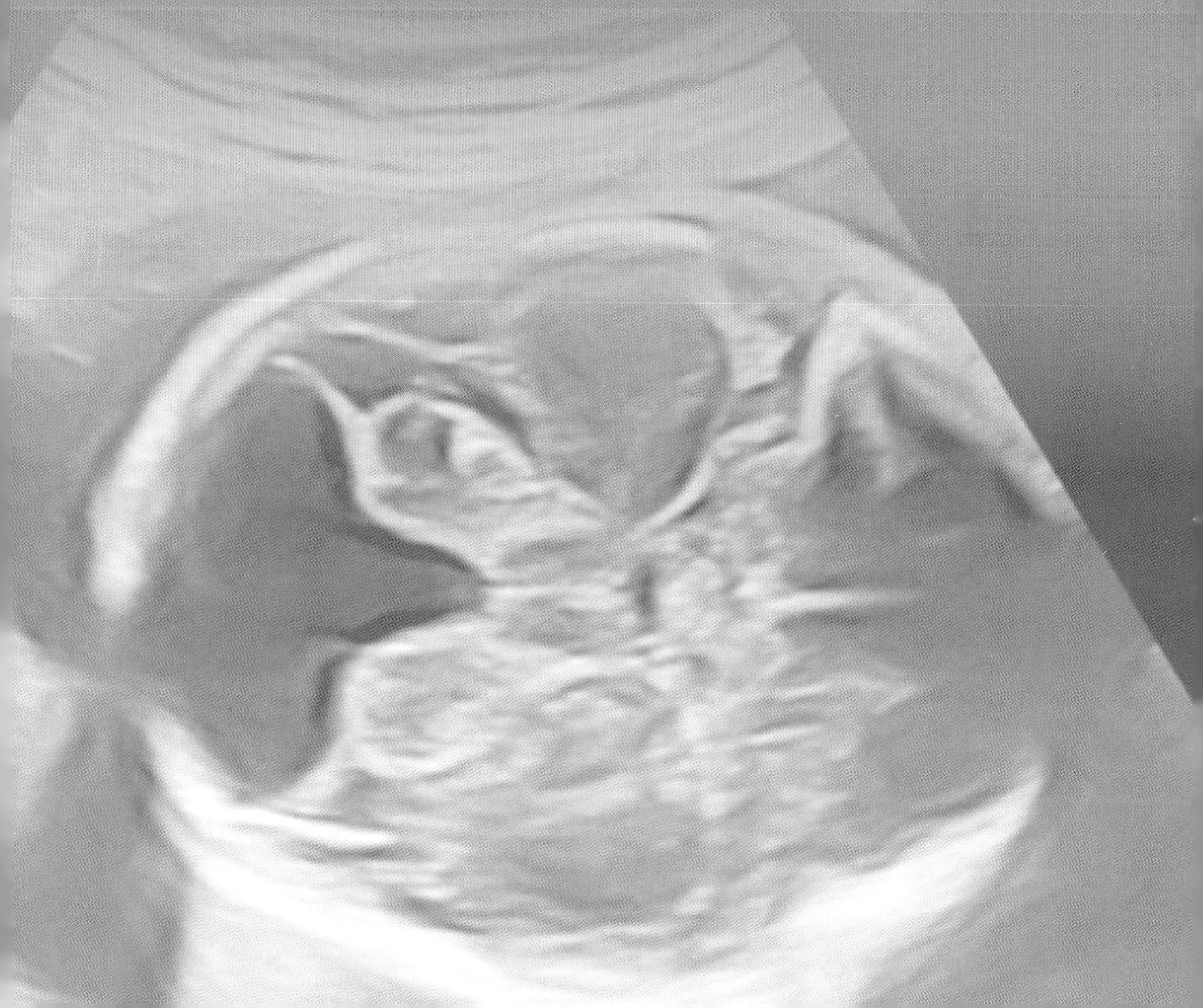

CHAPITRE 1 - ANOMALIES DES CONTOURS CRÂNIENS

Anomalies dans le cadre des anomalies chromosomiques

Certaines anomalies chromosomiques s'accompagnent de modifications de la forme du crâne, ainsi on parlera de « crâne en fraise » dans le cadre de la trisomie 18, de brachycéphalie dans le cadre de la trisomie 21 **(Fig. 1-1)**. Il est rare aujourd'hui de mettre en évidence de telles anomalies en raison de la pratique du dépistage et des échographies morphologiques détaillées du premier trimestre.

Craniosténoses

Ces pathologies sont liées à la fermeture prématurée d'une ou plusieurs sutures du crâne fœtal. Leur classification est en rapport avec la ou les sutures atteintes **(Fig. 1-2)**. La prévalence est d'environ 1/2000 et il existe environ une centaine de types différents [1].

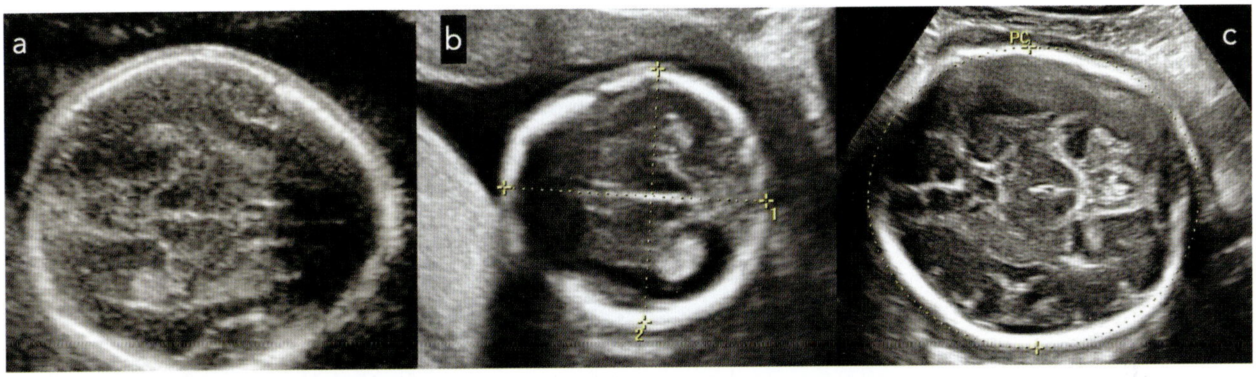

Fig. 1-1 : a : Trisomie 18 22sa, b : Trisomie 21 18sa, c : Trisomie 21 32sa

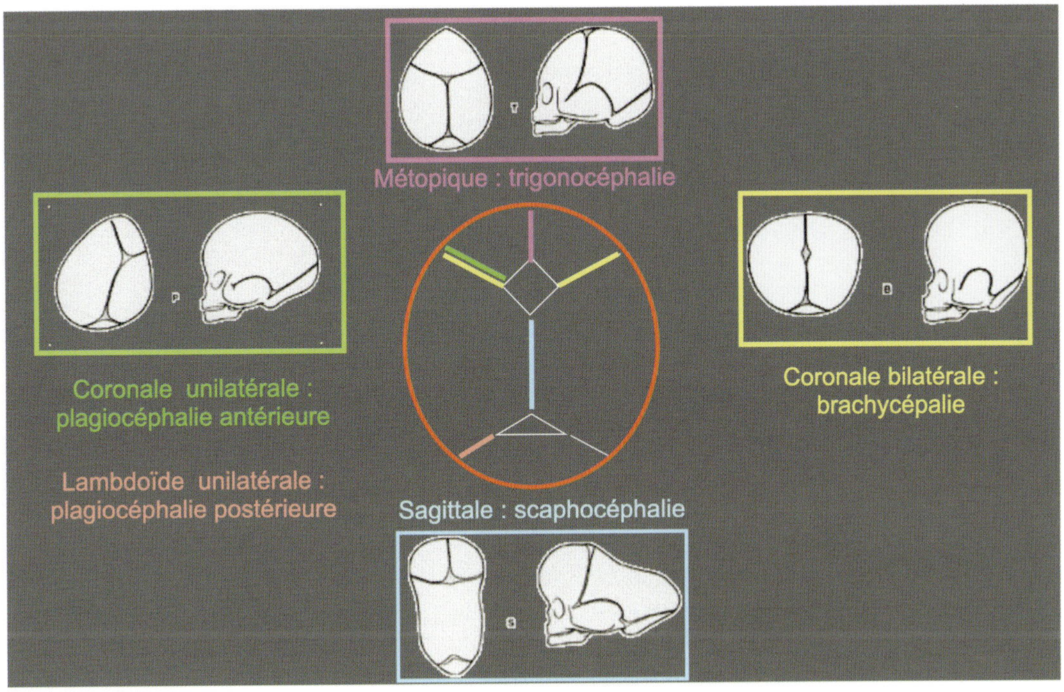

Fig. 1-2 : Classification des craniosténoses

Environ une moitié des craniosténoses a une origine génétique connue, la transmission pouvant être autosomique dominante ou récessive. Elles peuvent parfois être rencontrées dans le cadre d'une ostéochondodysplasie ou lors de la prise de certains médicaments comme le Valproate®.

La présence d'un cas index devra faire évoquer une récidive qui ne sera le plus souvent affirmée qu'au troisième trimestre.

Cette pathologie sera le plus souvent soupçonnée en raison d'une modification précoce de la forme du crâne **(Fig. 1-3)** ou d'un élargissement anormal d'une suture **(Fig 1-4)**. La mise en évidence de la fermeture d'une ou de plusieurs sutures ne sera mise en évidence que tardivement.

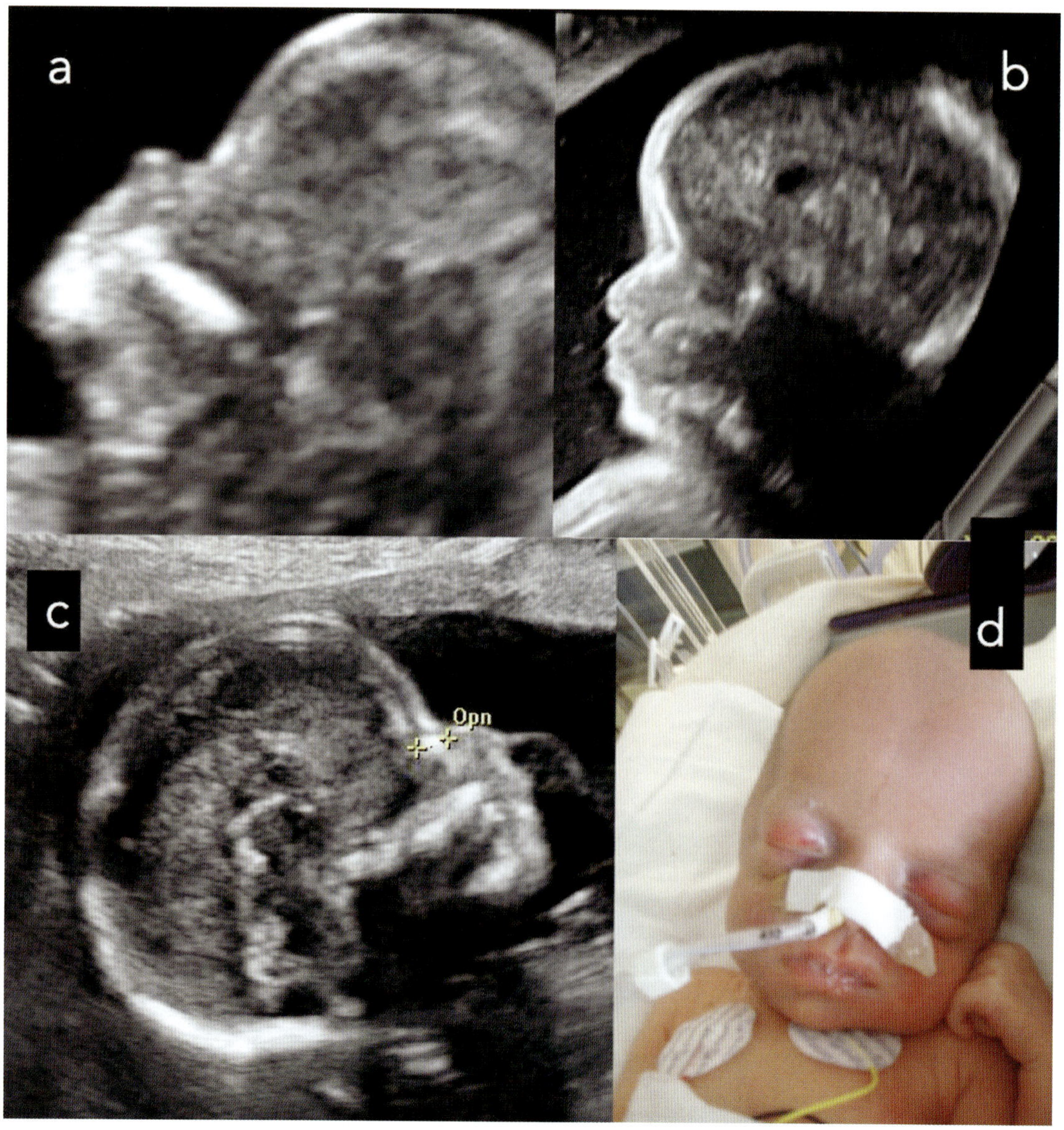

Fig. 1-3 : Syndrome de Crouzon : modifications de la forme du crâne : a :12sa, b : 18sa, c : 32sa, c : aspect post natal

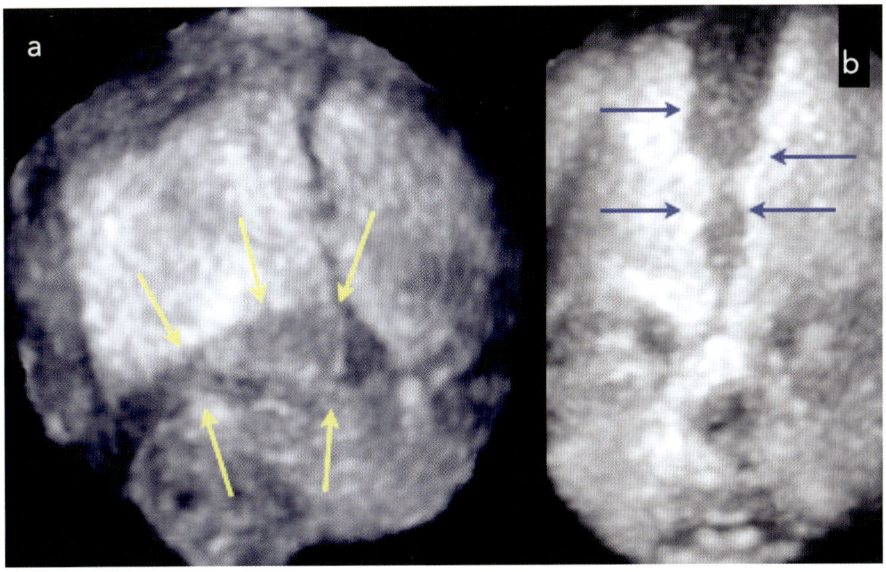

Fig. 1-4 : Sutures élargies a ; suture squameuse 28sa (flèches jaunes), b : suture métopique 32sa (flèches bleues)

Il sera impératif lors de la suspicion de ce type de pathologie d'effectuer un bilan échographique complet à la recherche de signes associés en particulier au niveau des extrémités. Un bilan génétique sera indispensable et le scanner 3D sera d'une aide précieuse **(Fig. 1-5).**

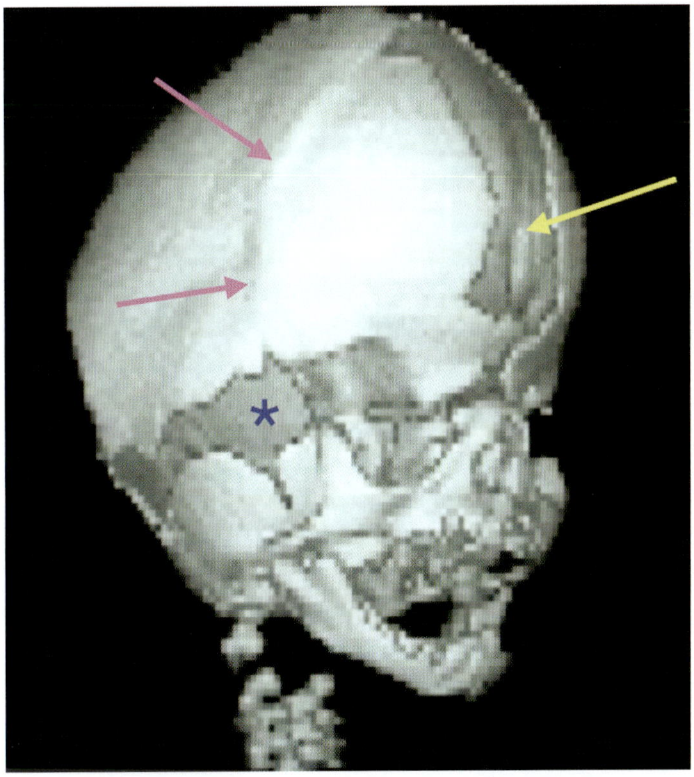

Fig. 1-5 : Scanner 3D craniosténose bi coronale 32sa déformation globale de la forme du crâne : suture coronale fermée (flèches roses), suture métopique large (flèche jaune), * : suture squameuse élargie,

Exemples de craniosténose

Scaphocéphalie

La scaphocéphalie est la plus fréquente des craniosténoses. Elle correspond à une fermeture prématurée de la suture sagittale supérieure. Le crâne apparaît allongé réalisant une dolichocéphalie marquée. Les sutures squameuses, coronales et les fontanelles sphénoïdales sont franchement élargies **(Fig. 1-6 et 1-7)**, le front est bombant. La scaphocéphalie est très rarement d'origine génétique.

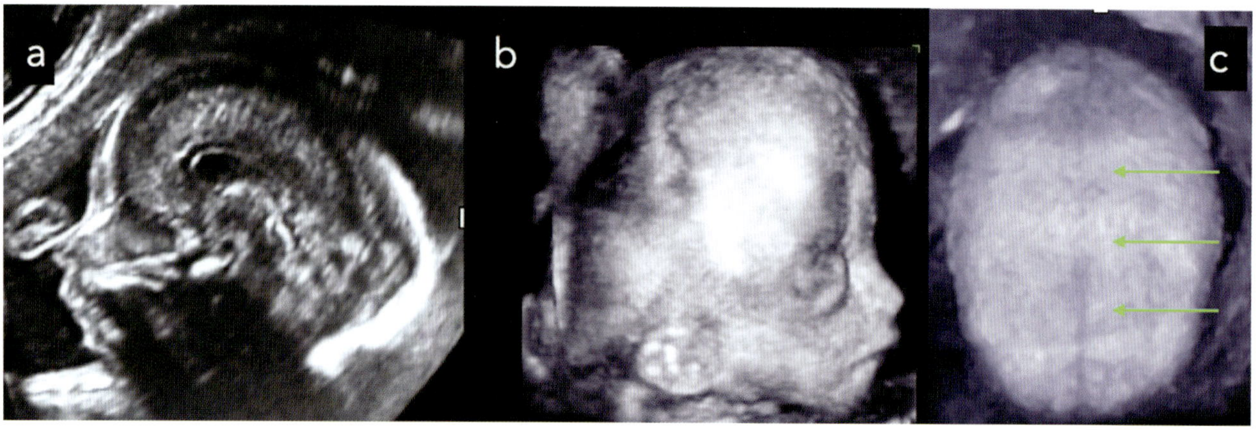

Fig. 1-6 : Scaphocéphalie 28sa : a : aspect en 2D, b : profil 3D, c : suture sagittale fermée (flèches vertes)

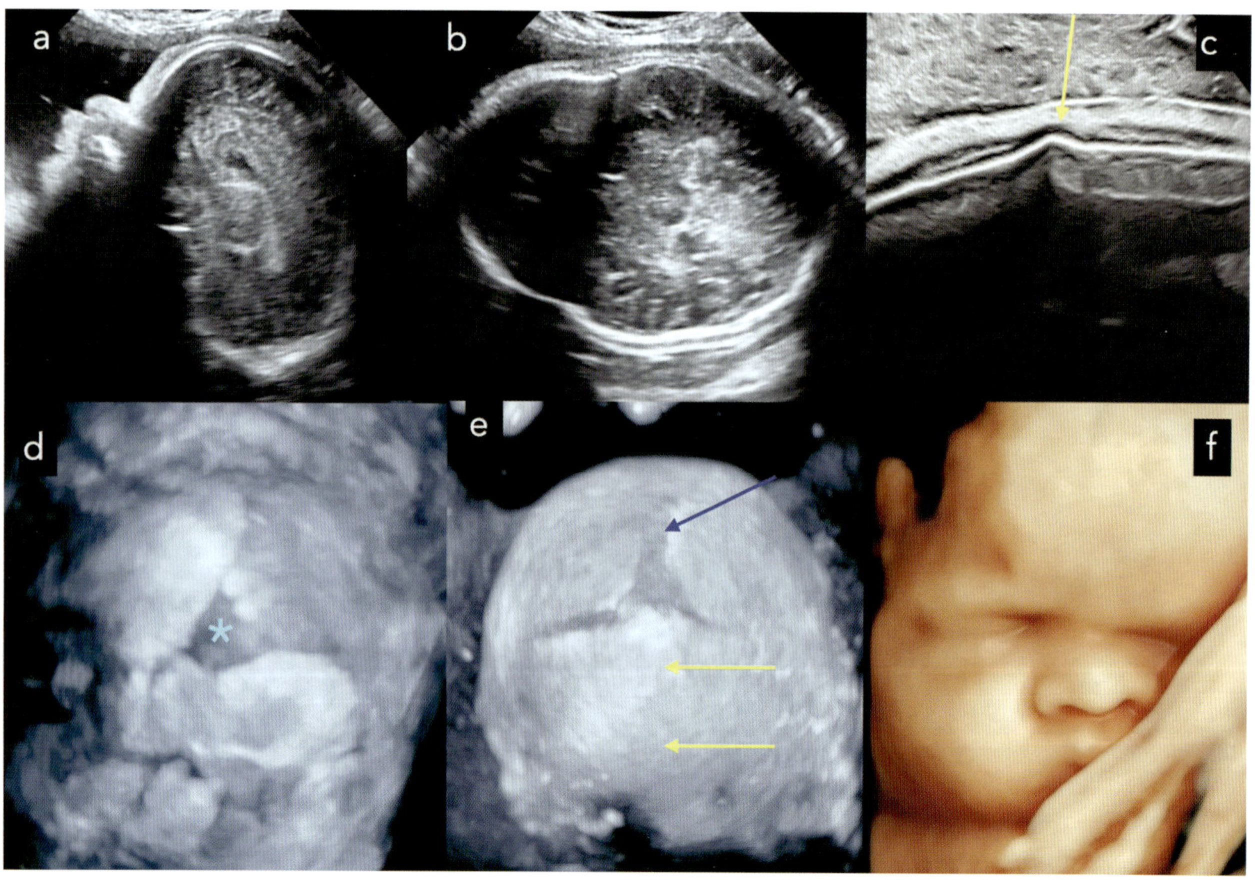

Fig. 1-7 : Scaphocéphalie 36sa : a : aspect 2D coupe sagittale, b : coupe axiale 2D, c : suture sagittale fermée coupe coronale (flèche jaune), d : fontanelle sphénoïdale ouverte 3D osseux (*), e : suture sagittale fermée (flèches jaunes), suture métopique large (flèche bleue), f : aspect post natal

Syndrome d'Apert

La fréquence est de 1/100 000 à 1/160 000. La craniosténose bi-coronale entraîne un aspect turriforme du crâne avec un front très haut, la suture métopique est anormalement large. La dysmorphie est caractérisée par une hypoplasie de l'étage moyen de la face. On met en évidence une syndactylie le plus souvent de type 2 à 5 réalisant l'aspect de « mitten hand ». Il peut exister une syndactylie des orteils. La génétique est autosomique dominante de pénétrance incomplète et implique le gène *FGFR2*. Le retard mental est présent dans 50% des cas **(Fig. 1-8)** [2].

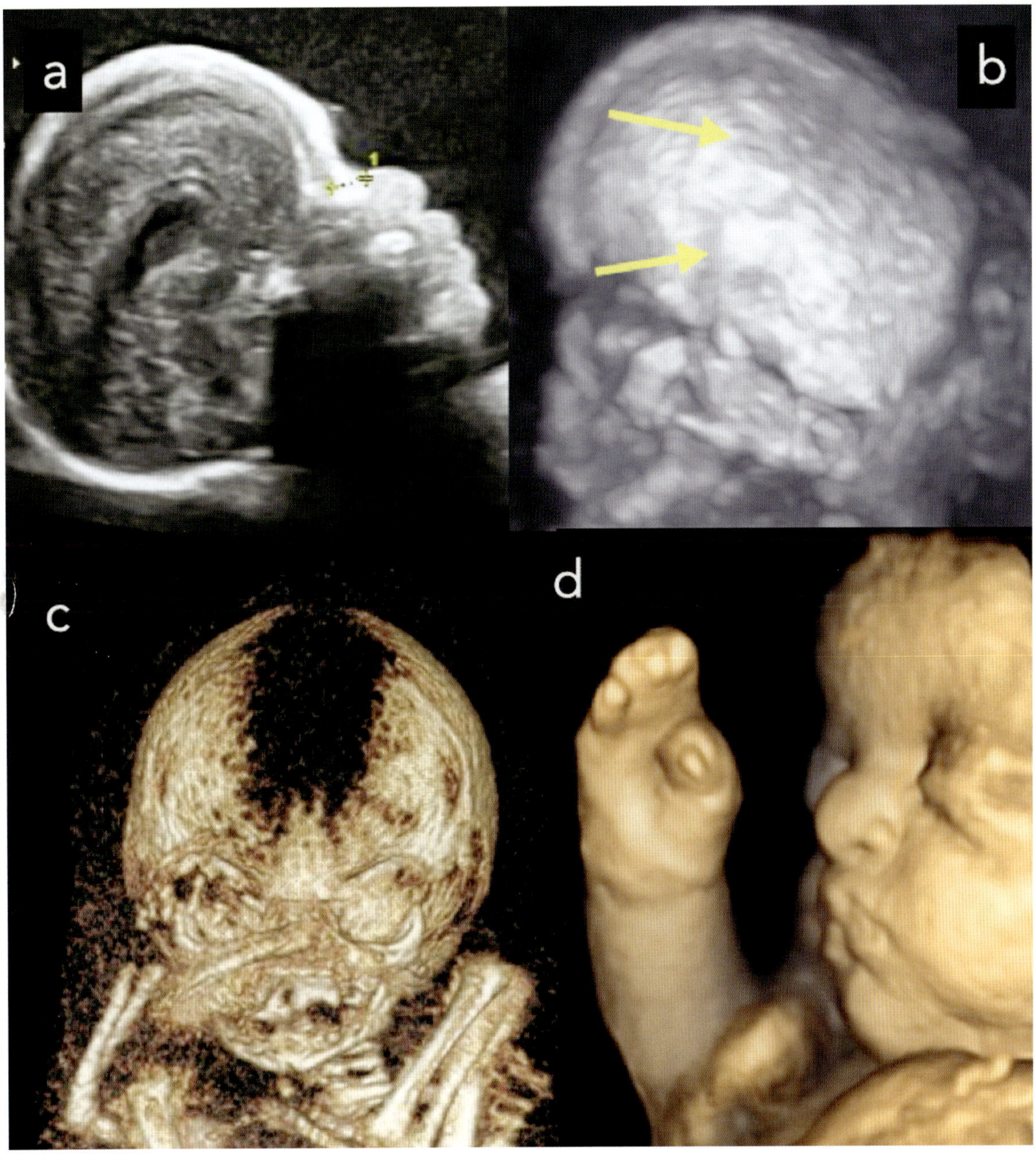

Fig. 1-8 : Syndrome d'Apert : a : aspect 2D coupe sagittale 28sa, b : suture coronale fermée 32sa 3D mode osseux, c : Scanner 3D 32sa : suture métopique très large, d : syndactylie 2/5 mode 3D render

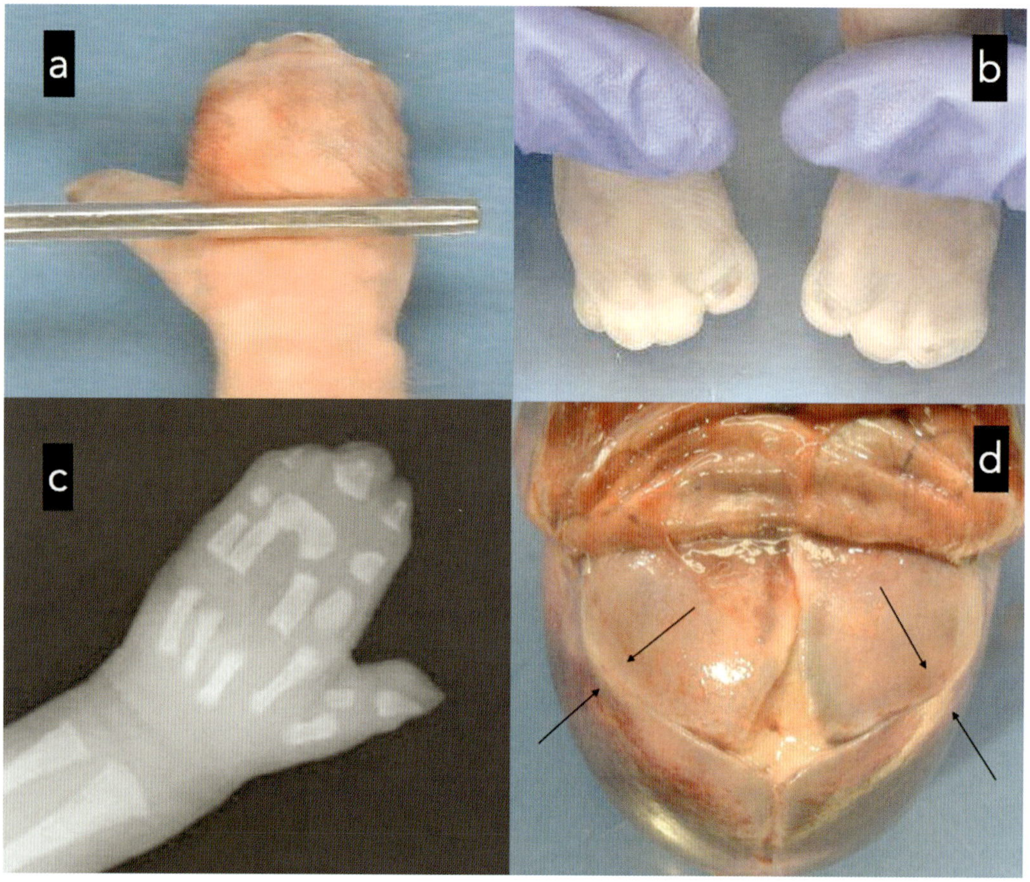

FP 1-1 : Syndrome d'Apert : a et c : « mains en moufle », b : syndactylie des orteils, d : craniosténose bi coronale (flèches)

Syndrome de Crouzon

La fréquence est de 0,9/100 000. La craniosténose est bi-coronale entrainant un aspect du crâne voisin de celui du syndrome d'Apert. Il existe une dysmorphie avec une exophtalmie et un hypertélorisme. La génétique est autosomique dominante impliquant le gène FGFR2 avec une pénétrance variable. On ne retrouve ni anomalies des extrémités ni retard mental **(Fig. 1-9)**. Il existe un risque d'hypertension intracrânienne pouvant entraîner une cécité [2].

Syndrome de Pfeiffer

La fréquence est de 1/100 000. La craniosténose est bi-coronale. Il est dénombré 3 types différents, le type 2 étant le plus sévère. Les pouces et les premiers orteils sont larges **(Fig. 1-10)**. Il existe une hétérogénéité génétique de type le plus souvent autosomique dominante dans les gènes *FGFR2* et plus rarement *FGFR1* [2, 3].

Crâne en « trèfle »

Il s'agit d'une très rare forme sévère de craniosténose. La fermeture prématurée de plusieurs sutures entraîne un aspect très particulier du crâne qui a été assimilé à la forme d'un trèfle à trois feuilles *(cloverleaf skull)* **(Fig. 1-11)**. Cet aspect peut être retrouvé dans différents syndromes et en particulier dans le syndrome de Pfeiffer de type 2 mais aussi dans les achondroplasies, les syndromes de Crouzon ou d'Apert. La génétique est complexe avec possibilités de mutations dans les gènes *FGFR2, FGFR3, TWIST* et *MSX2* [4].

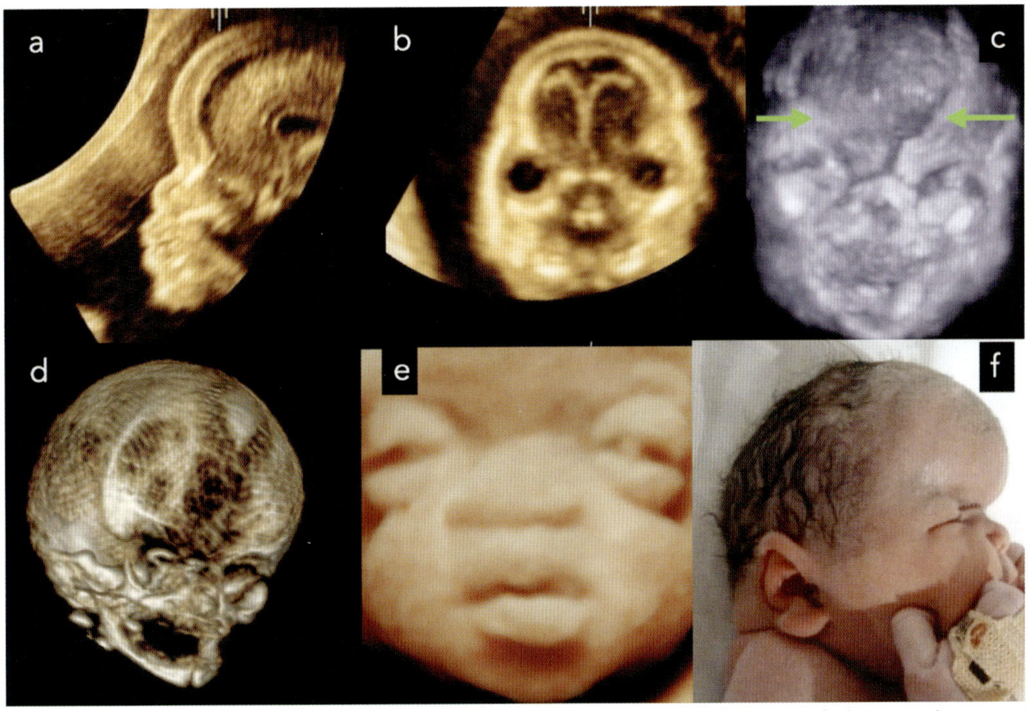

Fig. 1-9 : Syndrome de Crouzon 31sa : a : profil 2D, b : coupe frontale 2D, c : suture métopique très large mode osseux 3D (flèches vertes), d : scanner 3D : suture métopique large et suture coronale fermée, e : dysmorphie faciale ; hypertélorisme et exophtalmie mode 3D render, f : aspect post natal

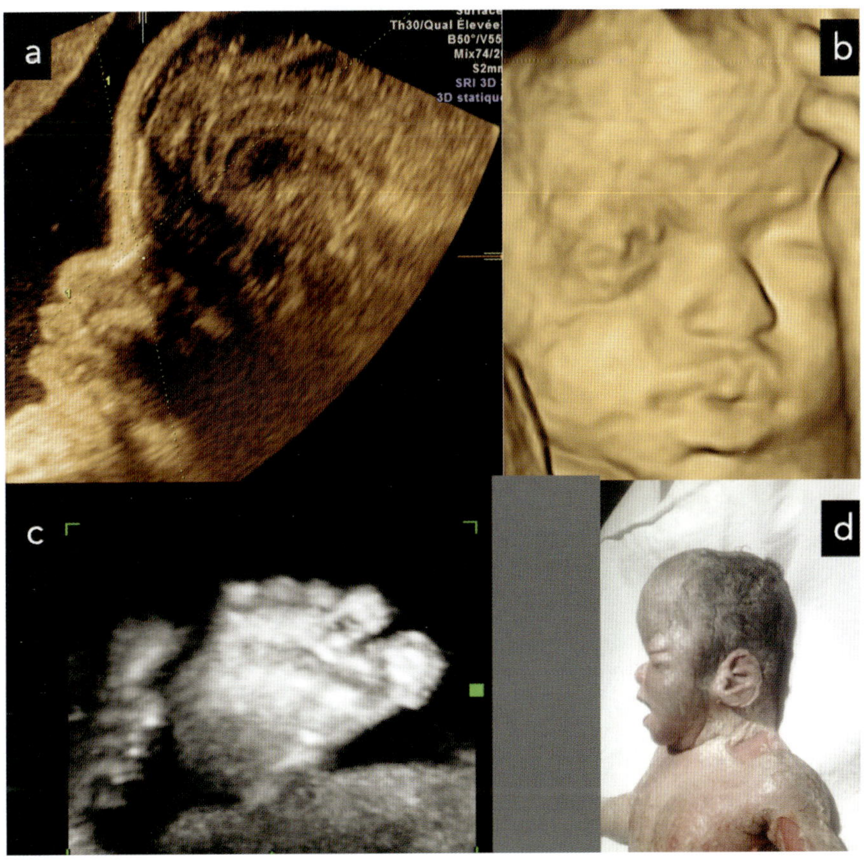

Fig. 1-10 : Syndrome de Pfeiffer de type 1 à 31sa : a : profil 2D, b : dysmorphie faciale mode 3D render, c : gros orteil large, d : aspect fœto-pathologique

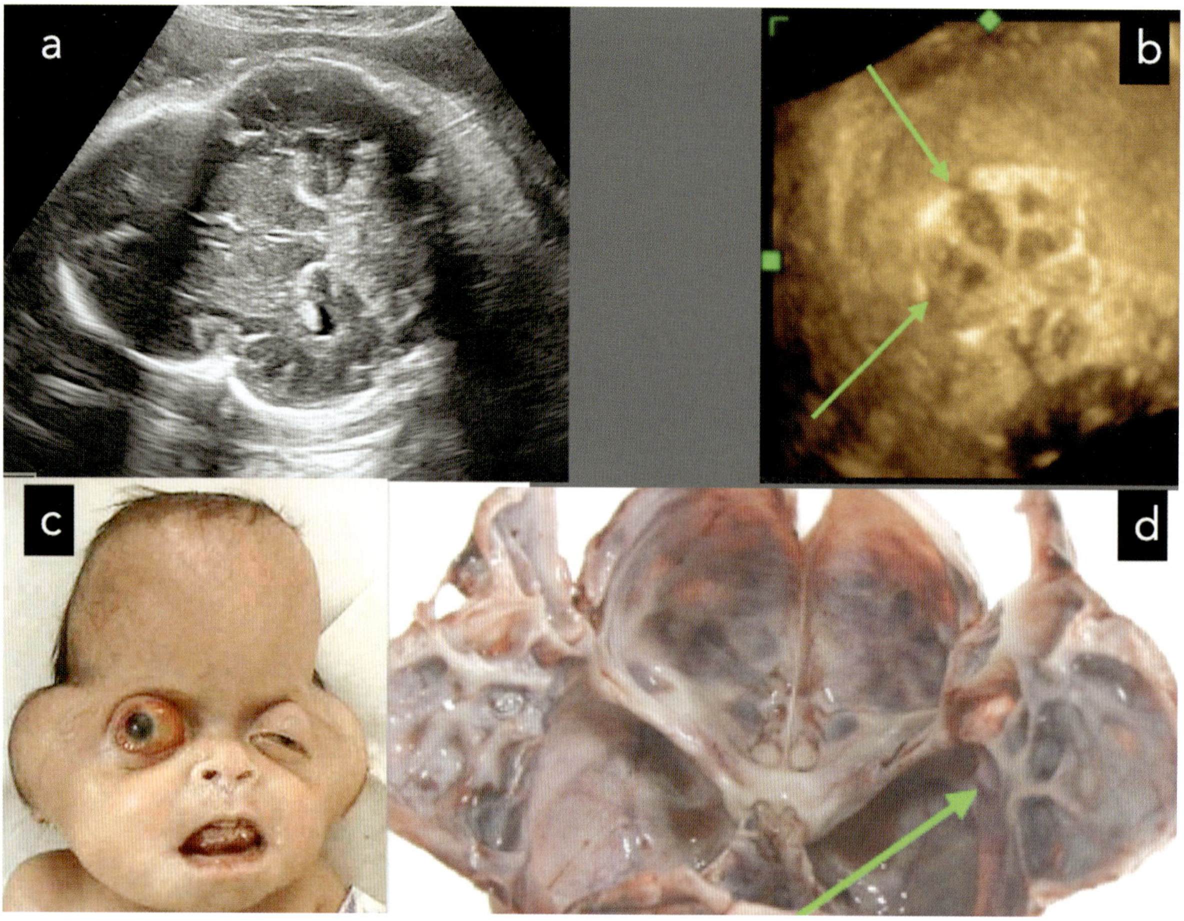

Fig. 1-11 : Cloverleaf skull 33sa : a : coupe axiale 2D, b : empreintes face interne os pariétal mode 3D osseux (flèches vertes), c : aspect post natal, d : empreintes osseuses aspect fœto-pathologique

Diagnostic différentiel

Nous mentionnerons dans ce chapitre un aspect particulier qui correspond à une entité connue sous le nom de foramens pariétaux. Ceux-ci n'entrent pas dans le groupe des craniosténoses mais peuvent en constituer un diagnostic différentiel. Ils se présentent sous forme de défects plus ou moins importants des os pariétaux. Lorsqu'ils sont larges, ils peuvent ainsi simuler une suture anormalement large et égarer le diagnostic **(Fig. 1-12)**. Le mode de transmission génétique est autosomal dominant, le gène impliqué étant *ALX4*. Les enfants ne présentent pas de troubles particuliers du développement [5].

Signalons que la présence d'os wormiens doit faire rechercher une craniosténose mais aussi une ostéogenèse imparfaite. Il s'agit d'ossicules siégeant au niveau des sutures décrits pour la première fois par Ole Worm en 1643 et dont la fréquence est estimée entre 8 et 15% **(Fig. 1-13)** [6].

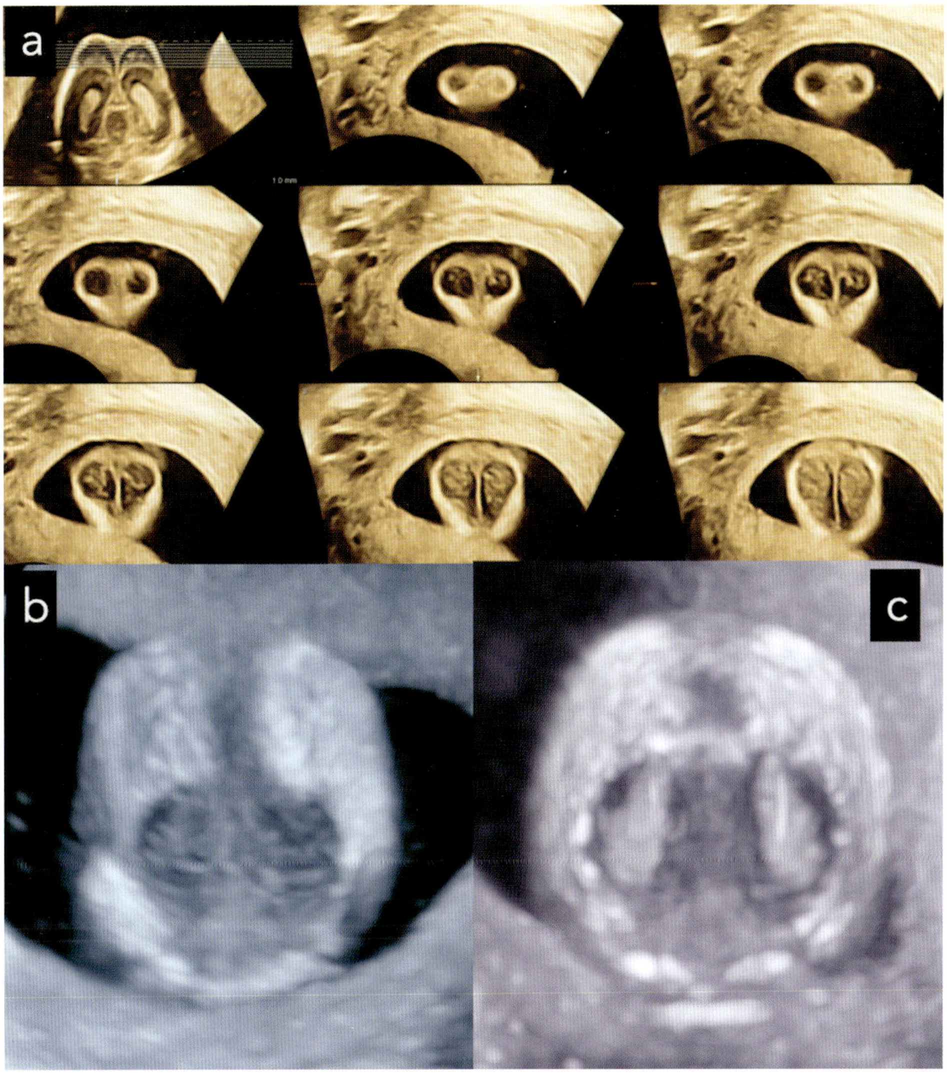

Fig. 1-12 : Foramens pariétaux 17sa : a coupes axiales TUI, b et c mode 3d osseux

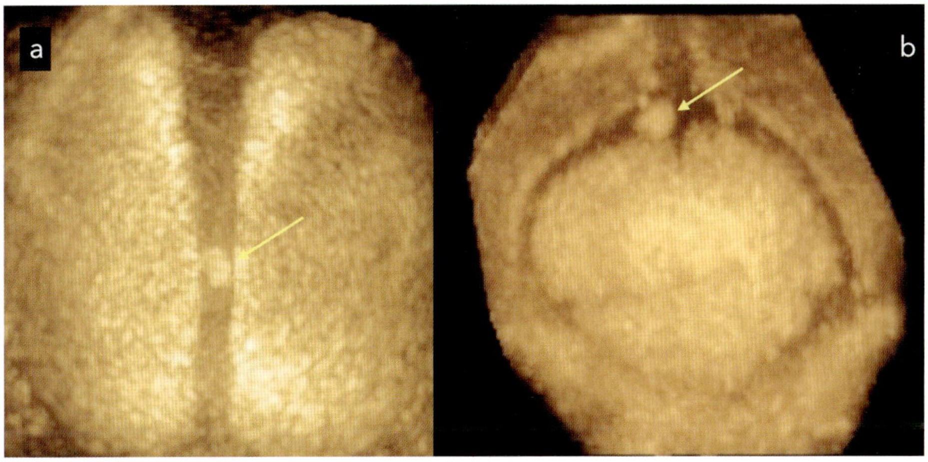

Fig. 1-13 : Os wormiens mode 3D osseux : a : au niveau suture sagittale, b : au niveau petite fontanelle

Bibliographie

1. Delahaye S, Bernard J.-P, Renier D†, Ville Y.Prenatal ultrasound diagnosis of fetal craniosynostosis Fetal Medicine Unit, Poissy-St Germain Hospital and †Department of Pediatric Neurosurgery, Necker-Enfants Malades Hospital, Paris, France *Ultrasound Obstet Gynecol* 2003 ; 21 : 347–353

2. Park S, Park M. Orphanet. Prenatal diagnosis of Pfeiffer syndrome type II : a case report *Ultrasound in Obstetrics & Gynecology.* Volume 46, Issue S1. First published: 01 October 2015

3. Fonseca JM, Mendes Araújo Borém L. Cloverleaf skull syndrome: case report. *Radiol Bras.* 2014 May-Jun; 47(3):189–190. doi: 10.1590/0100-3984.2013.1681

4. Chung HYG, Uster-Friedberg T, Pentaz S, Blaser S, Murphy K, Chitayat D. Enlarged parietal foramina: findings on prenatal ultrasound and magnetic resonance imaging *Ultrasound in Obstetrics and Gynecology* Volume 36, Issue 4 First published: 28 June 2010

5. Weissbach T *et al.* Clinical and neurodevelopmental outcome of prenatally diagnosed wormian bones Ultrasound in Obstetrics & Gynecology Volume 58, Issue S1

CHAPITRE 2 - ANOMALIES BIOMÉTRIQUES

Préalables

La mise en évidence d'anomalies biométriques de l'extrémité cérébrale du fœtus impose de respecter un certain nombre de préalables.

- La datation doit être précise : elle repose sur la mesure de la longueur crânio-caudale du fœtus au premier trimestre (entre 11sa et 13+6sa) en respectant les critères stricts de qualité **(Fig. 2-1)**. La mesure du diamètre bipariétal dans la même période peut représenter une alternative intéressante [1].
- La technique de mesure doit être correcte (le lecteur se reportera au chapitre : (Aspects normaux de 21 à 34sa, **Fig. 4-96 et 4-97**), là aussi le respect des critères de qualité sera fondamental.
- Le choix des courbes est important, en respectant la méthodologie ayant permis de construire ces courbes. Actuellement les courbes les plus utilisées sont les courbes « Intergrowth 21st » [2] ou les courbes OMS. Il est à noter que pour ces deux types de courbes le placement des calipers se fait au bord externe de la table osseuse.

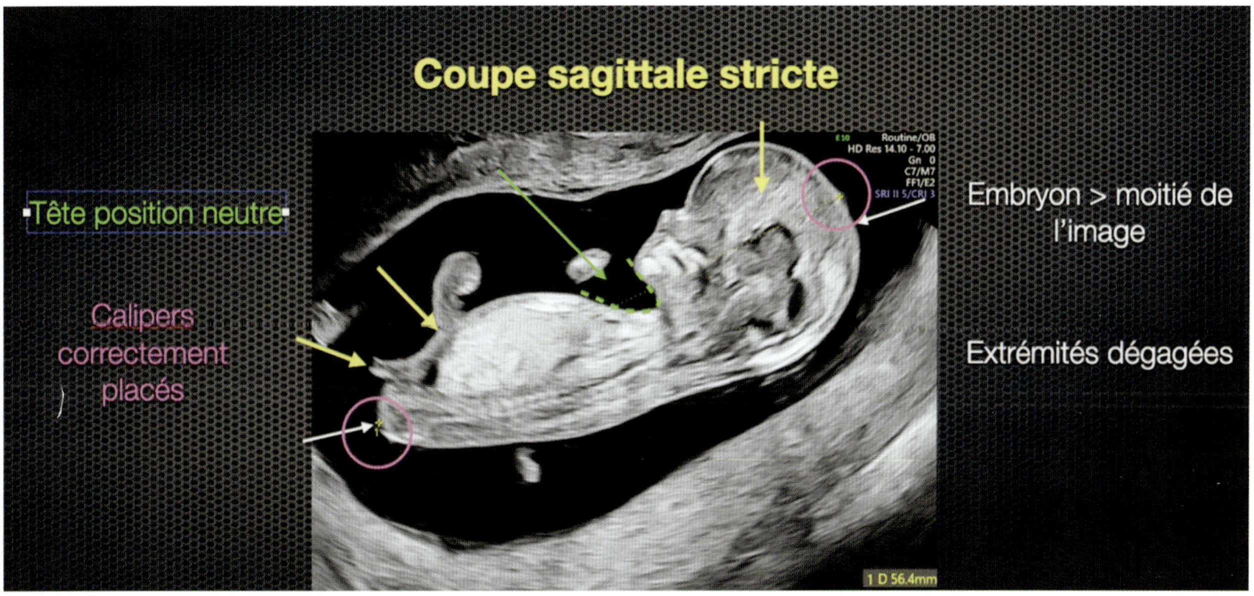

Fig. 2-1 : Mesure de la LCC : critères de qualité.

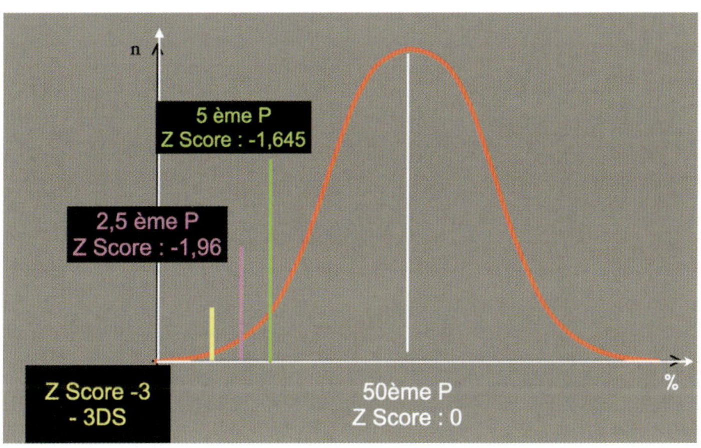

Fig. 2-2 : Mesures : percentiles, DS, Z Scores

- Il semble plus intéressant, pour exprimer les mesures, d'utiliser les Z-Scores qui permettent de mieux apprécier les valeurs extrêmes **(Fig. 2-2)**.
- La définition des anomalies biométriques doit être précise :
  - Microcéphalie : PC : -3DS, Z Score : -3
  - Macrocéphalie : PC > +2DS, Z > Score +2

Les petits crânes sont difficiles à catégoriser. Pour certaines équipes, des mesures inférieures au 5e percentile pour le PC voire pour le BIP les définissent, pour d'autres ils sont évoqués devant une biométrie cérébrale < Z Score < -2.

Microcéphalie

La mise en évidence d'un petit crâne doit faire :

- Effectuer une étude biométrique complète du fœtus, couplée à une étude Doppler à la recherche d'un trouble de croissance de type vasculaire.
- Réaliser une échographie de référence complète et détaillée à la recherche d'anomalies majeures extra-cérébrales (cardiaques, chromosomiques) faisant évoquer une microcéphalie non isolée [3].
- Vérifier l'anamnèse familiale à la recherche d'une biométrie céphalique familiale faible.
- Pratiquer une étude approfondie du crâne et des structures cérébrales, suivant une méthodologie rigoureuse comme celle définie par L. Guibaud *et al,* et résumée ci-dessous [4] :
  - Degré de sévérité et rapidité de la diminution du PC (Diminution rapide et sévère : origine clastique...)
  - Appréciation des espaces péri-cérébraux (microencéphalie ...CMV...)
  - Appréciation de la gyration et en particulier des vallées sylviennes
  - Mise en évidence d'un cortex trop « smooth » : orientant vers un trouble de la gyration de type lissencéphalie
  - Rechercher des signes pouvant orienter vers une origine infectieuse, vasculaire...
  - Réaliser une étude précise de la ligne médiane.
  - Réaliser une étude précise de la fosse postérieure.

Bien évidemment, l'utilisation de la voie vaginale en cas de présentation céphalique est depuis longtemps reconnue comme une aide précieuse [5].

Étiologies

Nous illustrerons ci-dessous et de façon non exhaustive les principales causes de microcéphalie :

- La dysmorphologie des microcéphalies est assez caractéristique avec en particulier un profil lié à la présence d'un front fuyant **(Fig. 2-3)**.

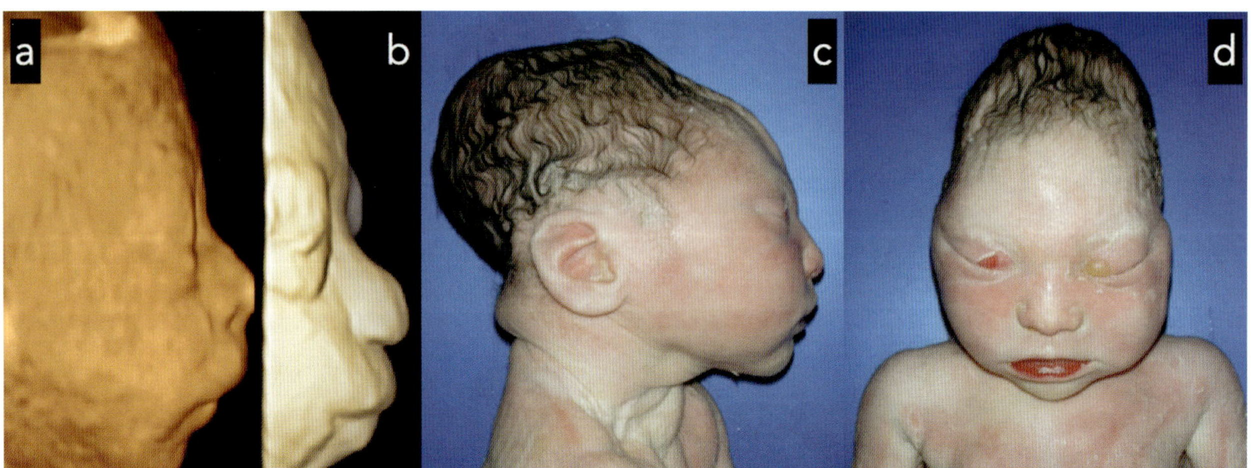

Fig. 2-3 : Microcéphalie dysmorphie faciale : a et b : 3D rendu de surface, C et d : aspects foeto-pathologiques

- Les espaces péri-cérébraux sont élargis, réalisant une microencéphalie comme dans une infection à CMV **(Fig. 2-4)** [6], à ZIKA **(Fig. 2-5)** [7 et 8)] ou dans le cas d'un syndrome d'Aicardi-Gouttières **(Fig. 2-6)**.
- Les vallées sylviennes sont non ou mal operculées. Le cortex est anormalement lisse réalisant un tableau de lissencéphalie comme dans le cas d'un syndrome de Miller-Dicker **(Fig. 2-7)**. L'IRM sera bien sûr d'un apport précieux dans ces pathologies **(Fig. 2-8 et 2-9)** [9].

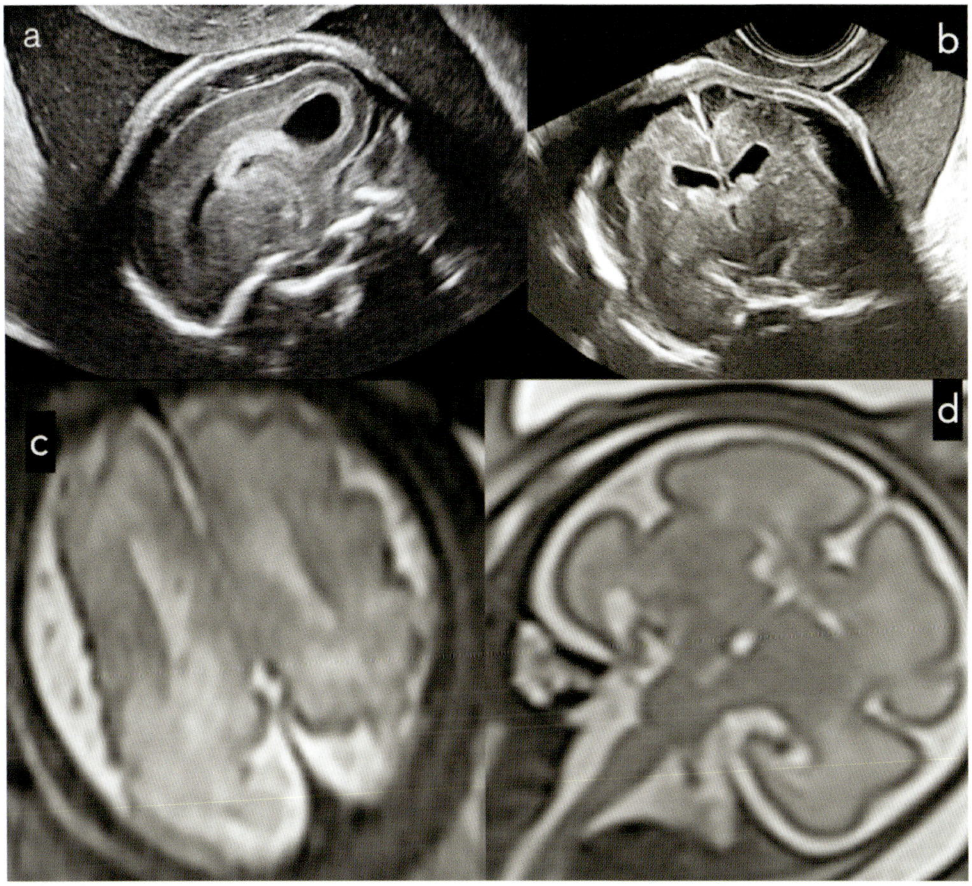

Fig. 2-4 CMV : a : 21sa : halo péri ventriculaire, b : 26sa micropolygyrie, élargissement des espaces péri-cérébraux, c et d : aspects IRM 26sa *(Dr M. Brasseur)*

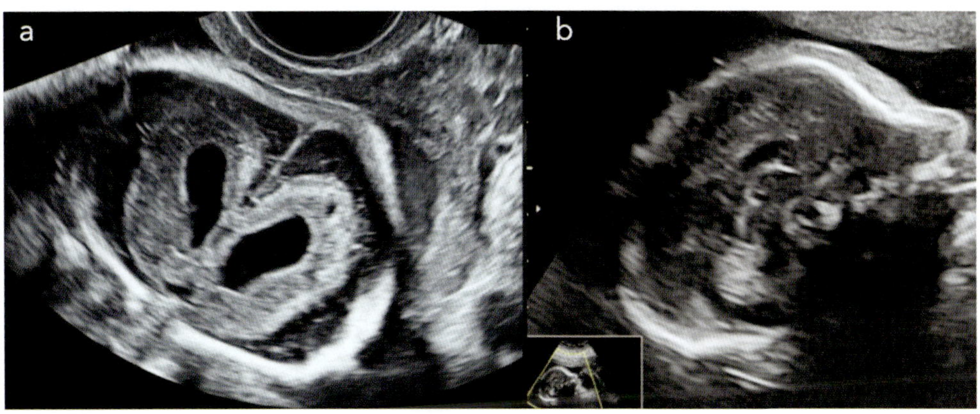

Fig. 2-5 : ZIKA

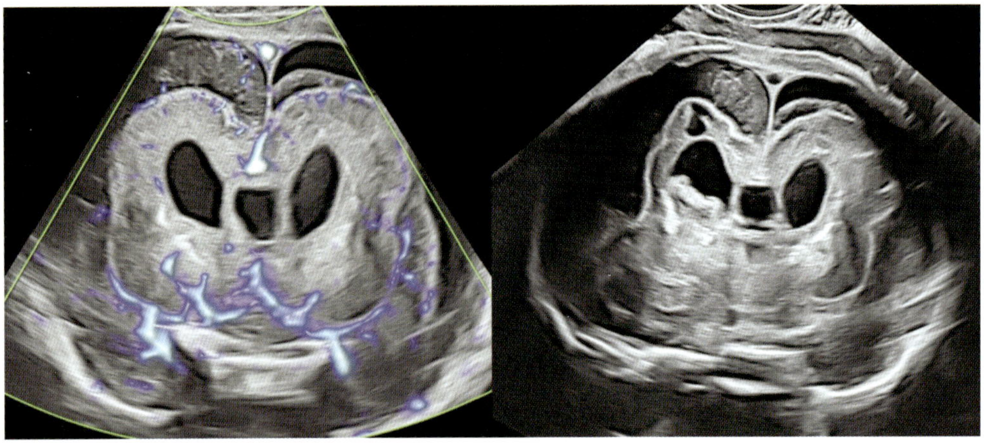

Fig. 2-6 : Syndrome d'Aicardi-Gouttières 28sa

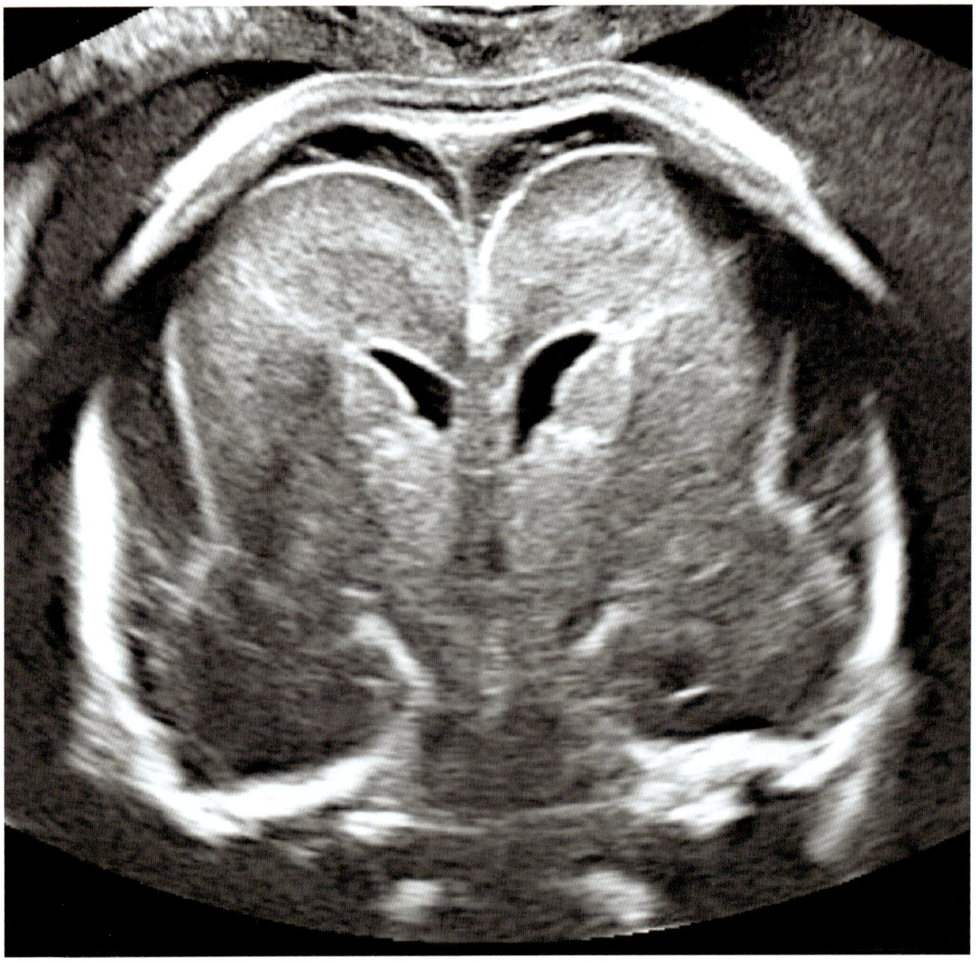

Fig. 2-7 : Lissencéphalie de type I ; Miller-Dicker 26sa

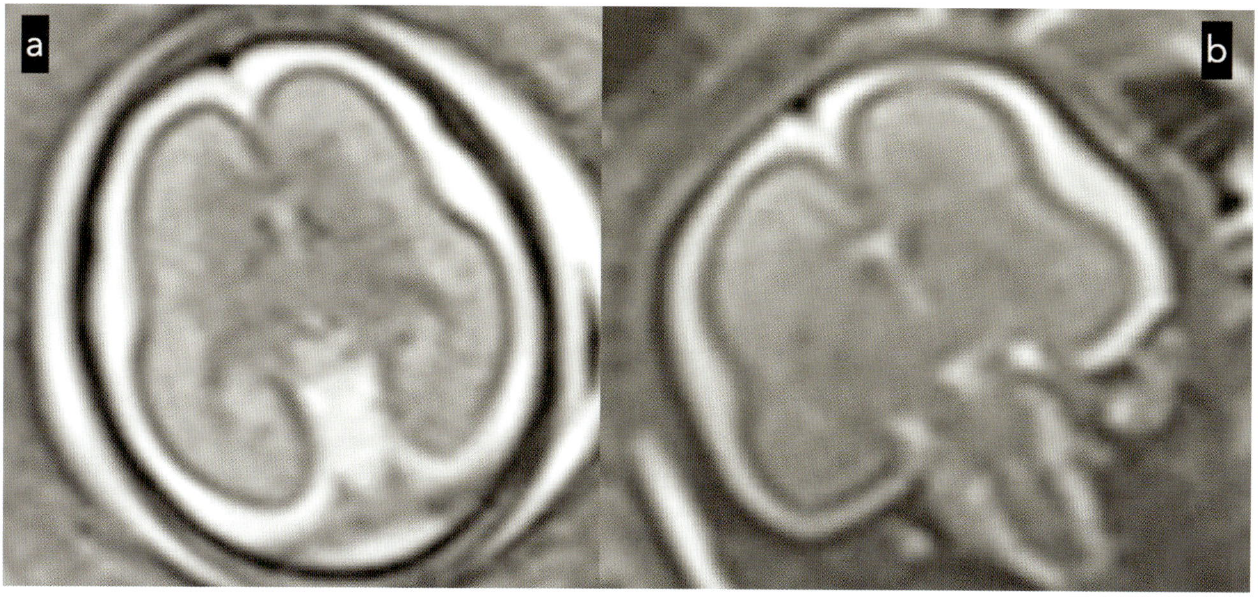

Fig 2-8 : Microencéphalie *(Docteur M. Brasseur)*

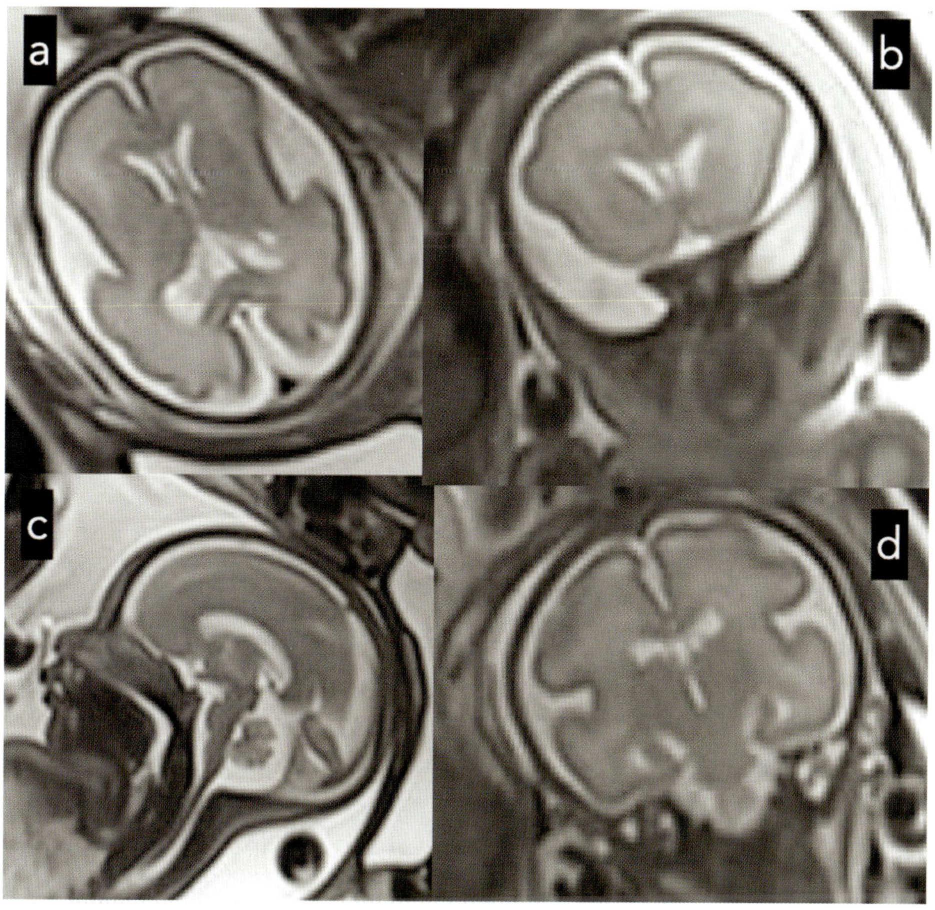

Fig. 2-9 : Microcéphalie avec gyration simplifiée *(Dr M. Brasseur)*

- Les anomalies sont évocatrices d'une origine infectieuse : ZIKA, CMV, Toxoplasmose... **(Fig. 2-10)**.
- Les anomalies sont évocatrices d'une origine vasculaire
  - Lésions de porencéphalie, schizencéphalie **(Fig. 2-11)**.

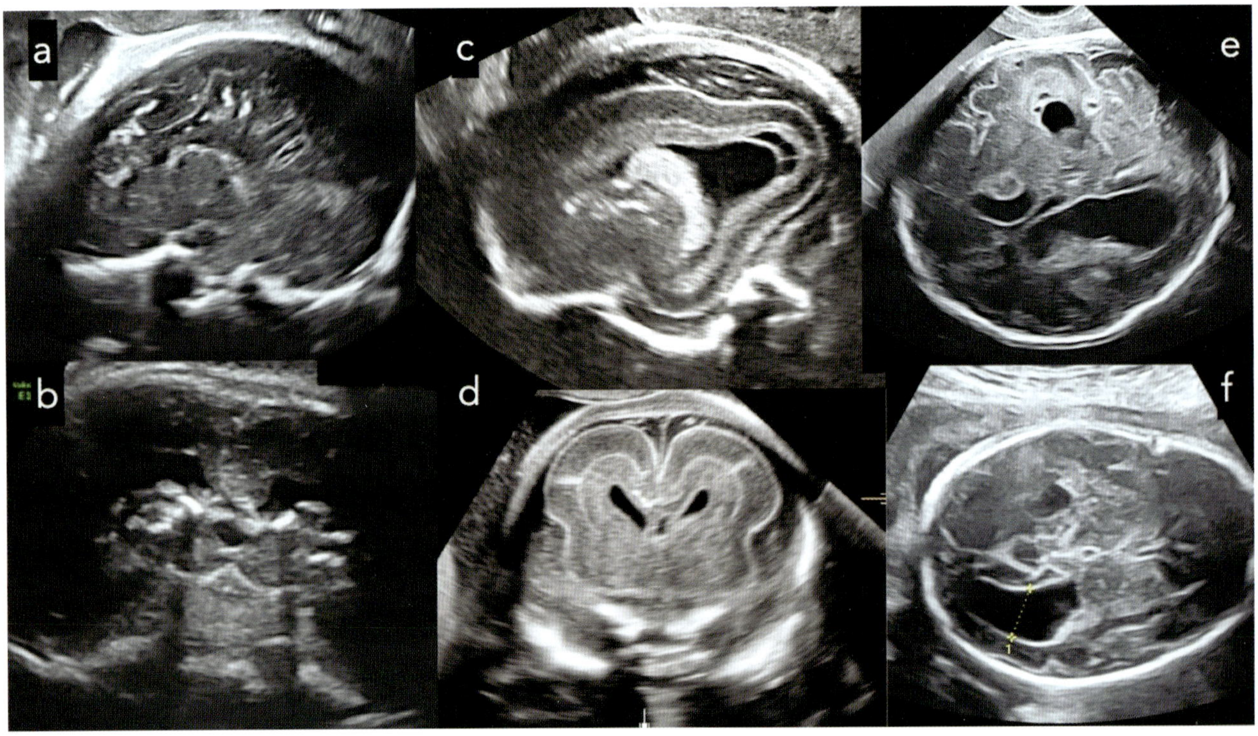

Fig. 2-10 : Fœtopathies infectieuses : a et b : ZIKA 26sa, c et d : CMV 24sa : halo péri ventriculaire, synéchie ventriculaire, e et f : Toxoplasmose : e : zones de nécrose, f : ventriculomégalie

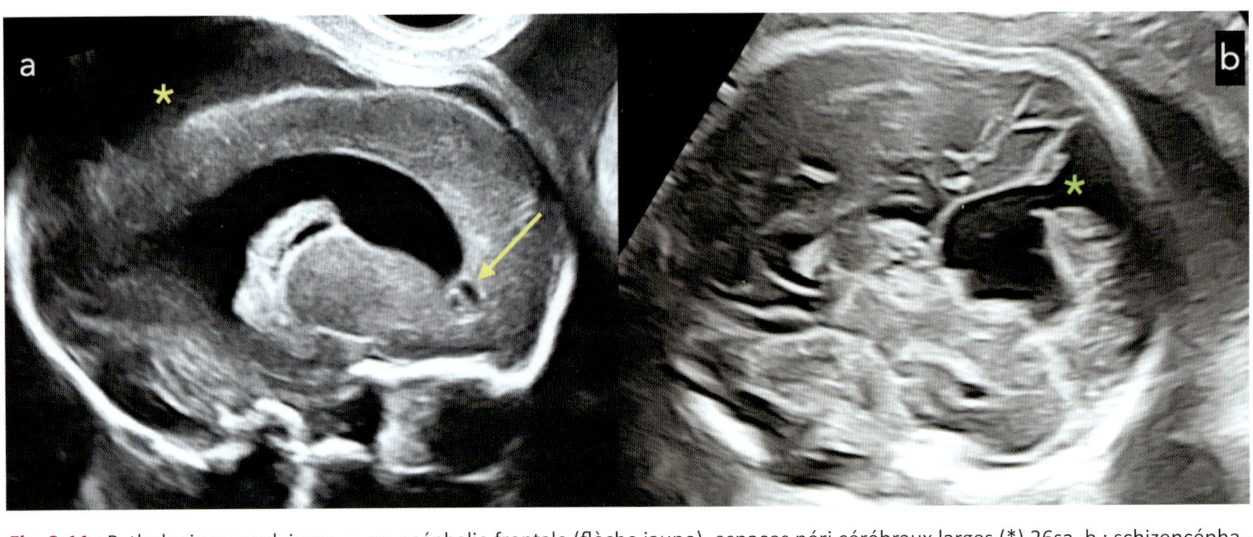

Fig. 2-11 : Pathologies vasculaires a : porencéphalie frontale (flèche jaune), espaces péri cérébraux larges (*) 26sa, b : schizencéphalie 29sa (*)

- **Les anomalies de ligne médiane**

Dans cet exemple de lissencéphalie de type I (Miller Dicker) le corps calleux est court, les espaces péri-cérébraux sont très larges, le cortex est « smooth » **(Fig 2-12)**.

- **Les anomalies de la fosse postérieure**

Anomalie du tronc cérébral en « Z » dans le cadre d'une lissencéphalie de type II (Walker-Warburg), ensemble des structures cérébrales de taille très réduite dans une lissencéphalie de Type III **(Fig. 2-13)**.

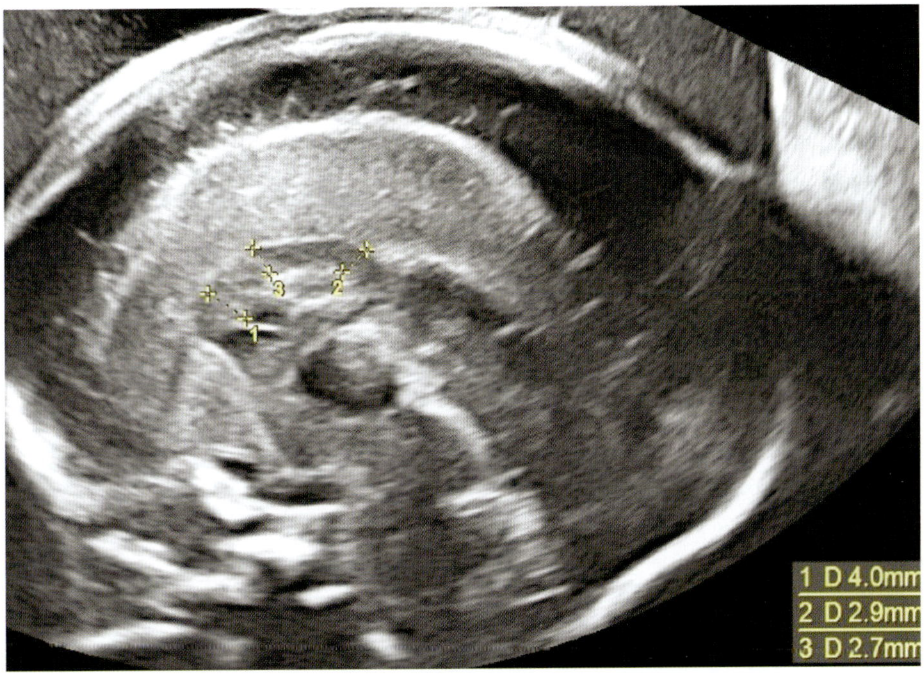

Fig. 2-12 : Lissencéphalie de type I, Miller-Dicker 23sa

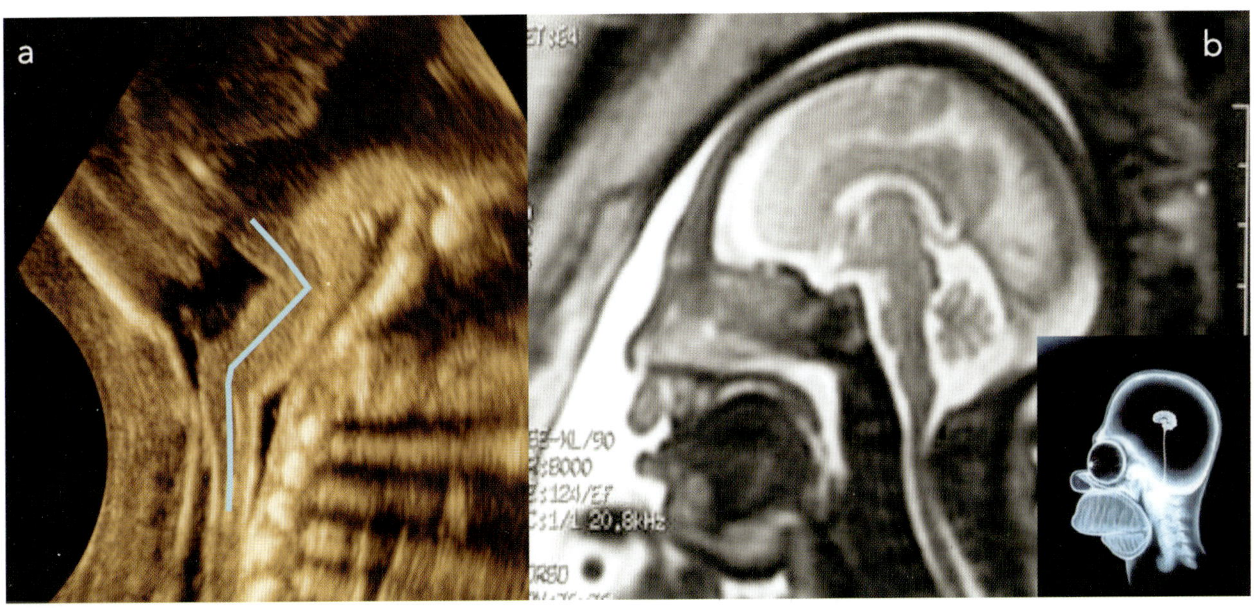

Fig. 2-13 : a : Tronc cérébral en « Z » lissencéphalie de type II, Walker-Warburg, b : Lissencéphalie de type III *(IRM Dr P. Sonigo)*

Macrocéphalies

Elles peuvent être isolées ou associées.

Isolées

La suspicion est tardive au troisième trimestre. Dans 68% des cas il s'agit de macrocéphalies familiales : elles touchent 7 garçons pour une fille, le développement s'avère normal dans 91% des cas [10].

Associées

La suspicion est plus précoce vers 28sa :

Les causes en sont multiples :

- Pathologies cérébrales : Ventriculomégalies, tumeurs **(Fig. 2-14)**
- Mégalencéphalie ou hémimégalencéphalie **(Fig. 2-15 et 2-16)**
- Syndromes avec macrosomie :

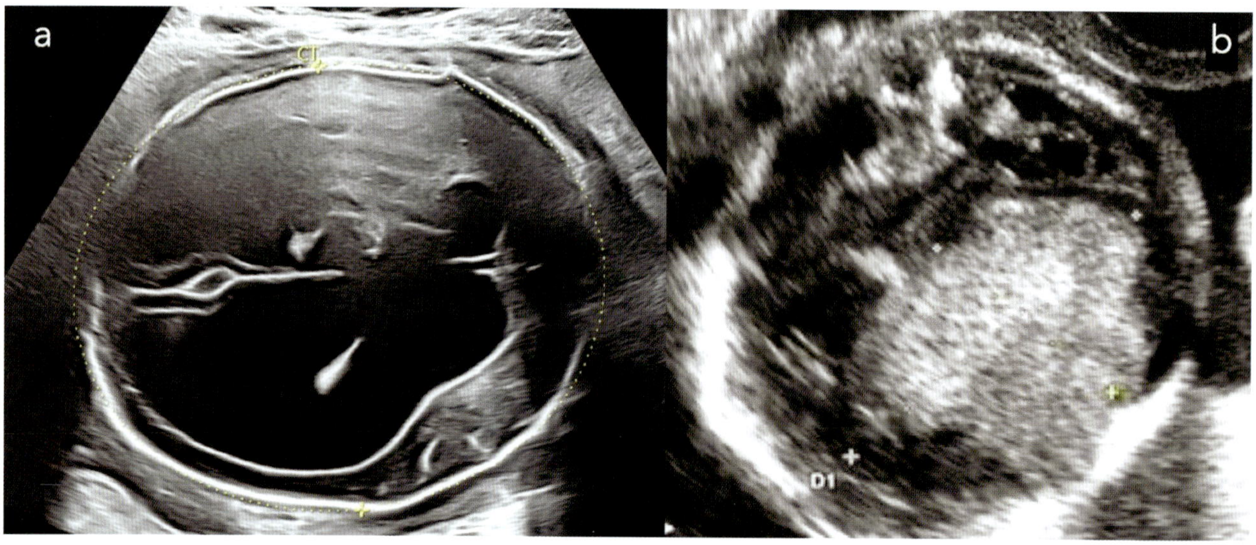

Fig. 2-14 : a : Hydrocéphalie 29sa, b : Tumeur cérébrale 30sa

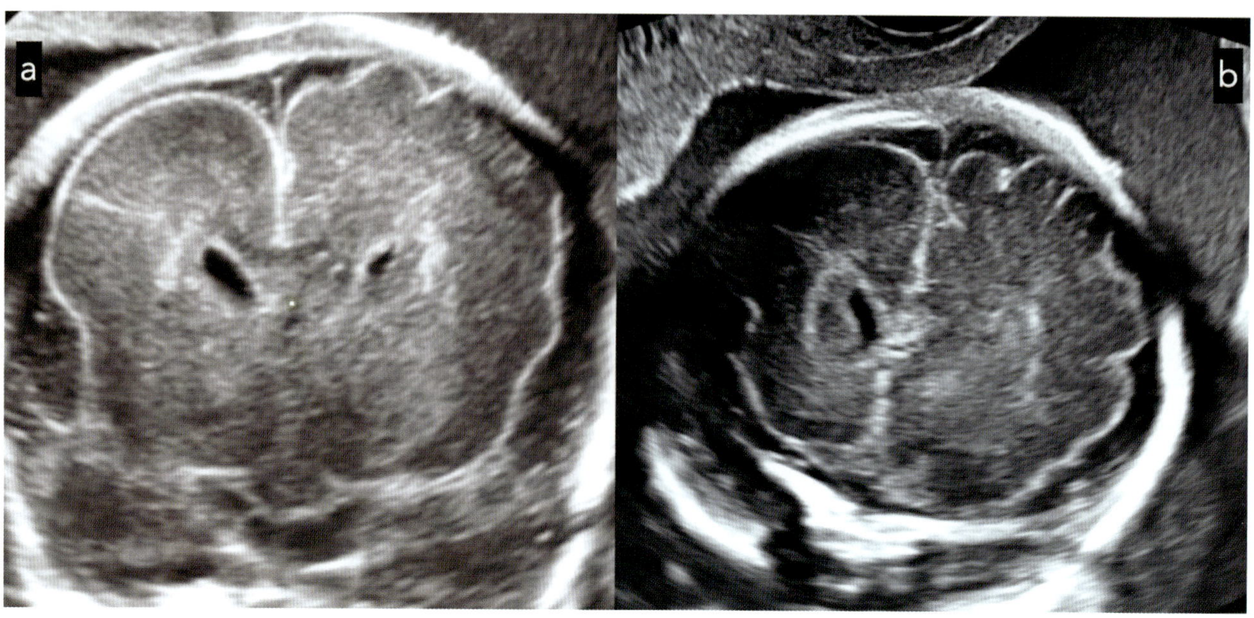

Fig. 2-15 : Hémimégalencéphalie : a : 23sa, b : 27sa

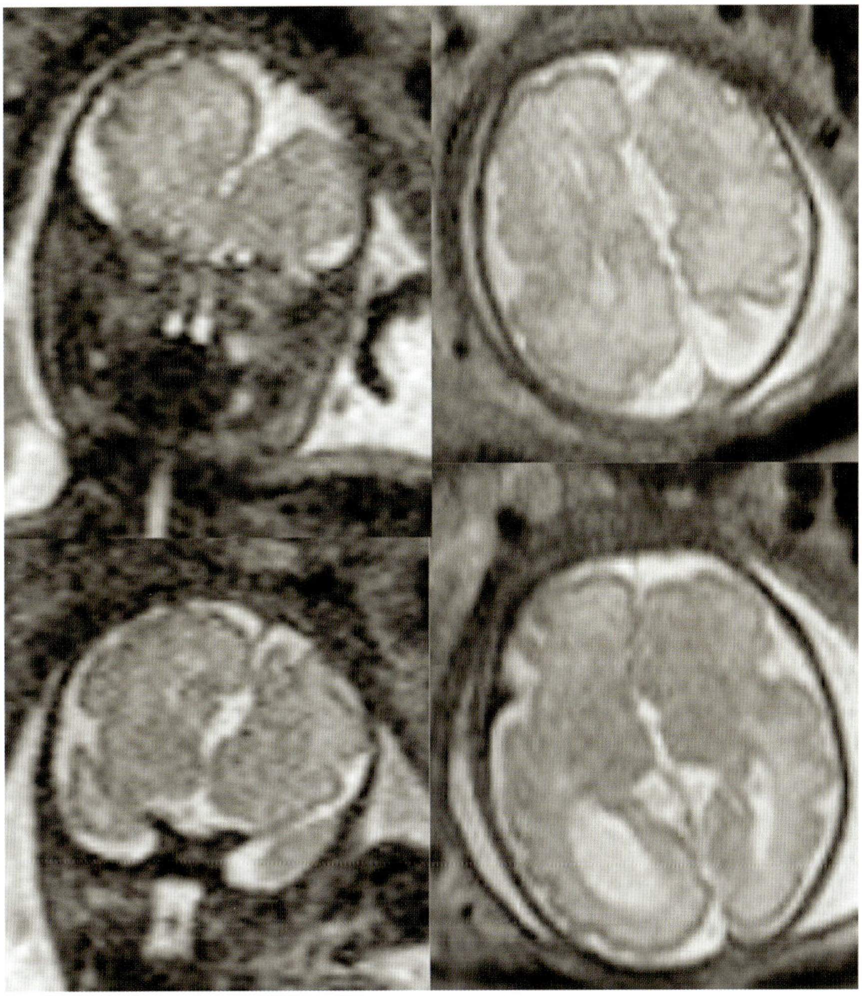

Fig 2-16 : Hémimégalencéphalie IRM *(Dr M. Brasseur)*

- ○ Becwith-Wiedemann **(Fig. 2-17)**.
- ○ Sotos, Weaver, Simpson-Golabi-Behmel.
- ○ Neurofibromatose de type 1, Noonan, Costello.

Ces syndromes sont exceptionnels et de diagnostic essentiellement post-natal

- Maladies métaboliques :
  - ○ Acidurie glutarique de type 1, déficit en aspartoacyclase, Syndrome de Zellweger
- Syndrome d'hyper croissance foetale PROS (PIK3CA-Related Overgrowth Spectrum, acronyme PROS). Ces cas sont excessivement rares et associent mégalencéphalie où hémimégalencéphalie, asymétrie des membres, hydramnios et mutations de PICK3CA [11,12].

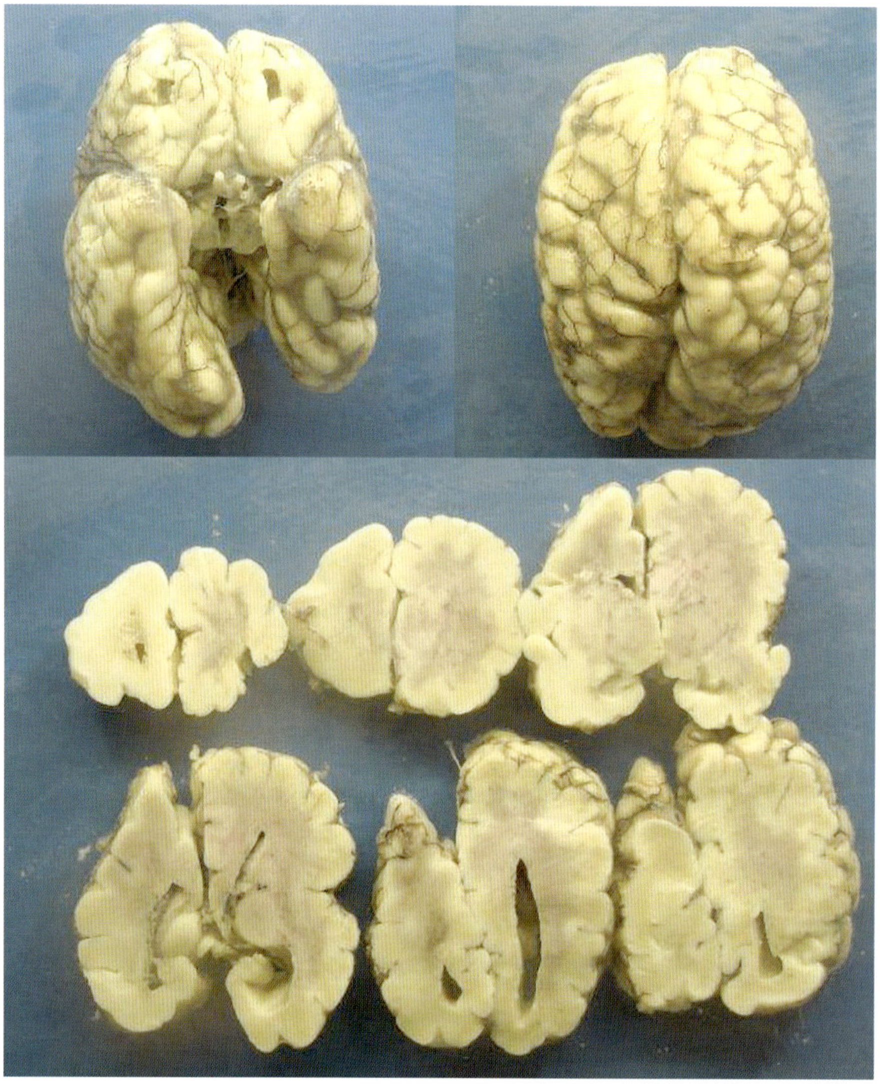

FP2-2 : Hémimégalencéphalie 31sa : aspects foeto-pathologiques

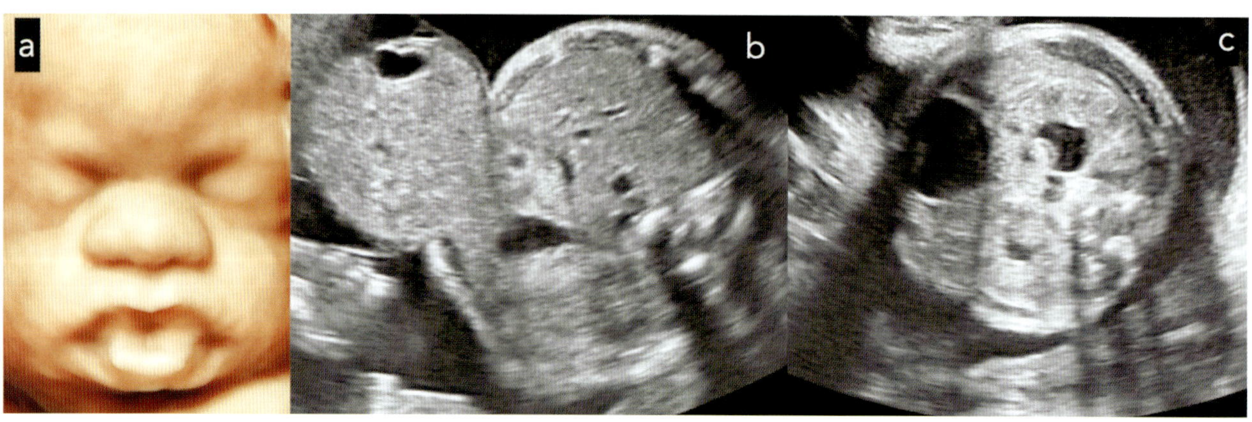

Fig. 2-17 : Syndrome de Beckwith-Wiedemann 30sa : a : macroglossie 3D mode rendu, b : omphalocèle, c : néphromégalie

Bibliographie

1. de Paco Matallana C, Rolle V, Fidalgo AM, Sánchez-Romero J, Jani JC, Chaveeva P, Delgado JL, Santacruz B, Nicolaides KH, Gil MM. Biparietal diameter for first-trimester pregnancy dating: multicenter cohort study. *Version of Record online* : 03 April 2025

2. Leibovitz *et al.* Prediction of microcephaly at birth using three reference ranges for fetal head circumference: can we improve prenatal diagnosis? *Ultrasound in Obstetrics & Gynecology* 5 May 2016

3. Mace P, Milh N M, Sigaudy GS, Quarello E. Gestion prénatale des foetus avec un perimètre crânien inférieur au 3e percentile How to deal with a fetal head circumference lower than the third percentile ? *Gynecologie Obstetrique Fertilite_&_Senologie* 45 (2017) 491–511

4. Guibaud L, Lacalm A. Diagnostic imaging tools to elucidate decreased cephalic biometry and fetal microcephaly: a systematic analysis of the central nervous system. *Ultrasound in Obstetrics & Gynecology* 5 July 2016

5. Pilu G, Falco P, Milano V, Perolo A, Bovicelli L. Prenatal diagnosis of microcephaly assisted by vaginal sonography and power *Doppler Ultrasound Obstet Gynecol* 1998;11:357–360

6. Benoist G, Salomon LJ, Mohlo M, Suarez B, Jacquemard F, Ville Y. Cytomegalovirus-related fetal brain lesions: comparison between targeted ultrasound examination and magnetic resonance imagingUltrasound in *Obstetrics & Gynecology* 7 November 2008

7. Pomar GL, Malinger G, Benoist G, Carles G, Ville Y, Rousset D, Hcini N, Pomar C, Jolivet A, Lambert V. Association between Zika virus and fetopathy: a prospective cohort study in French. *Ultrasound in Obstetrics & Gynecology* 4 May 2017

8. Malinger G. The Zika virus epidemic 3 years on: a personal perspective *Ultrasound in Obstetrics & Gynecology*Volume 53, Issue 4

9. Cabet S, Putoux A, Lesca G, Lesage A, Massoud M, Guibaud L. Prenatal diagnosis of microcephaly with simplified gyral pattern: series of eight cases. *Ultrasound Obstet Gynecol* 2024 ; 63 : 271–275 DOI :10.1002/uog.27450.

10. Malinger G, Lev D, Ben-Sira L, Hoffmann C, Herrera M, Vin F, Vinkler H, Ginath S, Biran-Gol Y, Kidron D, Lerman-Sagie T. Can syndromic macrocephaly be diagnosed in utero ? *Ultrasound Obstet Gynecol* 2011 ; 37 : 72–81

11. Prenatal imaging diagnosis of PIK3CA-related overgrowth spectrum disorders in the first trimester, with a focus on extremities. Source : *Ultrasound Obstet Gynecol* 2020 ; 56 : 777–785. Fraissenon, S. Cabet, A. Fichez, L.Guibaud

12. Bourgon Carmignac N, Sorlin A, Duffourd Y, Philippe C, Thauvin-Robinet C, Guibaud L, Faivre L, Vabres P, Kuentz P *et coll.* Clinical and molecular data in cases of prenatal localized overgrowth disorder: major implication of genetic variants in PI3K-AKT-mTOR signaling pathway.

CHAPITRE 3 - ANOMALIES DE FERMETURE DU TUBE NEURAL (AFTN)

Nous aborderons dans ce chapitre :

- Les anomalies de fermeture de la partie cérébrale du tube neural, correspondant aux séquences d'acrânie.
- Les signes indirects cérébraux des anomalies de fermeture de la partie rachidienne du tube neural.
- Les anomalies de type méningocèle ou méningo-encéphalocèle.

Les séquences d'acrânie

Elles seront dépistées dès l'échographie du premier trimestre.

Le caractère commun de ces anomalies réside dans l'absence de voûte crânienne osseuse **(Fig. 3-1)**.

L'aspect en sera différent en fonction du stade où elles seront mises en évidence :

- En cas d'exencéphalie, une masse de tissu cérébral sera visible au-dessus de la base du crâne **(Fig. 3-2)** ;
- En cas d'anencéphalie, aucun tissu cérébral ne sera visible **(Fig. 3-3)**.

Il est fréquent d'observer la présence d'un liquide amniotique échogène qui correspond au délitement du tissu cérébral **(Fig. 3-4)**. Dans un certain nombre de cas, l'absence de fermeture du tube neural s'étendra au rachis réalisant un aspect de rachischisis.

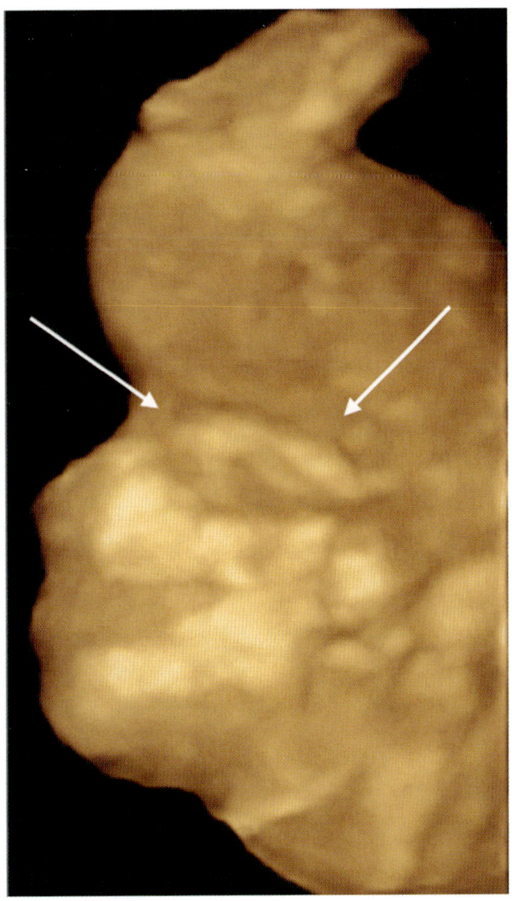

Fig. 3-1 : Séquence d'acrânie : absence de voûte crânienne (flèches blanches : base osseuse du crâne)

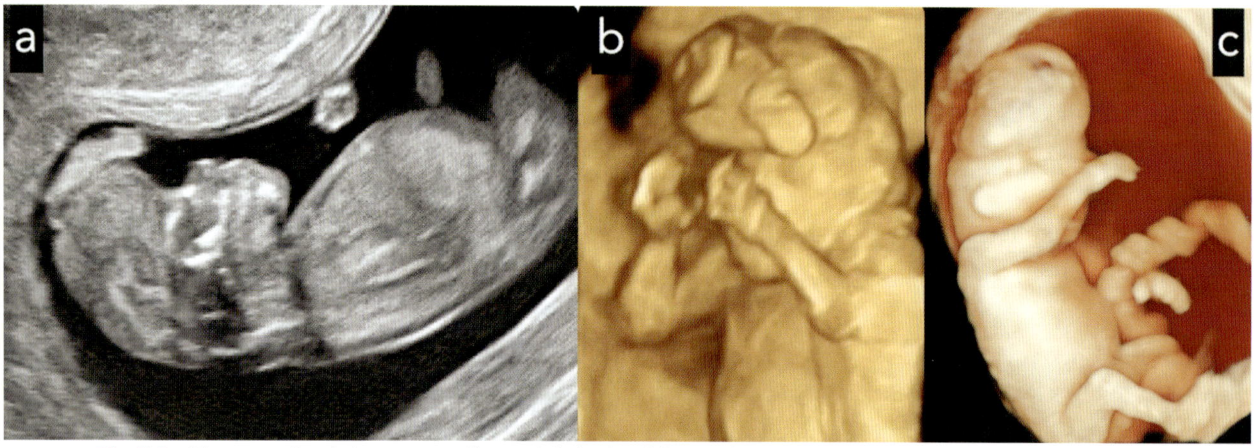

Fig. 3-2 : Séquence d'acrânie : aspects d'exencéphalie (a : écho 2D, b : 3D rendu de surface, c : 3D rendu HDLive)

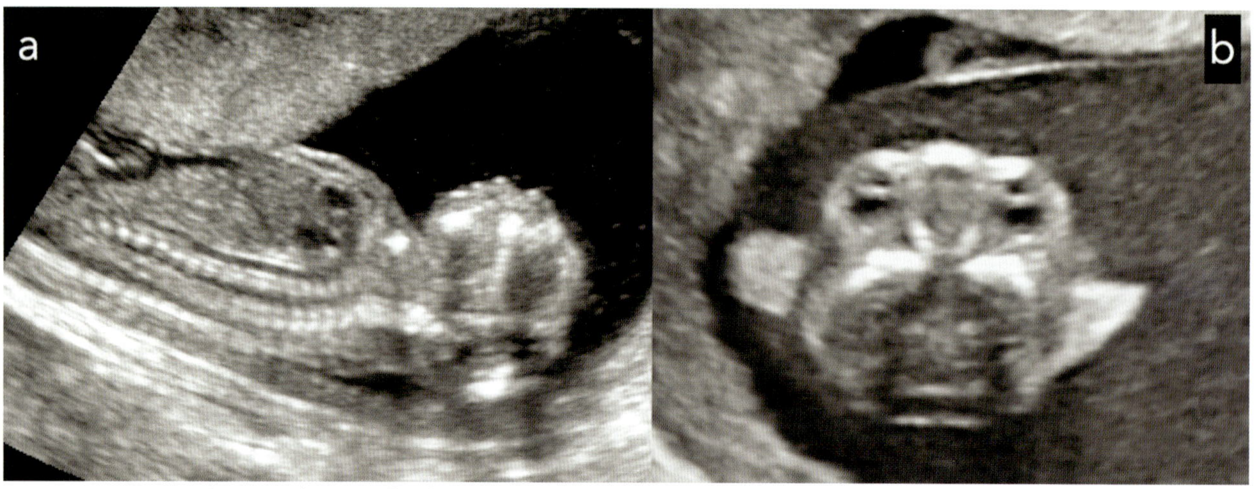

Fig. 3-3 : Séquence d'acrânie : aspect d'anencéphalie. (a : coupe sagittale, b : coupe axiale)

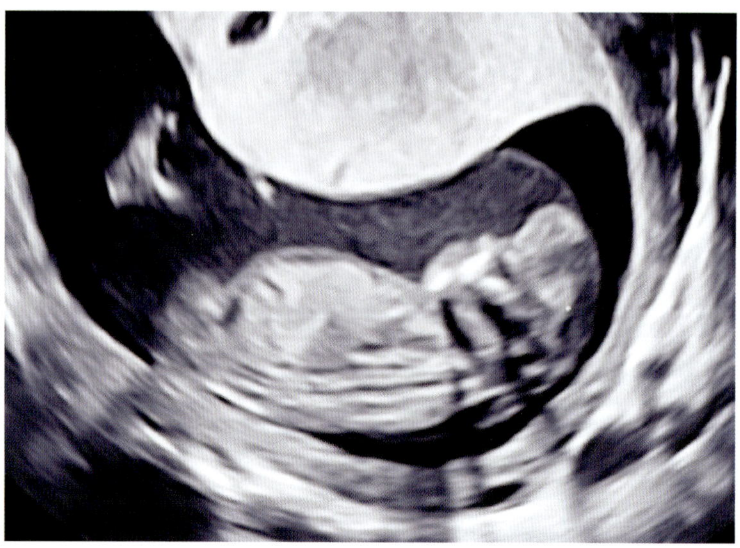

Fig. 3-4 : Séquence d'acrânie : LA échogène

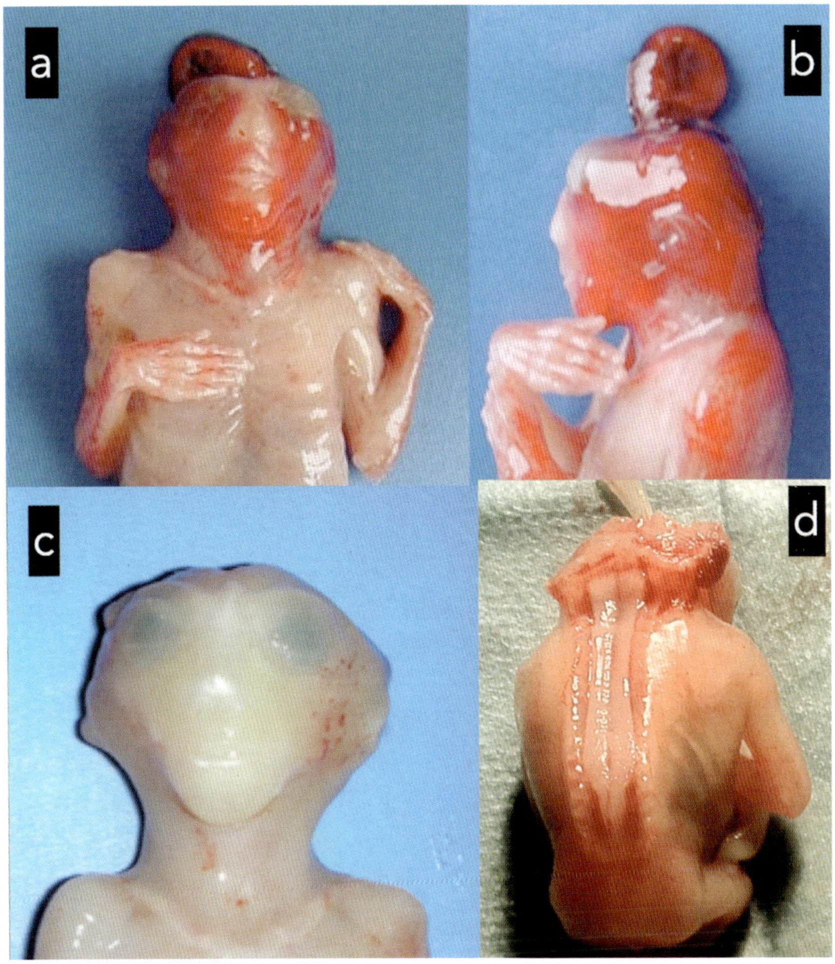

FP 3-1 : Séquence d'acrânie : a et : exencéphalie, c : anencéphalie, d : rachiscisis

La mise en évidence d'une anomalie de fermeture du tube neural de type séquence d'acrânie doit faire rechercher une maladie des brides amniotiques **(Fig. 3-5)**.

Seule l'absence de réalisation d'une échographie au premier trimestre pourrait amener à retrouver au deuxième trimestre la classique image dite de « batracien » **(Fig . 3-6)**.

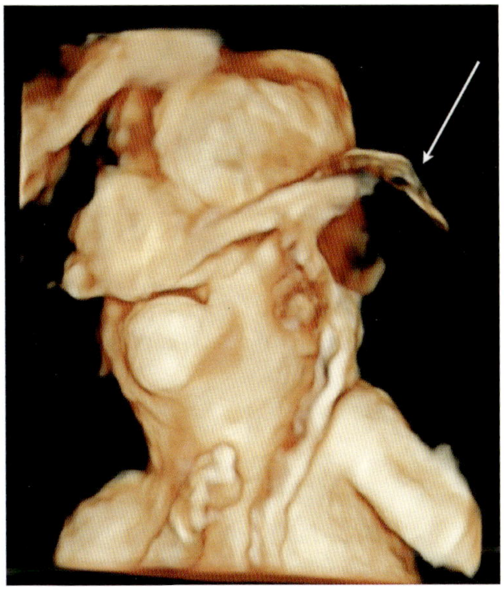

Fig. 3-5 : Séquence d'acrânie : brides amniotique (flèche blanche)

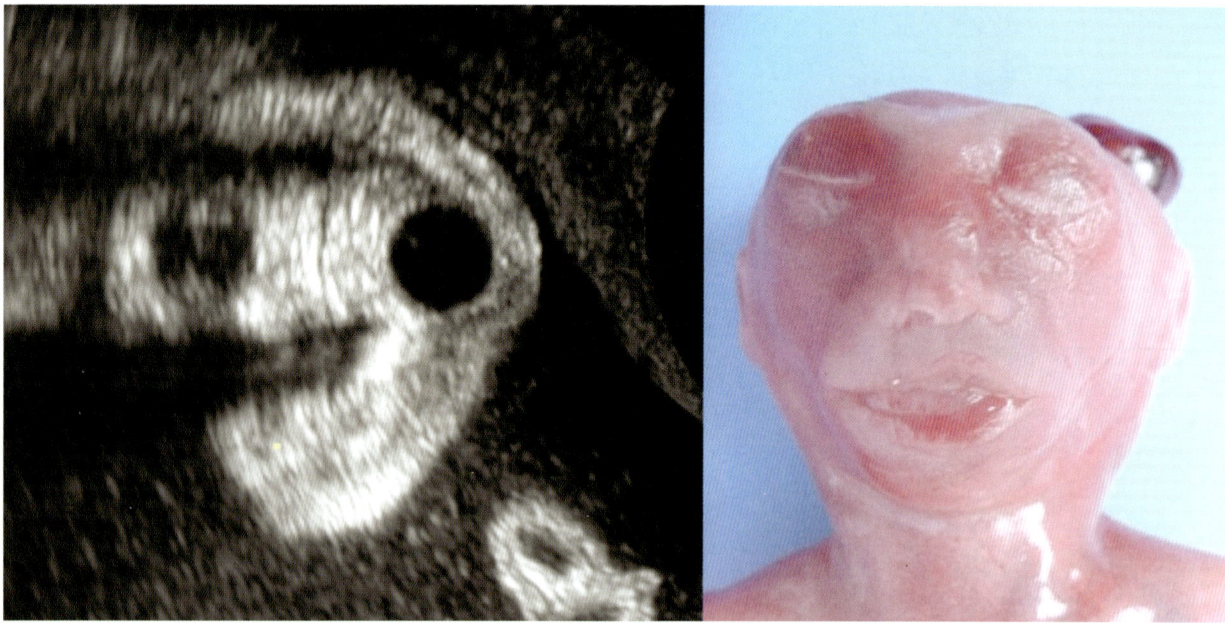

Fig. 3-6 : Anencéphalie 2e trimestre

Les signes indirects des anomalies de fermeture du tube neural (AFTN) rachidiennes

Au premier trimestre

Dès le premier trimestre il est possible de mettre en évidence des modifications du pôle céphalique fœtal qui vont faire suspecter une AFTN. Ces anomalies sont liées à la fuite de LCR qui entraîne d'une part un basculement des structures cérébrales vers l'arrière et d'autre part une baisse significative de la pression intracrânienne du liquide céphalo-rachidien.

En 1997 J.P Bernard *et al* ont décrit une anomalie de la forme du crâne qu'ils ont baptisée : « le signe du gland » : la partie postérieure du crâne présentant un aspect aplati **(Fig. 3-7)** [2].

En 2002 Buisson **et al** ont décrit la parallélisation des fentes de Bichat **(Fig. 3-8)**.

En 2011 R. Chaoui et B. Benoit ont décrit un signe majeur évocateur : la disparition de la clarté intra-cérébrale correspondant à l'effacement du V4 et réalisant un faux aspect d'élargissement du tronc cérébral **(Fig. 3-9)** [3] (*cf.* Chapitre 2 **Fig. 2.8**).

En 2011 a été décrit par Finn la position anormalement postérieure de l'aqueduc de Sylvius [4], ce qui a été confirmé par Ushakov décrivant le « crash-sign » [5] **(Fig. 3-10)**.

En 2012 J.P Bernard et al ont publié un article fondamental soulignant la diminution du diamètre bipariétal par rapport à la longueur cranio-caudale du fœtus dans les AFTN [6], la sensibilité de ce test ayant encore été améliorée en y associant la mesure du diamètre abdominal transverse du fœtus [7].

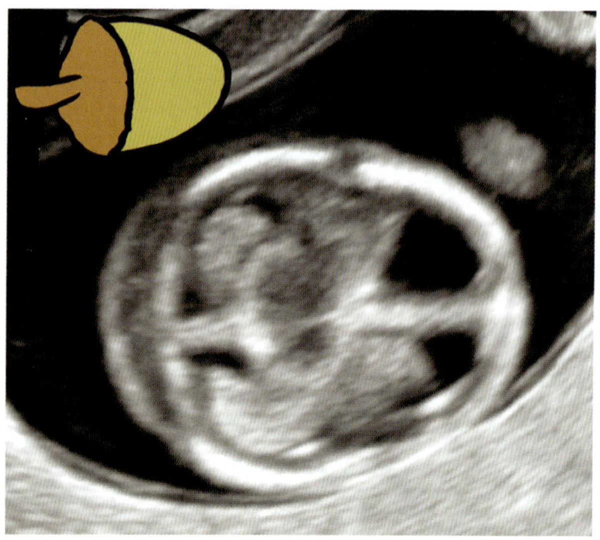

Fig. 3-7 : « Signe du gland »

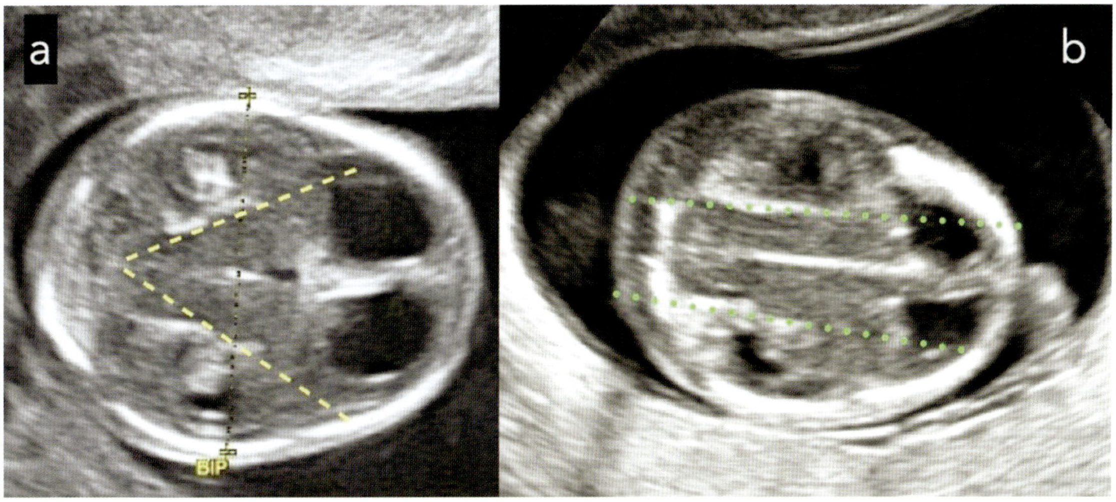

Fig. 3-8 : Parallélisme des fentes de Bichat (b), a : témoin

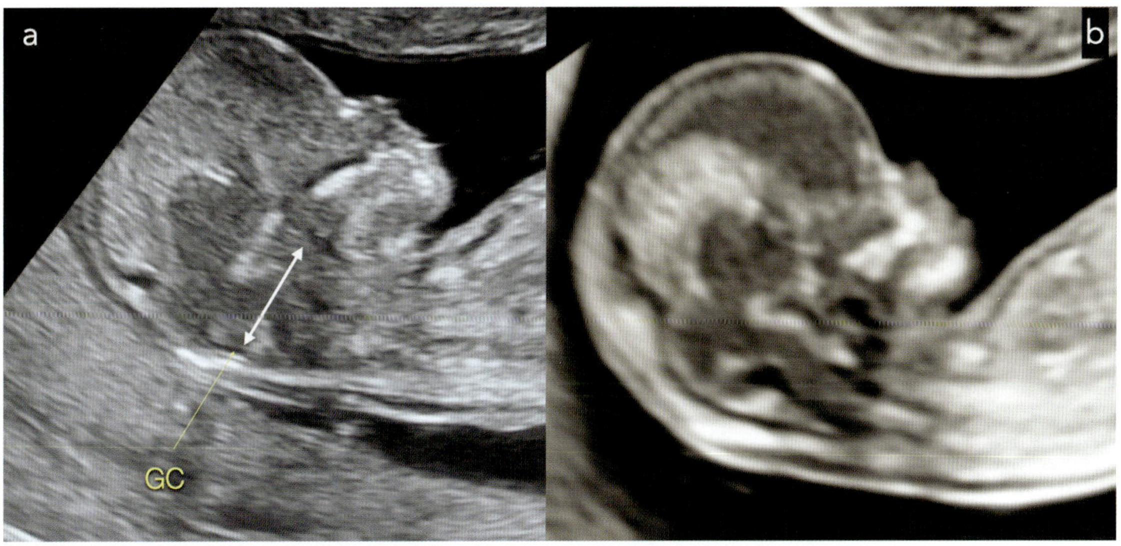

Fig. 3-9 : Disparition de la clarté intracrânienne (a), b : témoin

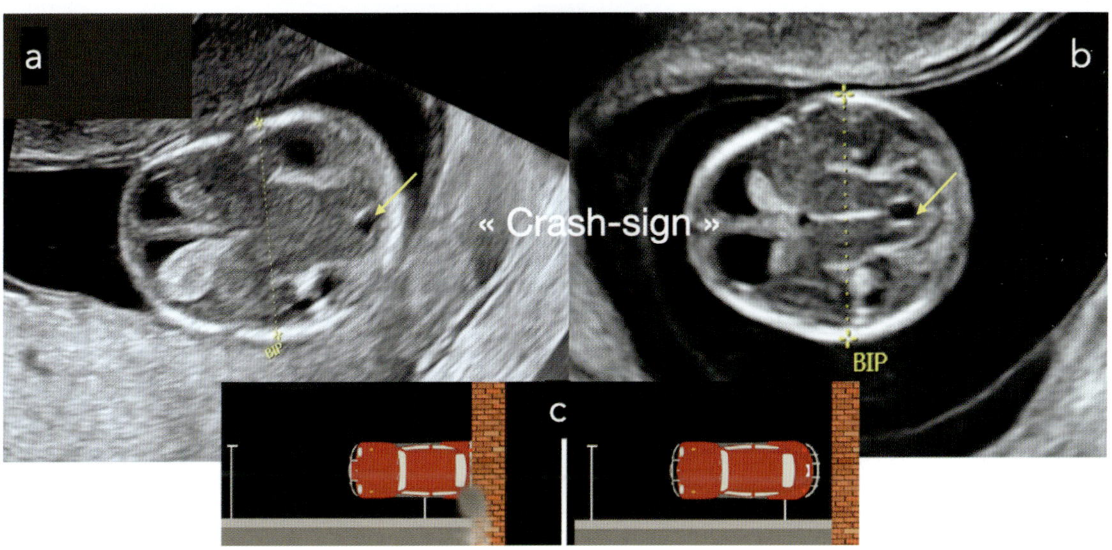

Fig. 3-10 : « Crash-sign » (a), b : témoin

Au deuxième trimestre

Malgré la description des signes évocateurs au premier trimestre, les AFTN rachidiennes « ouvertes » sont encore trop souvent mises en évidence à la suite de la découverte de signes cérébraux :

Ventriculomégalie (VMG)

Le signe le plus fréquent présent dans 90% des AFTN de type spina-bifida aperta, l'importance de la VMG peut être très variable. Elle sera d'autant plus évocatrice qu'elle sera associée à une diminution de la biométrie céphalique **(Fig. 3-11)**.

Déformation des bosses frontales

En raison de l'absence de contre-pression du LCR, les bosses frontales apparaissent concaves vers l'intérieur réalisant le « *lemon-sign* » décrit par K. Nicolaides **(Fig. 3-12)** [8].

Anomalie de Chiari II

La fuite du LCR entraînant la descente postérieure des structures cérébrales, le cervelet se trouve plaqué sur l'écaille occipitale et affecte une forme inhabituellement convexe en arrière constituant l'anomalie de Chiari II ou « *banana-sign* » **(Fig. 3-13)** [8].

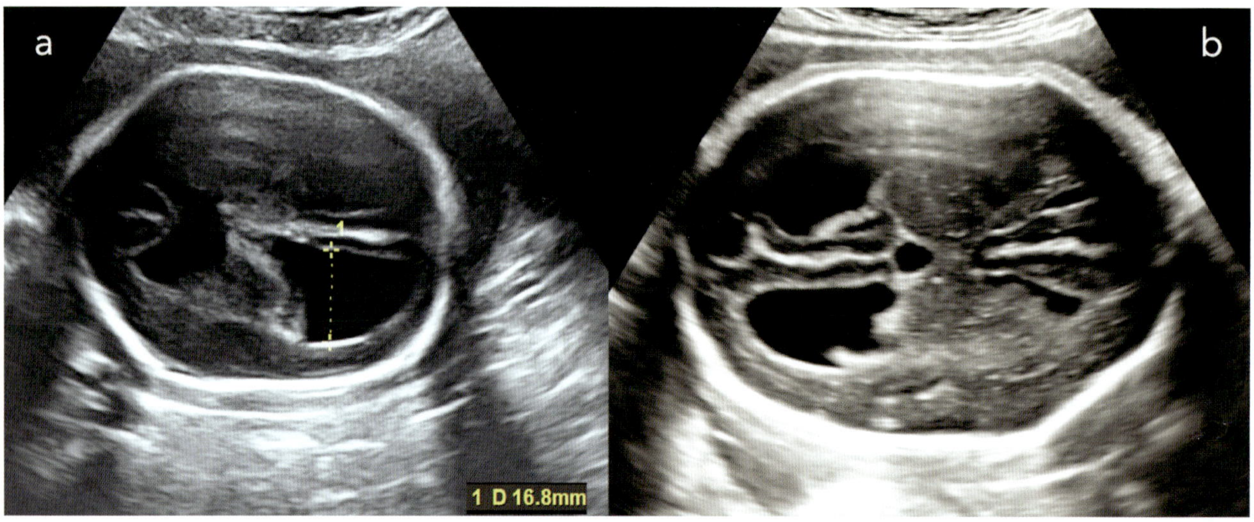

Fig. 3-11 : AFTN Ventriculomégalie et déformation du crâne osseux : a : 24sa, b : 29sa

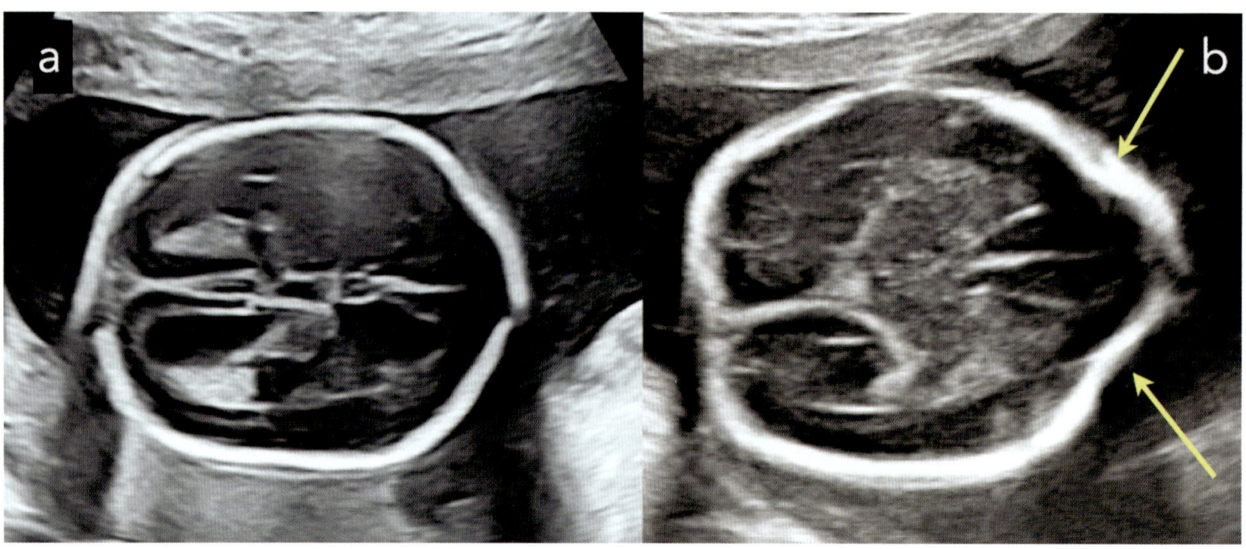

Fig. 3-12 : « *Lemon-sign* » : a :21sa, b : 23sa

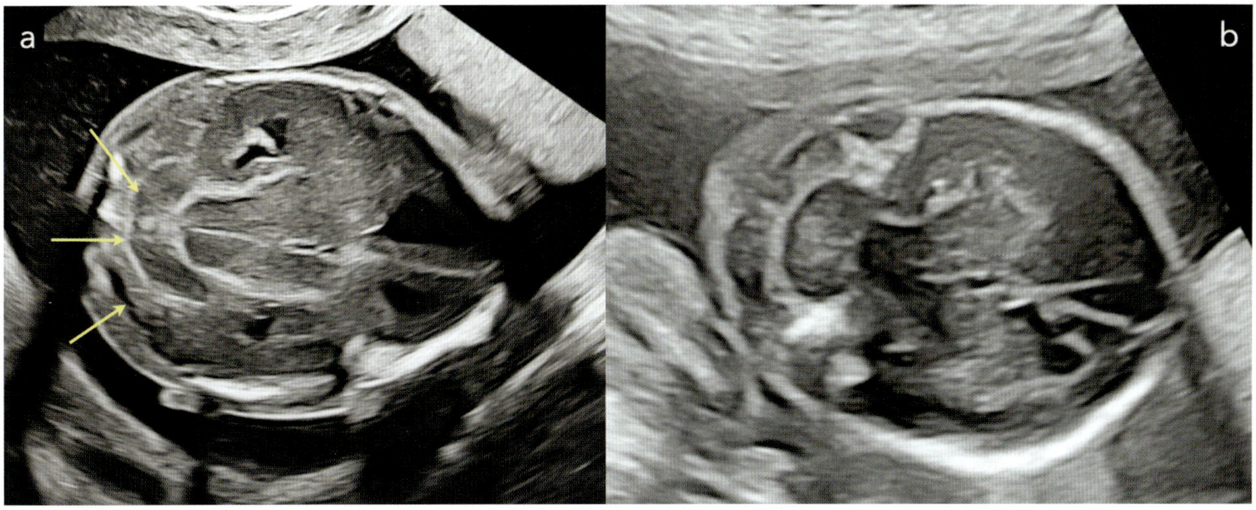

Fig. 3-13 : Anomalie de Chiari II : a : 17sa, b : 21sa

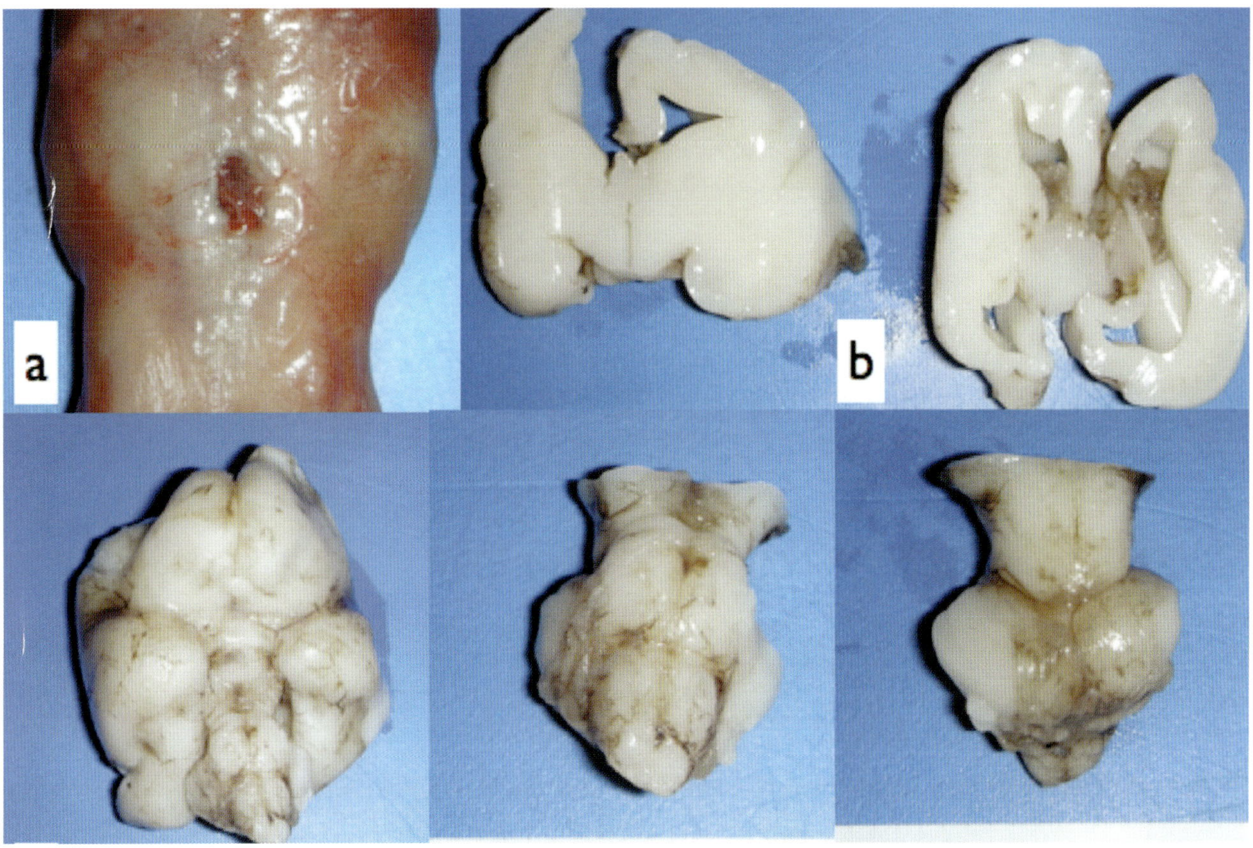

FP 3-2 : AFTN spina bifida aperta : a : macroscopie : b : dilation ventriculaire, c : malformation d'Arnold-Chiari

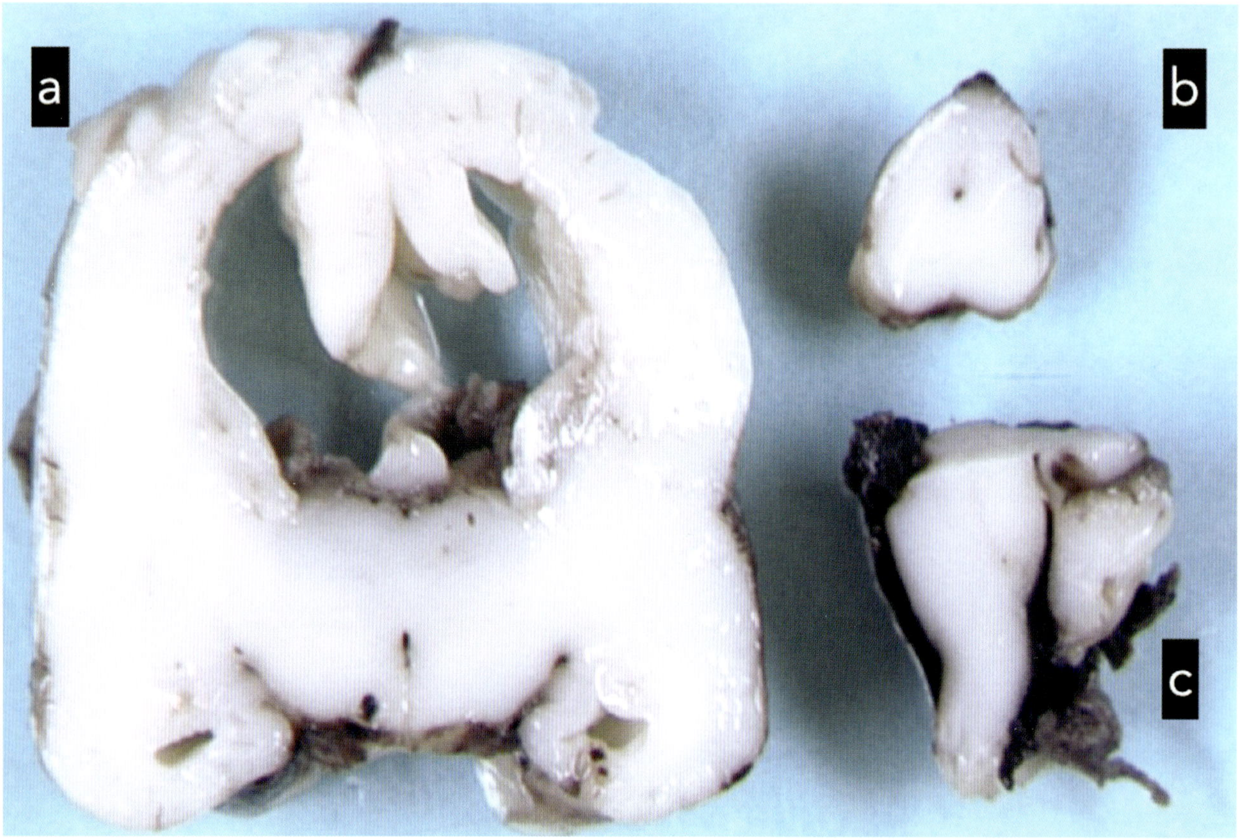

FP 3-3 : Malformation d'Arnold Chiari : a : coupe coronale des hémisphères cérébraux, b : coupe axiale du mésencéphale montant la déformation des pédoncules et la réduction de la taille de l'aqueduc, c : coupe sagittale du tronc cérébral visualisant l'allongement du vermis et le V4 collabé par l'engagement du cervelet *(Images F. Razavi)*

Les méningocèles et méningo-encéphalocèles

Une méningocèle céphalique est une malformation rare du système nerveux central caractérisée par une hernie de méninges à travers un défaut permanent d'ossification de la voûte crânienne, une méningo-encéphalocèle associe au tissu méningé une hernie de parenchyme cérébral. C'est ce défaut d'ossification qui incite à classer ces anomalies dans le groupe des AFTN.

La localisation de ces anomalies peut se situer à n'importe quel niveau de la voûte crânienne, néanmoins les localisations de loin les plus fréquentes se situent au niveau de la ligne médiane.

Au premier trimestre

La plupart de ces anomalies doivent être dépistées au premier trimestre car elles réalisent une image d'addition au niveau des contours du pôle céphalique. Comme indiqué précédemment, les localisations au niveau de la ligne médiane sont les plus fréquentes, les méningocèles présentant un aspect anéchogène **(Fig. 3-14 et 3-15)**. Les méningo- encéphalocèles ont quant à elles un aspect échogène mixte **(Fig. 3-16)**.

La découverte d'une méningocèle ou d'une méningo-encéphalocèle impose de rechercher les autres signes de la triade faisant évoquer une ciliopathie de type syndrome de Meckel-Gruber (dysplasie multi kystique rénale et hexadactylie) **(Fig. 3-17)**.

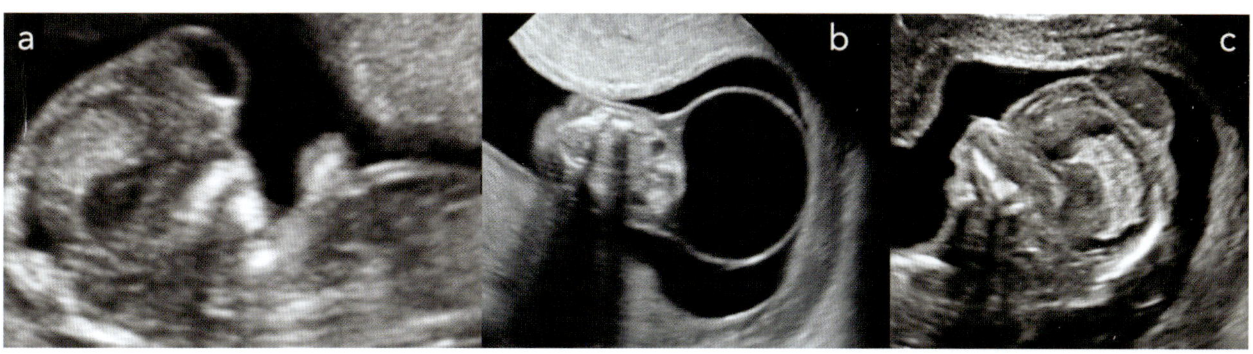

Fig. 3-14 : Méningocèle premier trimestre : a : frontale, b : occipitale, c : sagittale

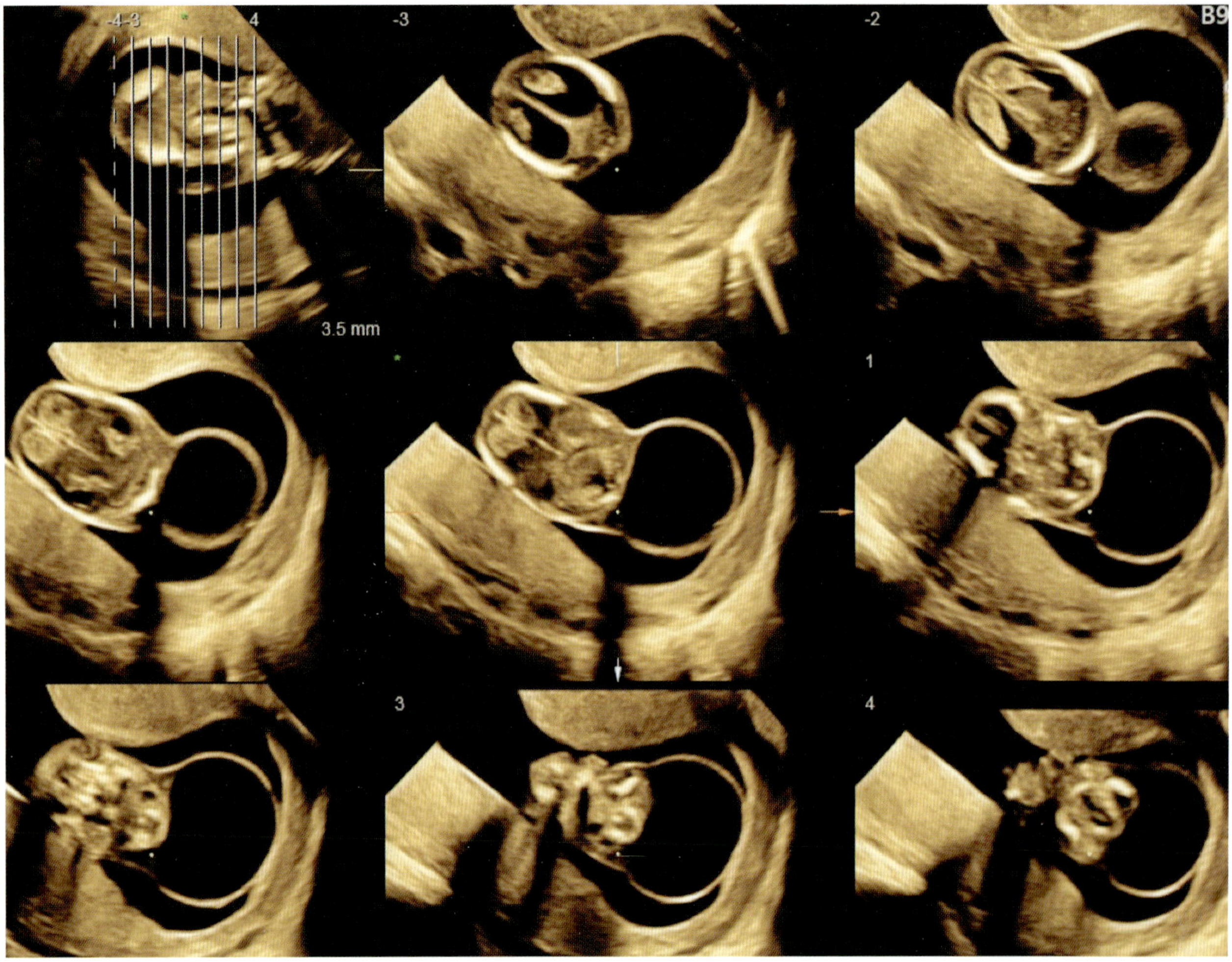

Fig. 3-15 : Méningocèle premier trimestre TUI coupes axiales

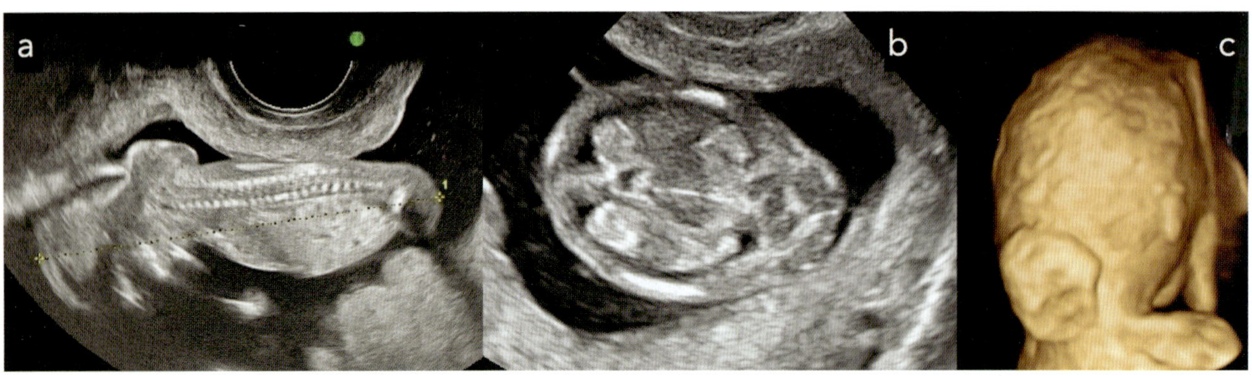

Fig. 3-16 : Méningo encéphalocèle premier trimestre : a : coupe sagittale, b : coupe axiale, c : 3D rendu de surface

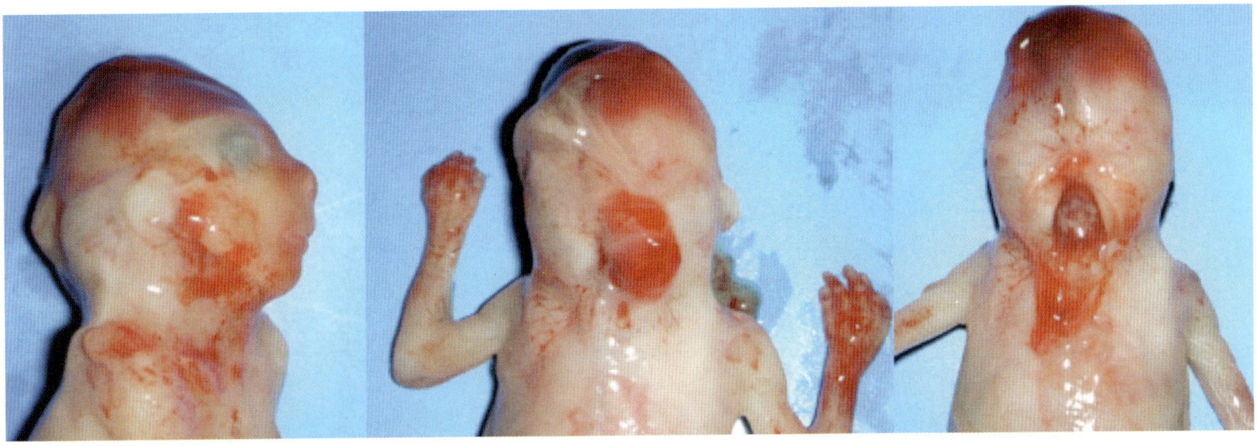

FP 3-4 : Méningo-encéphalocèle

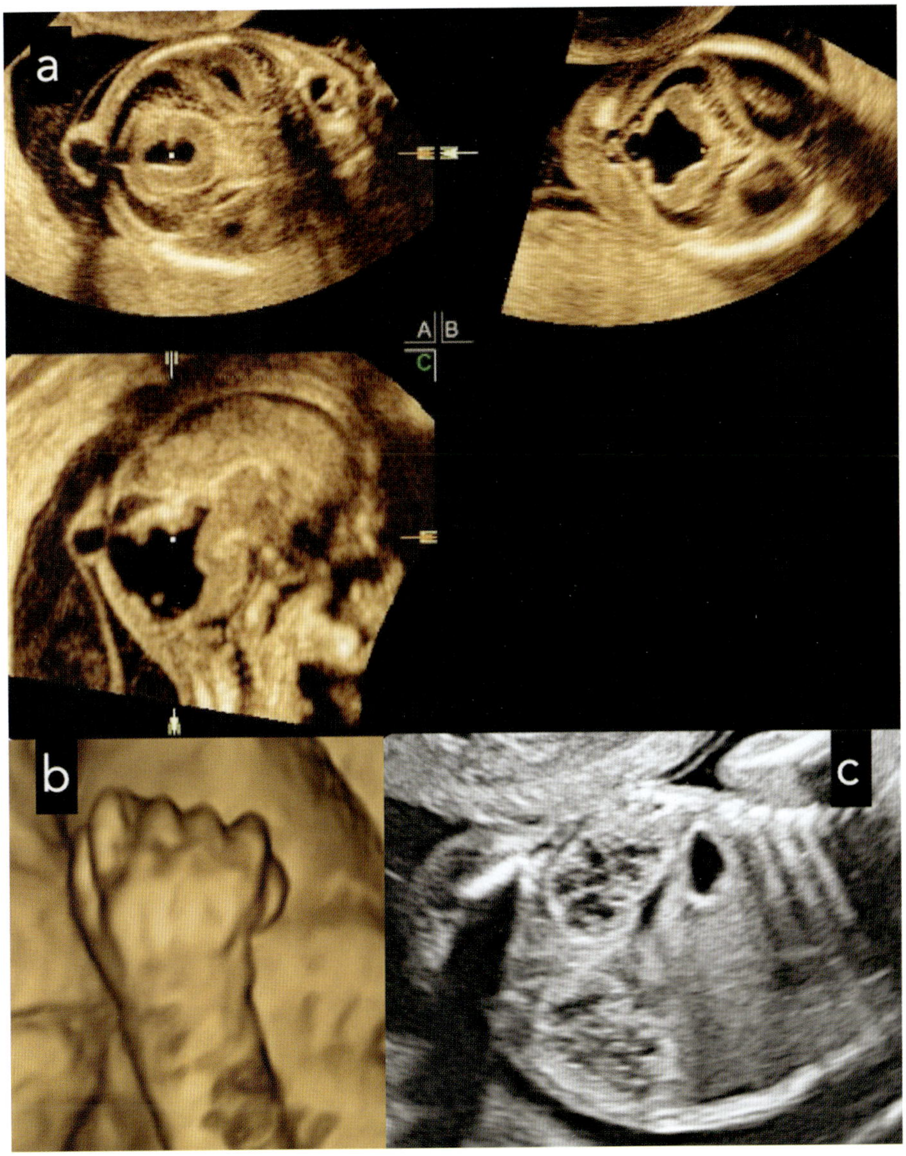

Fig. 3-17 : Syndrome de Meckel-Gruber premier trimestre a : méningocèle occipitale (coupes multiplanaires), b : hexadactylie, c : dysplasie multikystique rénale

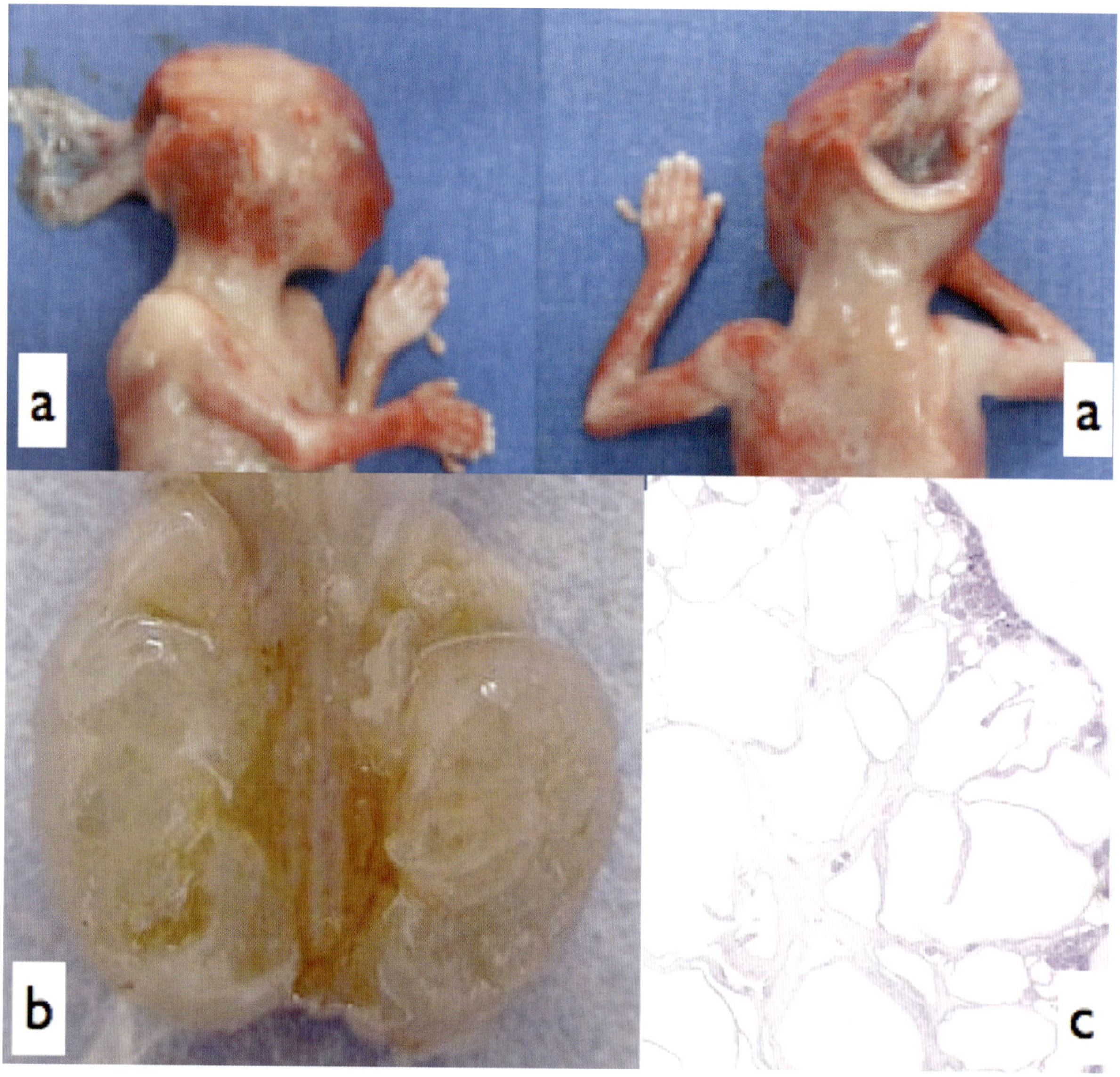

FP 3-5 : Syndrome de Meckel Gruber premier trimestre : a : macroscopie, b : reins aspect macroscopique, c : reins histologie.

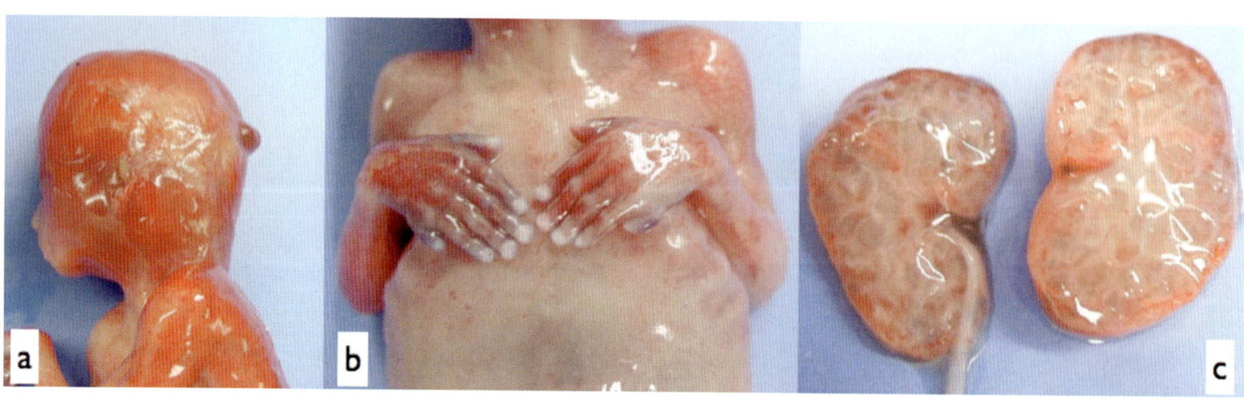

FP 3-6 : Syndrome de Meckel Gruber début second trimestre : Aspects macroscopiques ; a : encéphalocèle, b : hexadactylie, c : dysplasie rénale kystique

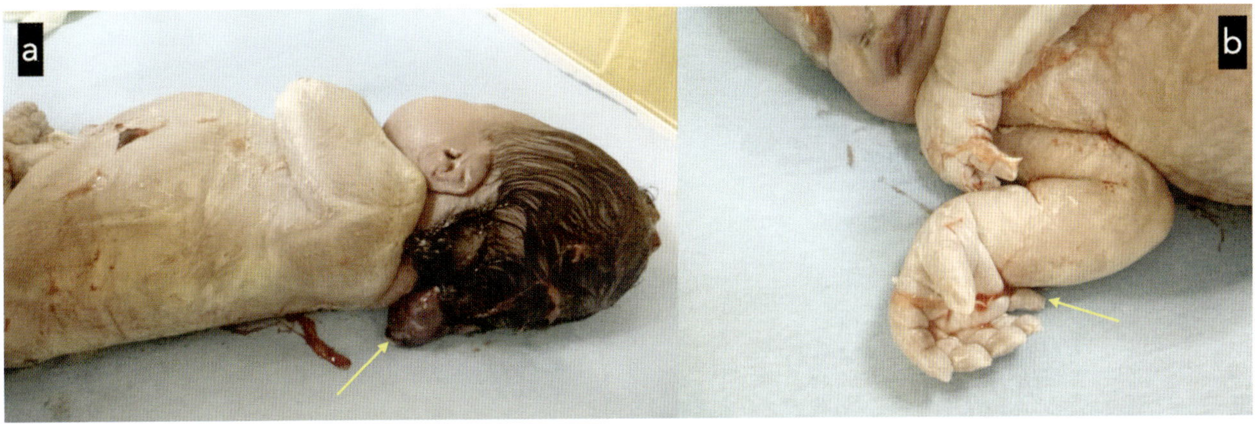

FP 3-7 : Syndrome de Meckel-Gruber : a : méningo-encéphalocèle, b : hexadactylie

A noter qu'un diagnostic précoce peut parfois être réalisé **(Fig. 3-18)**.

Il paraît important de souligner que le diagnostic différentiel entre AFTN de type exencéphalie et méningo encéphalocèle est parfois difficile. Néanmoins, l'absence d'une voute crânienne signe l'acrânie **(Fig. 3-19)**.

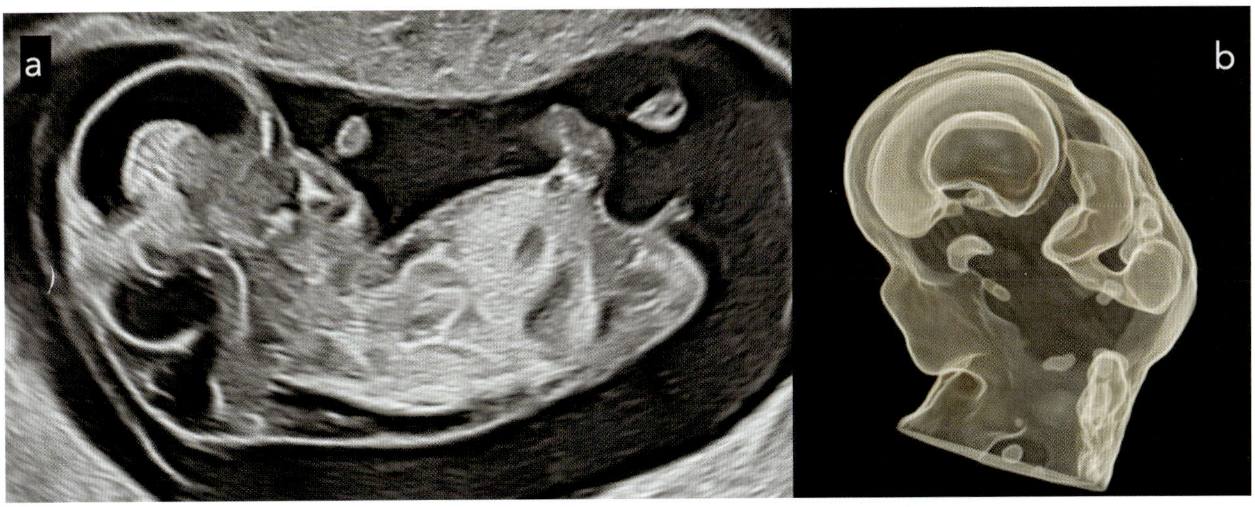

Fig 3-18 : Méningocèle occipitale 10+2sa : a : coupe sagittale b : rendu mode .silhouette

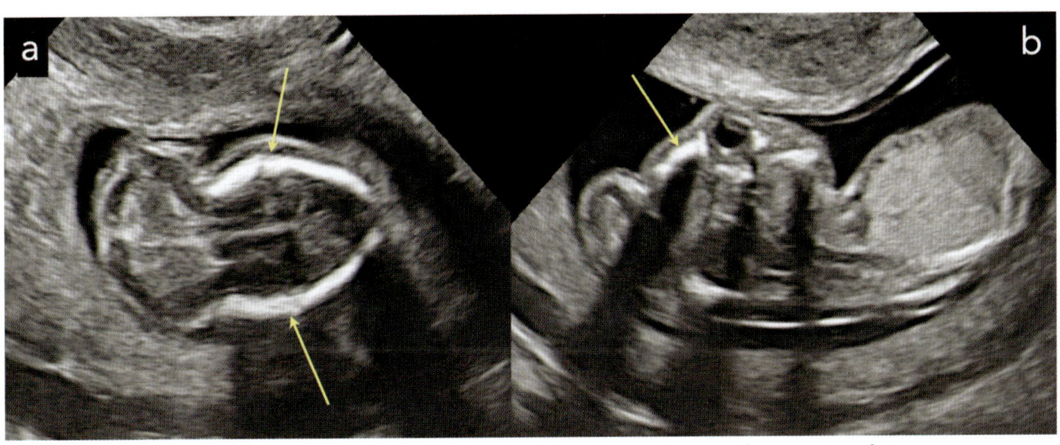

Fig. 3-19 : Méningo encéphalocèle premier trimestre : présence d'une voute crânienne

Au deuxième trimestre

Les différences échographiques entre méningocèle et méningo-encéphalocèle sont identiques à celles du premier trimestre **(Fig. 3-20, 3-21 et 3-22).**

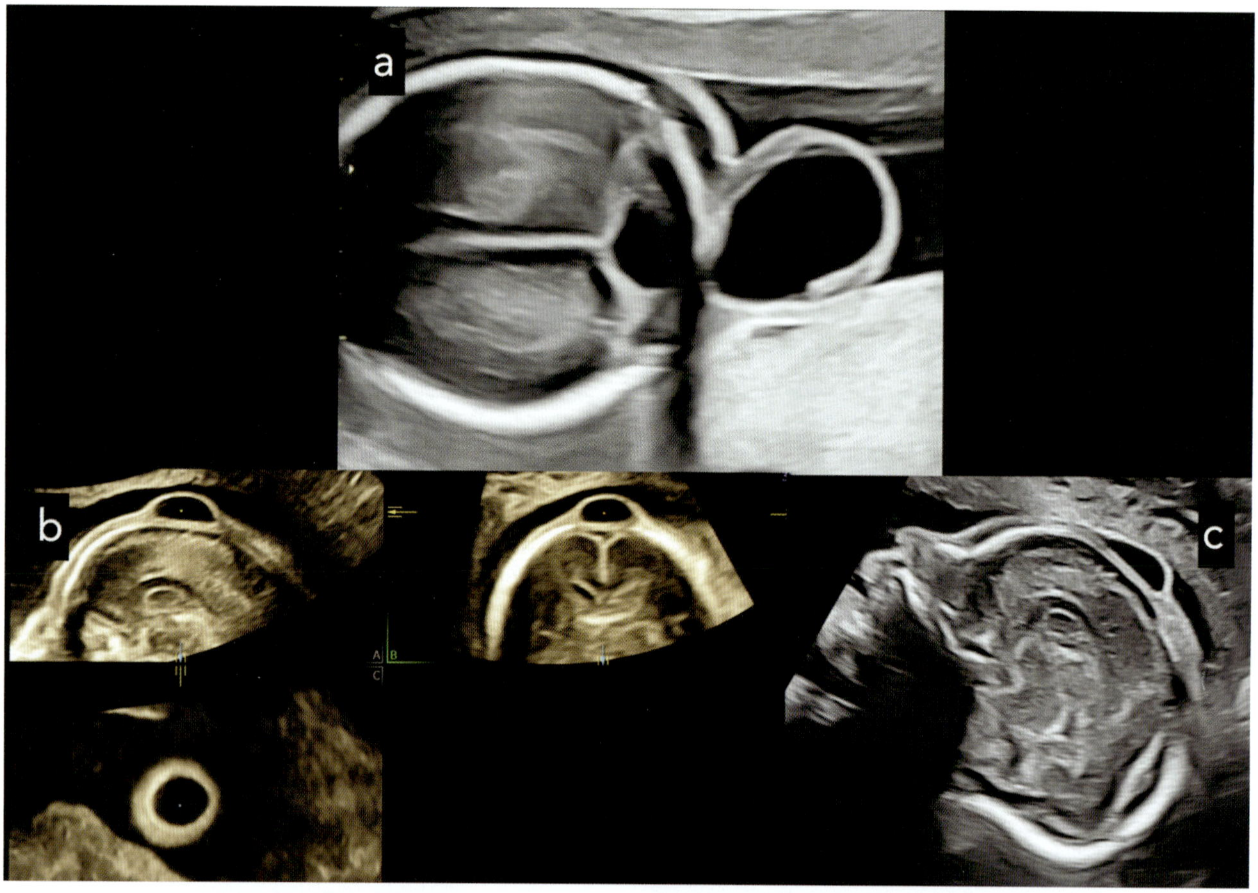

Fig 3-20 : Méningocèle deuxième trimestre : a : occipitale, b et c : sagittale

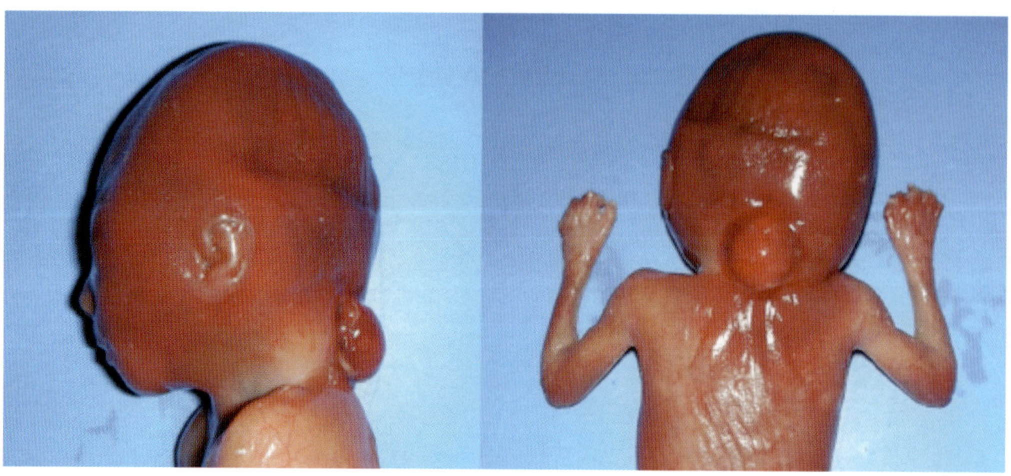

FP 3-8 : Méningocèle 20sa

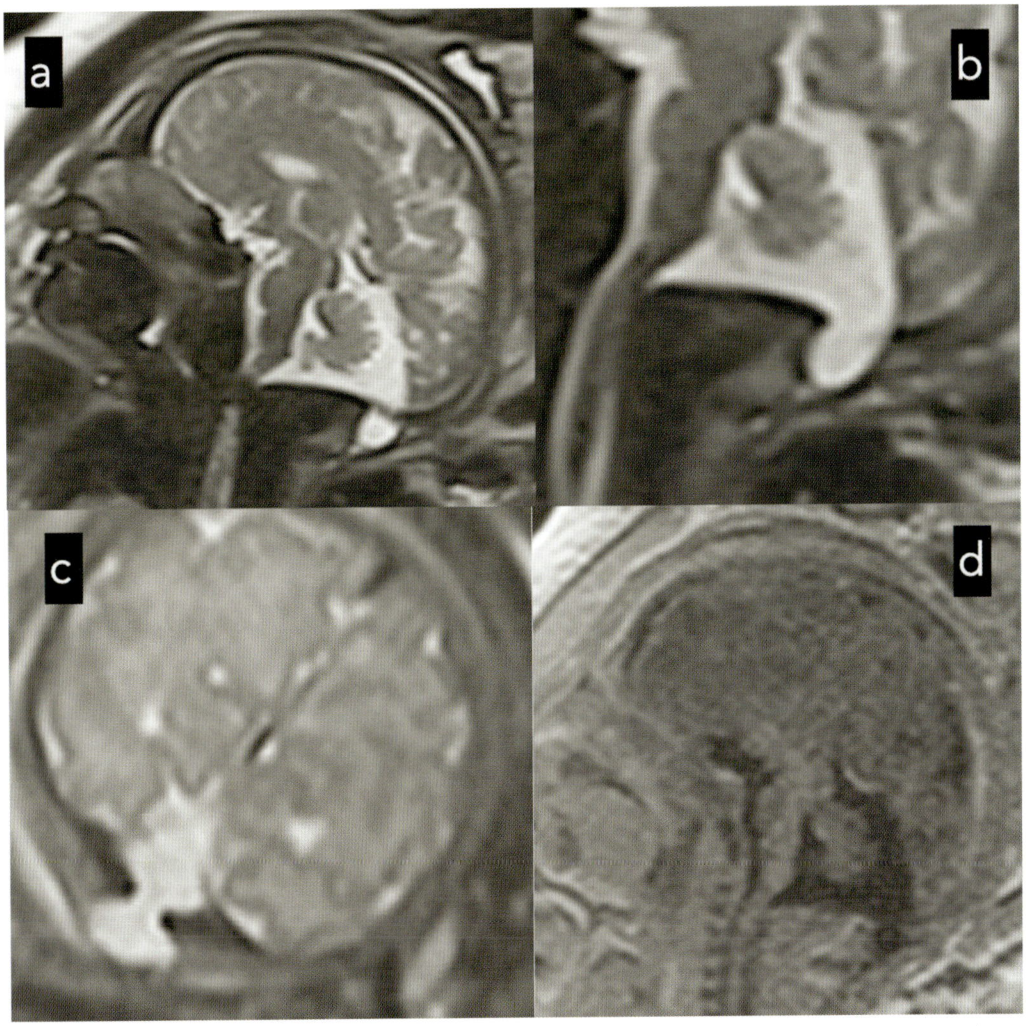

Fig. 3-21 : Méningocèle 3ème trimestre IRM : a et b coupe sagittale T2, c : coupe axiale T2, d : coupe sagittale T1 *(Dr M. Brasseur)*

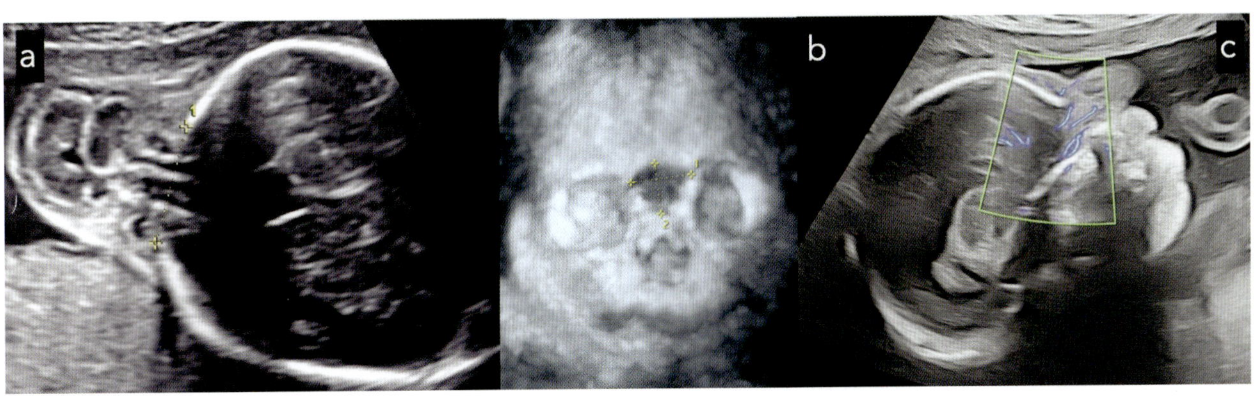

Fig. 3-22 : Méningo-encéphalocèle : a : occipitale 25sa, b : frontale, défect osseux (27sa), c : frontale coupe sagittale 27sa

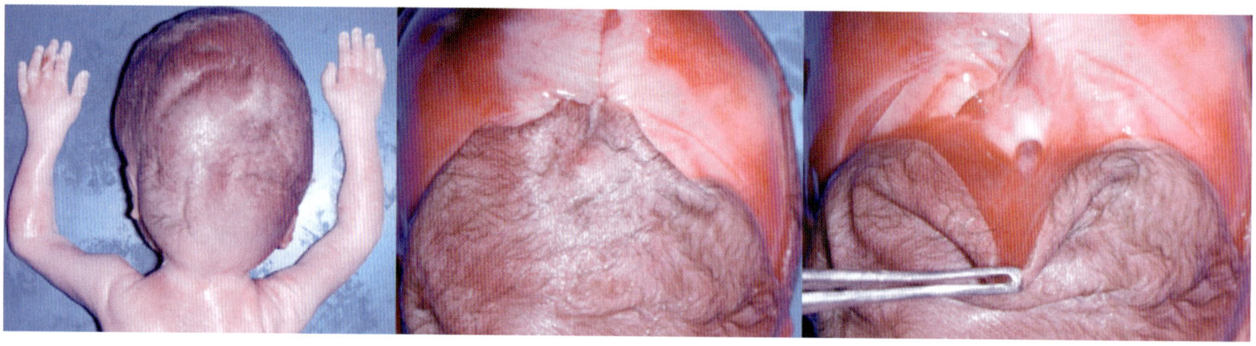

FP 3-9 : Méningo encéphalocèle

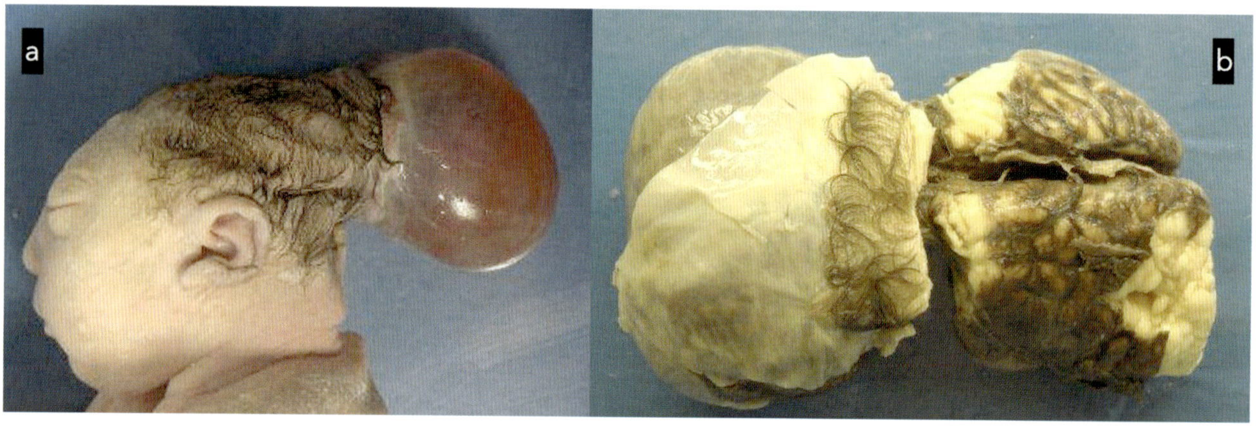

FP 3-9 : Méningo encéphalocèle : a macroscopie, b : volumineuse méningo encéphalocèle (sur l'image à gauche de la masse cérébrale)

Bibliographie

1. Bernard JP, Suarez B, Rambaud C, Muller F, Ville Y. Prenatal diagnosis of neural tube defect before 12 weeks' gestation : direct and indirect ultrasonographic semeiology. *Ultrasound in Obstetrics & Gynecology* First Published: December 1997

2. Buisson O, De Keersmaecker B, Senat MV, Bernard JP, Moscoso G, Ville Y. Sonographic diagnosis of spina bifida at 12 weeks: heading towards indirect signs. *Ultrasound in Obstetrics and Gynecology* Volume 19, Issue 3 March 2002 Pages 290–292

3. Chaoui R, Benoit B, Heling KS, Kagan KO, Pietzsch V, Sarut Lopez A, Tekesin I, Karl K. Prospective detection of open spina bifida at 11–13 weeks by assessing intracranial translucency and posterior brain. *Ultrasound in Obstetrics and Gynecology* Volume38, Issue6 Pages 722-726 December 2011

4. Finn M, Sutton D, Atkinson S, Ransome K, Sujenthiran P, Ditcham V, Wakefield P. The aqueduct of Sylvius : a sonographic landmark for neural tube defects in the first trimester Meagher. *Ultrasound in Obstetrics & Gynecology* First Published: 1 November 2011Volume 38, Issue 6, Pages 640-645 December 2011

5. Ushakov F, Sacco A, Andreeva E, Tudorache S, Everett T, David Al, Pandya Pp. Crash sign: new first-trimester sonographic marker of spina bifida. *Ultrasound Obstet Gynecol* 2019 ; 54 : 740–745 DOI : 10.1002/uog.20285

6. Bernard JP, Cuckle HS, Stirnemann JJ, Salomon LJ, Ville Y. Screeening for fetal spina bifida in the first trimester of pregnancy usingfetal biparietal diameter. *American Journal of Obstetrics & Gynecology*, May 2012 Vol 207. Issue 4 Page 306

7. Simon Eg, Arthuis Cj, Haddad G, Bertrand P, Perrotin F. Biparietal/transverse abdominal diameter ratio≤1: potential marker for open spina bifida at 11–13-week scan. *Ultrasound Obstet Gynecol* 2015; 45: 267–272 DOI: 10.1002/uog.13406

8. Nicolaides K.H, Campbell S. Ultrasound screening for spina bifida : cranial and cerebellar signs. *Lancet* 2, 72-4 1986

9. Volpe N, Dall'asta A, Di Pasquo E, T. Frusca T, Ghi T. State-of-the-Art Review First-trimester fetal neurosonography: Technique and diagnostic potentia. *Ultrasound Obstet Gynecol* 2021; 57: 204–214, DOI:10.1002/uog.23149

CHAPITRE 4 - ANOMALIES DE LA LIGNE MÉDIANE

- **Anomalies de clivage** :
  - Holoprosencéphalies (HPE)
    - Alobaire, semi-lobaire, lobaire, syntélencéphalie
- **Anomalies commissurales** :
  - Anomalies du corps calleux : classification
  - Agénésies complètes
  - Agénésies partielles
  - Hypoplasies
  - Dysplasies
  - Lipomes
  - Kystes arachnoïdiens
- **Anomalies de la cavité du septum pellucidum (CSP)** :
  - Cavité septale absente
    - Dans le cadre d'une pathologie cérébrale
    - Agénésie septale isolée, dysplasie septo-optique (DSO)
- **Distorsion de la scissure interhémisphérique**
- **Variantes de la normale**

Anomalies de clivage

Elles correspondent au groupe des holoprosencéphalies. La prévalence est estimée à 1/10000. Les HPE résultent d'un défaut de clivage médian du prosencéphale qui normalement survient entre le 18e et 28e jour de gestation [1]. L'origine de ces anomalies est très majoritairement génétique avec au moins 20 gènes impliqués, des perturbations métaboliques de type diabète ou hypercholestérolémies peuvent être aussi incriminées, enfin ces HPE peuvent se rencontrer dans certains syndromes (Smith Lemli Opitz, trisomie 13...). Le principal effet des mutations résulte en un dérèglement de la fonction du gène *SHH* (Sonic Hedge Hog) entraînant une perturbation du développement du cerveau ventral et des yeux. Les anomalies crânio-faciales sont variables et multiples et sont d'autant plus sévères que la forme est majeure.

Trois formes peuvent être distinguées :

1. **Les HPE alobaires** : l'absence de clivage est majeure, il en résulte un aspect de ventricule unique, une fusion des thalami, une absence de troisième ventricule et une absence de cavité septale.

2. **Les HPE semi-lobaires** où le clivage n'est réalisé que partiellement dans la partie antérieure du cerveau : les ventricules latéraux apparaissant fusionnés dans leur partie antérieure, la fusion des thalami est incomplète, le troisième ventricule est très petit, la cavité septale est absente.

3. **Les HPE lobaires** sont soupçonnées en raison de l'absence de cavité septale et d'une fusion très limitée de la partie antérieure des thalami [2].

4. **Les Syntélencéphalies**

Dans toutes les formes, la fosse postérieure a un aspect normal.

Holoprosencéphalies (HPE) alobaires

Ces pathologies doivent être diagnostiquées au premier trimestre : les signes cérébraux sont majeurs : aspect de ventricule unique, fusion des masses cérébrales **(Fig. 4-1)**. Les anomalies crâniofaciales sont elles aussi très importantes associant hypotélorisme majeur ou cyclopie, aplasie du massif nasal et probocis **(Fig. 4-2)**.

Le diagnostic peut parfois être très précoce lors de la réalisation d'une échographie de datation **(Fig 4-3)**.

Néanmoins, en l'absence d'échographie du premier trimestre, le diagnostic peut n'intervenir qu'au deuxième trimestre **(Fig. 4-4)**.

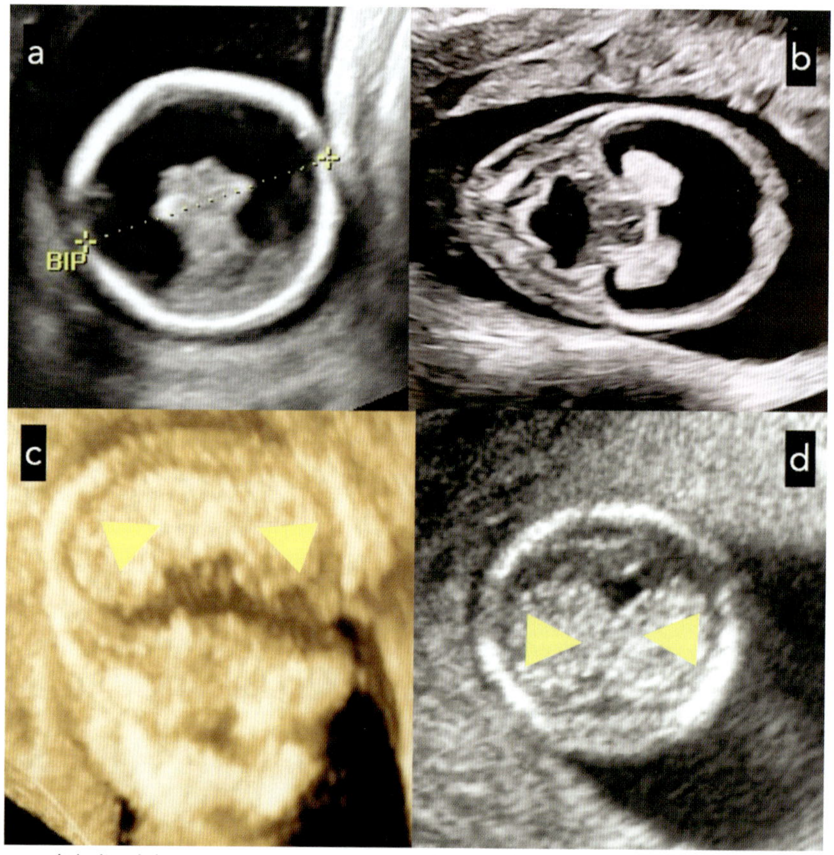

Fig. 4-1 : Holoprosencéphalie alobaire premier trimestre : a et b : ventricule unique, c et d : fusion des masses cérébrales

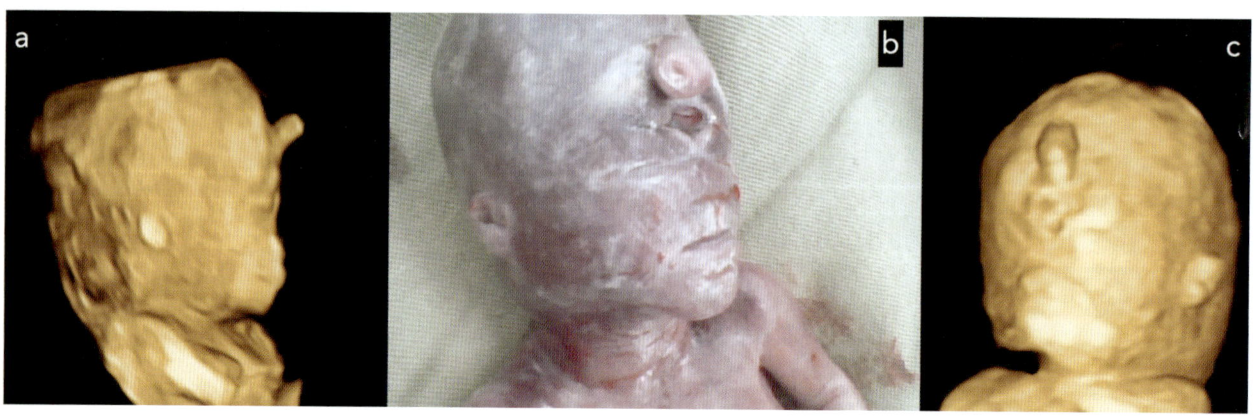

Fig. 4-2 : Holoprosencéphalie alobaire premier trimestre : a : probocis, b : aspect fœto-pathologique, c : aspect facial (mode surface 3D)

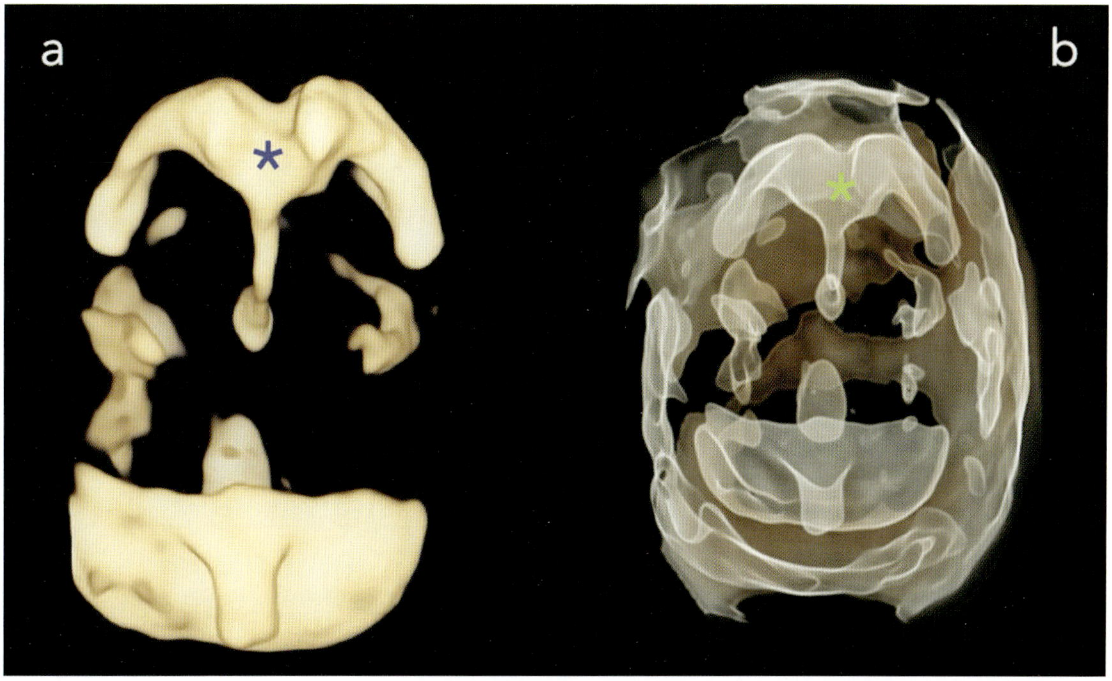

Fig. 4-3 : Holoprosencéphalie alobaire premier trimestre précoce : LCC 26mm. Ventricule unique (*) a : mode 3D inversion, b : modes 3D HD Live silhouette

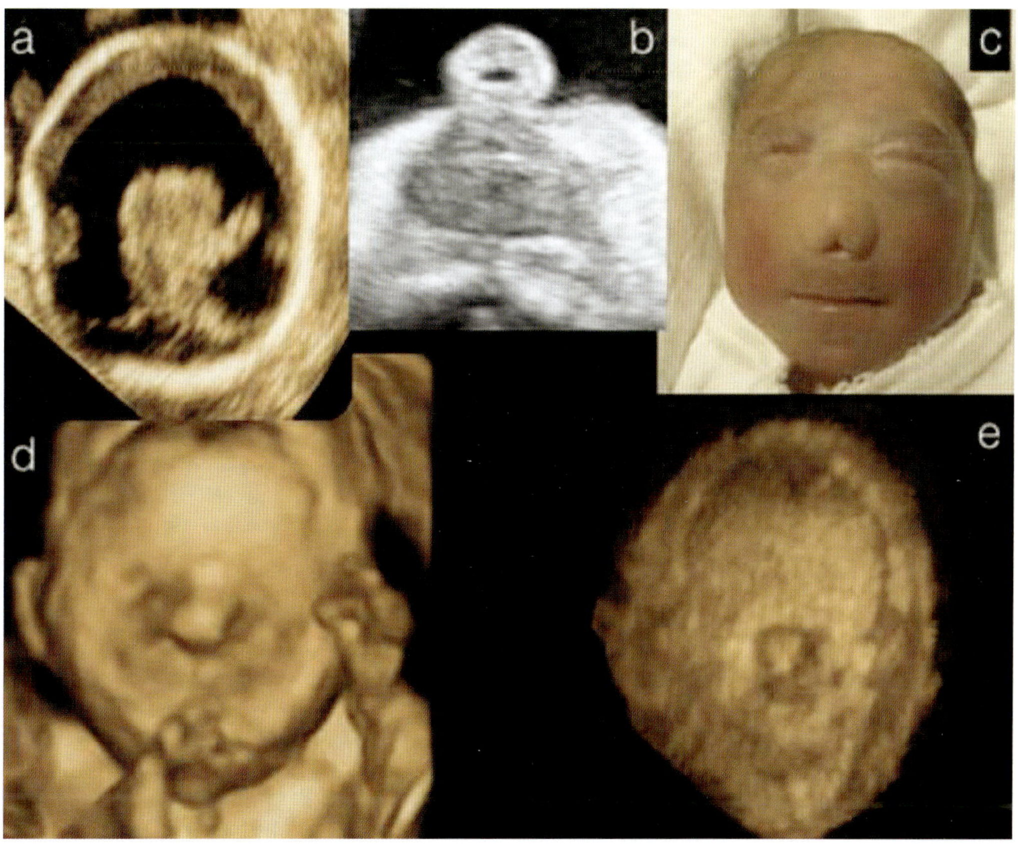

Fig. 4-4 : Holoprosencéphalie alobaire deuxième trimestre : a : ventricule unique, b et c : narine unique, d : probocis, aplasie étage moyen (mode 3D render), e : fusion des os frontaux (mode 3D osseux).

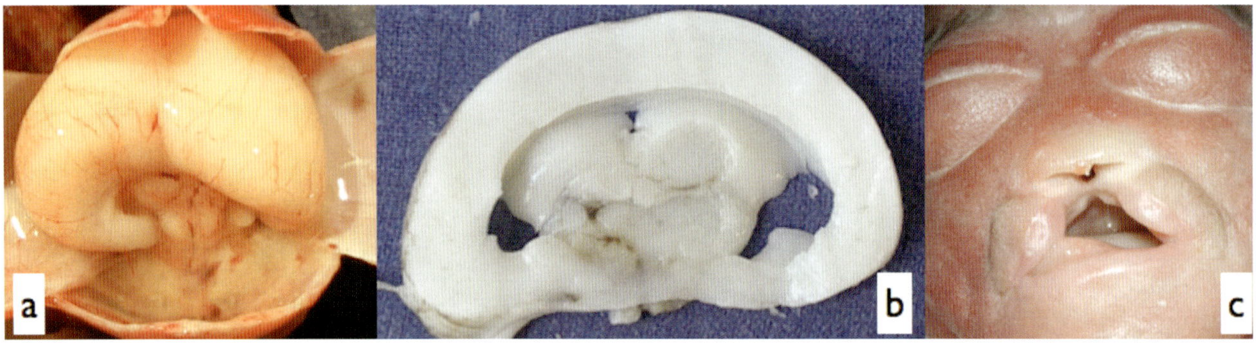

FP 4-1 : 24sa : Holoprosencéphalie alobaire : aspects fœto-pathologiques. a : vue dorsale *in situ,* b : coupe coronale postérieure, c : narine unique et agénésie pré maxillaire

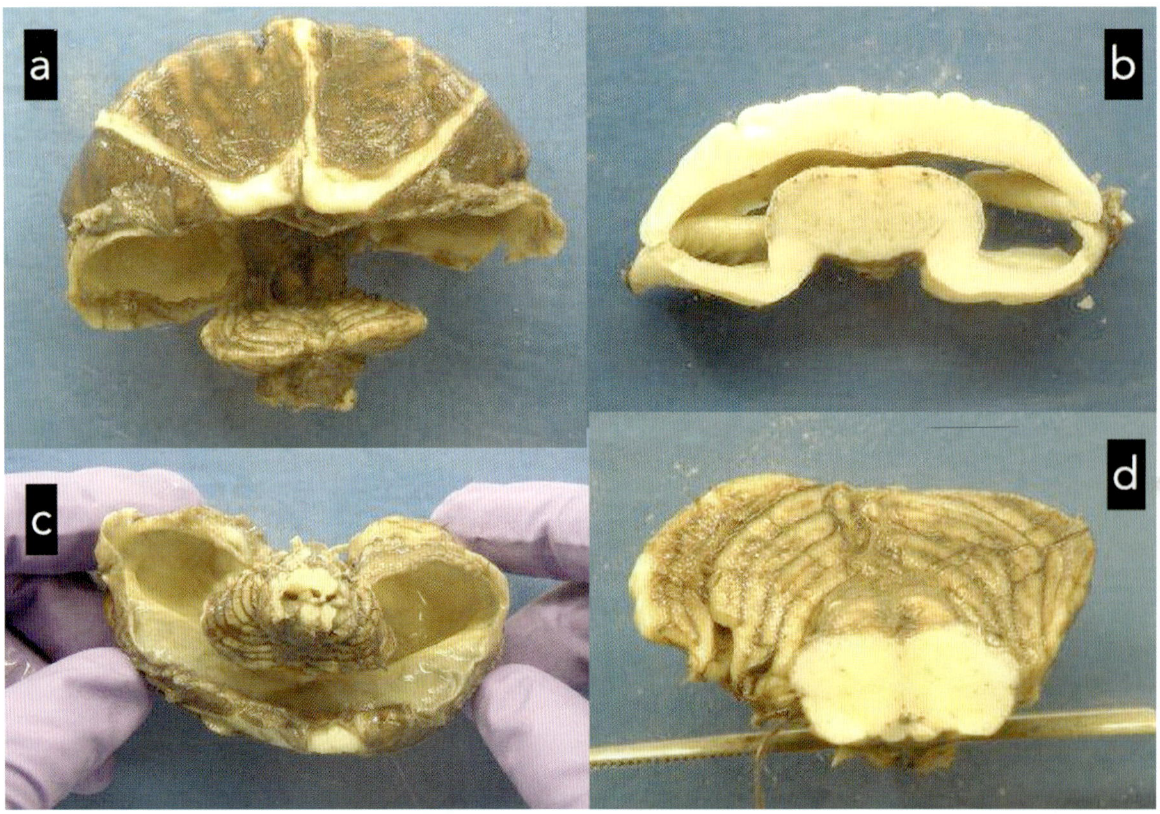

FP 4-1bis : Holoprosencéphalie alobaire : a, b et c : cavité unique, d : aqueduc de Sylvius sténosé

Holoprosencéphalies (HPE) semi-lobaires

Le diagnostic est parfois porté au premier trimestre devant l'association d'une fusion ventriculaire antérieure et d'une non-fusion des thalami **(Fig. 4-5)**.

Au deuxième trimestre, on retrouve la fusion antérieure des ventricules latéraux. Cette fusion peut se prolonger vers l'arrière réalisant une volumineuse collection liquidienne appelée par C.Garel « sac dorsal » [2] **(Fig. 4-6)**. En revanche les masses thalamiques ne sont pas fusionnées **(Fig. 4-7) (FP 4-2 et 4-3)**. Les signes faciaux sont variables : narine unique, hypotélorisme, cataracte... **(Fig. 4-7)**

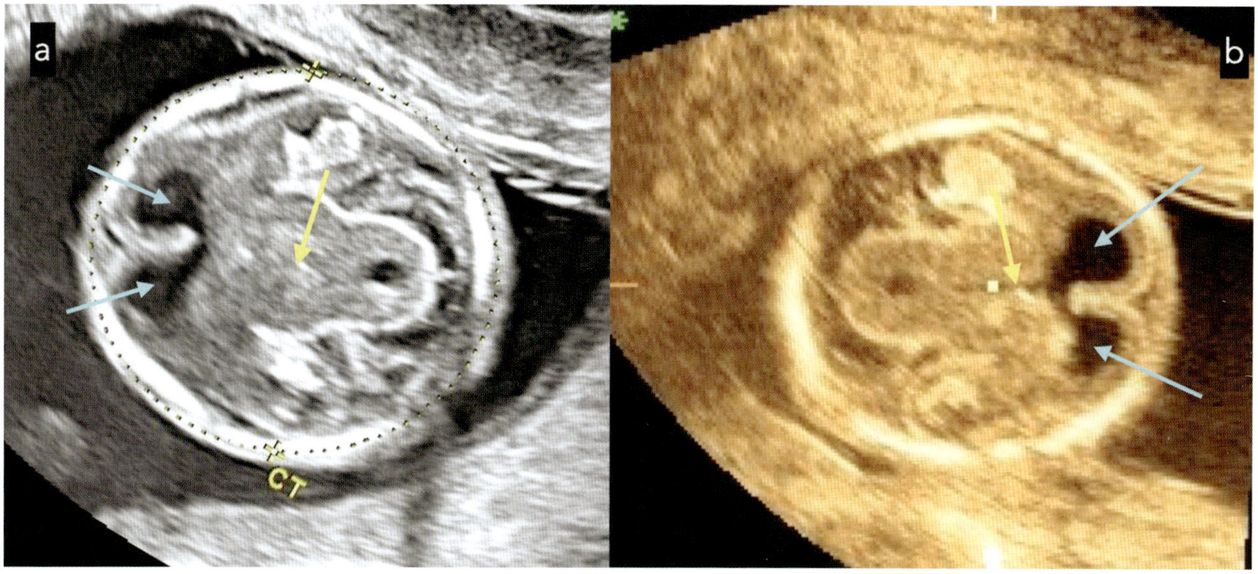

Fig. 4-5 : Holoprosencéphalie semi-lobaire premier trimestre ; fusion ventricules latéraux (flèches turquoise) non-fusion des thalami (flèches jaunes)

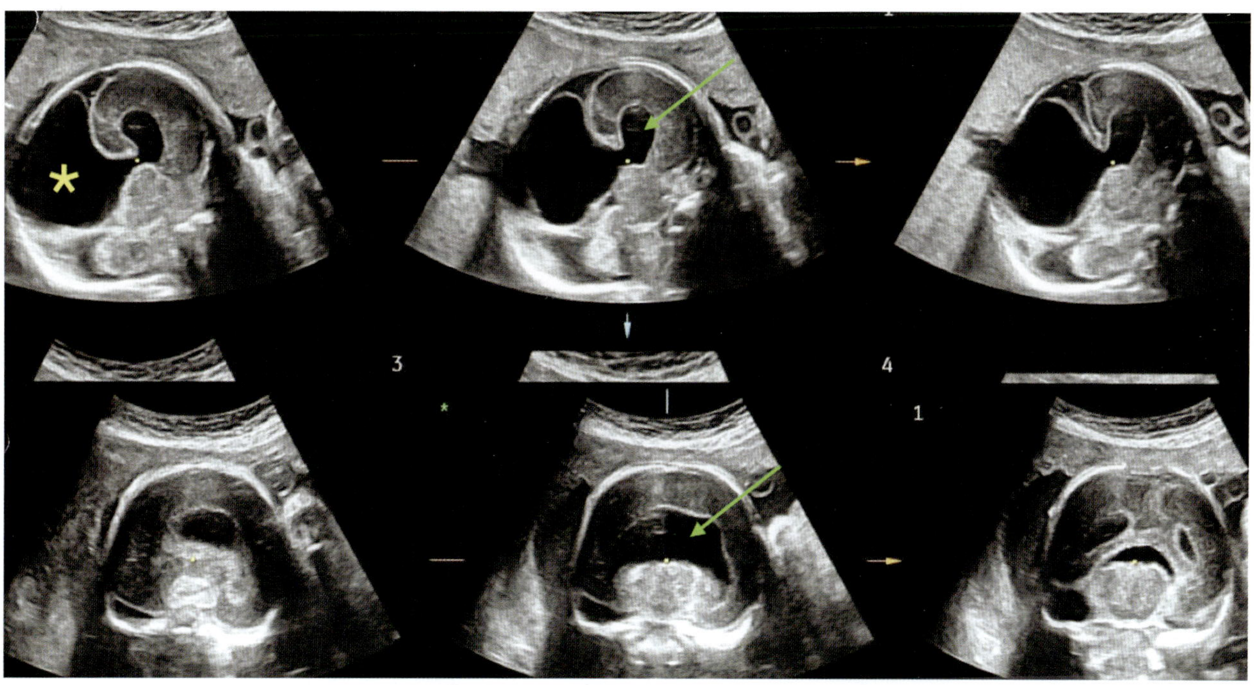

Fig. 4-6 : Holoprosencéphalie semi-lobaire deuxième trimestre 27sa : ligne supérieure coupes TUI sagittales, ligne inférieure coupes TUI coronales. Fusion ventricules latéraux (flèches vertes), * : sac dorsal

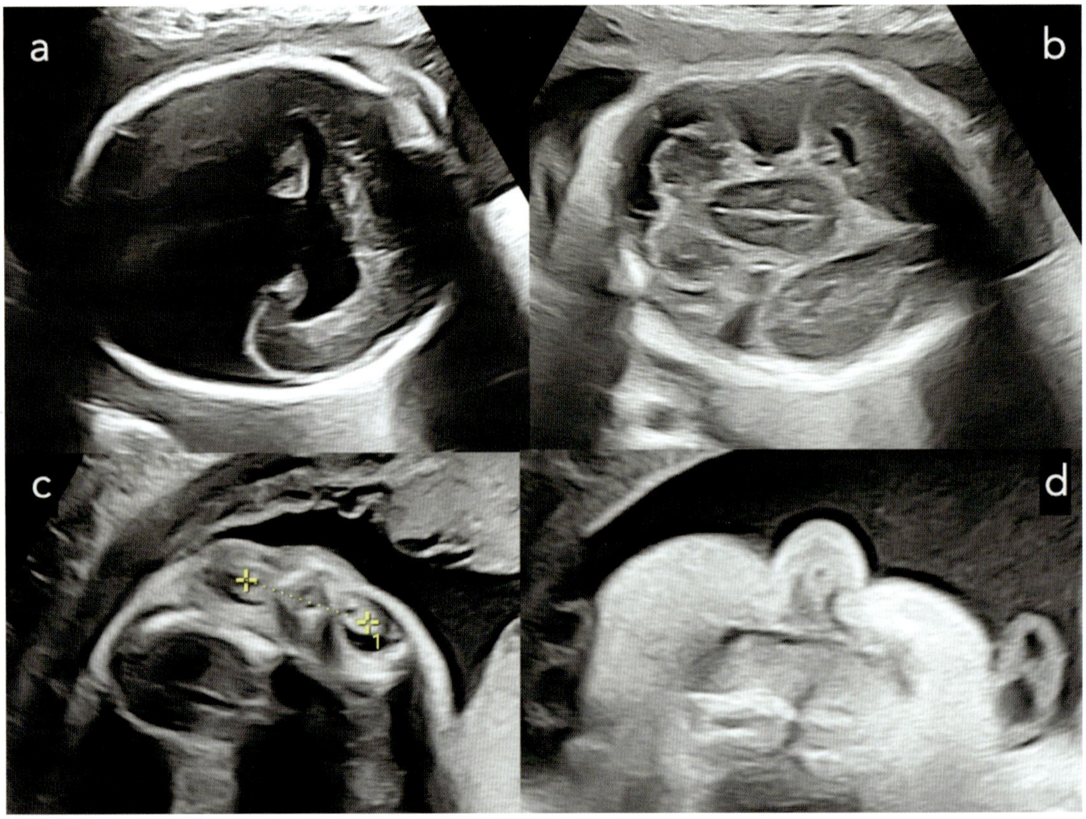

Fig. 4-7 : Holoprosencéphalie semi-lobaire deuxième trimestre 27sa : a : coupe axiale fusion des ventricules latéraux et sac dorsal, b : allongement antéro-postérieur des thalami non fusionnés, c : microcéphalie et cataracte, d : narine unique

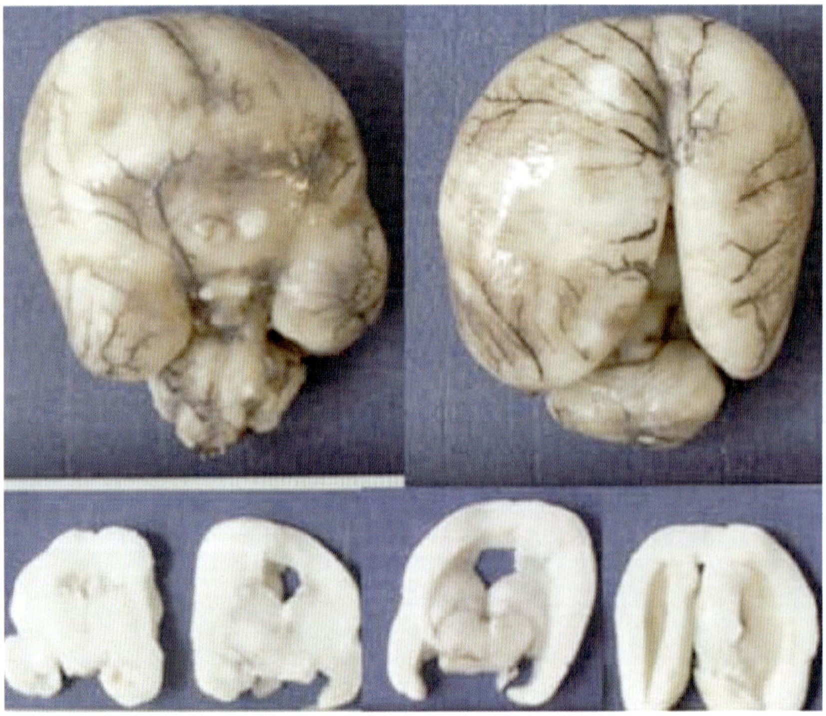

FP4-2 : Holoprosencéphalie semi-lobaire : aspects fœto-pathologiques

Holoprosencéphalies (HPE) lobaires

Le diagnostic est difficile : l'anomalie de clivage est très limitée dans la portion antérieure, la cavité du septum pellucidum est absente, il n'y a pas toujours une fusion des ventricules latéraux, le trajet des artères cérébrales est légèrement dévié vers l'avant **(Fig. 4-8)**. Les signes faciaux peuvent être absents ou très discrets comme seulement la présence d'une incisive médiane **(Fig. 4-8bis)**.

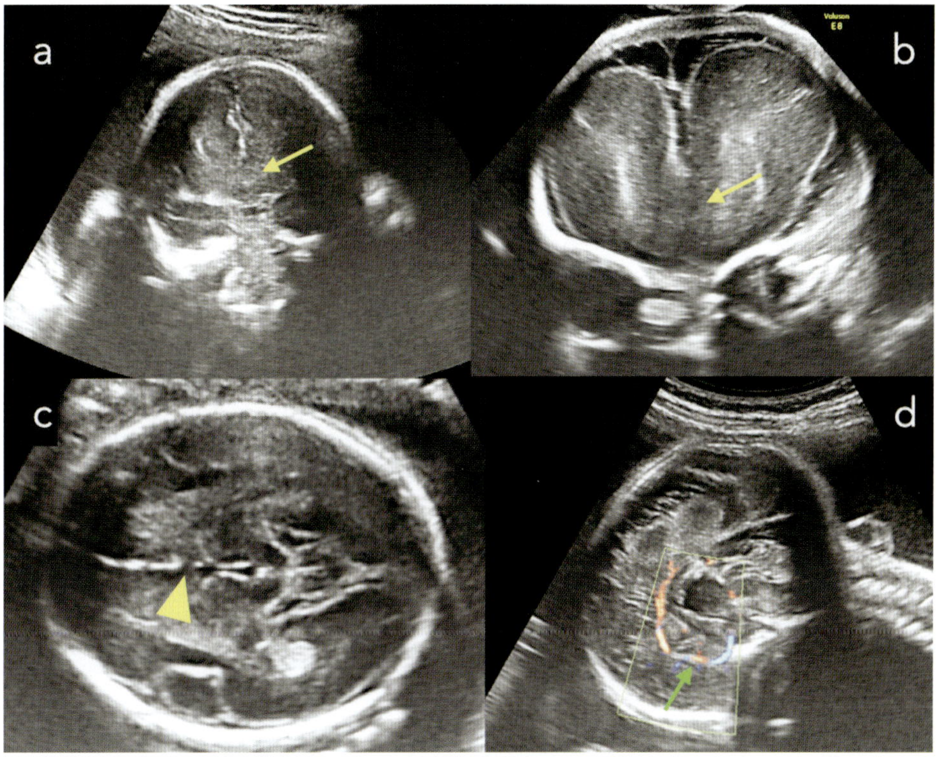

Fig. 4-8 : Holoprosencéphalie lobaire 26sa : a et b : fusion tissu cérébral (flèches jaunes), c : absence de CSP et pont tissulaire (tête de flèche jaune), d : déplacement antérieur des artères cérébrales antérieures (flèche verte)

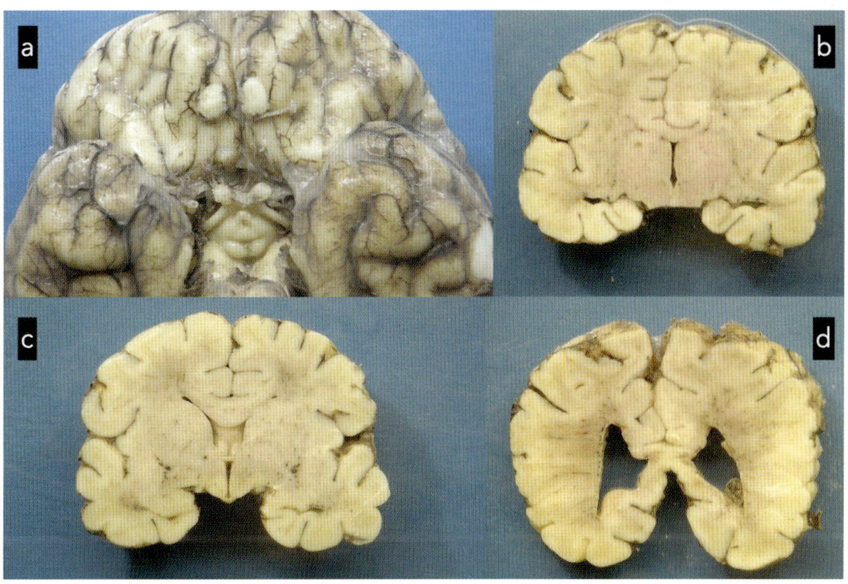

FP 4-3 : Holoprosencéphalie lobaire : a : lobes frontaux non dissociables, b : distorsion de ligne médiane, c : absence de cavité septale, d : colpocéphalie

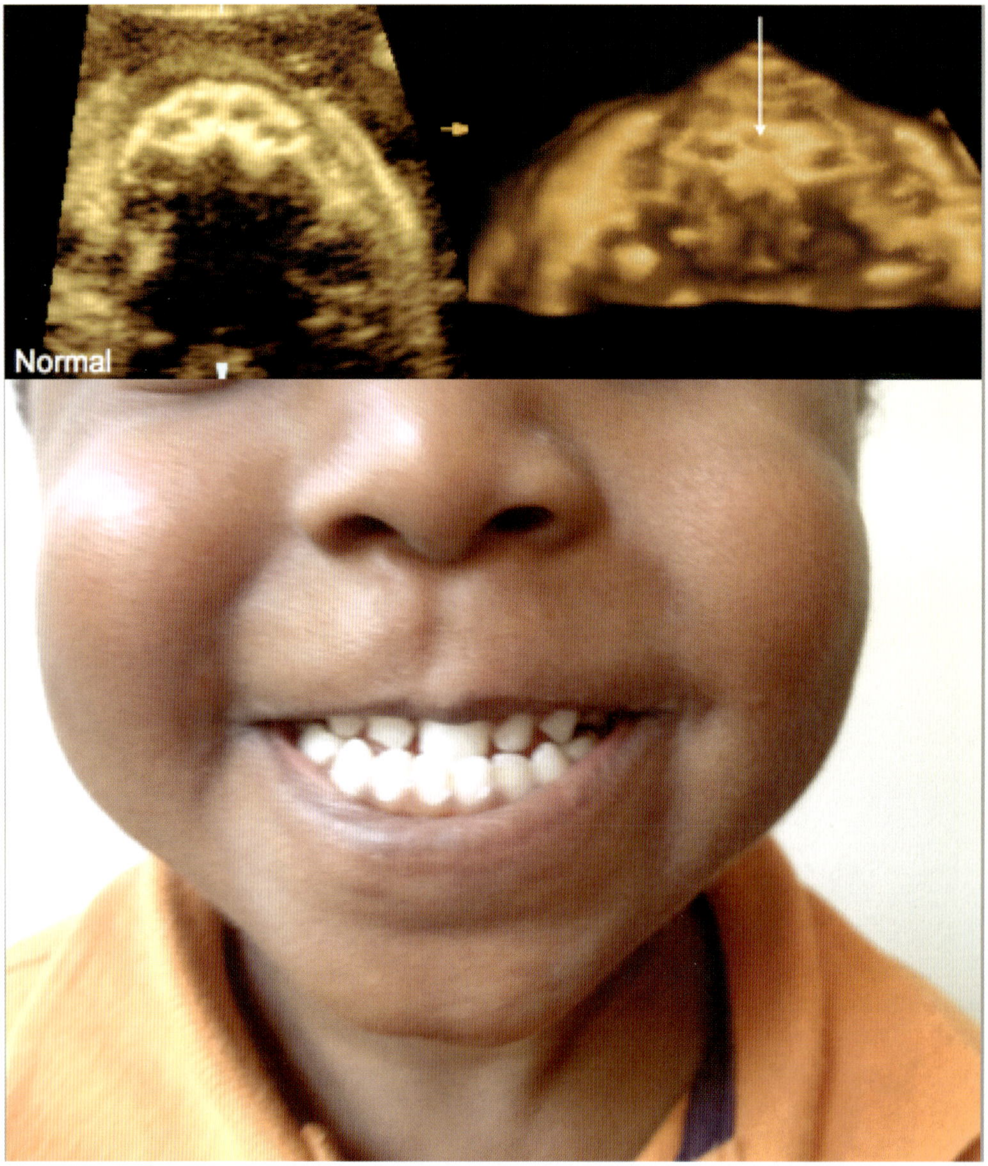

Fig. 4-8bis : Incisive médiane

Syntélencéphalies

Très rares, elles sont connues comme des variations interhémisphériques de l'holoprosencéphalie, elles siègent à l'union des hémisphères frontaux et pariétaux et diffèrent de l'HPE lobaire pour laquelle le défaut de clivage est ventral. La fusion postérieure des lobes frontaux avec la partie antérieure des lobes pariétaux est responsable de l'aspect « bombant » vers le haut du corps calleux, et de l'aspect de communication entre la cavité du septum lucidum et les ventricules latéraux. Le trajet vertical des artères cérébrales antérieures peut apporter une aide au diagnostic [3] **(Fig 4-9, 4-10 et 4-11)**.

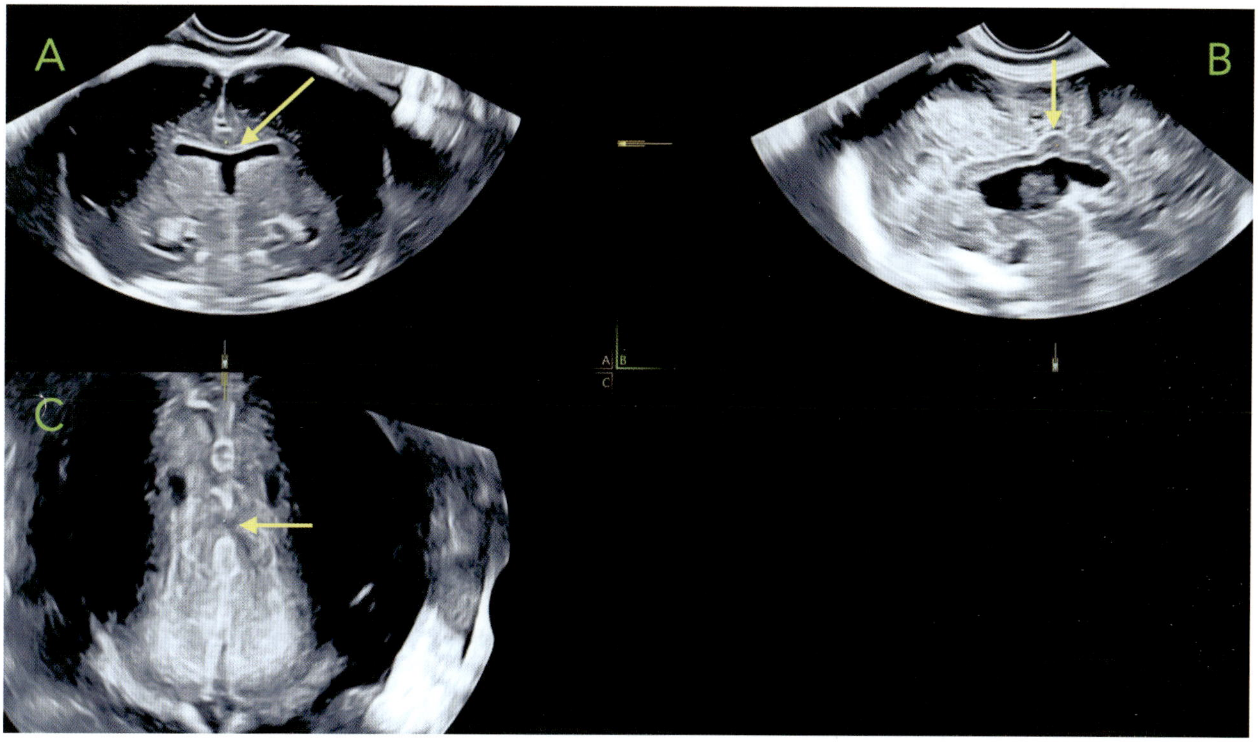

Fig. 4-9 : Syntélencéphalie 31sa : mode 3D coupes multiplanaires : fusion cérébrale (flèches jaunes)

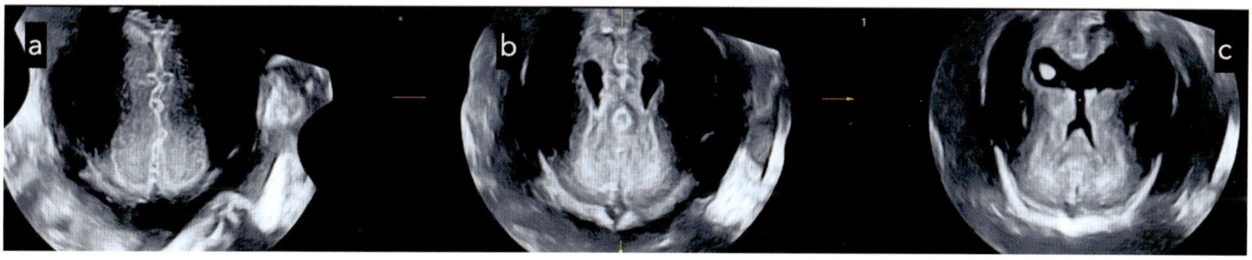

Fig. 4-10 : Syntélencéphalie 31sa : mode 3D TUI du haut vers le bas : a : scissure intacte, b : fusion, c : fusion ventricules latéraux

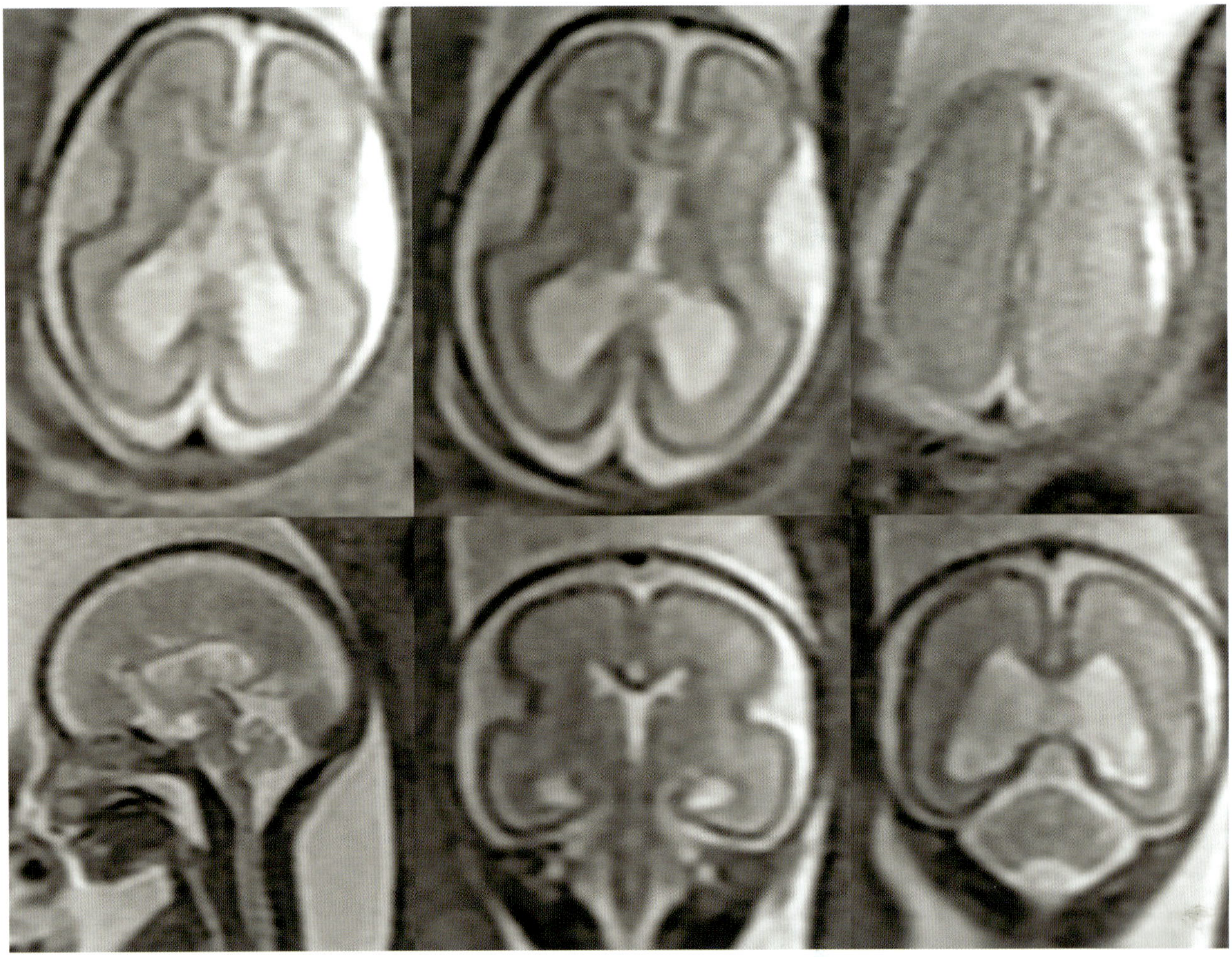

Fig. 4-11 : Syntélencéphalie : aspects IRM *(Dr M. Brasseur)*

Anomalies commissurales

Anomalies du corps calleux (classification)

Lorsque l'on parcourt la littérature portant sur les anomalies du corps calleux, on s'aperçoit que la terminologie définissant ces anomalies est foisonnante. Cette situation a amené L. Salomon et l'équipe de Necker à proposer une classification précise et simplifiée [4].

Ces anomalies sont regroupées en quatre catégories :

1. **Les agénésies complètes** : le CC est totalement absent
2. **Les agénésies partielles** : une partie du CC est absente
3. **Les hypoplasies :** le CC est complet mais de taille inférieure à celle attendue pour le terme.
4. **Les dysplasies** : le CC a une forme et ou une épaisseur inhabituelle.

Les agénésies complètes (ACC)

Elles sont fréquemment reconnues en raison de la présence de signes indirects :

- Ventriculomégalie : Elle est souvent le signe d'appel initial, son aspect est particulier : les cornes occipitales présentent un aspect globuleux de type colpocéphalie dit en « goutte de larme » *(teardrop sign)* **(Fig. 4-12)**. Il est important de préciser que lors de l'examen morphologique, les cornes occipitales sans être encore dilatées, peuvent déjà présenter un aspect de colpocéphalie **(Fig .4-13)** [5].

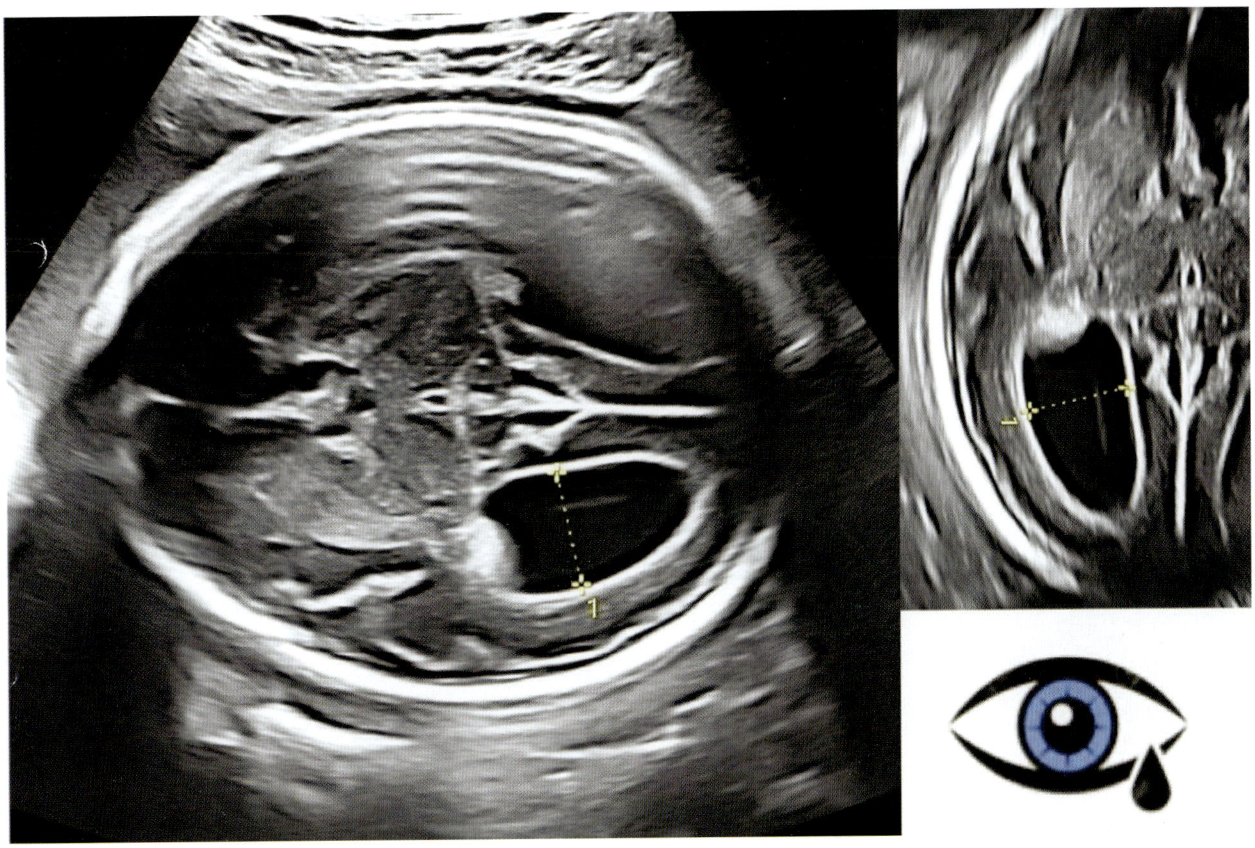

Fig. 4-12 : ACC 29sa ventriculomégalie de type colpocéphalie *(teardrop sign)*

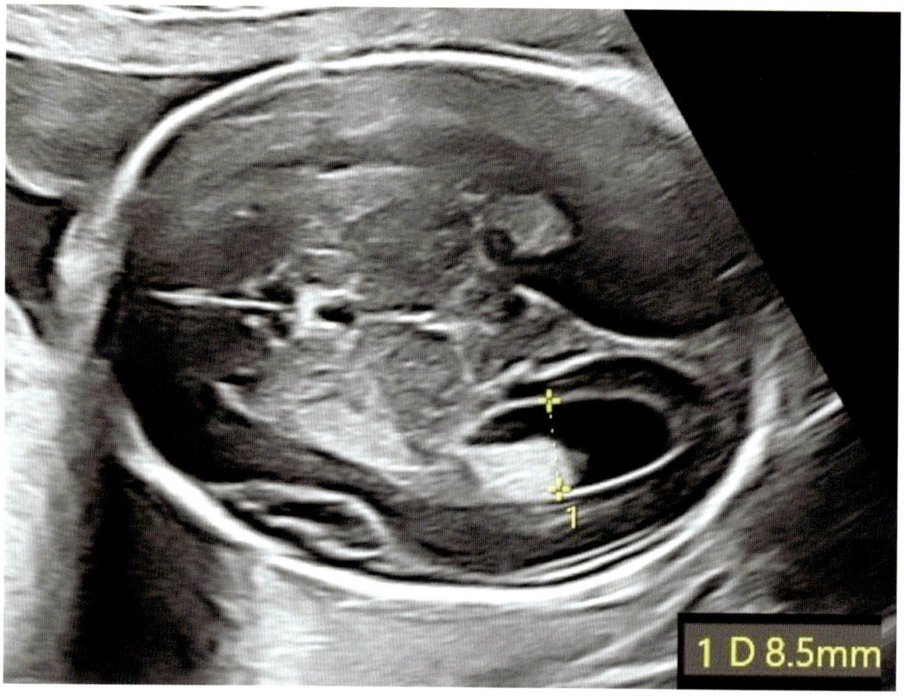

Fig. 4-13 : ACC 21sa : colpocéphalie sans VMG

- Anomalies du complexe antérieur : La cavité septale n'est pas visible, l'absence de CC permet une ascension du 3e ventricule pouvant réaliser un aspect de fausse cavité septale responsable d'errance diagnostique **(Fig. 4-14)**. Les cornes frontales des ventricules latéraux, en l'absence de la structure commissurale du CC, sont écartées et apparaissent parallèles en coupe axiale **(Fig. 4-14)**, concaves vers l'intérieur en réalisant un aspect en « cornes de taureau » en coupe coronale **(Fig. 4-15, Fig. 4-16 et Fig. 4-22)**.

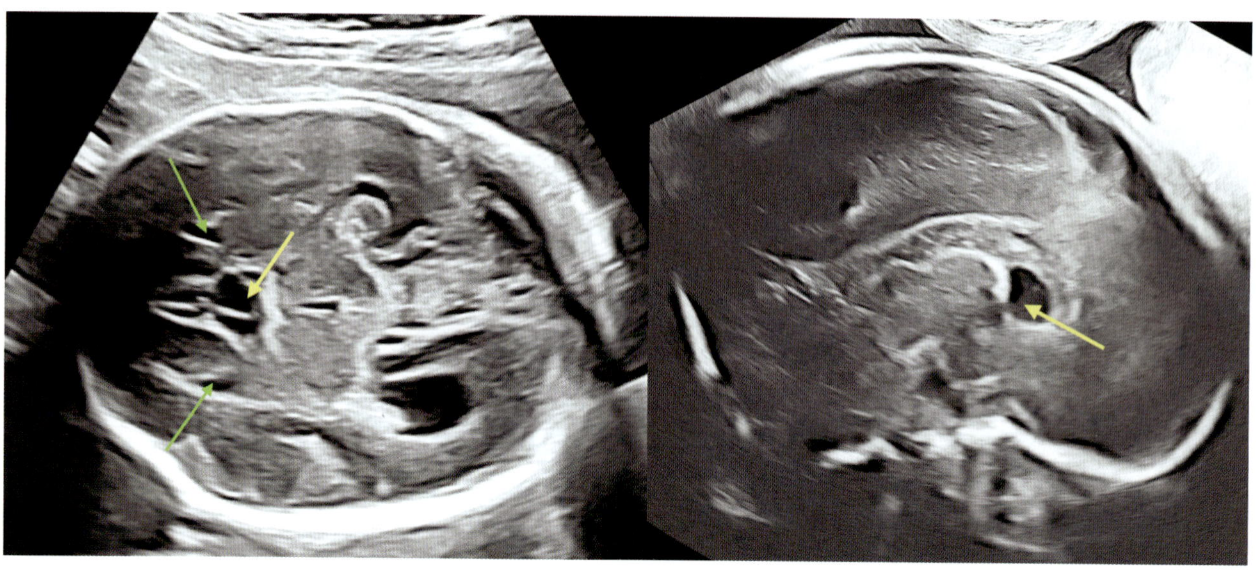

Fig. 4-14 : Fausse cavité septale : à gauche : coupe axiale 29sa, à droite : coupe sagittale 24sa (flèches jaunes : 3ème ventricule ascensionné, flèches vertes : cornes frontales parallèles)

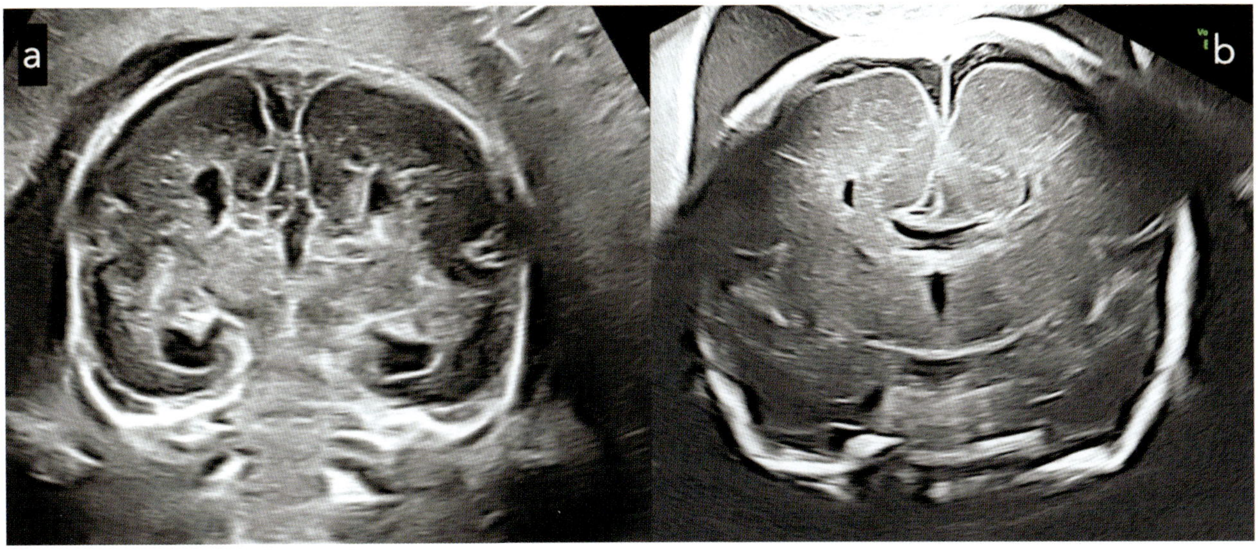

Fig., 4-15 : ACC : coupes coronales images en « cornes de taureau » : a : 26sa, b : 29sa

- Le triple feuillet : L'absence du CC, entraînant un écartement anormal des hémisphères frontaux, crée cet aspect ou la faux du cerveau est bien visible entre les deux faces internes de ces hémisphères. Cet aspect est particulièrement bien visible en coupe coronale, mais aussi en coupe axiale **(Fig. 4-16 et 4-22)**.
- Les anomalies de gyration : elles ne seront visibles qu'au troisième trimestre, lorsque la gyration est développée, l'absence de CC entrainant une disposition radiaire des sillons en coupe sagittale **(Fig. 4-17 et 4-22)**.
- La désorganisation de la circulation péri-calleuse : celle-ci affecte une forme irrégulière et non pas l'aspect courbe régulier habituel **(Fig. 4-18)** [6].

Les signes directs : La totalité du CC n'est pas visible **(Fig. 4-19, 4-20 et 4-22)**.

Mentionnons ici l'intérêt du mode volumique en coupes multiplanaires qui permet de visualiser l'ensemble des signes de l'agénésie du CC sur une seule image **(Fig. 4-20)**.

Il apparaît important de signaler qu'il est fréquent de retrouver des kystes arachnoïdiens interhémisphériques associés aux agénésies du CC **(Fig. 4-21 et Fig. 4-23).**

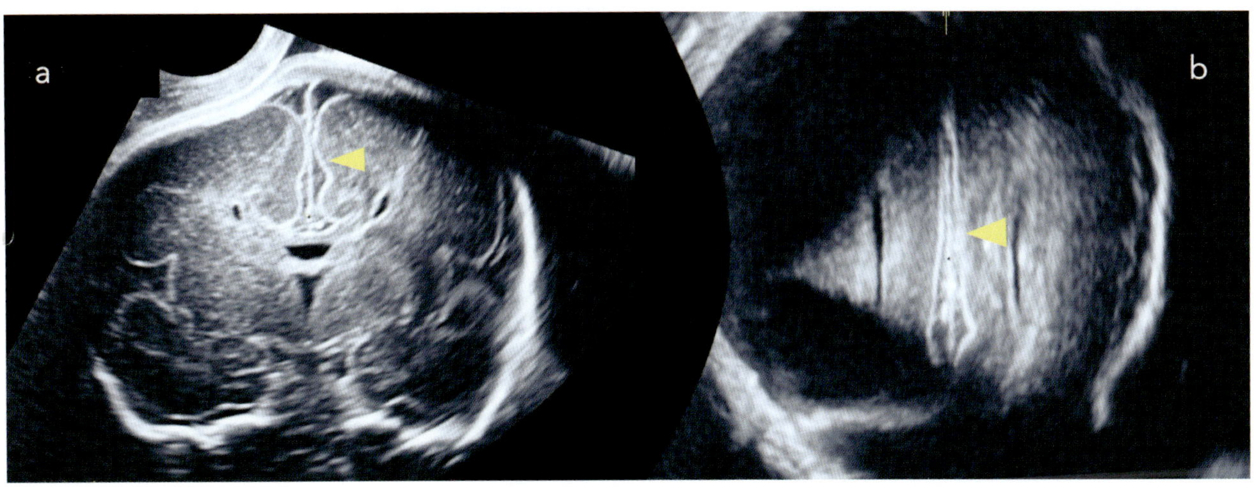

Fig. 4-16 : ACC image de triple feuillet : a coupe coronale, b : coupe axiale (têtes de flèches)

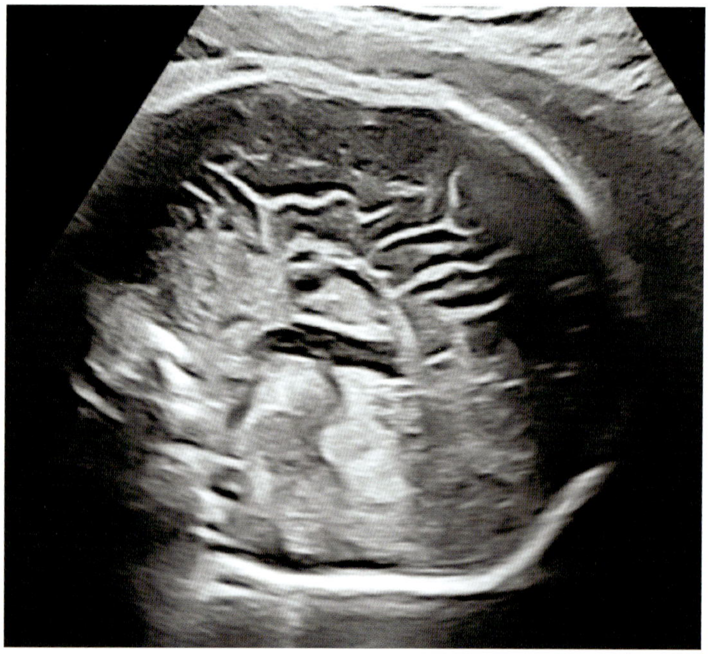

Fig. 4-17 : ACC 35sa : plis radiaires

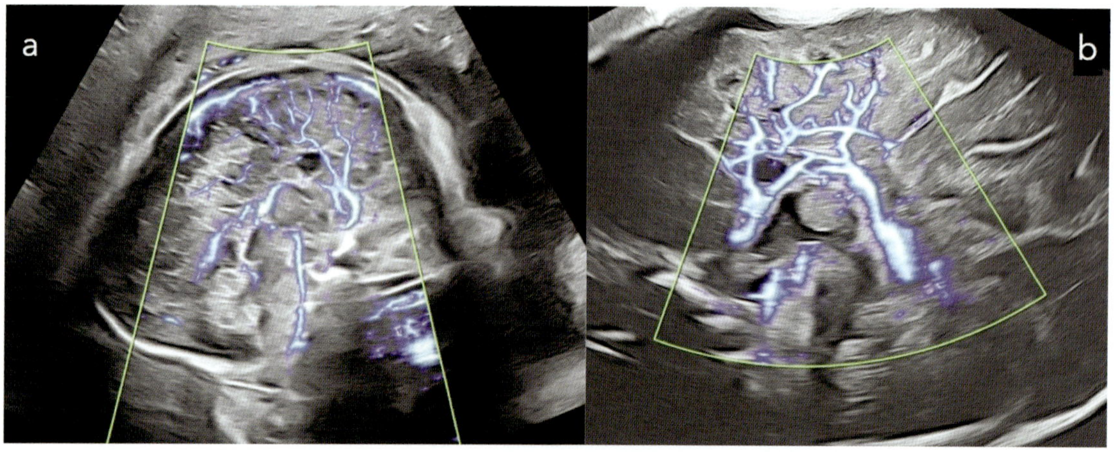

Fig. 4-18 : Désorganisation circulation péri-calleuse a : 26sa, b : 32sa

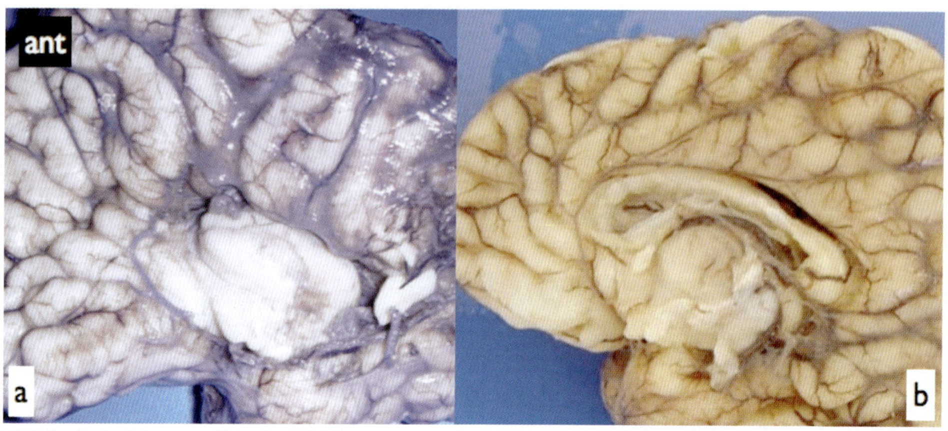

FP 4-4 : Agénésie complète du CC 36sa : a : vascularisation anormale b : témoin aspect normal à 32sa

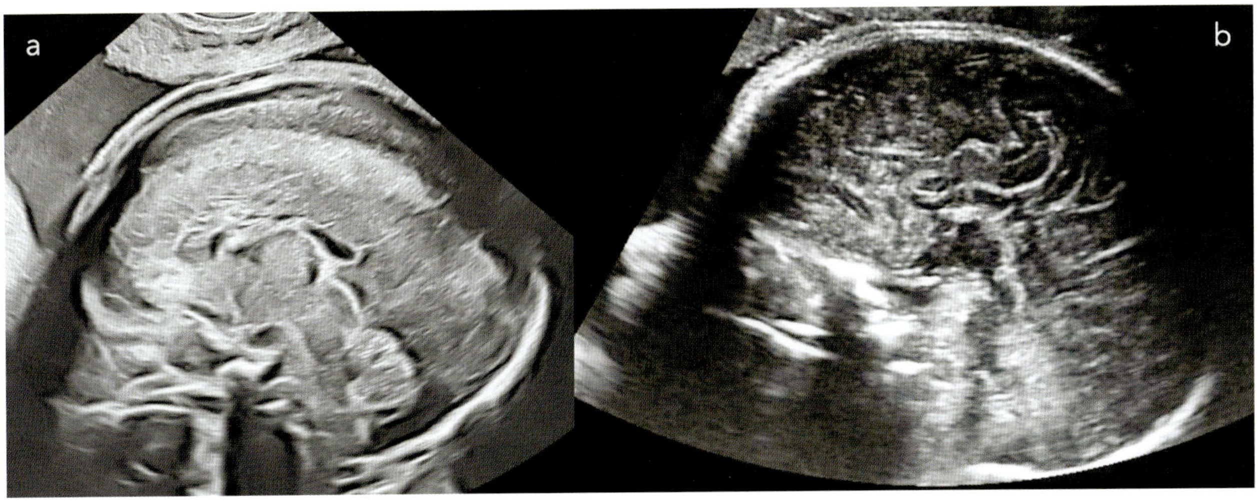

Fig. 4-19 : ACC : absence de cc, a : 23sa, b : 32sa

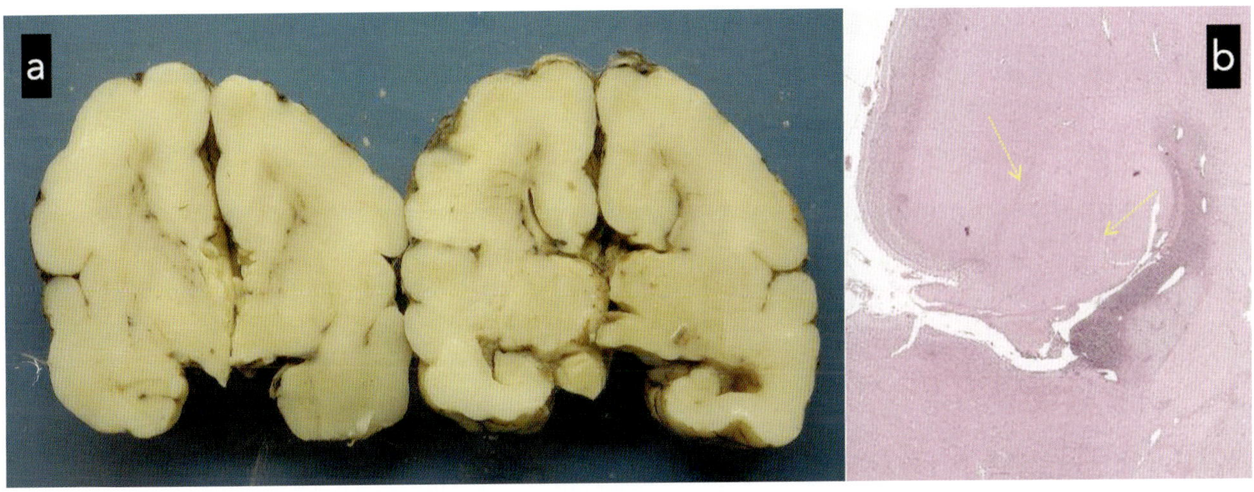

FP 4-4bis : Agénésie complète du cc à 28sa (aspects fœto-pathologiques) : a : cornes frontales écartées et concaves vers l'intérieur (« cornes de taureau »), absence de CSP, b : volumineuses bandelettes de Probst (flèches)

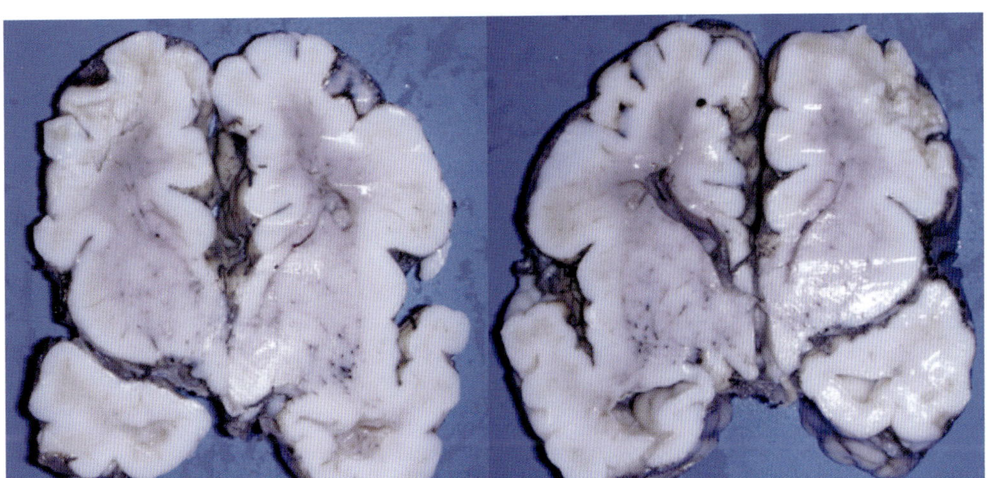

FP 4-5 : Agénésie complète du cc à 35sa (aspects fœto-pathologiques) cornes frontales écartées et concaves vers l'intérieur (« cornes de taureau »), absence de CSP

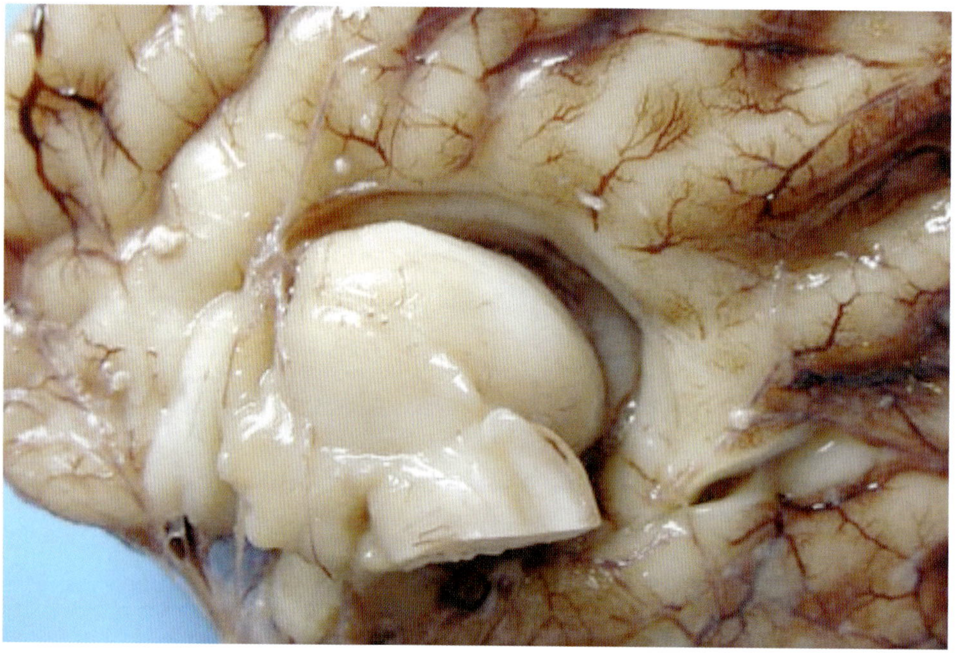

FP4-6 : Agénésie complète du CC à 32sa : aspects fœto-pathologiques, présence des plis radiaires

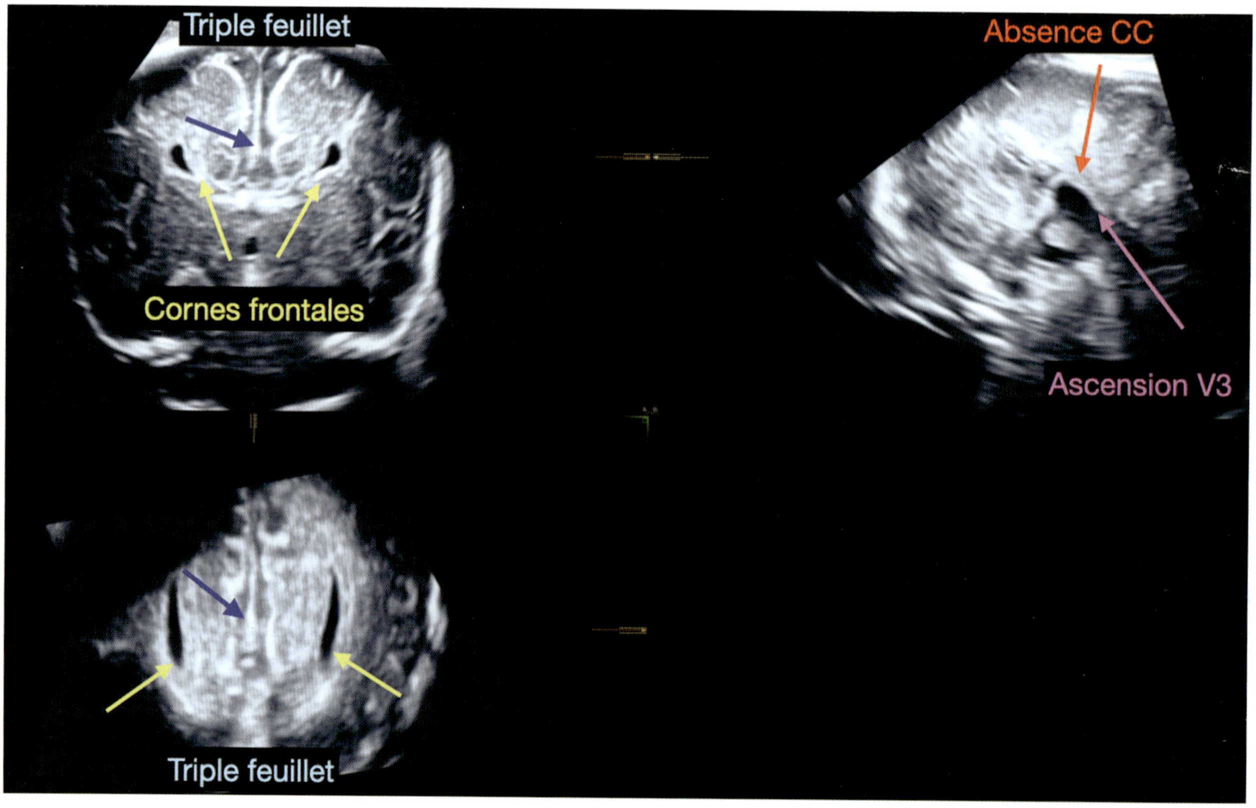

Fig. 4-20 : ACC 30sa : mode 3D coupes multiplanaires

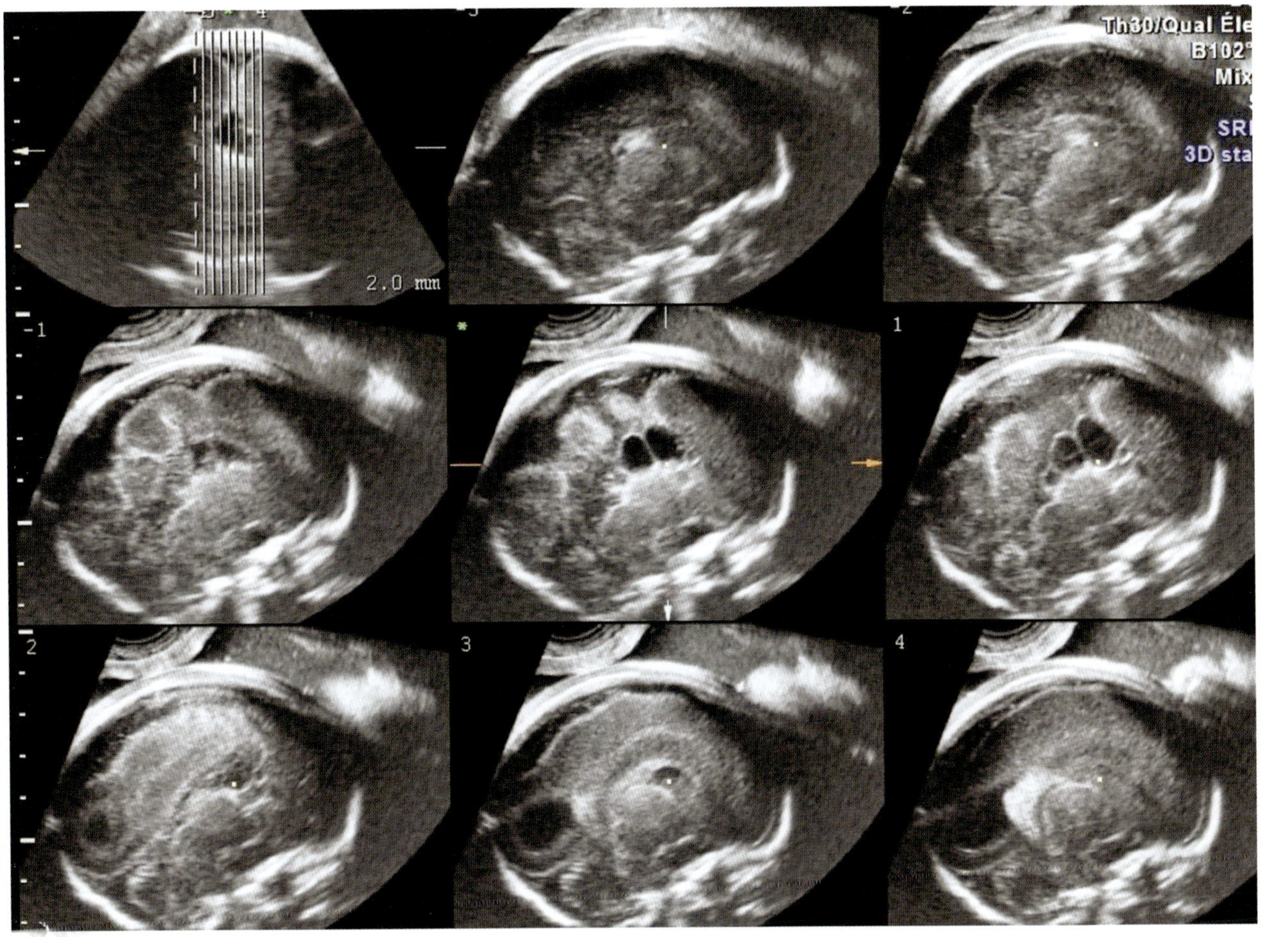

Fig. 4-21 : ACC 24sa kystes inter hémisphériques coupes sagittales TUI

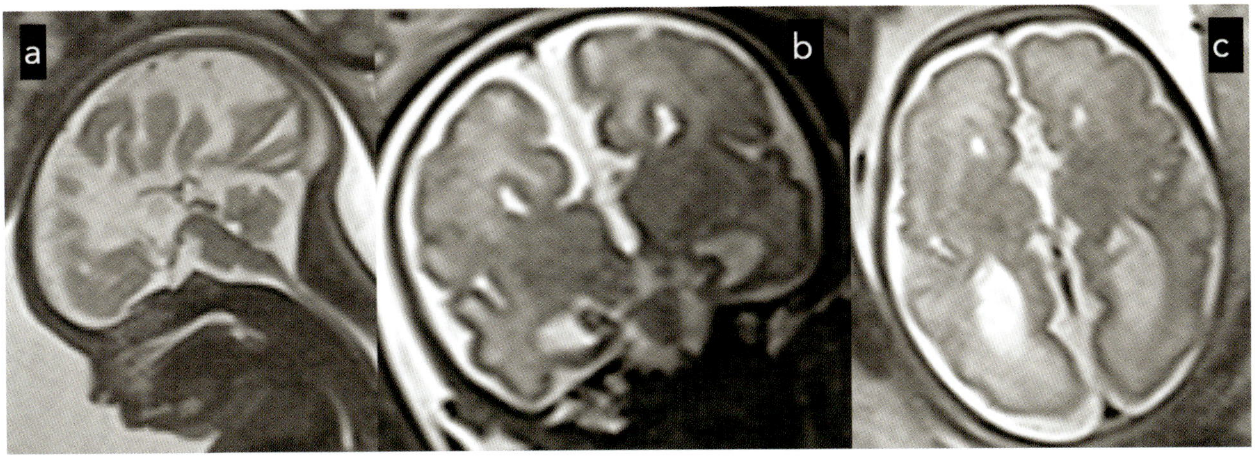

Fig. 4-22 : ACC 37sa : IRM : a : absence de CC, b et c : écartement des cornes frontales et triple feuillet *(Dr M. Brasseur)*

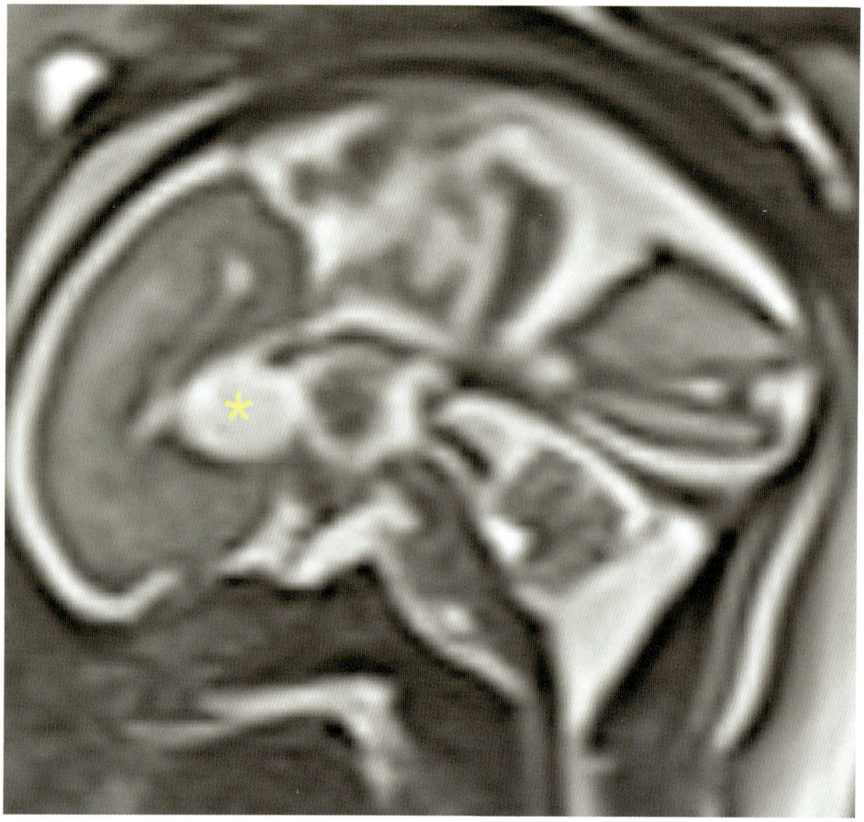

Fig. 4-23 : Agénésie partielle CC IRM séquence T2 Haste : kyste interhémisphérique (*) *(Dr M. Brasseur)*

Les agénésies partielles

Elles peuvent porter sur la partie postérieure : le splénium n'est alors pas visible, le complexe postérieur est anormal [7] **(Fig. 4-24)**.

Dans les agénésies antérieures, le rostrum (bec) est absent. Il apparaît important d'insister sur la nécessité de bien visualiser ce rostrum lors de l'examen du CC en coupe sagittale **(Fig. 4-25 et 4-26)**.

Des agénésies partielles antérieures et postérieures peuvent être retrouvées, il ne subsiste alors qu'une petite partie centrale du CC **(Fig. 4-27)**. Il est à noter que dans le cas de ces anomalies partielles, on retrouve fréquemment des signes indirects **(Fig. 4-24)**.

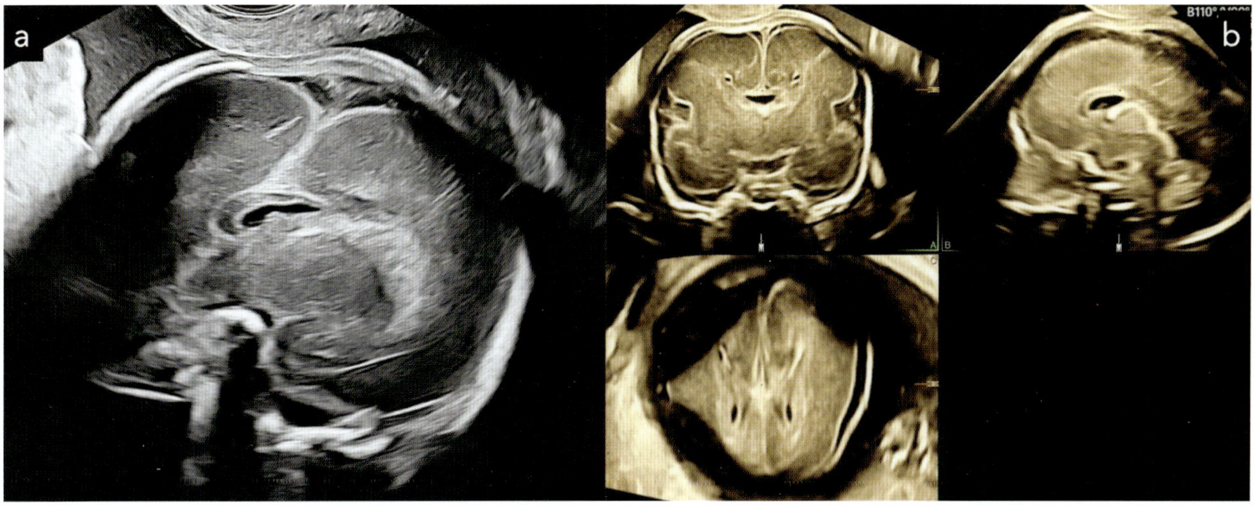

Fig. 4-24 : Agénésie partielle postérieure 23sa : a : coupe sagittale 2D, coupes multiplanaires 3D

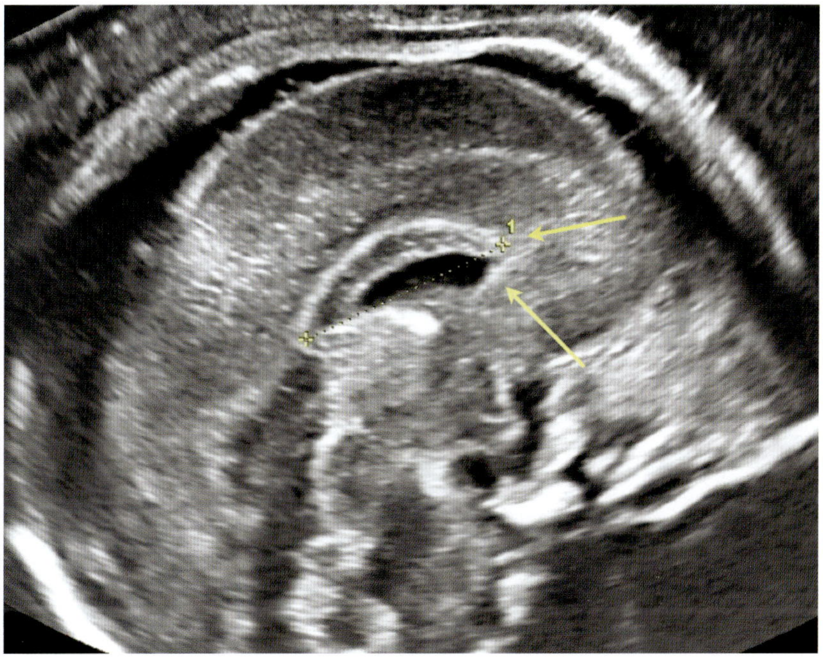

Fig. 4-25 : Agénésie partielle antérieure 22sa

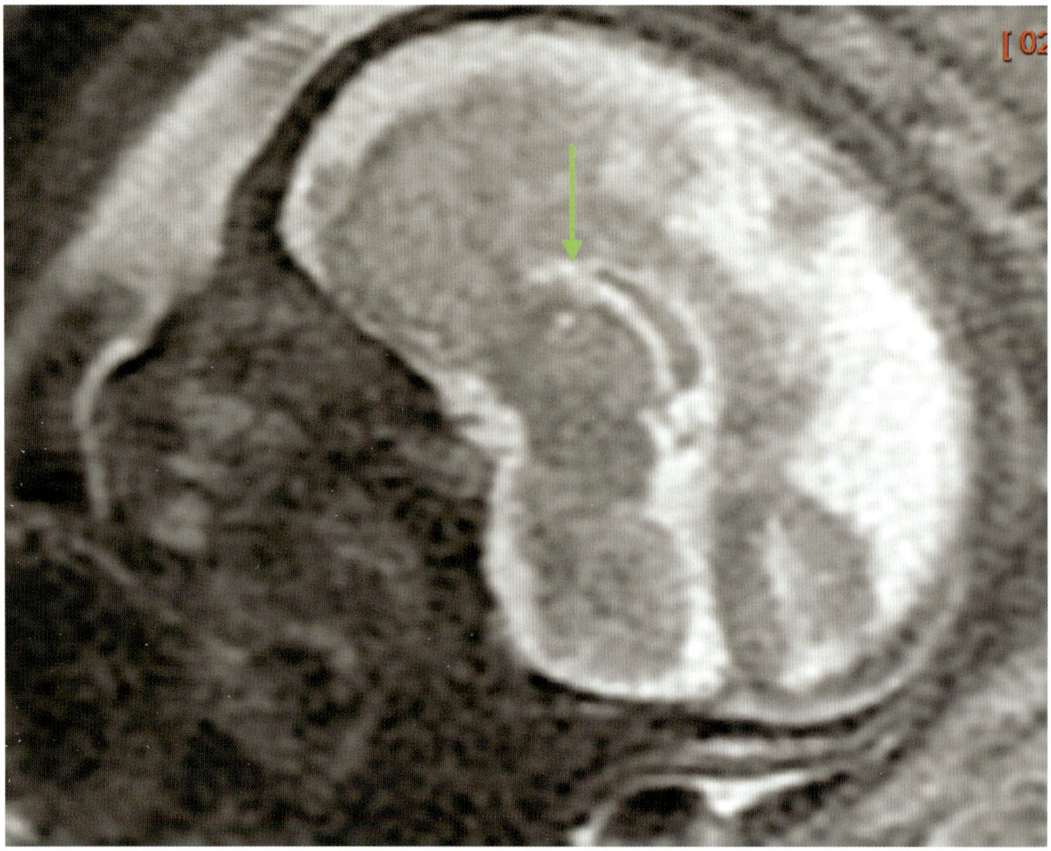

Fig. 4-26 : Agénésie partielle antérieure IRM *(Dr. A.E Millischer)*

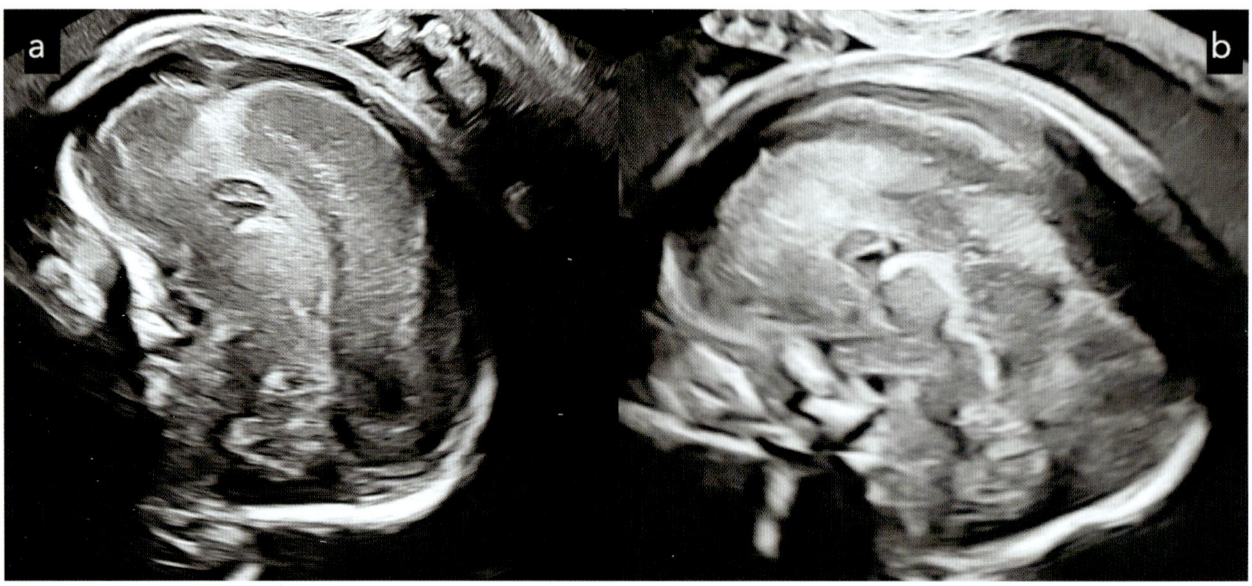

Fig.4-27 : Agénésie partielle antérieure et postérieure du CC : a : 22sa, b : 28sa

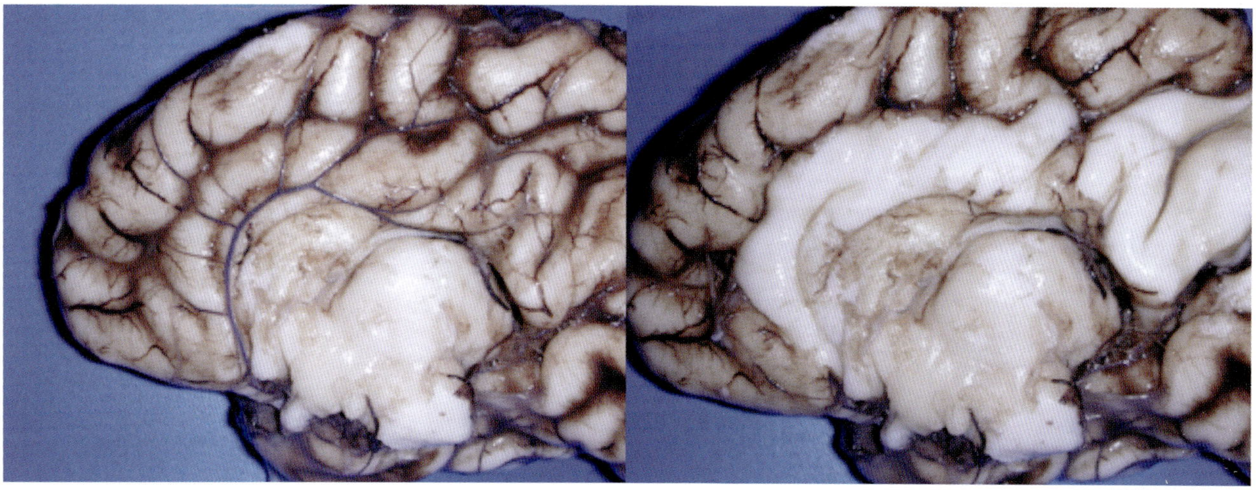

FP 4-7 : Agénésie de la partie postérieure du CC 34sa (aspects fœto-pathologiques)

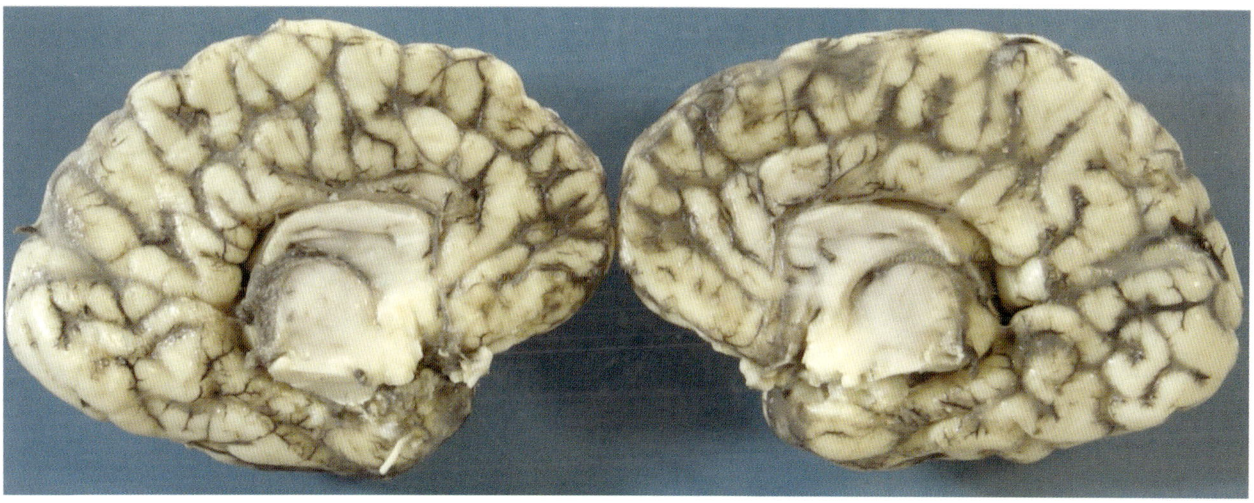

FP 4-8 : Agénésie de la partie postérieure du CC (aspects fœto-pathologiques)

Les hypoplasies

Le corps calleux à une structure normale mais est court pour le terme **(Fig. 4-28)**.

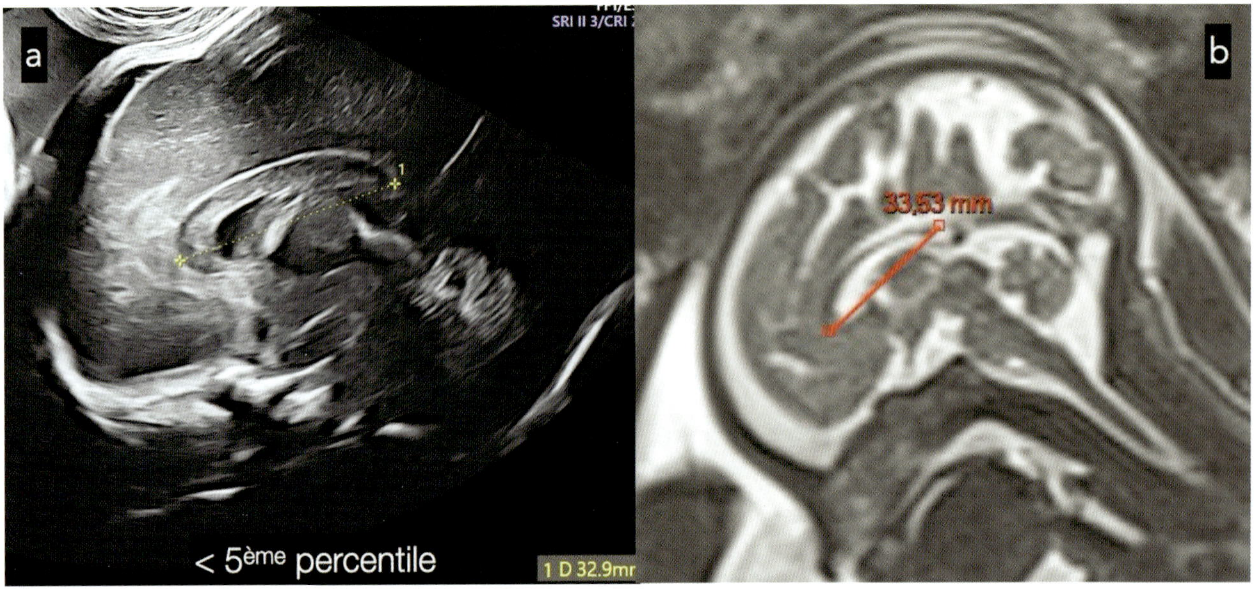

Fig. 4-28 : Hypoplasie du CC 30 sa a : Échographie 2D coupe sagittale, b : coupe sagittale IRM *(Dr M. Brasseur)*

Les dysplasies

Dans ces cas, le CC est anormal dans sa forme et son épaisseur **(Fig .4-29 et 4-30)**.

La mise en évidence d'une anomalie du corps calleux impose la réalisation d'un bilan très complet :

- Échographie de référence détaillée et complète
- IRM [8], tractographie [9]
- Bilan génétique, caryotype, ACPA, exome [9 et 10]
- Évaluation pronostique

L'anomalie du corps calleux n'étant souvent en effet que la partie visible de l'iceberg, nous donnerons ici quelques exemples :

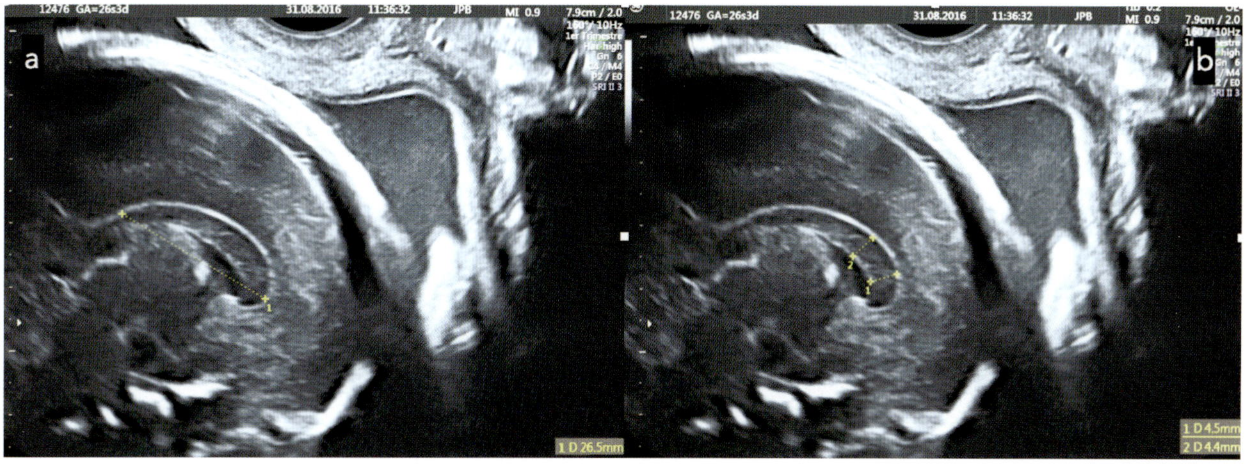

Fig. 4-29 : CC dysplasique 26sa : longueur et épaisseur anomales

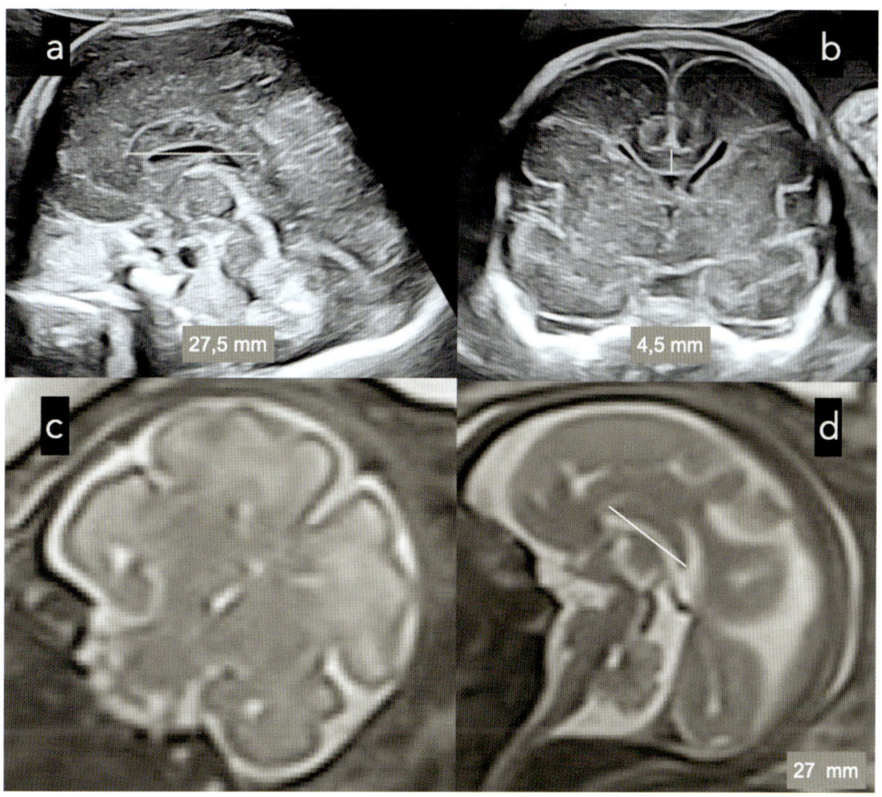

Fig. 4-30 : Dysplasie calleuse 28sa : a et b : CC court et épais, c et d : correspondances IRM *(images écho et IRM Dr M. Brasseur)*

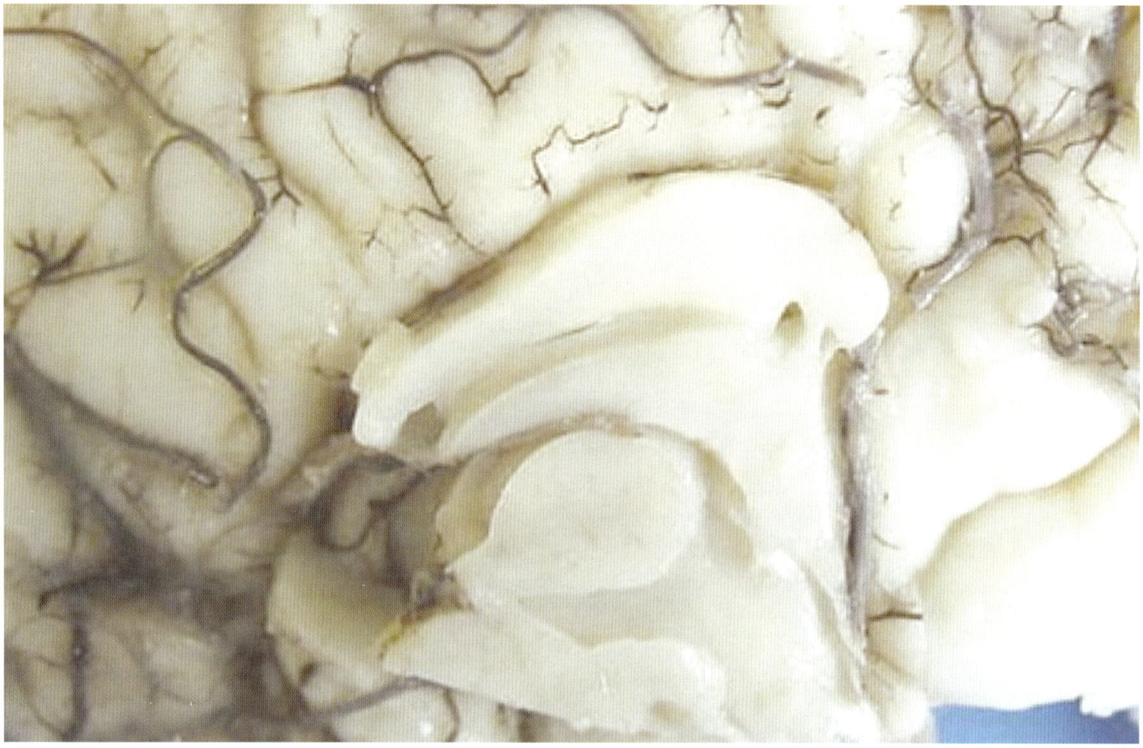

FP 4-9 : Corps calleux court et épais 35sa (aspects fœto-pathologiques)

Troubles de la migration et de la gyration

La recherche d'hétérotopies est indispensable en échographie et surtout en IRM **(Fig. 4-31)**.

Anomalie de la gyration : Lissencéphalie de type I **(Fig.4-32)**.

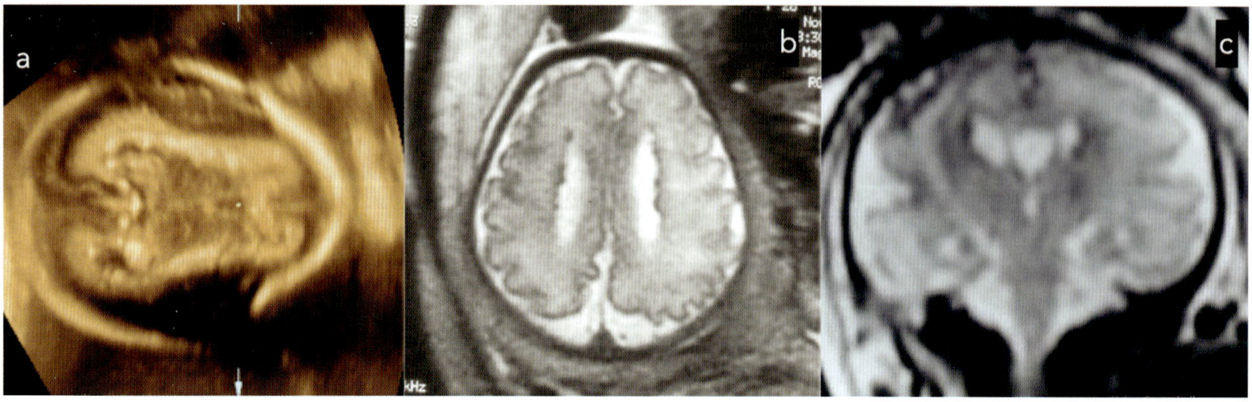

Fig. 4-31 : Hétérotopies a : nodulaires 22sa (écho 2D), b : nodulaires (IRM) c : Hétérotopies en bandes (IRM) *(IRM : Dr P. Sonigo)*

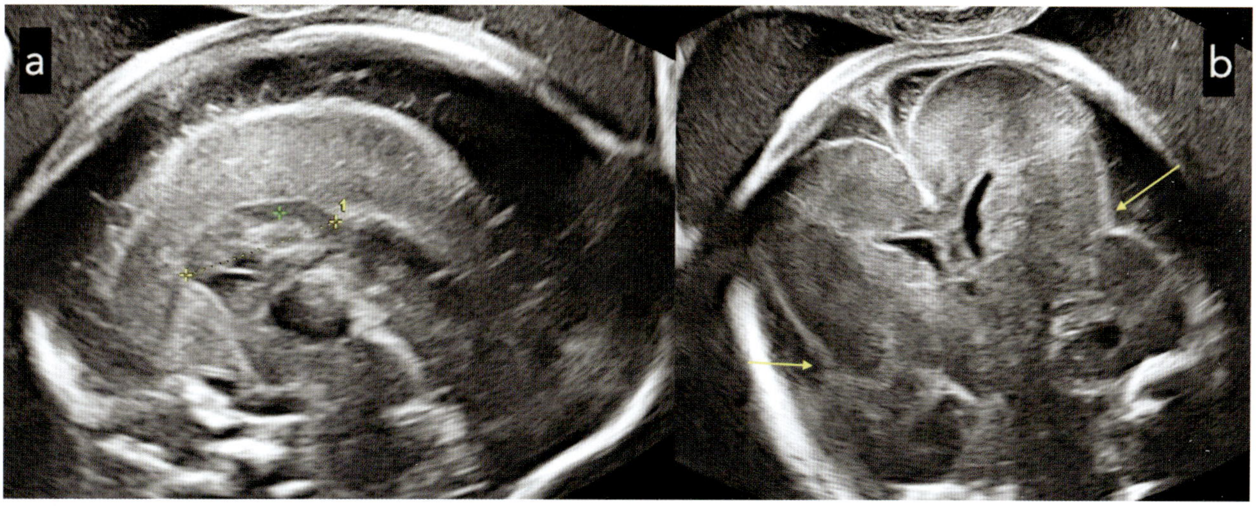

Fig. 4-32 : Lissencéphalie de type I 24sa (Miller-Dicker) a : dysplasie CC coupe sagittale, b : aspect en « 8 », vallées sylviennes mousses

Pathologies syndromiques

Corps calleux courts dans un syndrome de Kabuki et dans un syndrome de Rubinstein-Taybi **(Fig. 4-33)**.

La tractographie paraît être maintenant un élément important dans le pronostic des dysplasies calleuses. Les bandelettes de Probst signant l'absence de décussation sont difficilement visibles en échographie **(Fig.4-35)**, plus facilement en IRM classique, mais surtout très nettement révélées par le marquage des fibres en tractographie **(Fig. 4-36)**. La présence de ces bandelettes de Probst représente un élément nettement péjoratif.

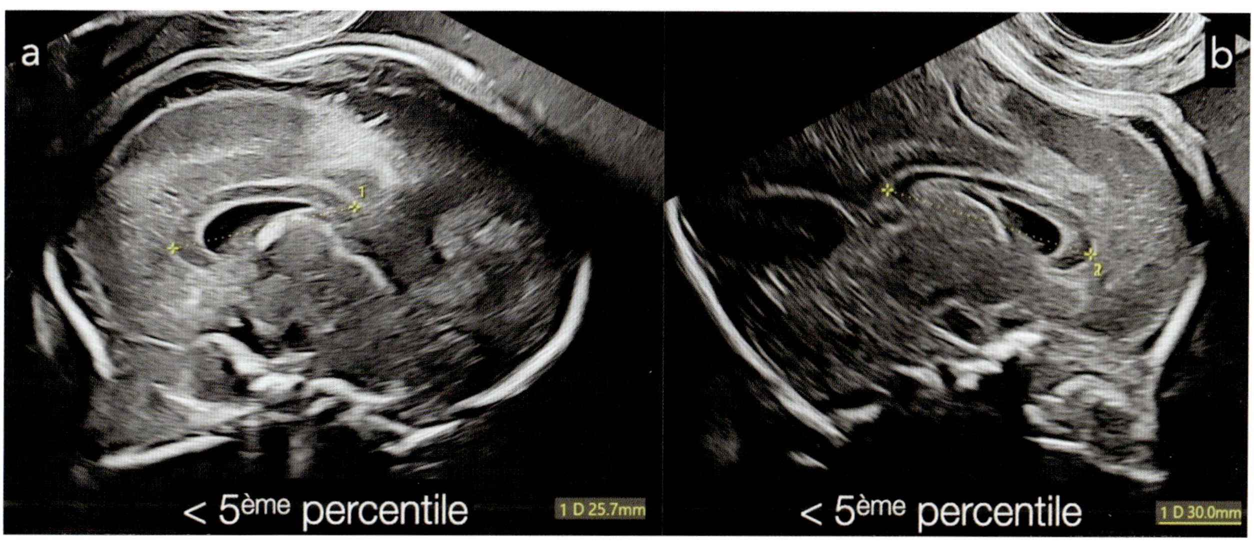

Fig. 4-33 : CC courts syndromiques : a : 24sa syndrome de Kabuki, b : 27sa : syndrome de Rubinstein-Taybi

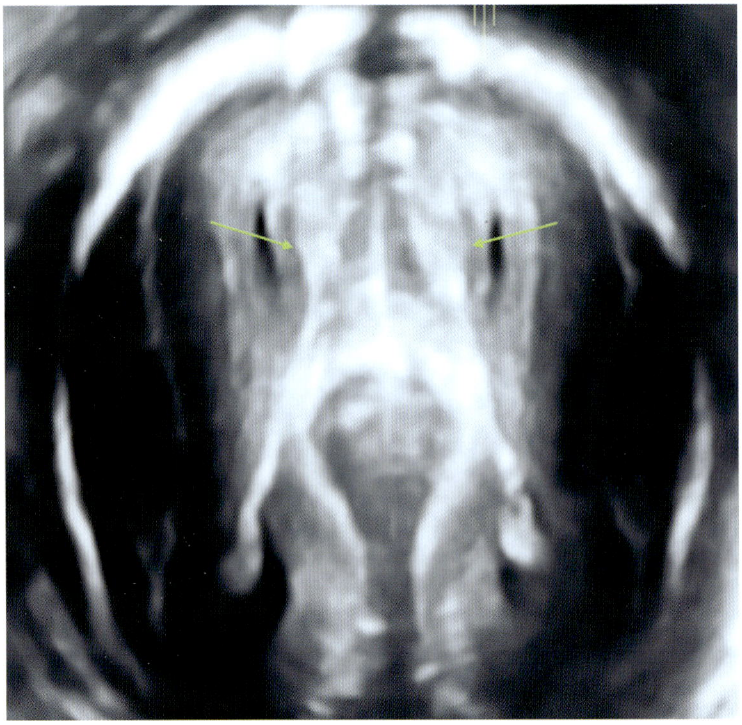

Fig. 4-35 : Bandelettes de Probst (flèches vertes) : écho 2D 30sa

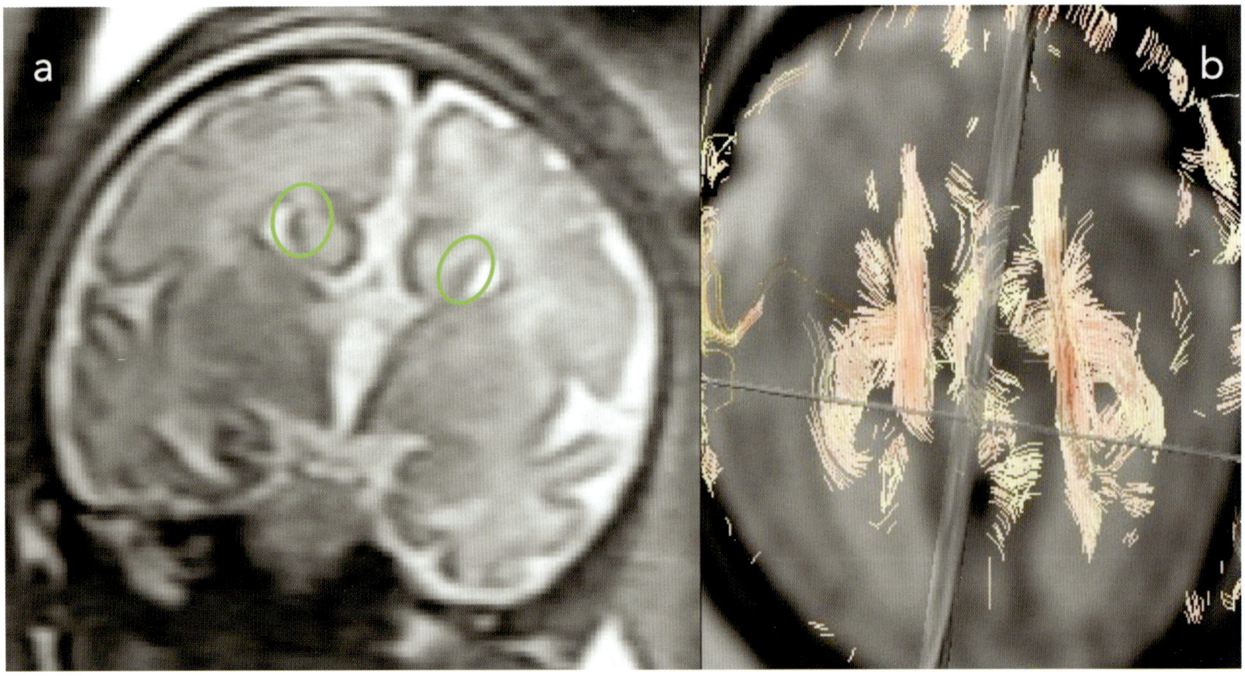

Fig. 4-36 : Bandelettes de Probst : a : IRM coupe coronale (cercles verts) b : tractographie *(Dr M.Brasseur)*

Lésions associées aux anomalies du CC

Les lipomes du corps calleux

Ils peuvent être de 2 formes : nodulaires ou curvilinéaires. Leur aspect est hyperéchogène. La forme nodulaire présente un aspect arrondi et siège plutôt dans la partie antérieure du CC **(Fig. 4-37).** La forme curvilinéaire épouse en partie la convexité du CC, la dysplasie calleuse apparaît moins marquée dans la plupart de ces cas, une étude très détaillée du CC est bien sûr indispensable **(Fig. 4-38)**. En IRM, les lipomes apparaissent en hyposignal T2 mais ne sont pas toujours visibles en hypersignal T1 **(Fig. 4-39)** [12].

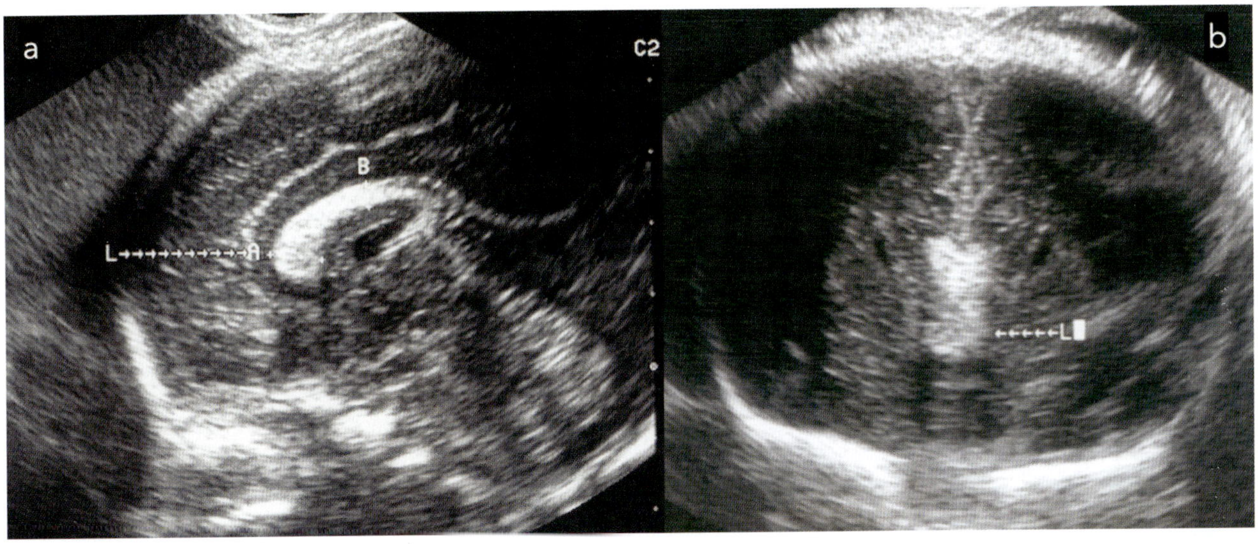

Fig. 4-37 : Lipome du CC : forme nodulaire

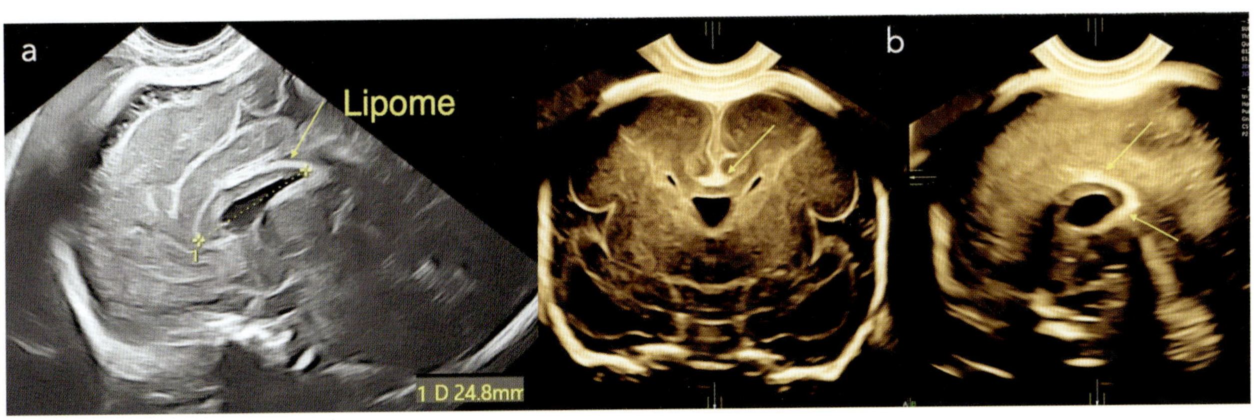

Fig. 4-38 : Lipomes curvilinéaires a : 31sa coupe sagittale, b : coupes multiplanaires 3D 28sa

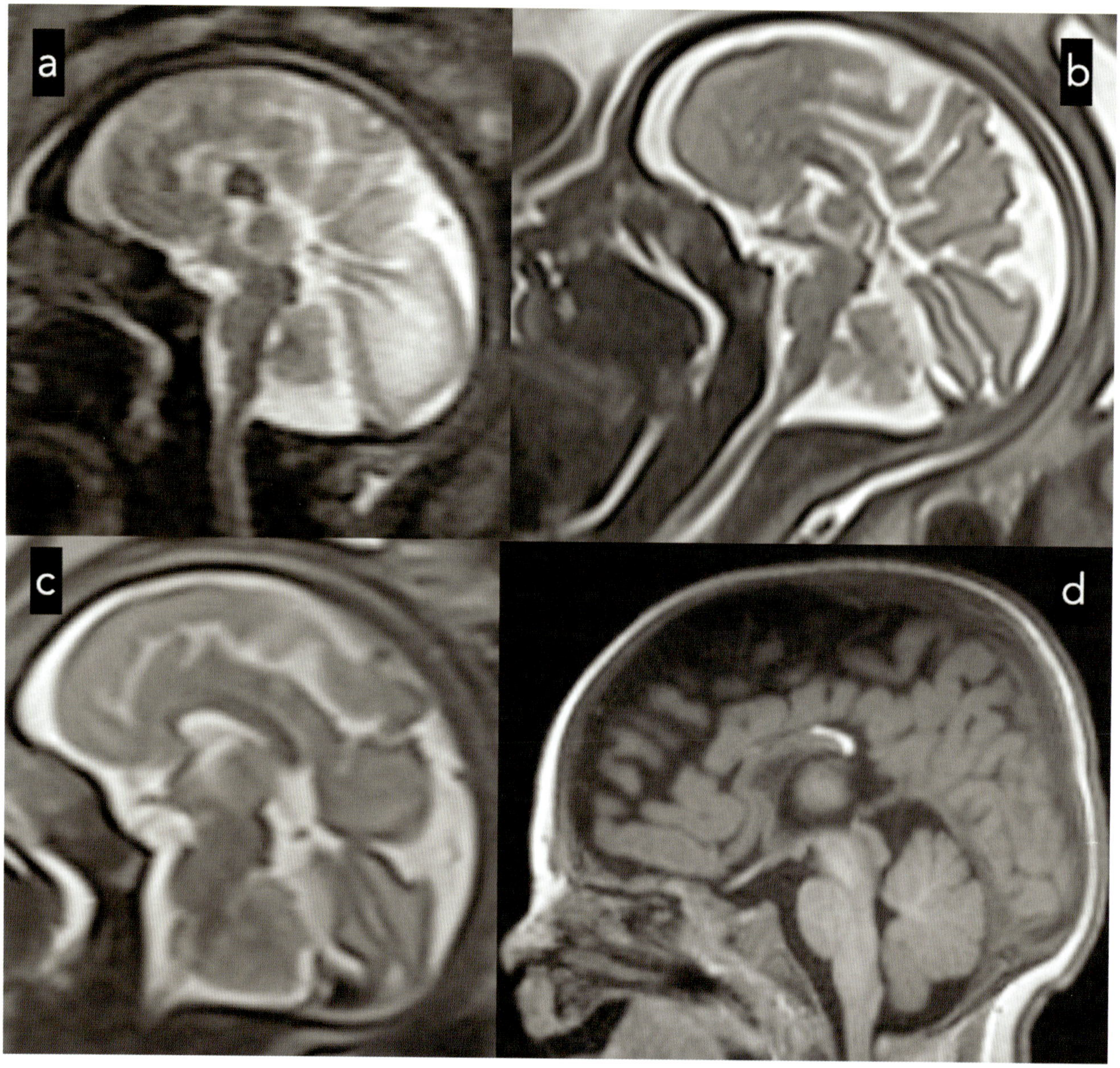

Fig. 4-39 : Lipomes CC IRM : Séquences T2 hyposignal, d : aspect à 4 mois *(Dr M. Brasseur)*

Les kystes arachnoïdiens

Les kystes arachnoïdiens de la scissure interhémisphérique sont assez fréquemment retrouvés dans les anomalies du CC (*cf.* Chapitre 9 Partie 2, **Fig. 9-9**)

Anomalies de la cavité du septum pellucidum (CSP)

Cavité septale non visible

Dans le cadre d'une pathologie cérébrale

De nombreuses pathologies cérébrales sont associées à une absence de CSP : hydranencéphalie liée à l'absence totale de développement du cortex cérébral, hydrocéphalie majeure avec rupture septale, rhombencéphalosynapsis, schizencéphalie, porencéphalie, ACC, holoprosencéphalie **(Fig. 4-40 et 4-41)**.

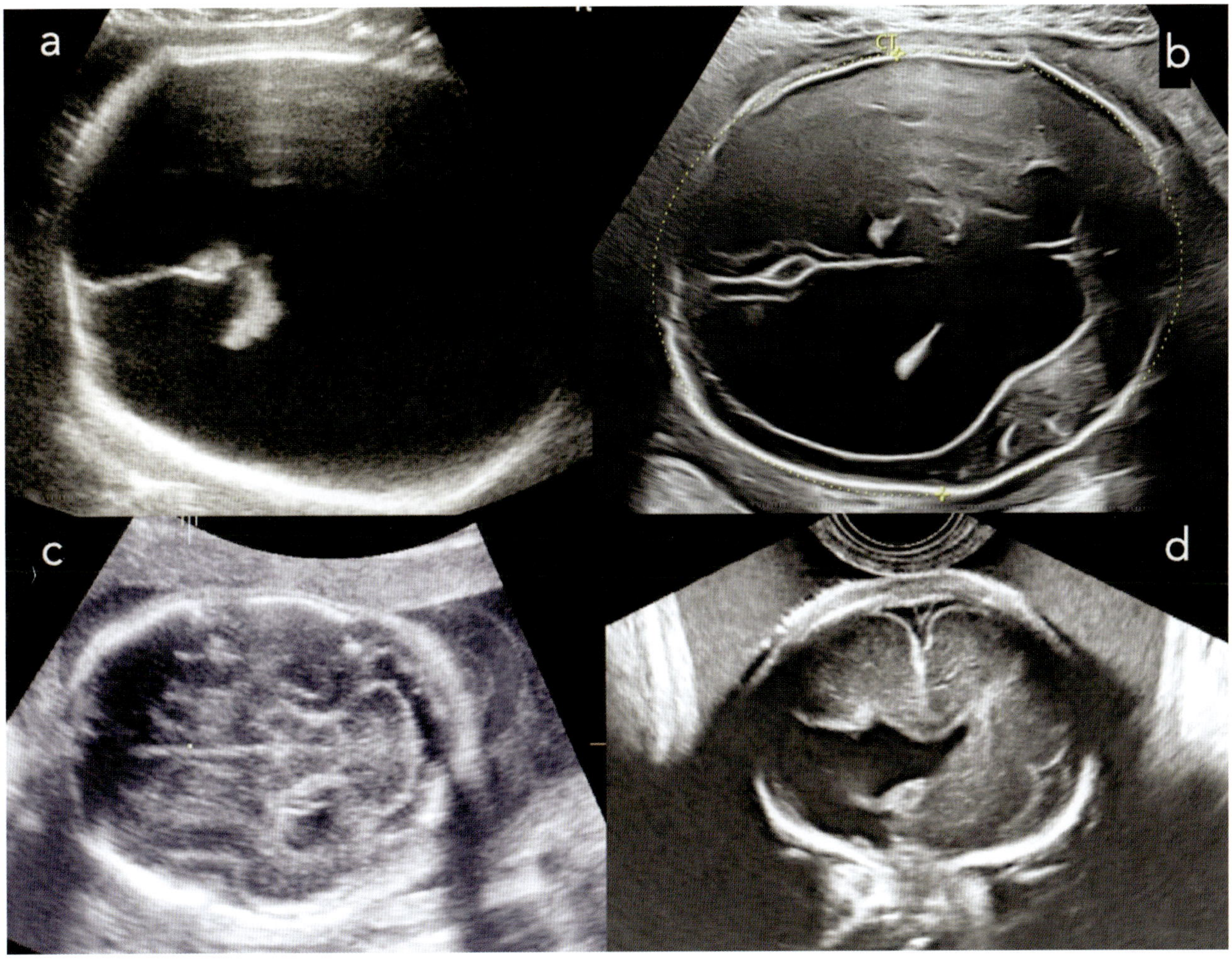

Fig. 4-40 : Absence de CSP : a : hydrancéphalie 28sa, b : ventriculomégalie majeure avec rupture septale 29sa, c : rhombencéphalosynapsis 25sa, d : schizencéphalie 28sa

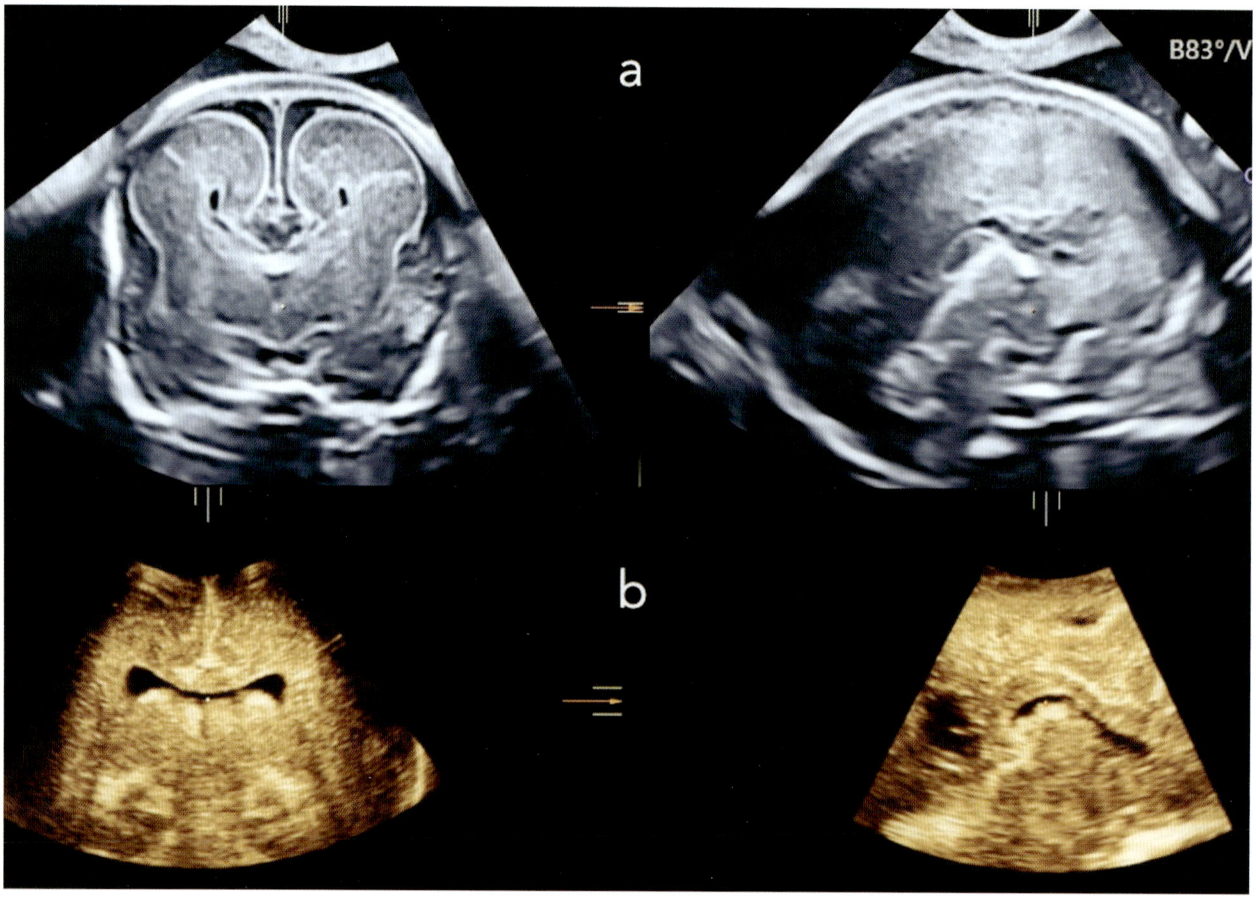

Fig. 4-41 : CSP absente. a : ligne supérieure : ACC 21sa, b : ligne inférieure : holoprosencéphalie semi-lobaire 22sa

Dans le cadre d'une pathologie de type clastique

La CSP peut être totalement absente ou partiellement altérée avec une disparition plus ou moins complète de ces parois à la suite de phénomènes clastiques de type hémorragique ou infectieux ou barotraumatique **(Fig. 4-42 et 4-43).**

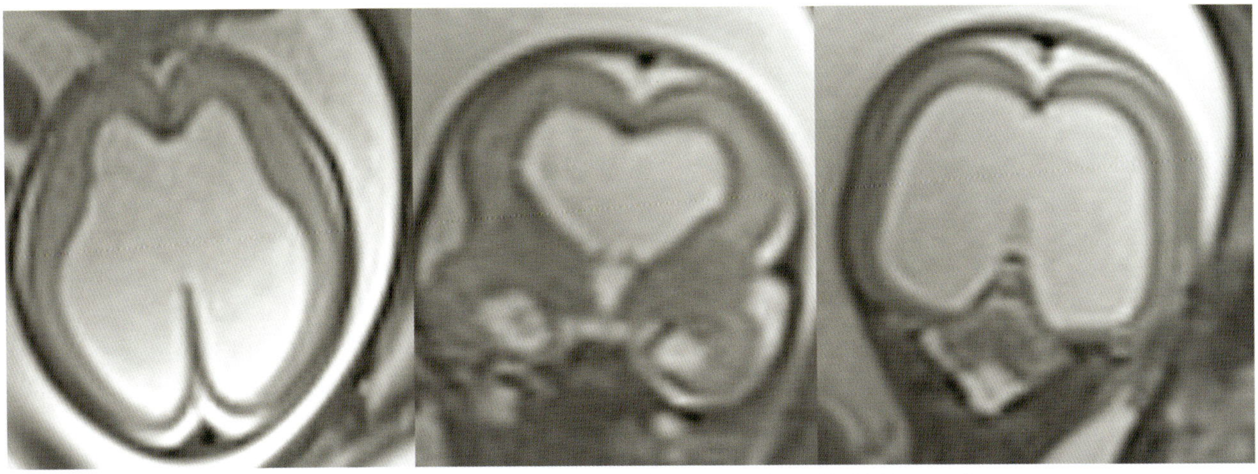

Fig. 4-42 : CSP absente IRM : rupture barotraumatique *(Dr M. Brasseur)*

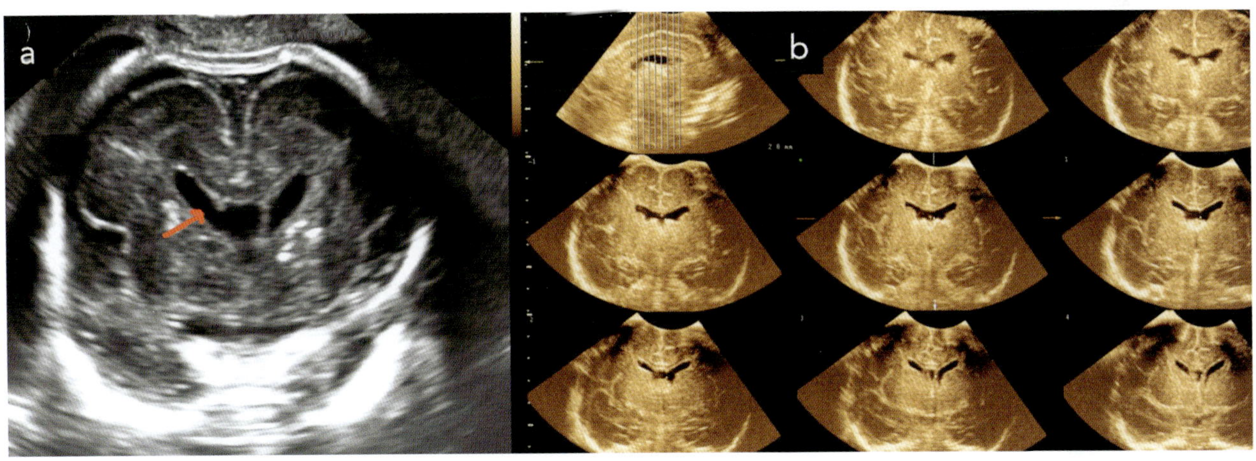

Fig. 4-43 : a : disparition clastique d'une paroi de la CSP CMV 21sa, b : ruptures partielles des parois de la CSP suite hémorragie 31sa mode TUI

Agénésie septale

La cavité septale ne peut être identifiée en raison de l'absence de ses parois latérales. Sa fréquence est de 2 à 3/100000 [13]. Comme nous l'avons déjà souligné, la coupe coronale est la plus pertinente pour mettre en évidence l'absence des parois latérales de la CSP **(Fig. 4-44)**. L'IRM retrouve un aspect identique **(Fig. 4-45)**.

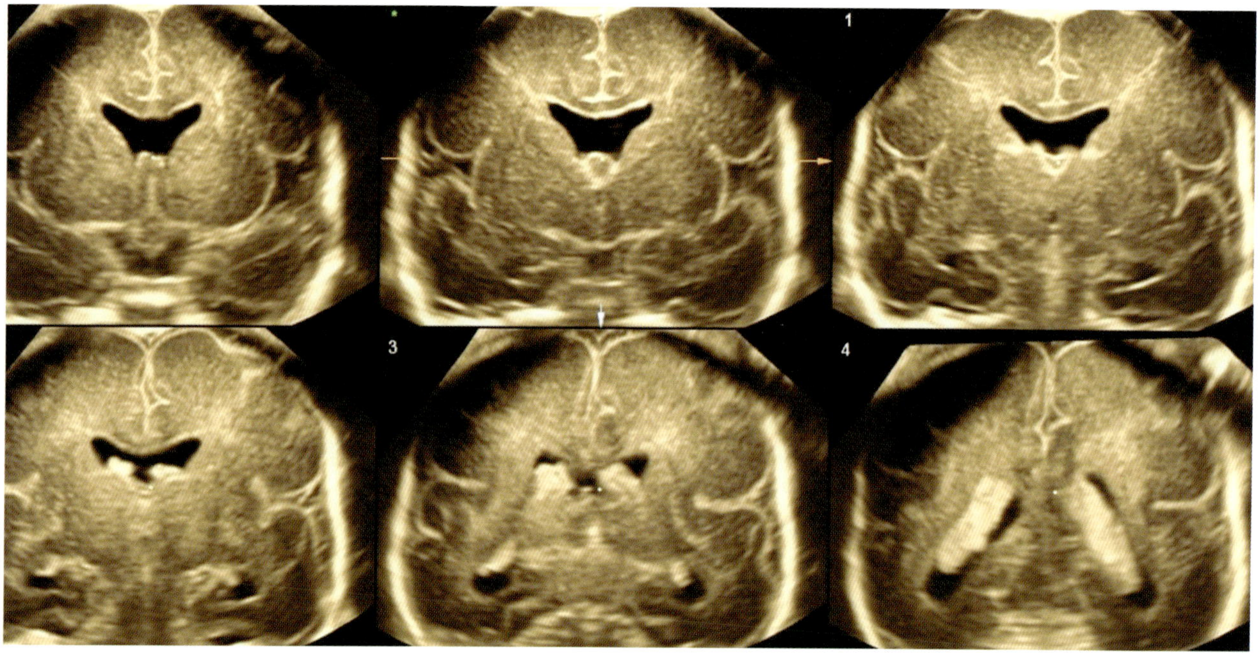

Fig. 4-44 : Agénésie septale 28sa : coupes frontales TUI

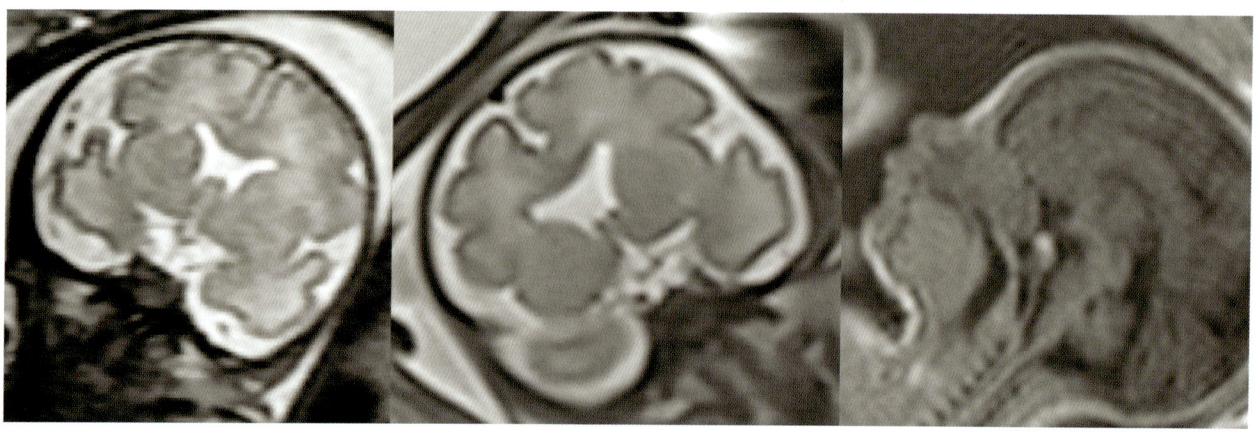

Fig. 4-45 : Agénésie septale aspects IRM *(Dr M. Brasseur)*

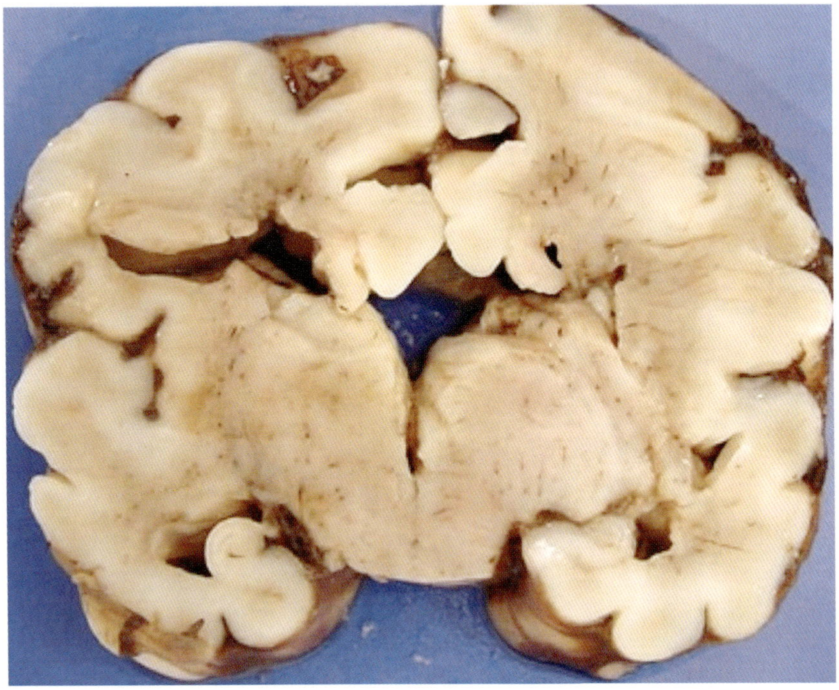

FP 4-10 : Agénésie septale à 34sa (aspects fœto-pathologiques)

La mise en évidence d'une agénésie septale en apparence isolée représente un problème pronostique majeur : Cette agénésie septale est-elle totalement isolée avec un pronostic très favorable, ou s'inscrit-elle dans le cadre d'une dysplasie septo optique (DSO) ou syndrome de De Morsier avec un risque majeur de troubles ophtalmologiques et neuroendocriniens.

La mesure du chiasma optique est d'une aide importante. Il est possible d'en mesurer soit les branches postérieures **(Fig. 4-46)** [14)] soit la partie centrale du chiasma en coupe coronale stricte **(Fig. 4-47)** [15], L'IRM en particulier en séquence T2 permet aussi de visualiser le chiasma mais, compte tenu de sa faible résolution, ne permet pas d'effectuer des mesures précises.

Des mesures nettement inférieures à la normale sont en faveur d'une DSO de pronostic défavorable **(Fig. 4-48)** [13, 16].

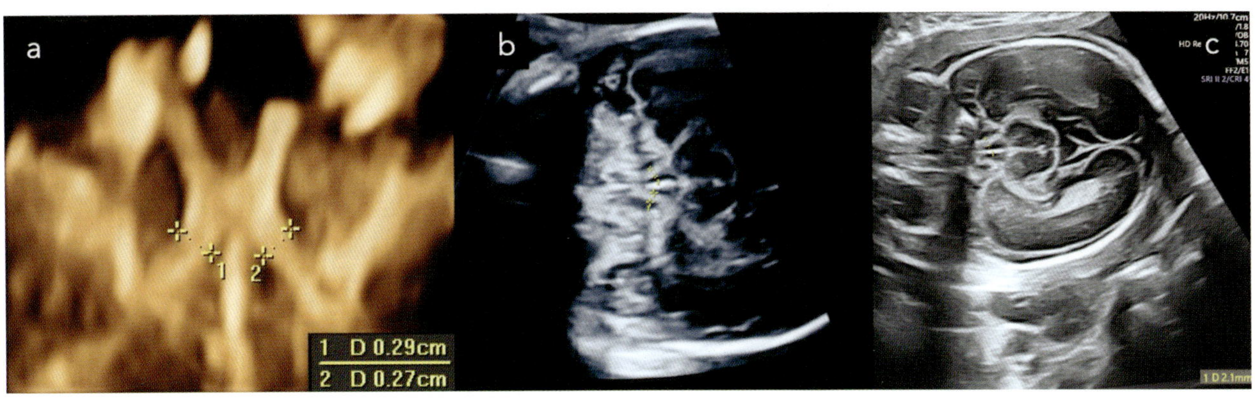

Fig. 4-46 : Mesures du chiasma optique : a volumique 3D rendu, b : volumique VCI A, c : échographie conventionnelle sonde HF

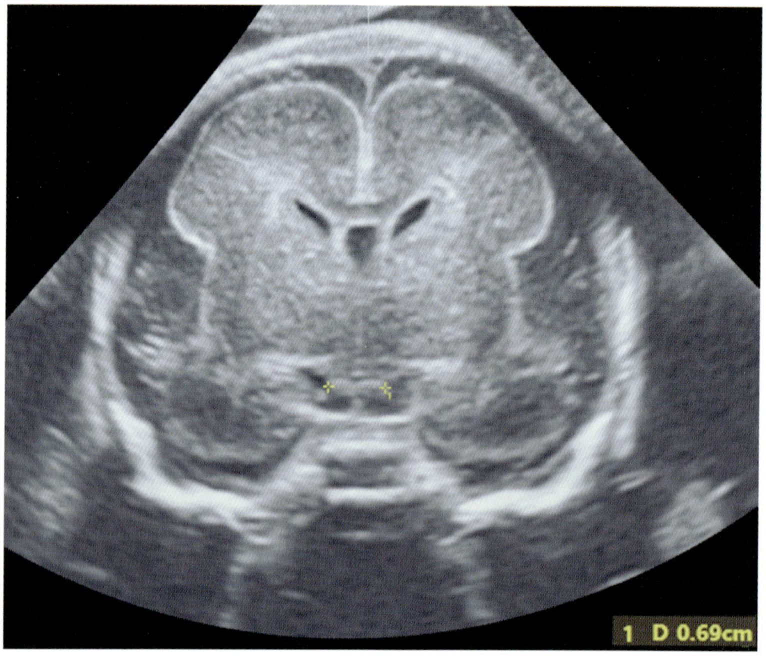

Fig. 4-47 : Mesure du chiasma optique en coupe coronale

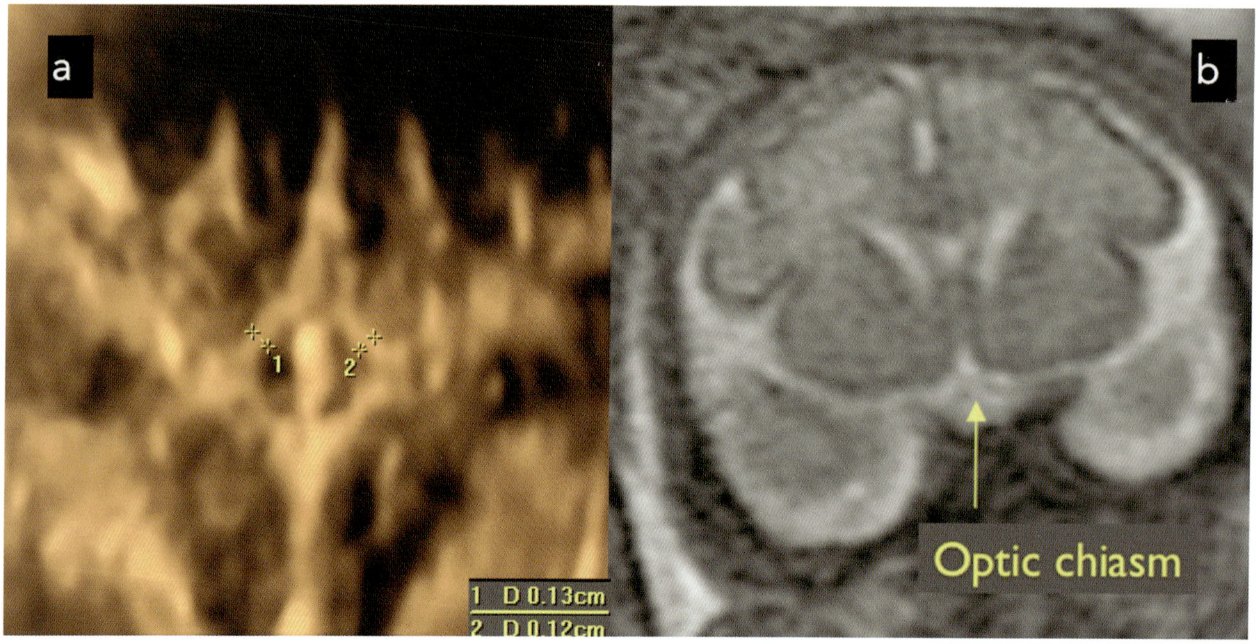

Fig 4-48 : Dysplasie septo-optique : hypoplasie majeure des branches du chiasma

Signalons la possibilité d'une absence des voies optiques sans agénésie septale mais avec anomalies oculaires de type asymétrie **(Fig 4-49)**.

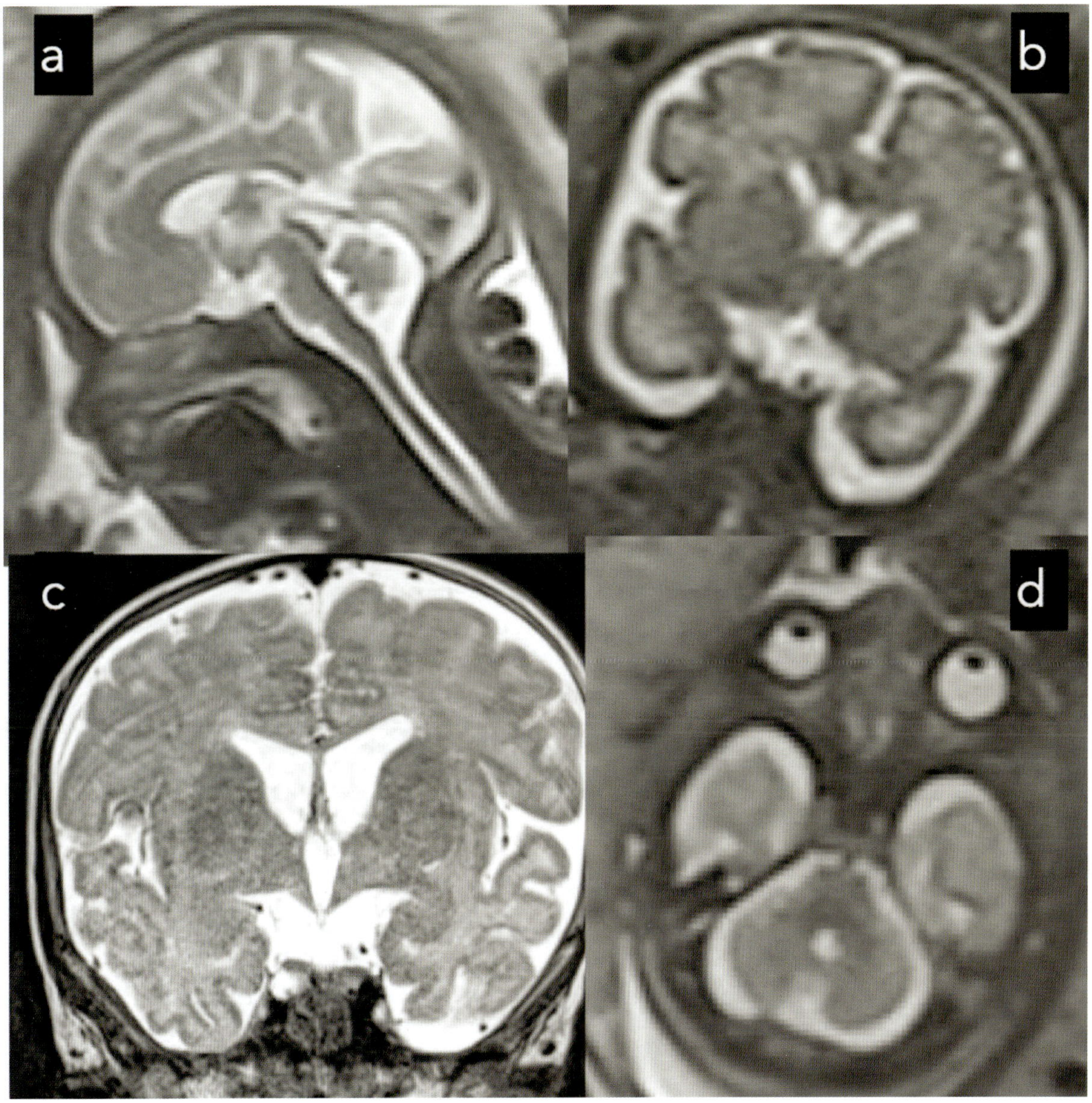

Fig. 4-49 : Absence des voies optiques confirmée en post natal *(Dr M. Brasseur)*

Distorsion de la ligne médiane

Cette anomalie se caractérise par un aspect non rectiligne de la partie antérieure de ligne médiane, elle pourra être évoquée devant l'aspect anormal du complexe antérieur en coupe axiale ou devant un aspect très inhabituel de la CSP en coupe coronale. La découverte d'une telle anomalie impose de réaliser un bilan complet : imagerie (IRM) et génétique avec en particulier exome.

Les tubulinopathies associent distorsion de ligne médiane et troubles plus ou moins importants de la gyration (**Fig. 4-50, 4-51 et 4-52)** [17 et 18].

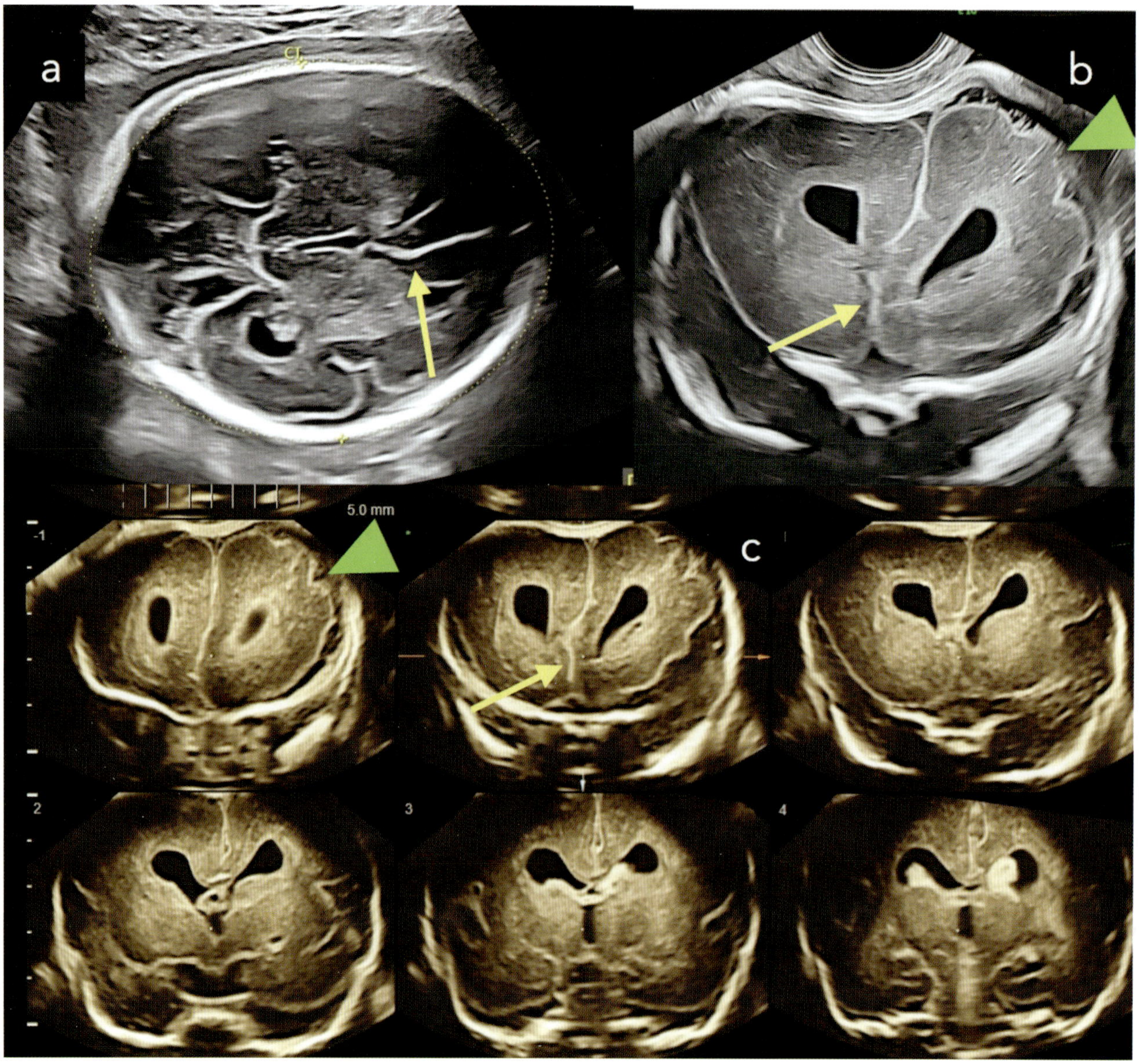

Fig. 4-50 : Tubulinopathie (TUB 1A) 27sa : a et b : distorsion de la ligne médiane (flèches jaunes), hémimégalencéphalie (tête de flèche). c : coupes coronales TUI

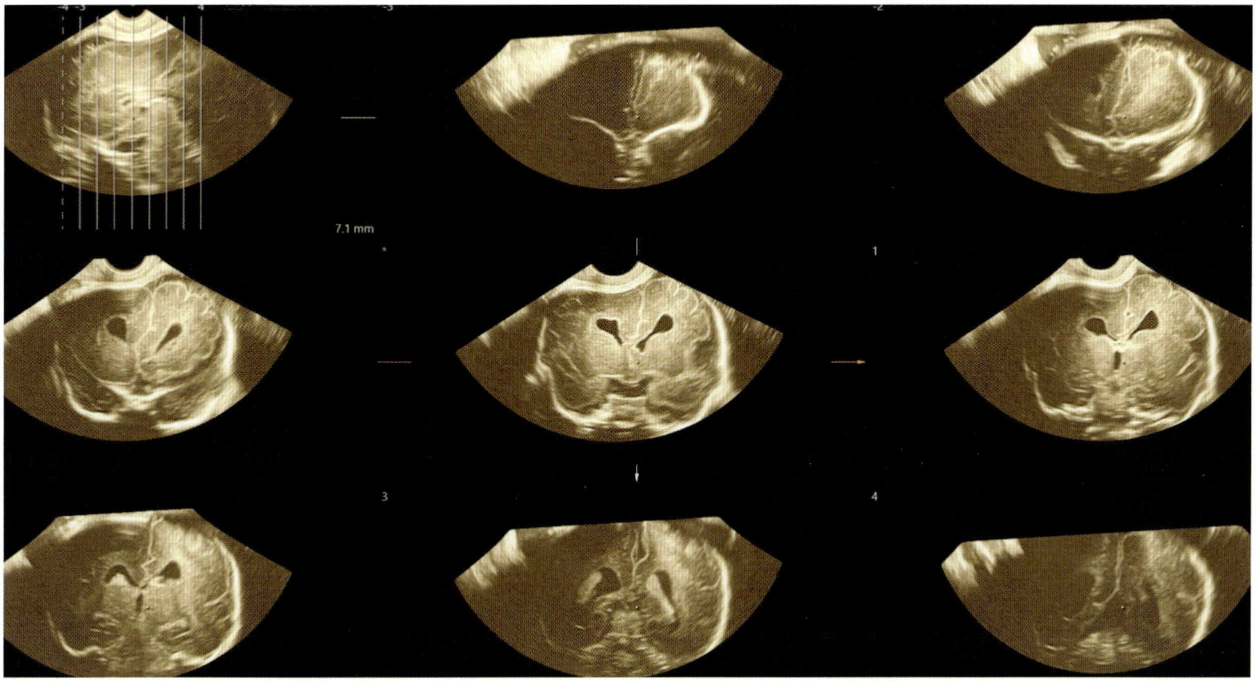

Fig. 4-51 : Tubulinopathie (TUB 1A) 29sa : coupes coronales TUI : distorsion de la ligne médiane et troubles majeurs de gyration

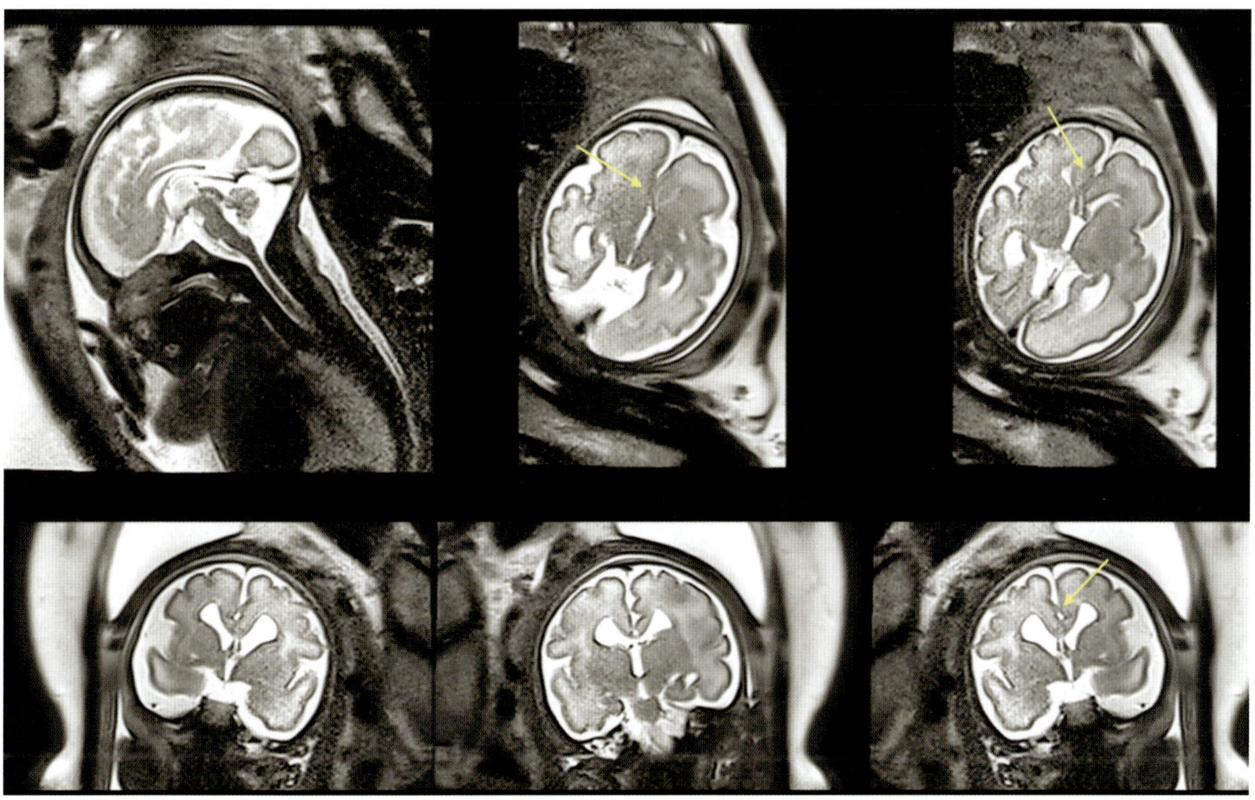

Fig. 4-52 : IRM : distorsion de la ligne médiane et troubles de la gyration *(Dr A. E Millischer)*

Le syndrome d'Aicardi survenant chez un fœtus de sexe féminin associe à la distorsion de la ligne médiane une agénésie partielle ou complète du CC et un ou des kystes arachnoïdiens. Cette pathologie est de transmission dominante liée à l'X **(Fig. 4-53)** [19]. En post-natal, on retrouve des lacunes chorio-rétiniennes, les sujets atteints présentent dans les premiers mois de vie des spasmes.

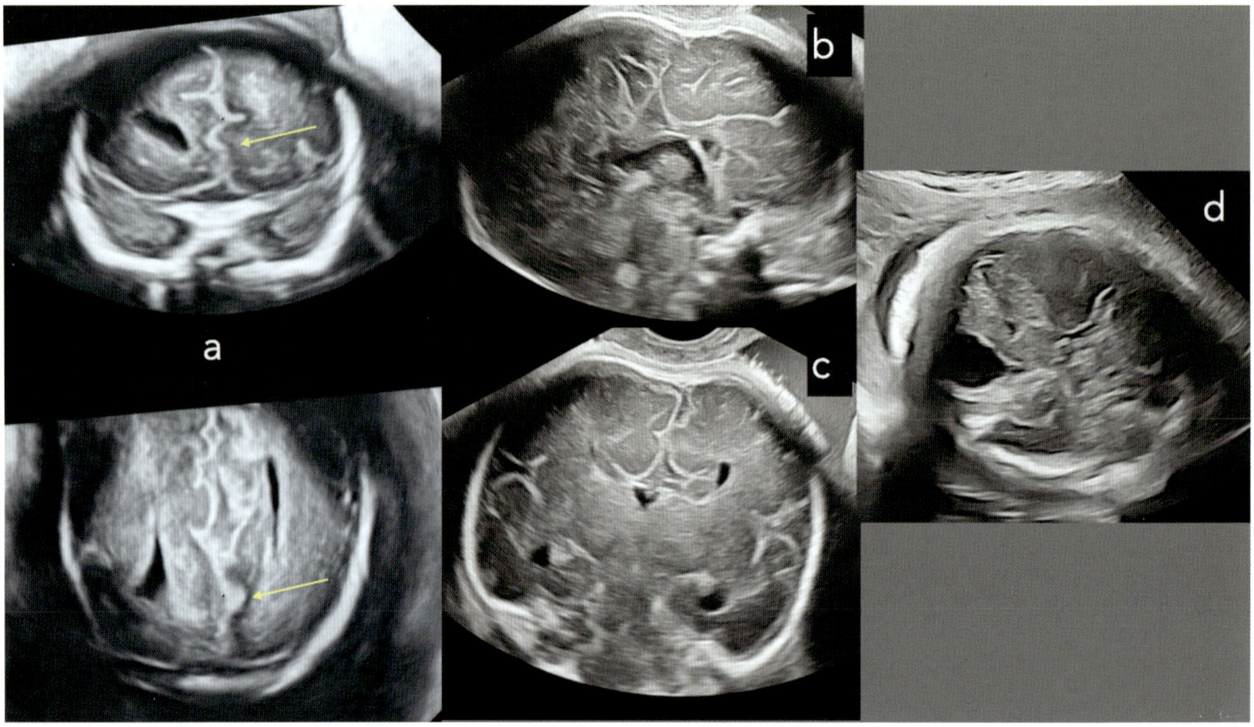

Fig. 4-53 : Syndrome d'Aicardi 32sa : a : distorsion de la ligne médiane, b et c : ACC, d : kyste arachnoïdien de la fosse postérieure

Variantes de la normale

Nous avons déjà mentionné le cavum vergae : simple prolongement postérieur de la CSP ; le cavum veli interpositi très fréquent dans la première partie du deuxième trimestre, qui peut persister au troisième trimestre et qui ne devra pas être confondu avec un kyste arachnoïdien.

Parfois la CSP apparaît comblée, nécessitant d'être très attentif à la mise en évidence de ses parois **(Fig. 4-54)**. Parfois elle apparaît large **(Fig. 4-55)**.

Toutes ces particularités ne présentent pas de conséquences péjoratives.

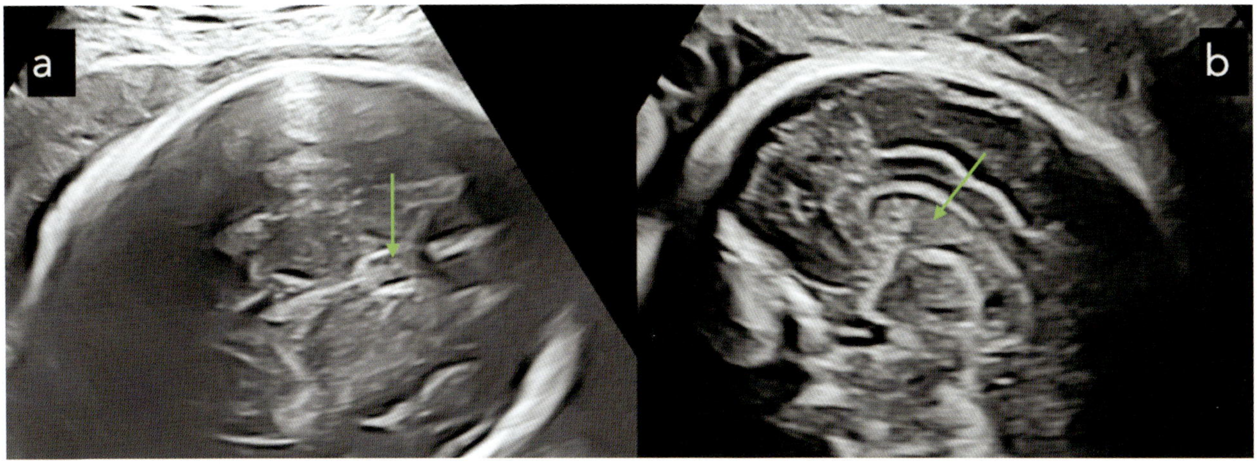

Fig 4-54 : CSP comblée

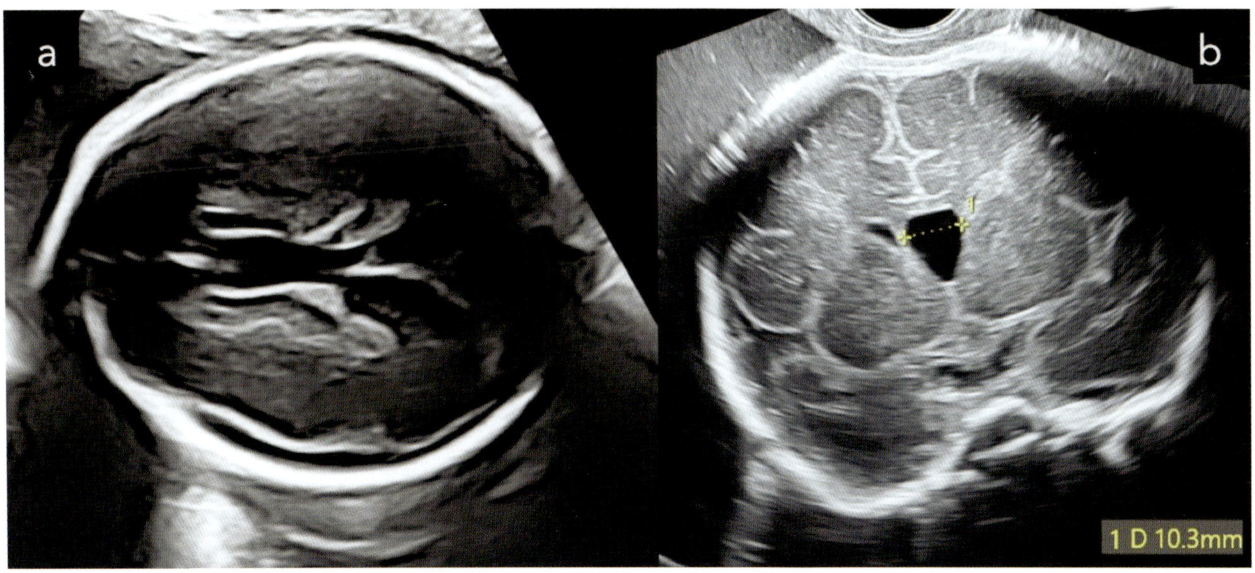

Fig. 4-55 : CSP large : a : coupe axiale 28sa, b : coupe coronale 33sa

Bibliographie

1. Orphanet : holoprosencéphalie Dernière mise à jour : novembre 2020. Editeur(s) expert(s) : C Dubourg, A Lavillaureix, Sylvie Odent Ithaca.

2. Garel C, Guibaud L. Imagerie du fœtus au nouveau. né : Chapitre « Cerveau » Lavoisier Médecine 2016

3. Delmas J, Cherier L, Sauvestre F, Chateil JF. Vertical course of fetal anterior cerebral artery as clue to prenatal diagnosis of syntelencephaly Letters to the Editor *Ultrasound Obstet Gynecol* 2022 ; 60 : 812–817.

4. Mahallati H, Sotiriadis A, Celestin C, Millischer AE *et al.* Heterogeneity in defining fetal corpus callosal pathology: systematic review *Ultrasound Obstet Gynecol* 2021; 58: 11–18

5. Paladini D, Pastore G, Cavallaro A, Massaro M, Nappi C. Agenesis of the fetal corpus callosum: sonographic signs change with advancing gestational age *Ultrasound in Obstetrics & Gynecology* Volume 42, Issue 6

6. Moutard ML, Kieffer V, Feingold J *et al.* Agenesis of corpus callosum: prenatal diagnosis and prognosis *Childs Nerv Syst* 2003; 19: 471–476.

7. Vinals F, Correa F, Goncalves-Pereira PM Anterior and posterior complexes: a step towards improving neurosonographic screening of midline and cortical anomalies *Ultrasound Obstet Gynecol* 2015; 46: 585–594 DOI ,10.1002/uog.14735

8. Diogo Mc, Glatter S, Prayer D, *et al.* Improved neurodevelopmental prognostication in isolated corpus callosal agenesis: fetal magnetic resonance imagingbased scoring system *Ultrasound Obstet Gynecol* 2021; 58 : 34–41DOI: 10.1002/uog.22102.

9. Millischer AE, Grevent D, Sonigo P *et al.* Feasibility and added value of fœtal MR. DTI. tractography in the evaluation of isolated short corpus callosum: preliminary results.

10. Mustafa HJ, Barbera JP, Sambatur EV *et al.* Diagnostic yield of exome sequencing in prenatal agenesis of corpus callosum: systematic review and meta-analysis *Ultrasound Obstet Gynecol*2024 ;63 : 312–320 DOI : 10.1002/uog.27440

11. Intérêt de l'exome dans les anomalies du CC. B.Keren, D. Heron 25e Journée de Médecin Fœtale

12. Atallah A, Lacalm A, Massoud M, Massardier J, Gaucherand P, Guibaud L. Prenatal diagnosis of pericallosal curvilinear lipoma: specific imaging pattern and diagnostic pitfalls Ultrasound Obstet Gynecol Volume51, Issue2 Pages 269. 273 February 2018

13. Bault JP, Salomon LJ, Guibaud L R. Achiron. Role of three. dimensional ultrasound measurement of the optic tract in fetuses with agenesis of the septum pellucidum *UOG* Vol 37, 5, May 2011, Pages : 570–575

14. Bault JP. Visualization of the fetal optic chiasma using three. dimensional ultrasound imaging. Ultrasound Obstet Gyneco 2006 ; 28 : 862–864.

15. Vinals, P. Ruiz P , Correa F, Goncalves Pereira P. Two dimensional visualization and measurement of the fetal optic chiasm: improving counseling for antenatal diagnosis of agenesis of the septum pellucidum. *Ultrasound Obstet Gynecol* 2016; 48: 733–738

16. Bault JP, Salomon LJ. Fetal optic chiasm measurements: reference range at 22–36 weeks of gestation *Ultrasound In Obstetrics & Gynecology* Volume 30, Issue 4, October 2007, Page: 596

17. Bianco C, Laquerriere A, Poirier K, *et al.* Mutations in tubulin genes are frequent causesof various fœtal malformations of cortical development including microlissencephaly. *Acta Neuropathol Commun* 2014; 2: 69.

18. Cabet S, Karl K, Garel C, *et al.* Two different prenatal imaging cerebral patterns of Tubulinopathy *Ultrasound Obstet Gynecol* 2021; 57: 493–497 DOI: 10.1002/uog.22010

19. Pomar L, Baud D, Lebon S, *et al.* Prenatal diagnosis of Aicardi syndrome *Ultrasound in Obstetrics & Gynecology* Volume 54, Issue S1

CHAPITRE 5 - ANOMALIES DES VENTRICULES

Ventriculomégalies (VMG)

L'ANAES a défini dans son rapport de 2004 la notion de ventriculomégalie « *Le seuil de normalité de la largeur de chacun des ventricules latéraux (mesurée au niveau du carrefour) est fixé à 10mm quel que soit le terme. Au-delà, on parle de ventriculomégalie* » [1].

L.J Salomon et al ont confirmé que la mesure de 10mm correspondait au 97e percentile de 15 à 35 sa et isolait ainsi 1% des fœtus [2].

Les mesures d'autres paramètres, en particulier mesure des cornes frontales, rapport cornes frontales/ cornes occipitales...sont parfaitement corrélées avec la mesure du diamètre atrial en cas de VMG sévère et n'apportent pas d'information supplémentaire en cas de VMG modérée [3].

L'asymétrie ventriculaire sans ventriculomégalie ne présente aucune conséquence [4].

La notion d'hydrocéphalie est plus vague : nous reprendrons ici la définition mentionnée dans Orphanet [5] « *elle correspond à une augmentation anormale du volume des ventricules latéraux, en raison d'une circulation altérée du LCR. Elle survient in utero et peut être acquise ou héréditaire* ».

Il est classique de reconnaître trois sortes de ventriculomégalies **(Fig. 5-1)**.

- VMG. modérée de 10 à 12 mm
- VMG. moyenne de 12 à 15 mm
- VMG. sévère > 15mm

Plusieurs publications ont démontré qu'il n'existait pas de différence significative en fonction du sexe fœtal.

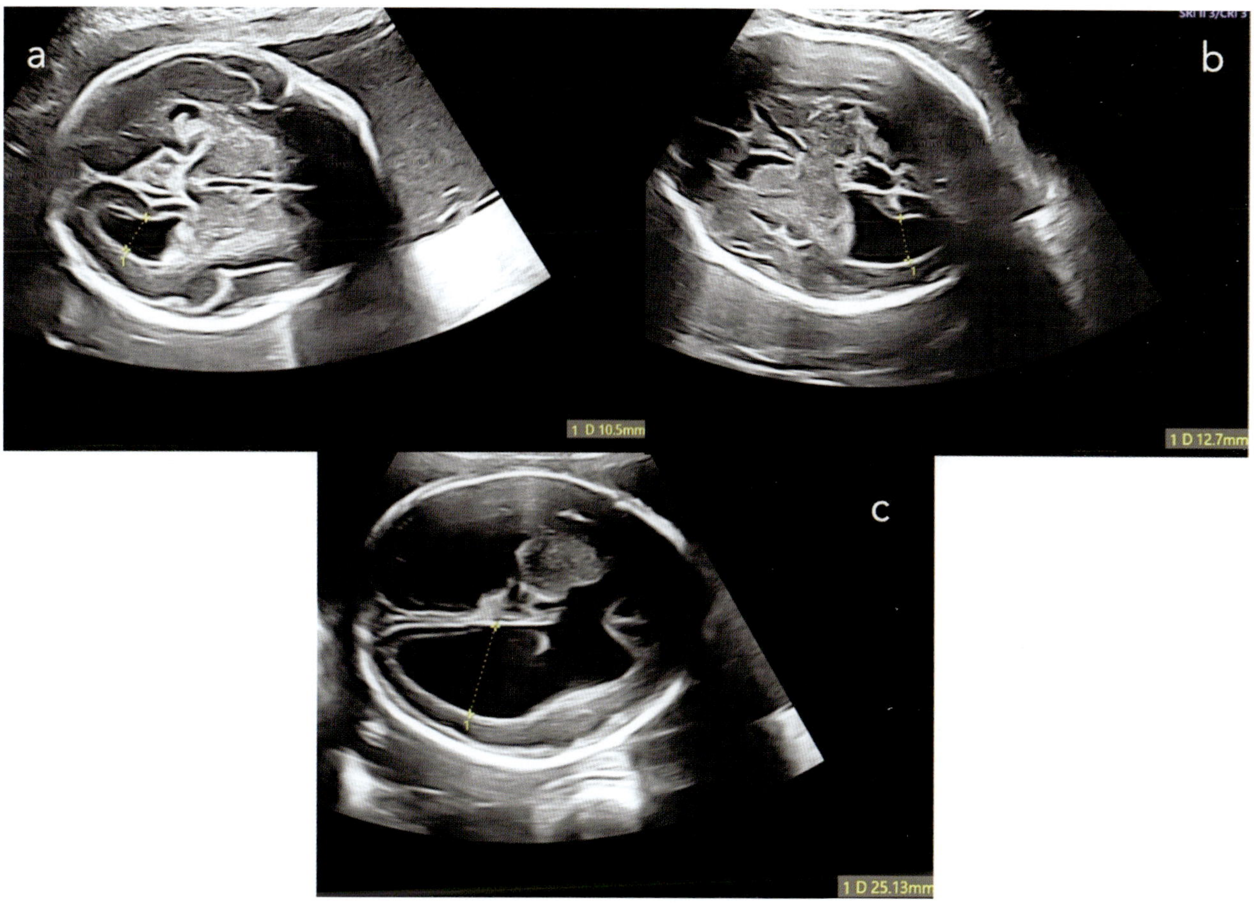

Fig. 5-1 : Ventriculomégalies : a : modérée 27sa, b : moyenne 31sa, c : sévère 25sa

Conduite à tenir devant la découverte d'une ventriculomégalie

La découverte d'une ventriculomégalie nécessite de réaliser un examen complet et rigoureux, il faudra donc :

- Procéder à un interrogatoire détaillé : contexte infectieux, familial, consommation d'alcool, de drogues ...
- Étudier les contours crâniens
- Caractériser au mieux la ventriculomégalie
  - Mesure
  - Évolutivité
  - Touchant un ou plusieurs ventricules
  - Symétrique ou asymétrique
  - Aspect des parois ventriculaires, forme et contenu des ventricules
- Savoir reconnaître un signe avant-coureur d'un obstacle : dilatation du récessus supra-pinéal **(Fig. 5-2)**, aspect convexe vers le bas du plancher du V3 comme l'a décrit C. Garel **(Fig. 5-3)** [6].
- Étudier attentivement la ligne médiane
- Étudier attentivement la fosse cérébrale postérieure
- Étudier le parenchyme cérébral, les espaces péri-cérébraux, les modifications ou l'absence de la CSP.
- Étudier attentivement la gyration cérébrale
- Vérifier l'intégrité du rachis
- Enfin réaliser une échographie complète de l'ensemble du fœtus à la recherche de signes pouvant orienter vers une association syndromique.

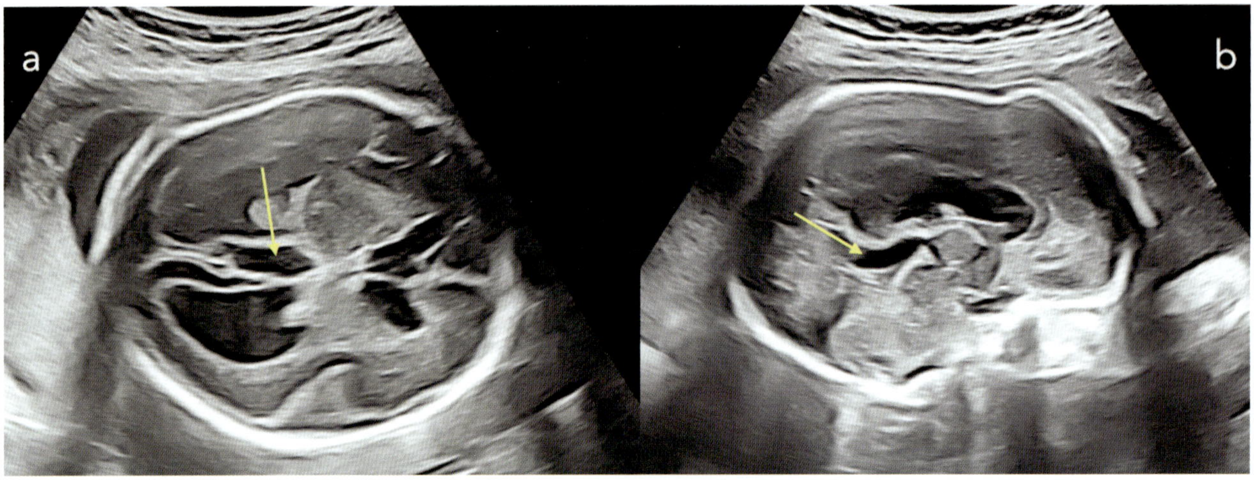

Fig. 5-2 : Récessus pinéal dilaté 25sa (flèches). a : coupe axiale, b : coupe sagittale

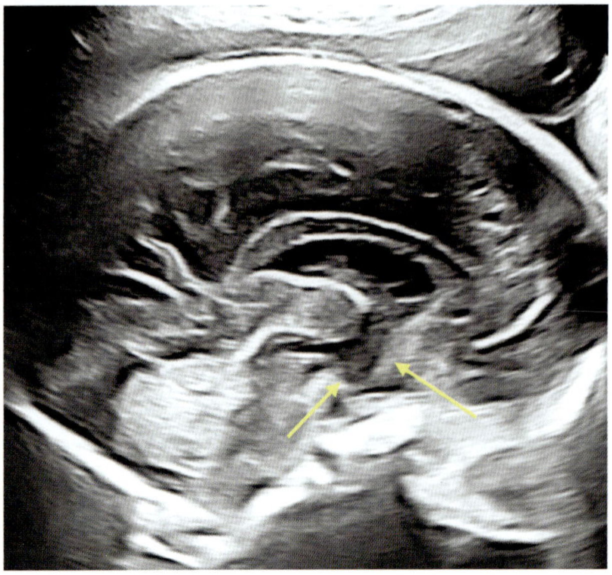

Fig. 5-3 : V3 présentant un aspect convexe vers le bas 26sa

Étiologies

Anomalies chromosomiques

Une VMG peut être mise en évidence pratiquement dans tous les types d'anomalies chromosomiques **(Fig. 5-4)**, qu'il s'agisse d'anomalies de nombre de mutations ou de délétions. La fréquence retrouvée des anomalies chromosomiques en cas de VMG est difficile à déterminer précisément (8,4% pour l'équipe espagnole de Gratacos [7]). Il est donc évidemment impératif d'effectuer une analyse génétique détaillée en cas de VMG.

Malformations du SNC

- **Anomalies de fermeture du tube neural**

Comme nous l'avons indiqué dans le chapitre consacré aux AFTN, la ventriculomégalie est souvent le premier signe d'appel de ces pathologies. La VMG peut être plus ou moins importante **(Fig. 5-5)**, elle est volontiers associée à une biométrie cérébrale diminuée. Sa mise en évidence incitera à rechercher les autres signes associés et bien sûr à vérifier l'intégrité du rachis (*cf.* Chapitre 3 Partie 2).

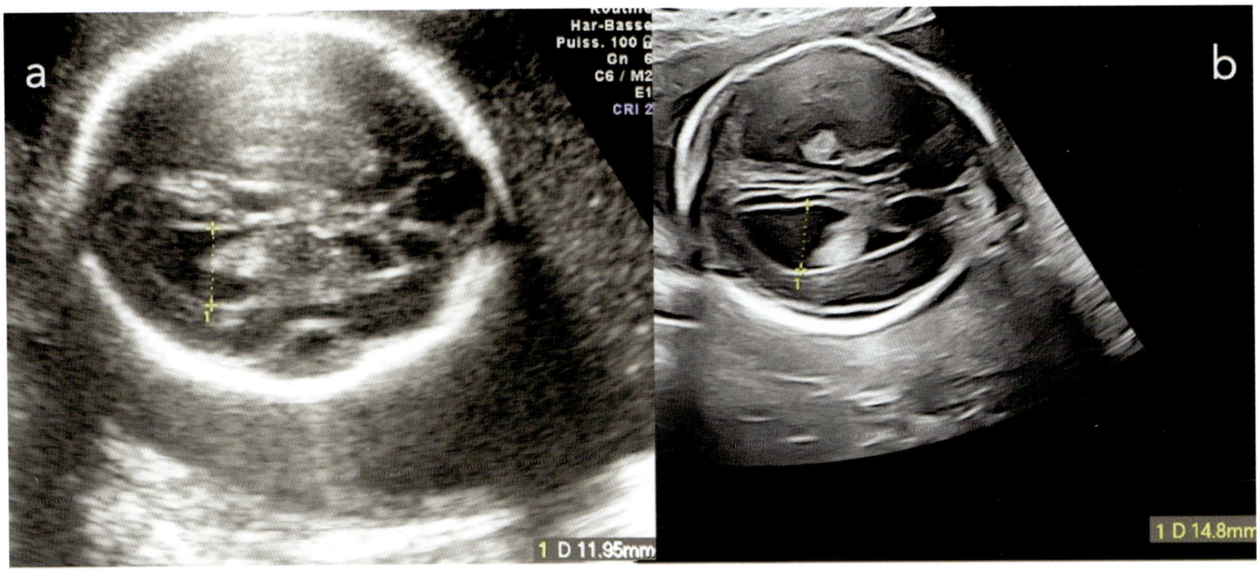

Fig. 5-4 : a : Trisomie 21 à 22sa, b : trisomie 9 à 24sa

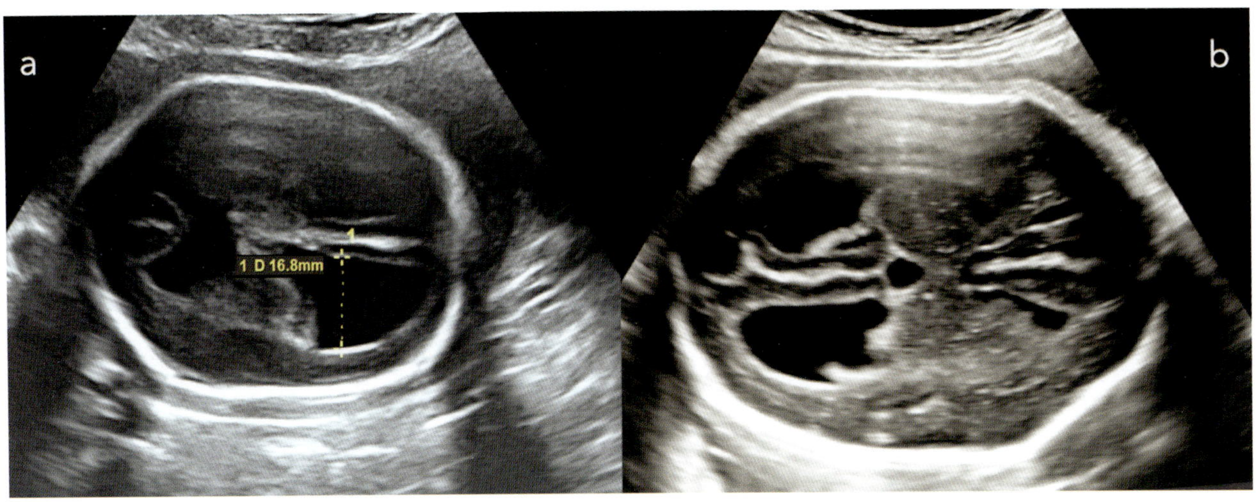

Fig. 5-5 : Colpocéphalie a : 24sa, b : 29sa. A noter l'aspect des contours crâniens réalisant le « lemon-sign »

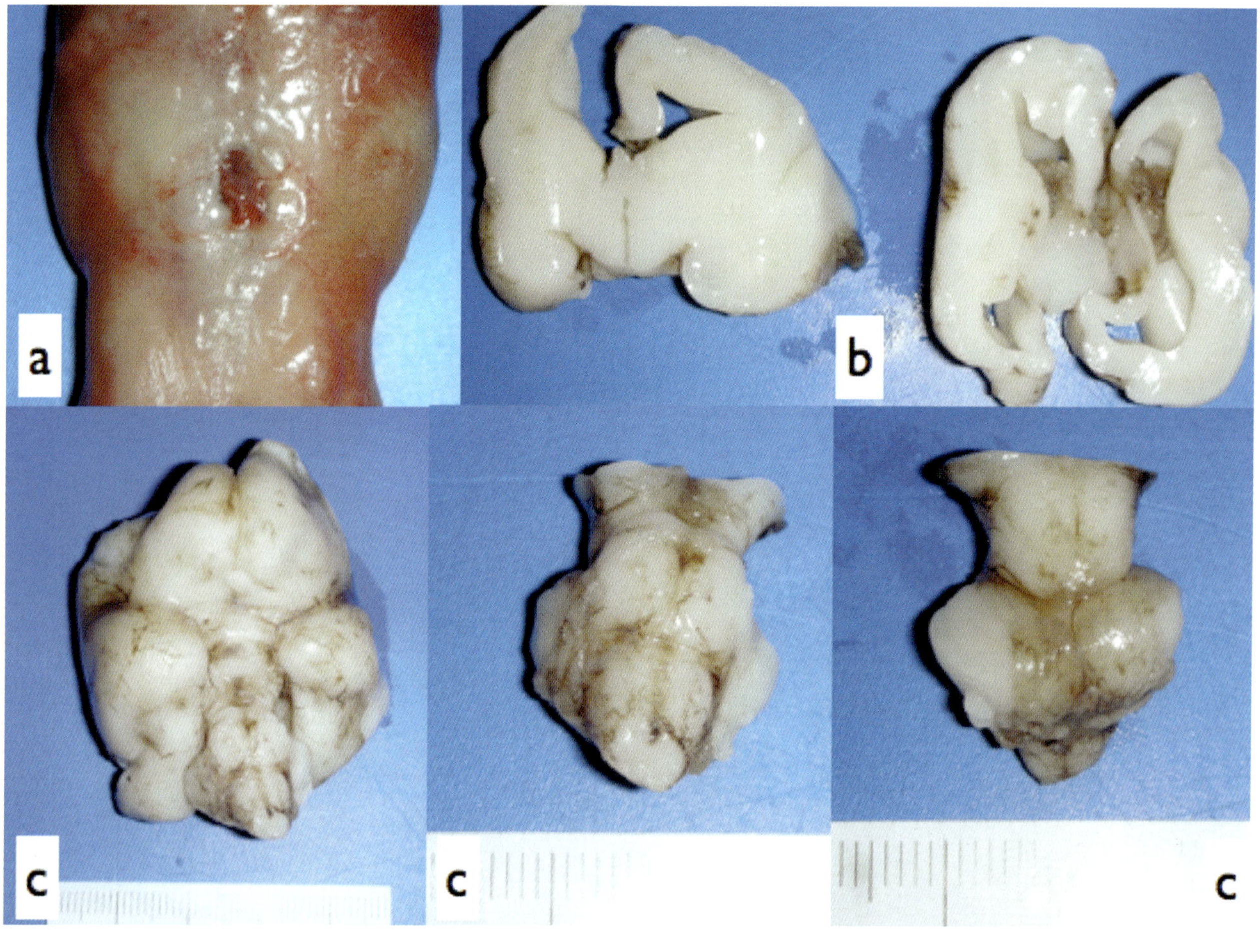

FP 5-1 : Spina bifida aperta (aspects fœto-pathologiques) : a : macroscopie, b : dilatation ventriculaire, c : malformation d'Arnold-Chiari

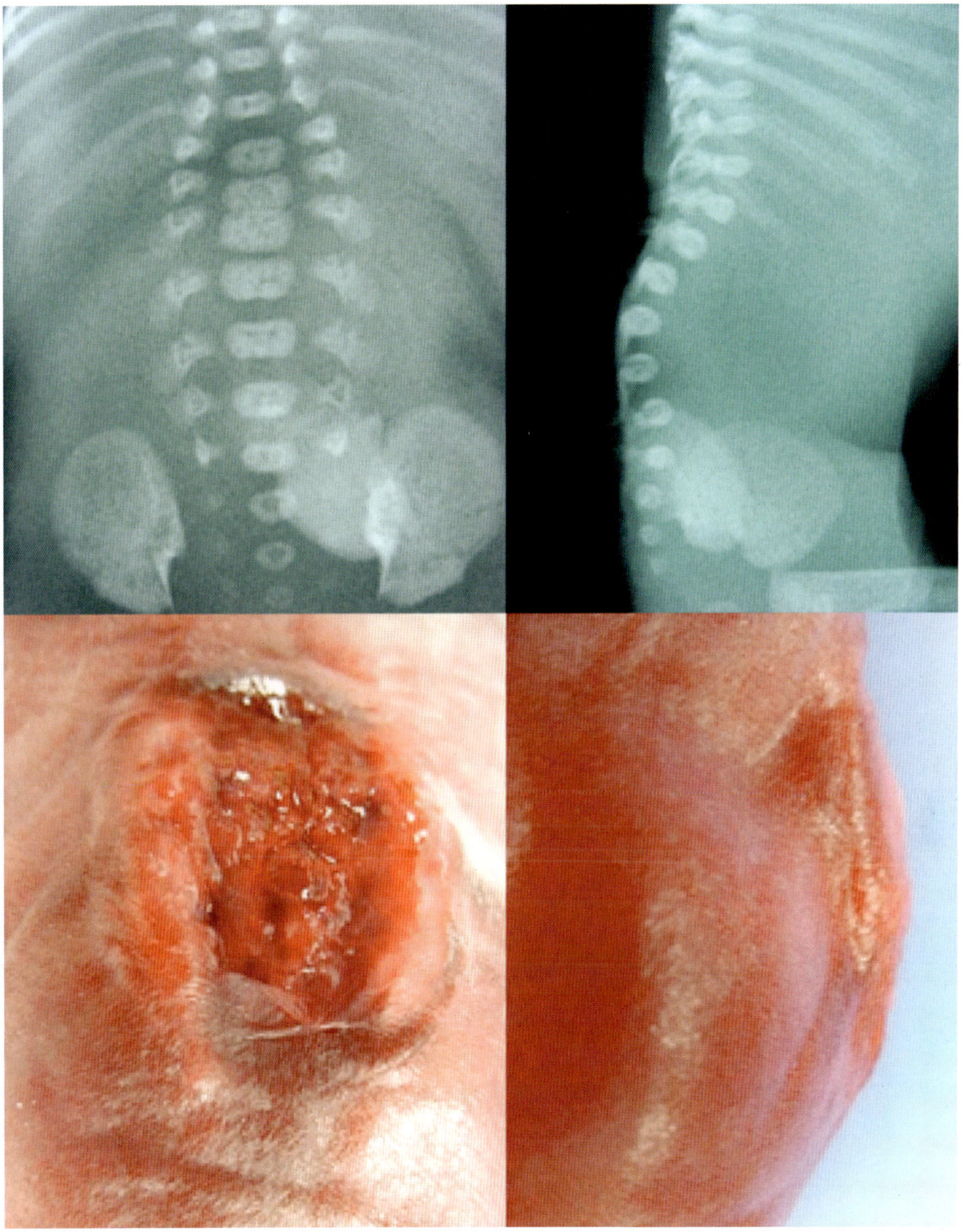

FP 5-2 : Spina bifida aperta (aspects fœto-pathologiques) en haut : anomalies rachidiennes radiographiques, en bas : myéloméningocèle ulcérée à 26 sa

- **Anomalies des contours crâniens**

Méningocèles et méningo-encéphalocèles sont fréquemment associées à une VMG (*cf.* Chapitre 3 Partie 2). Le siège de la lésion conditionnera la répercussion ventriculaire **(Fig. 5-6)**.

- **Anomalies de la fosse postérieure**

Le lecteur se reportera au chapitre consacré aux anomalies de la fosse postérieure (*cf.* Chapitre 6 Partie 2).

  - Anomalie de Dandy-Walker :

Les espaces liquidiens rétro-cérébelleux sont larges, la tente du cervelet est surélevée, l'agénésie du vermis est partielle ou complète **(Fig. 5-7)**.

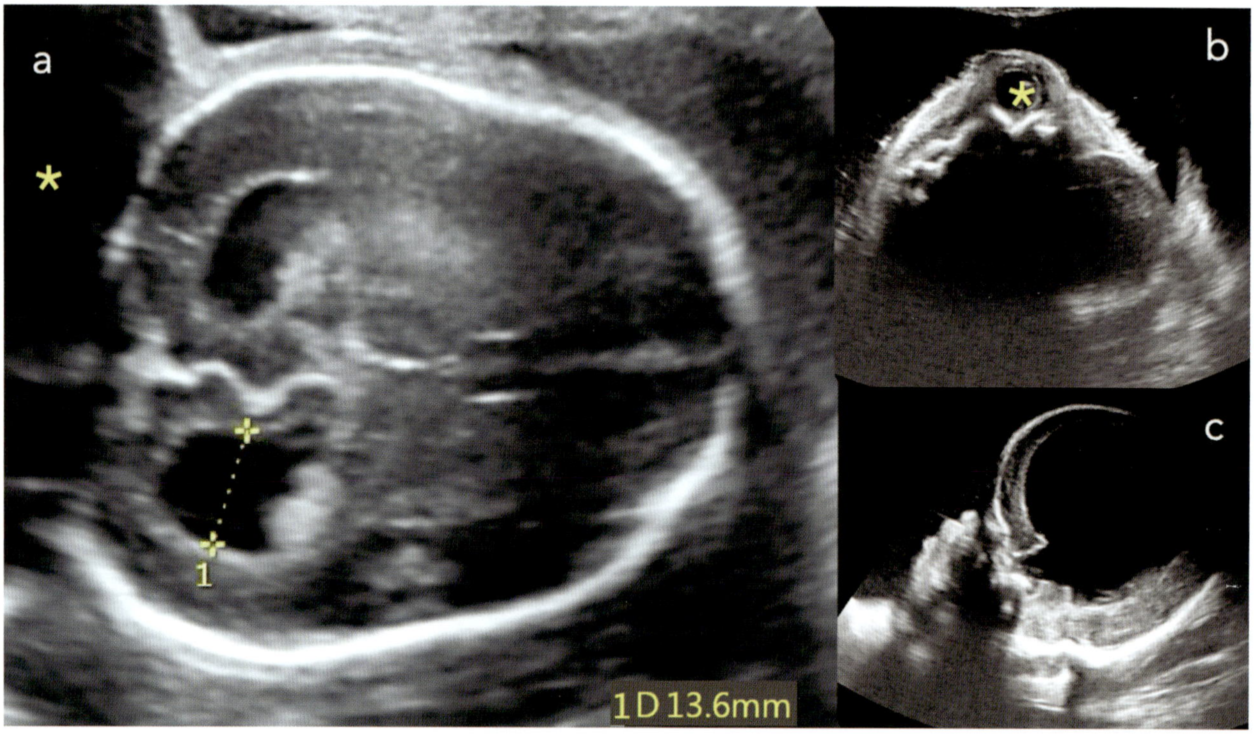

Fig. 5-6 : Méningoencéphalocèles (*) a : 27sa, b : 31sa

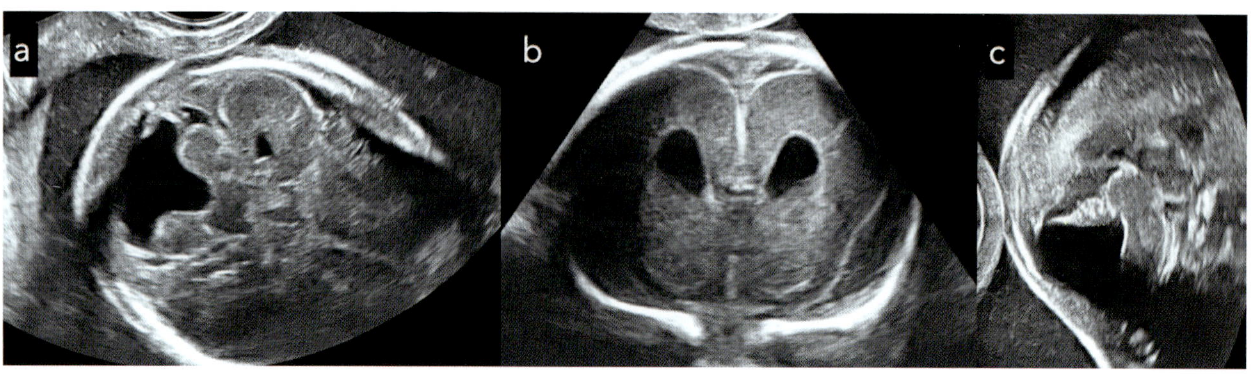

Fig. 5-7 : Anomalie de Dandy-Walker : a : coupe axiale élargissement du lac liquidien rétro-cérébelleux, b : cornes frontales dilatées en coupe coronale, c : surélévation de la tente du cervelet et du vermis qui apparaît petit.

○ Syndrome de Joubert

L'anomalie porte sur les pédoncules cérébelleux supérieurs qui sont allongés **(Fig. 5-8)**

○ Rhombencéphalosynapsis

Le vermis cérébelleux est absent, parfois partiellement **(Fig. 5-9)**.

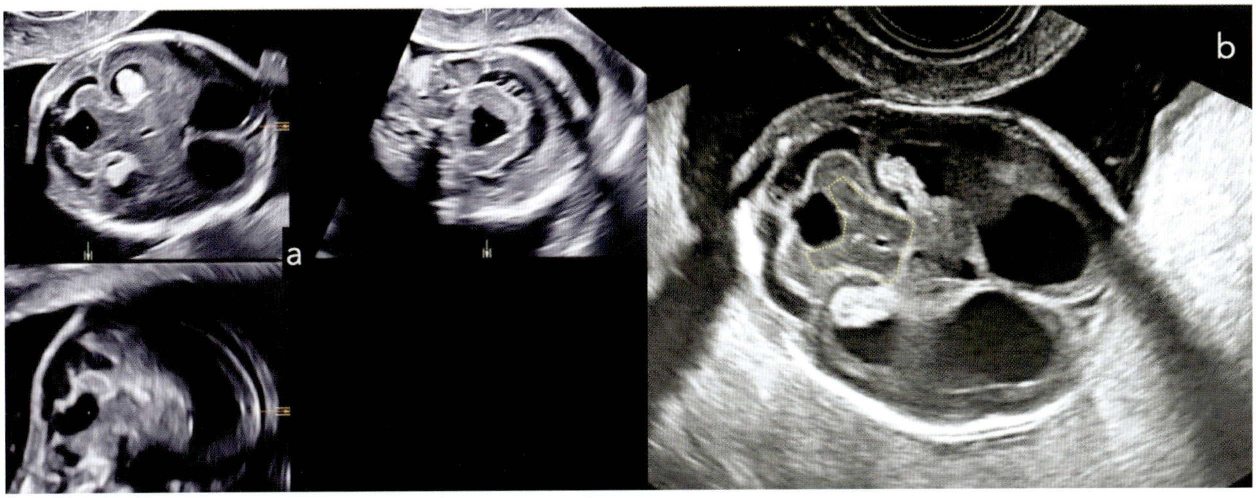

Fig. 5-8 : Syndrome de Joubert 17sa : a : coupes multi planaires, b : coupe axiale : aspect de « dent molaire »

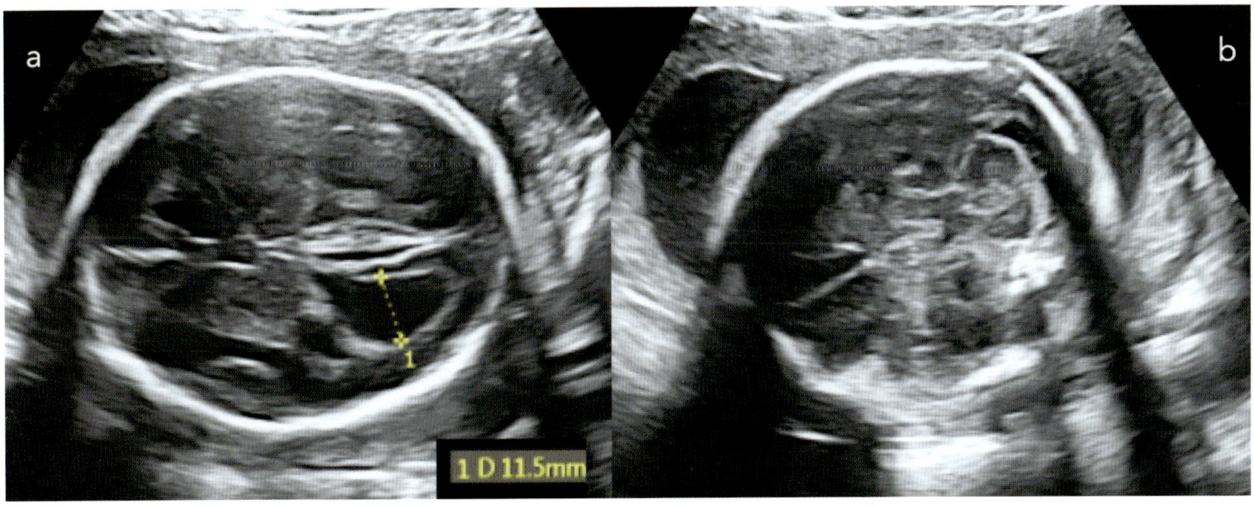

Fig. 5-9 : Rhombencéphalosynapsis 21sa a : VMG modérée, b : cervelet petit présentant un bord postérieur convexe en arrière

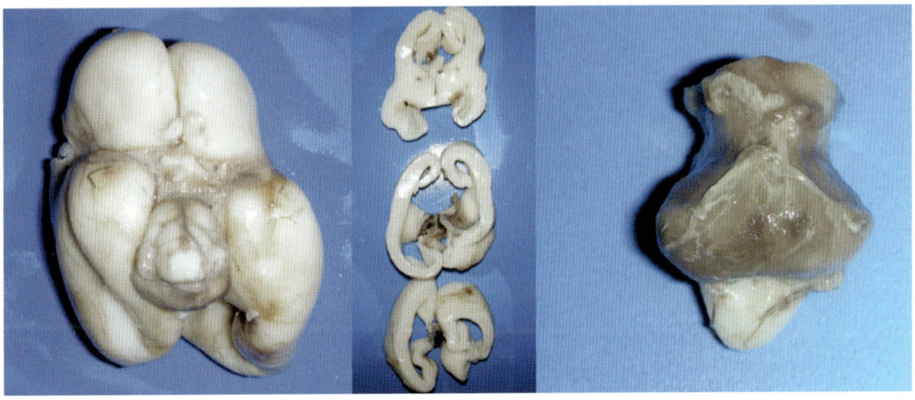

FP 5-3 : Rhombencéphalosynapsis aspects fœto-pathologiques : cervelet et ventriculomégalie

- **Anomalies de ligne médiane**

Le lecteur se reportera au chapitre consacré aux anomalies de ligne médiane (*cf.* Chapitre 4 Partie 2).

○ Agénésie complète du corps calleux :

La VMG est plus ou moins importante et présente une forme caractéristique dite de « colpocéphalie » (teardrop sign) **(Fig. 5-10)**.

○ Dysplasies calleuses

Elles correspondent à des anomalies de forme et d'épaisseur du CC, la VMG n'est pas systématique **(Fig. 5-11)**.

○ Anomalie de l'aqueduc de Sylvius

L'aqueduc de Sylvius qui relie le V3 au V4 est très fin il peut être :

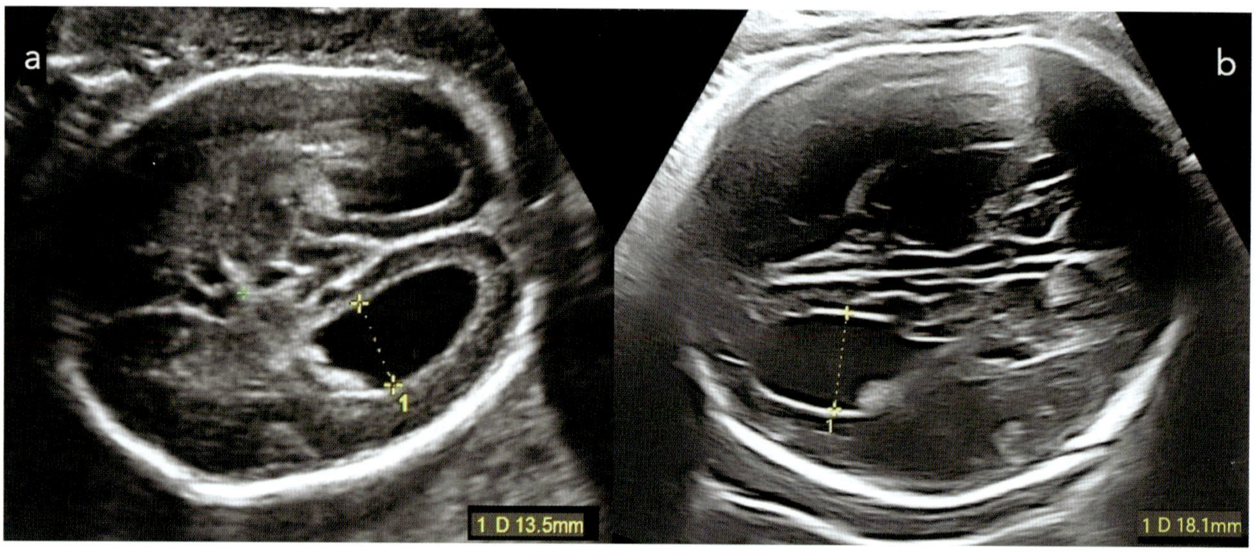

Fig. 5-10 : Colpocéphalie dans le cadre d'agénésie du CC : a : 25sa, b : 34sa

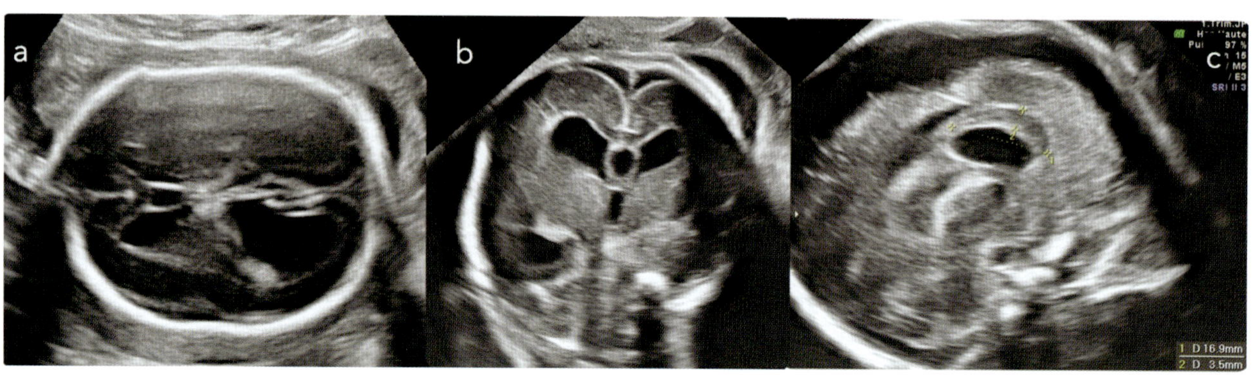

Fig. 5-11 : Dysplasie calleuse et ventriculomégalie : CC court et épais

- Soit congénitalement sténosé réalisant un syndrome HSAS rentrant dans le cadre du spectre des mutations du gène *L1CAM* [8], ces mutations sont liées à l'X. Dans la forme la plus sévère, l'hydrocéphalie est d'apparition très précoce et est associée à un aspect adductus des pouces caractérisant le Syndrome de Bickers-Adams **(Fig. 5-12, 5-13 et 5-14)**. La VMG est rapidement évolutive et s'accompagne fréquemment de rupture des structures médianes et en particulier des piliers de la CSP **(Fig. 15 et 16)**.

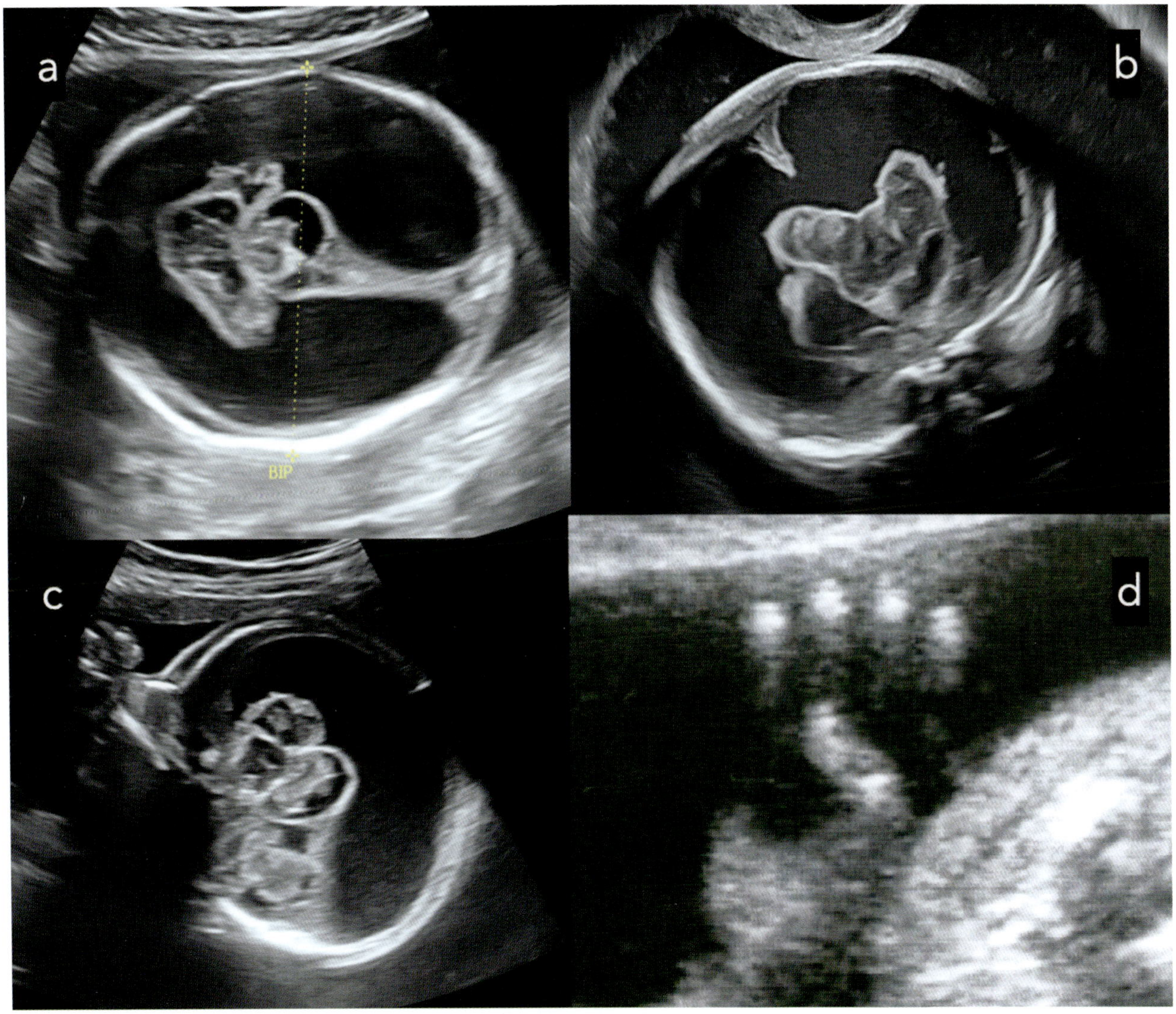

Fig. 5-12 : Hydrocéphalie majeure 24sa a : plan axial, b : plan coronal, c : plan sagittal (rupture de ligne médiane), d : pouce « adductus »

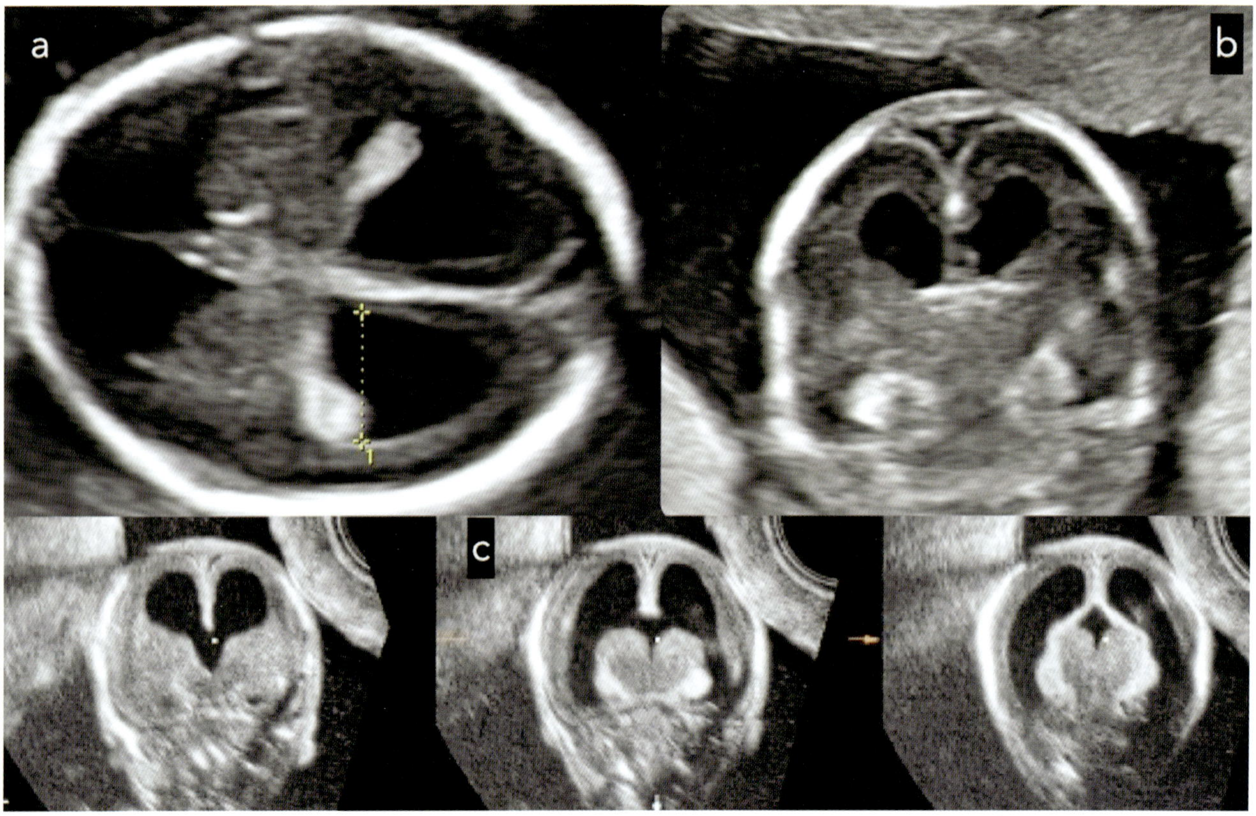

Fig. 5-13 : Récidive de mutation L1CAM à 17sa : fœtus masculin

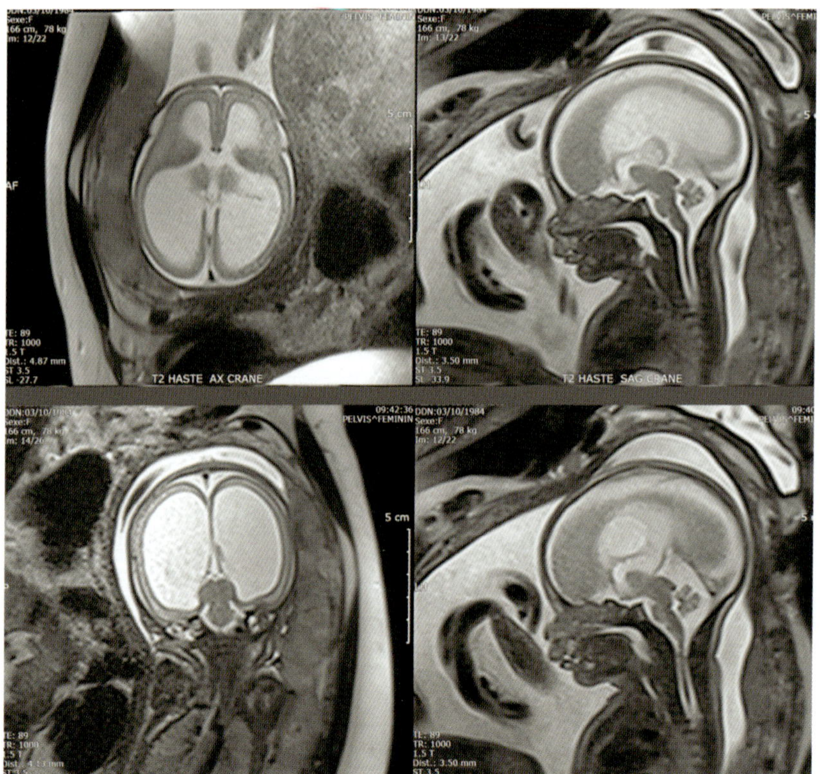

Fig 5-14 : Hydrocéphalie majeure syndrome HSAS 27sa : Aqueduc de Sylvius rétréci avec bascule de la lame tectale

(Dr A.E Millischer)

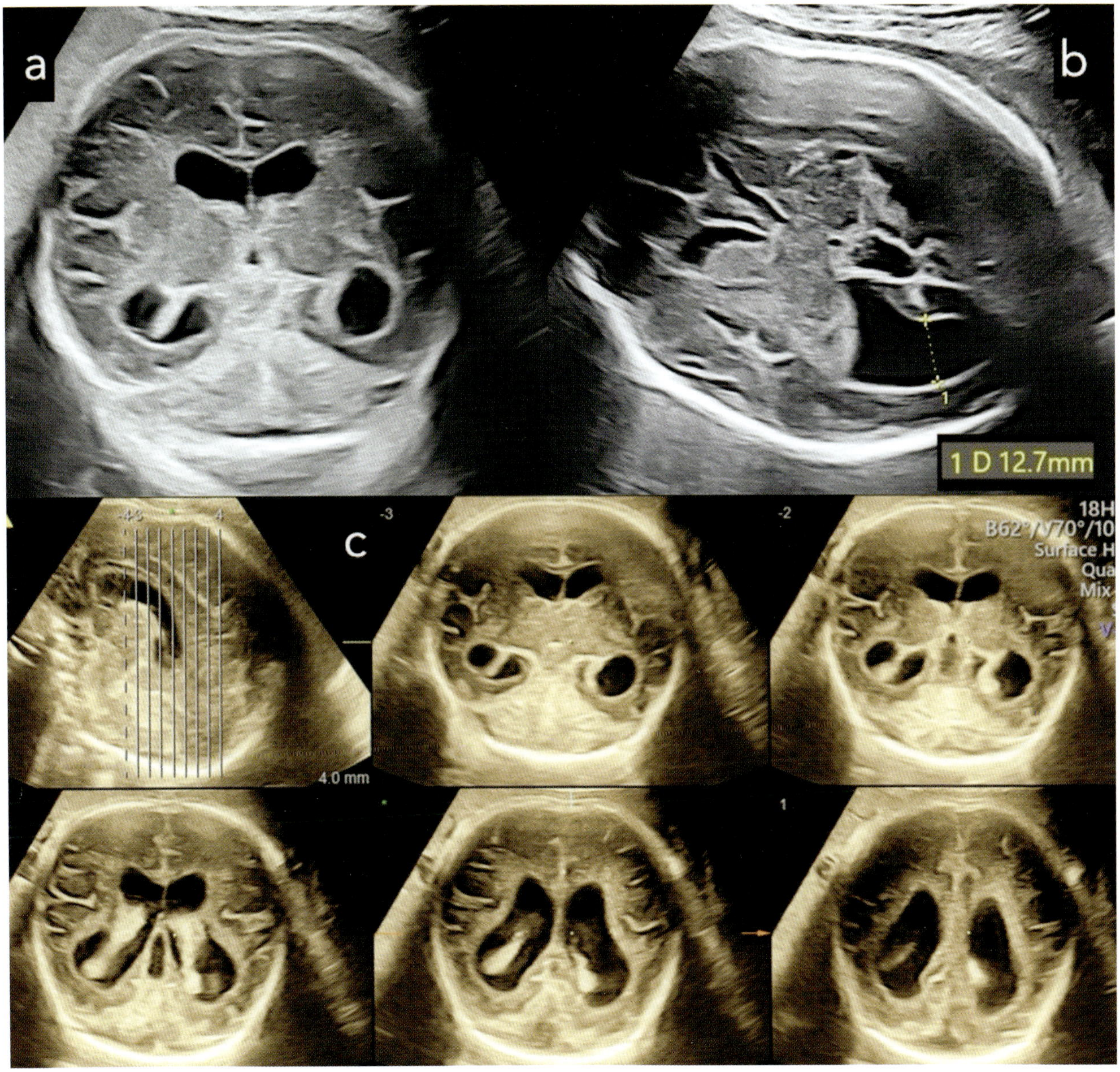

Fig. 5-15 : Syndrome obstructif de l'Aqueduc à 30sa : rupture d'une des parois latérales de la CSP : a : coupe coronale, b : coupe axiale, c : TUI coronal

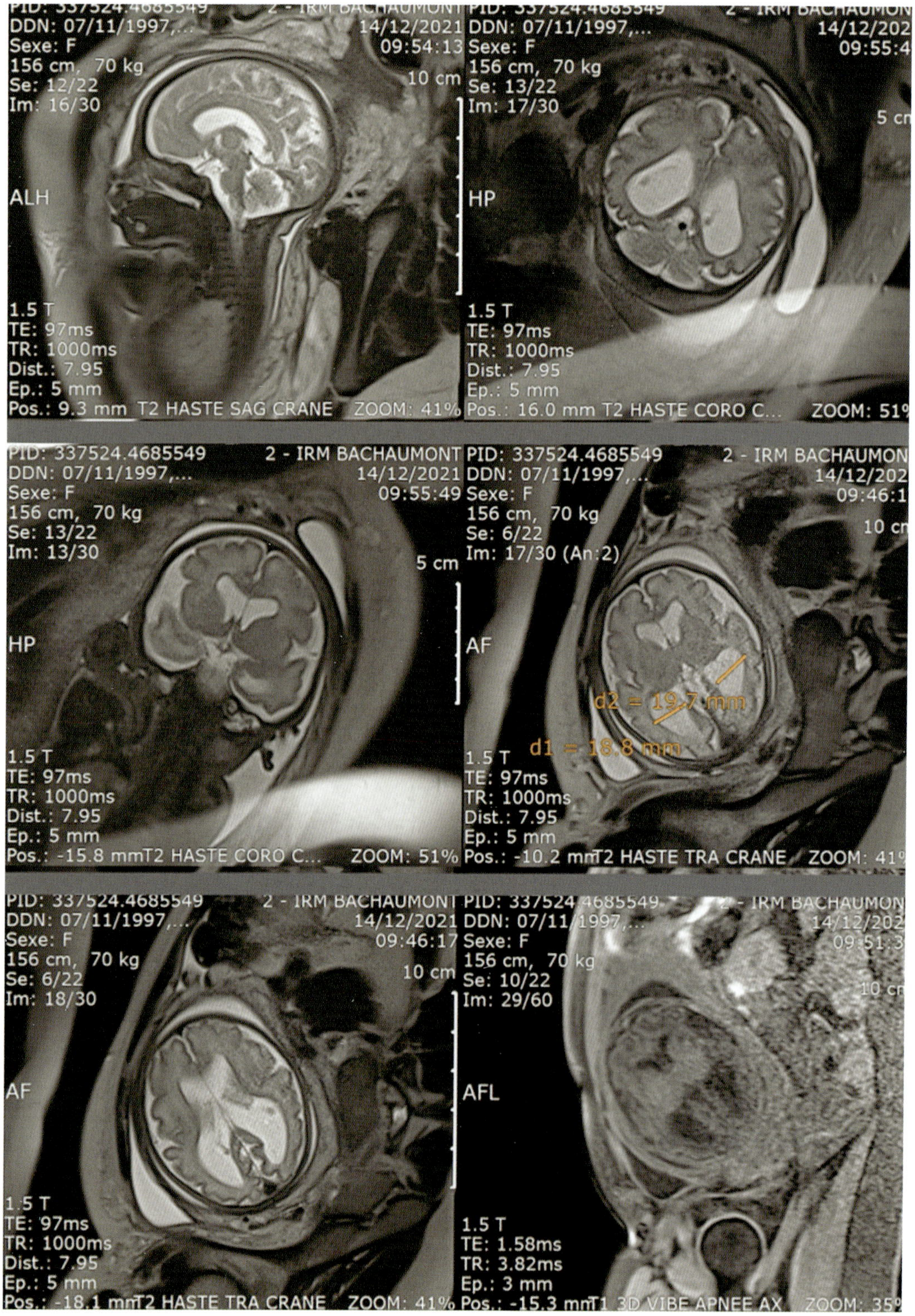

Fig. 5-16 : Syndrome obstructif de l'Aqueduc à 32sa : rupture d'une des parois latérales de la CSP : même dossier que Fig. 5-15 *(Dr A.E Millischer)*

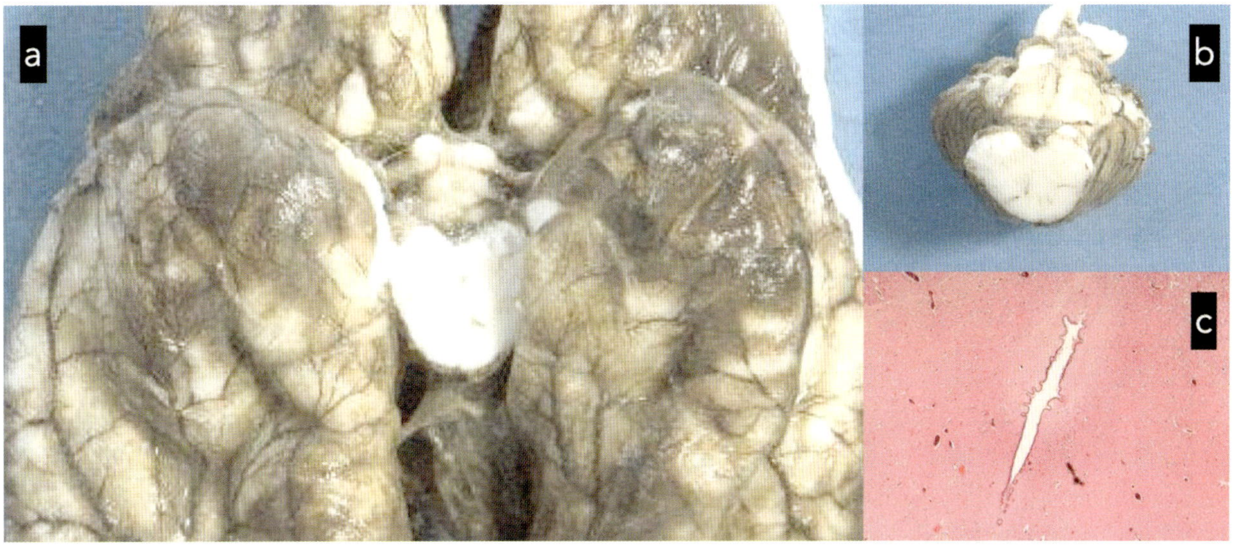

FP 5-4 : Sténose aqueduc de Sylvius 32sa : a et b : aqueduc non visible, c : aspect histologique

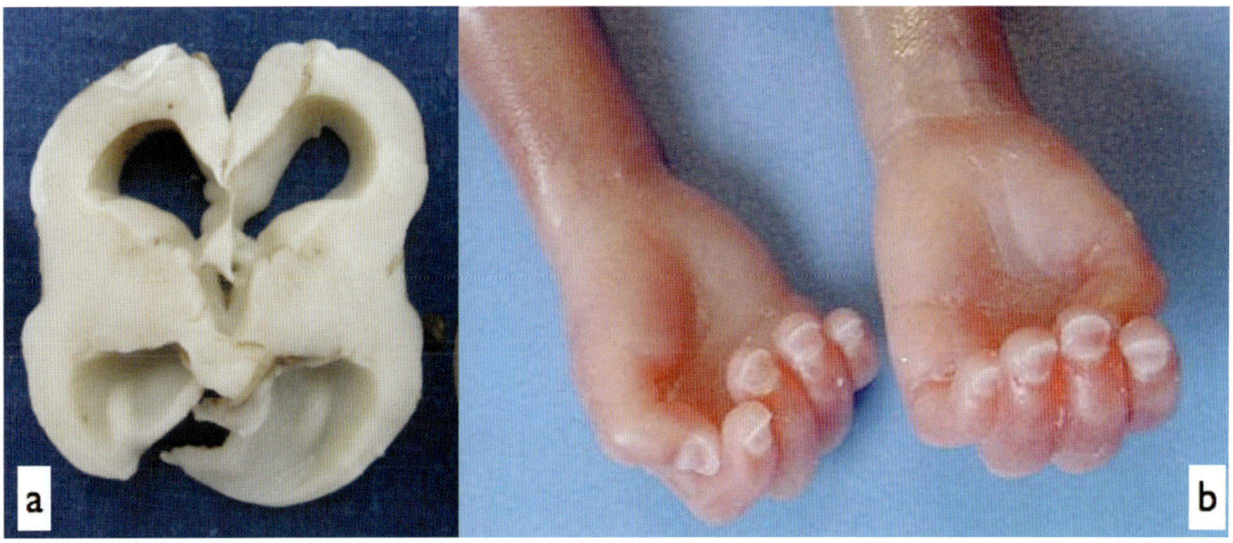

FP 5-5 : Syndrome de Bickers-Adams (aspects fœto-pathologiques) : a : Hydrocéphalie tri-ventriculaire à 18 sa, b : pouces adductus à 22 sa

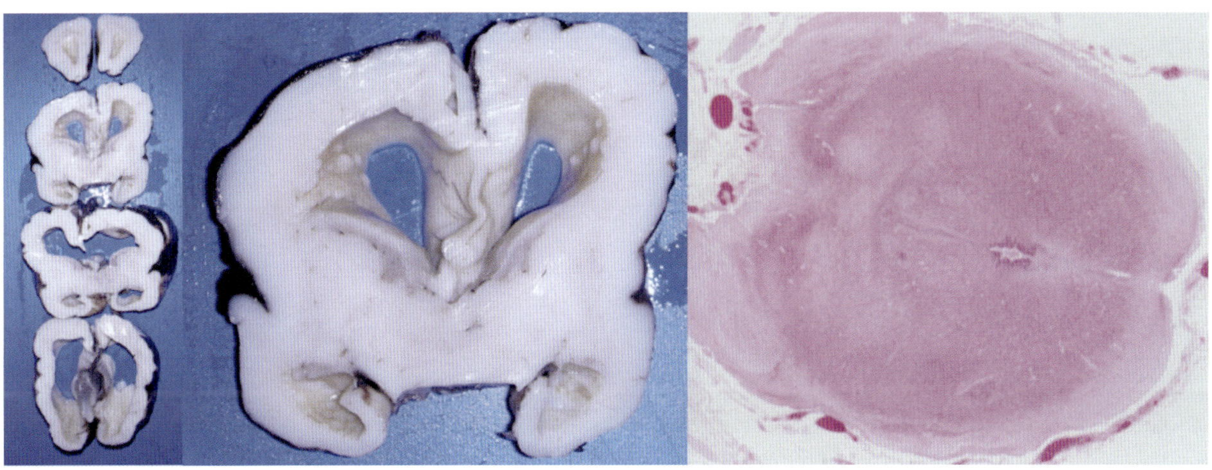

FP5-6 : Atrésie « forking » de l'aqueduc de Sylvius étendue au 3e ventricule à 32 sa, dilatation marquée des ventricules latéraux

- Soit obstrué dans le cadre d'une hémorragie ou d'une infection.
- Soit compressé par un volumineux kyste arachnoïdien **(Fig. 5-17)**.

○ Diencéphalosynapsis

La fusion des thalami entraîne un syndrome obstructif responsable d'une ventriculomégalie sévère **(Fig. 5-18)**.

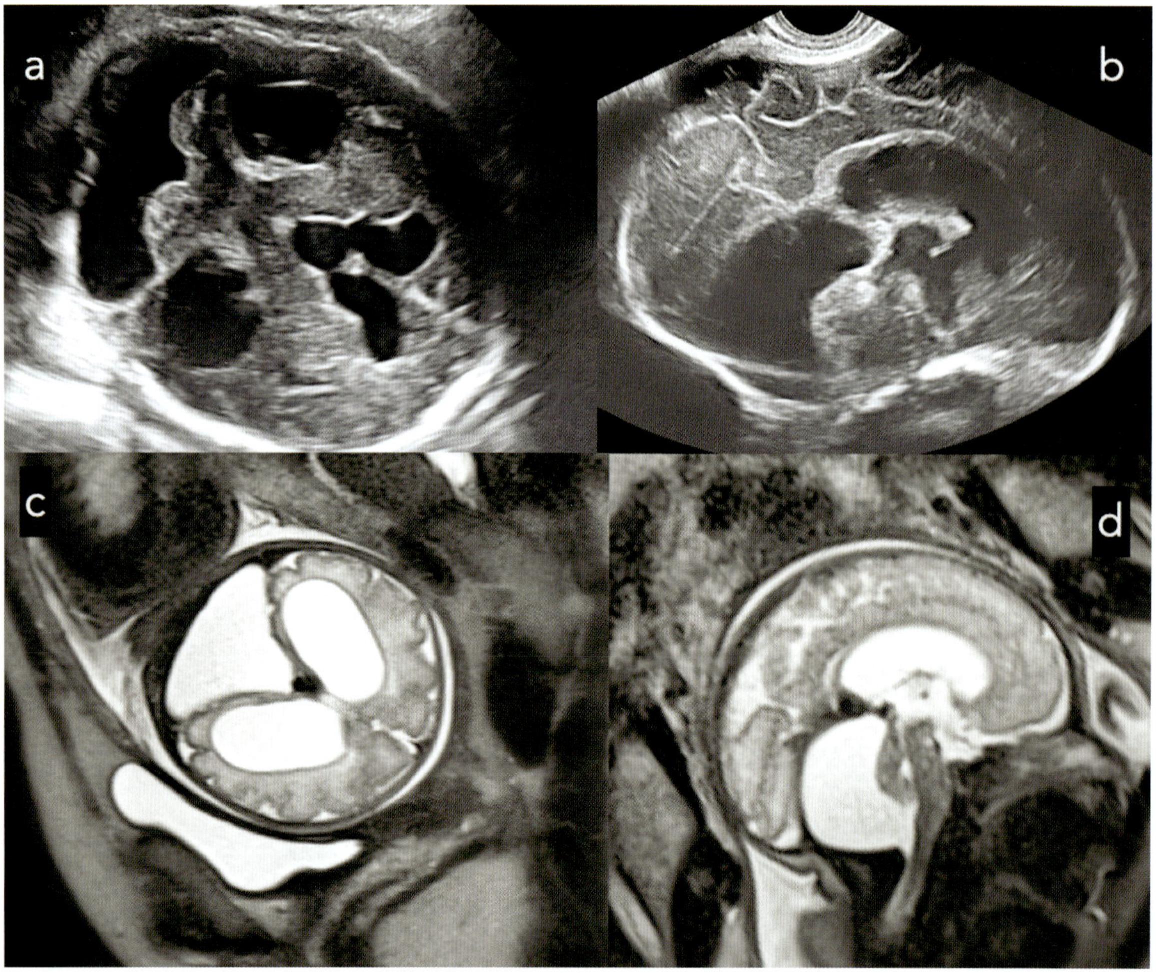

Fig. 5-17 : Volumineux kyste arachnoïdien comprimant l'aqueduc de Sylvius à 36sa. a et b : aspects échographiques, c et d : IRM *(Dr M. Molho)*

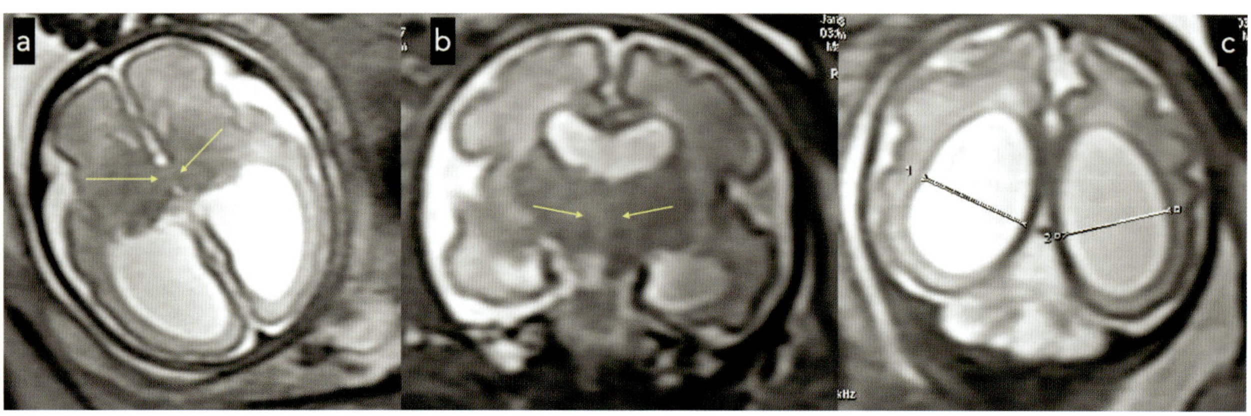

Fig. 5-18 : Diencéphalosynapsis IRM : flèches : fusion des thalami *(Dr M. Brasseur)*

- **Troubles de l'organisation du cortex cérébral**

Le lecteur se reportera au chapitre consacré aux anomalies de la gyration (*cf.* Chapitre 7 Partie 2).

○ Tubulinopathies

La VMG est souvent modérée, les cornes frontales sont dysmorphiques, il existe une distorsion de la ligne médiane antérieure, des troubles de la gyration (*cf* chapitre 4 - Partie 2) - **(Fig. 5-19)**.

○ Lissencéphalies

Les lissencéphalies le plus souvent associées à des VMG sont les lissencéphalies de type II (cobblestone lissencephaly) type Walker-Warburg : la VMG est majeure, le tronc cérébral présente une forme caractéristique en « Z ». Il existe souvent des troubles oculaires de type microphtalmie ou persistance du vitré primitif **(Fig. 5-20)**.

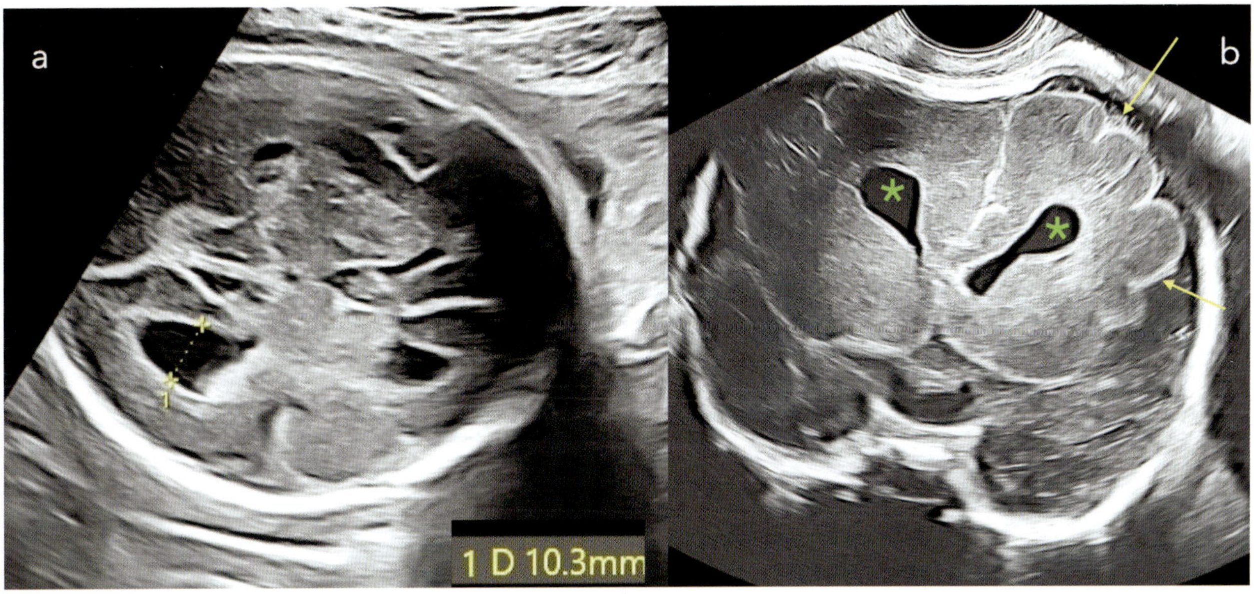

Fig. 5-19 : Tubulinopathie (TUB1A) 27sa a : VMG modérée, b : coupe coronale : dysmorphie des cornes frontales (*), troubles de la gyration avec mégalencéphalie (flèches)

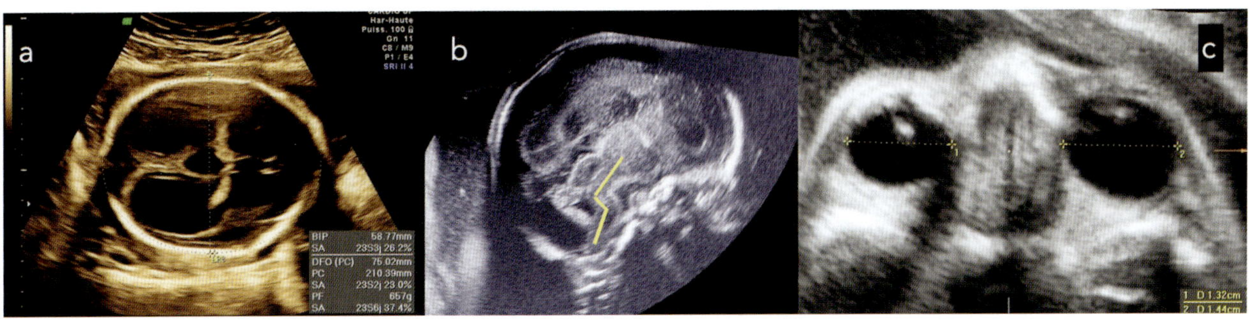

Fig. 5-20 : Walker-Warburg 24sa : a : VMG majeure, b : Tronc cérébral en « Z », c : microphtalmie

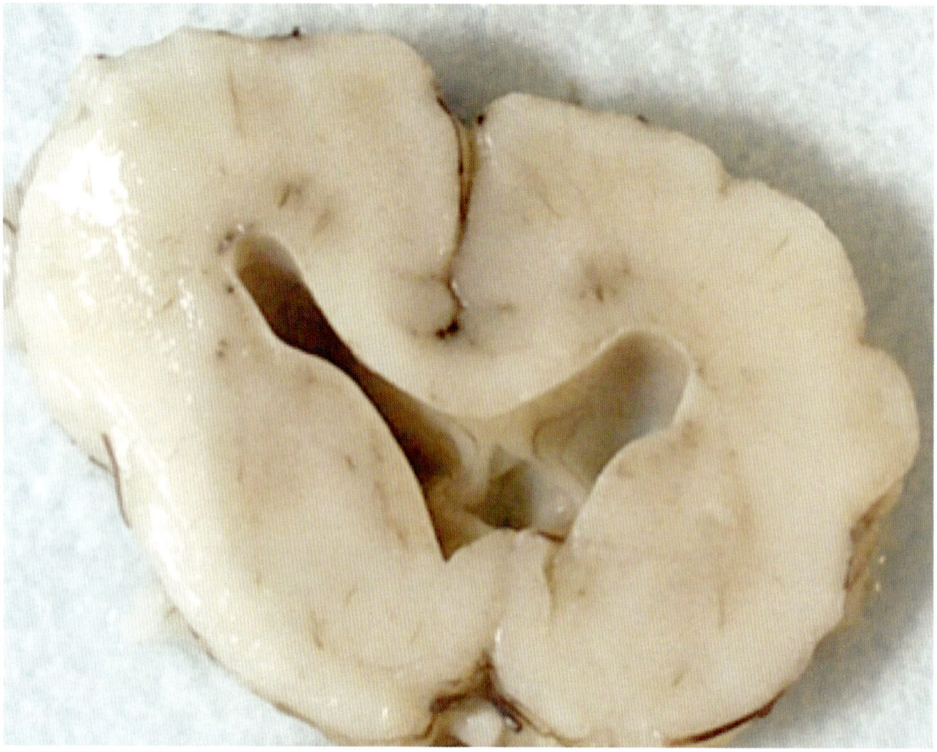

FP 5-7 : Ventriculomégalie et rupture septale à 24 sa : Syndrome de Walker-Warburg (aspects fœto-pathologiques)

○ Hémimégalencéphalies

Ces anomalies du développement cortical s'associent à une augmentation du volume d'un hémisphère cérébral (particulièrement bien visible en coupes coronales) et à des troubles majeurs de la gyration **(Fig. 5-21)**.

- **Pathologies infectieuses**

Le lecteur se reportera au chapitre consacré à la pathologie infectieuse (*cf.* Chapitre 10 Partie 2)

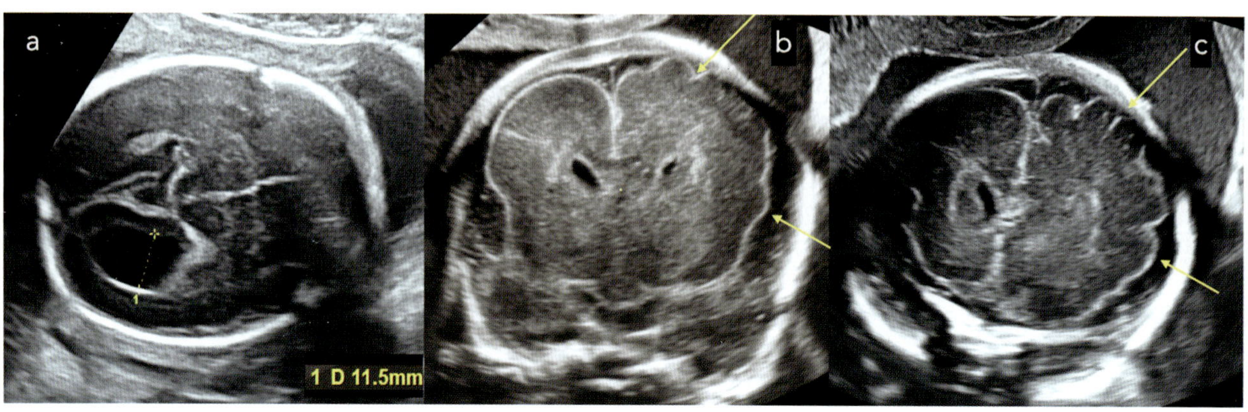

Fig. 5-21 : Hémimégalencéphalie (Flèches) a et b : 23sa, c : 27sa

○ Cytomégalovirus

La VMG s'accompagne d'un halo échogène périventriculaire, de synéchies intra-ventriculaires, d'une vascularite des vaisseaux lenticulo-striés, de troubles de la gyration à type de micropolygyrie et surtout d'un volume cérébral réduit réalisant un aspect de microencéphalie avec une augmentation de la taille des espaces péri-cérébraux **(Fig. 5-22)**.

○ Toxoplasmose

Les VMG sont rapidement évolutives et s'associent à des zones de nécrose intra-parenchymateuses dites en « tâches de bougies » **(Fig. 5-23)**.

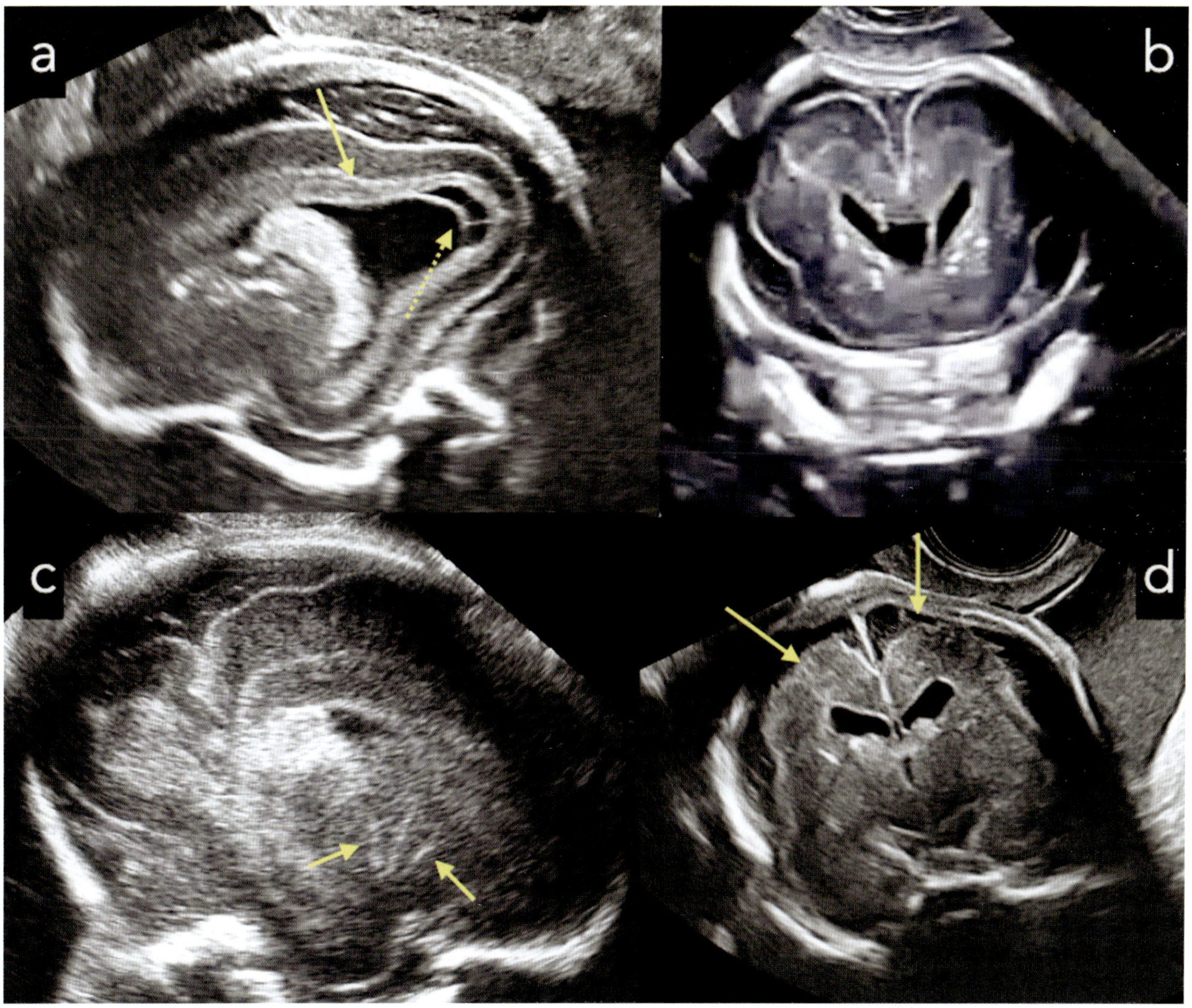

Fig. 5-22 : Fœtopathie à CMV a : halo péri ventriculaire 24sa, b : calcifications des noyaux centraux 24sa, c : vascularite des vaisseaux lenticulo-striés 30sa, d : microencéphalie avec micropolygyrie et élargissement des espaces péri-cérébraux 26sa

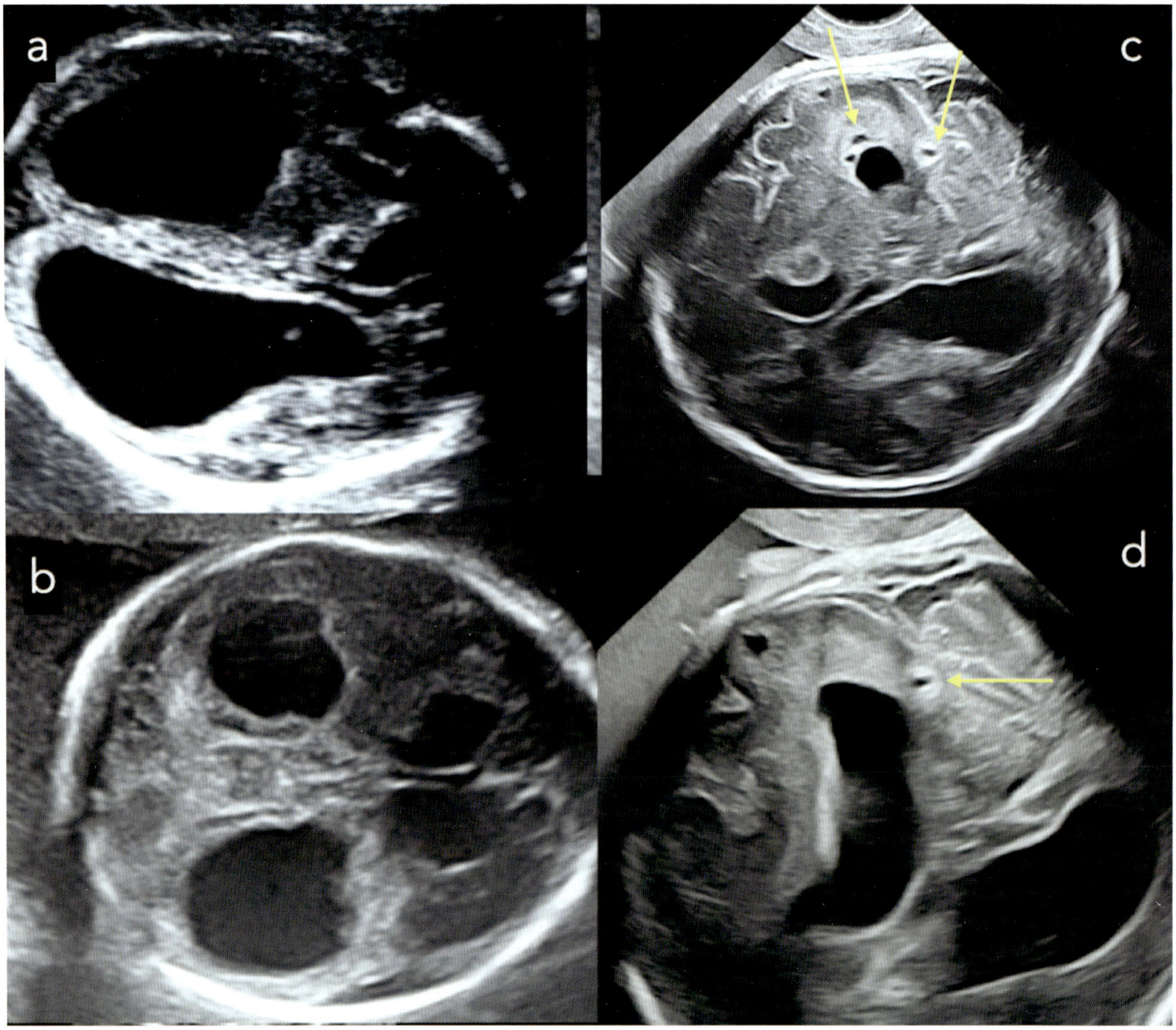

Fig. 5-23 : Fœtopathie toxoplasmique 29sa : a et b : VMG majeure : c et d : zones de nécrose

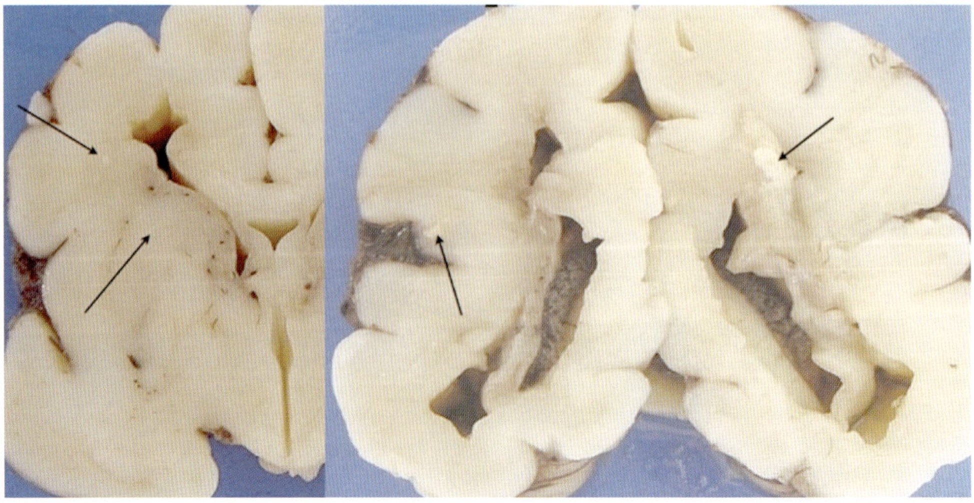

FP 5-8 : Toxoplasmose Flèches : zones de nécrose

- **Pathologies ischémo-hémorragiques**

Le lecteur se reportera au chapitre consacré aux pathologies hémorragiques (*cf.* Chapitre 11 Partie 2).

L'origine hémorragique d'une VMG sera évoquée devant l'aspect très échogène et épais des parois ventriculaires **(Fig. 5-24)**, en outre, il est fréquent de retrouver dans la lumière ventriculaire des images échogènes (qu'il faudra distinguer des plexus choroïdes) correspondant à des caillots **(Fig. 5-25)**. Il est à noter que ces VMG peuvent spontanément régresser **(Fig. 5-26)**. L'évolution pouvant se faire vers des processus clastiques à type de porencéphalie ou de schizencéphalie **(Fig. 5-27)**.

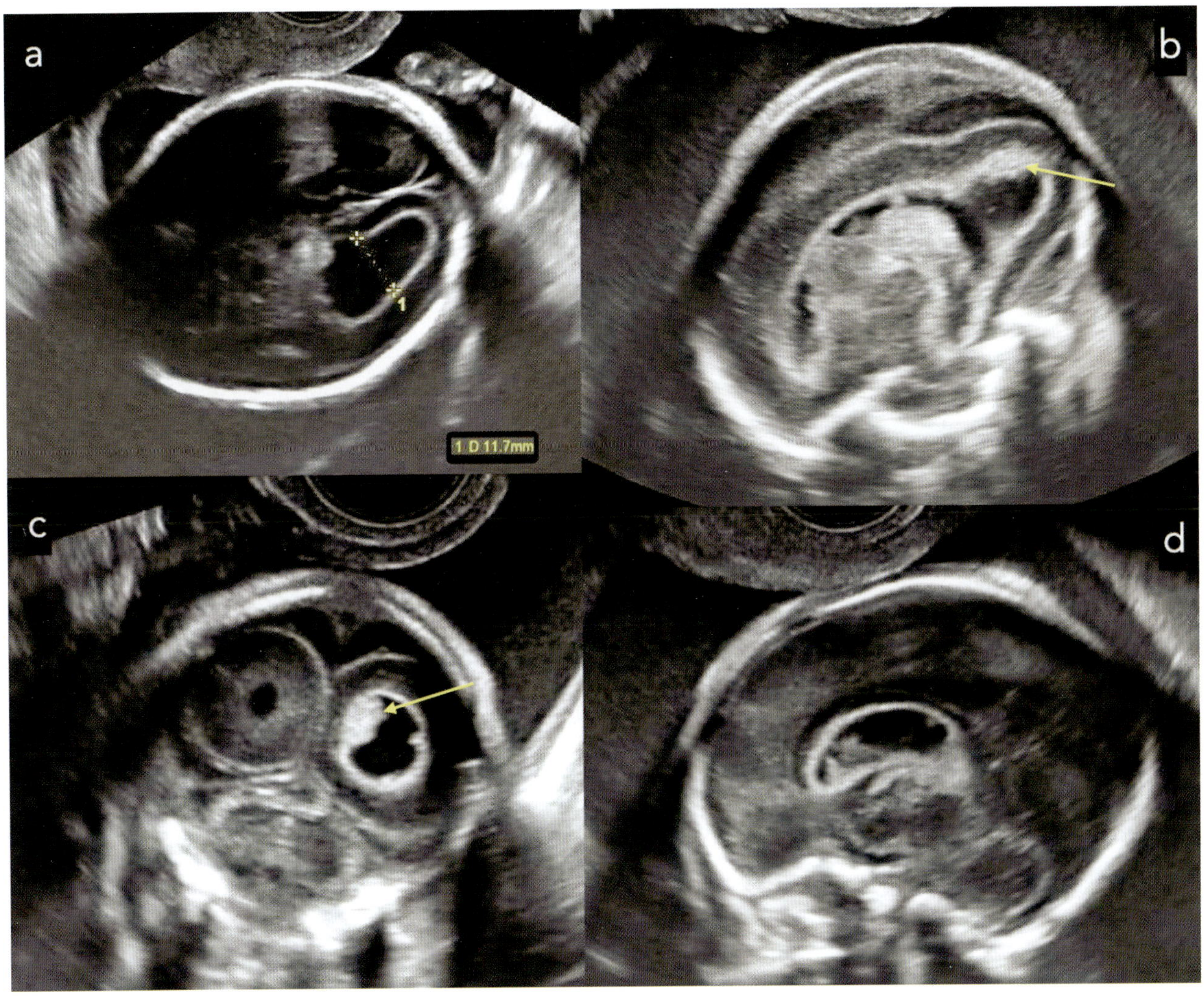

Fig. 5-24 : Hémorragie intra-ventriculaire 23sa parois ventriculaires échogènes, flèches : caillots

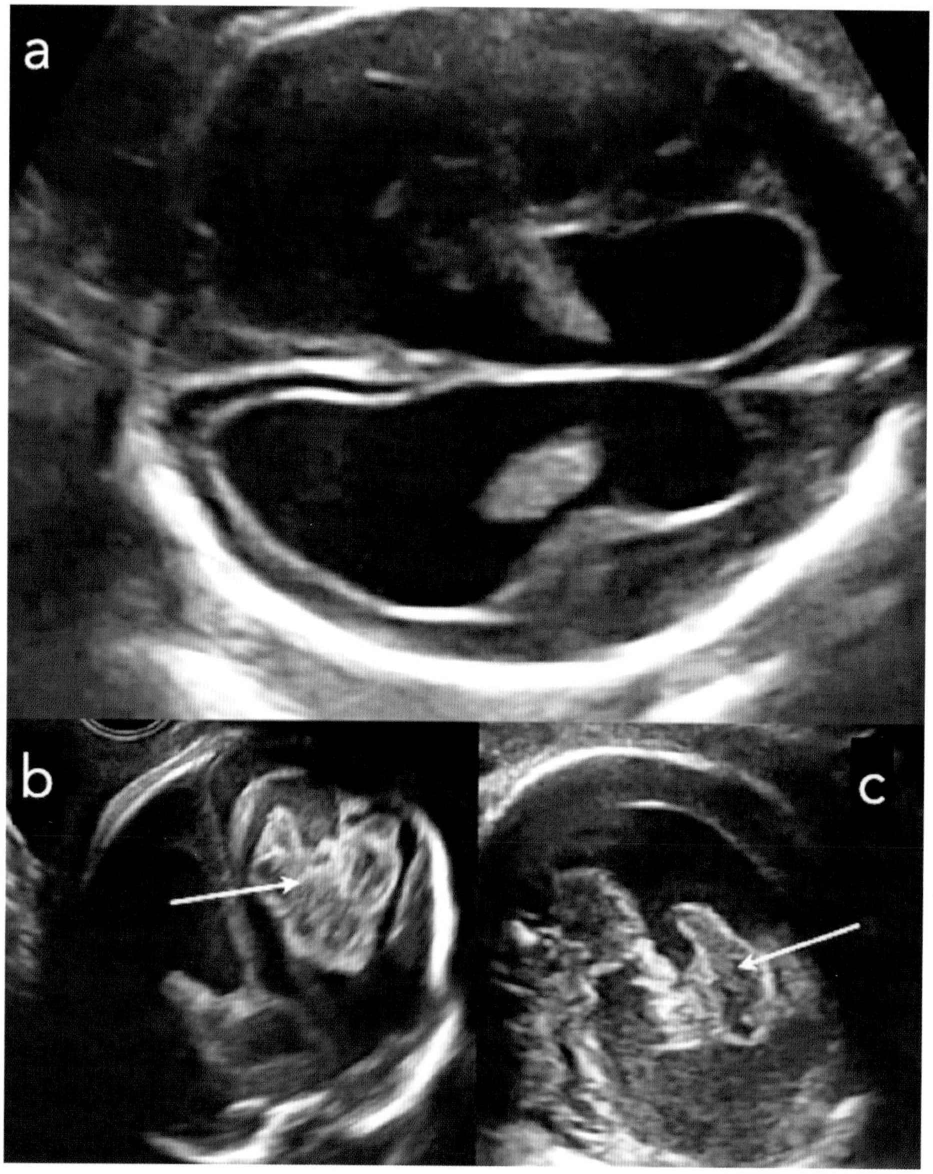

Fig. 5-25 : Hémorragie intra-ventriculaire 32sa, flèches : caillots

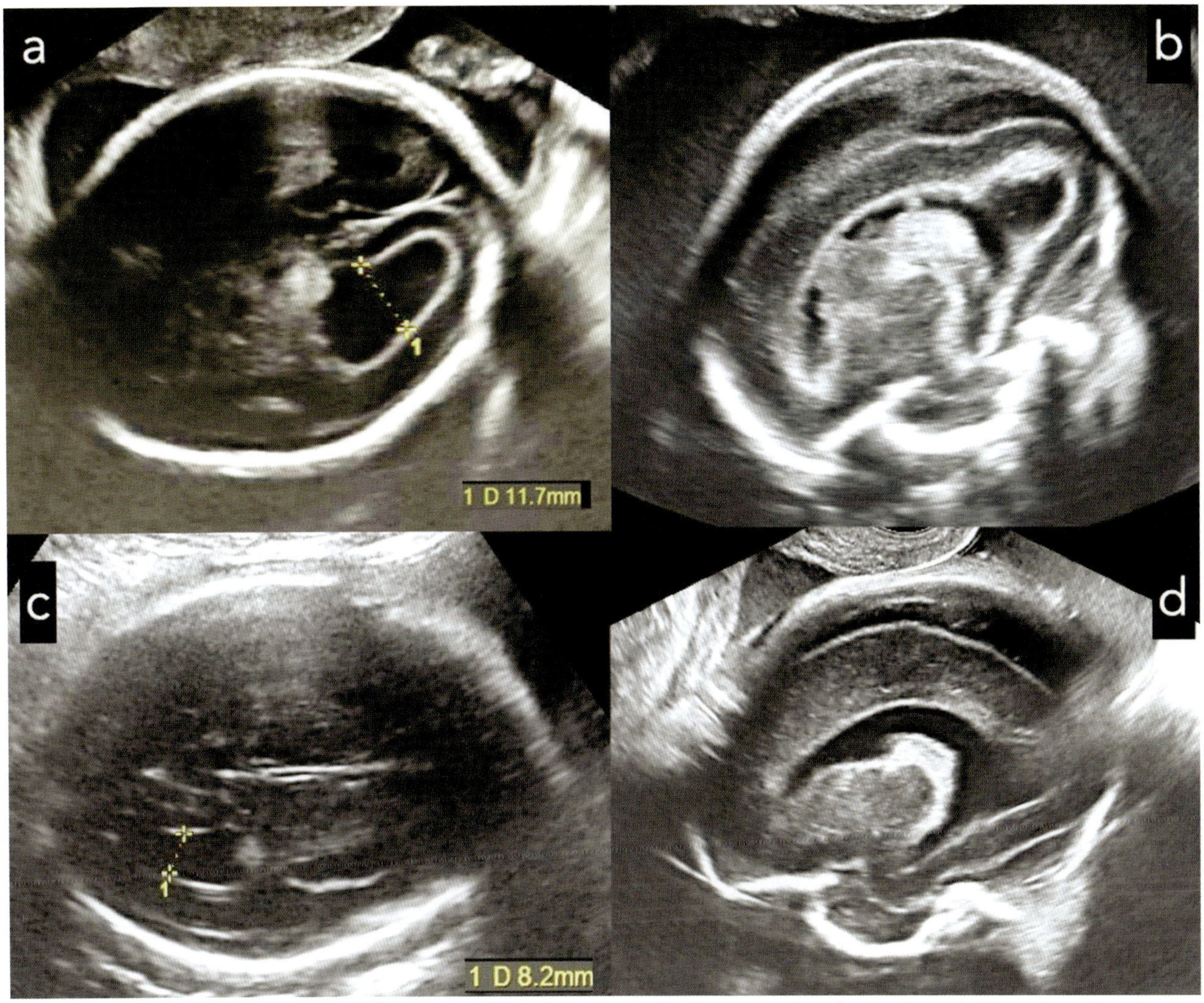

Fig. 5-26 : Hémorragie intra-ventriculaire a et b : 23sa signes caractéristiques. c et d : même patiente à 28sa : disparition des stigmates de l'hémorragie

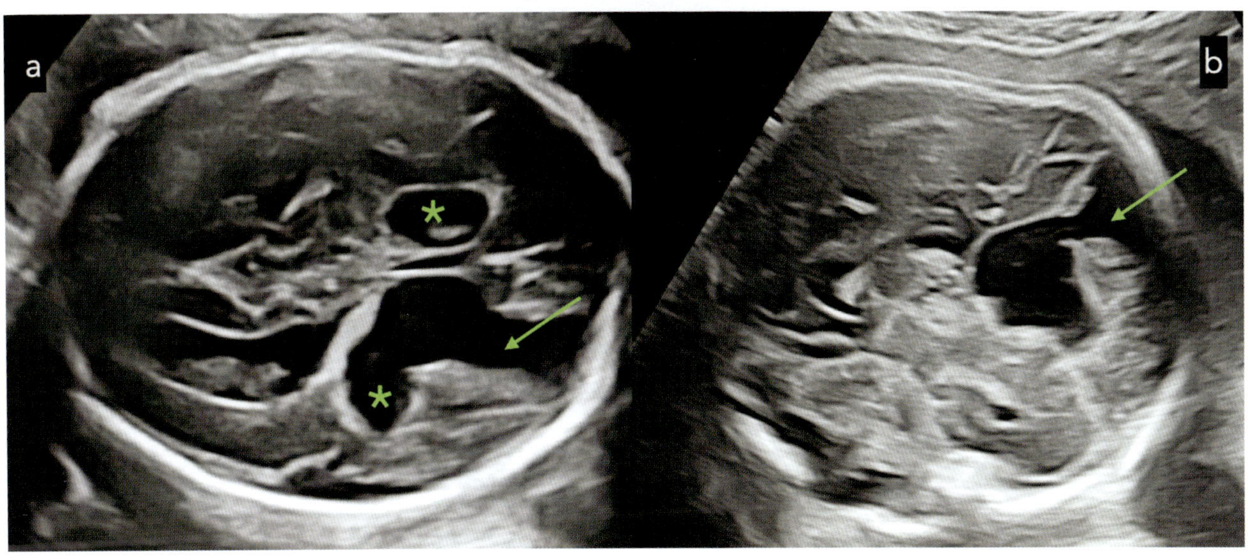

Fig. 5-27 : Séquelles post-hémorragie : * : porencéphalie , flèche : schizencéphalie

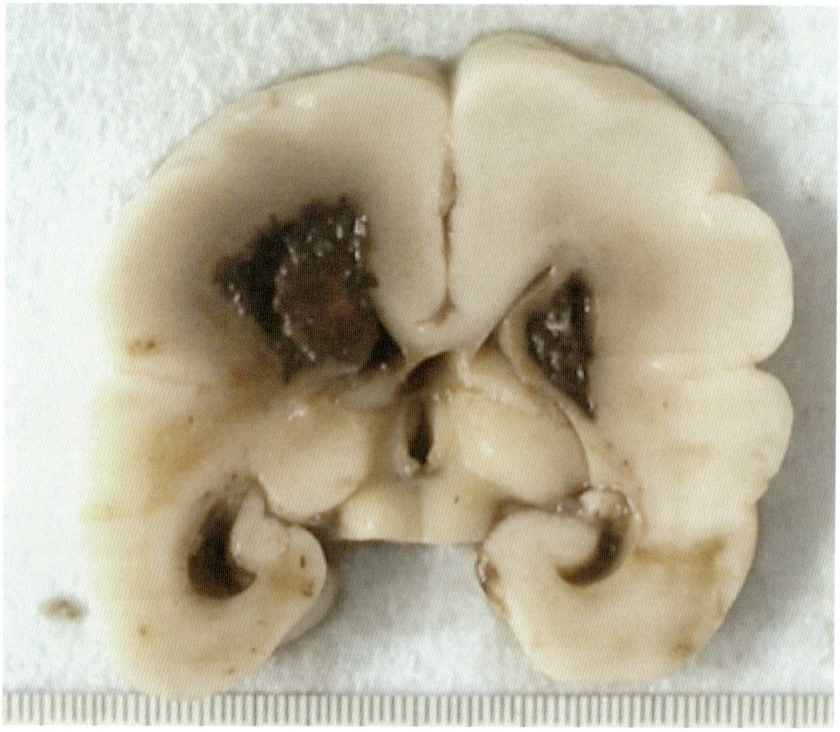

FP 5-9 : Hémorragies intra-ventriculaire et parenchymateuse, dilatation ventriculaire à 26 sa (aspects fœto-pathologiques)

- **Processus expansifs**

Les processus tumoraux entraînent lors de leur développement une compression des voies d'écoulement du LCR aboutissant à des VMG souvent asymétriques. La présence de la tumeur entraîne un effet « de masse » refoulant les structures environnantes **(Fig. 5-28)**.

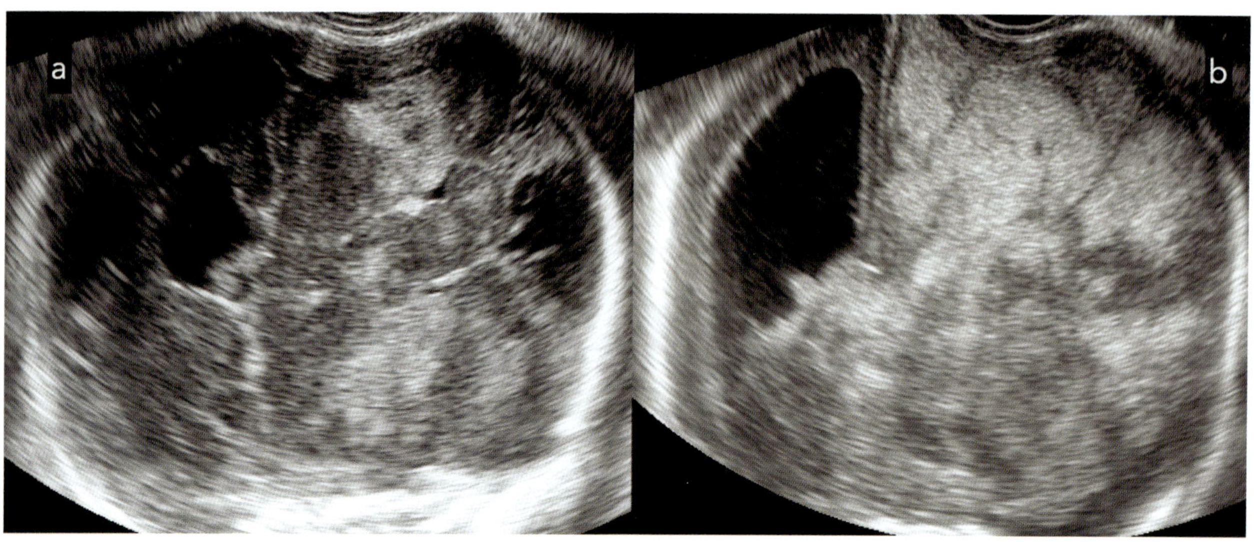

Fig. 5-28 : Tumeur cérébrale de type tératome 35sa

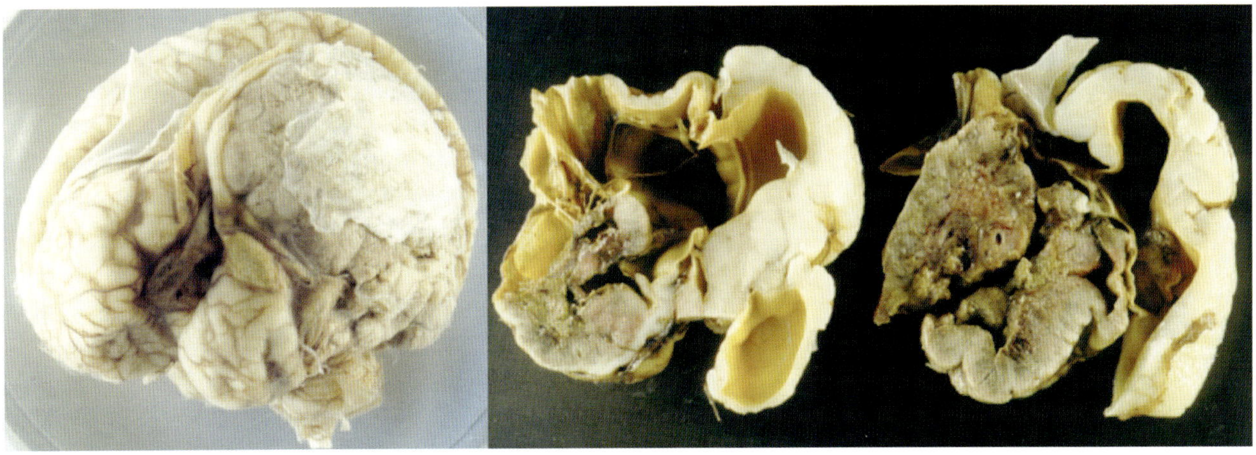

FP 5-10 : Tumeur embryonnaire à 36 sa et hydrocéphalie secondaire (Aspects fœto-pathologiques)

- **Ventriculomégalie isolée ou idiopathique**

Ce diagnostic ne pourra être retenu qu'après avoir réalisé l'examen suivant la méthodologie rigoureuse décrite plus avant, et après avoir diligenté un bilan exposé ci-dessous.

Il faut rappeler ici que si les holoprosencéphalies réalisent un tableau de ventriculomégalie, leur spécificité ne les font pas entrer dans le cadre classique des VMG mais dans celui des anomalies de clivage de la ligne médiane.

Bilan à réaliser devant une VMG

- **Maternel**
  - Sérologies CMV, toxoplasmose, rubéole, herpès
  - Bilan d'hémostase
  - Recherche d'incompatibilité plaquettaire, de mutation COL4 si le contexte est hémorragique.
- **Fœtal**
  - Caryotype, ACPA et exome après discussion pluridisciplinaire et consultation de génétique
  - PCR CMV sur liquide amniotique
  - Éventuellement PSF pour NFS et hémostase en contexte hémorragique.
  - IRM : Sa réalisation est recommandée par l'HAS dans son rapport de janvier 2004 [1] pour toutes les ventriculomégalies supérieures à 12 mm, néanmoins pour certaines équipes elle sera réalisée dès 10mm de diamètre atrial. Le terme de sa réalisation se situe au troisième trimestre. Là encore, le terme exact sera fonction des équipes et des lésions mises en évidence à l'échographie. Son apport parait incontestable car elle est le seul examen permettant, d'une part de visualiser l'ensemble du cortex cérébral et du parenchyme cérébral au troisième trimestre, et d'autre part de caractériser les lésions hémorragiques grâce aux séquences dédiées.

    L'appréciation de cet apport est variable en fonction des auteurs : ainsi pour Malinger *et al,* la mise en évidence de lésions associées n'est que 1 à 2% en cas de VMG modérées ou moyennes après la réalisation d'une échographie détaillée [9], pour le ENSO working group l'apport est moindre que celui escompté pour ce même type de VMG mais permet néanmoins une réassurance des couples [10]. En ce qui concerne les VMG sévères, il semble que l'apport soit plus important [11].
- Une surveillance sera instituée toutes les 2 à 4 semaines, en particulier pour les VMG modérées ou moyennes.
- Une consultation de neuropédiatrie est bien sûr indispensable.

Pronostic

- Pour l'ensemble des séries publiées, le développement psychomoteur et cognitif apparaît meilleur lorsque la VMG est isolée.
- L'accélération de la croissance du périmètre crânien ainsi que sa mesure au-delà du 95e percentile est un élément de mauvais pronostic.
- Une microencéphalie comme celle pouvant se rencontrer dans une fœtopathie à CMV peut témoigner d'une atrophie cérébrale de mauvais pronostic.
- La taille des ventricules comme facteur pronostic est difficile à apprécier en raison de la disparité des conclusions et des méthodologies, d'autant que l'évolution post natale est souvent peu ou pas précisée [12]. Citons deux études : Melchiorre *et al* [13] : en ce qui concerne les VMG modérées (< 12mm), une évolution avec séquelles est retrouvée dans 12% des cas, et dans 16% des cas pour une VMG comprise entre 12 et 15mm. Carta *et al* [14] mettent en évidence pour des VMG > 15mm un nombre de 41 fœtus sans séquelles sur un total de 95 enfants nés vivants dans une cohorte initiale de 137 fœtus.
- L'aspect unilatéral de la VMG paraît être dans deux études, [15, 16] déjà anciennes, de meilleur pronostic qu'une bilatéralité **(Fig. 5-29).**

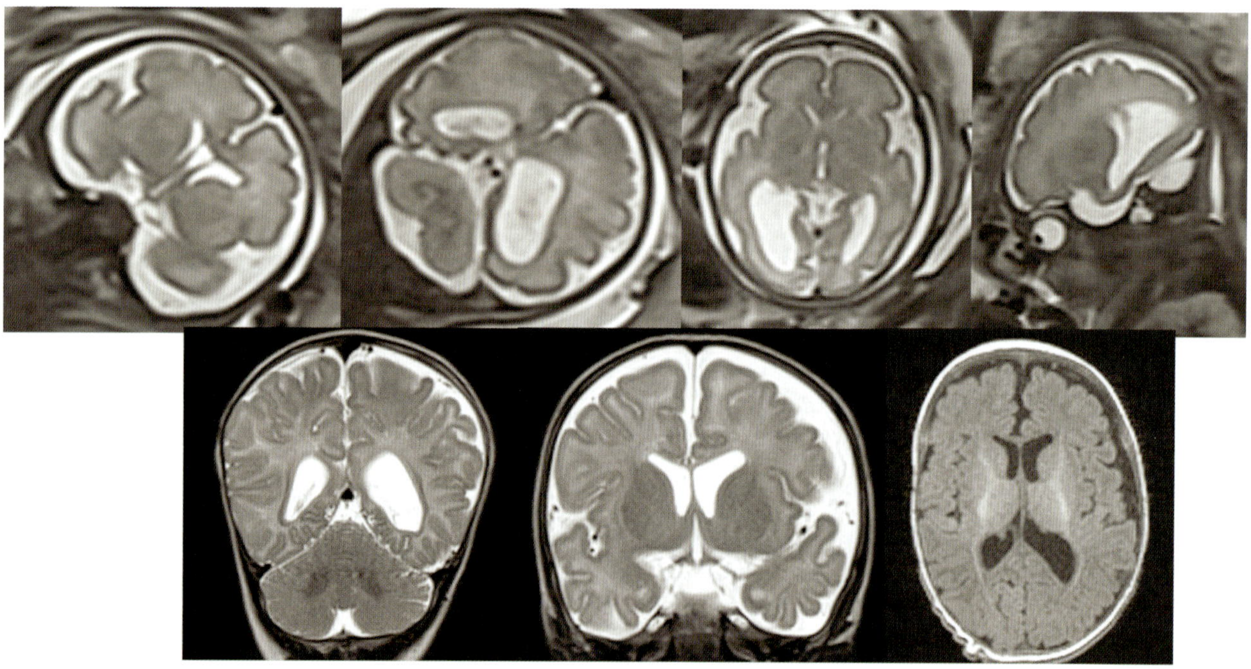

Fig. 5-29 : VMG unilatérale IRM : ligne supérieure à 31sa, b : ligne inférieure BB à 2 mois (Dr M.Brasseur)

Anomalies de la région sous-épendymaire

Hémorragie

Une hémorragie peut se produire dans cette zone richement vascularisée : l'aspect est celui d'une plage échogène bordant le ventricule essentiellement au niveau des cornes frontales **(Fig. 5-30)**.

Parfois peuvent apparaître au sein de cette hyperéchogénicité des petites zones anéchogènes. Il est indispensable d'établir un bilan le plus exhaustif possible à la recherche d'autres stigmates d'hémorragie.

CMV

L'aspect est identique à celui de l'hémorragie avec en particulier au troisième trimestre des kystes au sein de la plage échogène **(Fig. 5-31 et 5-32)**.

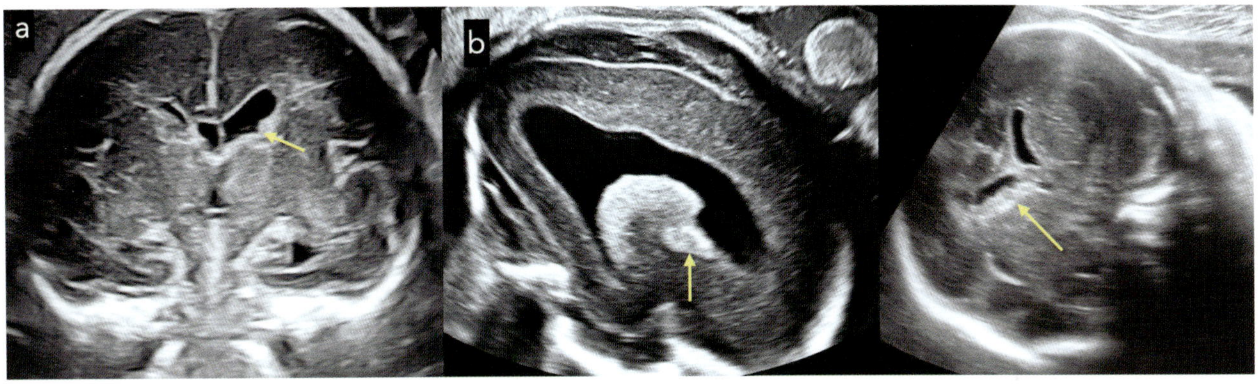

Fig. 5-30 : Hémorragies sous-épendymaires a : 28sa, b : 30sa

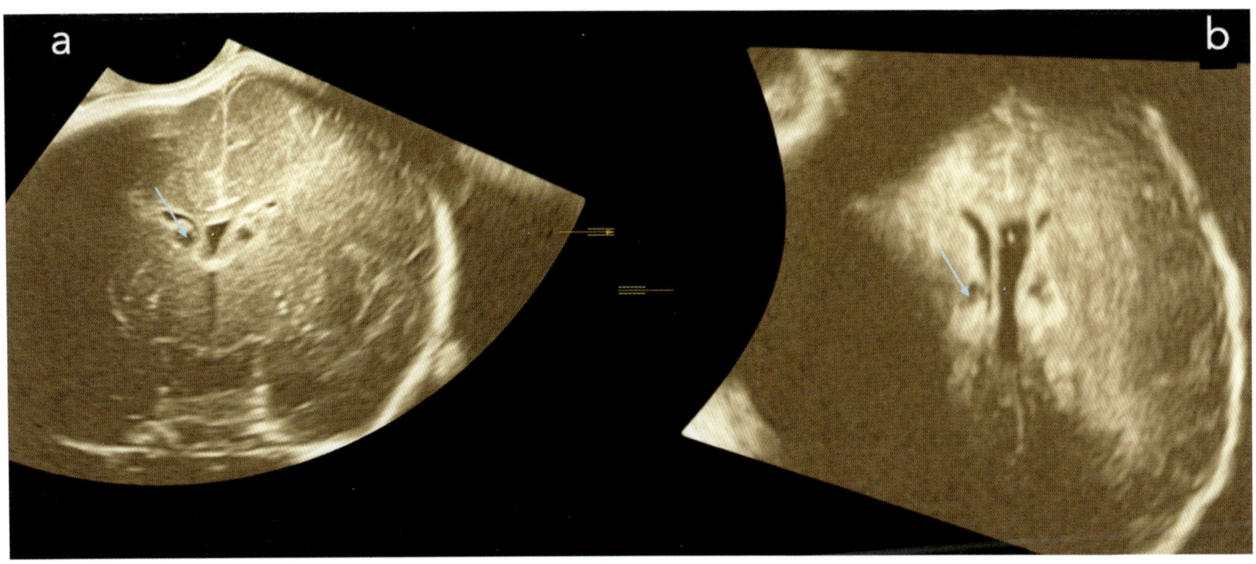

Fig. 5-31 : Fœtopathie à CMV 33sa : Lésions kystiques bilatérales dans la région sous-épendymaire (flèches)

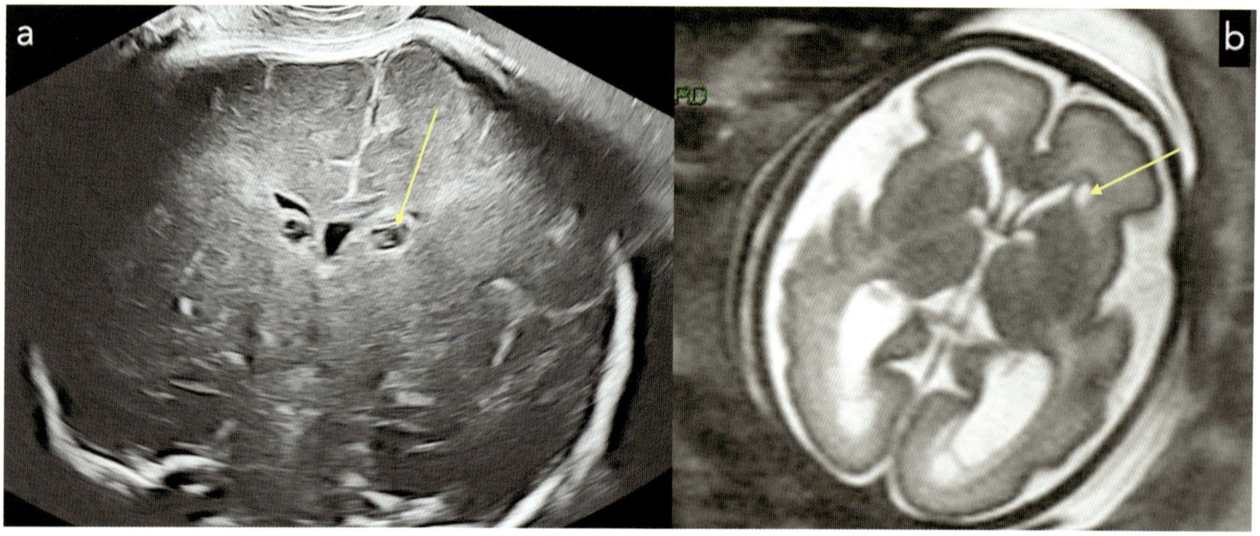

Fig. 5-32 : Fœtopathie à CMV : Lésions kystiques bilatérales dans la région sous-épendymaire a : 31sa, b : IRM 33sa (flèches)

Pseudo-kystes sous-épendymaires

Ils se présentent dans la majorité des cas sous forme de lésions multiples ovoïdes anéchogènes en « chapelet » sous et au contact des cornes frontales, leur bordure est fine. Ils sont en général mis en évidence au troisième trimestre (**Fig. 5-33 et 5-34**). C.Garel a proposé le terme de pseudo-kyste en raison de leur absence de paroi. Ils n'ont pas de signification pathologique.

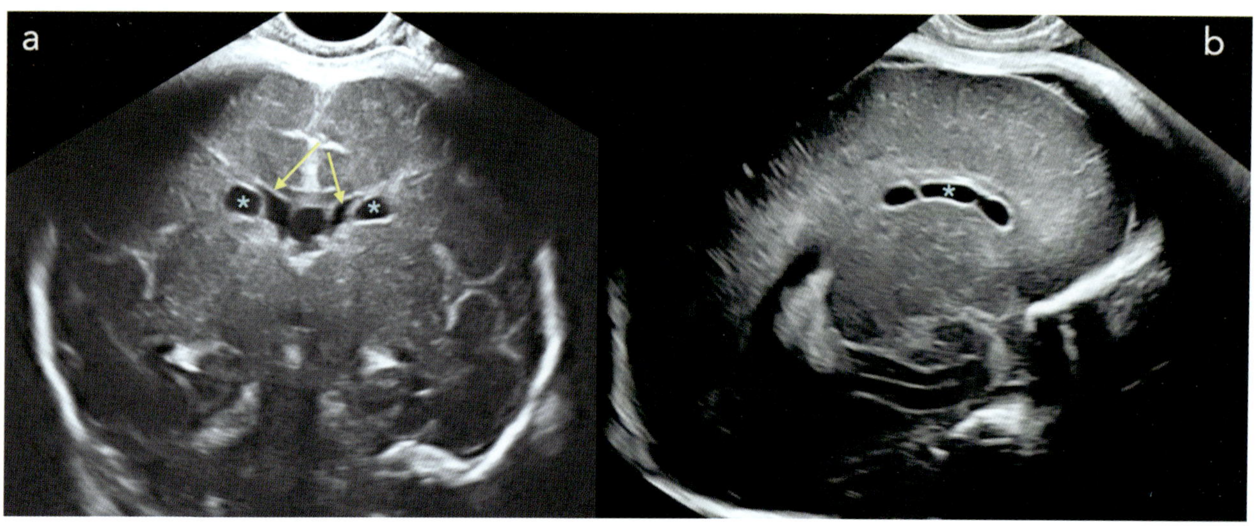

Fig. 5-33 : Pseudo-kystes germinatifs 31sa : * : pseudo-kystes, b : flèches : cornes frontales

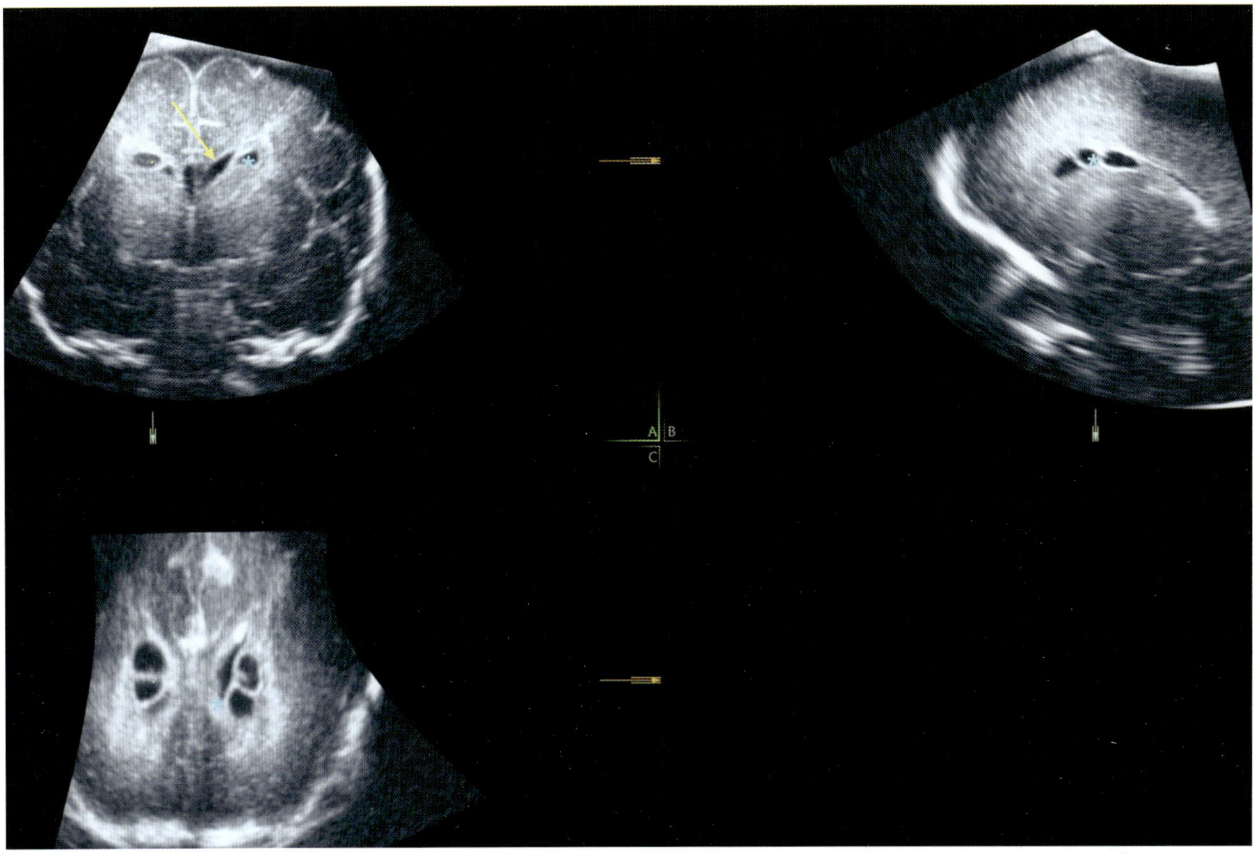

Fig. 5-34 : Pseudo-kystes germinatifs 31sa : coupes multi planaires (légendes identiques Fig. 5-33)

Sclérose de Bourneville

Des tubers peuvent être retrouvés dans la région sous-épendymaire **(Fig. 5-35)**.

Erosion sous-épendymaire

(*cf.* Chapitre 7, Partie 2 **Fig. 7-29**)

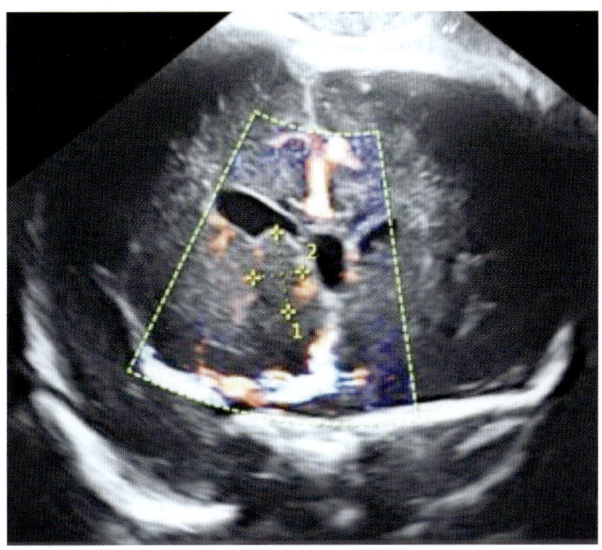

Fig. 5-35 : STB 28sa : tuber dans la région sous-épendymaire

Anomalies du contenu ventriculaire

Kystes des plexus choroïdes (Fig. 5-36)

Ils sont retrouvés fréquemment en cas de trisomie 18 mais sont alors associés à d'autres anomalies rentrant dans le cadre de cette pathologie chromosomique. Un examen de référence sera diligenté à la recherche de signes mineurs qui, s'ils sont présents indiquent la nécessité de réaliser un caryotype. Isolés ils disparaissent au cours de la grossesse ou en post-natal, parfois tardivement (Fig. 5-37).

Ils sont parfois multiples, uni ou bilatéraux et parfois volumineux.

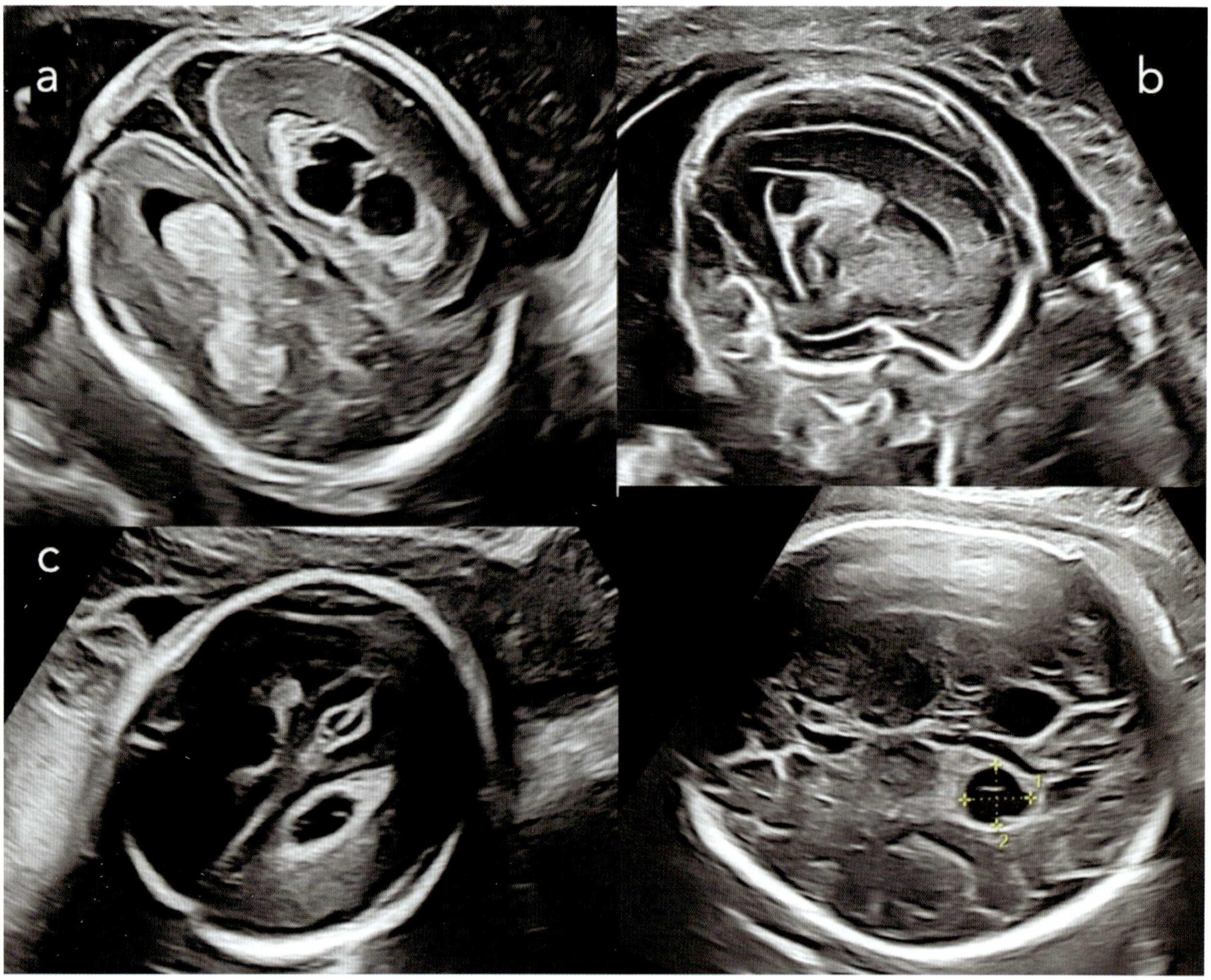

Fig. 5-36 : Kystes des plexus choroïdes : a :16sa, b : 20sa, c : 23sa, d : 34sa

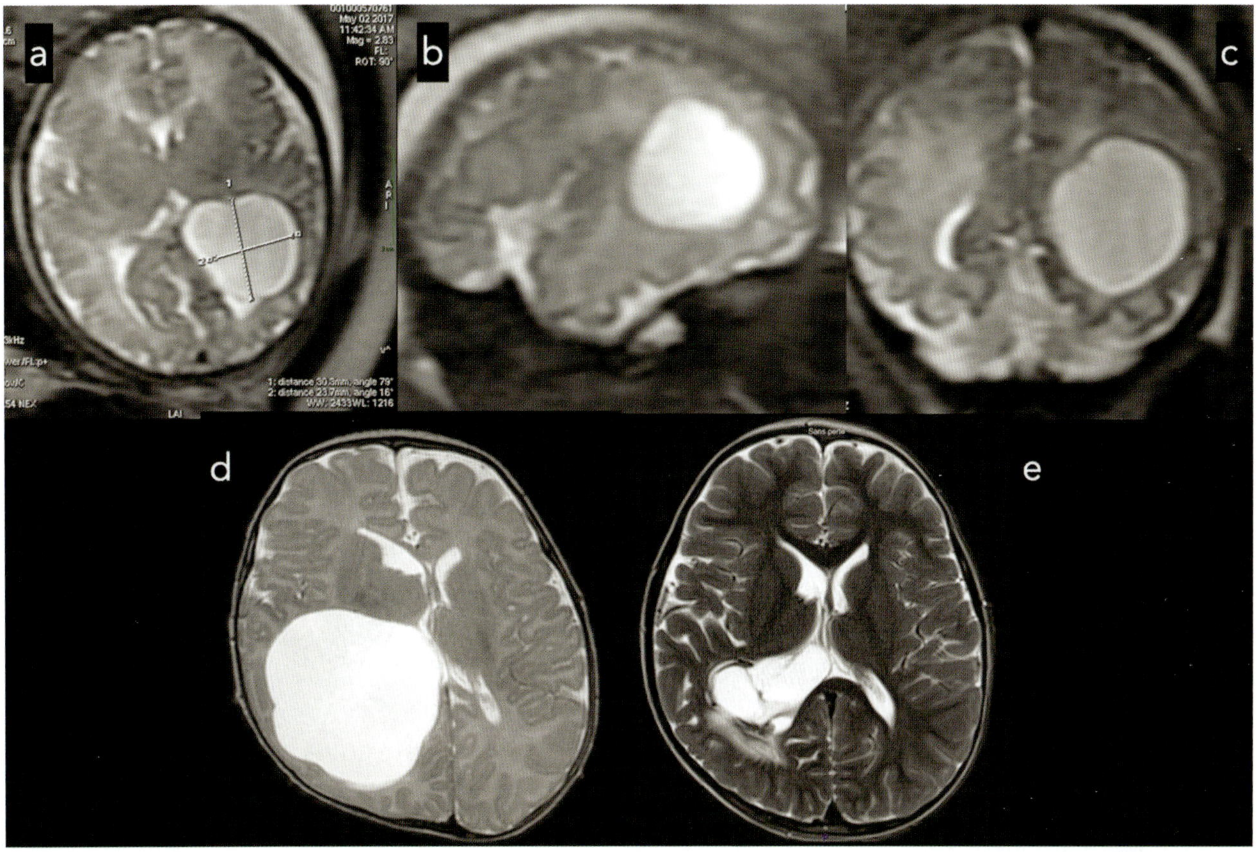

Fig. 5-37 : Kystes des plexus choroïdes : a, b et c : IRM T3, d : évolution à 1 mois de vie, e : évolution à 3ans

Papillomes des plexus choroïdes

Ils se présentent sous forme de formations échogènes arrondies vascularisées au sein des plexus **(Fig. 5-38 et 5-39)**. Il sera indispensable de surveiller la croissance de cette tumeur, une accélération de celle-ci pouvant faire évoquer un diagnostic de carcinome (17).

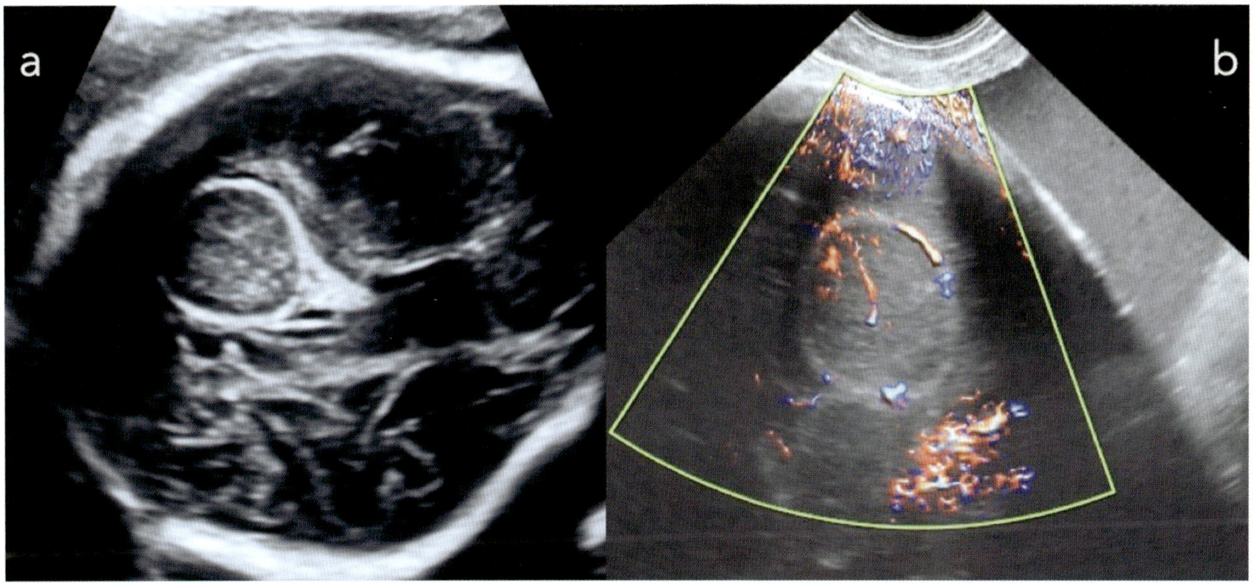

Fig. 5-38 : Papillome du plexus choroïde 32sa

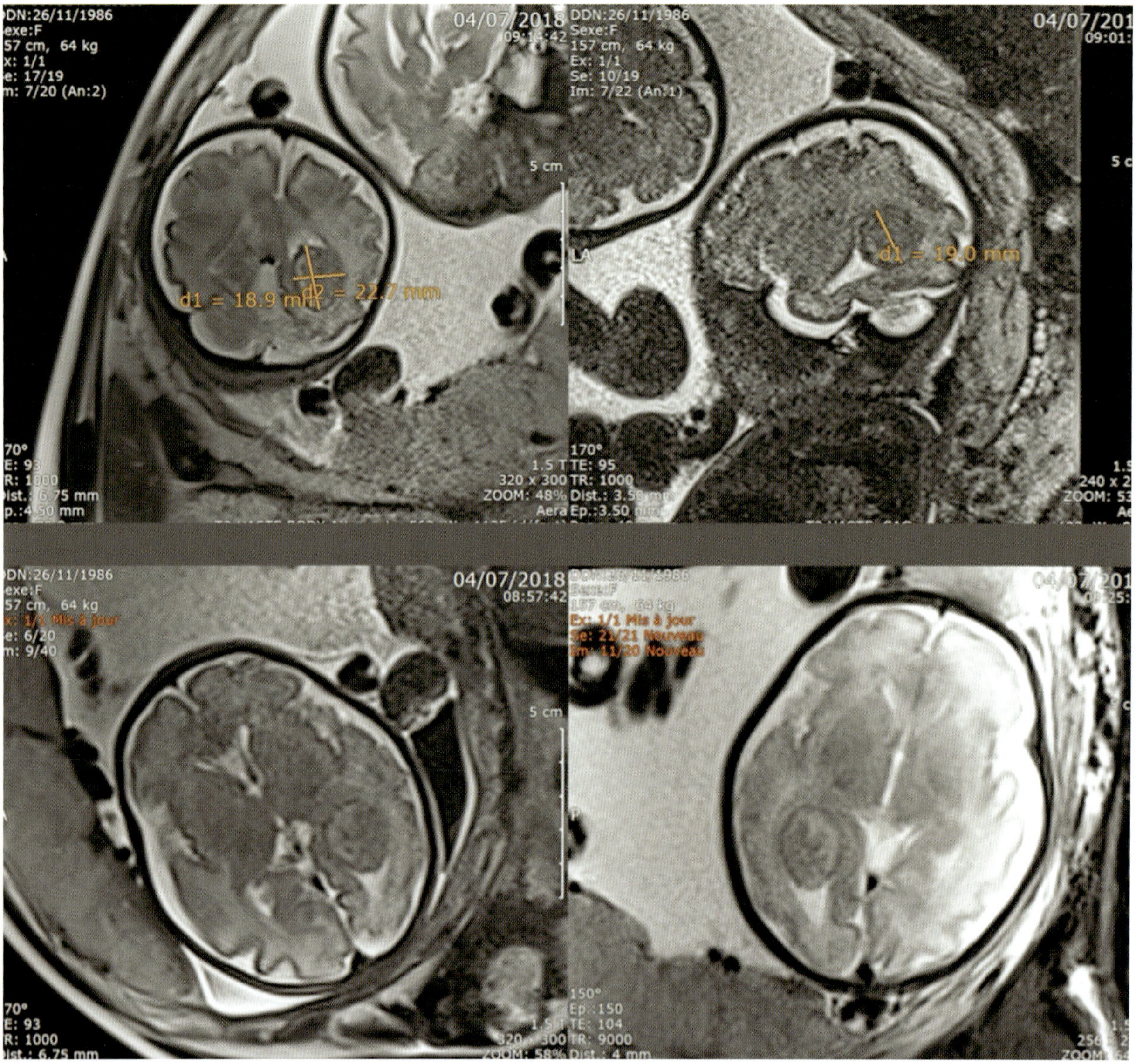

Fig. 5-39 : Papillome du plexus choroïde 33sa IRM. *(Dr A.E Millischer)*

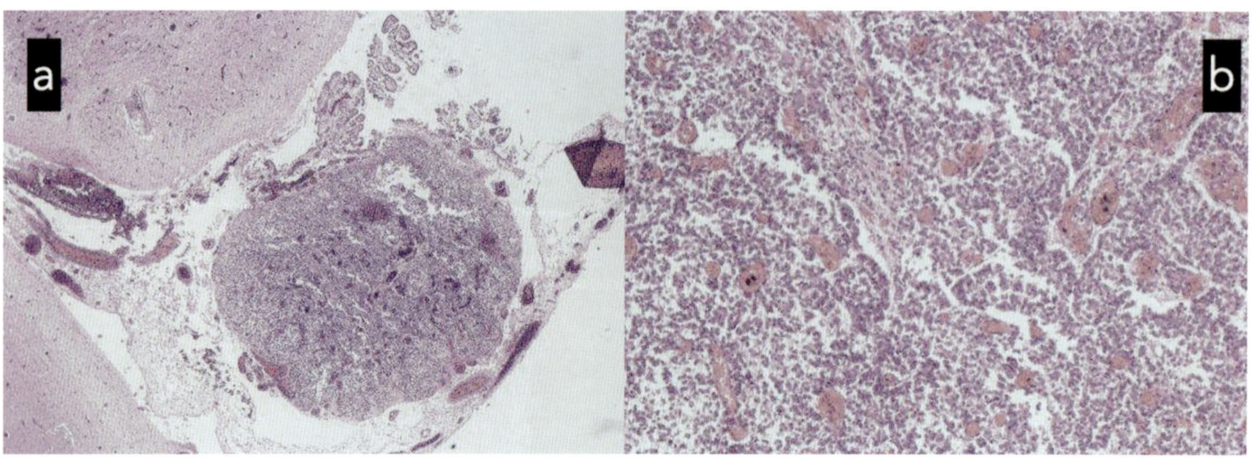

FP 5-11 : Papillome des plexus choroïdes 35sa : aspects histologiques

Caillots intra-ventriculaires

Nous avons précédemment décrit les caillots pouvant être visualisés dans la lumière ventriculaire et apparaissant sous forme de lésions échogènes de forme irrégulière **(Fig. 5-24, Fig. 5-25, Fig. 5-26)**.

Bibliographie

1. ANAES Recommandations pour la pratique clinique : Conduite à tenir lors de la découverte anténatale d'une ventriculomégalie cérébrale Janvier 2004

2. Salomon L. J. , Bernard J. P. , Ville Y. Reference ranges for fetal ventricular width: a non-normal approach Service de Gynécologie-Obstétrique, Centre Hospitalier Intercommunal de Poissy-St Germain, Poissy, France *Ultrasound Obstet Gynecol* 2007 ; 30 : 61–66

3. Gerbino M, Parodi S, Ballarini M, Paladini D. Comparison of fetal and neonatal sonographic measurements of ventricular size in second- and third trimester fetuses with or without ventriculomegaly: cross-sectional three-dimensional ultrasound study Fetal Medicine and Surgery Unit, RCCS Istituto G. Gaslini, Genoa, Italy; 2Scientific Directorate, IRCCS Istituto G. Gaslini, Genoa, Italy *Ultrasound Obstet Gynecol* 2022 ; 60 : 766–773). DOI : 10.1002/uog.26033

4. Meyer R *et al.* Neurodevelopmental outcome of fetal isolated ventricular asymmetry without dilation : a cohort study *Ultrasound Obstet Gynecol.* 2018 ; 52 : 467–472 : 10.1002/uog.19065

5. Orphanet ORPHA 2185 Hydrocéphalie congénitale

6. Garel C, Guibaud L. Imagerie du fœtus au nouveau-né : Chapitre « Cerveau » Lavoisier Médecine 2016

7. Grau L *et al.* Incidence of chromosomal abnormalities in fetuses with ventriculomegaly. *Ultrasound in Obstetrics & Gynecology* Volume 60, Issue S1

8. Genetic and clinical aspects of X-linked hydrocephalus (L1 disease): Mutations inthe L1CAM gene. SabineWeller and Jutta Gärtner HUMAN MUTATION. Volume18, Issue 1, July 2001, Pages : 1–12,

9. Malinger G, Birnbam R, Haratz KK. Editorial Dedicated neurosonography for recognition of pathology associated with mild-to-moderate ventriculomegaly *Ultrasound Obstet Gynecol* 2020; 56 : 319–323 DOI : 10.1002/uog.22155

10. Role of prenatal magnetic resonance imaging in fetuses with isolated anomalies of corpus callosum: multinational study The ENSO Working Group *Ultrasound in Obstetrics & Gynecology* Volume 58, Issue 1

11. Carta S, Kealin Agten A, Belcaro C, Bhide A. Outcome of fetuses with prenatal diagnosis of isolated severe bilateral ventriculomegaly: systematic review and meta-analysis *Ultrasound Obstet Gynecol* 2018 ; 52 : 165–173 DOI : 10.1002/uog.19038

12. Beeghly M *et al* Neurodevelopmental outcome of fetuses referred for ventriculomegaly. *Ultrasound in Obstetrics and Gynecology*Volume 35, Issue 4

13. Melchiorre K, Bhide A, Gika† AD, Pilu‡ G, Papageorghiou AT. Counseling in isolated mild fetal ventriculomegaly *Ultrasound Obstet Gynecol* 2009 ; 34 : 212–224

14. Carta S, Kealin Agten A, Belcaro C, Bhide A. Outcome of fetuses with prenatal diagnosis of isolated severe bilateral ventriculomegaly: systematic review andmeta-analysis *Ultrasound Obstet Gynecol* 2018 ; 52 : 165–173

15. Senat MV, Bernard JP, Schwärzler P, Britten J, Ville Y. Prenatal diagnosis and follow-up of 14 cases of unilateral ventriculomegaly. *Ultrasound in Obstetrics and Gynecology* Volume 14, Issue 5 327-332

16. Scala C, Familiari A, Pinas A, Papageorghiou AT, Bhide A, Thilaganathan B, Khalil A. Perinatal and long-term outcomes in fetuses diagnosed with isolated unilateral ventriculomegaly: systematic reviewand meta-analysis *Ultrasound Obstet Gynecol* 2017 ; 49 : 450- 459 DOI :10.1002/uog.15943

17. Anselem O *et al.* Fetal tumors of the choroid plexus: is differential diagnosis between papilloma and carcinoma possible? *Ultrasound in Obstetrics and Gynecology* First published: 10 January 2011

CHAPITRE 6 - ANOMALIES DE LA FOSSE POSTÉRIEURE

En 2006, L.Guibaud a publié un article décrivant un algorithme permettant une analyse systématisée des anomalies de la fosse postérieure [1]. La qualité de cet algorithme nous a incité à l'adopter comme trame de ce chapitre.

Nous décrirons donc les anomalies la fosse postérieure suivant quatre catégories principales :

- Le lac liquidien rétro-cérébelleux est augmenté
- Le lac liquidien rétro-cérébelleux est diminué
- Le cervelet présente une biométrie réduite
- L'anatomie du cervelet est anormale

Le lac rétro-cérébelleux est augmenté de volume

Cette anomalie mise en évidence initialement sur une coupe axiale ne peut être caractérisée qu'en réalisant une coupe sagittale permettant la localisation de la tente du cervelet et du torcular (*cf.* Chapitre 4 - Partie 1 - **Fig. 4-45 à 4-49**). Deux cas de figure peuvent être ainsi distingués :

- La tente et le torcular sont surélevés
- La tente et le torcular sont en place

Tente et torcular sont surélevés

Le cadre est celui d'une anomalie de Dandy-Walker avec, outre l'élévation de la tente, une dilatation kystique du V4 réalisant un aspect globalement élargi de la fosse postérieure. Le point fondamental est la présence ou non du vermis, sa structure et sa taille. Ainsi, dans 25% des cas, il existe une agénésie complète du cervelet et dans 75% une agénésie partielle **(Fig. 6-1, 6-2 et 6-3).**

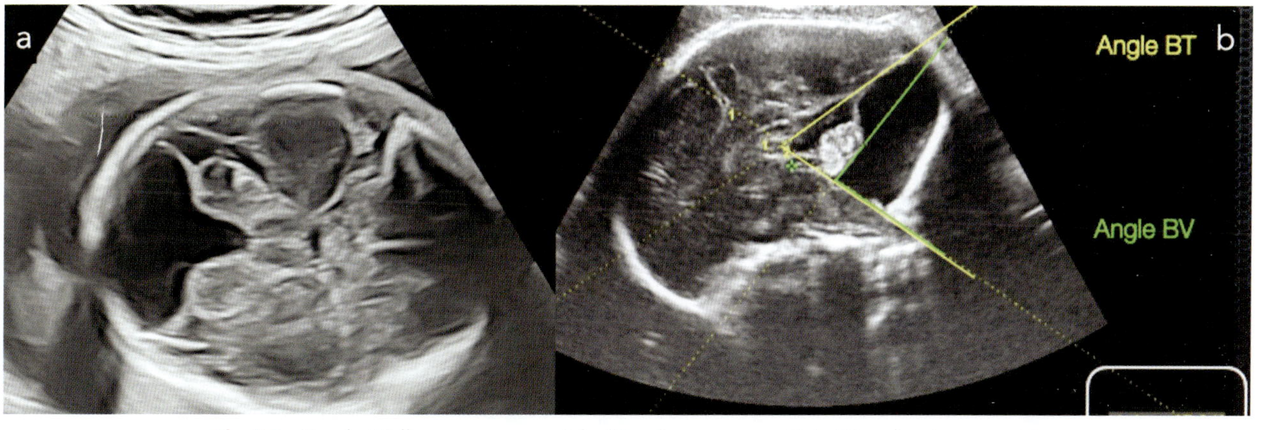

Fig. 6-1 : Dandy-Walker : a : coupe axiale 26sa, b : coupe sagittale 32sa. (angles ouverts)

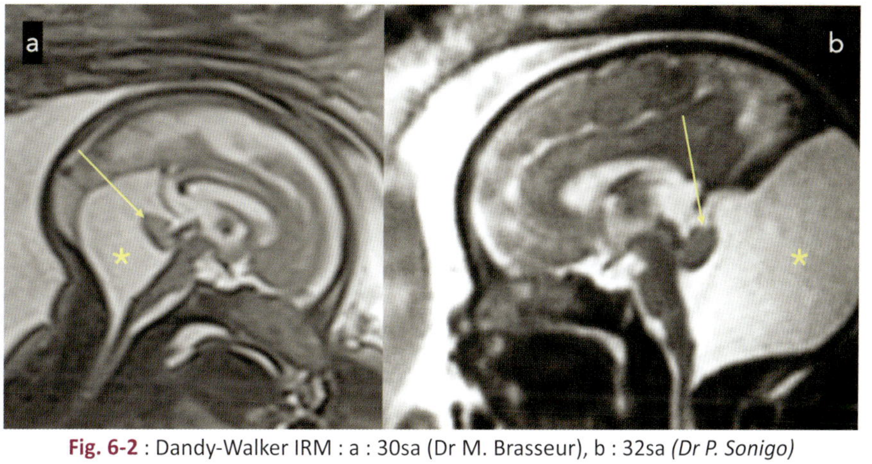

Fig. 6-2 : Dandy-Walker IRM : a : 30sa (Dr M. Brasseur), b : 32sa *(Dr P. Sonigo)*

Lorsque le vermis est présent. Il sera capital de visualiser la fissure primaire, la présence de celle-ci étant en général corrélée à un meilleur pronostic **(Fig. 6-4)**. Le bilan comprendra une analyse détaillée des structures cérébrales et bien sûr un bilan génétique, les anomalies associées et les anomalies génétiques étant très fréquentes.

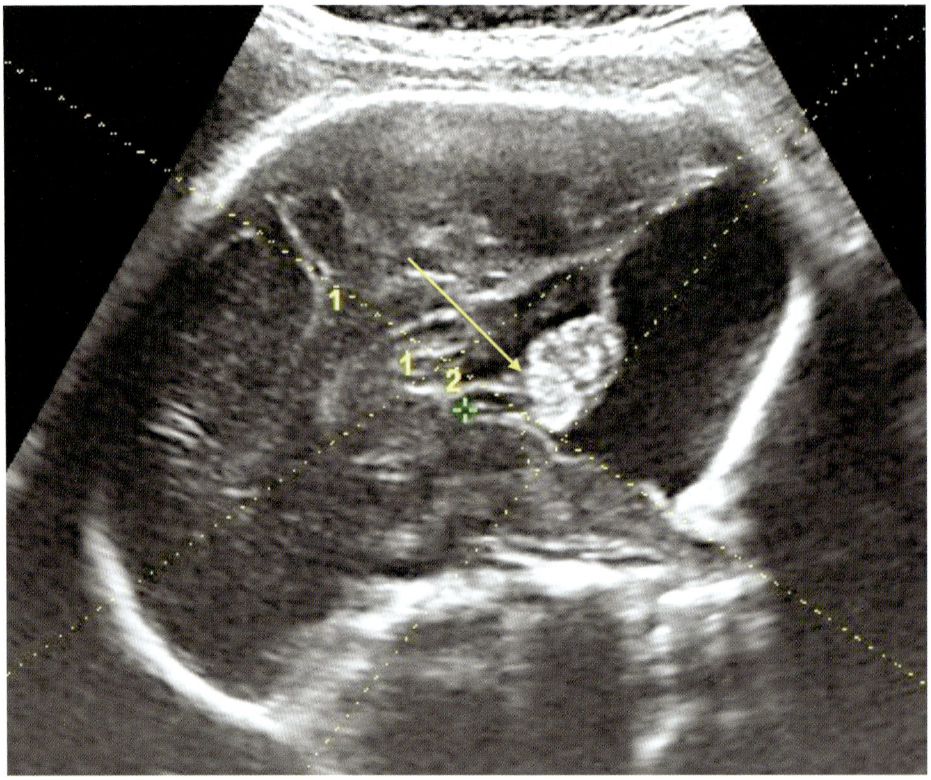

Fig. 6-3 : Dandy-Walker 32sa (flèche : fissure primaire)

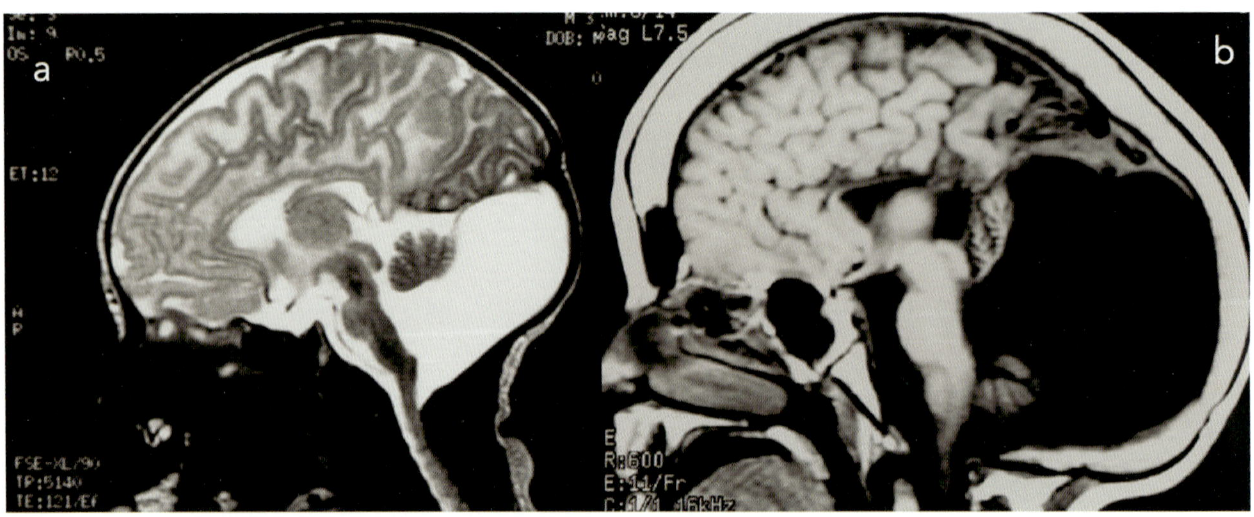

Fi.g 6-4 : Dandy-Walker : Aspects postnataux (1mois) *(Dr P. Sonigo)*

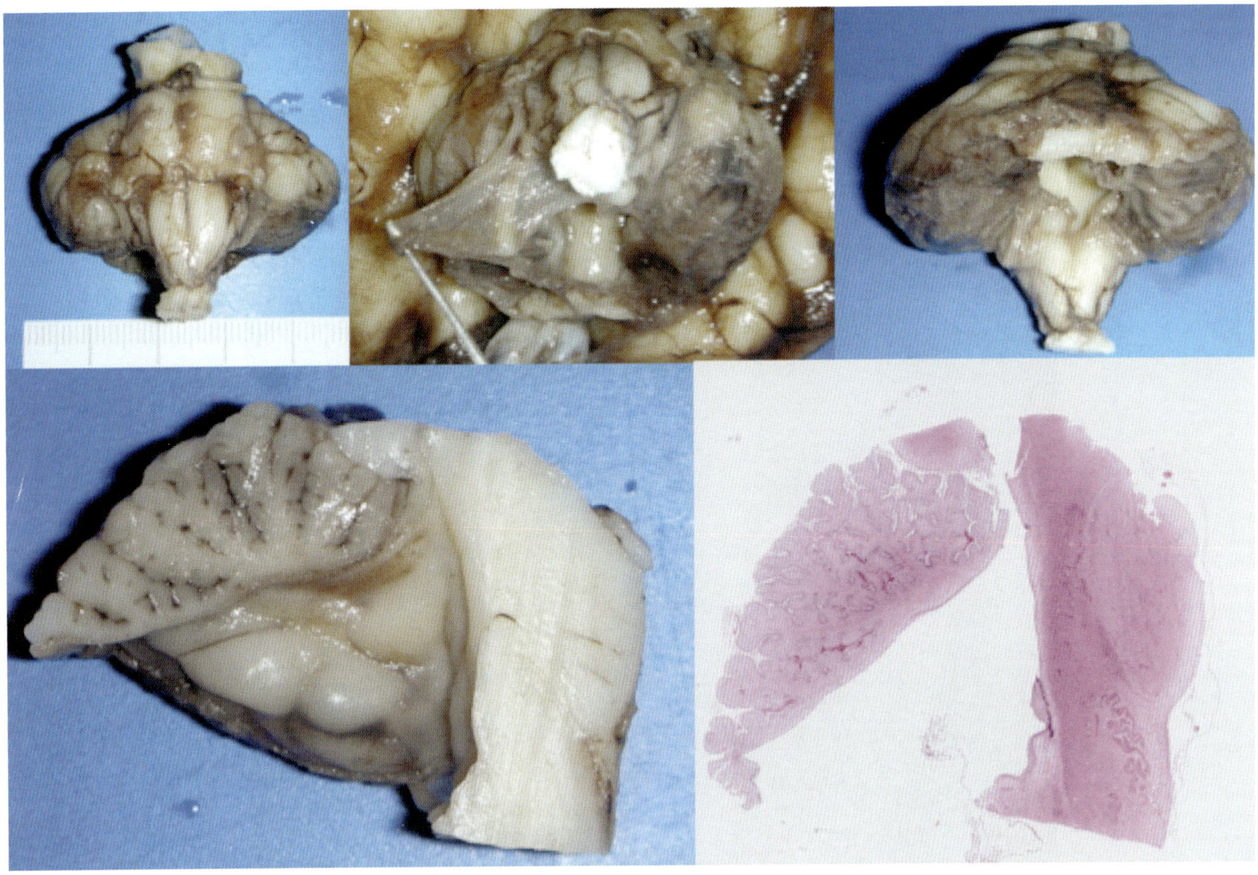

FP 6-1 : Anomalie de Dandy-Walker à 30 sa : aspects macroscopiques et histologiques

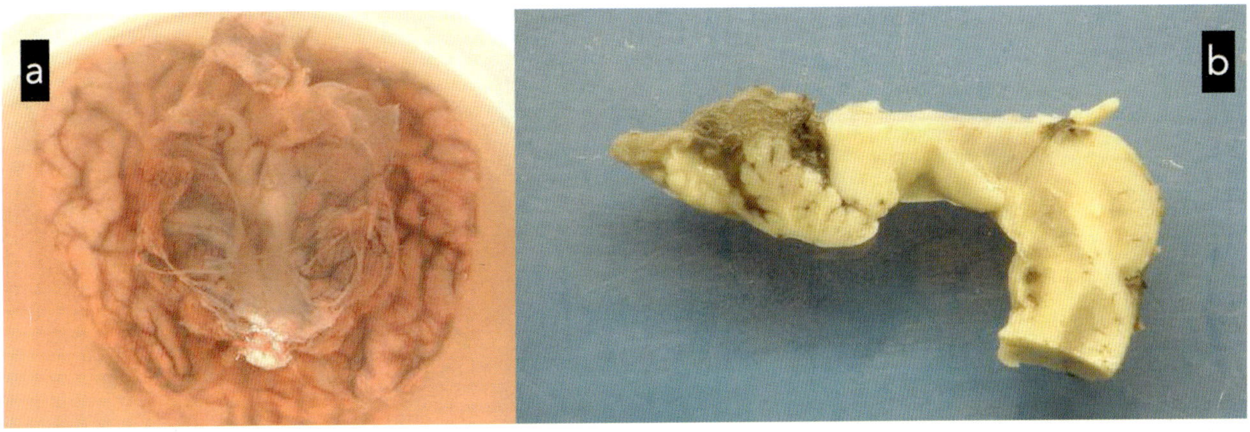

FP 6-1bis : Anomalie de Dandy-Walker à 36 sa a : aspect macroscopique fosse postérieure large et dilatation kystique du V4, b : agénésie partielle du vermis (absence de lobe postérieur)

Au premier trimestre, l'anomalie de Dandy Walker peut parfois être soupçonnée devant un élargissement de la fosse postérieure et une absence de visualisation du plexus choroïde du V4 [2, 3] **(Fig. 6-5)**. Néanmoins il conviendra d'être prudent et de n'envisager le diagnostic de certitude que lors d'une échographie ultérieure **(Fig. 6-6 et 6-7)**.

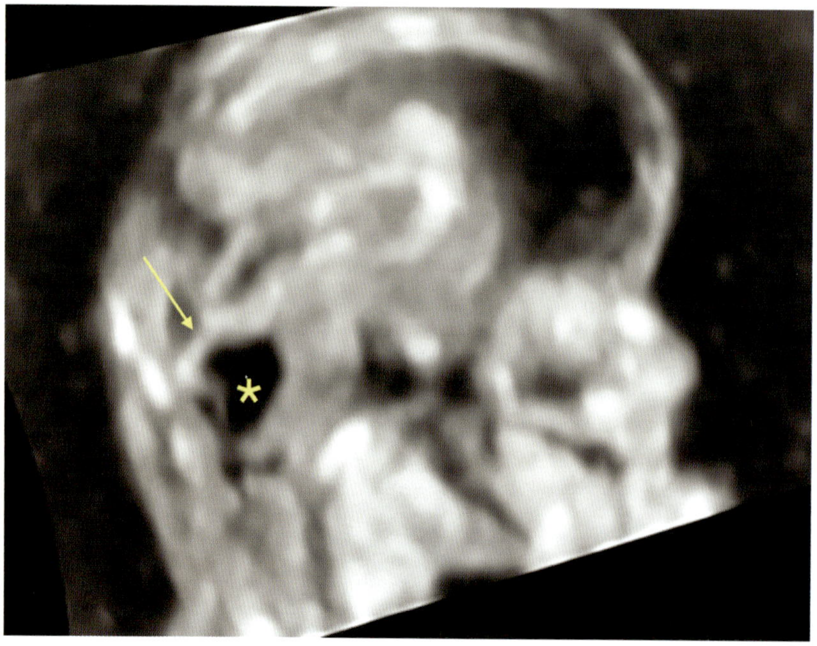

Fig. 6-5 : Suspicion de Dandy-Walker 13sa

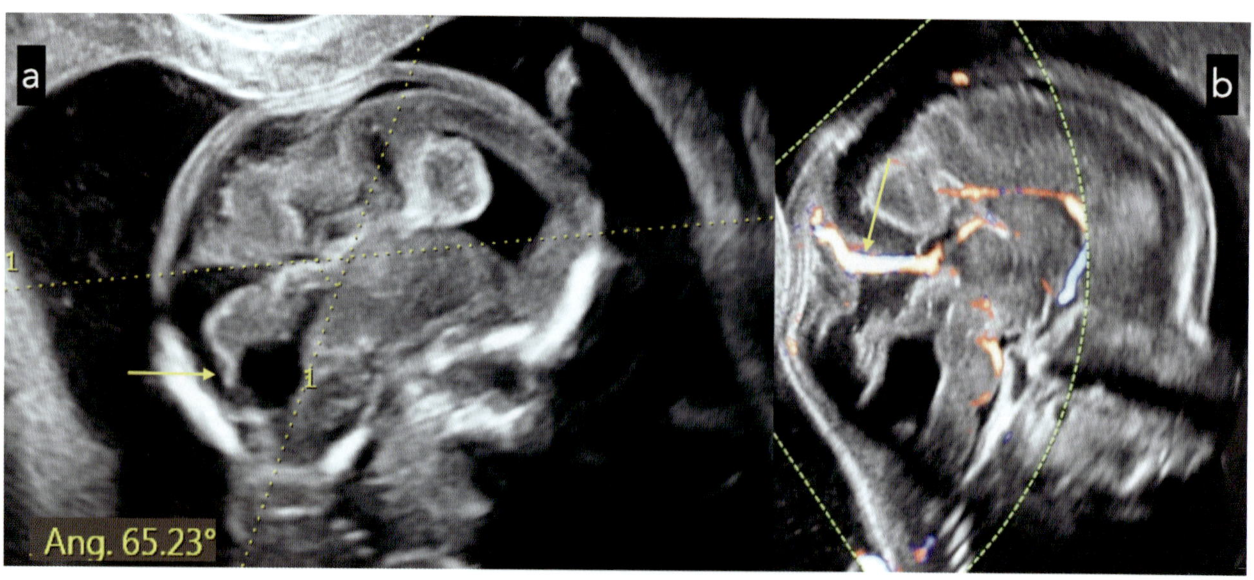

Fig. 6-6 : Dandy-Walker : confirmation à 16sa

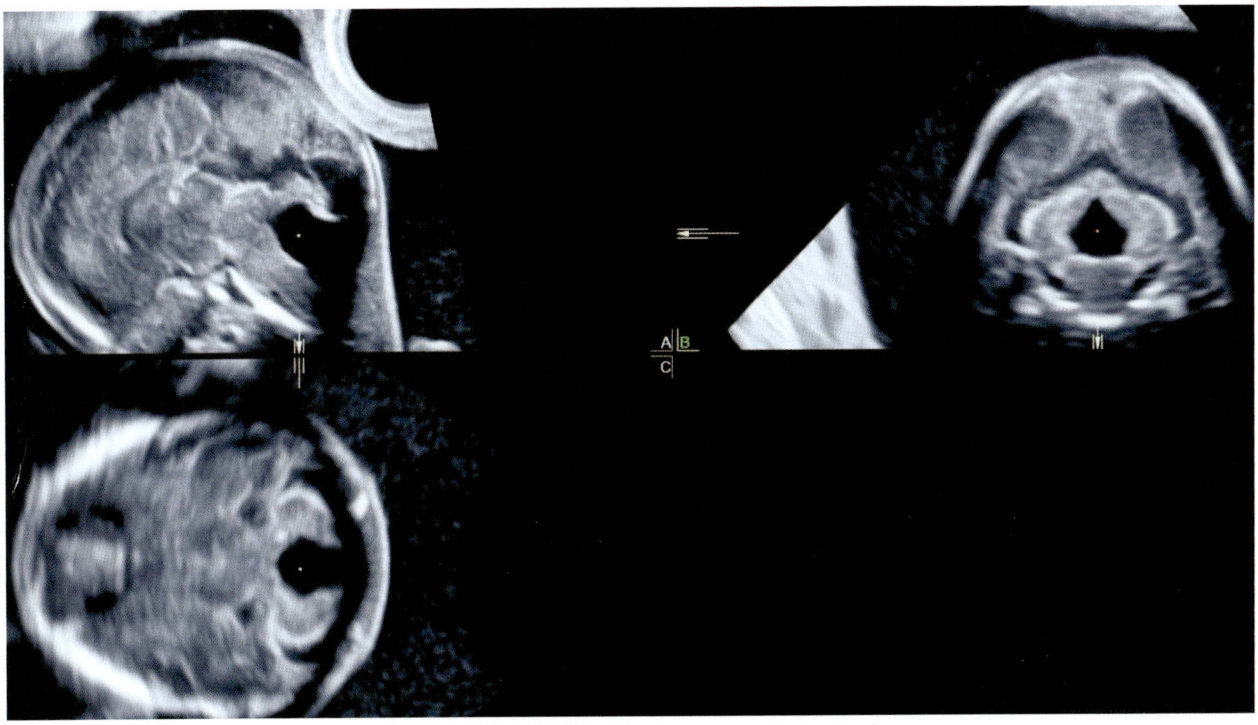

Fig 6-7 : Dandy-Walker 19sa (coupes multiplanaires)

Tente et torcular sont en place

- Le vermis est surélevé :

Le vermis apparaît complet en rotation vers le haut, entrainant une augmentation de l'angle BV (*cf.* Chapitre 4, Partie 1), le bord supérieur du kyste du V4 apparait sous forme d'une fine ligne se prolongeant vers l'arrière (aspect dit en « queue de comète » mais non spécifique) **(Fig. 6-8 et 6-9)**. Cet aspect correspond à un retard de fenestration de la poche de Blake (appelé à tort kyste de la poche de Blake). Il n'est pas rare de voir la rotation du vermis se corriger au cours de la grossesse, aboutissant à un aspect normal au voisinage du terme.

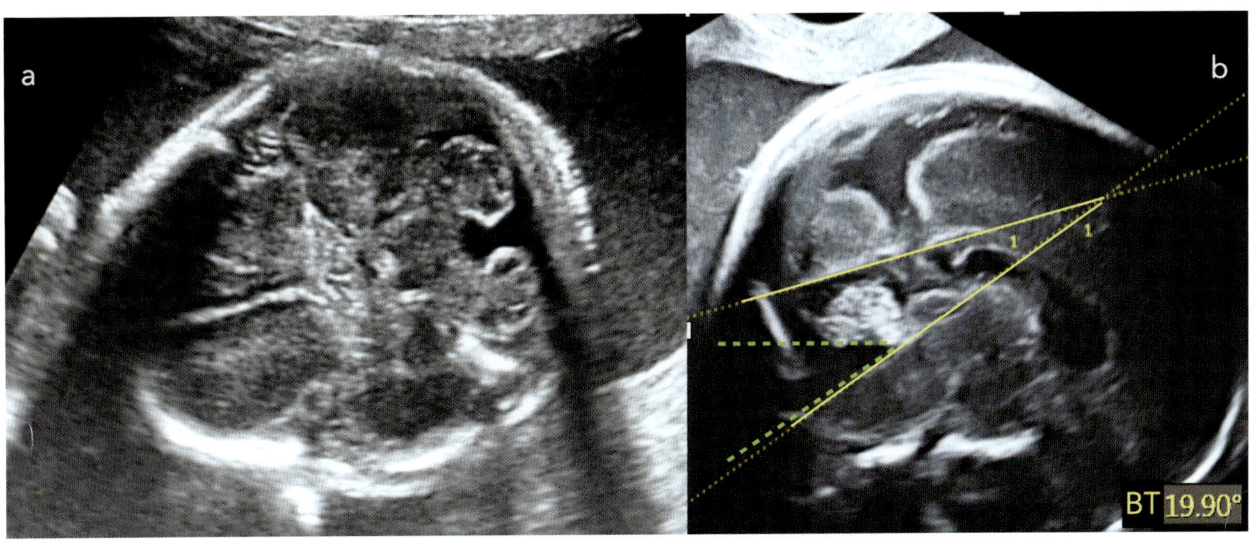

Fig 6-8 : Retard de fenestration de la poche de Blake 24sa

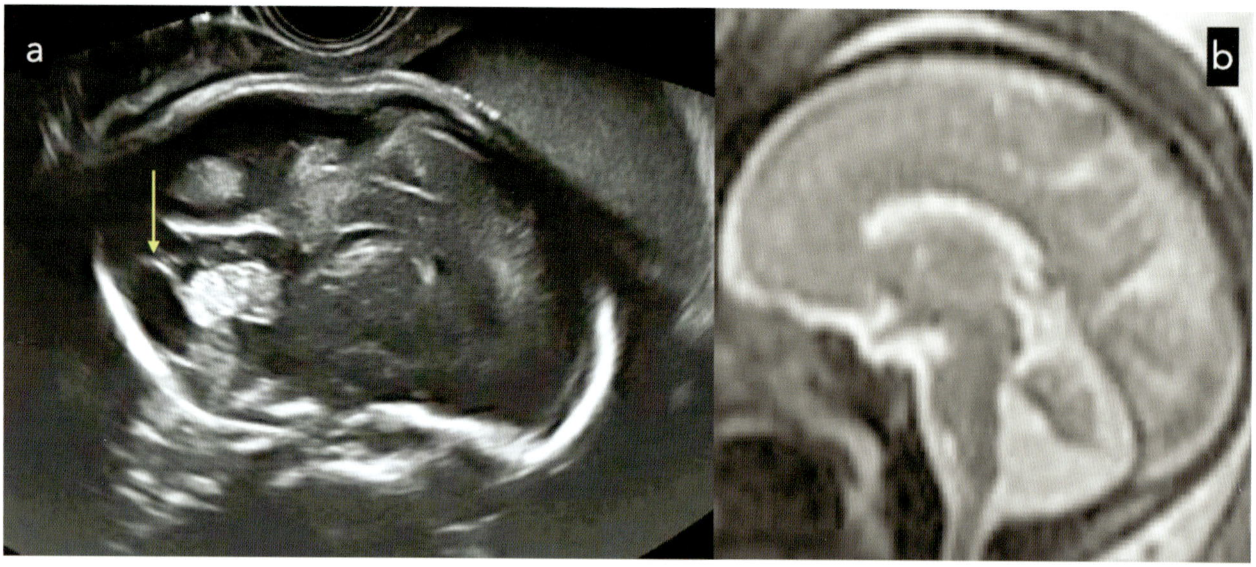

Fig. 6-9 : Retard de fenestration de la poche de Blake 28sa : a : « queue de comète » (flèche) b : aspect IRM *(Dr M. Brasseur)*

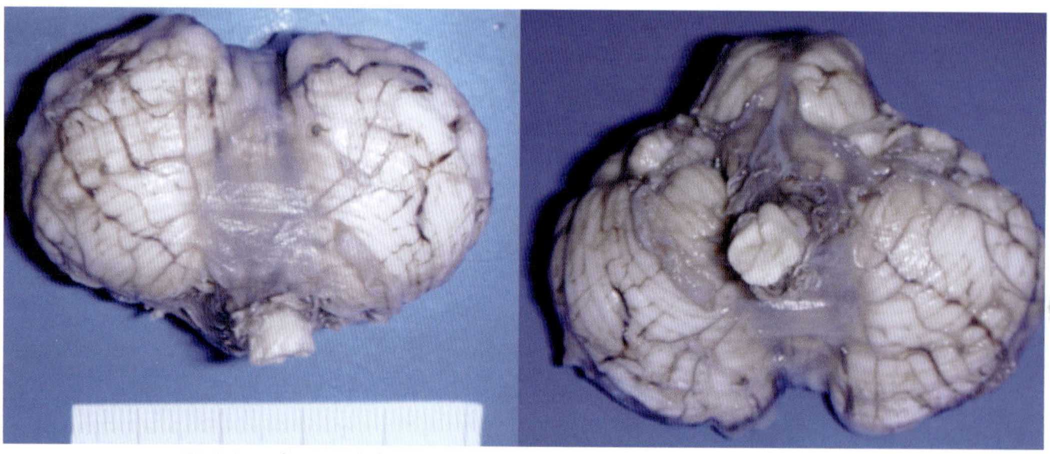

FP 6-2 : Reliquats de la poche de Blake à 36 sa (aspects macroscopiques)

Il est parfois difficile, devant certaines formes limites, de différencier une anomalie de Dandy-Walker d'un kyste de la poche de Blake, l'évolution ultérieure et l'IRM permettront en général d'affiner le diagnostic **(Fig. 6-10)**.

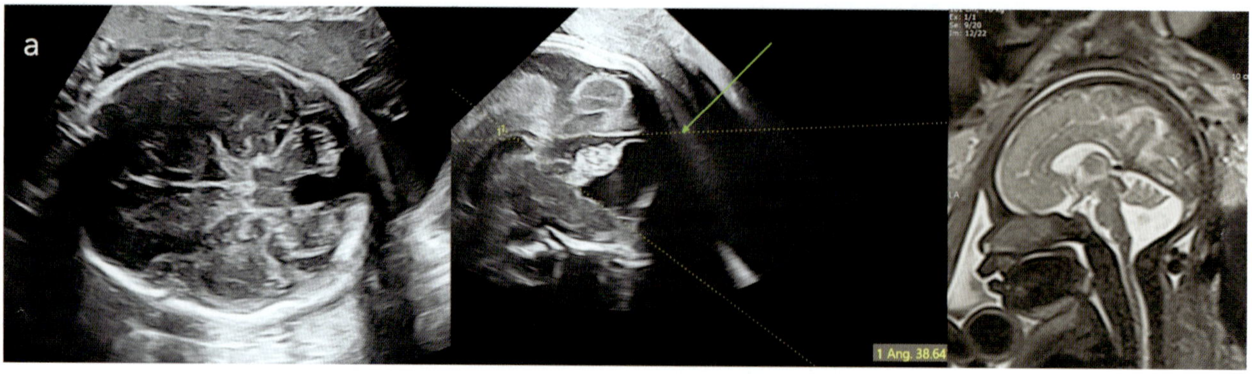

Fig. 6-10 : Forme limite a : tente en place, vermis surélevé, b : IRM *(Dr A.E Millischer)*

- La fosse postérieure est occupée par une formation liquidienne volontiers asymétrique et volumineuse, parfois située au-dessus d'un vermis d'aspect normal. Un volumineux kyste peut entraîner par un effet de « masse » une surélévation localisée de la tente **(Fig. 6-11 et 6-12)**. Ces aspects sont en faveur d'un kyste arachnoïdien, mais le diagnostic est souvent difficile.

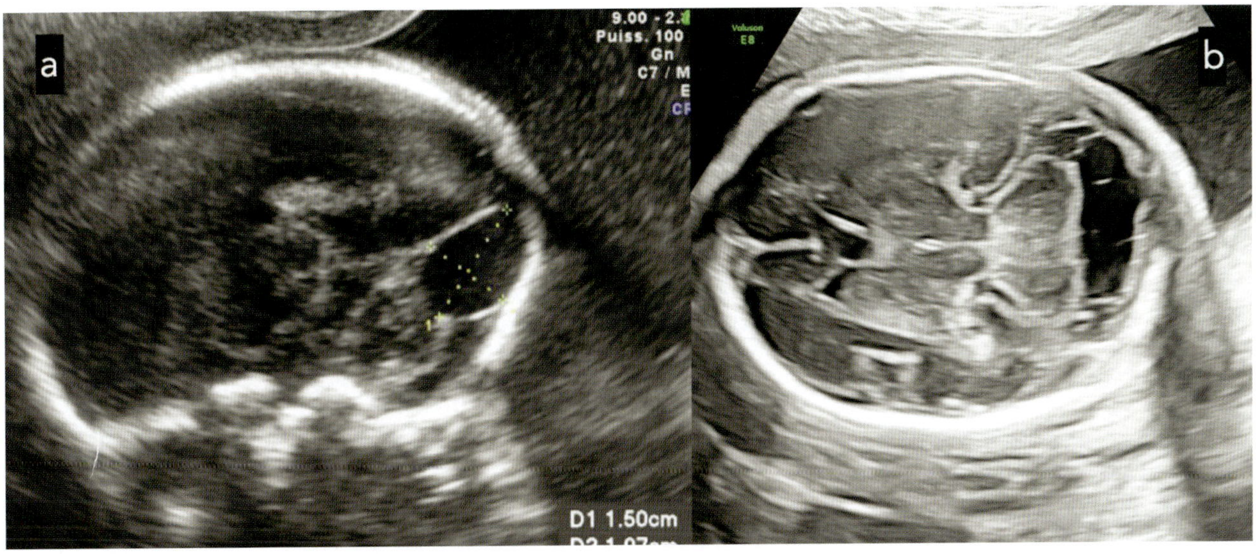

Fig. 6-11 : Kyste arachnoïdien : a : coupe sagittale 24sa, b : coupe axiale :26sa

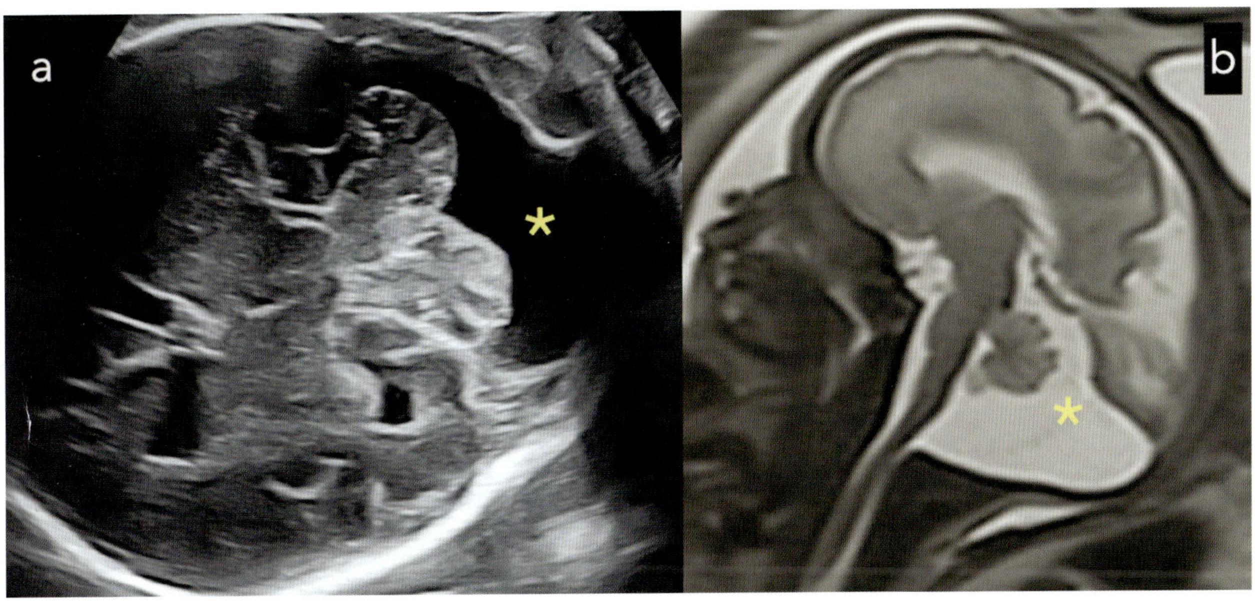

Fig 6-12 : Kyste arachnoïdien IRM 32sa (* : kyste) *(Dr M. Brasseur)*

La découverte de ce type de kyste devra entraîner un bilan complet et en particulier la recherche d'hétérotopies pouvant entrer dans le cadre d'une mutation du gène de la filamine A, responsable d'épilepsie dans l'enfance **(Fig. 6-13)** [4].

Ces kystes peuvent parfois être volumineux, comprimer les voies d'écoulement du LCR et entraîner une ventriculomégalie (*cf.* Chapitre 5 Partie 2 **Fig. 5-17**). Les kystes arachnoïdiens s'accompagnant d'anomalies morphologiques ou faisant partie d'un tableau syndromique seront abordés dans le paragraphe correspondant à ces anomalies.

- L'anatomie cérébelleuse est strictement normale, seule la mesure du diamètre antéro-postérieur (sur la ligne médiane) de la grande citerne est augmentée (>10mm). Il s'agit ici d'une méga-grande citerne sans conséquences péjoratives et ne nécessitant pas de bilan invasif **(Fig. 6-14)**.

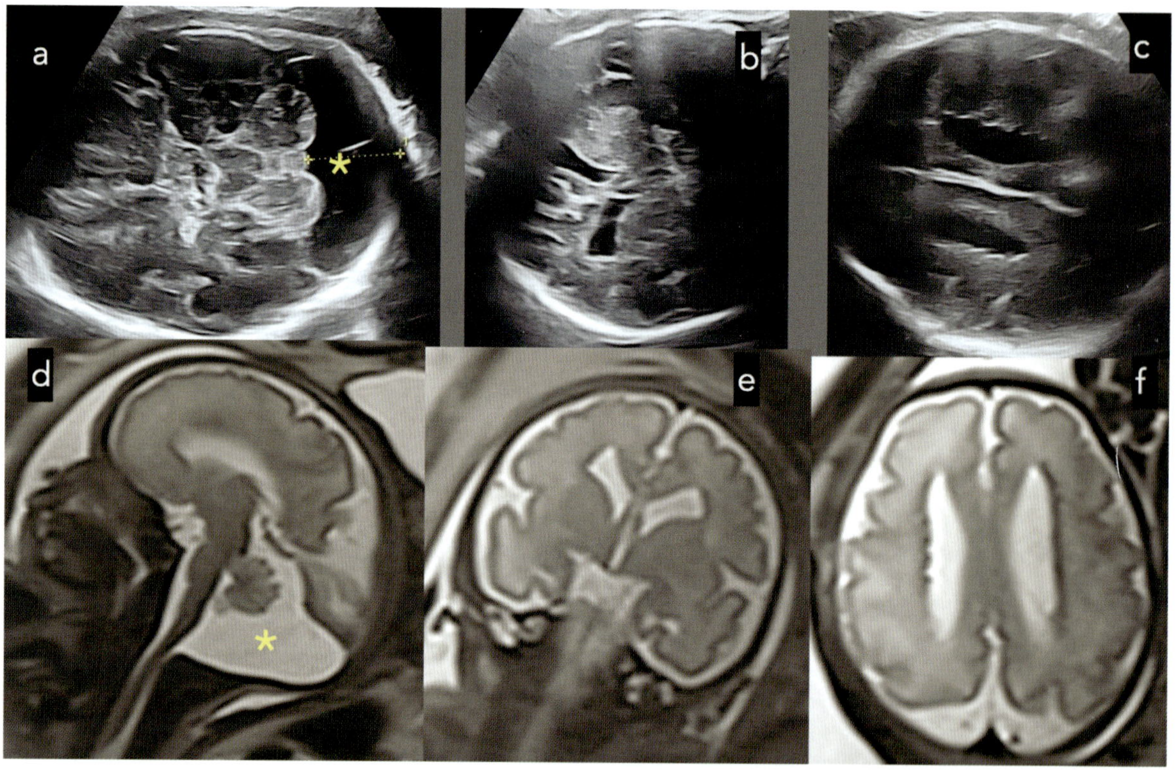

Fig. 6-13 : Kyste arachnoïdien32sa : a, b et c : aspects échographiques, d, e et f : aspects IRM. a et d : * : kyste, b et e : aspects « carré » des cornes frontales ? c et f : hétérotopies nodulaires *(Dossier Dr M. Brasseur)*

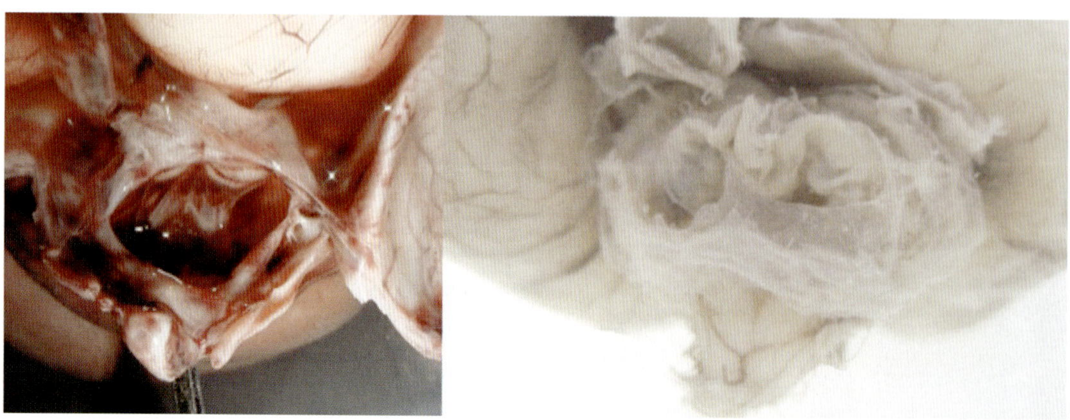

FP 6-3 : Kyste arachnoïdien de la fosse postérieure (aspects fœto-pathologiques)

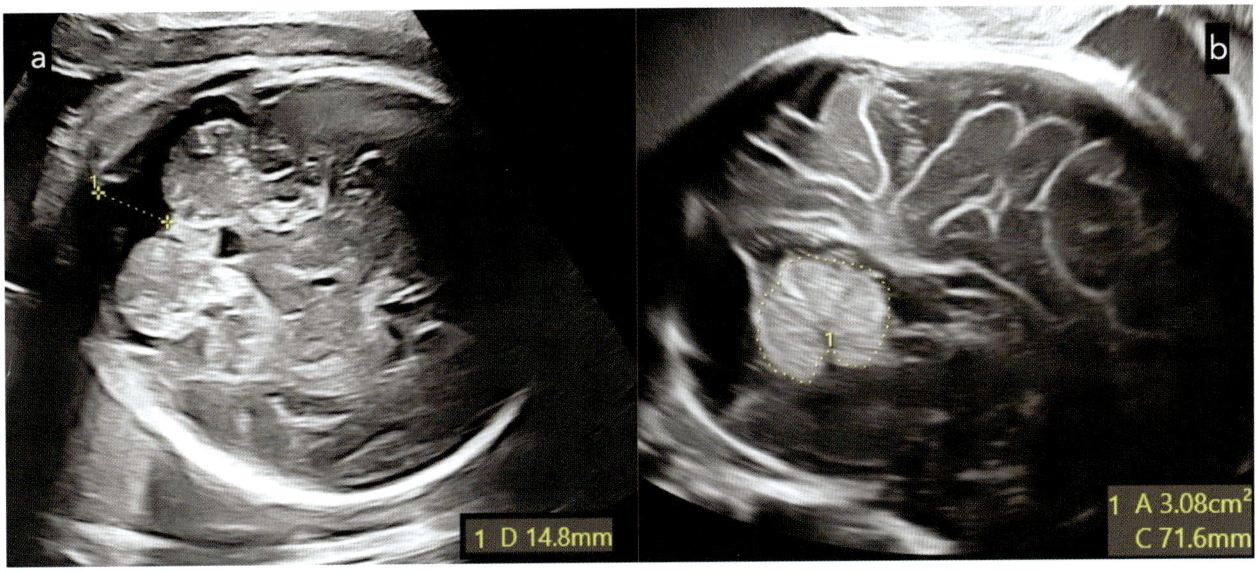

Fig. 6-14 : Méga grande citerne 33sa. a : coupe axiale, b : vermis cérébelleux

Le lac liquidien rétro-cérébelleux est diminué de volume

La grande citerne est inexistante dans l'anomalie de Chiari 2 signe indirect d'une AFTN (*cf.* Chapitre 3 Partie 2 **Fig. 3-13**) : le cervelet attiré vers le bas, présente une concavité postérieure et se trouve plaqué contre l'écaille occipitale (« *banana-sign* ») **(Fig. 6-15)**.

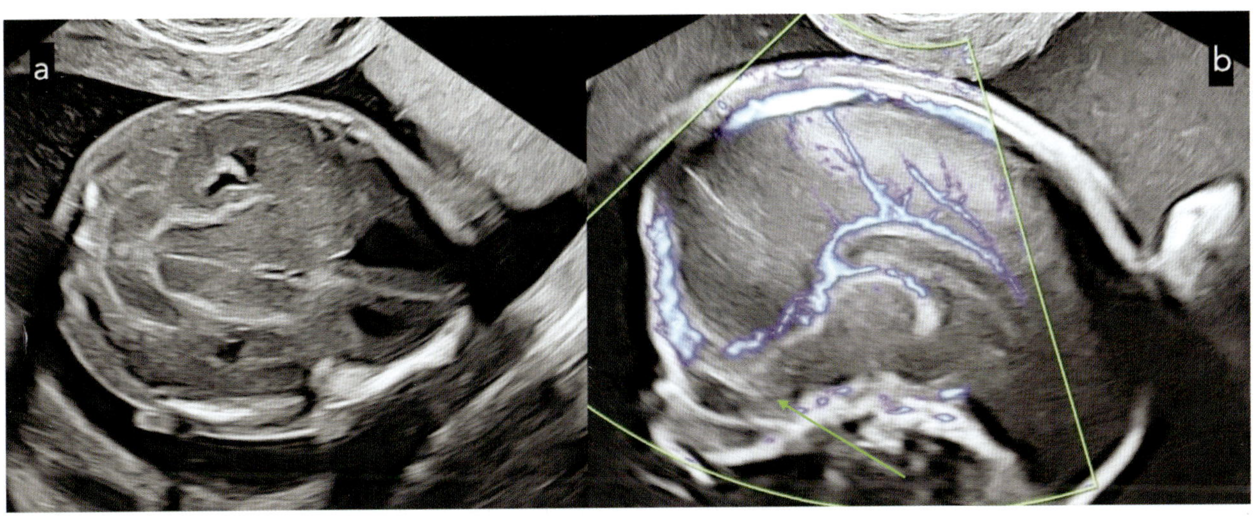

Fig. 6-15 : Anomalie de Chiari 2 : « banana-sign » : a : coupe axiale 17sa, coupe sagittale 24sa (flèche : cervelet compressé et bas)

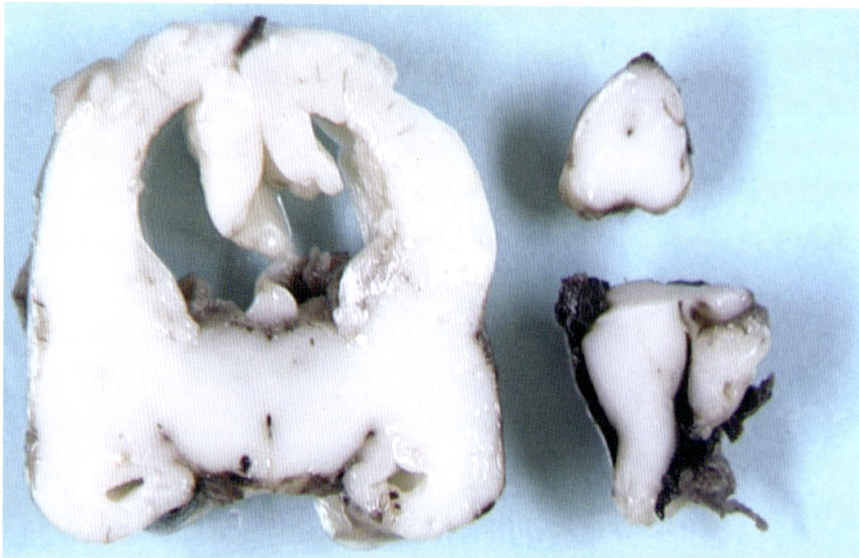

FP 6-4 : Malformation d'Arnold-Chiari : A gauche : coupe coronale des hémisphères cérébraux visualisant la dilatation bi ventriculaire et la destruction septale.En haut à droite : coupe axiale du mésencéphale montrant la déformation des pédoncules et la réduction de la taille de l'aqueduc. `En bas à droite : coupe sagittale du tronc cérébral et du cervelet visualisant l'allongement du vermis et le V4 collabé par l'engagement du cervelet *(Images F. Razavi)*

Le cervelet présente une biométrie réduite

On entend par biométrie réduite une diminution du diamètre transverse du cervelet. La diminution de la biométrie peut porter sur le cervelet seul ou être associée à une diminution biométrique du tronc cérébral réalisant alors une hypoplasie ponto-cérébelleuse :

Hypoplasies globales du cervelet

Elles sont le plus souvent en rapport avec des anomalies chromosomiques **(Fig. 6-16)**, des maladies métaboliques (syndrome de Lemli-Opitz, syndrome de Zellweger...), des fœtopathies infectieuses à CMV **(Fig. 6-17)**, à parvovirus B19 [5], une pathologie de la gyration. Une origine clastique peut être à l'origine de ce type d'anomalie **(Fig. 6-18)**.

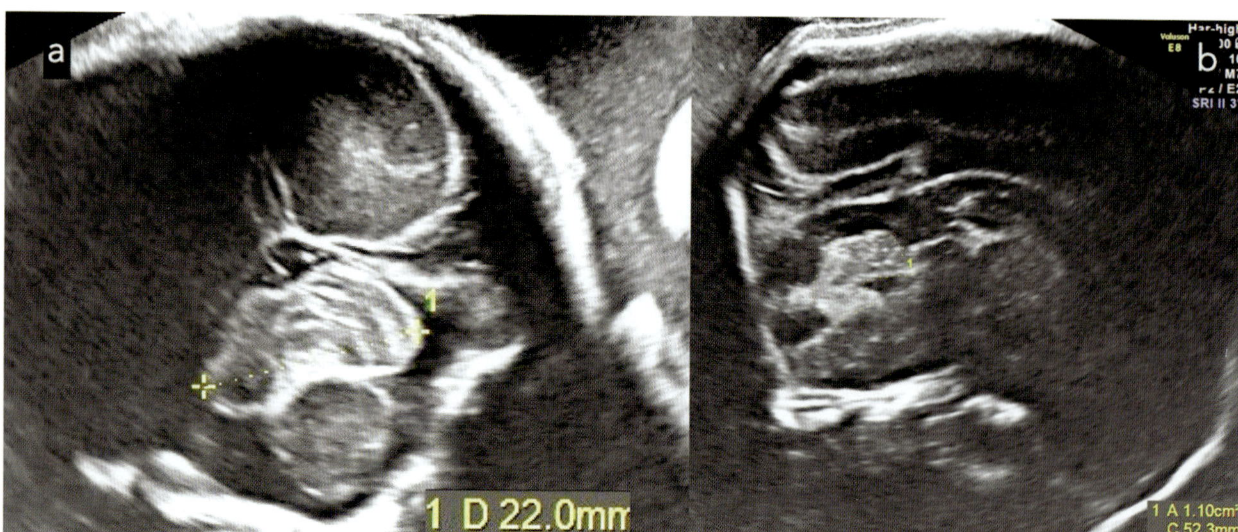

Fig. 6-16 : Hypoplasie globale du cervelet (Trisomie 18 26sa) a : coupe axiale, b : coupe sagittale : vermis de petite taille

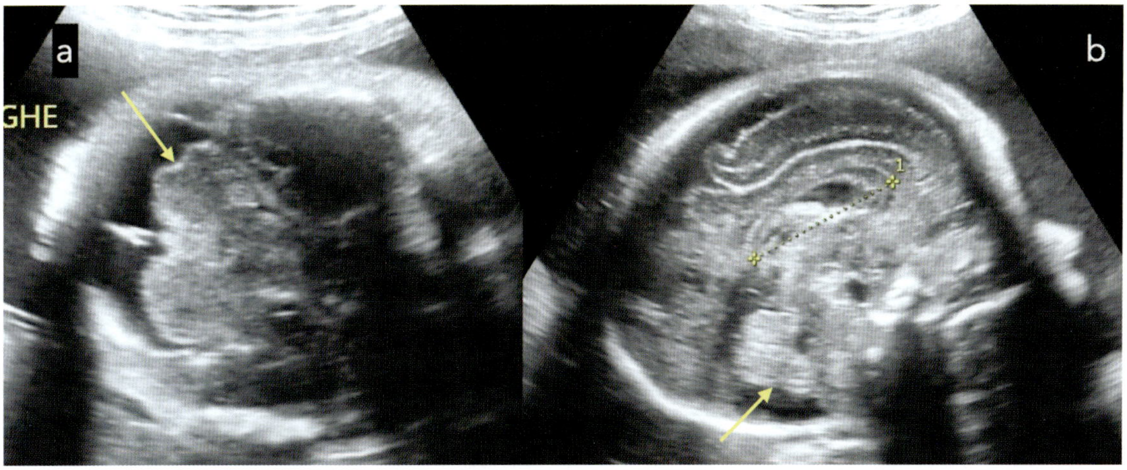

Fig. 6-17 : Fœtopathie à CMV 32sa (flèches : a : amputation d'un hémisphère cérébelleux, b : amputation du vermis)

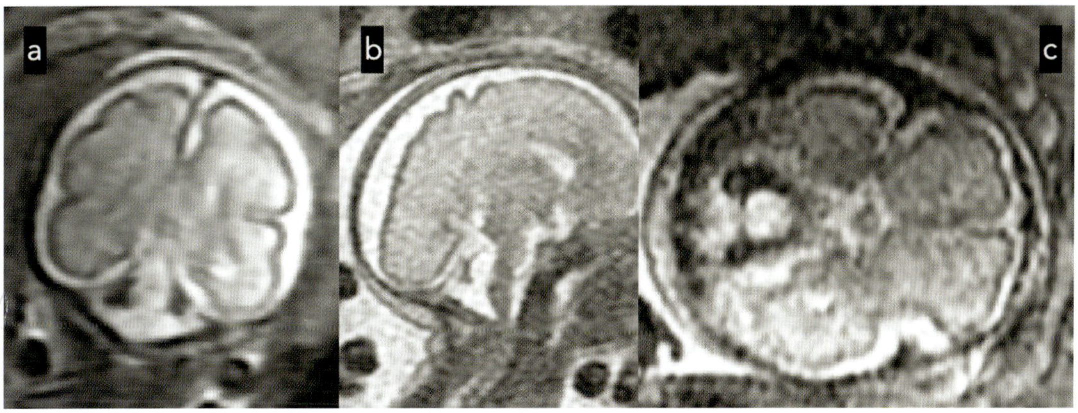

Fig. 6-18 : Ischémie globale du cervelet *(Dr M. Brasseur)*

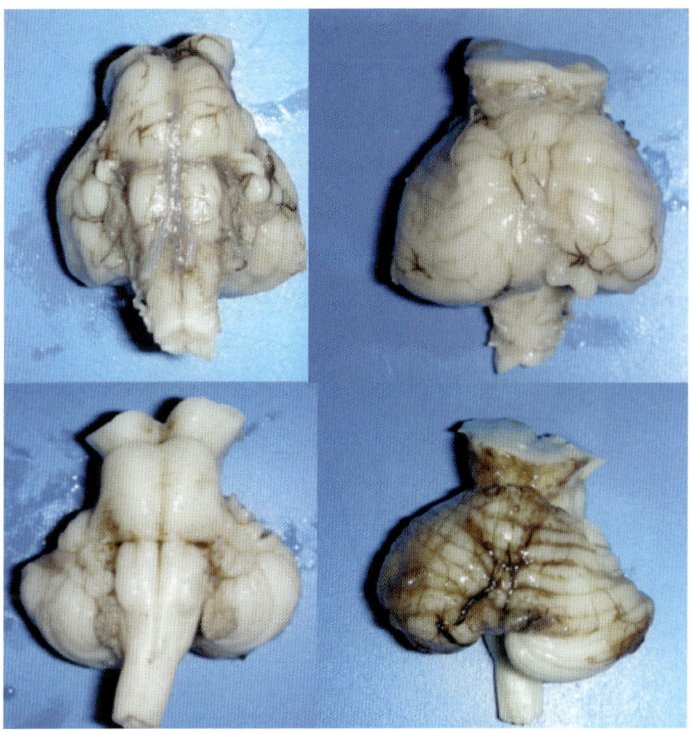

FP 6-5 : Hypoplasie globale du cervelet à 30sa (ligne supérieure). Témoin à 29sa (ligne inférieure)

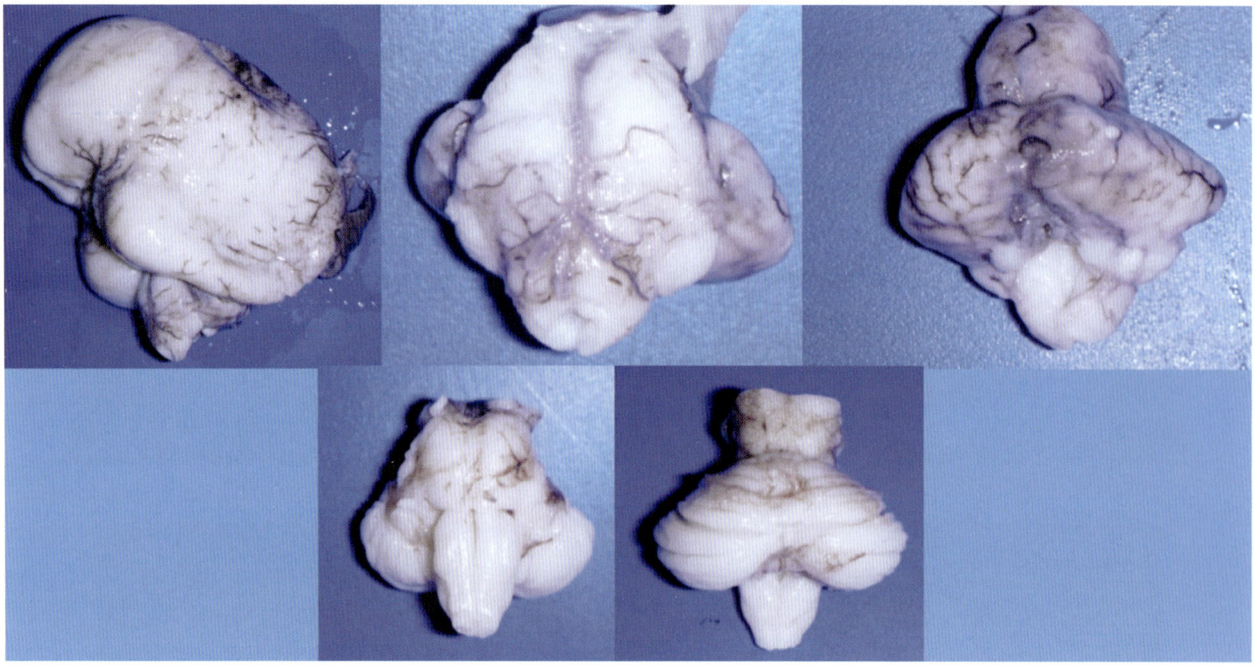

FP 6-6 : Hypoplasie cérébelleuse à 24 sa dans un Syndrome de Walker-Warburg (lissencéphalie type II) : ligne supérieure, témoin au même terme

Hypoplasies unilatérales du cervelet

Dans la majorité des cas, l'origine est clastique liée à un accident ischémo-hémorragique. Les signes vont se modifier dans environ la moitié des cas au cours de l'évolution de la grossesse signant alors cette origine **(Fig. 6-19)**.

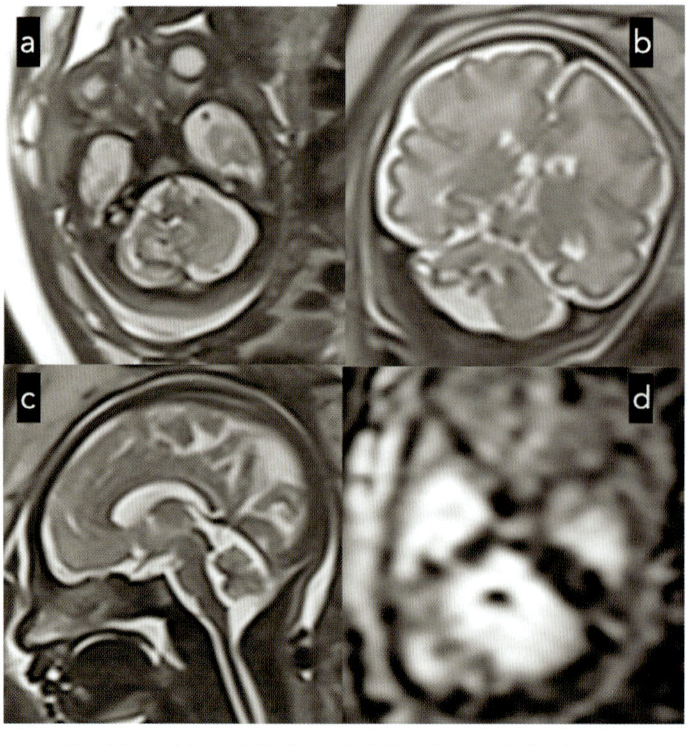

Fig 6-19 : Ischémo-hémorragie d'un hémisphère cérébelleux IRM 32sa (tronc cérébral et vermis normaux) *(Dr M. Brasseur)*

Dans un certain nombre de cas l'hypoplasie unilatérale peut être la résultante d'une fœtopathie à CMV **(Fig. 6-20)**. Enfin ce type d'anomalie peut faire suspecter un syndrome PHACE [6] **(Fig. 6-37 à 6-39).** Exceptionnellement, le bilan est négatif et l'évolution est favorable **(Fig. 6-21 et 6-22)**.

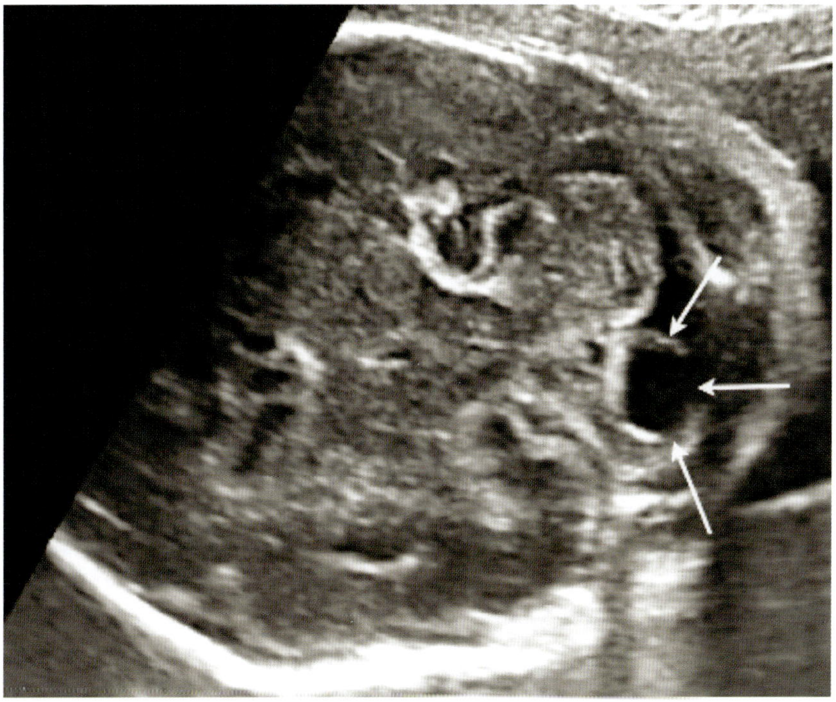

Fig. 6-20 : Porencéphalie d'un hémisphère cérébelleux secondaire à une ischémie (30sa) (flèches)

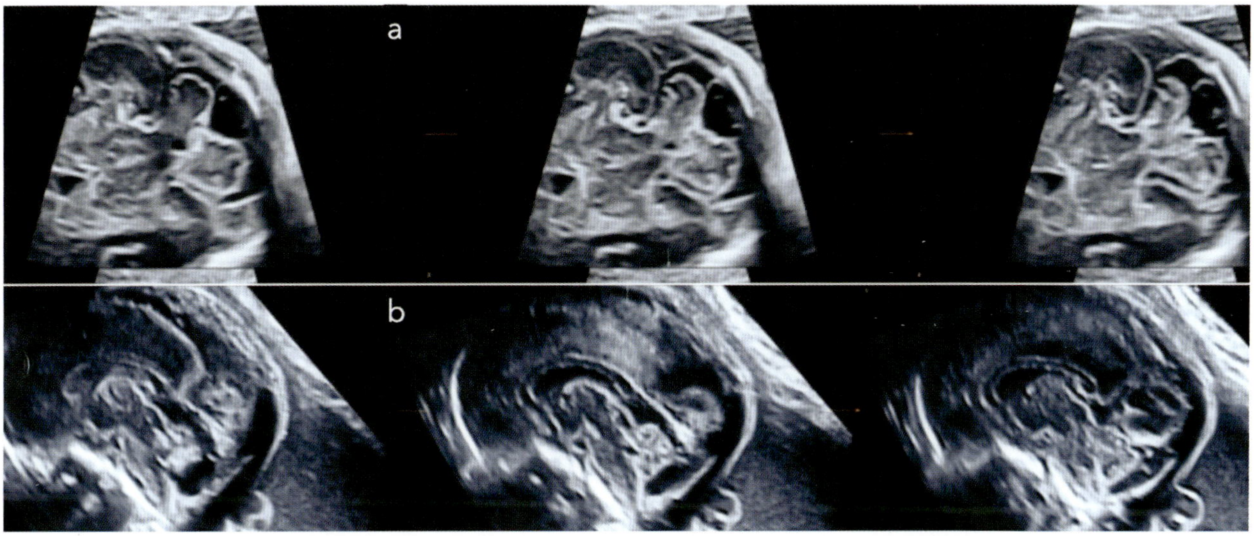

Fig. 6-21 : Hypoplasie d'un lobe cérébelleux 26 sa : a TUI axial, b : TUI sagittal

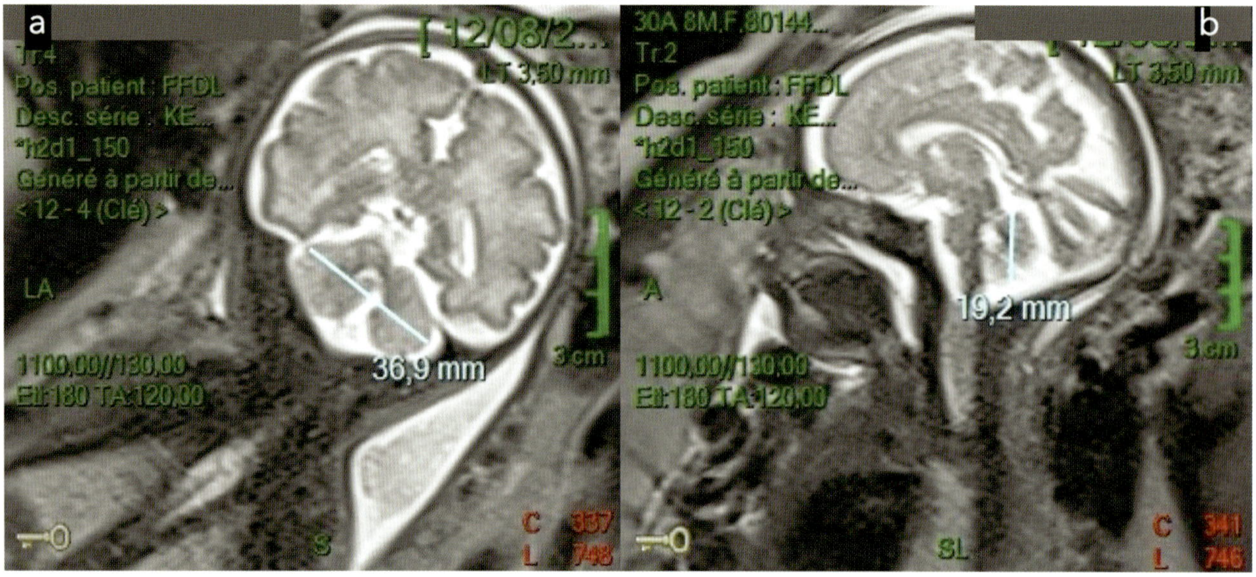

Fig. 6-22 : Même patiente que Fig 6-21 : aspect IRM 31sa : évolution favorable *(Pr C.Adamsbaum)*

Hypoplasies isolées du vermis

Ces anomalies peuvent certes s'intégrer dans le cadre de nombreuses anomalies mais peuvent aussi être uniquement en rapport avec un cervelet dysplasique **(Fig. 6-23)**.

Hypoplasies ponto-cérébelleuses

L'origine génétique est la plus fréquente : anomalie chromosomique **(Fig. 6-24)** ou délétion **(Fig. 6-25).** L'IRM est indispensable car nettement plus performante que l'échographie en ce qui concerne la visualisation du tronc cérébral **(Fig. 6-26)**.

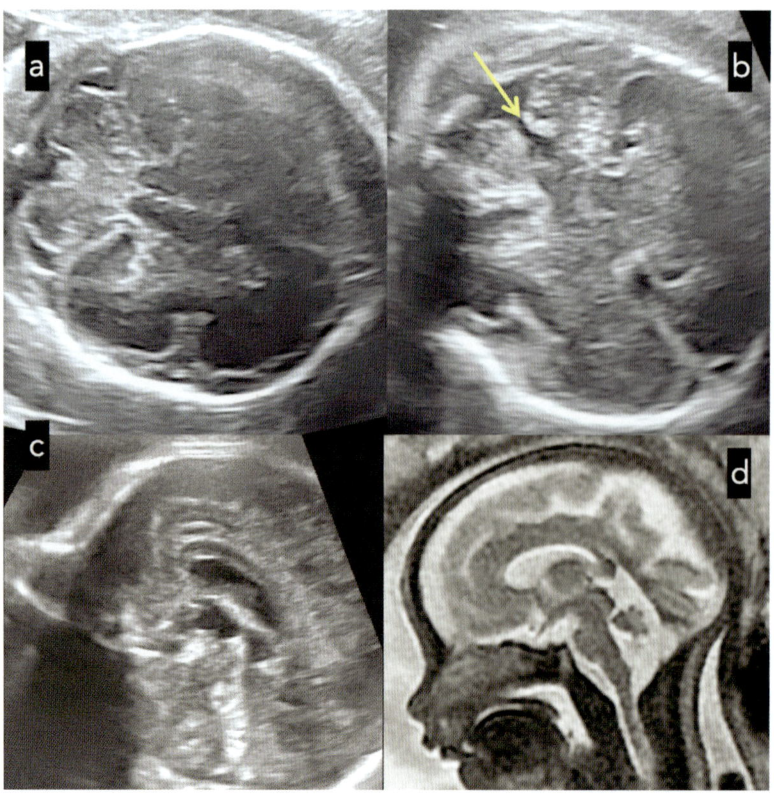

Fig. 6-23 : Dysplasie cérébelleuse 28sa : aspects échographiques (a, b, c). Aspects IRM (d) *(Dr M. Brasseur)*

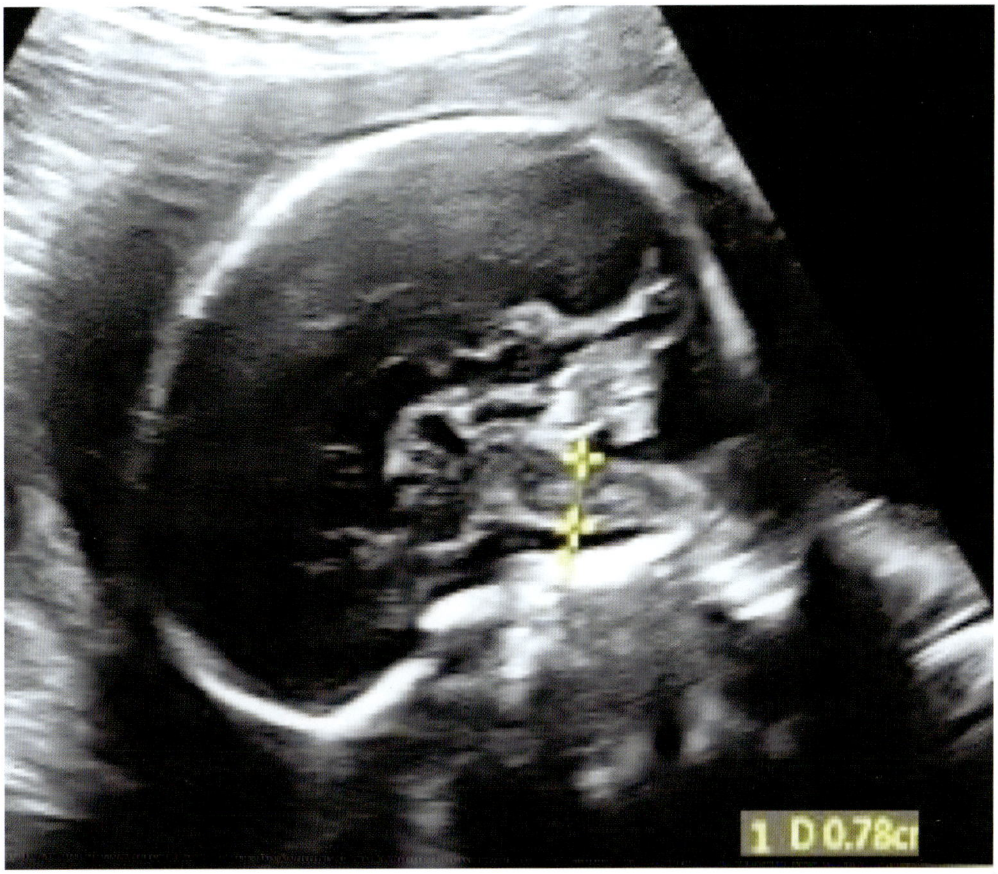

Fig. 6-24 : Hypoplasie ponto-cérébelleuse trisomie 18 26sa

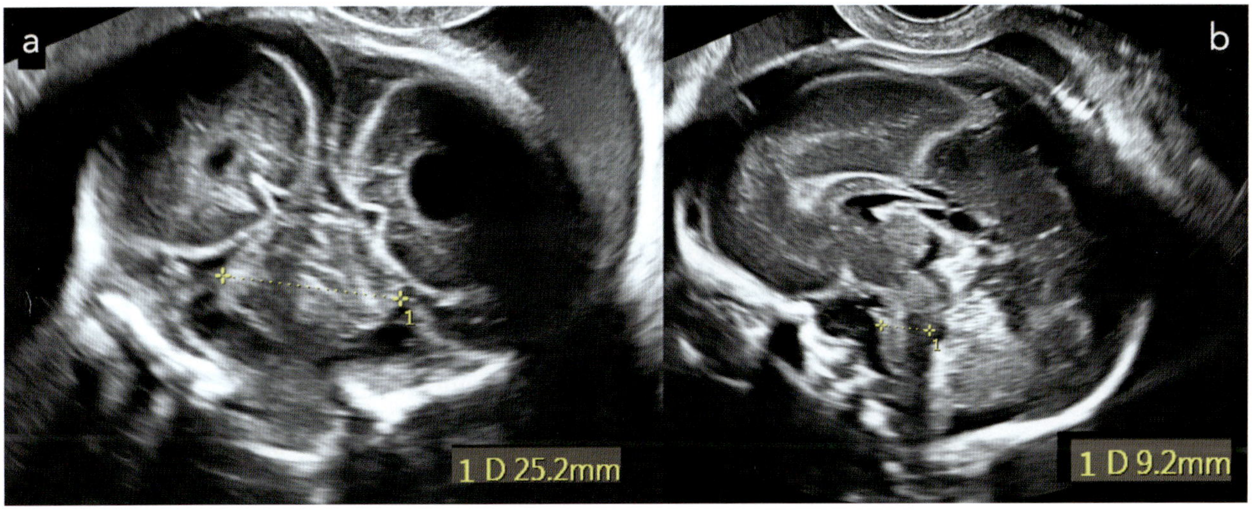

Fig. 6-25 : Hypoplasie ponto-cérébelleuse 30sa Délétion 1p36

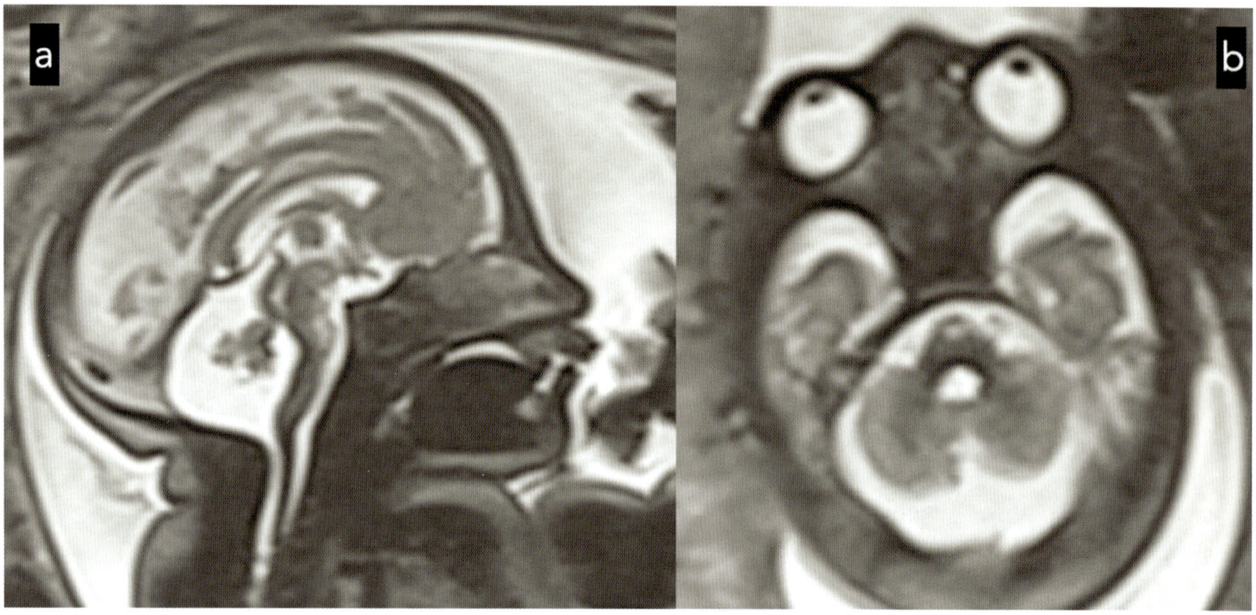

Fig. 6-26 : Hypoplasie ponto-cérébelleuse : aspects IRM *(Dr M.Brasseur)*

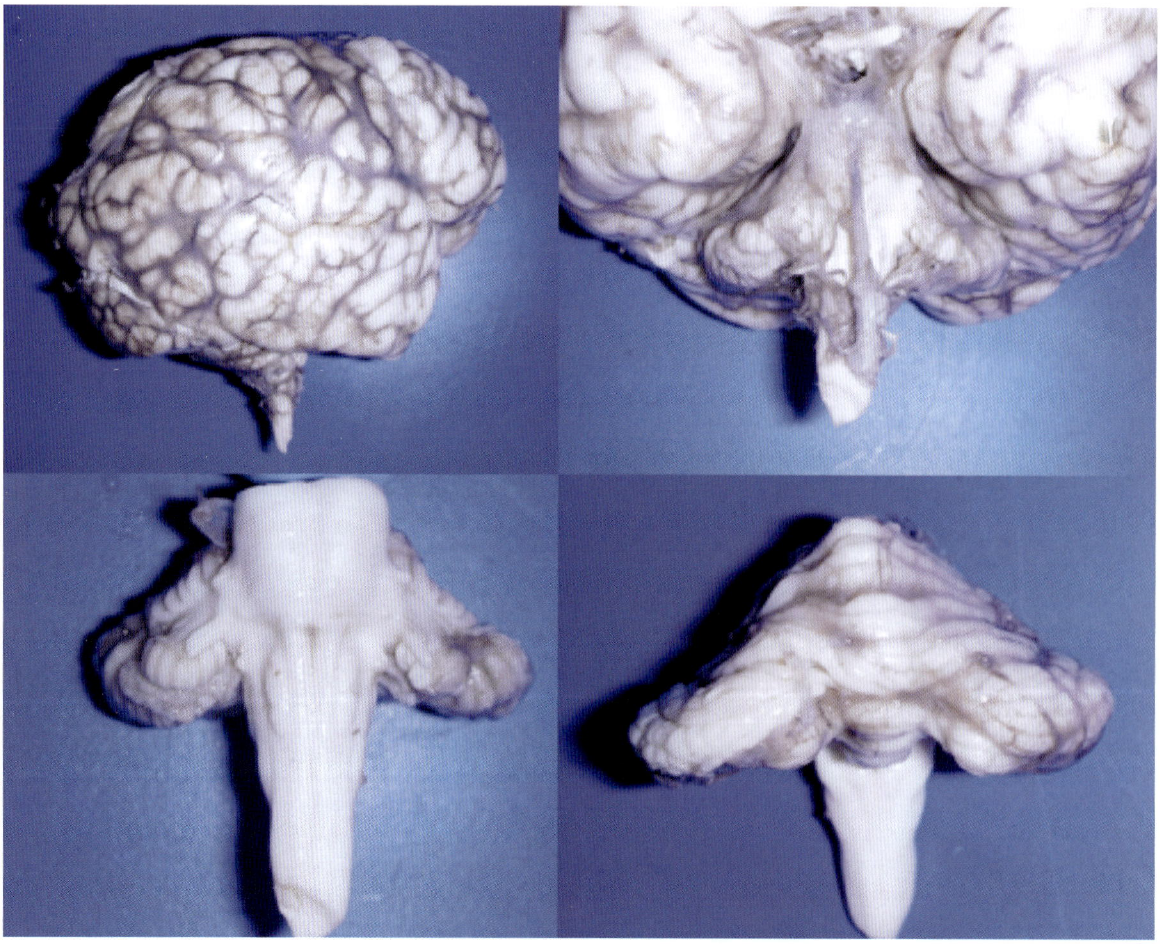

FP 6-7 : Atrophie olivo-ponto-cérébelleuse à 37 sa (aspects fœto-pathologiques)

L'anatomie du cervelet est anormale

Nous avons déjà mentionné l'anomalie de Chiari 2 dans le cadre des AFTN.

Agénésie cérébelleuse

Elle peut être diagnostiquée dès le premier trimestre, et doit alors faire rechercher une anomalie chromosomique (trisomie 13, triploïdie) **(Fig. 6-27 et 6-28)**.

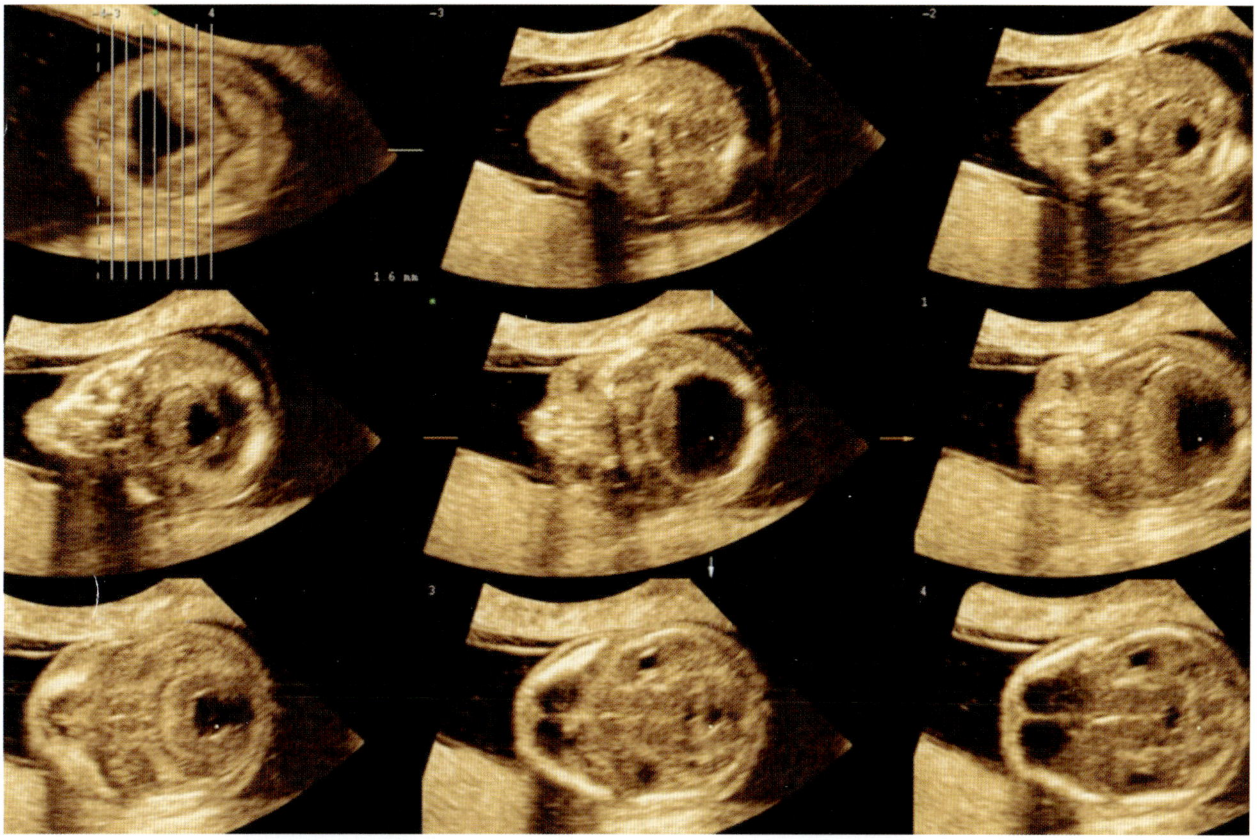

Fig. 6-27 : Agénésie cérébelleuse au premier trimestre dans le cadre d'une trisomie 13 (TUI axial)

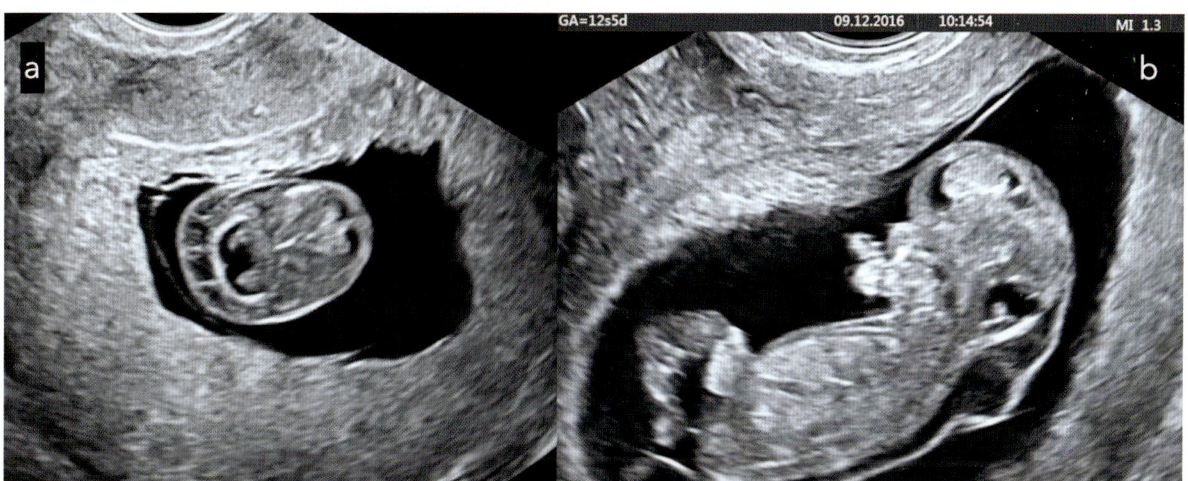

Fig. 6-28 : Agénésie cérébelleuse dans le cadre d'une triploïdie

Au deuxième trimestre, aucune structure cérébelleuse n'est reconnue **(Fig. 6-29)**.

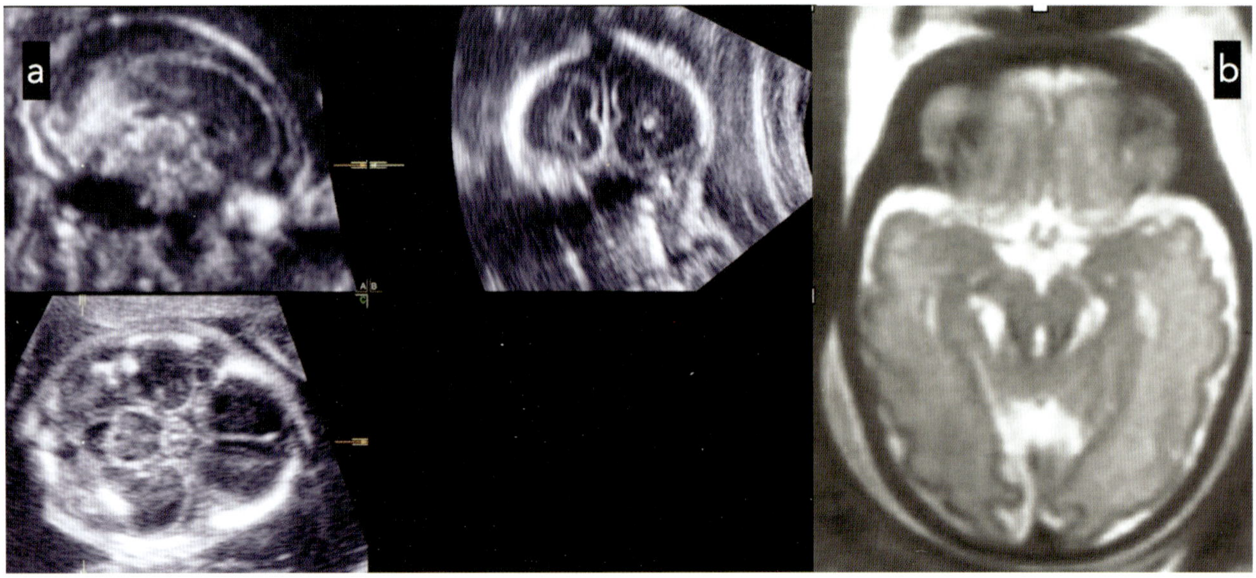

Fig. 6-29 : Agénésie cérébelleuse : a : coupes multiplanaires 22sa *(Dr C.Bisch)*, b : Aspect IRM 32sa *(Dr P.Sonigo)*

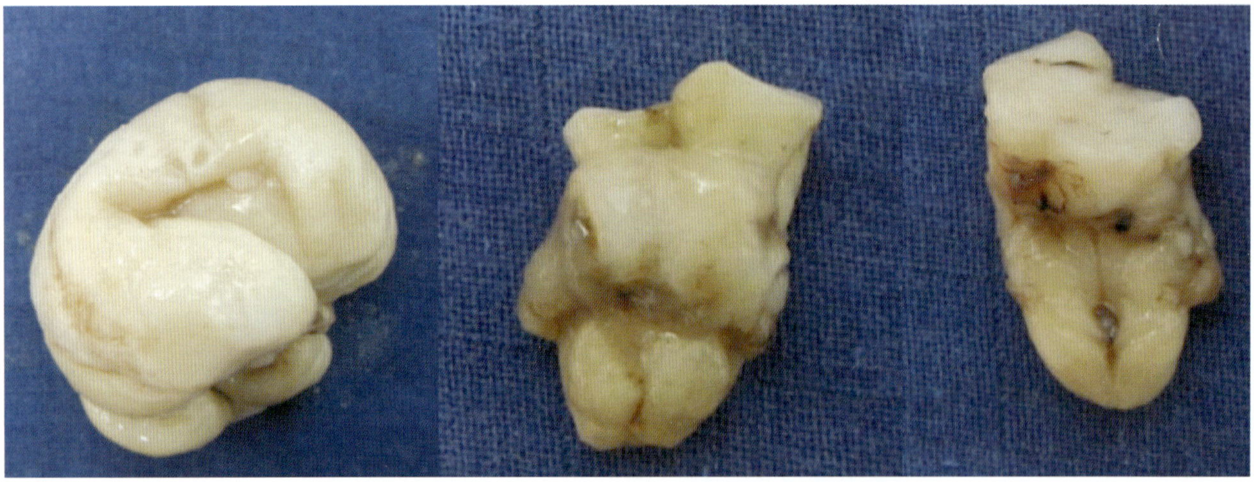

FP. 6-8 : Agénésie cérébelleuse à 19 sa (aspects macroscopiques)

Rhombencéphalosynapsis

Le diagnostic est porté devant une diminution du diamètre transverse du cervelet et un aspect convexe du bord postérieur du cervelet, qui sont les deux signes majeurs de cette anomalie [7]. Par ailleurs la forme du V4 est totalement anormale et l'on peut visualiser, en particulier au troisième trimestre, une gyration s'étendant d'un hémisphère cérébelleux à l'autre en raison de l'absence ou de l'hypoplasie du vermis **(Fig. 6-30 et 6-31)**. La VMG par sténose de l'aqueduc est quasi constante.

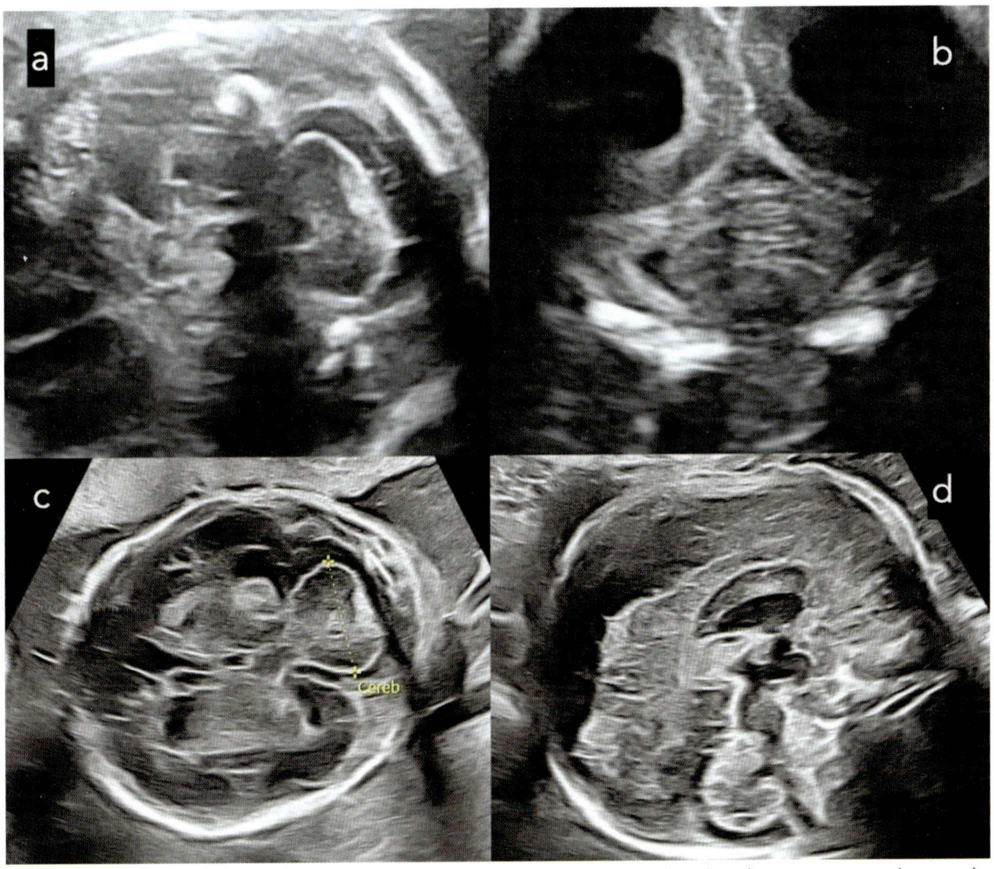

Fig 6-30 : Rhombencéphalosynapsis : a et b 22sa, c et d : 26sa. a et c : coupes axiales diamètre transverse du cervelet nettement réduit et bord postérieur convexe vers l'arrière, b : gyration d'un hémisphère à l'autre, d : faux aspect de vermis

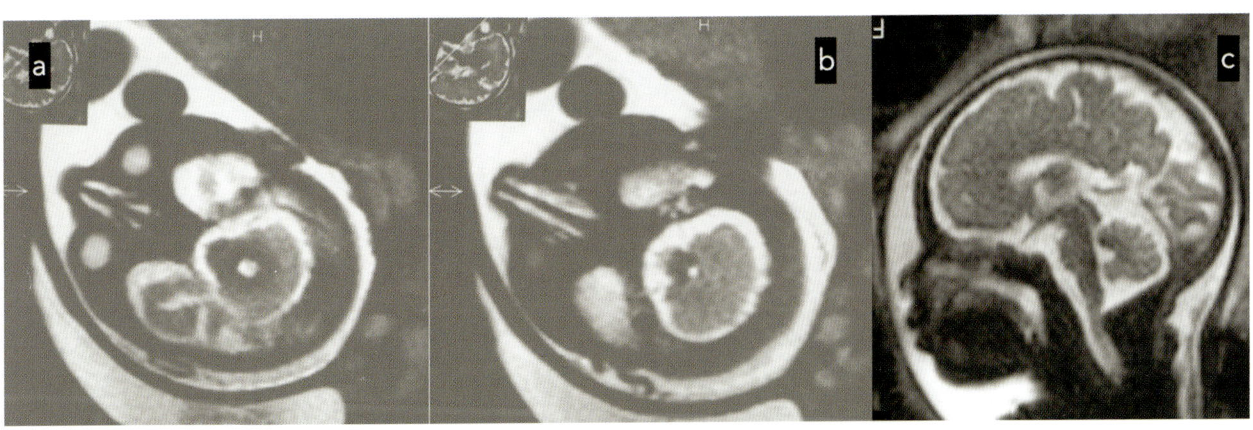

Fig. 6-31 : Rhombencéphalosynapsis IRM a et b : coupes axiales, c : faux aspect de vermis *(Dr M. Brasseur)*

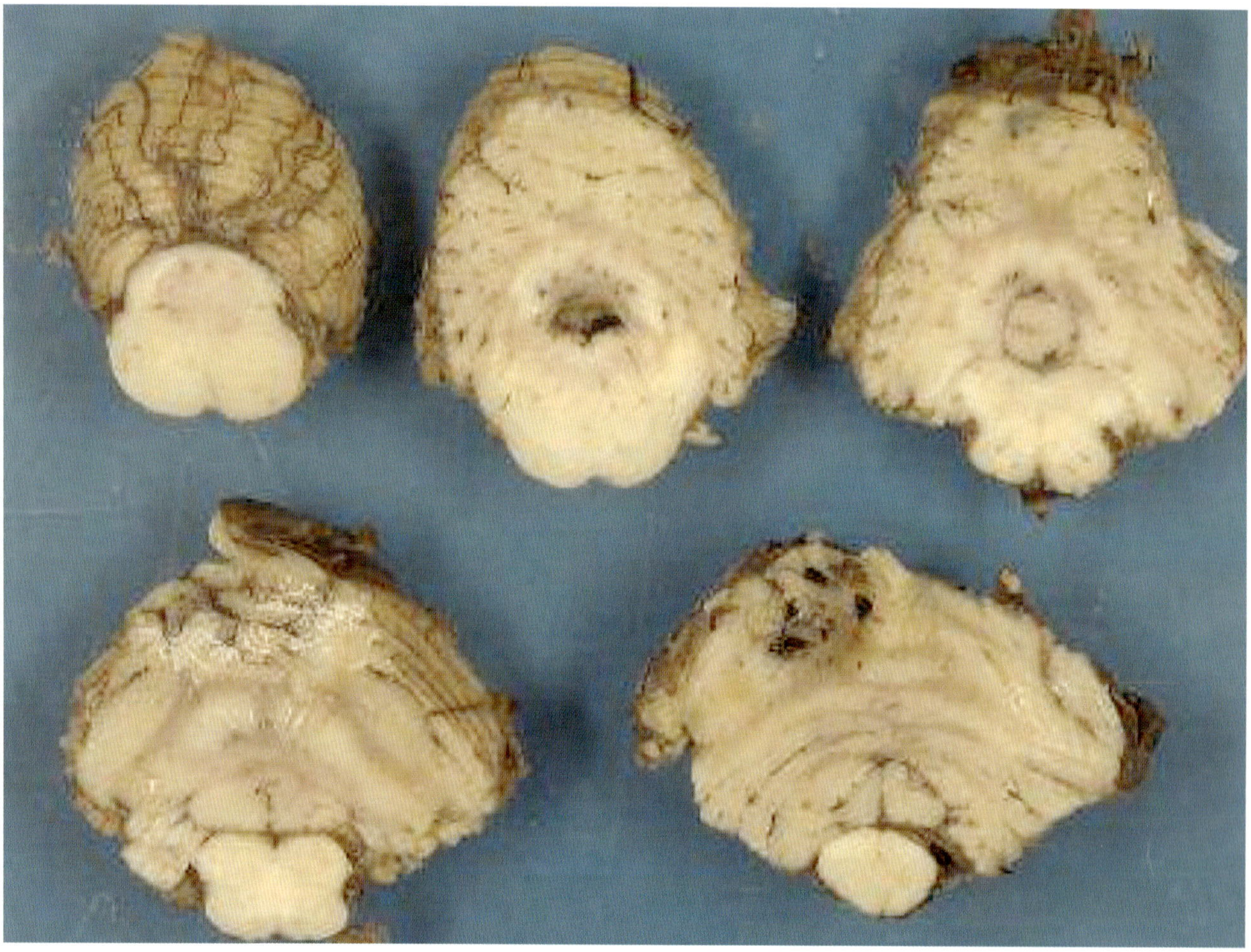

FP 6-8bis : Rhombencéphalosynapsis

- Diencéphalosynapsis et mésencéphalosynapsis sont des complications fréquentes **(Fig. 6-32)** [8].

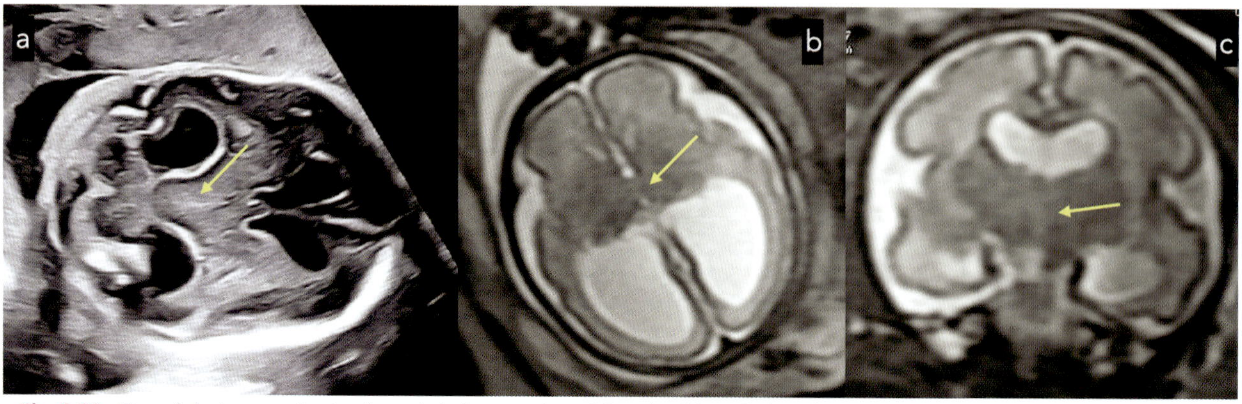

Fig. 6-32 : Diencéphalosynapsis et mésencéphalosynapsis a : 26sa : b : 31sa : fusion des structures centrales et ventriculomégalie majeure (b et c : *Dr M. Brasseur*)

Il paraît important de souligner que la coupe sagittale peut être source d'une erreur d'interprétation : la gyration des hémisphères cérébelleux accolés pouvant à tort évoquer une foliation vermienne.

Dans quelques cas, le rhombencéphalosynapsis peut être partiel avec présence d'un vermis de taille plus ou moins importante **(Fig. 6-33 et 6-34)**, l'aspect bombant du bord postérieur du cervelet et à la forme anormale du V4 seront les clés de ce diagnostic.

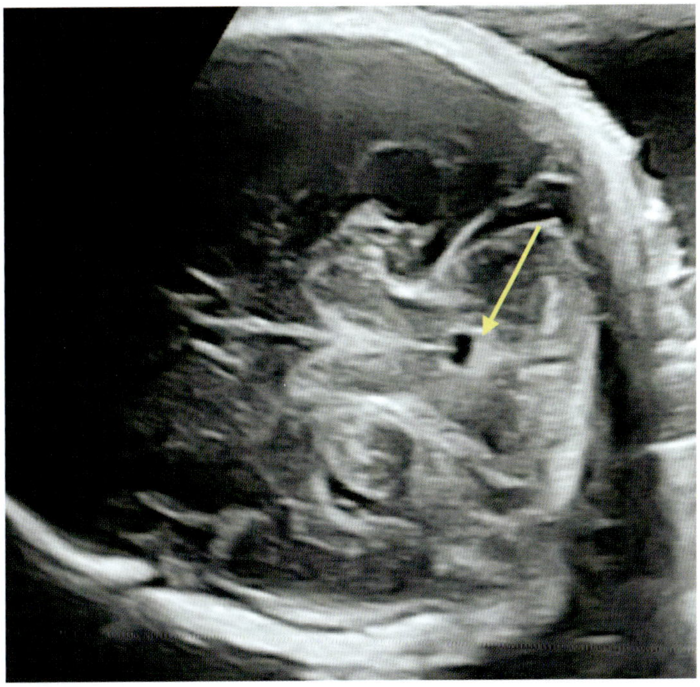

Fig. 6-33 : Rhombencéphalosynapsis partiel 26sa (flèche : vermis de taille réduite et V4 de forme anormale)

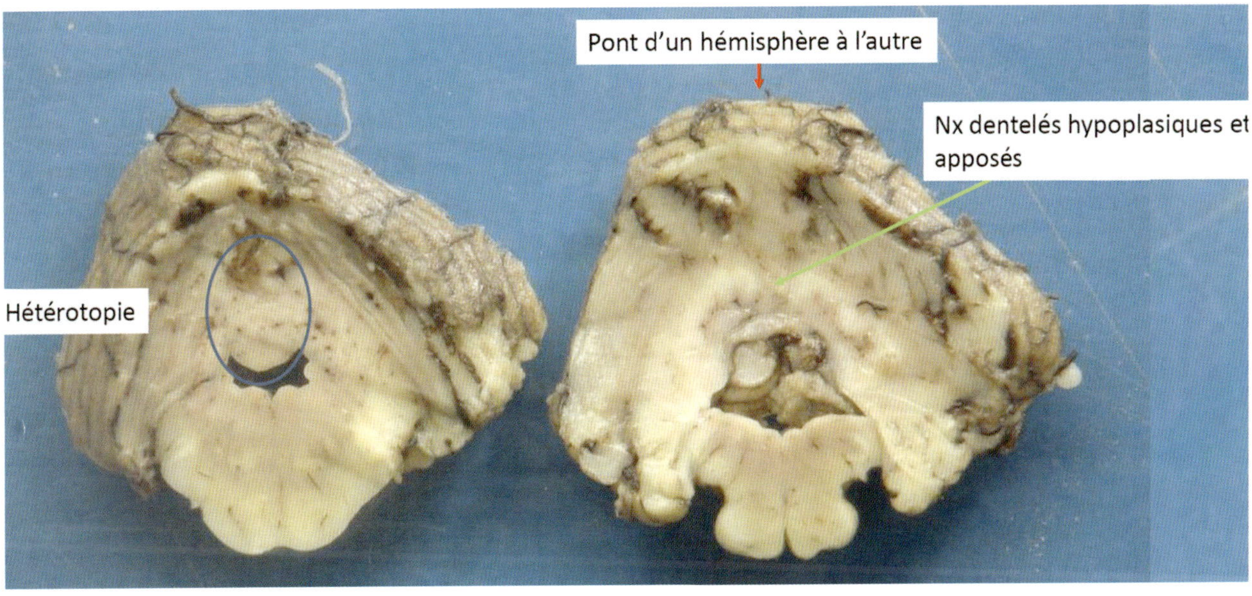

FP 6-8ter : Rhombencéphalosynapsis partiel 35+4sa

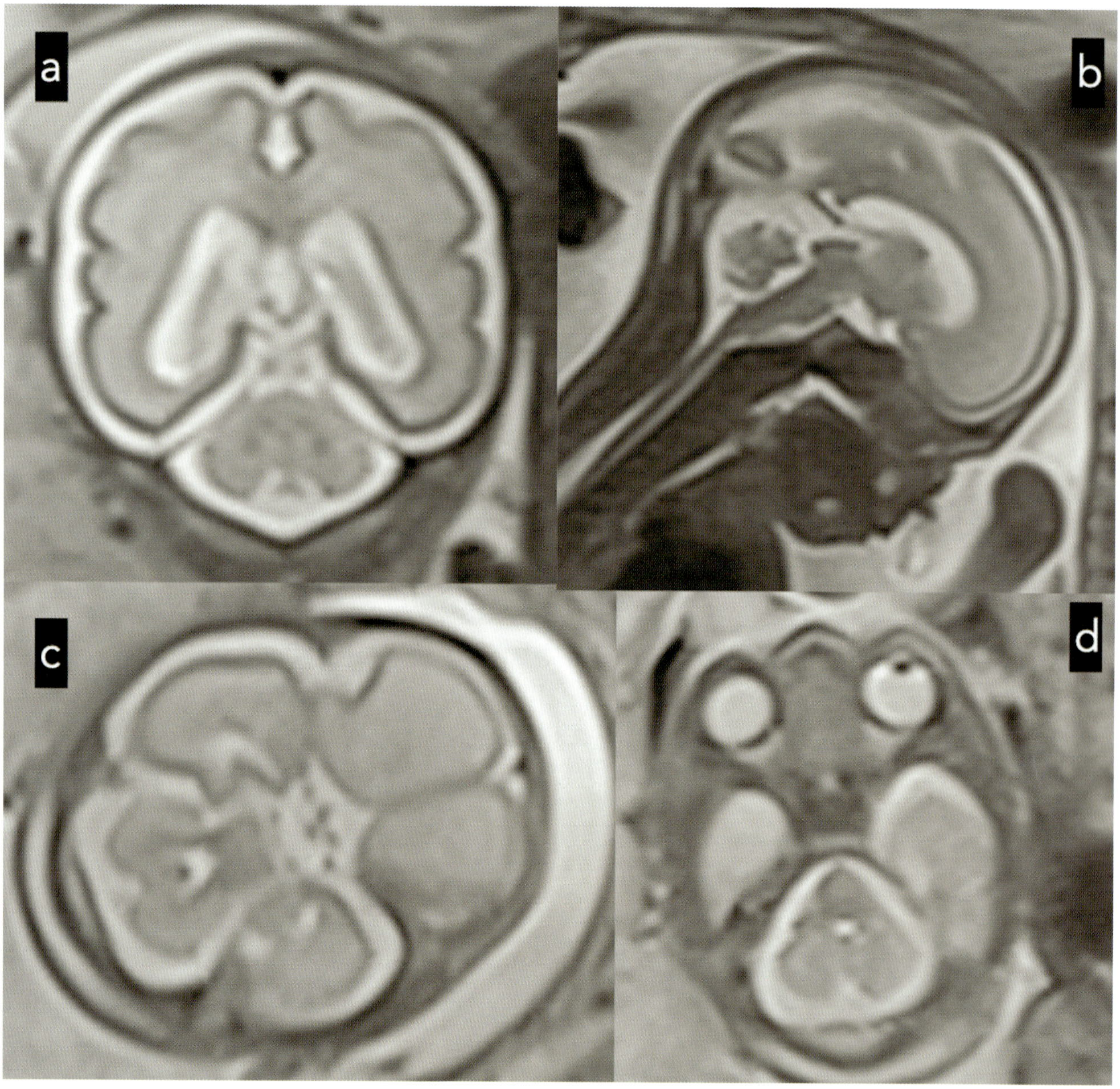

Fig. 6-34 : Rhombencéphalosynapsis partiel IRM 32sa *(Dr M.Brasseur)*

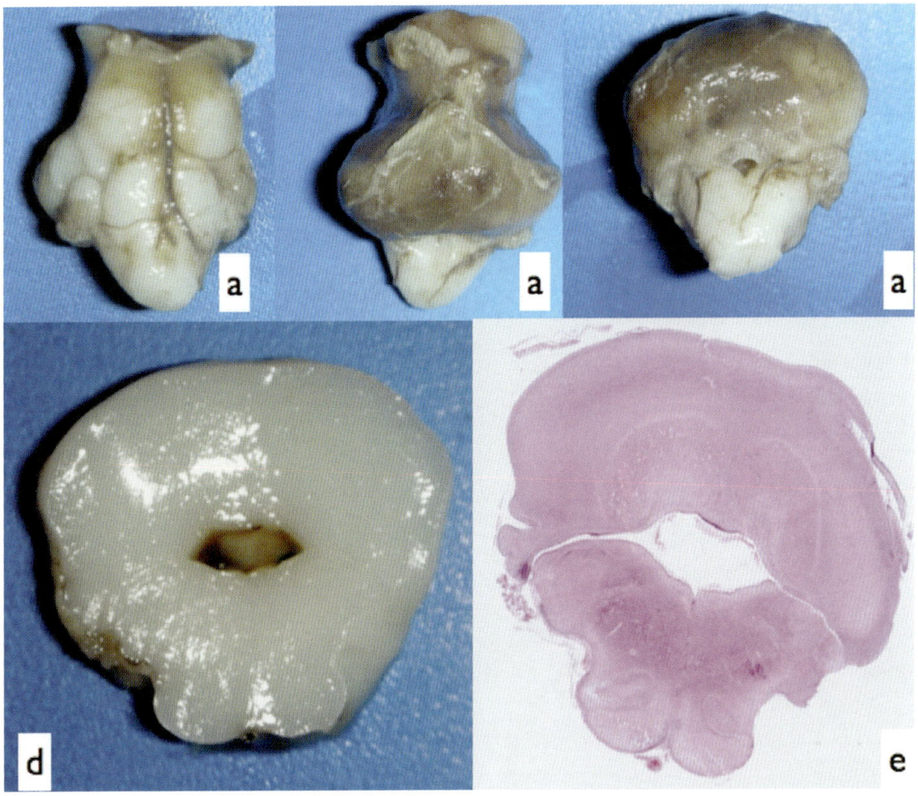

FP 6-9 : Rhombencéphalosynapsis (aspects fœto-pathologiques) : a : agénésie du vermis, d : fusion des hémisphères, e : fusion des noyaux dentelés

Anomalie de fermeture du tube neural (AFTN) (cf. Chapitre 3 Partie 2)

Syndrome de Joubert

Décrit pour la première fois en 1968 par Marie Joubert, il rentre dans le cadre des ciliopathies. La fréquence est estimée à 1/100000. Le cervelet est totalement anormal : V4 largement ouvert, allongement des pédoncules cérébelleux supérieurs, hypoplasie vermienne le plus souvent majeure, l'ensemble de ces particularités anatomiques constituant le « signe de la dent molaire » **(Fig. 6-35)** [9].

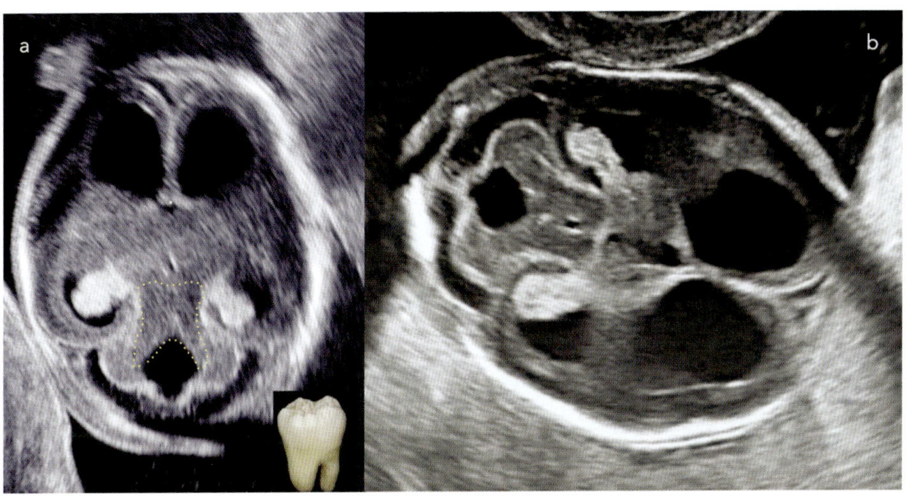

Fig. 6-35 : Syndrome de Joubert 24sa : a et b : signe de la « dent molaire »

En IRM, l'espace présent entre les hémisphères cérébelleux est décrit comme le « signe de la fesse » ; en outre l'IRM permet une meilleure étude de la dysmorphie vermienne **(Fig. 6-36)**. La ventriculomégalie est constante, les reins sont d'aspect hyperéchogène ou multikystique.

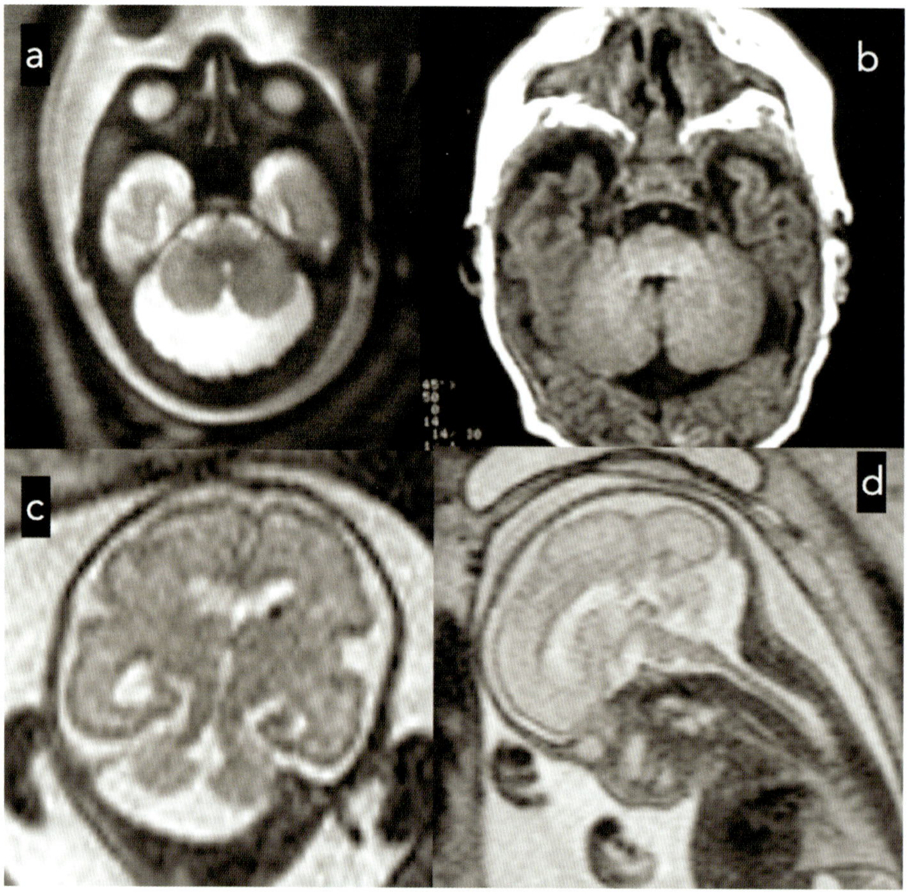

Fig. 6-36 : Syndrome de Joubert : aspects IRM 3e trimestre : a et b : signe de la « fesse » (Dr P.Sonigo), c et d *(Dr M. Brasseur)*

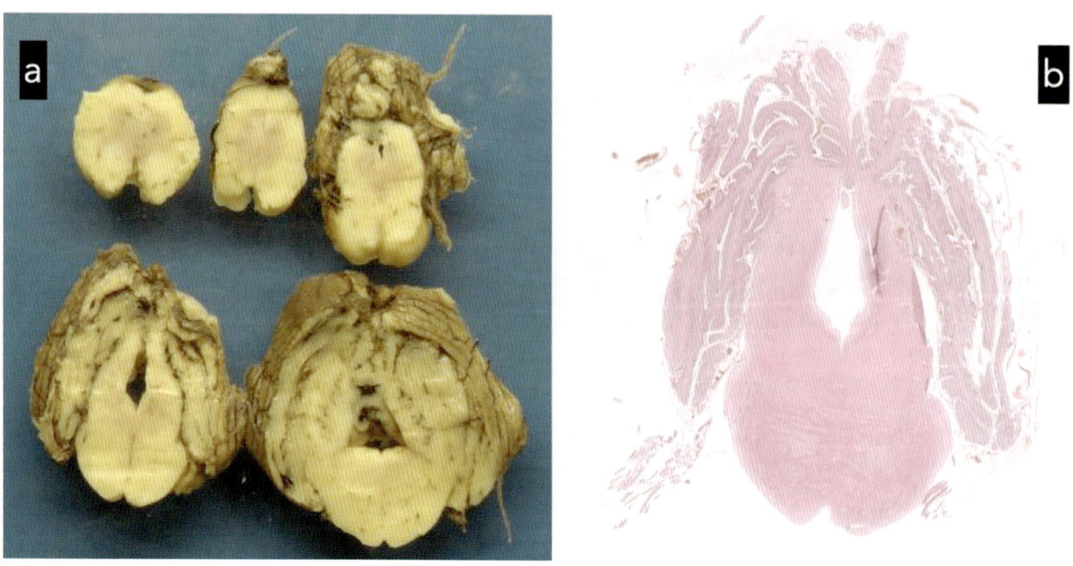

FP 6-10 : Syndrome de Joubert : aspects fœto-pathologiques de la « dent molaire », a :macroscopie, b : histologie

Syndrome PHACE

Ce syndrome neuro-cutané associe :

Des anomalies de la fosse postérieure (P) donnant à l'ensemble des structures cérébelleuses un aspect « en combiné de téléphone » **(Fig. 6-37 et 6-38)** [10]. Cet aspect résulte de l'association du déplacement d'un hémisphère cérébelleux, par un kyste arachnoïdien asymétrique ipsilatéral communicant avec un V4 asymétrique et distendu, les deux hémisphères cérébelleux étant reliés entre eux par le vermis déformé et fusionné avec les pédoncules cérébelleux controlatéraux.

Des articles récents [11 et 12] apportent une nuance en montrant que c'est essentiellement le caractère asymétrique du kyste de l'association PHACE qui permettra de le différencier d'un kyste de la poche de Blake, et non les lésions majeures du vermis.

- Un hémangiome (H) facial ou du scalp (mesurant plus de 5 cm) est le critère majeur présent dans 92 à 100% des cas, mais malheureusement non accessible à l'imagerie anténatale **(Fig 6-39)**
- Des anomalies artérielles (A) à type de sténose ou d'occlusion **(Fig 6-38)**.
- Des anomalies cardiaques (C) à type de coarctation de l'aorte.
- Des anomalies de l'œil (E : Eye)

L'initiale de ces anomalies constituant l'acronyme auquel peut s'ajouter un « S » en cas de malformations sternales.

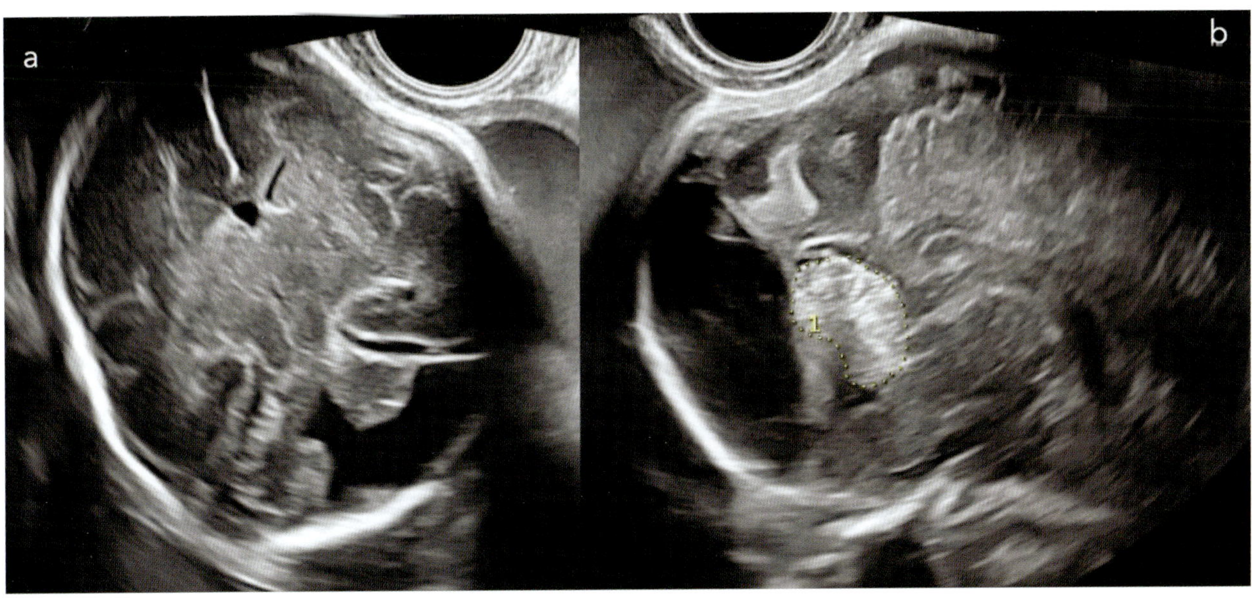

Fig 6-37 : Syndrome PHACE 26sa : coupe axiale asymétrie cérébelleuse en « combiné de téléphone », b : vermis déformé et déplacé

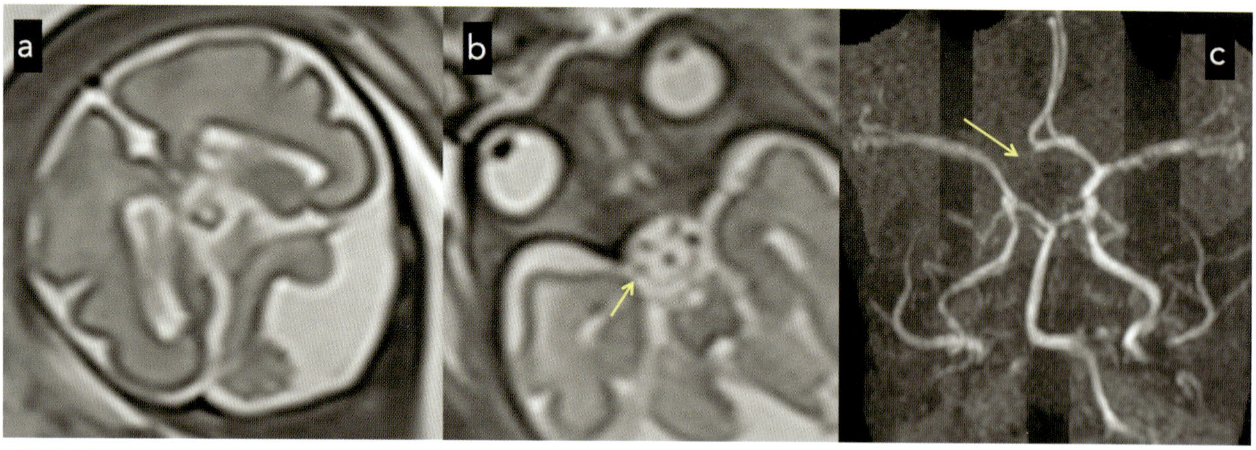

Fig 6-38 : Aspects IRM : a : aspect du cervelet en coupe axiale, b : carotide gauche grêle (flèche), c : absence cérébrale antérieure gauche (flèche) *(Dr M. Brasseur)*

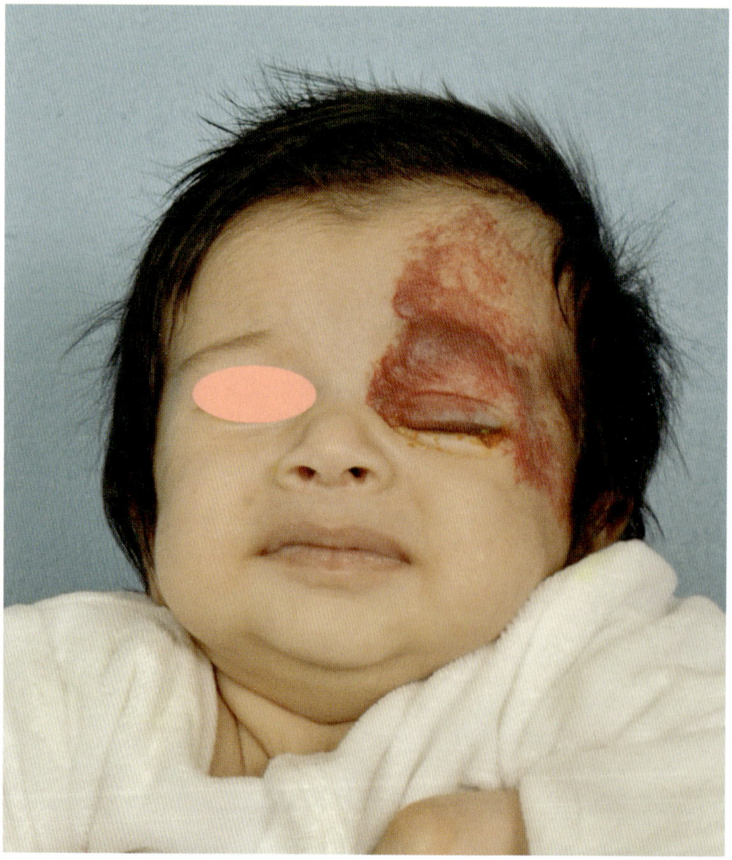

Fig. 6-39 : Hémangiome facial chez un fœtus atteint d'un syndrome PHACE (48h post natal)

Association « CHARGE »

CHARGE est un acronyme correspondant à Coloboma **(Fig. 6-40 et 6-41)**, Heart defect, Atresia choanae, Retardation of growth, Genital defects and Ear anomalies **(Fig. 6-42)**. La fréquence est estimée à 1/10000 [16].

D'autres signes ont été décrits et complètent cette description, en particulier l'absence ou l'hypoplasie des canaux circulaires [13 bis] qui ne peut être mise en évidence qu'avant 28sa, l'absence de sillons olfactifs et des bulbes olfactifs réalisant un tableau d'arhinencéphalie **(Fig. 6-43 et 6-44)** [14] et des anomalies de la fosse postérieure qui sont présentes dans 100% des cas **(Fig. 6-45 et Fig 6-46)** [15 et 16].

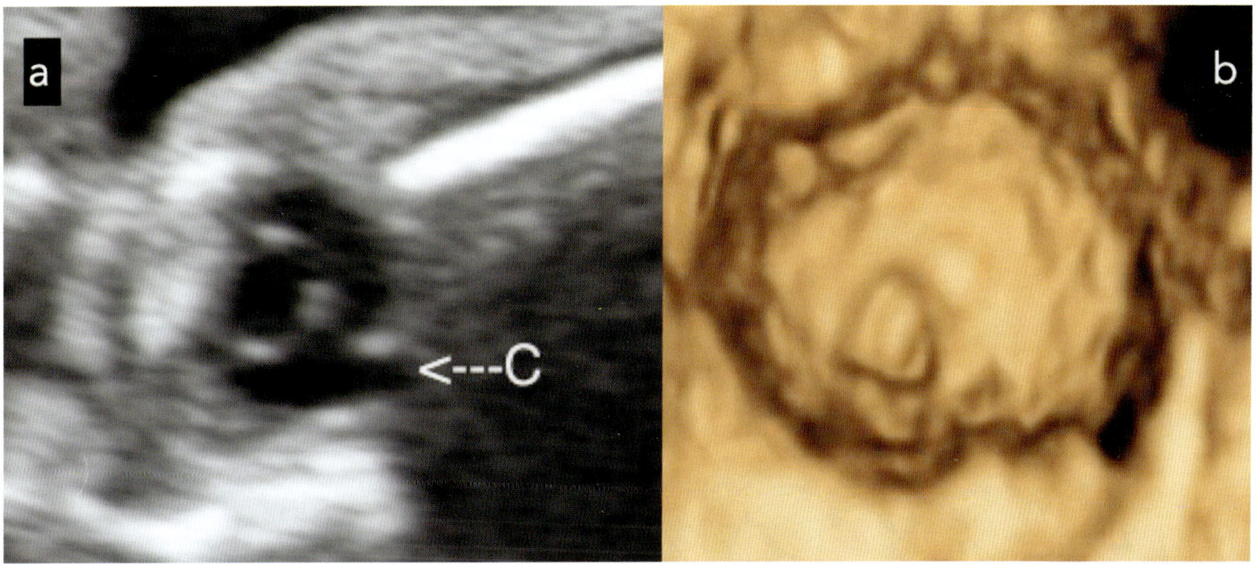

Fig. 6-40 : Association CHARGE : colobome. a : aspect échographique 2D, b : aspect rendu mode volumique 3D (fond d'œil virtuel) [13]

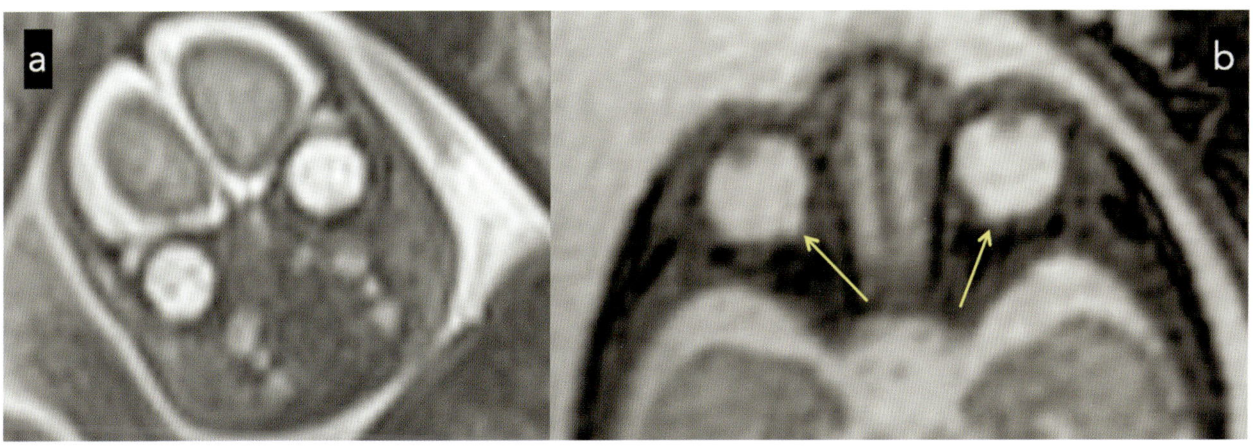

Fig. 6-41 : Association CHARGE : Colobome IRM. A : microphtalmie, b : colobome rétinien (flèches) *(Dr M. Brasseur)*

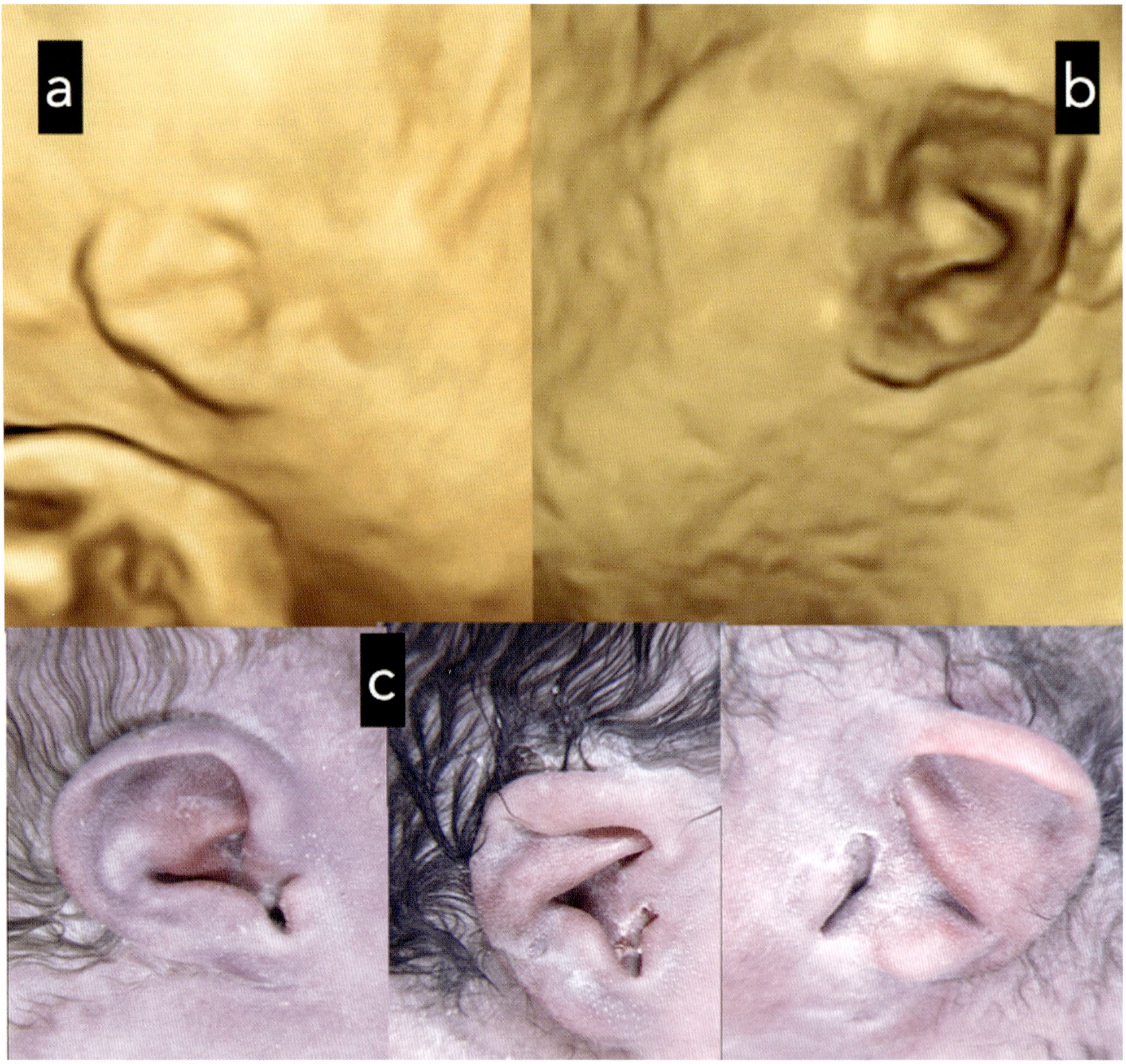

Fig 6-42 : Association CHARGE : anomalies des oreilles. a et b : aspects rendu mode volumique 3D, c : aspects fœto pathologiques

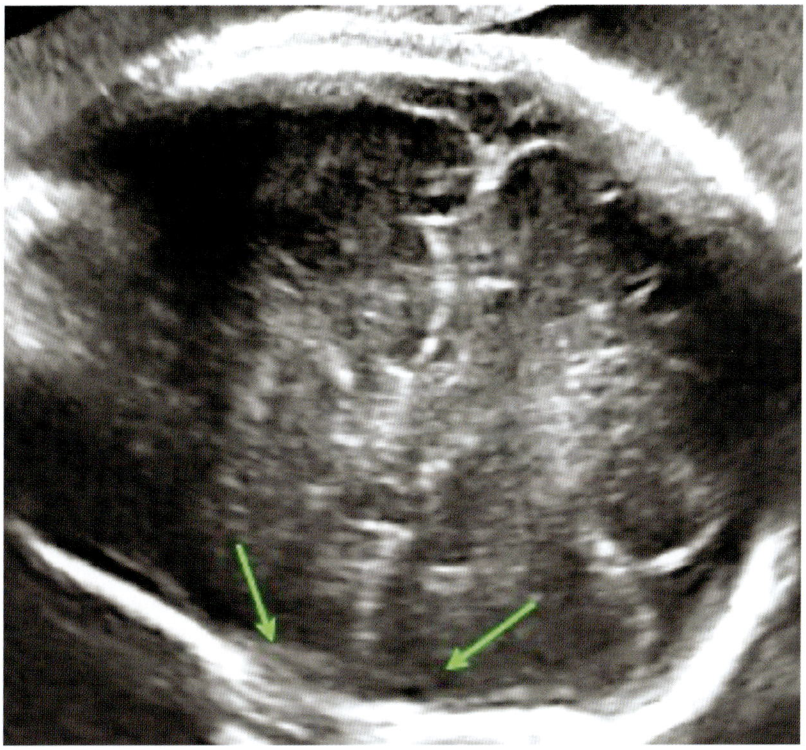

Fig. 6-43 : Association CHARGE 30sa : arhinencéphalie, absence de sillons olfactifs (flèches)

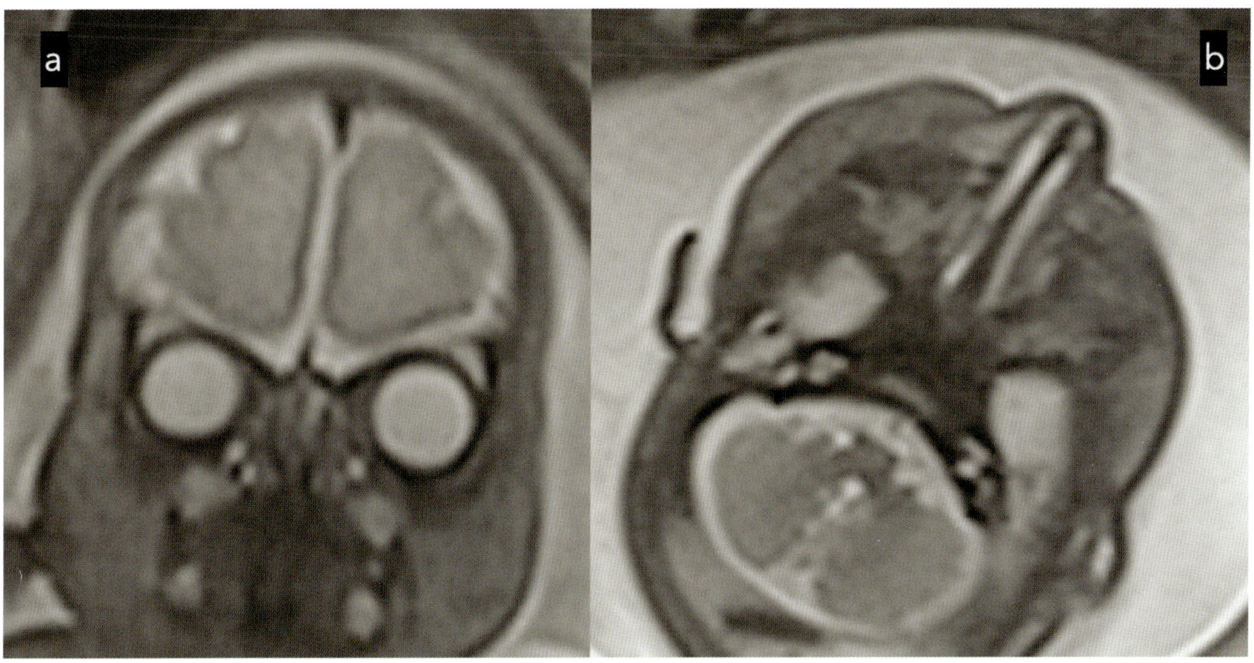

Fig. 6-44 : Association CHARGE 31sa : arhinencéphalie *(Dr M. Brasseur)*

Un bilan génétique sera diligenté à la recherche d'une mutation du gène *CHD7* (présente dans 83% des cas pour Legendre *et al*) [17]

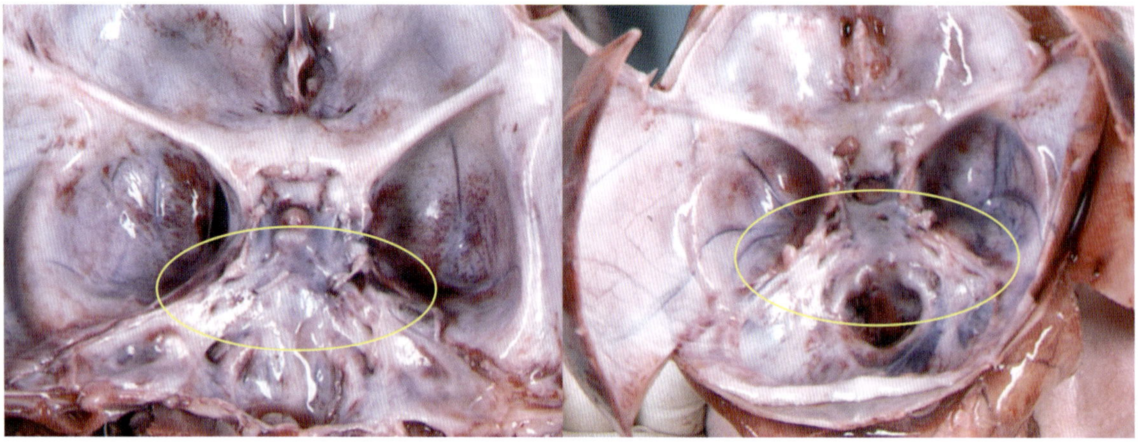

FP 6-11 : CHARGE : Absence de canaux semi-circulaires

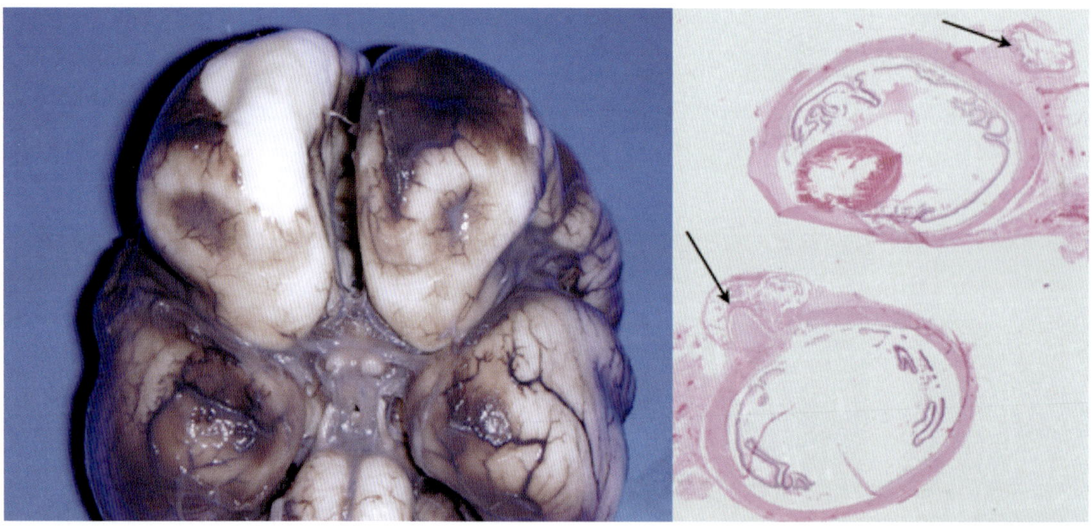

FP 6-12 : CHARGE à 24 sa : arhinencéphalie et colobome de la papille (aspects fœto-pathologiques)

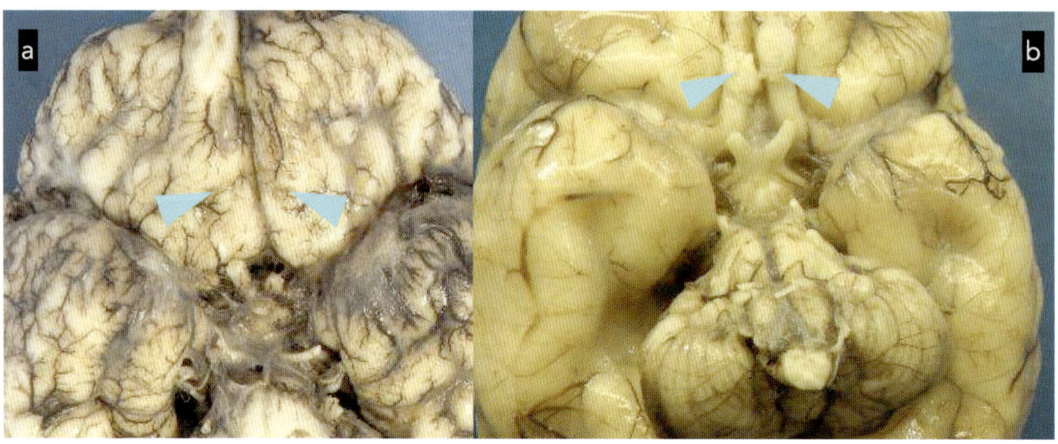

FP 6-13 : CHARGE à 32sa : Arhinencéphalie : absence de bulbes (têtes de flèche), b : témoin : bulbes (têtes de flèche)

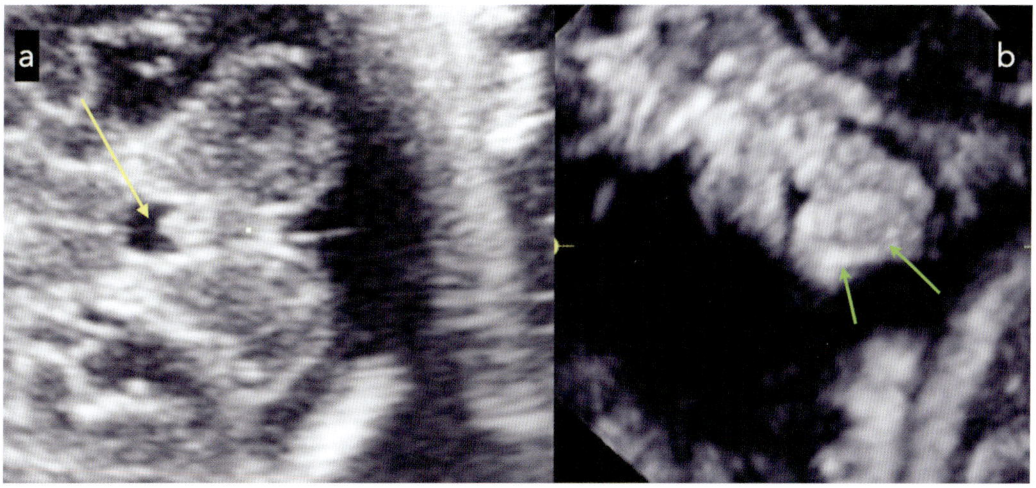

Fig. 6-45 : Association CHARGE : a : forme anormale du V4, b : amputation de la partie inférieure du vermis en coupe sagittale

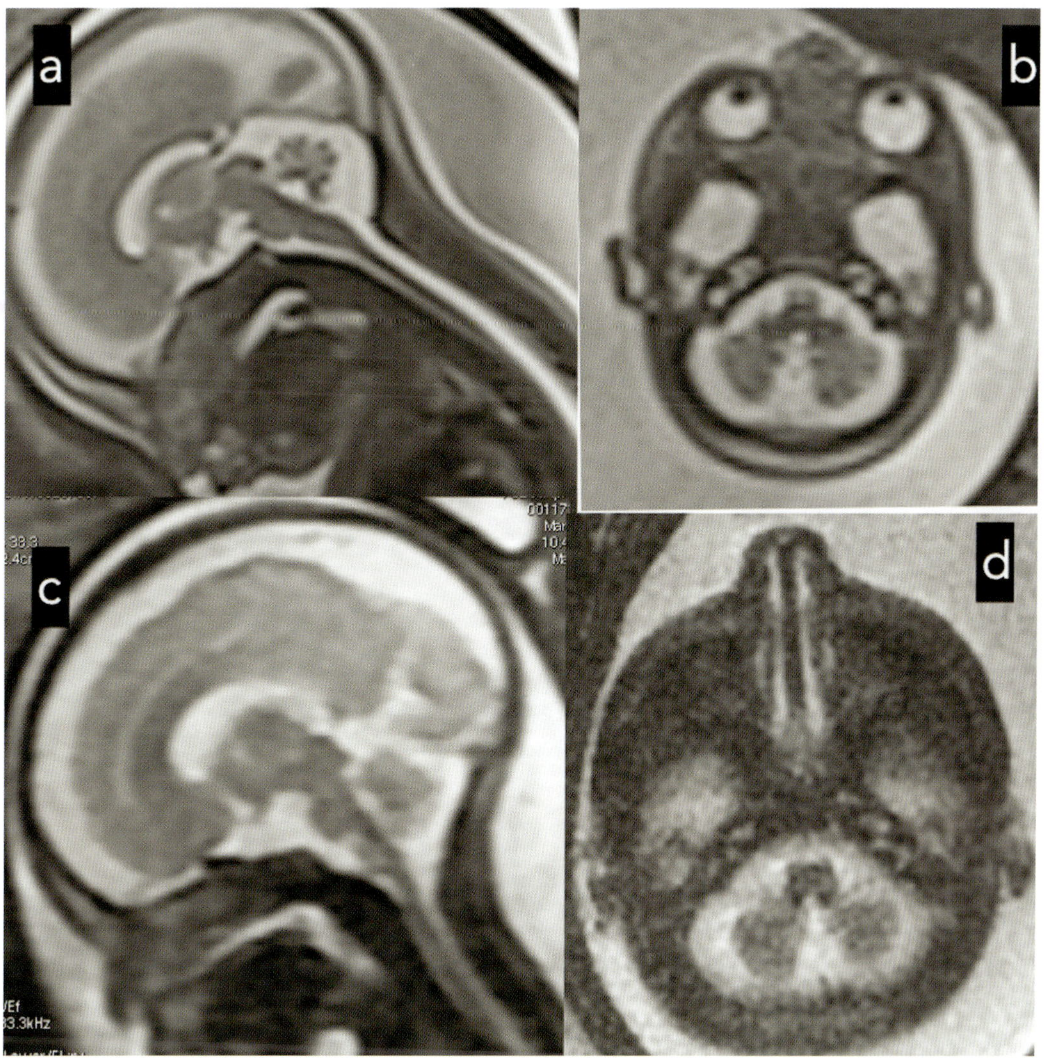

Fig. 6-46 : Association CHARGE IRM 31sa : anomalie cérébelleuse *(Dr M. Brasseur)*

Télangiectasies

La morphologie globale du cervelet est normale, cependant l'échostructure du cervelet est modifiée avec présence d'une lésion hyperéchogène siégeant dans un hémisphère cérébelleux et pouvant s'étendre au vermis. Cette lésion est stable tout au long de la grossesse **(Fig. 6-47)**.

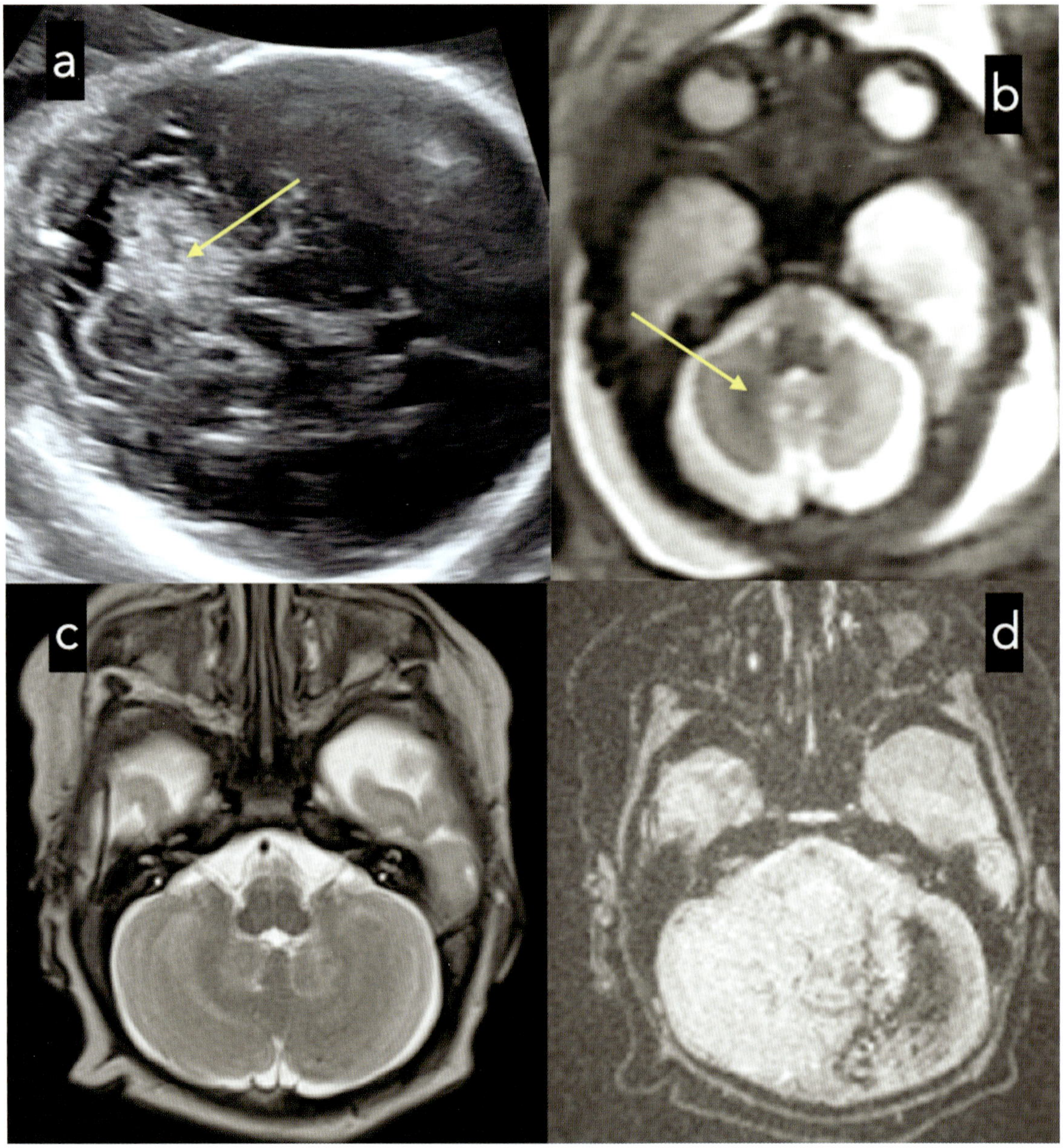

Fig. 6-47 : Télangiectasie cérébelleuse : a et b 25sa. a : aspect hyperéchogène, b : IRM lésion en hyposignal T2. c et d : aspect à 1 mois de vie IRM : c : hyposignal T2, d : hypersignal T1 *(Dr M. Brasseur)*.

Bibliographie

1 . Guibaud L, des Portes V. Plea for an anatomical approach to abnormalities of the posterior fossa in prenatal diagnosis Pages : 477-481 *Ultrasound in Obstetrics & Gynecology*: Volume 27, Issue 5

2. Fanelli T *et al*. Prospective detection and differential diagnosis of cystic posterior fossa anomalies by assessing posterior brain at 11–14 weeks OC03.04. 29th World Congress on *Ultrasound in Obstetrics and Gynecology*

3. Martinez-Ten P *et al.* Non-visualization of choroid plexus of fourth ventricle as first-trimester predictor of posterior fossa anomalies and chromosomal defects. *Ultrasound Obstet Gynecol* 2018 ; 51 :199–20 DOI :10.1002/uog.17445

4. Sara R *et al.* Association of periventricular nodular heterotopia with posterior fossa cyst: a prenatal case series Prenatal *Diagnosis First published*: 04 December 2014

5. Borkowski T, Malinger G, Sacks K, Yariv O. Cerebellar hypoplasia: prenatal diagnosis and outcome © *Ultrasound in Obstetrics & Gynecology* 2019 ; 54 (Suppl. 1) : 1–83. 29th World Congress on Ultrasound in Obstetrics and Gynecology

6. Massoud M *et al.* Prenatal unilateral cerebellar hypoplasia in a series of 26 cases : significance and implications for prenatal diagnosis. *Ultrasound Obstet Gynecol* 2014 ; 44 : 447–454 DOI:10.1002/uog.13217

7 Krajden K *et al.* Prenatal diagnosis of rhombencephalosynapsis: neuroimaging features and severity of vermian anomaly *Ultrasound in Obstetrics & Gynecology.* Volume 58, Issue 6

8. Kunpalin Y *et al.* Associations and outcomes of prenatally detected rhombencephalosynapsis *Prenatal diagnosis* Volume44, Issue10 September 2024 Pages 1159-1169

9. Quarello E *et al.* Prenatal abnormal features of the fourth ventricle in Joubert syndrome and related disorders. *Ultrasound in Obstetrics & Gynecology* 4 February 20

10. Leibovitz Z *et al.* The cerebellar "tilted telephone receiver sign" enables prenatal diagnosis of PHACES syndrome. *Eur J Paediatr Neurol* 2018 ; 22 : 900–909.14

11. Paladini D, Cecchi A, C. Gandolfo C, Rossi A. Editorial PHACE syndrome : not always 'tilting telephones' and Dandy–Walker malformations. *Ultrasound Obstet Gynecol* 2023 ; 62 : 769–770. DOI : 10.1002/uog.27526

12. Pomar L, Lebon S, Vial Y. How to differentiate PHACES syndrome from Blake's pouch cyst in first half of pregnancy *Ultrasound in Obstetrics & Gynecology* Volume62, Issue6 Pages 906-9 December 2023

13. Bault JP. Retinal coloboma: a case report using "virtual eyeground" : A new technique to visualize the fetal retina with 3D ultrasound. *Ultrasound in obstetrics & gynecology* Volume 32, Issue 3, August 2008, Page : 410,

13 bis. Brasseur-Daudruy M, Ickowicz V, Blondel C, Verspyck E. US anatomy of the middle and inner ear with high-frequency probe: A pictorial essay *Ultrasound in Obstetrics & Gynecology*-Volume 50, Issue S1

14. Acanfora M, Stirnemann J, Marchitelli G, Salomon LJ, Ville Y.Ultrasound detection of olfactory sulci in normal fetuses. *Ultrasound inobstetrics & gynecology,*Volume 44, Issue S1, September 2014, Pages : 99–100

15. Millischer A *et al.* Fetal MRI findings in a cohort of 26 cases of prenatally diagnosed CHARGE syndrome. *Ultrasound in Obstetrics & Gynecology.* Volume 52, Issue S1

16. Alhy-Averseng C *et al.* The role of prenatal ultrasound and MRI in the prenatal diagnosis of CHARGE: a single centre prenatal series of 10 cases of CHD7 mutated fetuses *Ultrasound in Obstetrics & Gynecology* Volume 40, Issue S1 Pages 294-295

17. Legendre M *et al.* Phenotype and genotype analysis of a French cohort of 119 patients with CHARGE syndrome. *Am J Med Genet.* 2017 ;175 C:417–430.

CHAPITRE 7 - ANOMALIES DU DÉVELOPPEMENT CORTICAL

Lexique des anomalies du cortex cérébral

L'étude de la gyration cérébrale est un temps fondamental de l'étude du cerveau fœtal. Actuellement la mise en évidence initiale des troubles de la gyration est du domaine de l'échographie (*cf* Chapitre 4 - Partie 1), l'étude fine du ruban cortical et de la substance blanche restant l'apanage de l'IRM.

Il paraît important de rappeler la terminologie des troubles de la gyration **(Fig. 7-1)**.

Les hétérotopies

- **De type nodulaire** : elles correspondent à des amas de neurones n'ayant pas migré et se retrouvant accumulés dans la région sous-épendymaire : l'aspect est celui de nodules échogènes au bord des ventricules. Ces nodules seront d'autant plus faciles à mettre en évidence lorsqu'ils seront associés à une ventriculomégalie.

Longtemps, la mise en évidence de ces hétérotopies a été très difficile en échographie ; l'apparition des nouvelles sondes, en particulier vaginales à hautes fréquences a permis d'améliorer nettement leur visualisation échographique **(Fig. 7-2)**, l'IRM restant néanmoins l'examen de référence **(Fig. 7-3)**.

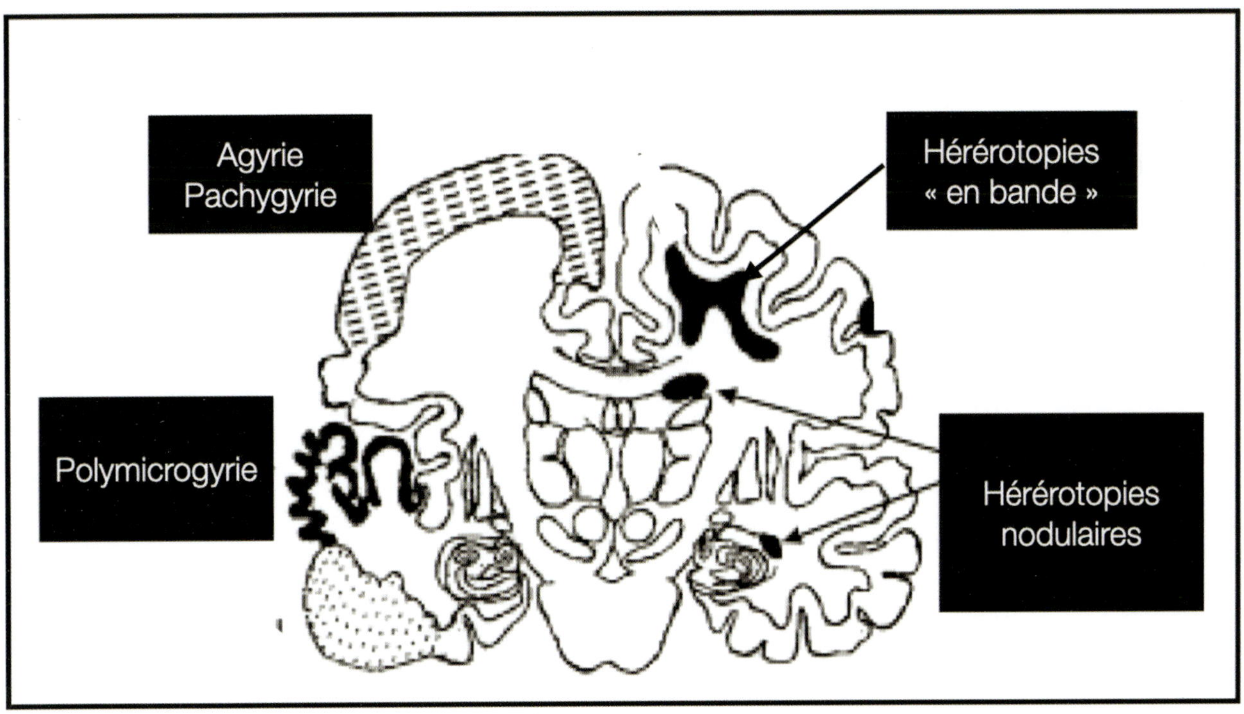

Fig. 7-1 : Terminologie des anomalies corticales

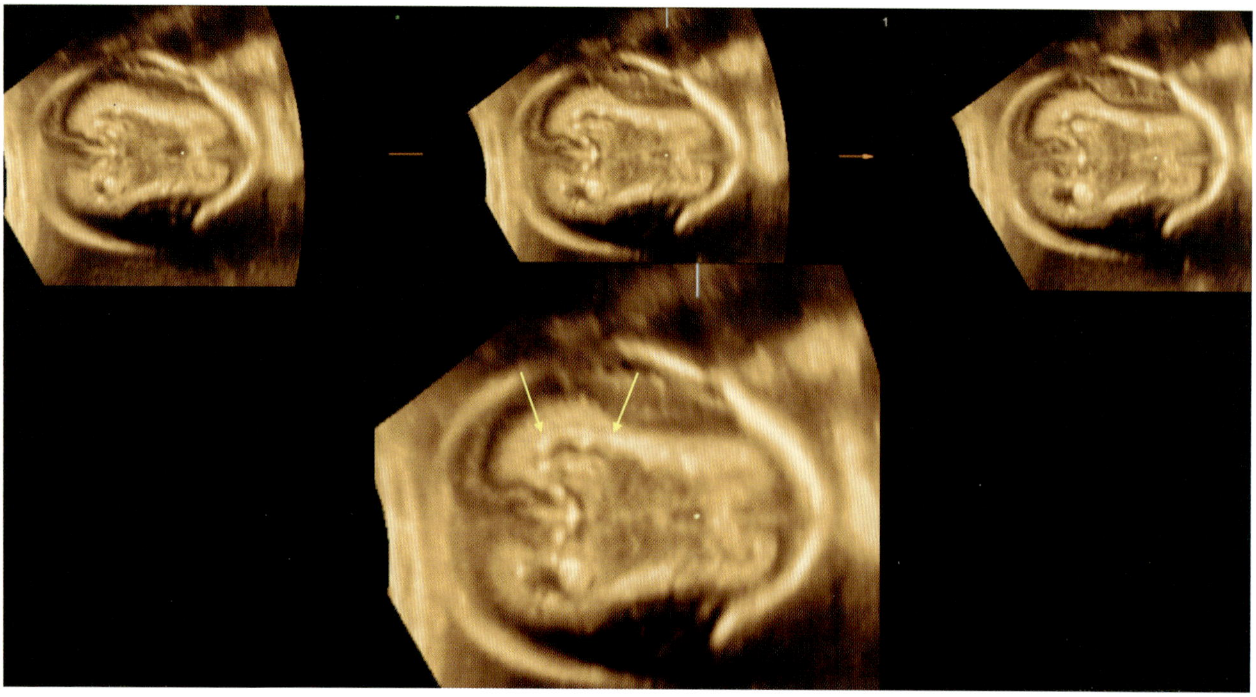

Fig. 7-2 : Hétérotopies nodulaires 23sa (flèches) (mode TUI)

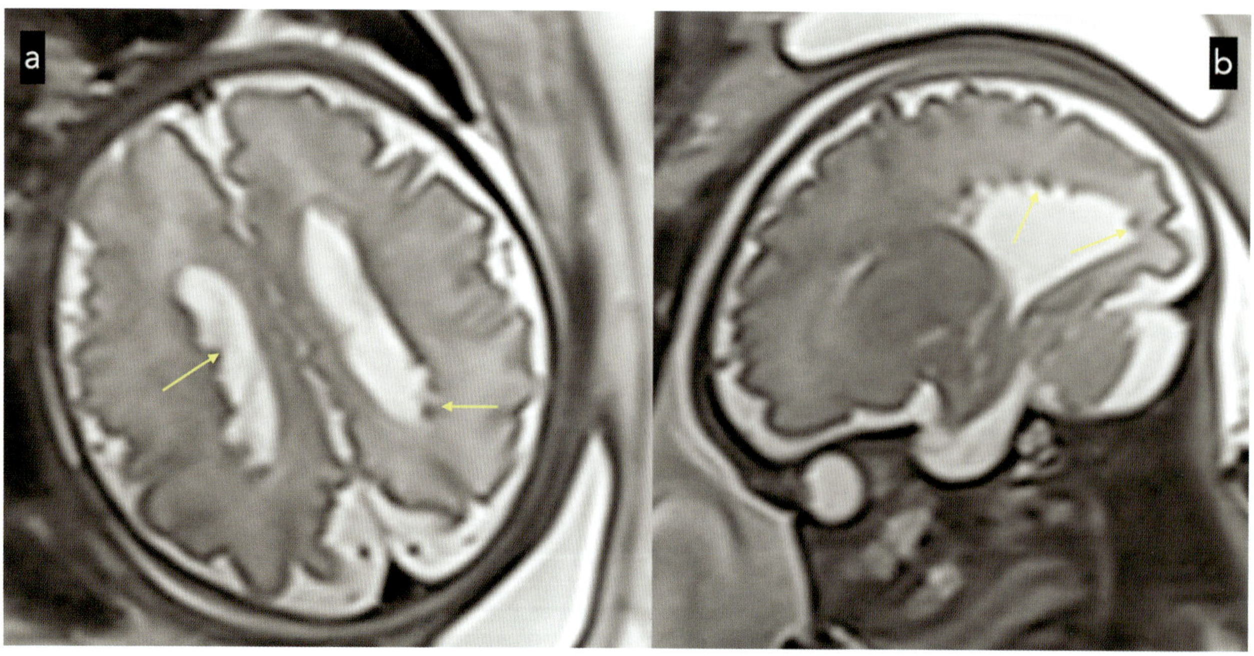

Fig 7-3 : Hétérotopies nodulaires 31sa (Flèches) *(Dr M. Brasseur)*

- **En « bandes »** : elles correspondent à un arrêt de migration des neurones dans leur parcours vers le cortex. Elles ne sont visibles qu'en IRM, réalisant un aspect de bandes (en hyposignal T2) à distance du cortex, créant ainsi un aspect de double contour **(Fig. 7-4)**.
- **L'agyrie** : correspond à l'absence de visualisation de sillons, réalisant un aspect de cerveau lisse, ce qui ne doit pas se traduire systématiquement comme étant le fait d'une lissencéphalie.
- **La pachygyrie** est une raréfaction des sillons.
- **La micropolygyrie** correspond à un excès de sillons (par rapport à la gyration normalement attendue), l'aspect réalisé est celui d'une portion plus ou moins importante de cortex présentant de multiples petits sillons donnant un aspect « frisottant » à la surface **(Fig. 7-5 et 7-6)**.

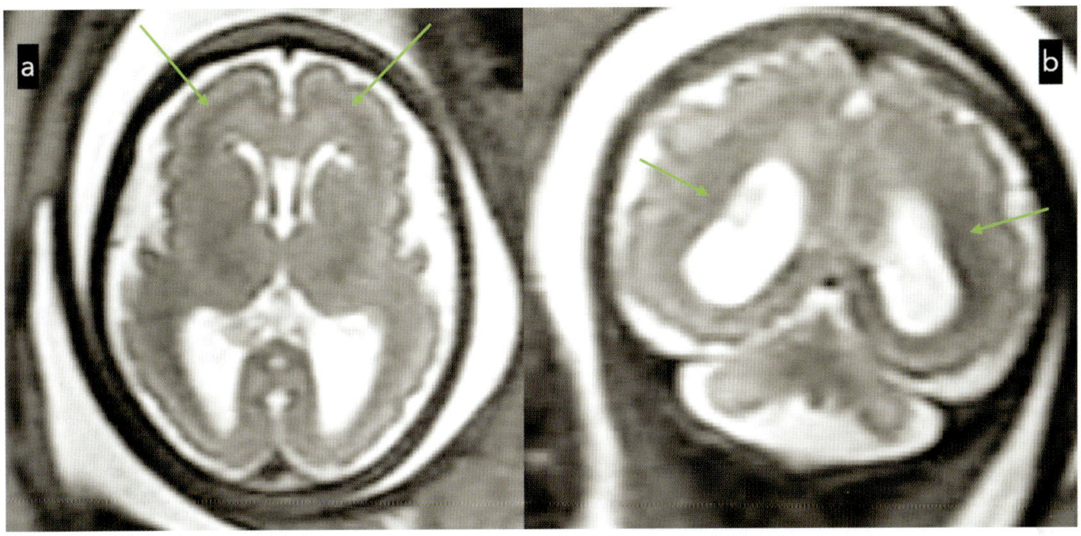

Fig. 7-4 : Hétérotopies en bandes IRM 32sa (Flèches) *(Dr M.Brasseur)*

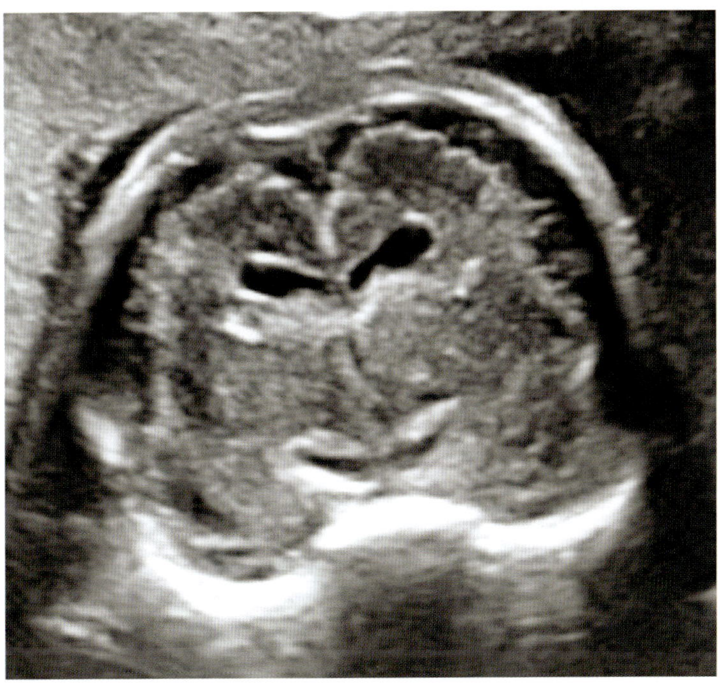

Fig. 7-5 : Polymicrogyrie (PMG) 26sa, fœtopathie à CMV

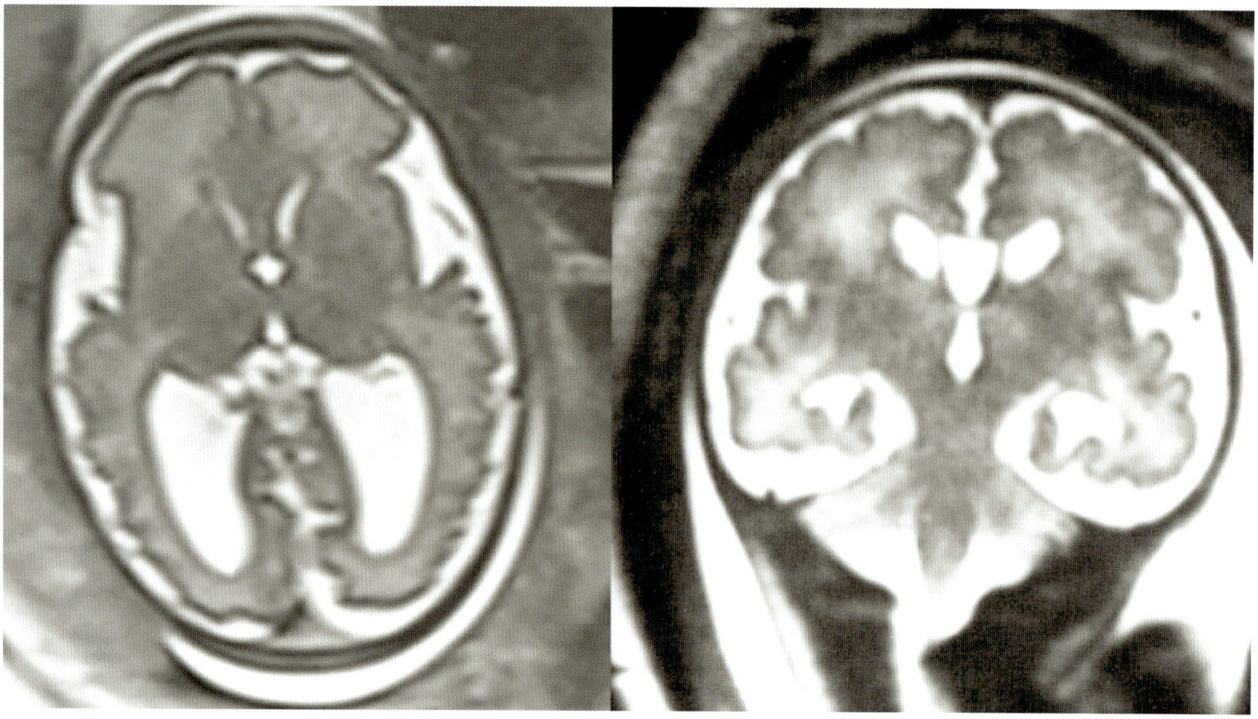

Fig. 7-6 : Micropolygyries IRM *(Dr M.Brasseur)*

Imagerie des anomalies du développement cortical

Lissencéphalies

Les formes de lissencéphalies sont multiples. La classification actuellement utilisée distingue deux grands groupes :

Les lissencéphalies classiques (type1) et les lissencéphalies de type pavimenteux (« cobblestone ») ou type 2 [1].

Les lissencéphalies de type 1 : l'architecture corticale correspond à un cortex épaissi à 4 couches et non à 6 couches comme normalement, les anomalies corticales s'accompagnent fréquemment d'anomalies extra-corticales : agénésie totale ou partielle du corps calleux, hypoplasie du cervelet…

Plusieurs entités peuvent être distinguées en rapport avec leurs anomalies génétiques spécifiques :

Syndrome de Miller-Dicker (microdélétion 17p13.3 incluant le gène LIS1)

Il sera suspecté en échographie :

- Devant l'absence des repères classiques de la gyration et en particulier de la vallée sylvienne lors de l'examen morphologique : l'aspect du cortex réalise alors en coupe coronale une forme de « 8 » **(Fig. 7-7)**
- Un corps calleux dysplasique **(Fig. 7-8)**
- Une dysmorphie faciale.

L'IRM confirme les données échographiques mais surtout met parfaitement en évidence l'aspect du cortex épais à 4 couches **(Fig. 7-9)**.

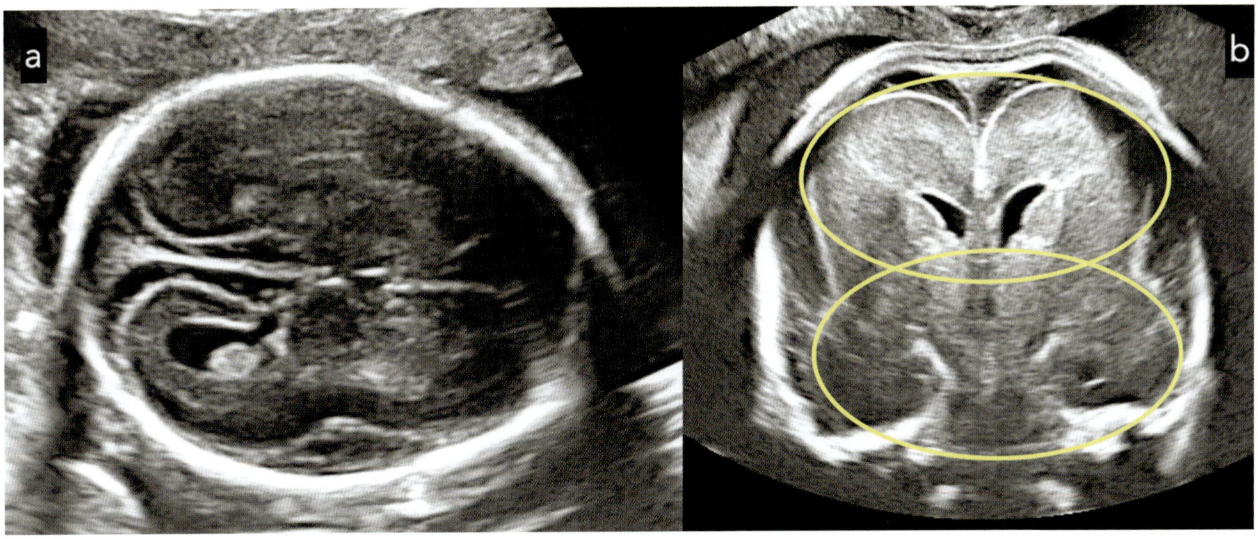

Fig. 7-7 : Syndrome de Miller-Dicker 24sa : a : coupe axiale VS « mousse », b : coupe coronale : aspect en « 8 » du cortex

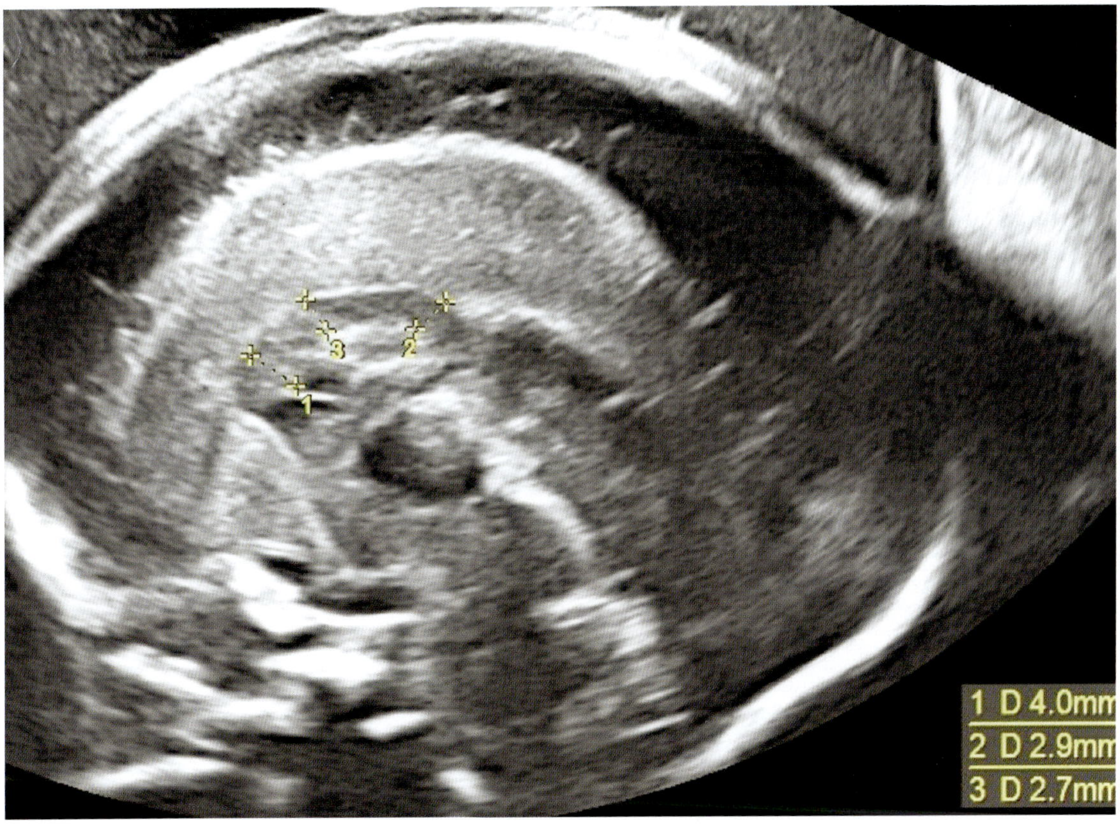

Fig. 7-8 : Syndrome de Miller-Dicker 24sa : corps calleux dysplasique

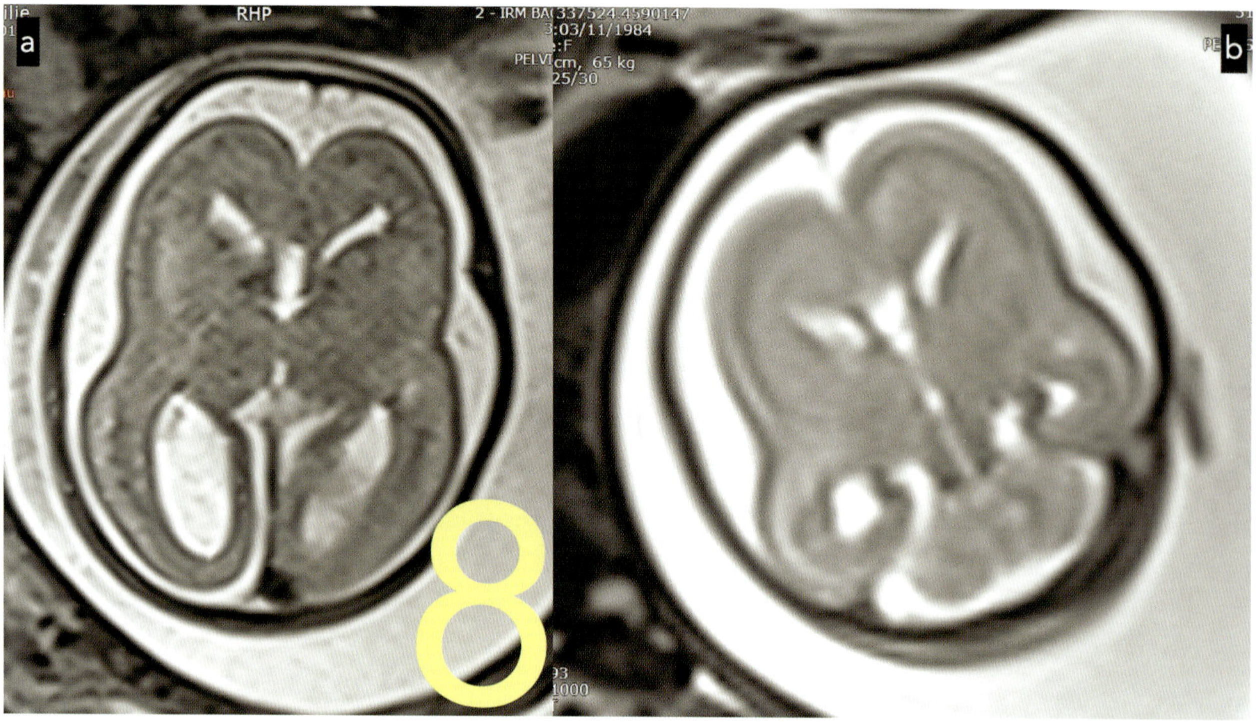

Fig. 7-9 : Syndrome de Miller-Dicker IRM : cortex à 4 couches *(Dr M.Brasseur)*

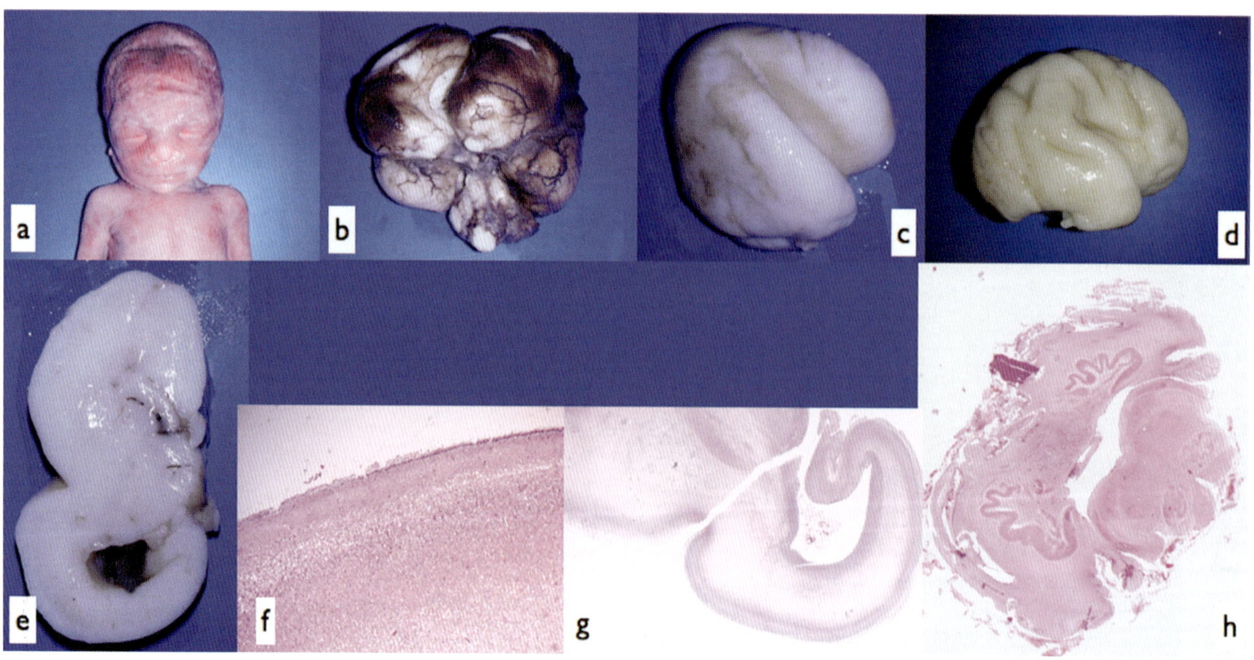

FP 7-1 : Syndrome de Miller-Dieker (délétion 17p13.3) : aspects foeto-pathologiques a : rétrécissement bitemporal, lèvre supérieure fine, micrognathie ; b : biométrie cérébrale au 5e p, biométrie cérébelleuse au 50e p ; c: agyrie, vallée ; sylvienne anormale ; d: témoin à 25 sa ; e : cortex anormalement épais ; f, g : cortex à 4 couches ; h : hétérotopies nodulaires vermiennes

Mutation du gène DCX (double cortine gène) réalisant une lissencéphalie classique liée à l'X

L'aspect échographique et IRM est celui d'un double cortex lié à des bandes d'hétérotopies, l'agénésie du CC est classique.

Mutation du gène ARX (Syndrome XLAG) avec agénésie du CC

D'autres gènes peuvent être impliqués (TUB1A, RELN...)

Une entité représentant un diagnostic différentiel a été décrite par Cabet *et al* [2] sous le terme de microcéphalie à gyration simplifiée. La biométrie cérébrale est réduite en IRM, le ruban cortical et la substance blanche sont normaux, le nombre de gyri est réduit et la profondeur des sillons peu marquée, le cortex présente 6 couches.

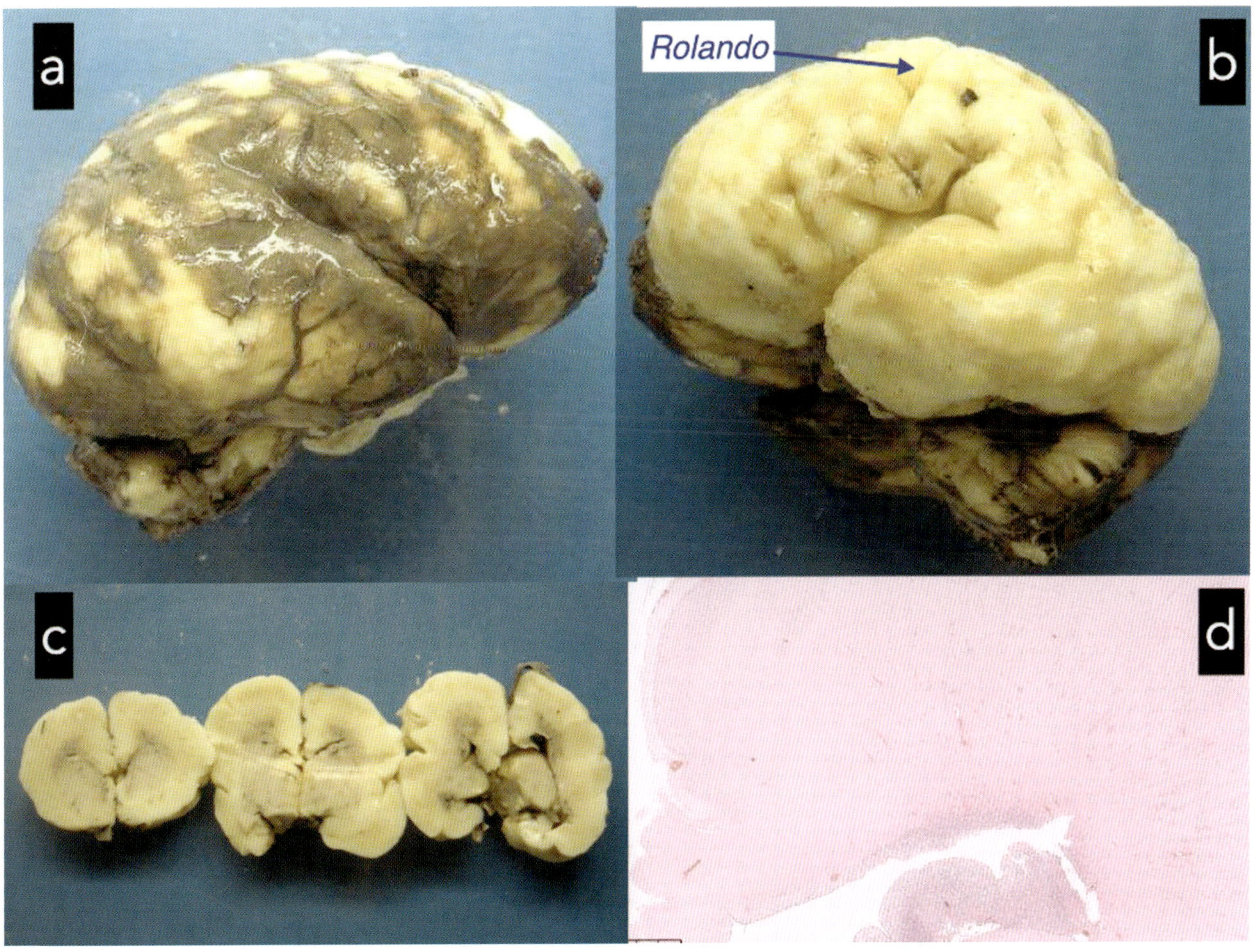

FP 7-2 : Lissencéphalie liée à mutation DCX 30sa ; a et b : aspect macroscopique, gyration pauvre, VS peu dessinées, c : pas de démarcation entre cortex et zone sous corticale, d : hétérotopies radiaires sous corticales

Les lissencéphalies de type 2 ou pavimenteuses (Cobblestone)

La désorganisation du cortex est totale réalisant une surface corticale irrégulière (aspect de « pavés »). Il est impossible de reconnaître une structure en « couches ».

Trois entités sont identifiées : le syndrome de Walker-Warburg, le syndrome de Fukuyama, et le syndrome MEB (Muscle-Eye-Brain).

- Le syndrome de Walker-Warburg est caractérisé par :
  - Des anomalies majeures de la gyration ne permettant pas de retrouver les repères habituels.
  - Une ventriculomégalie majeure rapidement évolutive.
  - Un tronc cérébral présentant une forme anormale caractéristique en « Z ».
  - Des anomalies oculaires à type de microphtalmie, de dysplasie rétinienne ou de cataracte **(Fig. 7-10 et 7-11)**.

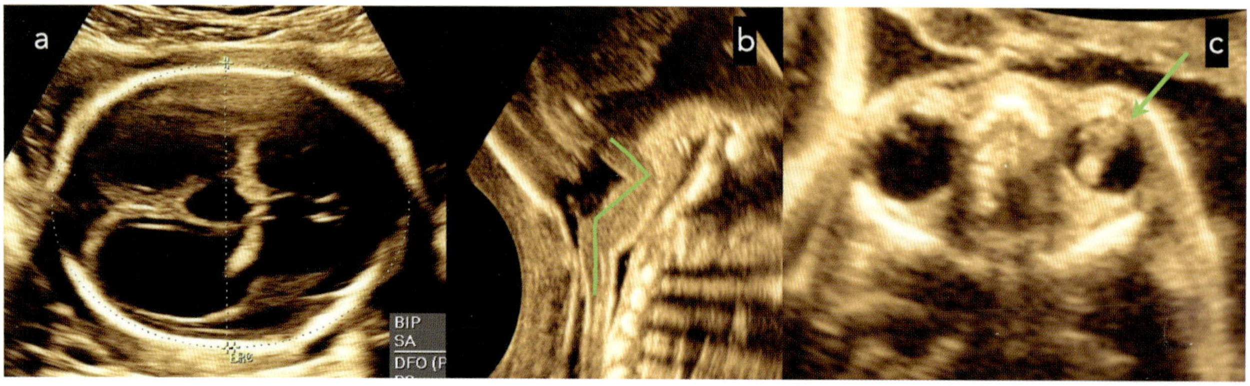

Fig. 7-10 : Syndrome de Walker-Warburg 24sa : a : ventriculomégalie majeure, b : tronc cérébral en « Z », c : dysplasie rétinienne

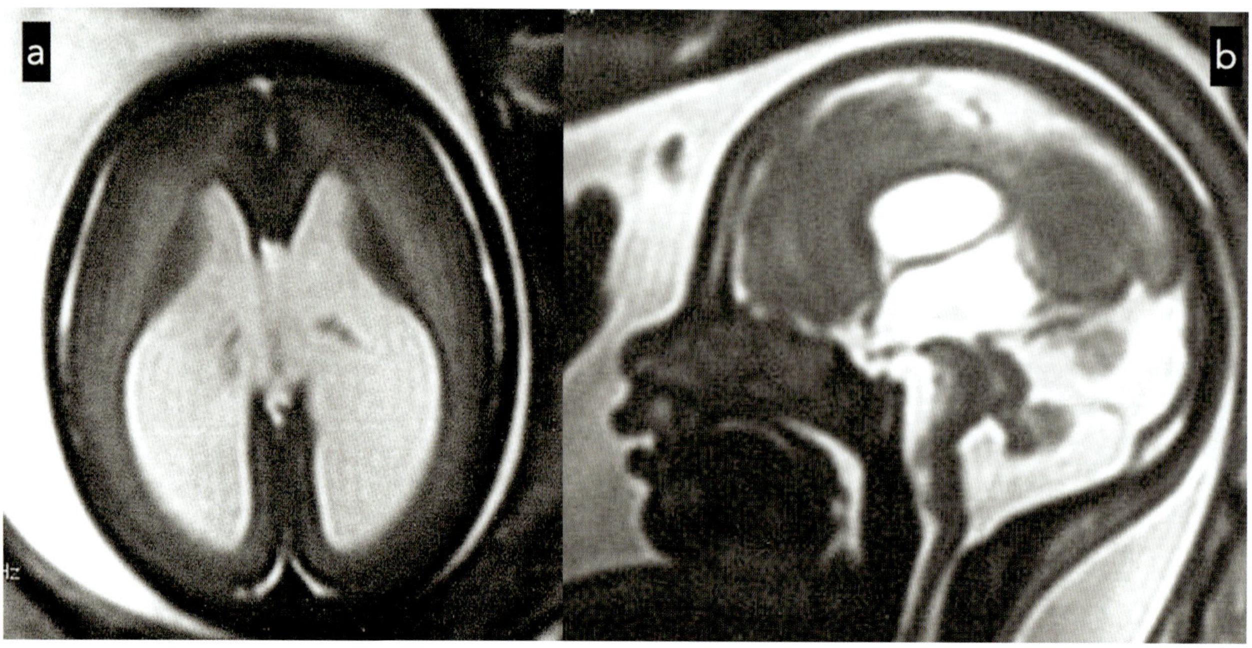

Fig. 7-11 : Syndrome de Walker-Warburg IRM : a : ventriculomégalie majeure, b : tronc cérébral en « Z » *(Dr M.Brasseur)*

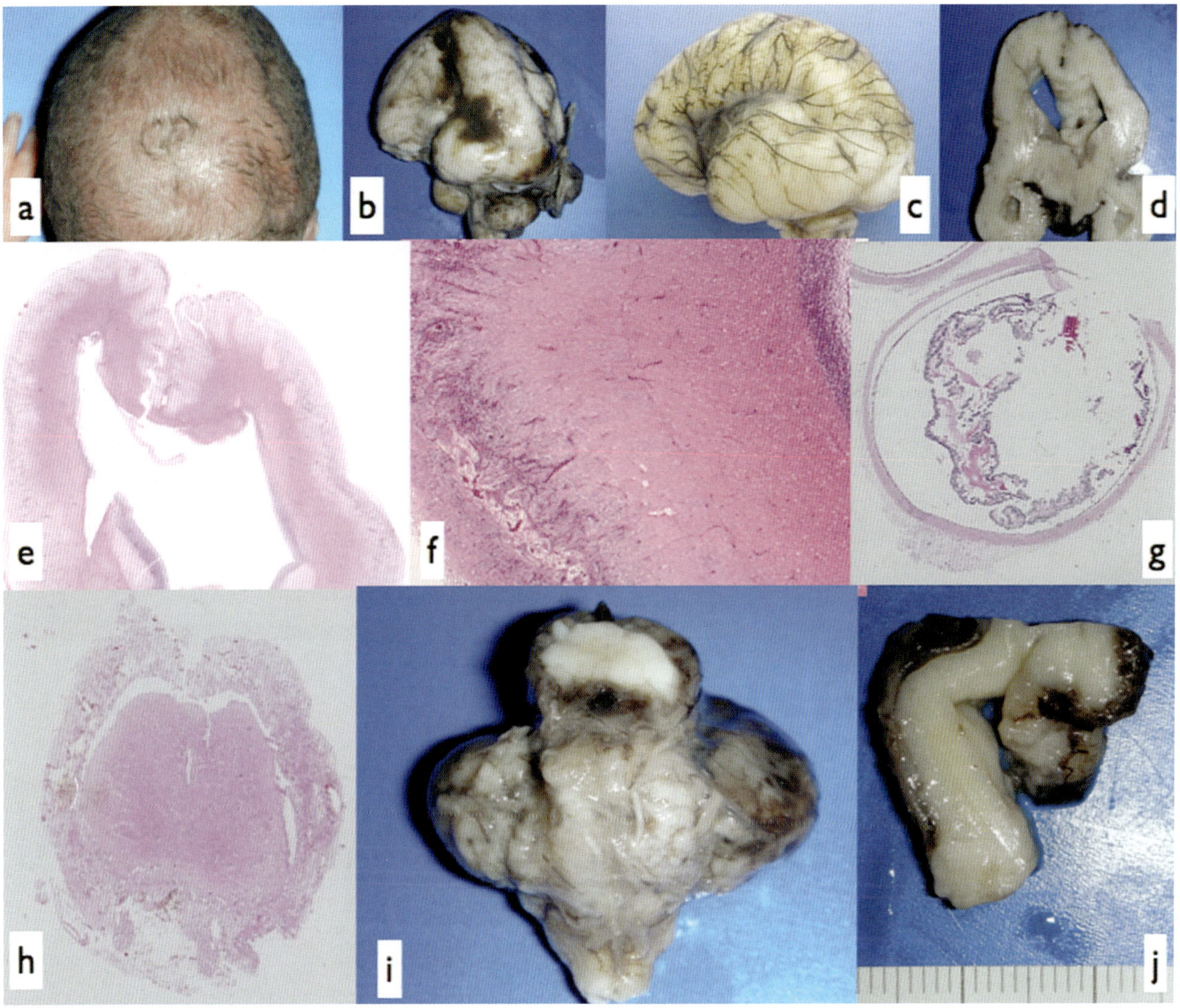

FP 7-3 : Syndrome de Walker-Warburg : aspects foeto-pathologiques. a : méningocèle ; b : cerveau lisse, vallée sylvienne peu operculisée ; c : témoin 26 sa ; d : dilatation ventriculaire, fusion des deux hémisphères sur la ligne médiane ; e : méninges épaisses, dilatation ventriculaire, hypoplasie du corps calleux ; f : anomalies cytoarchitectoniques de la plaque corticale avec migration massive de neurones dans les méninges ; g : dysplasie rétinienne ; h : mésencéphale: méninges épaisses contenant de nombreux éléments neurogliaux ; i : hypoplasie cérébelleuse, hémisphères lisses, méninges épaisses ; j : tronc cérébral en « Z », agénésie vermienne partielle

Il est possible d'évoquer, en présence d'un cas index, une récidive dès le premier trimestre devant l'aspect tout à fait anormal de la fosse postérieure et surtout du tronc cérébral **(Fig. 7-12)**.

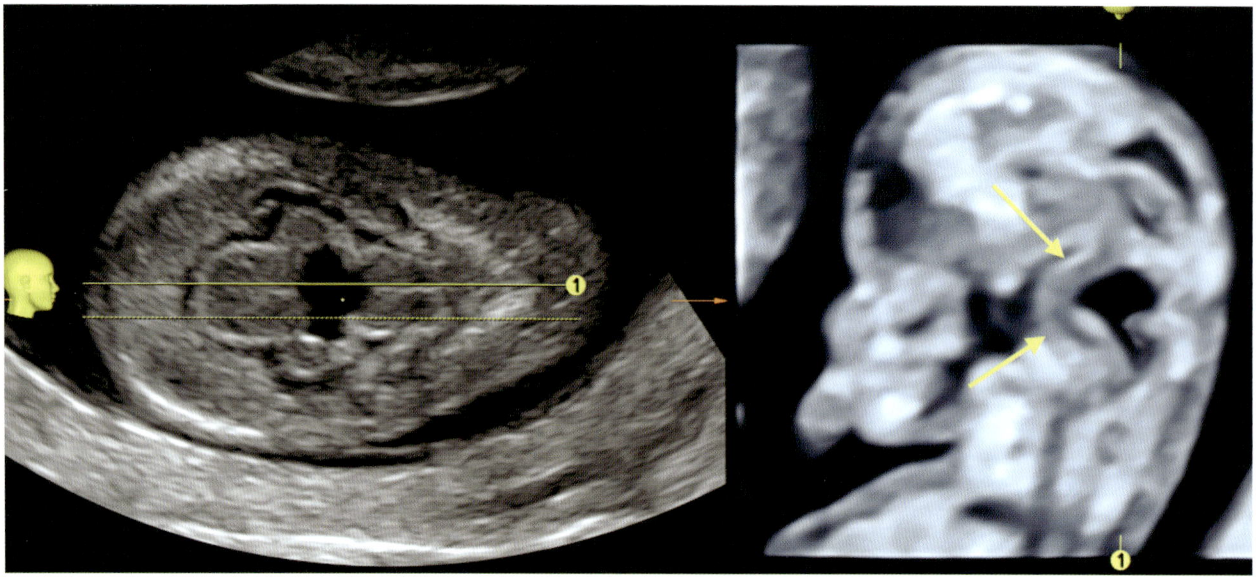

Fig. 7-12 : Syndrome de Walker-Warburg (récidive : aspects au premier trimestre (12+5sa) mode volumique omniview (flèches) : tronc cérébral en « Z »)

Tubulinopathies

Les aspects sont variables [3] :

- lissencéphalie classique avec un gradient antéro-postérieur de sévérité, une hypoplasie cérébelleuse, des anomalies du CC (dysplasie, agénésie partielle ou complète).
- microlissencéphalie combinant une microcéphalie extrême, des troubles majeurs de la gyration avec absence des sillons olfactifs, une hypoplasie ponto-cérébelleuse, une agénésie complète du CC.
- noyaux gris centraux dysmorphiques.
- anomalies du cervelet en particulier du vermis.

Des formes modérées de tubulinopathies peuvent être mises en évidence : Hagege *et al* ont décrit les signes qui doivent les faire suspecter [4] :

- signes majeurs : distorsion de la ligne médiane, asymétrie ventriculaire, cornes frontales dysmorphiques et asymétriques, anomalie de gyration de type PMG **(Fig. 7-13 et 7-14)**.
- signes mineurs : distorsion de la cavité du septum pellucidum **(Fig. 7-14 et 7-15)**, anomalies du CC, sillons olfactifs absents ou asymétriques **(Fig. 7-13 et 7-16)**, ventriculomégalie.

La mise en évidence chez le fœtus d'une tubulinopathie modérée amènera à réaliser un bilan chez les parents : IRM et génétique. Nous illustrons ce propos par une IRM pratiquée **(Fig. 7-17)** chez la mère d'un fœtus porteur de la pathologie, la mutation fœtale (TUBA1A) ayant aussi été mise en évidence par l'exome réalisé chez la mère, signant la transmission **(Fig. 7-18)**.

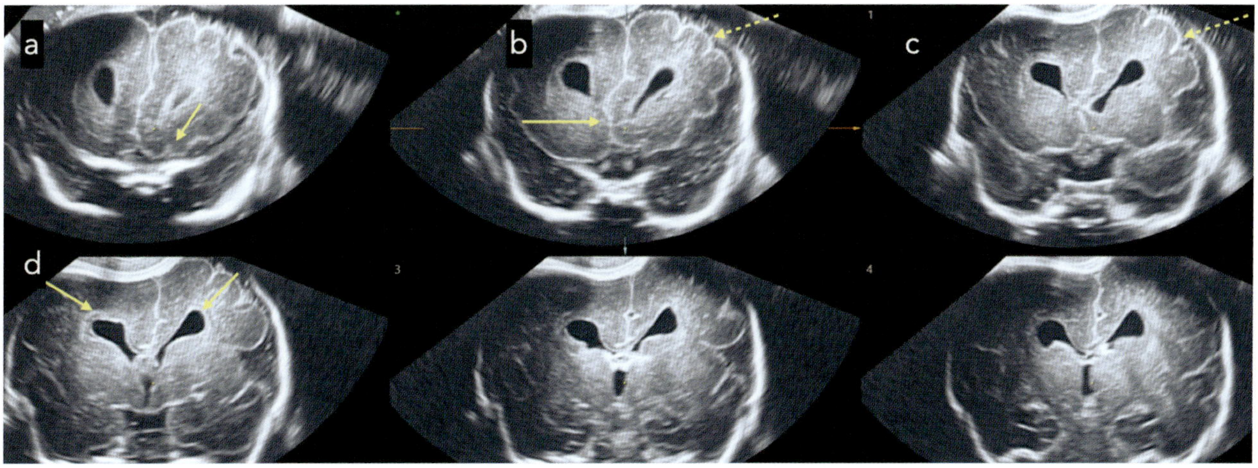

Fig. 7-13 : Tubulinopathie modérée 29sa mode volumique TUI: a : un seul sillon olfactif visible (flèche), b : distorsion de la ligne médiane (flèche pleine), hémimégalencéphalie et PMG (flèche pointillée), c : PMG (flèche pointillée), d : dysmorphie des cormes frontales

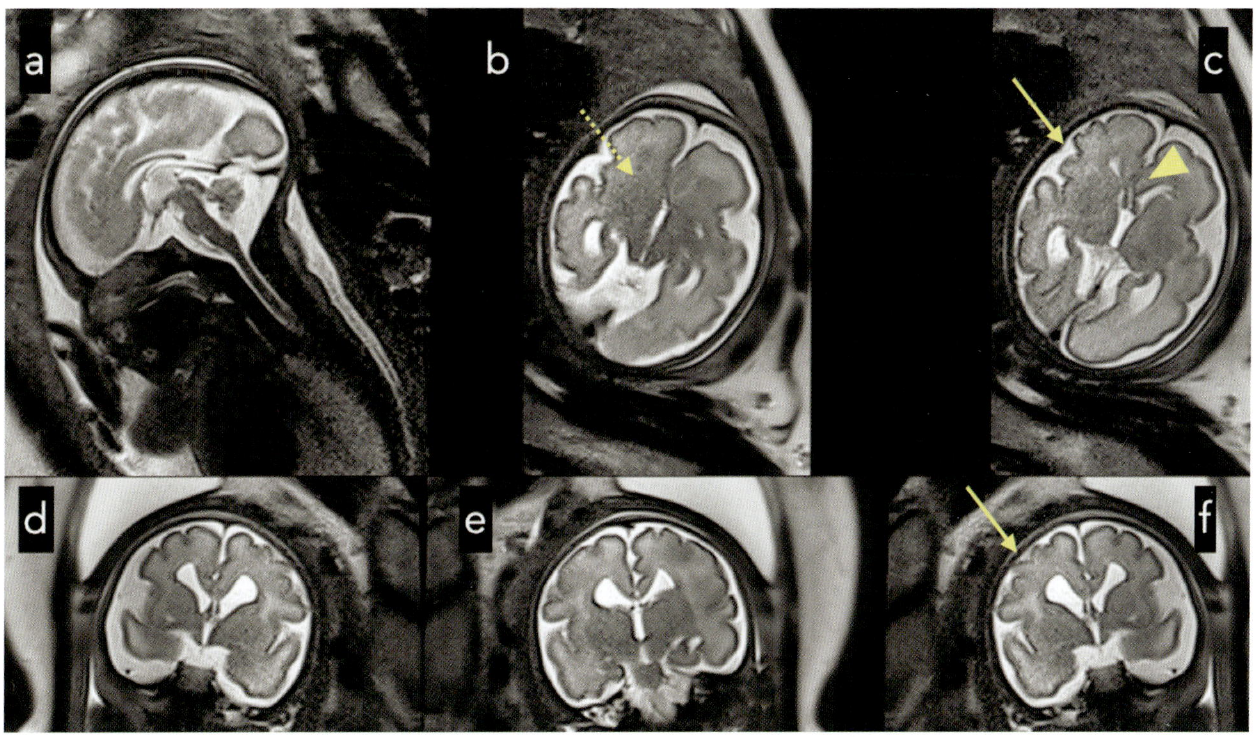

Fig. 7-14 : Tubulinopathie modérée : IRM 31sa : b : dédifférenciation de la substance blanche (flèche pointillée) c et f : anomalies de gyration, c : distorsion ligne médiane et CSP (tête de flèche) *(Dr A.E Millischer)*

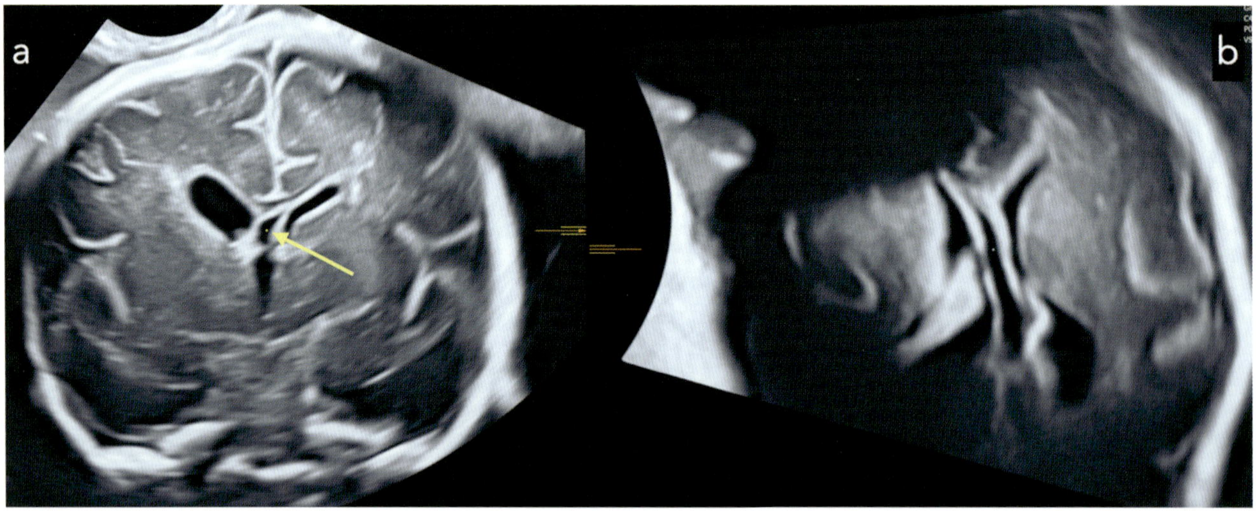

Fig. 7-15 : Tubulinopathie modérée 29sa : distorsion de la ligne médiane et de la CSP

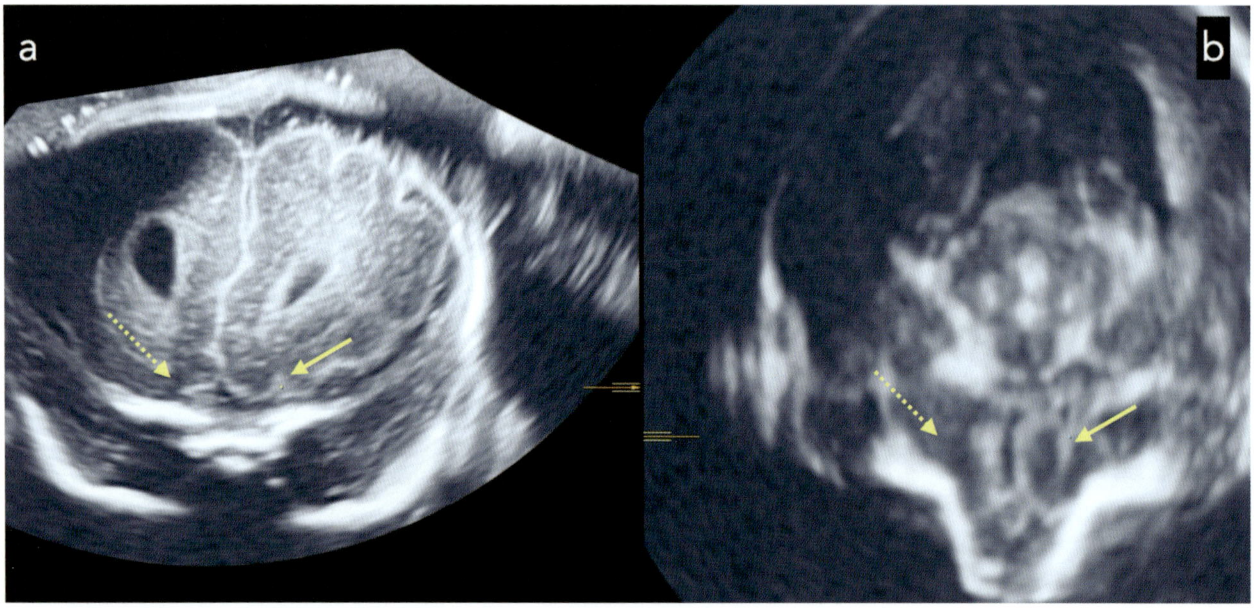

Fig. 7-16 : Tubulinopathie modérée 29sa : un seul sillon olfactif présent (flèche pleine), sillon absent (flèche pointillée)

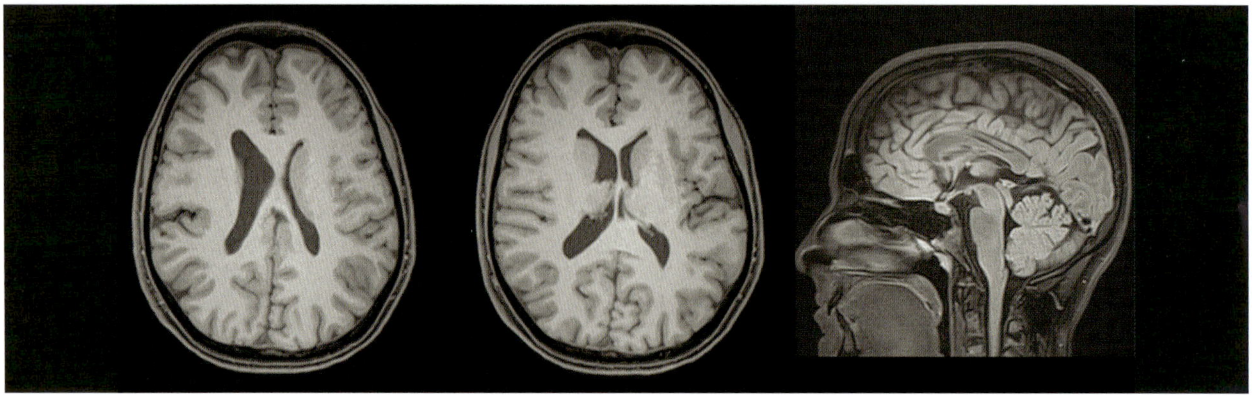

Fig. 7-17 : Tubulinopathie modérée : IRM maternelle *(Dr A.E Millischer)*

Positif - Variation probablement pathogène détectée dans le gène *TUBA1A*

Gène (Transcrit)	Coordonnées (GRCh37)	Statut allélique	Hérédité	Classification	Maladie (OMIM#, Transmission)
TUBA1A NM_006009.4	12:49580570 c.50G>C p.(Gly17Ala)	hétérozygote	hérité de sa mère	Classe 4, probablement pathogène	Tubulinopathies liées au gène TUBA1A (OMIM#611603, transmission AD)

Fig. 7-18 : Tubulinopathie modérée : résultat exome

Polymycrogyries (PMG)

Ces anomalies surviennent en général après la migration, la région la plus souvent atteinte est la région périsylvienne. Le diagnostic est la plupart du temps difficile, en particulier pour des PMG localisées, en raison des difficultés techniques liées aux cônes d'ombre en rapport avec l'ossification des os crâniens, et c'est le plus fréquemment la mise en évidence d'autres lésions cérébrales qui amènera au diagnostic. L'IRM sera sans aucun doute l'examen déterminant **(Fig. 7-19)** [5].

Il faut souligner que dans certaines formes, l'aspect est celui d'un cortex apparaissant « smooth » **(Fig. 7-20)**.

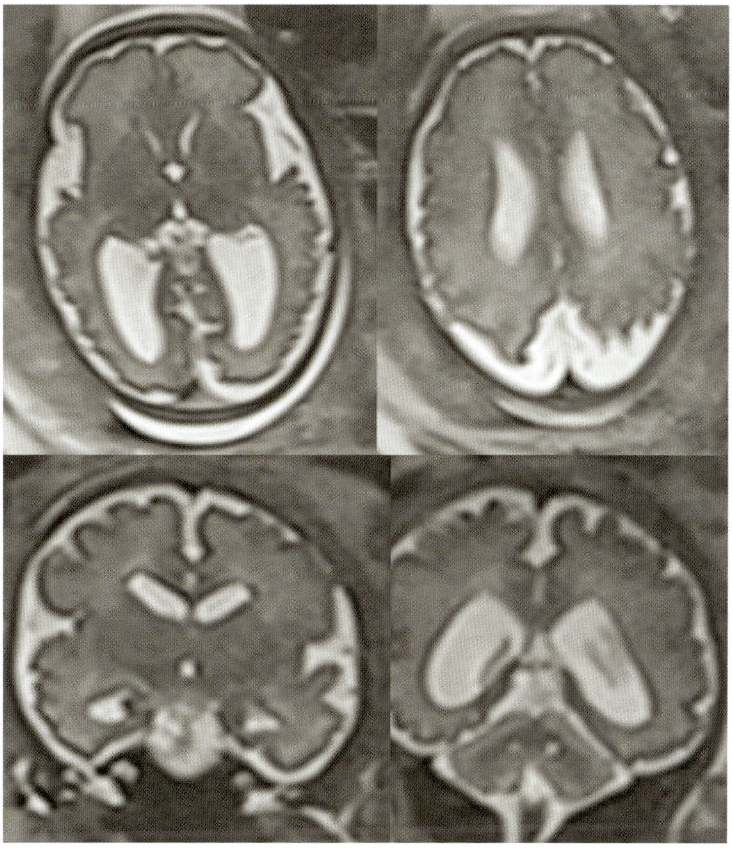

Fig. 7-19 : Polymicrogyrie (T3), IRM *(Dr M.Brasseur)*

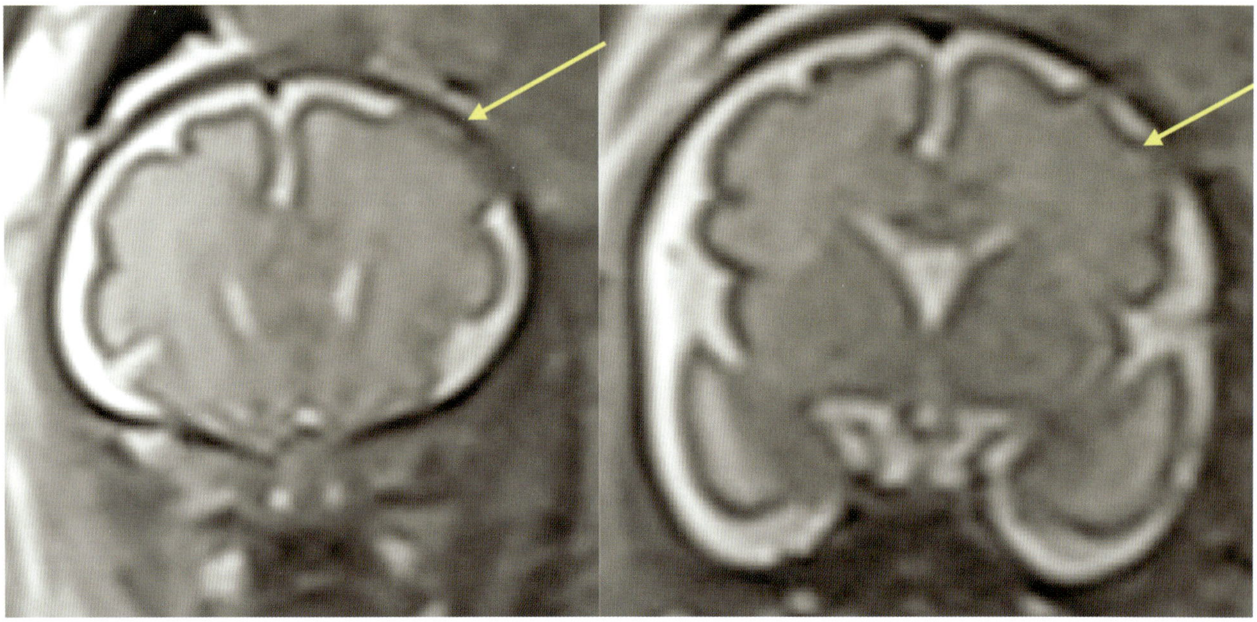

Fig. 7-20 PMG : IRM aspect « smooth » du parenchyme (flèches) *(Dr M.Brasseur)*

Les étiologies sont multiples :

Génétiques

Nous mentionnerons ici quelques-unes des principales étiologies génétiques :

- Pathologies de la voie mTOR (*cf.* Chapitre 2 Partie 2)
- Tubulinopathies **(Fig. 7-13 et 7-14)**
- Syndrome d'Aicardi associant agénésie du corps calleux, distorsion de la ligne médiane, lacunes choriorétiniennes chez un fœtus de sexe féminin **(Fig. 7-21)**.
- Syndrome de Joubert (*cf.* Chapitre 6 Partie 2 **Fig. 6-35 et 6-36**)
- Syndrome de Zellweger lié à une anomalie de la fonction péroxyzomale associant hépatomégalie, kystes rénaux, ponctuations des épiphyses. Le diagnostic repose sur le dosage des acides gras à très longue chaîne **(Fig. 7-22)**.
- Dysplasie thanatophorique liée à une mutation de *FGFR3* ; le diagnostic sera fait au premier trimestre devant l'extrême brièveté des membres, l'étroitesse du thorax et la dysmorphie faciale **(Fig. 7-23)**.

Infectieuses

- CMV : dans les formes sévères, les PMG s'inscriront dans un cortège d'images pathologiques (*cf.* Chapitre 11 Partie 2) **(Fig. 7-24 et 7-25)**.
- ZIKA : Les altérations du cortex s'intègrent au sein de malformations cérébrales majeures dans un contexte de microcéphalie chez une patiente ayant séjournée dans une zone d'endémie (*cf.* Chapitre 10 Partie 2) **(Fig. 7-26)**.

Ischémo-hémorragiques

Les polymicrogyries d'origine ischémo-hémorragiques sont essentiellement pariéto-occipitales **(Fig. 7-27 et 7-28)**. Elles surviennent dans un contexte où sont mises en évidence des lésions hémorragiques. Les grossesses mono-choriales sont une cause fréquente de ce type de lésions. On retrouve parfois dans ce contexte ischémo-hémorragique des lésions correspondant à une érosion de l'épendyme **(Fig. 7-29)**.

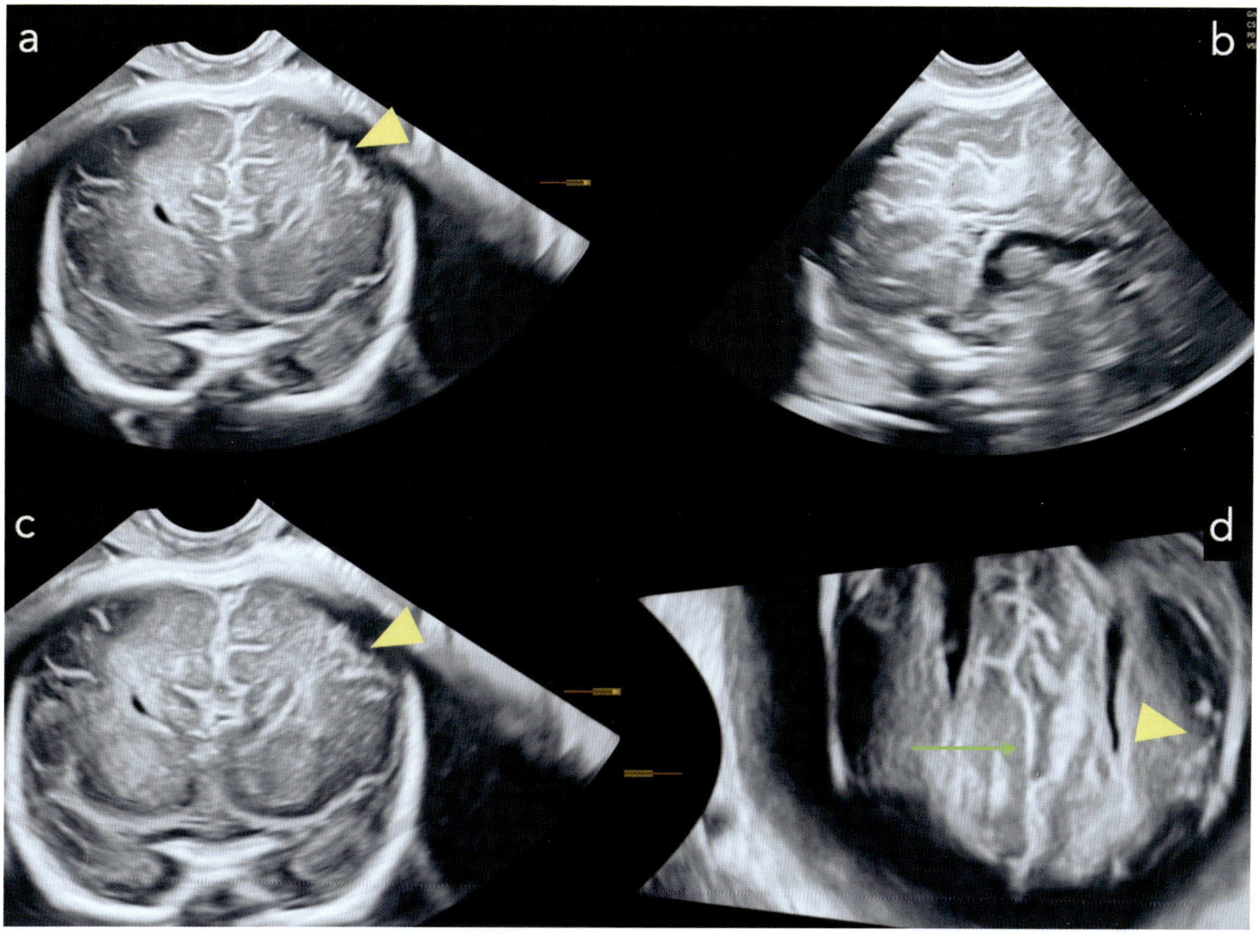

Fig. 7-21 : Syndrome d'Aicardi : a, c et d : PMG (têtes de flèches), d : distorsion ligne médiane (flèche), b : ACC

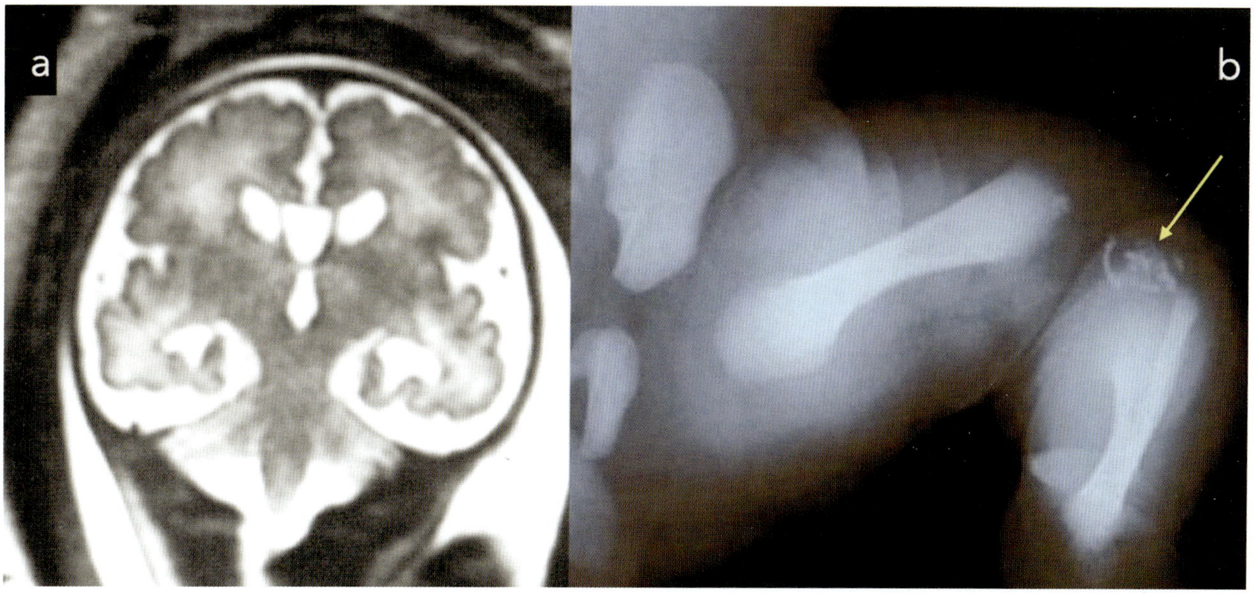

Fig. 7-22 : Syndrome de Zellweger : a troubles majeurs de la gyration, b : épiphyses ponctuées *(Dr P. Sonigo)*

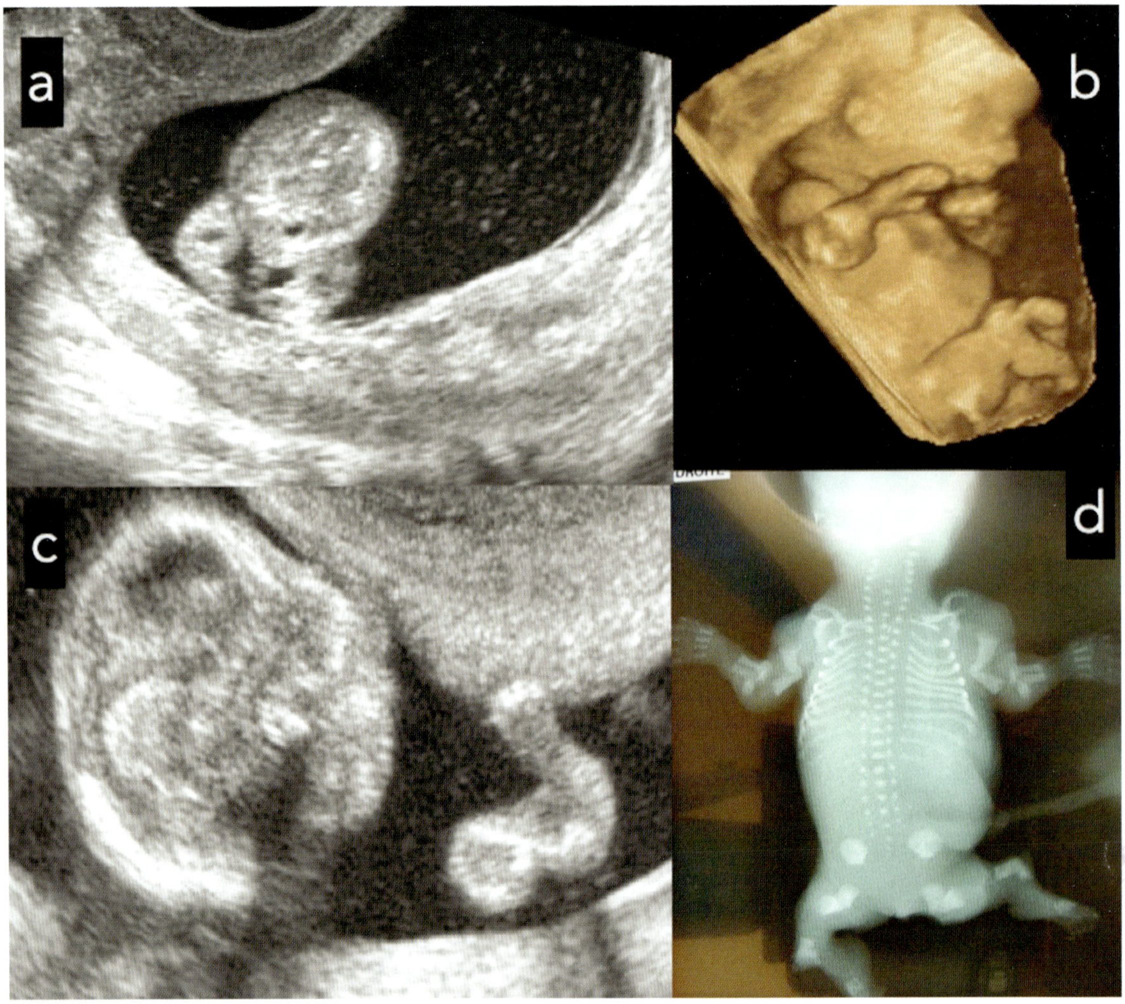

Fig. 7-23 : Dysplasie thanatophorique (13sa) : a, b et c : membres ultra courts, d ; aspect RX post IMG ; aspect en « combiné de téléphone des os longs

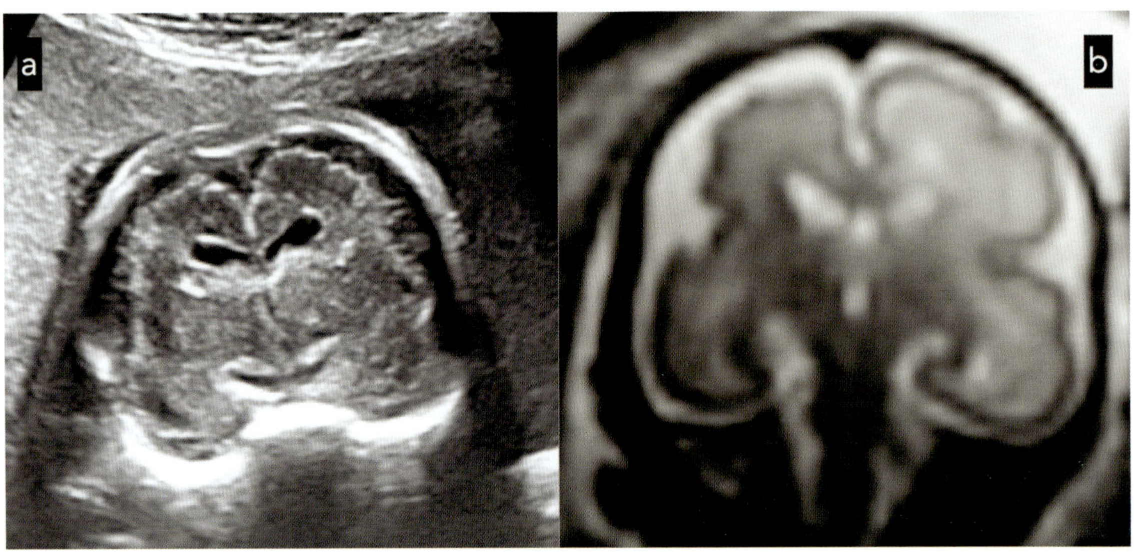

Fig. 7-24 : Fœtopathie à CMV : a : 26sa : PMG, b : IRM 29sa : PMG et anomalies substance blanche (en particulier au niveau des cornes temporales)

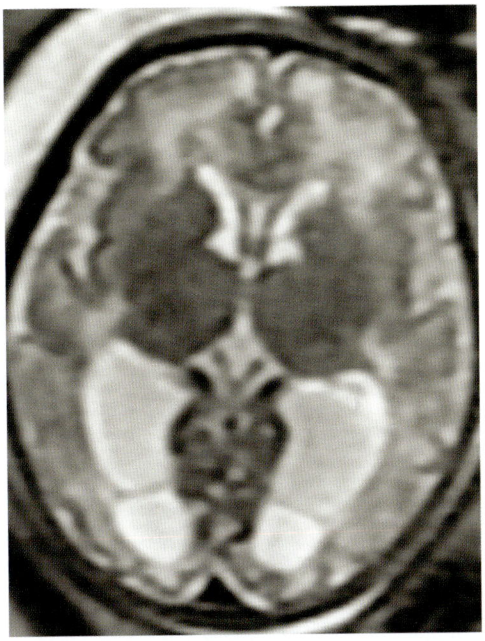

Fig. 7-25 : Fœtopathie à CMV (T3) IRM : PMG (à noter synéchie des cornes temporales) *(Dr M. Brasseur)*

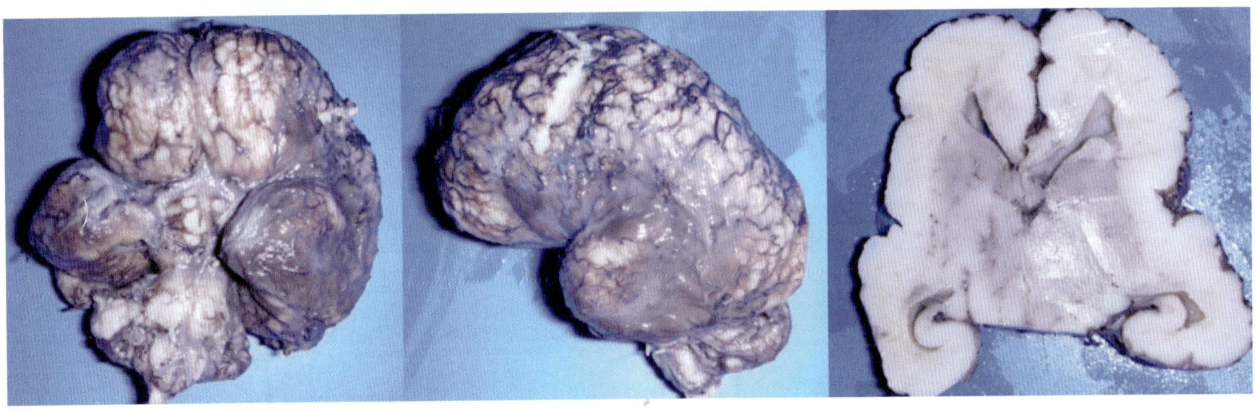

FP7-4 : Fœtopathie à CMV : Polymicrogyrie : (aspects fœto-pathologiques)

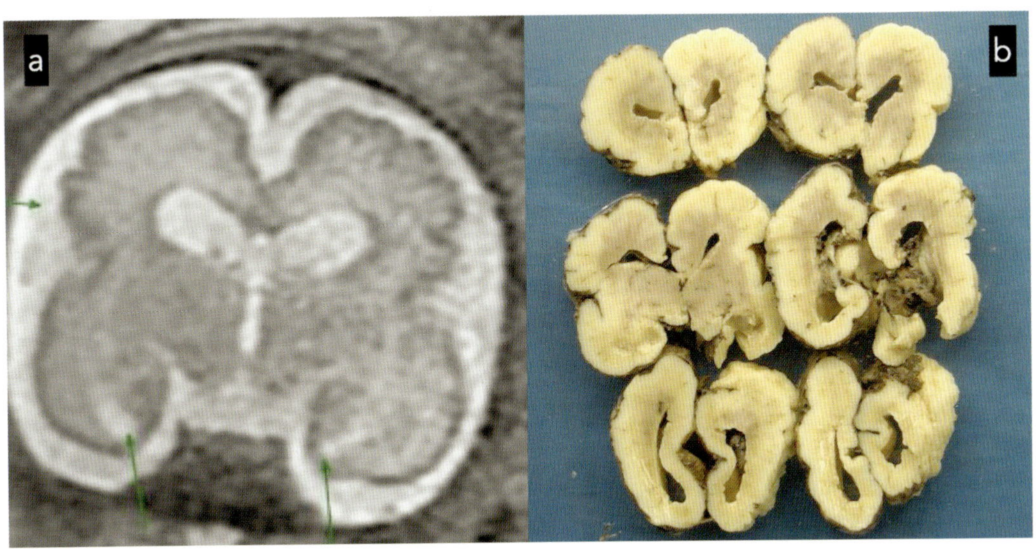

FP7-5 : Fœtopathie à CMV 31sa : Polymicrogyrie : a : aspect en IRM, b : aspect fœto-pathologique

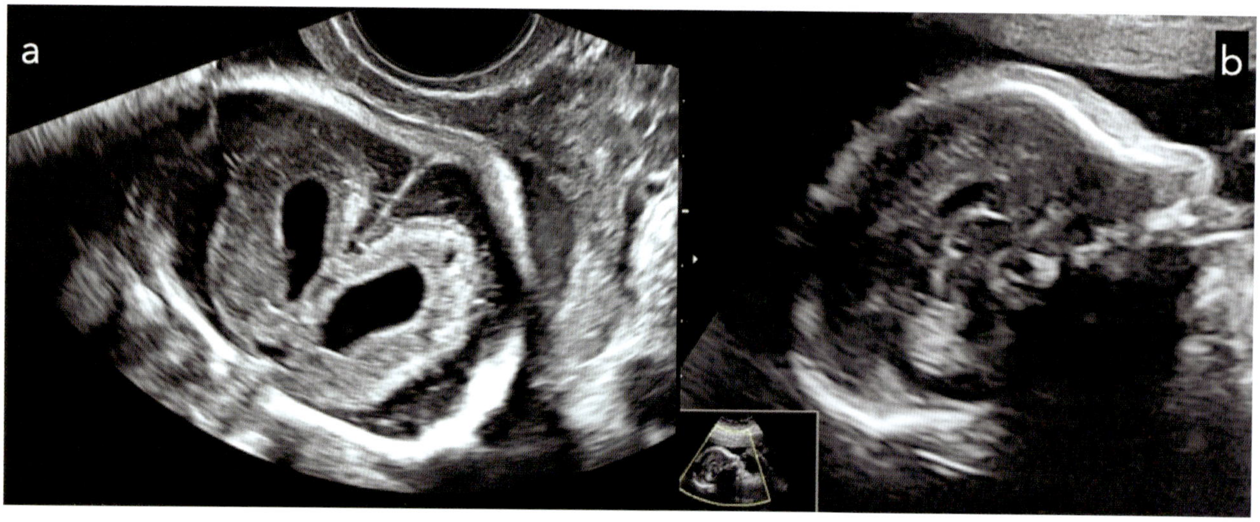

Fig. 7-26 : Fœtopathie à ZIKA : : a : 23sa altérations majeures de la gyration, b : microcéphalie 32sa : front fuyant *(Images V. Lambert, L. Pomar)*

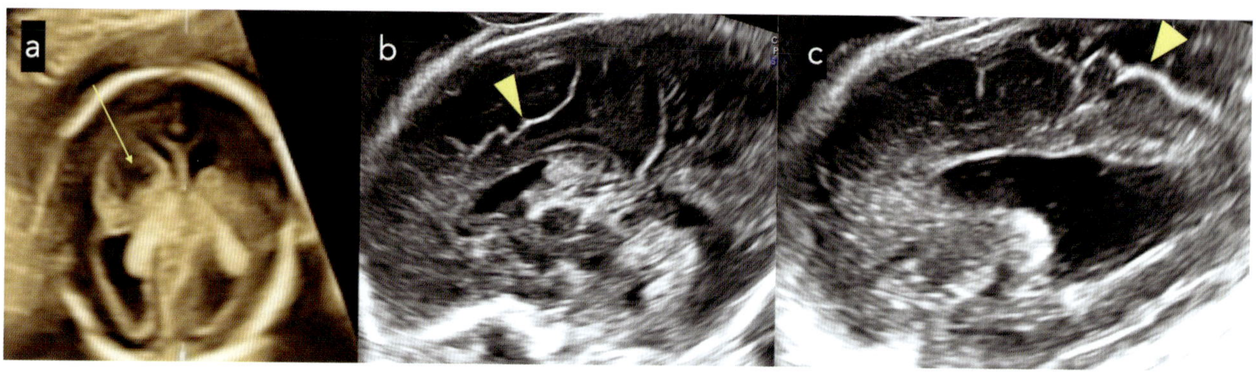

Fig. 7-27 : Lésions ischémo-hémorragiques (mutation COL 4A2) : a : hémorragie intra- parenchymateuse, b et c : PMG (têtes de flèches)

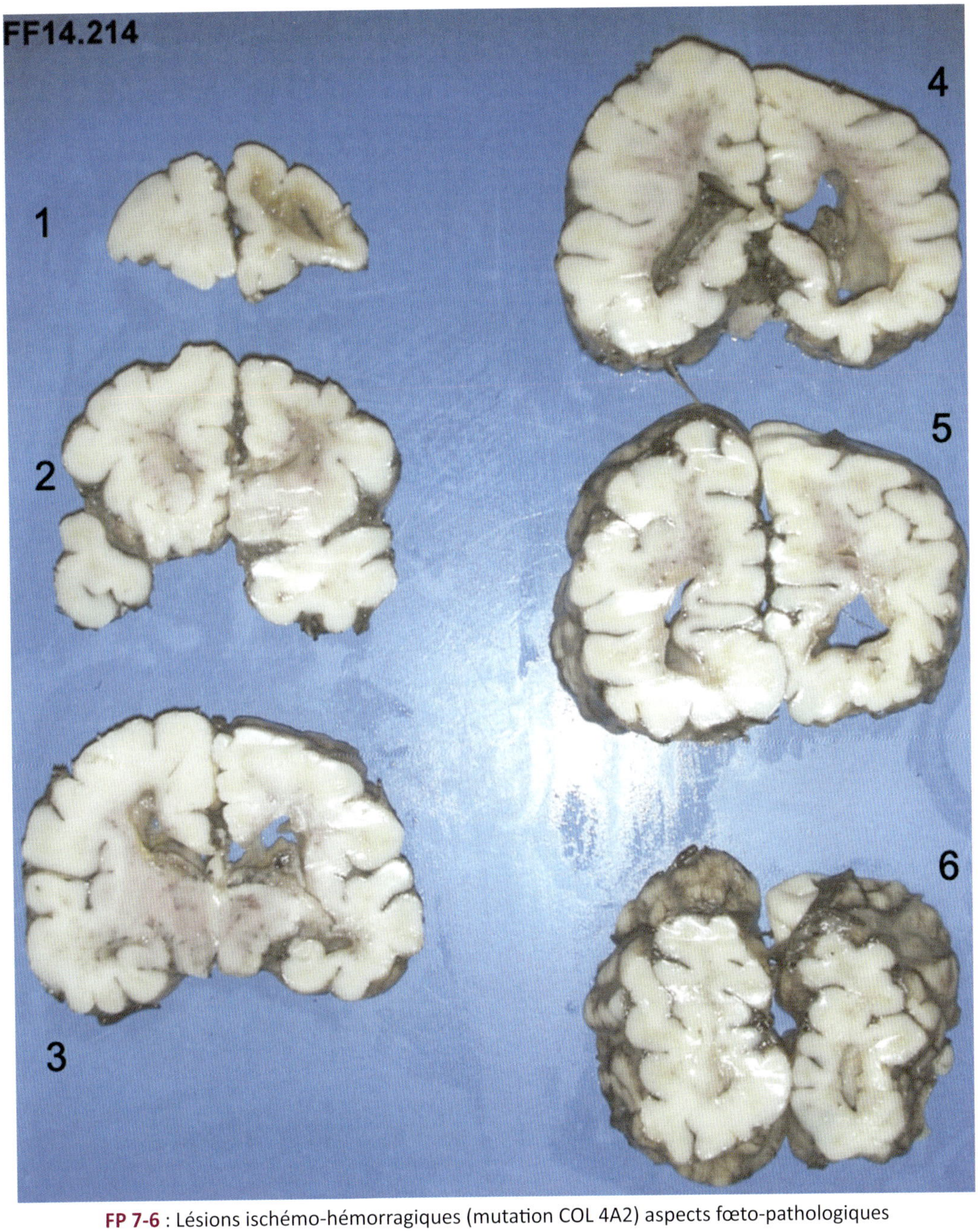

FP 7-6 : Lésions ischémo-hémorragiques (mutation COL 4A2) aspects fœto-pathologiques

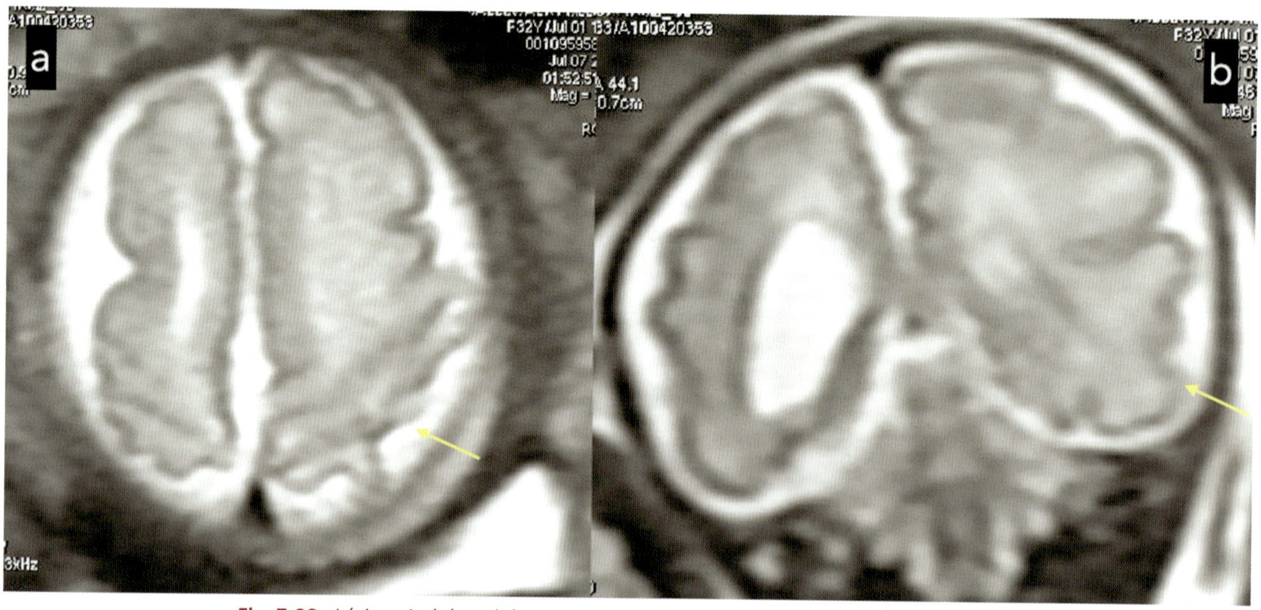

Fig. 7-28 : Lésions ischémo-hémorragiques T3 IRM : PMG (flèches) *(Dr M.Brasseur)*

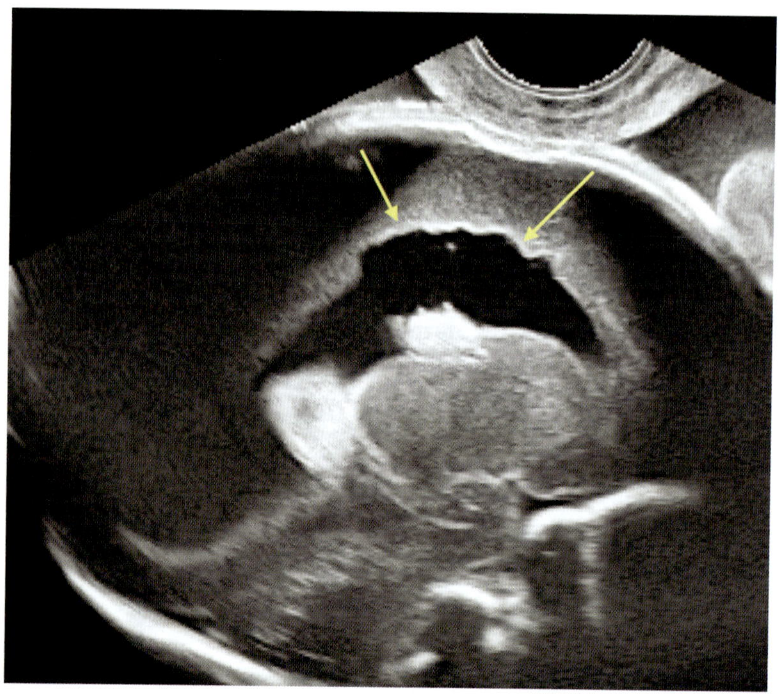

Fig. 7-29 : Érosion épendymaires 27sa

Ces PMG peuvent dans certains cas être associées à des lésions de type schizencéphalie **(Fig 7-30)** (*cf* : Anomalies du parenchyme cérébral).

Associées à des anomalies du parenchyme cérébral

Tubulinopathies (voir ce § ci-dessus).

Hémimégalencéphalies (*cf.* Chapitre 2 Partie 2).

Le diagnostic précis des malformations du cortex cérébral est souvent difficile. Le pronostic est lui aussi très difficile et parfois plus péjoratif qu'il ne l'est réellement, la collaboration au sein d'un CPDP est absolument fondamentale.

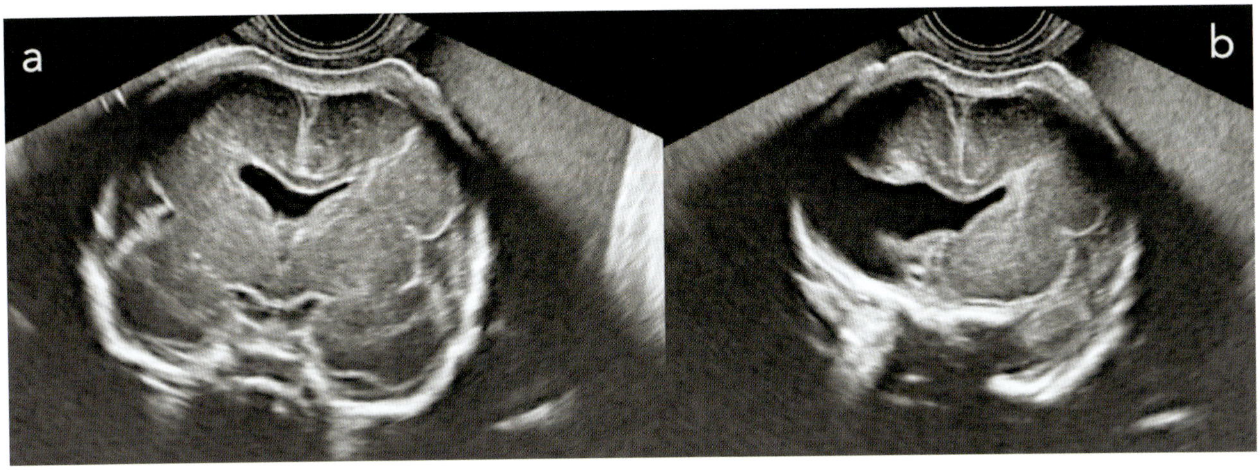

Fig 7.30 : Lésions de type schizencéphalie

Bibliographie

1. Verloes A, Elmaleh M, Gonzales M, Laquerrière A, Gressens P. *Lissencéphalies : aspects cliniques et génétiques. Revue neurologique* Vol 163 - N° 5 - mai 2007 P. 513-616 © Elsevier Masson SAS

2. Cabet S, et al. Prenatal diagnosis of microcephaly with simplified gyral pattern : series of eight cases *Ultrasound Obstet Gynecol* 2024 ; 63 : 271–275

3. Bahi-Buisson N, Maillard C. *Tubulinopathies Overview GeneReviews Initial Posting:* March 24, 2016 ; Last Update : September 16, 2021.

4. Hagege R, et al. Spectrum of brain malformations in fetuses with mild tubulinopathy. *Ultrasound Obstet Gynecol* 2023 ; 61: 740–748

5. Paladini D, Biancotto G, Della Sala F, Severino M, Rossi A. Opinion Neurosonographic and MRI diagnosis of fetal cerebral lesions heralding Polymicrogyria *Ultrasound Obstet Gynecol* 2024 ; 63 : 293–302

6. ORPHA : 912 : Syndrome de Zellweger

7. Abadia-Cuchi N, Felici F, Frassanito P, Arulkumaran S, Familiari A, Thilaganathan B. Postnatal outcome of fetal cortical malformations : systematic review. *Ultrasound Obstet Gynecol* 2024 Published online in Wiley Online Library (wileyonlinelibrary.com). DOI : 10.1002/uog.29105

CHAPITRE 8 - ANOMALIES DU PARENCHYME CÉRÉBRAL

Nous distinguerons trois types d'anomalie du parenchyme cérébral : les anomalies focalisées, les anomalies diffuses et les processus expansifs.

Anomalies focalisées

Hyperéchogènes

Calcifications

Ces anomalies se présentent sous forme de petites ponctuations échogènes plus ou moins arrondies, elles sont en règle en rapport avec des fœtopathies infectieuses : CMV, toxoplasmose, ZIKA **(Fig. 8-1)**. Au sein des calcifications liées à une infection par le toxoplasme, il peut apparaître une zone anéchogène correspondant à une zone de nécrose **(Fig. 8-2)**. Il est fréquent de retrouver une vascularite des vaisseaux lenticulo-striés donnant un aspect dit en « candélabre ». Ce signe, très fréquent dans les fœtopathies à CMV, n'est néanmoins pas spécifique **(Fig. 8-3)**.

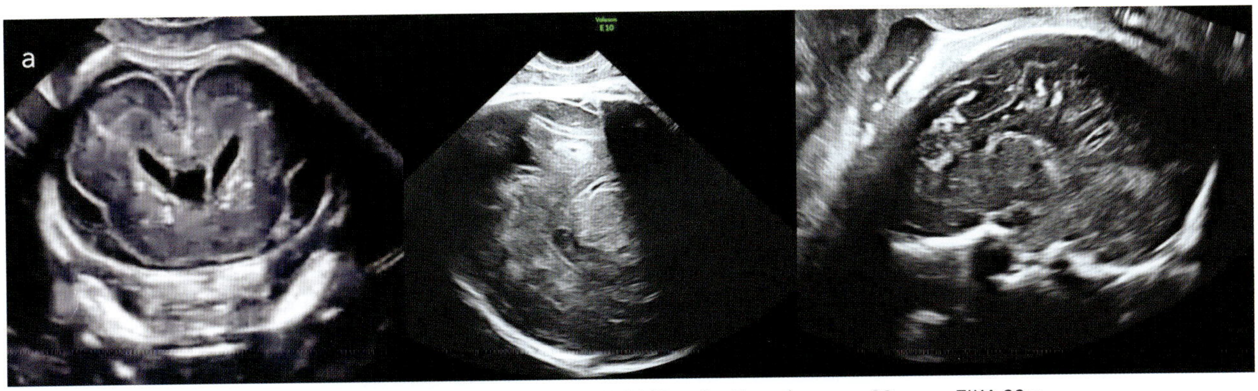

Fig. 8-1 : Fœtopathies calcifications : a : CMV 23sa, b : Toxoplasmose 29sa, c : ZIKA 32sa

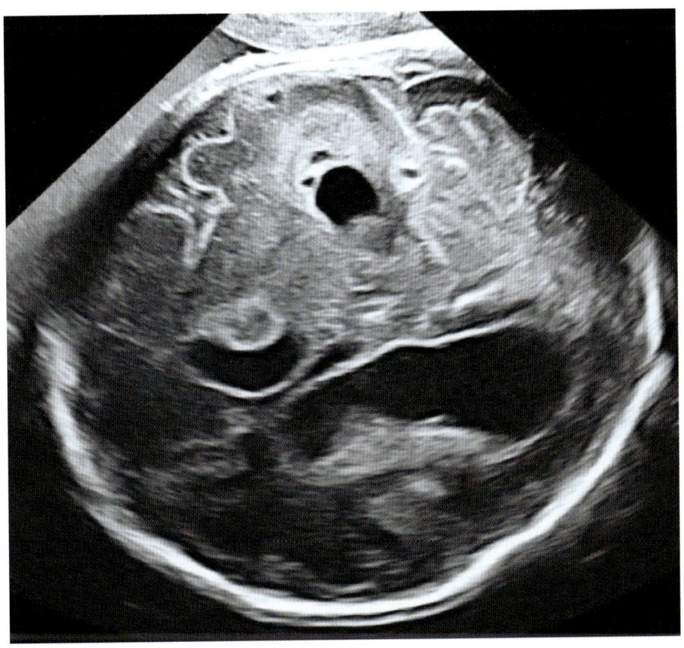

Fig. 8-2 : Toxoplasmose 29sa

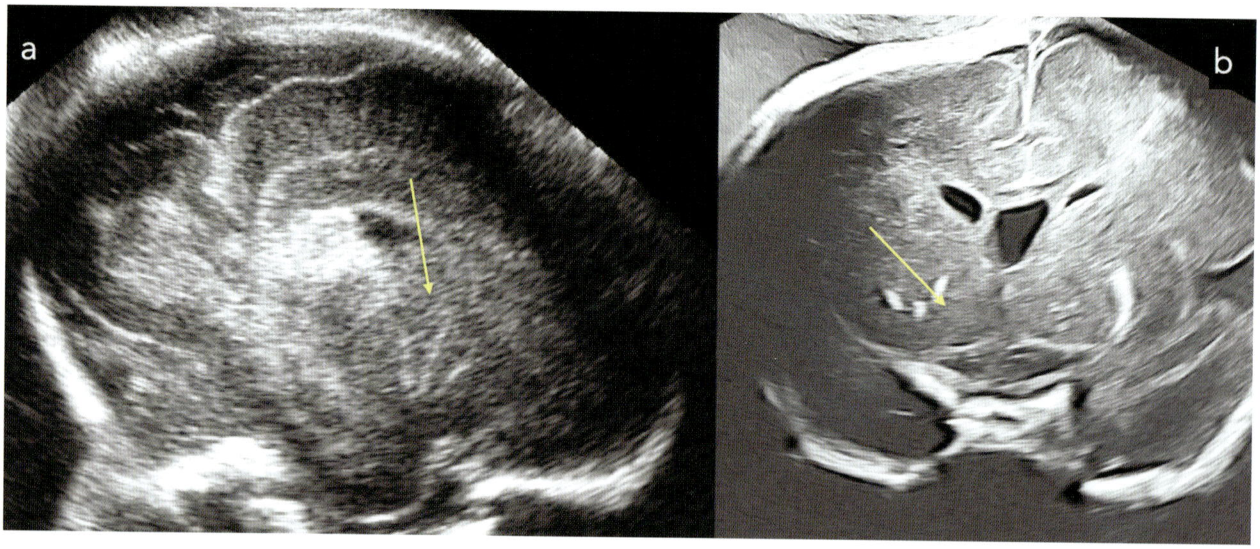

Fig. 8-3 : Fœtopathie à CMV vascularite des vaisseaux lenticulo-striés a : coupe para sagittale30sa, b : coupe coronale 31sa

Hémorragies

Les lésions se présentent sous forme de lésions échogènes au sein du parenchyme **(Fig. 8-4)**. La découverte de telles lésions imposera de rechercher des mutations de type COL4A1 ou COL4A2 [1].

Sclérose tubéreuse de Bourneville (STB)

Devant la découverte de rhabdomyomes cardiaques **(Fig. 8-5)**, une étude attentive du cerveau fœtal sera impérative, les tubers sous-corticaux cérébraux sont visibles en échographie par voie abdominale, mais surtout en cas de présentation céphalique par voie vaginale avec des sondes à hautes fréquences **(Fig. 8-6)**, et bien sûr en IRM **(Fig. 8-7)** [2].

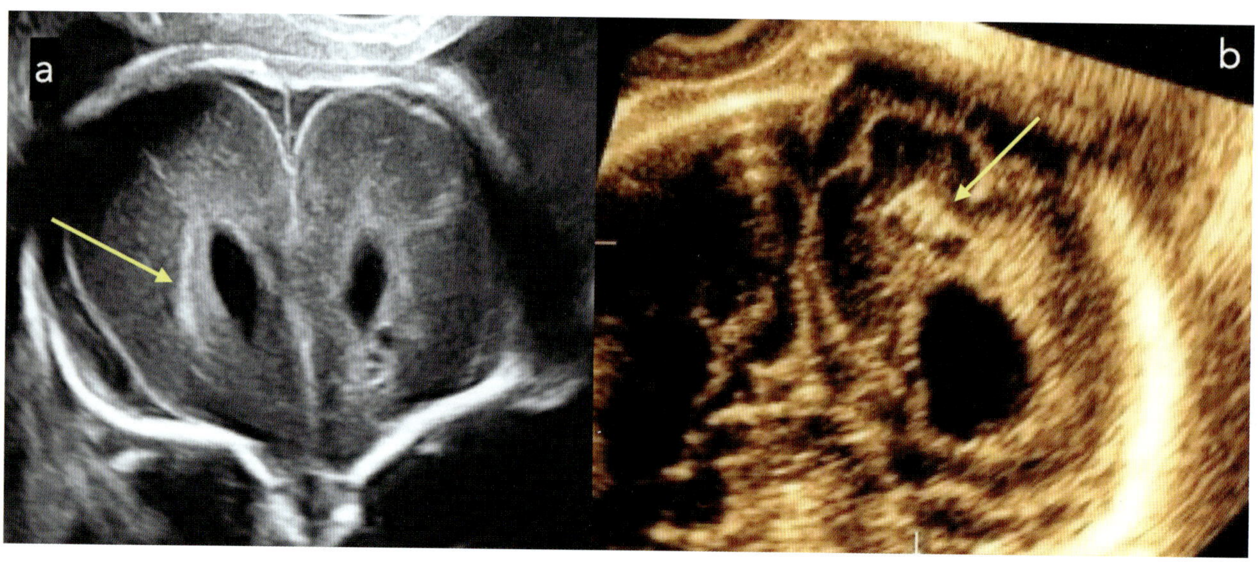

Fig. 8-4 : Lésions hémorragiques focalisées (flèches) : a : 26sa, b : 31sa

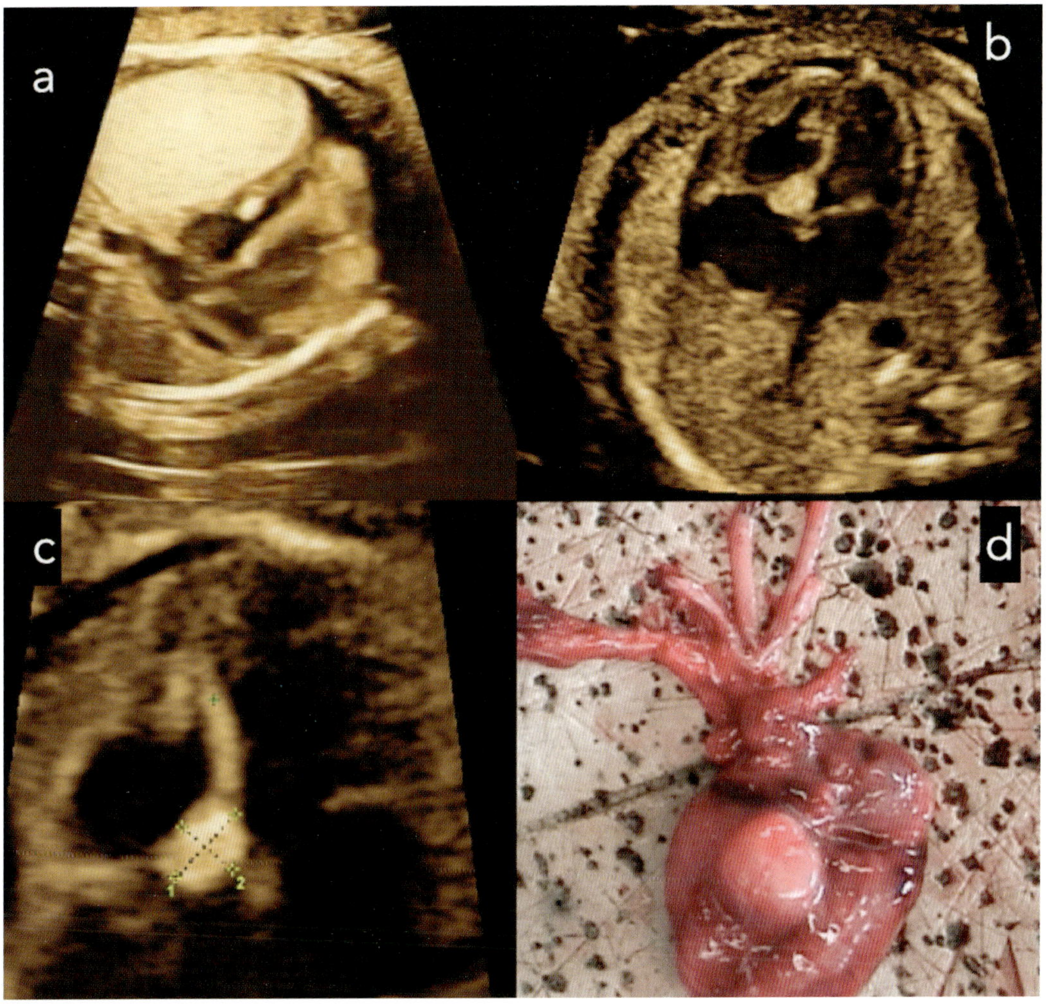

Fig. 8-5 : Rhabdomyomes cardiaques a : 31sa, b et c : 24sa, d : aspect fœto-pathologique

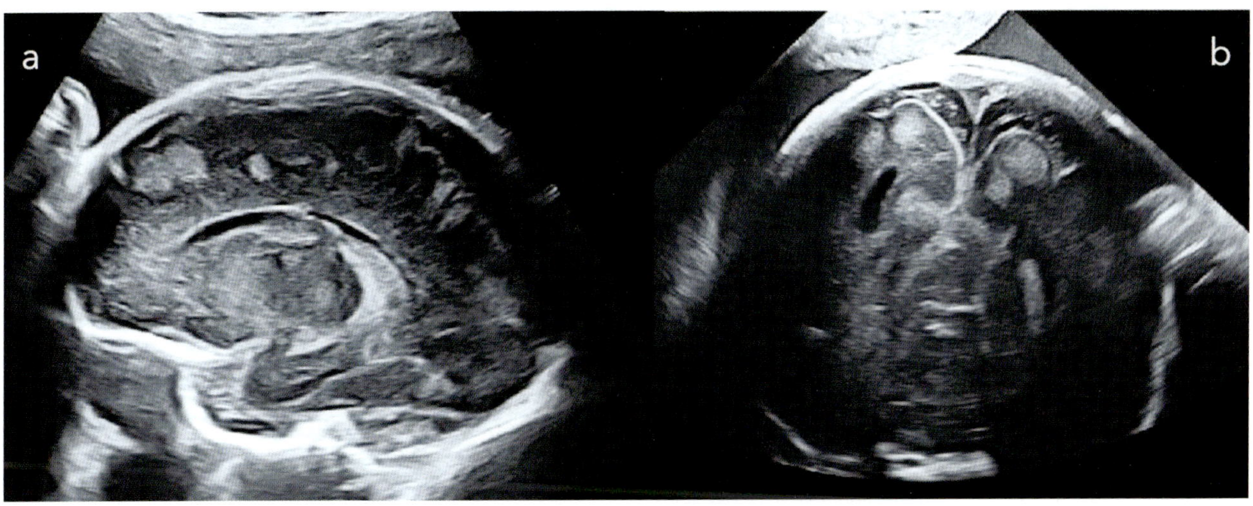

Fig. 8-6 : STB 30s : Tubers sous-corticaux

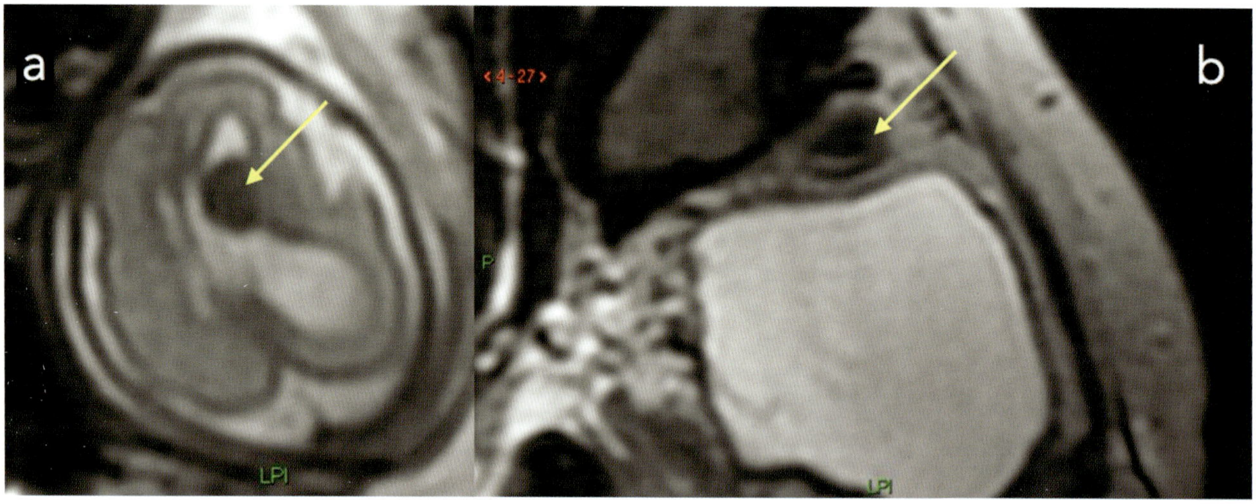

Fig. 8-7 IRM 31sa : Tubers cérébraux *(Dr A.E Millischer)*

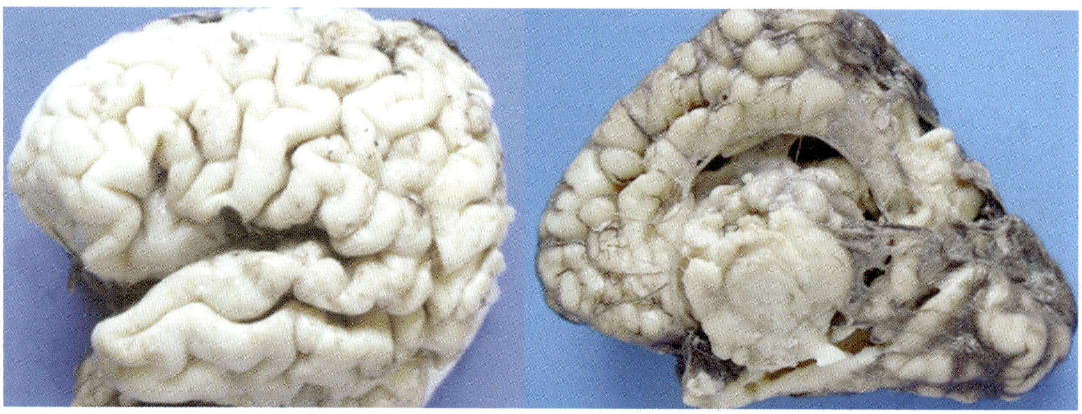

FP 8-1 : Sclérose tubéreuse de Bourneville : tubers corticaux à 35 sa, nodules sous-épendymaires à 33 sa (aspects fœto-pathologiques)

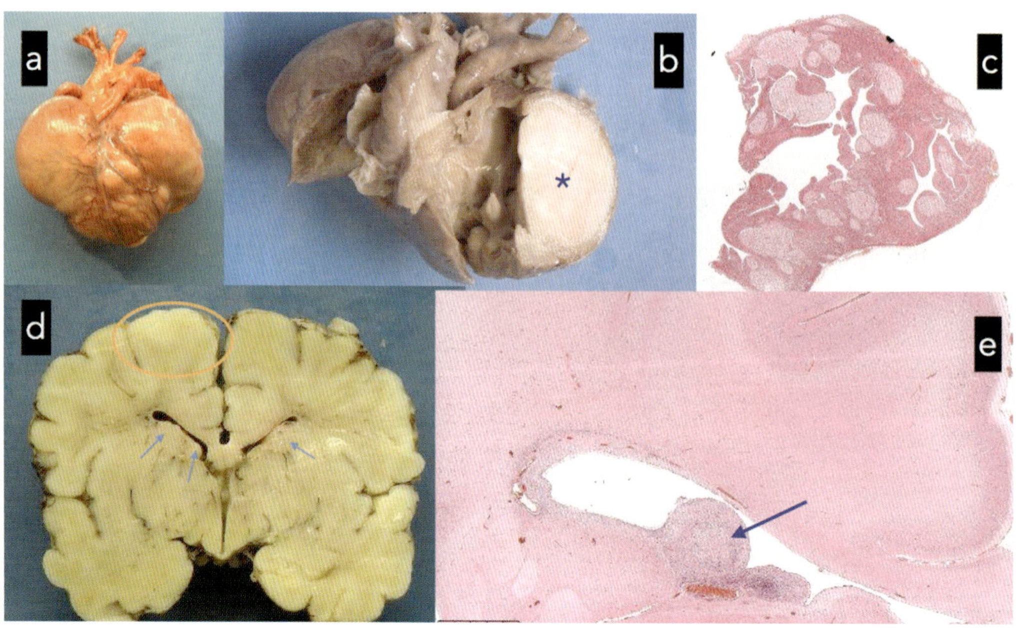

FP 8-2 : Sclérose tubéreuse de Bourneville 36sa : a, b et c : rhabdomyomes cardiaques d et c : tubers sous corticaux (flèches)

Hypoéchogènes

Porencéphalies

Il s'agit de lésions cavitaires d'aspect anéchogène faisant suite à un processus ischémique **(Fig. 8-8)**.

Les lésions ischémiques peuvent se présenter sous forme d'une zone constituée de multiples cavitations à contours irréguliers dans la substance blanche en région périventriculaire, l'aspect ainsi réalisé est celui d'une leucomalacie périventriculaire, visualisé plutôt après 26sa **(Fig. 8-9)**.

Nous mentionnerons une forme particulière : l'infarctus veineux de Volpe situé classiquement dans la région frontale **(Fig. 8-10)** [3].

Schizencéphalies

L'anomalie consiste en une communication entre un ventricule et les espaces péri-vertébraux, Les berges de cette lésion peuvent être à distance réalisant un aspect de schizencéphalie à « berges ouvertes » ou contiguës réalisant alors un aspect de schizencéphalie à « berges fermées ». Ces lésions ne sont pas mises en évidence avant 20sa. Elles sont bilatérales dans plus de la moitié des cas. Leur origine semble être le fait d'une anomalie primitive de développement du cortex cérébral, mais peut aussi être secondaire à une exposition à des toxiques (warfarine, drogues, solvants organiques, CMV, au décès du co-jumeau dans les grossesses mono-choriales) à un violent traumatisme maternel [4].

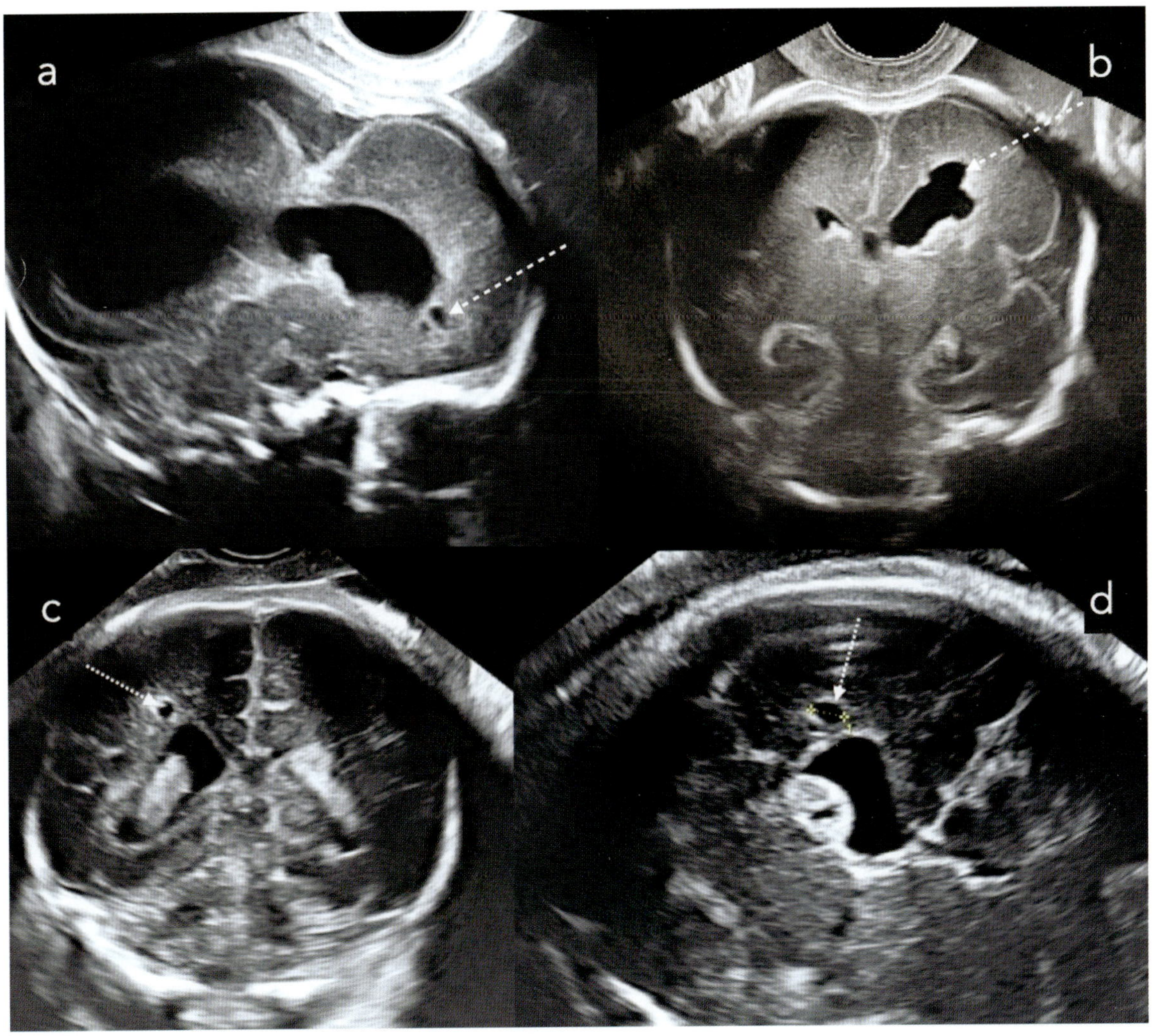

Fig. 8-8 : Porencéphalie : a : 26sa, b : 27sa, c et d : 30sa

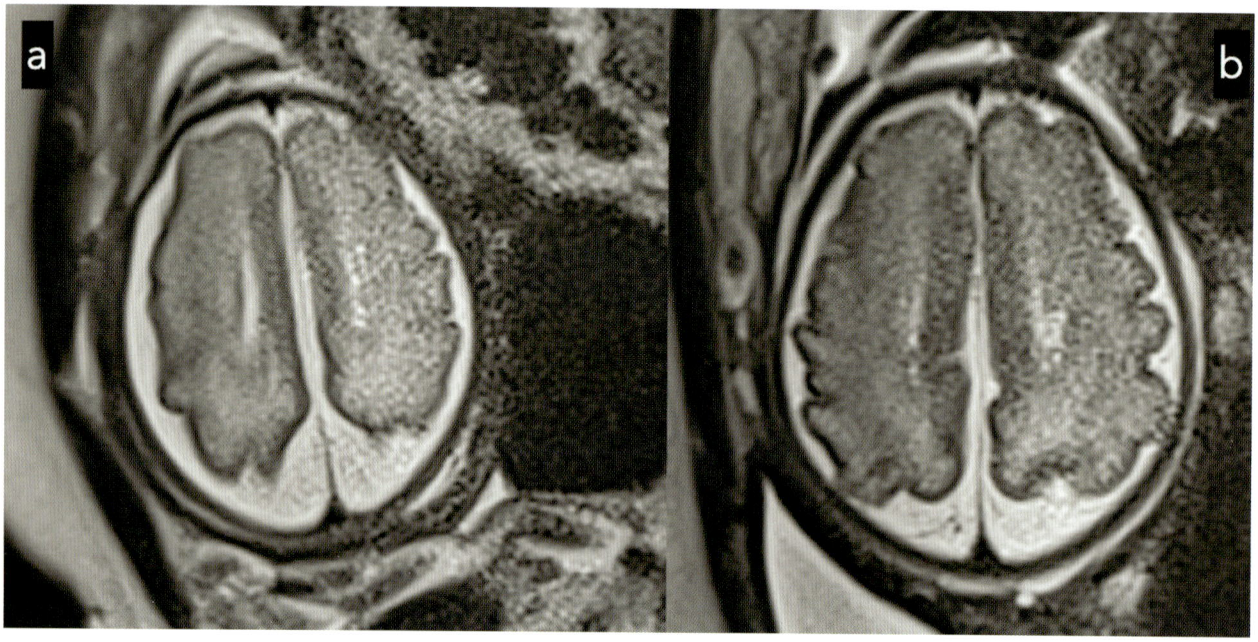

Fig. 8-9 : Leucomalacie périventriculaire : a : 29sa, b : 32sa *(Dr A.E Millischer)*

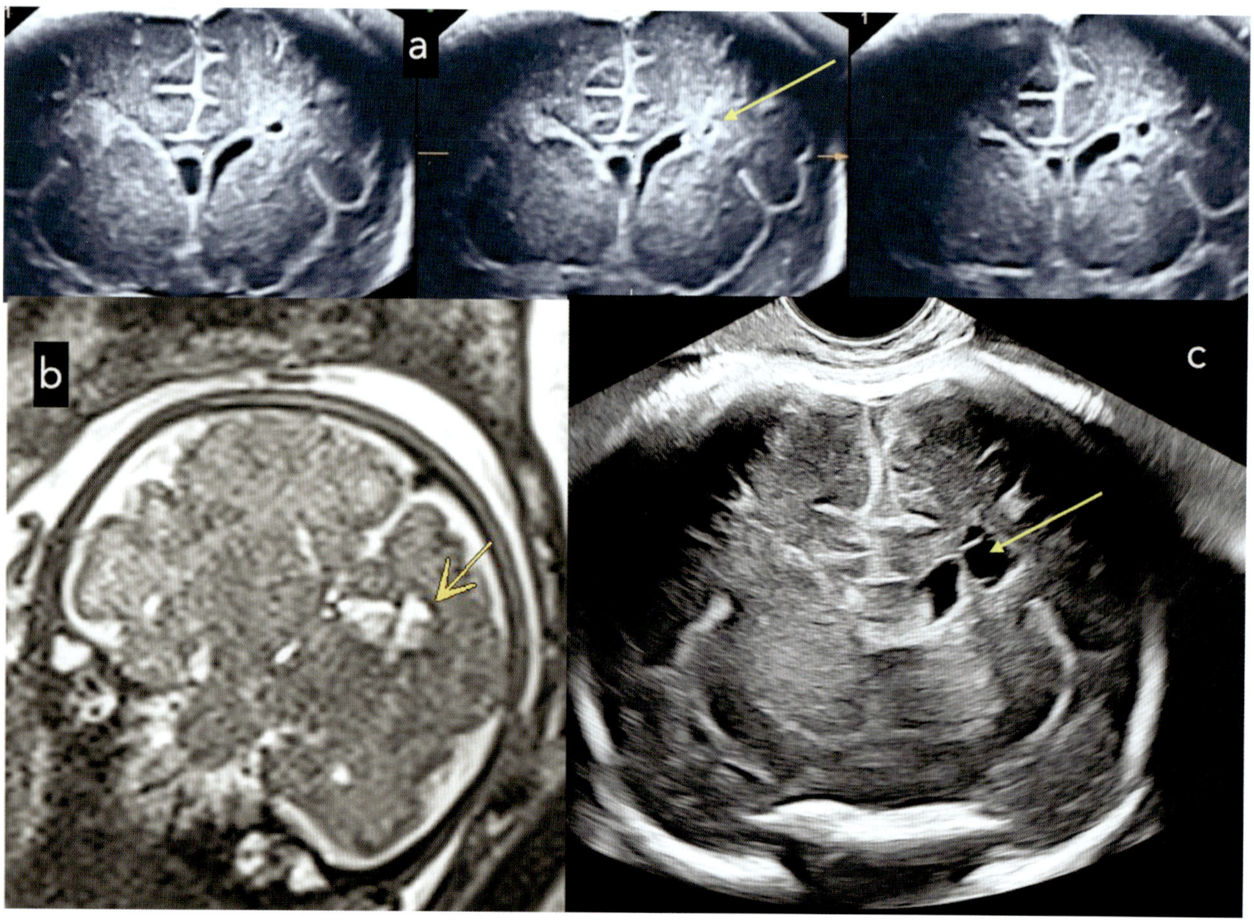

Fig. 8-10 : Infarctus veineux de Volpe : a : TUI 32sa, b : IRM 33sa *(Dr A.E Millischer)*

Les lésions se présentent en échographie sous forme d'une zone anéchogène reliant un ventricule aux espaces péri-cérébraux ; il est important de noter que les berges de la lésion apparaissent sous forme d'un ruban échogène **(Fig. 8-11 et 8-12)**, ce qui est un point important pour établir le diagnostic avec une lésion de porencéphalie étendue jusqu'au cortex. Comme souligné précédemment, les lésions sont souvent bilatérales **(Fig. 8-13)**.

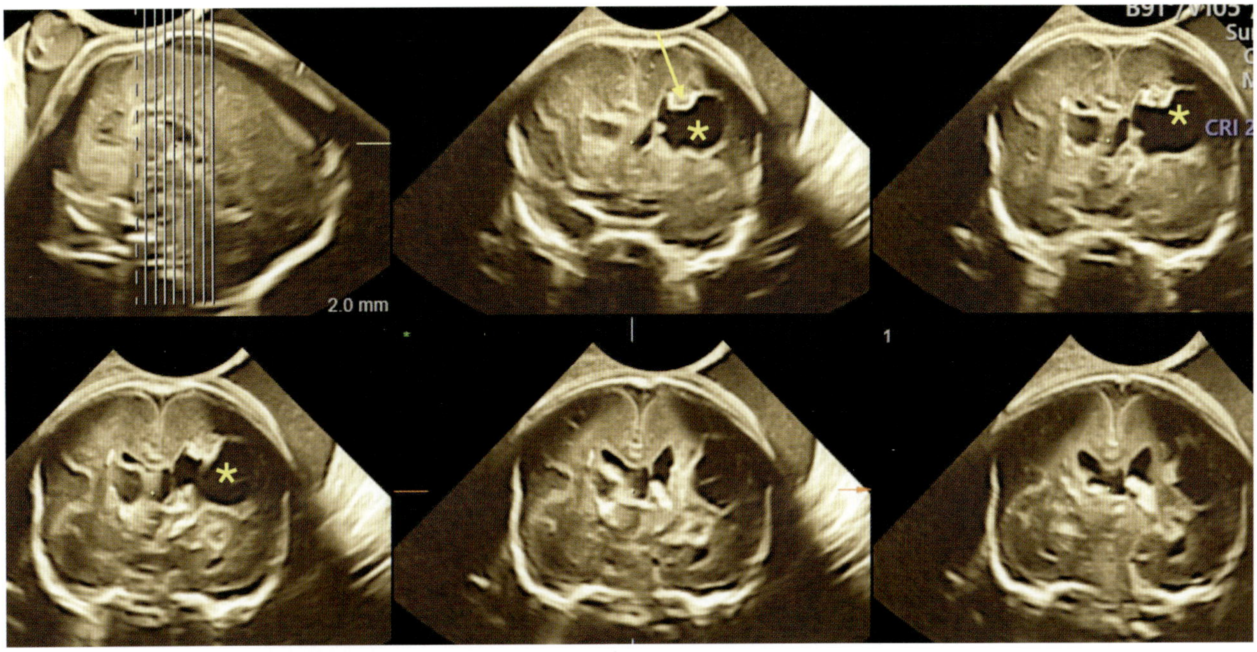

Fig. 8-11 : Schizencéphalie TUI 24sa ; lésion : *, berge échogène (flèche)

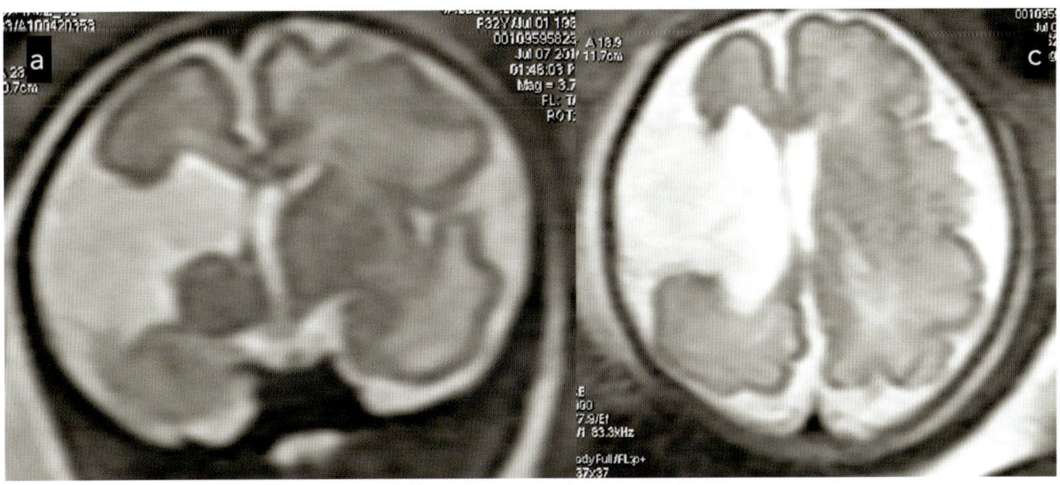

Fig. 8-12 : Schizencéphalie IRM 32sa

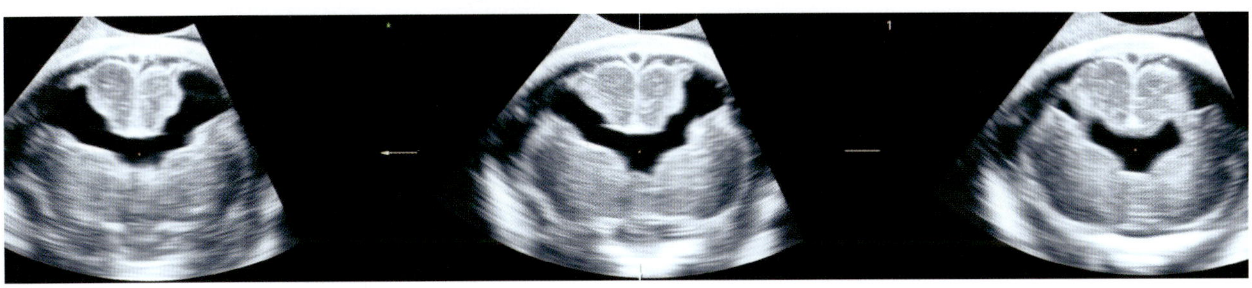

Fig. 8-13 : Schizencéphalie bilatérale 32sa

Anomalies diffuses

De la substance blanche

Ces anomalies sont le plus souvent difficiles à mettre en évidence en échographie, néanmoins les sondes à hautes fréquences sont maintenant d'un apport considérable. Elles peuvent se présenter sous forme de plages échogènes à contours flous correspondant à une suffusion hémorragique dans le parenchyme **(Fig. 8-14)**. Les altérations de la substance blanche liées à une fœtopathie à CMV sont bien sûr parfaitement visibles en IRM (hypersignal T2), mais peuvent aussi parfois être mises en évidence en échographie **(Fig. 8-15)**.

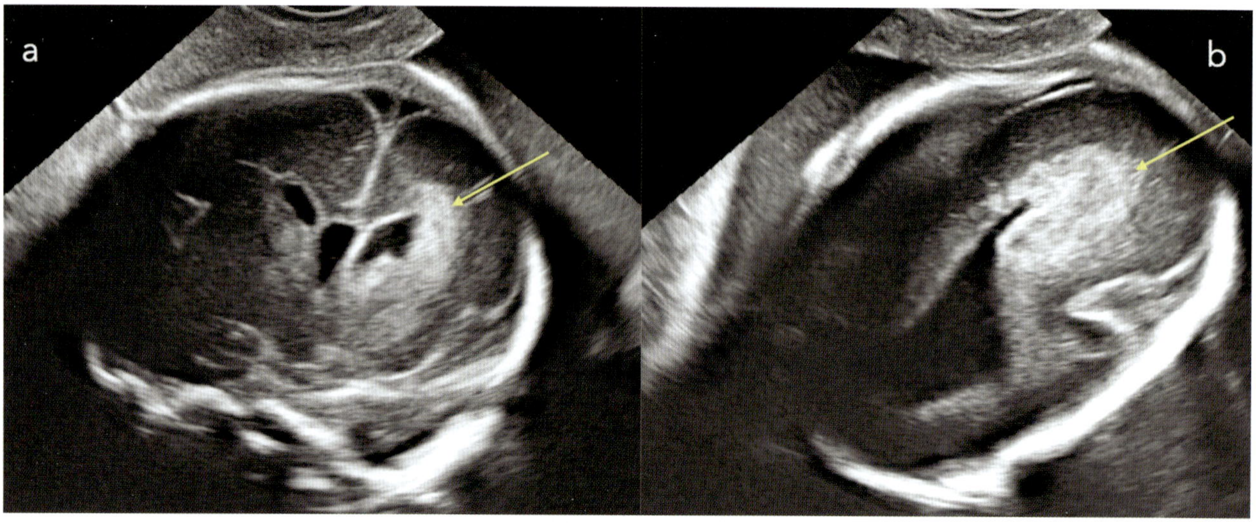

Fig. 8-14 : Hémorragie en « nappe » au niveau corne frontale 23sa (flèches), a : coupe frontale, b : coupe para sagittale

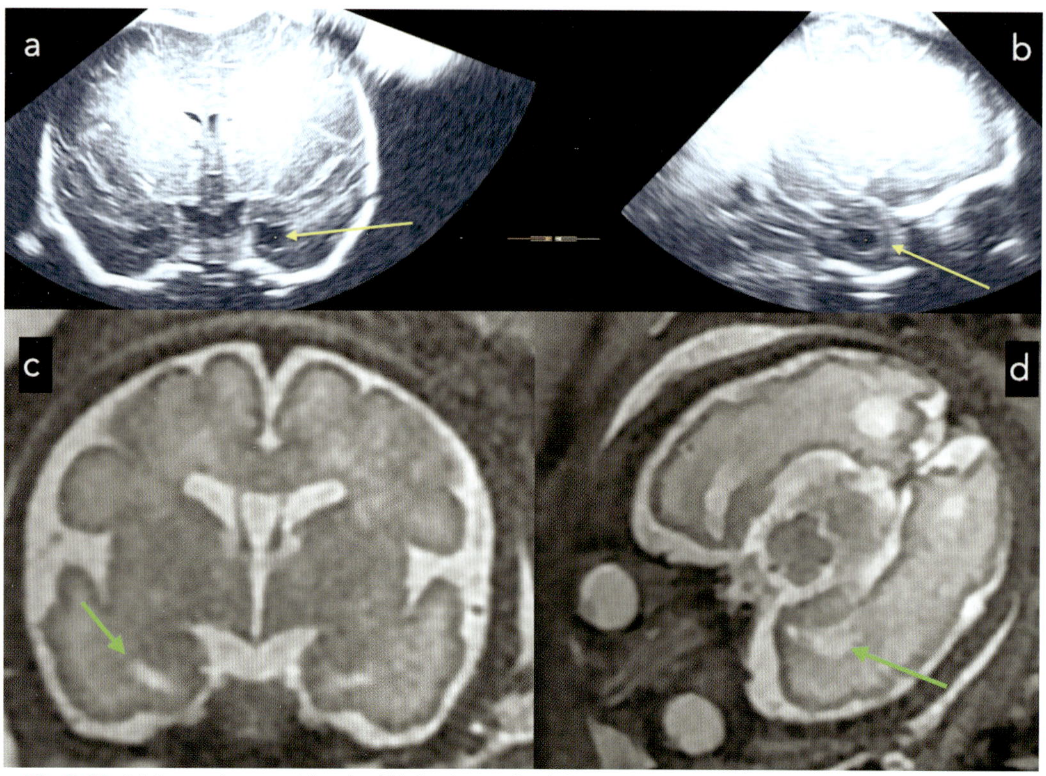

Fig. 8-15 : Lésions substance blanche (flèches) : a et b : échographie 35sa, c et d IRM 32sa *(Dr D. Grévent)*

Dédifférenciation de la substance blanche

(*cf.* Chapitre 7 Partie 2 **Fig. 7-14**).

Hétérotopies en bandes : (*cf.* Chapitre 7 Partie 2 **Fig. 7-4**).

Processus expansifs

Tumeurs cérébrales

Elles sont d'aspect très variable : solide échogène, hétérogène avec une structure échogène mixte, kystique anéchogène **(Fig. 8-16 et 8-17)**. Leur caractéristique commune est de créer un « effet de masse » refoulant les structures de voisinage. L'utilisation du Doppler sera très importante pour déterminer l'extension de la tumeur **(Fig. 8-18)**. Elles peuvent s'accompagner d'une macrocéphalie (*cf.* Chapitre 2 Partie 2), d'une ventriculomégalie, la croissance est souvent rapide entraînant parfois une altération des structures osseuses du crâne **(Fig. 8-19)**. Hydramnios, anasarque et insuffisance cardiaque sont des complications habituelles. Leur nature histologique est multiple et sera finalement déterminée par l'examen fœtopathologique.

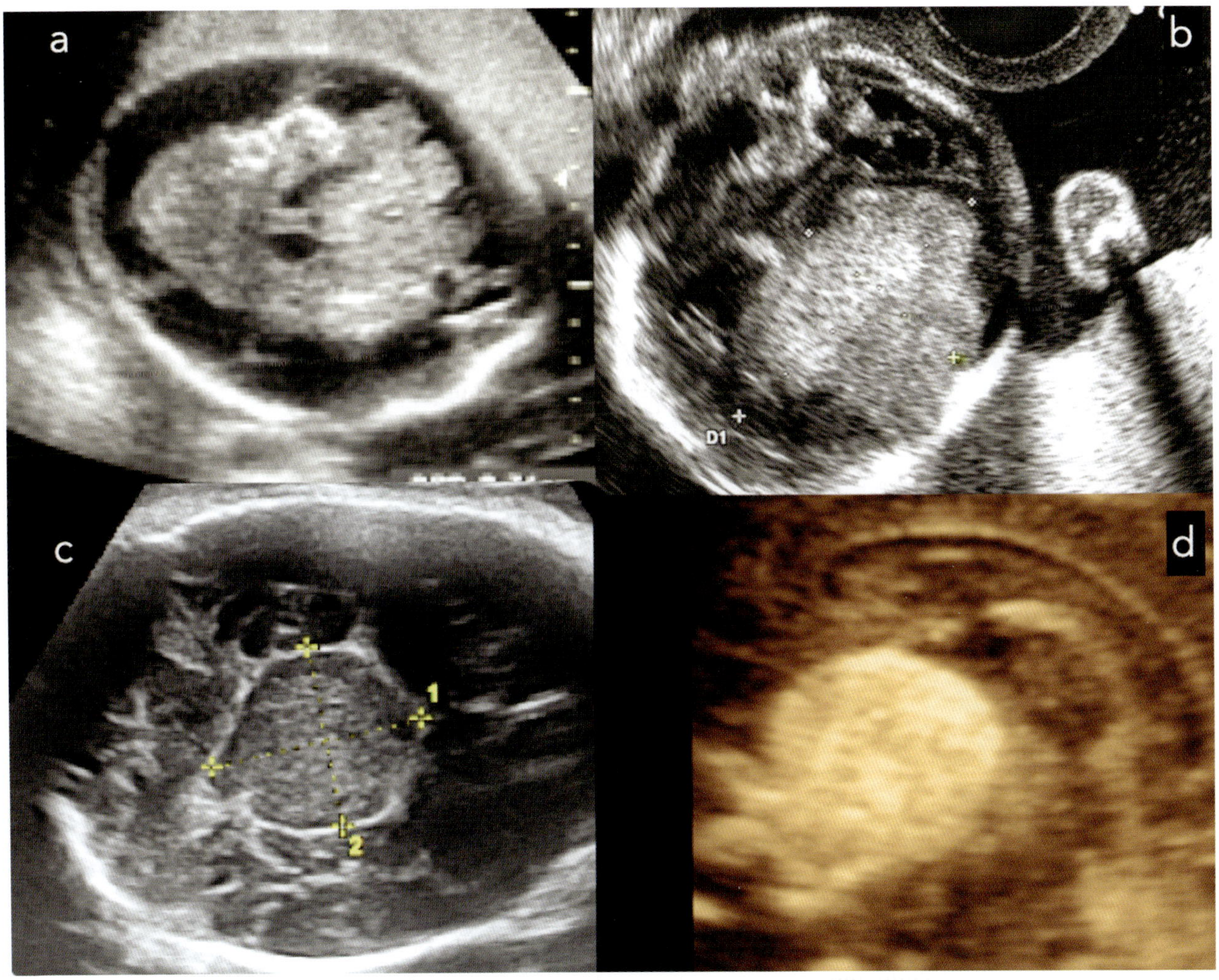

Fig. 8-16 : Tumeurs cérébrales : a : tératome (Dr A. Sadji), b : glioblastome, c : hamartome, d : craniopharyngiome *(Dr B. Benoit)*

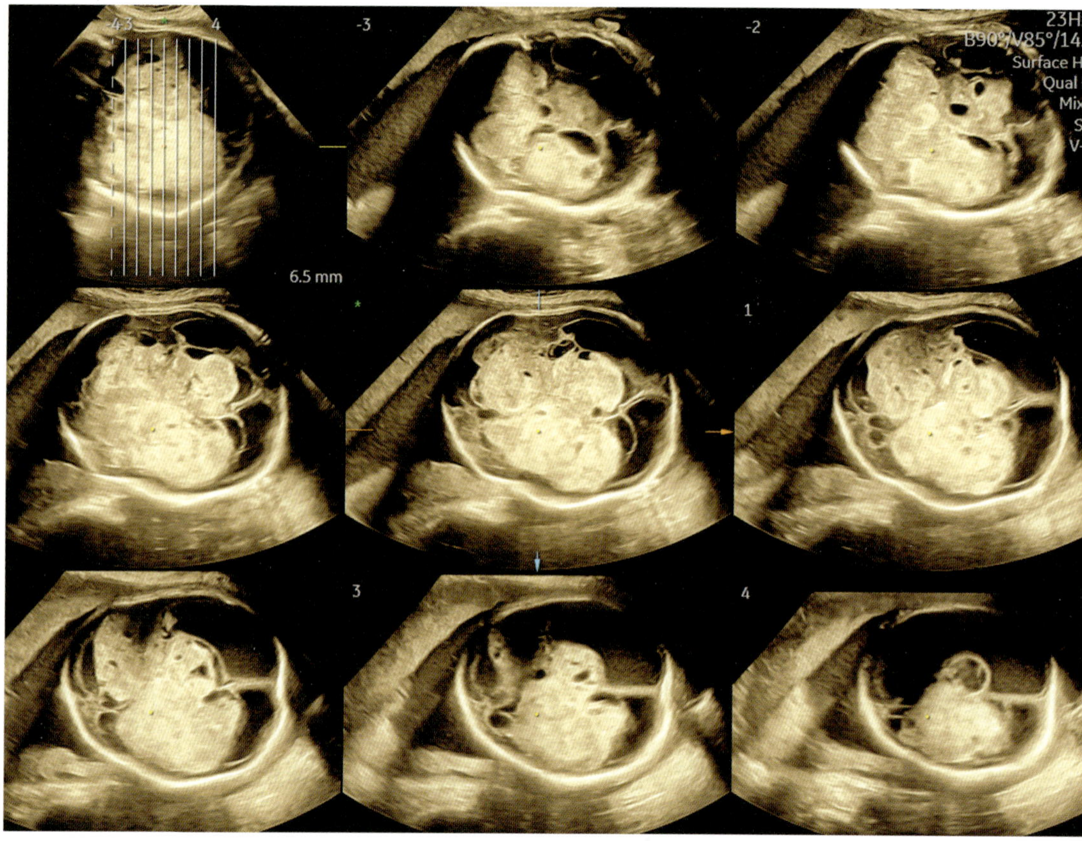

Fig. 8-16bis : Tératome cérébral 29sa (TUI)

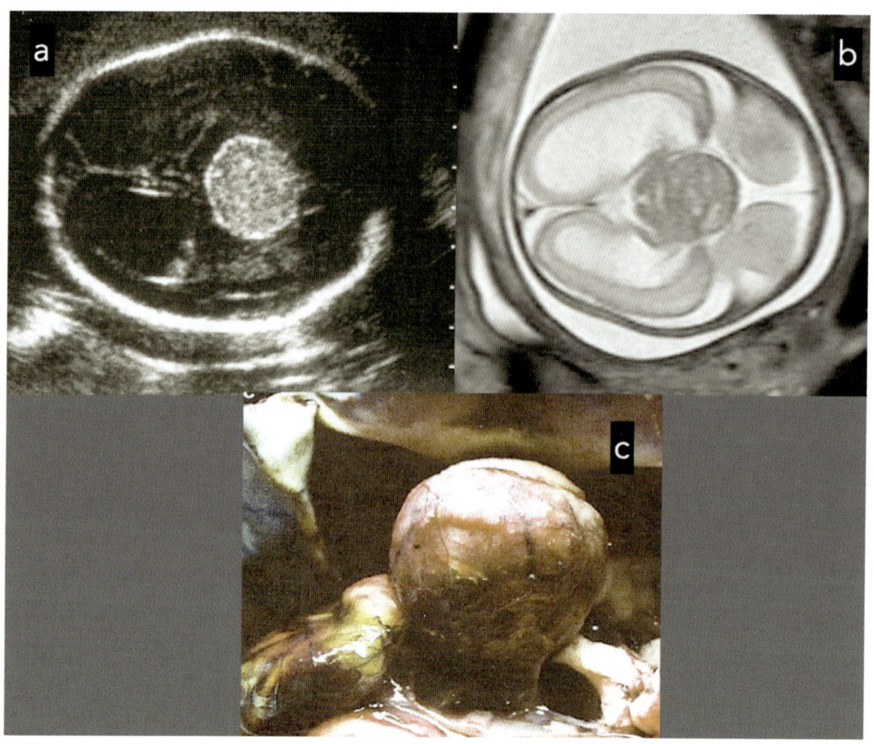

Fig. 8-17 : Craniopharyngiome a : 29sa, b : IRM 30sa, c : aspect anatomopathologique *(Dr H. Louati)*

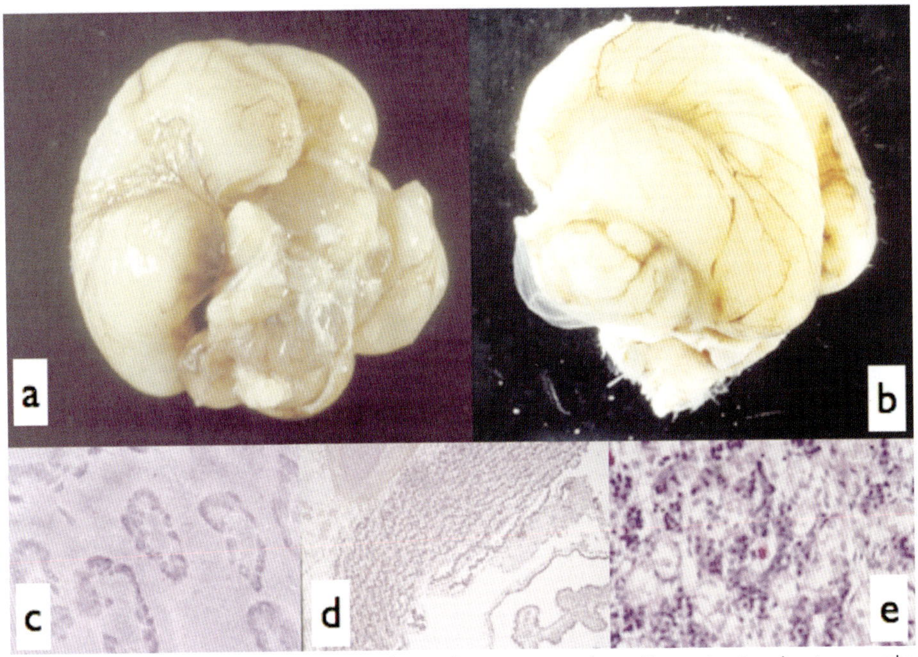

FP 8-3 : Tératome à 23 sa : (aspects foeto-pathologiques) : a et b : tumeur pré-pontique et extension temporale gauche solide et kystique, pluritissulaire et immature (c, d), composante de type «yolk sac» (e)

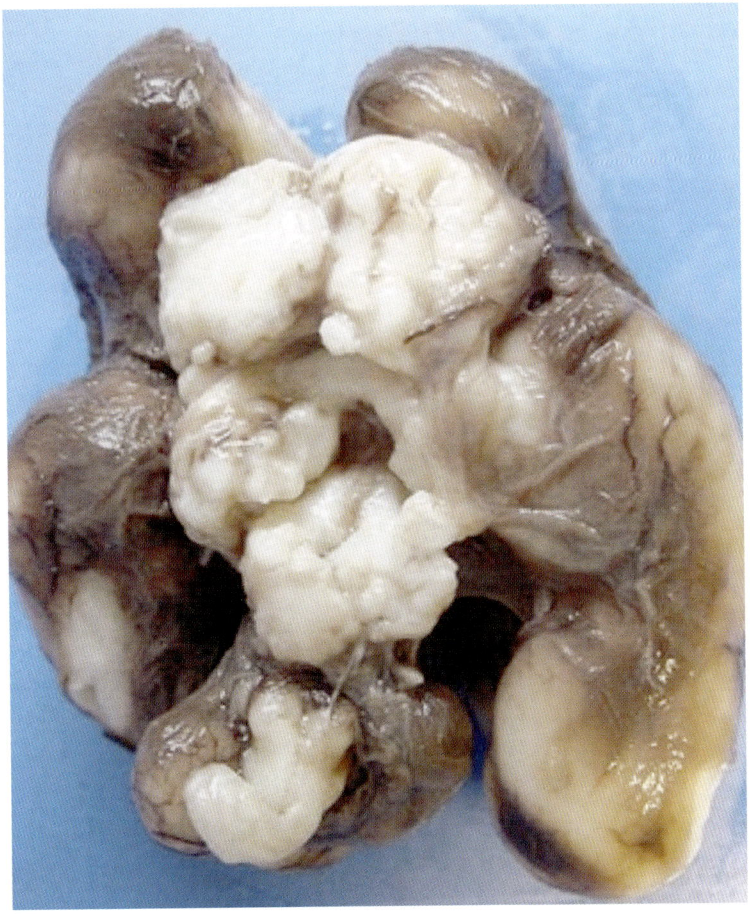

FP 8-4 : Hamartome hypothalamique à 23 sa

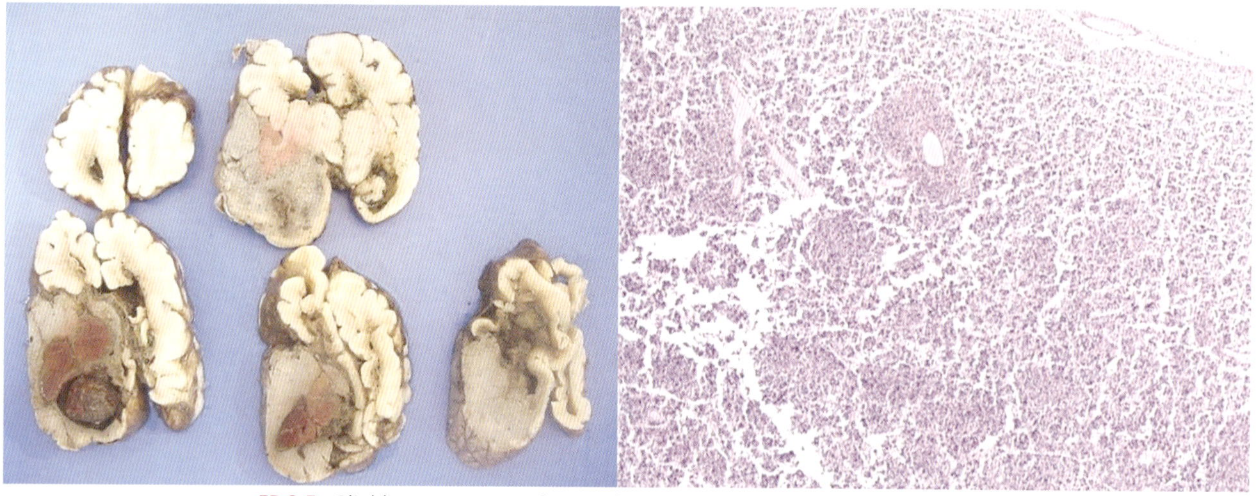

FP 8-5 : Glioblastome aspects fœtopathologies macroscopique et histologique

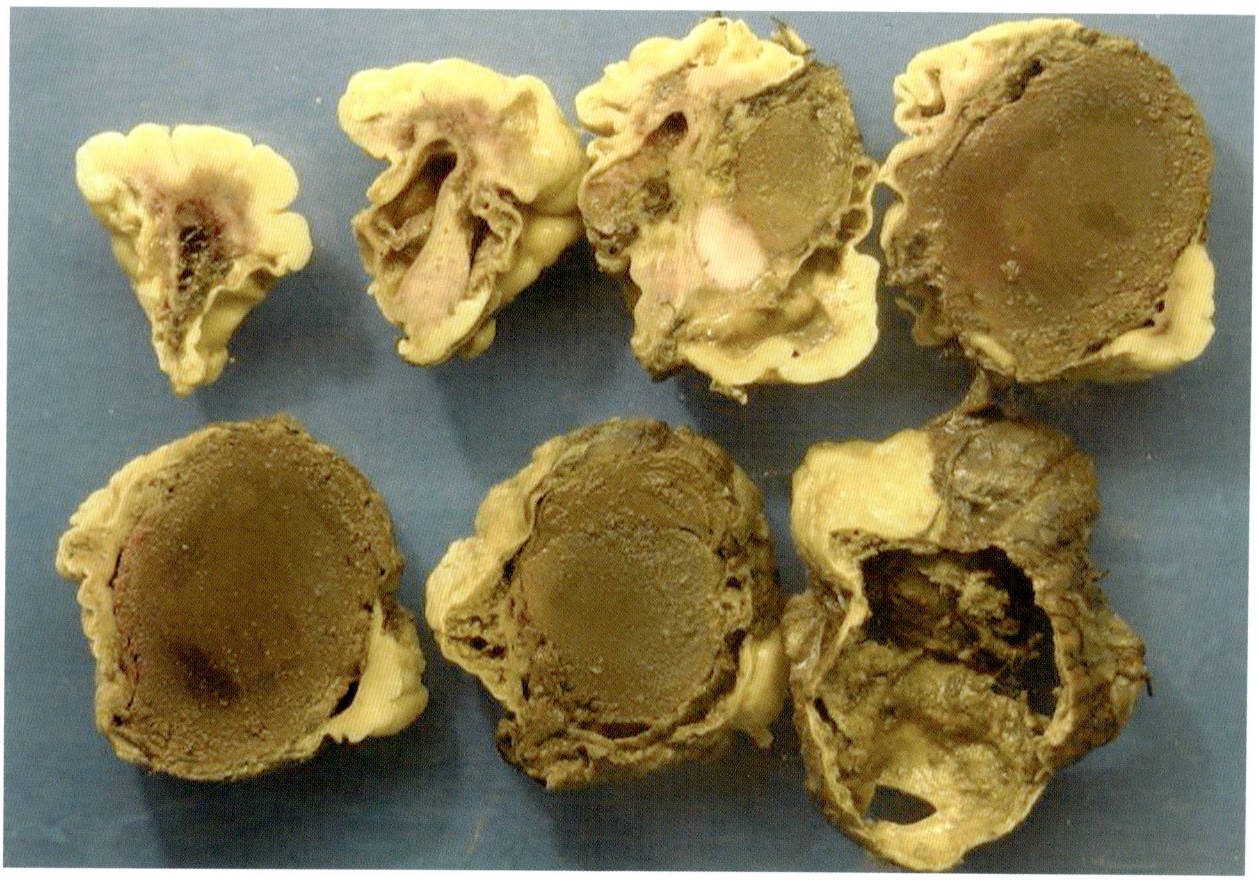

FP 8-6 : Tumeur hémisphérique droite 33sa : gliome

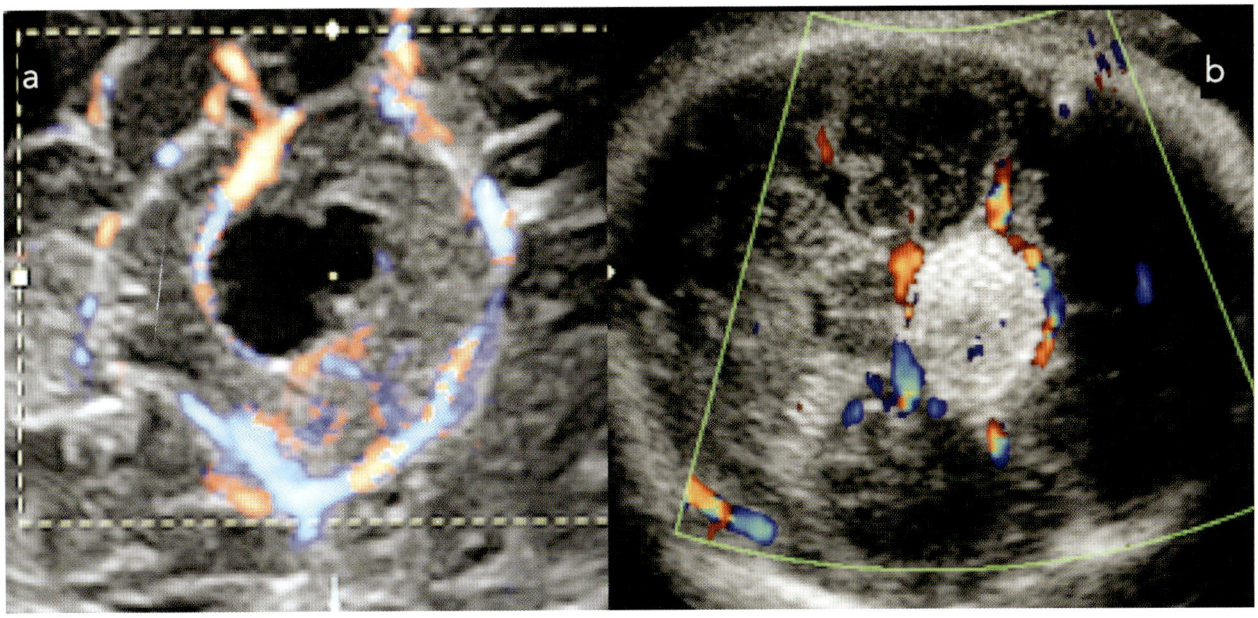

Fig. 8-18 : Tumeurs et Doppler : a : hamartome, b : craniopharyngiome

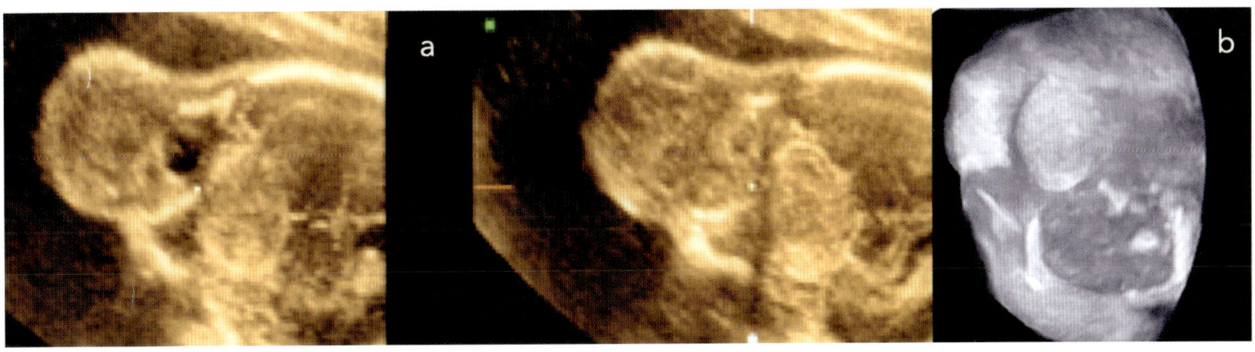

Fig. 8-19 : Hamartome fusant et déformant l'orbite a : TUI, b : mode volumique maximum

Bibiographie

1. Maurice P *et al.* Prevalence of COL4A1 and COL4A2 mutations in severe fetal multifocal hemorrhagic and/or ischemic cerebral lesions *Ultrasound Obstet Gynecol* 2021 ; 57 : 783–789

2. Malinger G et al. Fetal neurosonography as accurate tool for diagnosis ofbrain involvement in tuberous sclerosis *Ultrasound Obstet Gynecol* 2023 ; 62 : 391–397

3. Lahutte M, Bordarier C, Hornoy P, Fallet-Bianco C, Adamsbaum C. L'infarctus veineux hémorragique du nouveau-né *J Radiol* 2010 ;91 :787-96

4. Howe DT, Rankin J, Draper ES. Schizencephaly prevalence, prenatal diagnosis and clues to etiology: a register-based study *Ultrasound Obstet Gynecol* 2023 Volume39, Issue1January 2012 Pages 75-82

CHAPITRE 9 - ANOMALIES DES ESPACES PÉRI-CÉRÉBRAUX

La mise en évidence d'une augmentation de la taille des espaces péri-cérébraux **(Fig. 9-1)** doit faire évoquer une pathologie entrainant une microencéphalie (*cf.* Chapitre 2 Partie 2), ou un trouble du développement cortical (*cf.* Chapitre 7 Partie 2).

De nombreuses anomalies des espaces péri-cérébraux sont circonscrites :

Méningocèles et méningo-encéphalocèles

Ces anomalies ont été traitées au chapitre des AFTN (*cf.* Chapitre 3 Partie 2).

Kystes arachnoïdiens

Les méninges entourent l'encéphale et toutes ses anfractuosités, ceci explique les multiples localisations des kystes arachnoïdiens qui représentent 1% des processus expansifs intra- crâniens.

Les kystes de la fosse postérieure, leurs éventuelles particularités et complications ont été abordés précédemment (*cf.* Chapitre 6 Partie 2).

Les kystes supra-tentoriaux se présentent sous forme de lésion anéchogène à parois fines sans communication avec le système ventriculaire. Leurs localisations sont multiples **(Fig. 9-2 à 9-8)**. Leur volume est l'élément fondamental de leur pronostic : il est donc primordial de surveiller leur évolution. Dans la plupart des cas, ils sont petits et ne posent pas de problème particulier ; ils peuvent en revanche, en cas de volume important, compresser les structures de voisinage réalisant un « effet de masse ». En cas de volume très important la voie d'accouchement sera à évaluer. Leur surveillance en post-natal est impérative, il peut être indiqué une intervention chirurgicale en cas de compression [1, 2].

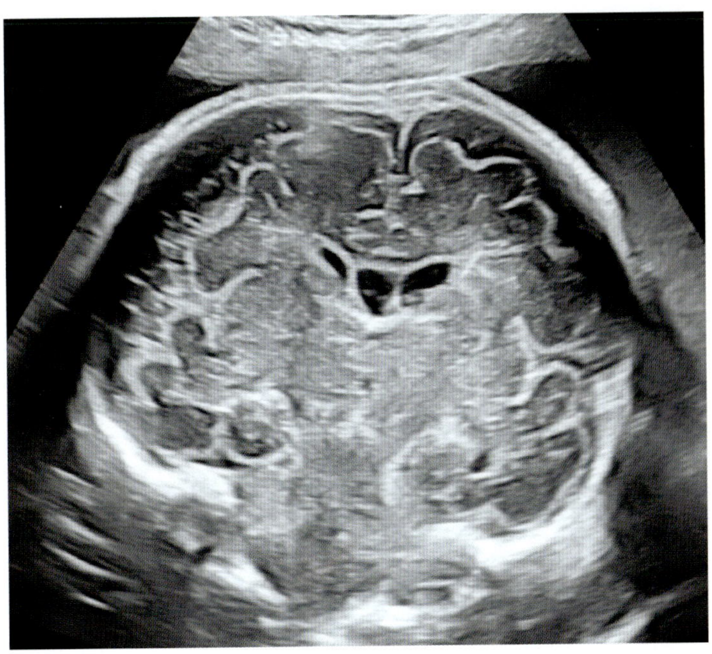

Fig. 9-1 : Augmentation des espaces péri-cérébraux

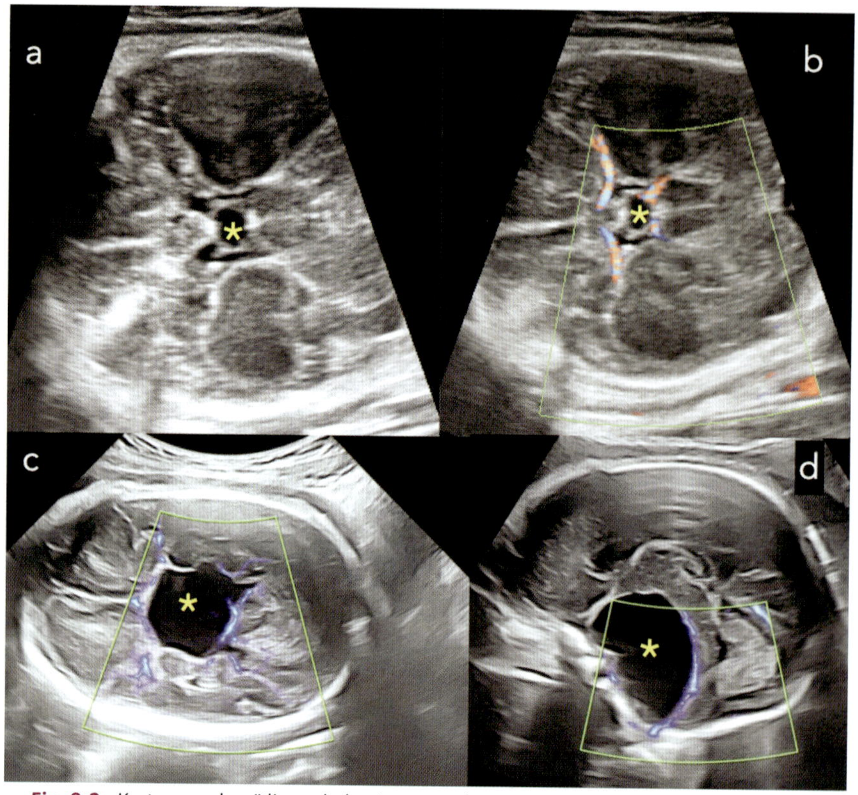

Fig. 9-2 : Kystes arachnoïdiens de la citerne pré-pontique : a et b : 16sa, c et d : 30sa

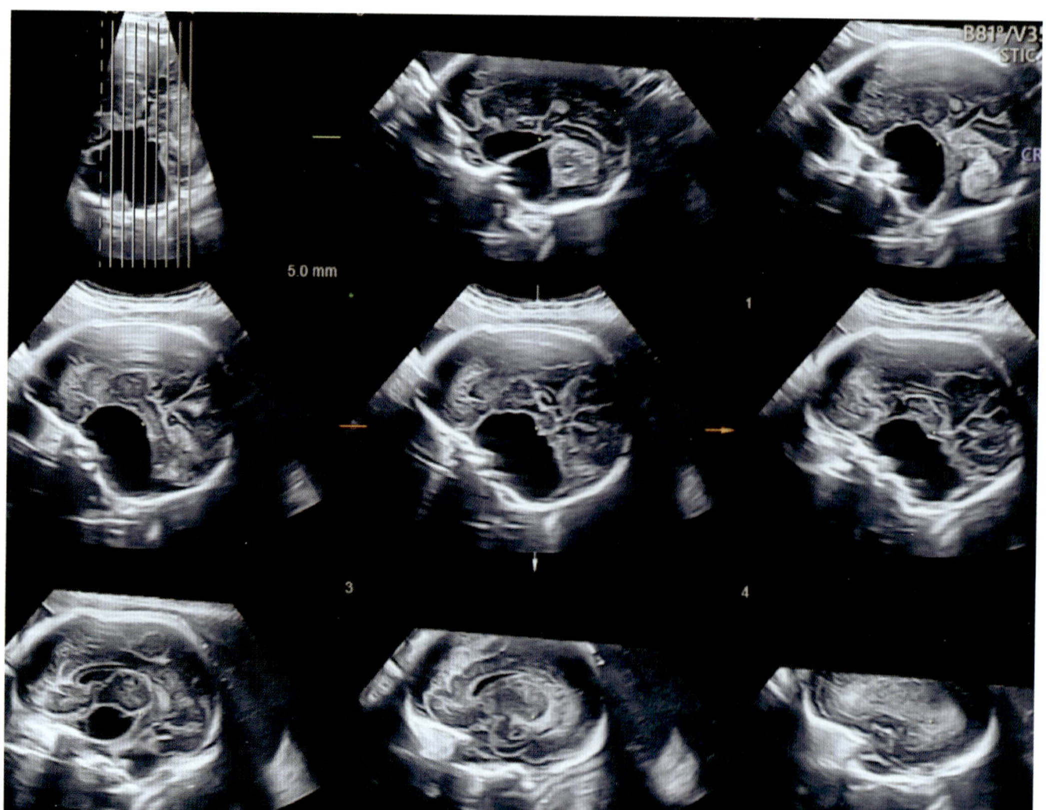

Fig. 9-3 : Volumineux kyste arachnoïdien citerne pré-pontique (30sa) comprimant le tronc cérébral (mode volumique TUI)

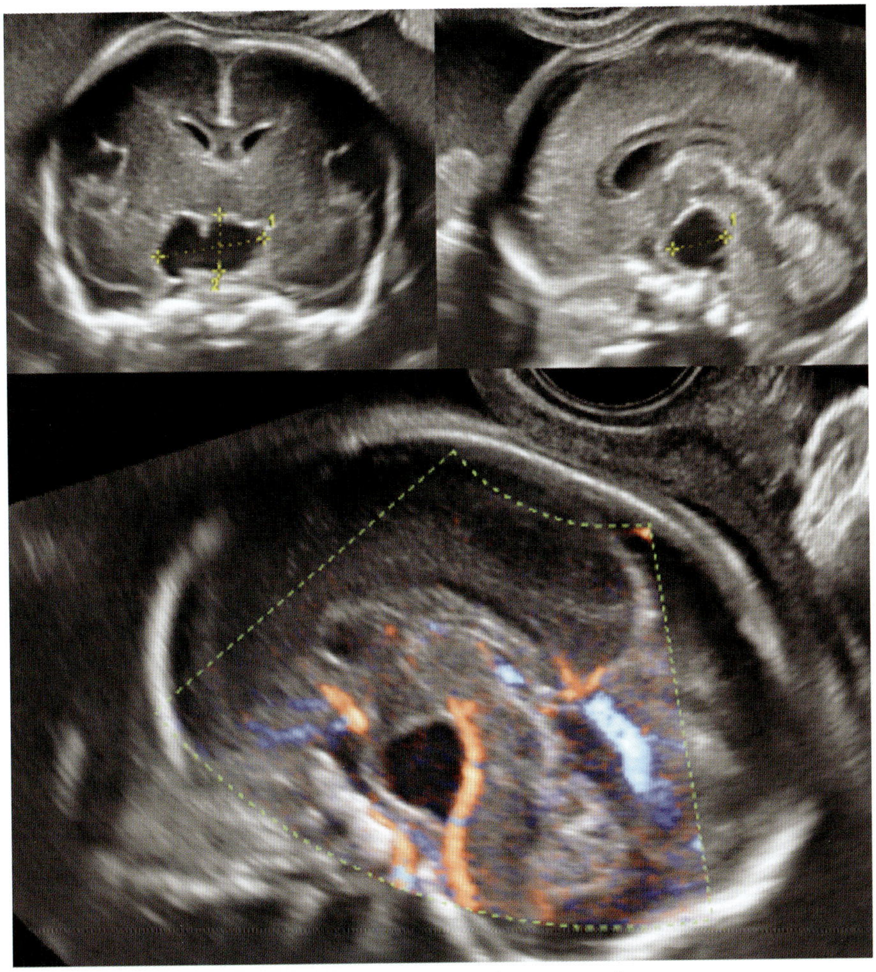

Fig 9-4 : Kyste arachnoïdien temporal

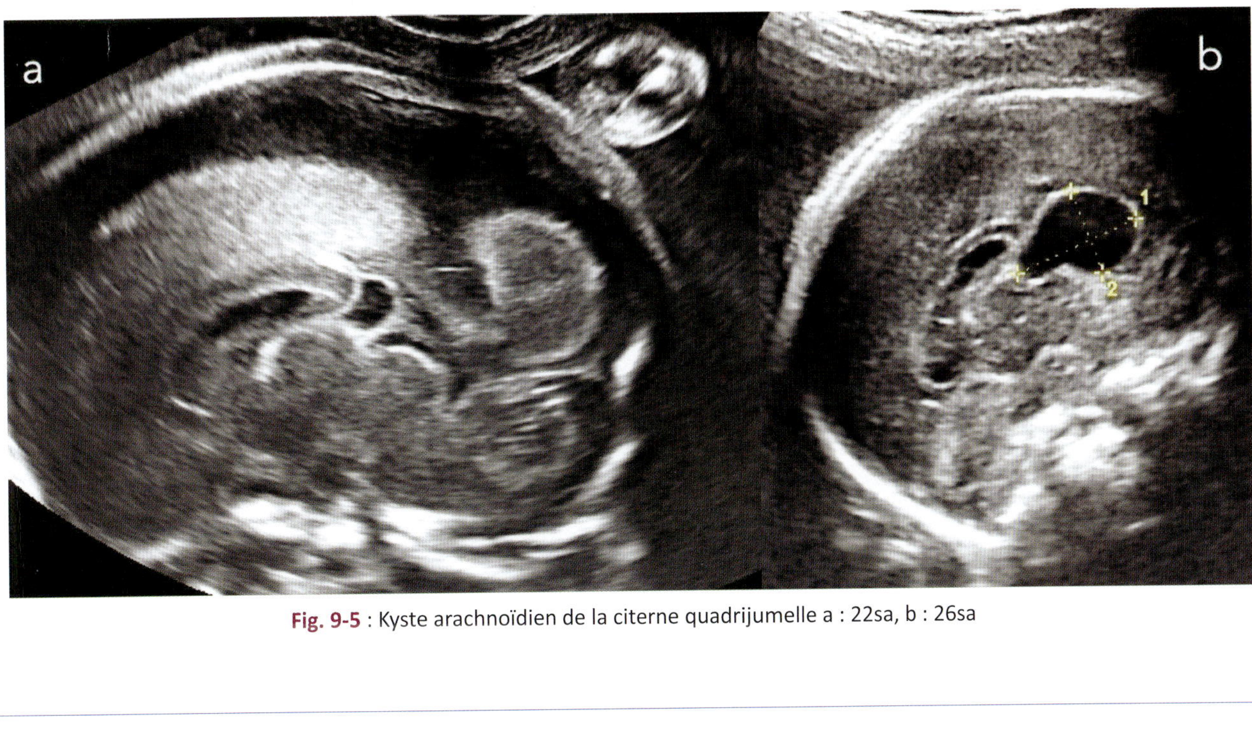

Fig. 9-5 : Kyste arachnoïdien de la citerne quadrijumelle a : 22sa, b : 26sa

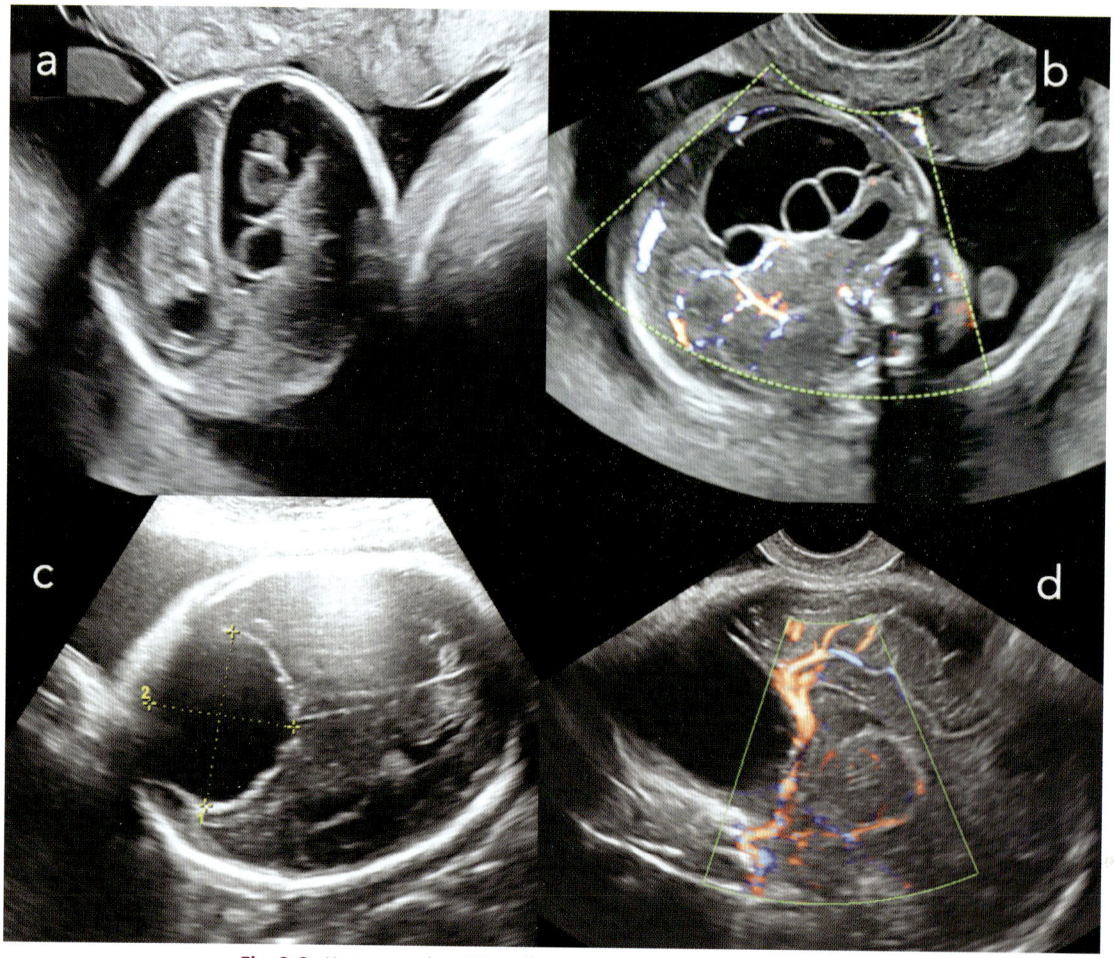

Fig. 9-6 : Kystes arachnoïdiens frontaux : a et b : 16sa, c et d : 34sa

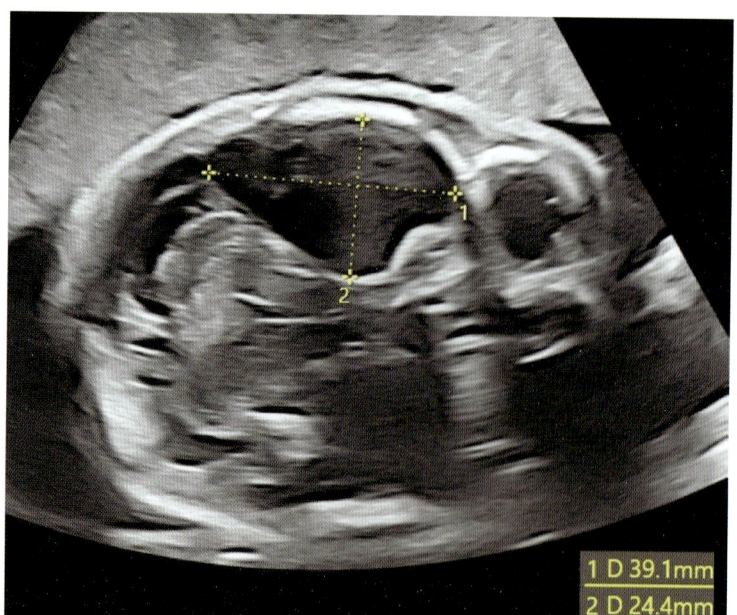

Fig. 9-7 : Volumineux kyste arachnoïdien pariétal 30sa

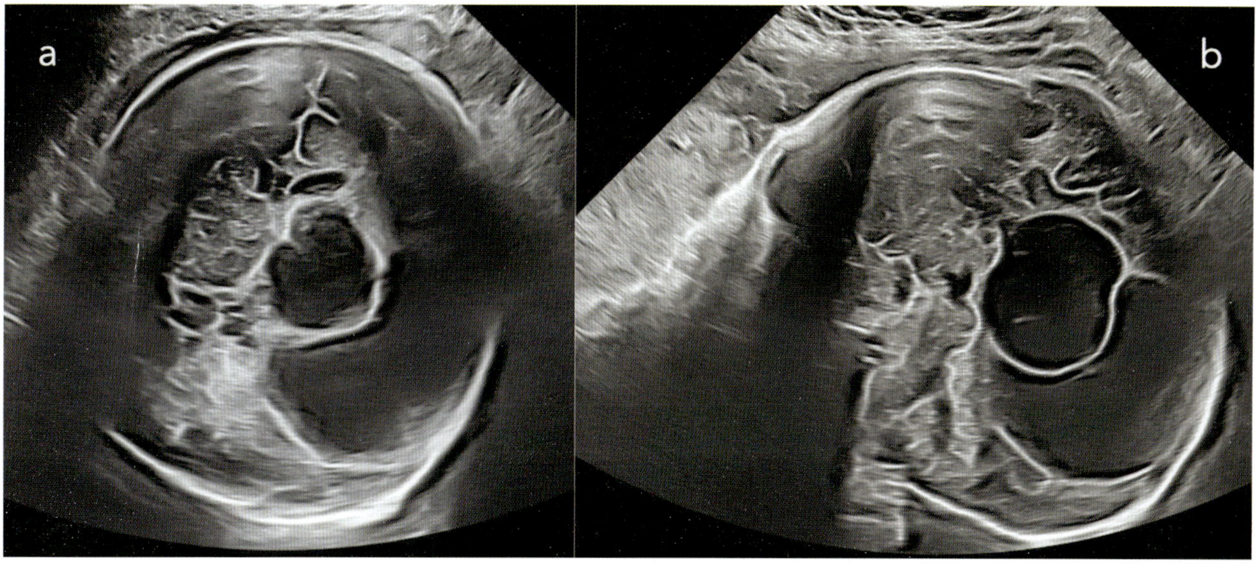

Fig. 9-8 : Volumineux kyste arachnoïdien pariétal compressif 34sa

Rappelons l'association fréquente des kystes arachnoïdiens avec une agénésie du CC **(Fig. 9-9)**.

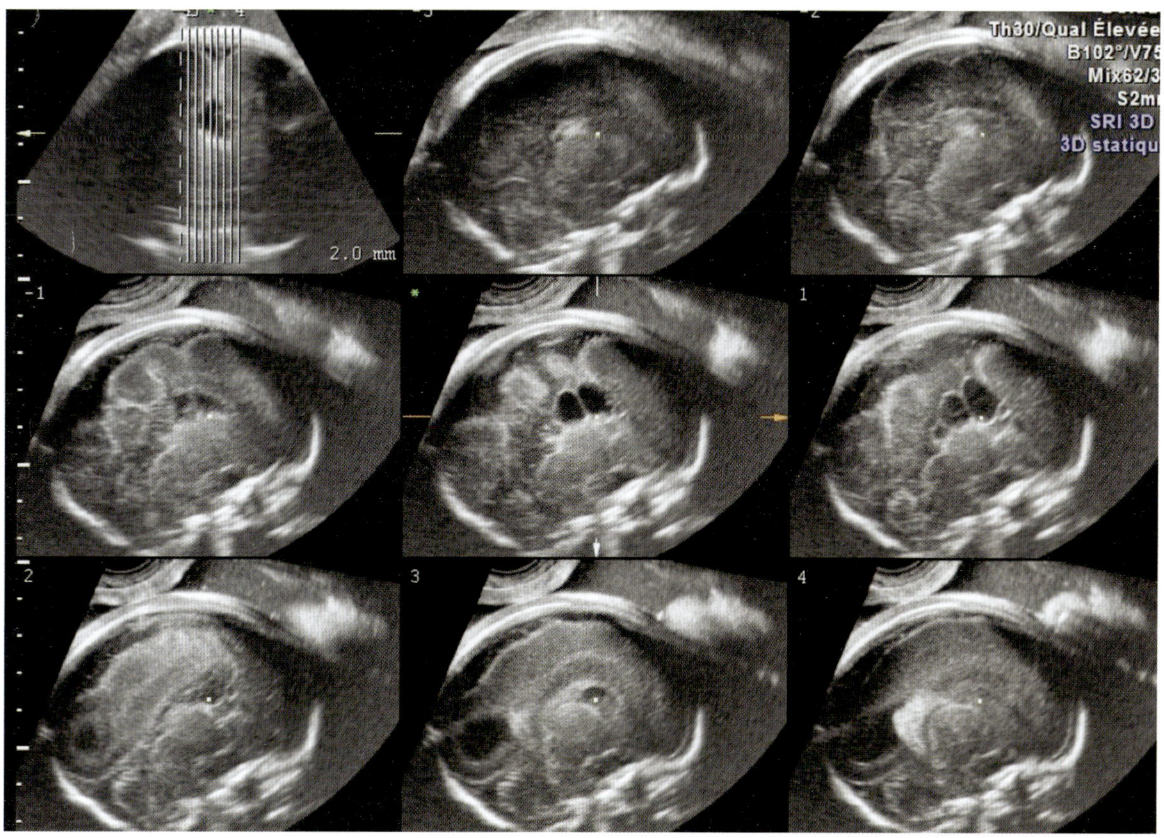

Fig. 9-9 : Kystes arachnoïdiens interhémisphériques et ACC 25sa (mode volumique TUI)

Hématomes sous-duraux

Les hématomes sous-duraux sont extrêmement rares. Ils peuvent être spontanés [3 et 4] ou survenir dans des circonstances particulières : prise d'anticoagulants, accidents de la voie publique. Ils se présentent sous forme d'une lésion finement échogène entre le crâne osseux et les structures cérébrales sous-jacentes, qu'ils compriment **(Fig. 9-10 et 9-11)**.

Lipomes

Ils sont fréquents au niveau de la scissure interhémisphérique et sont volontiers associés à une dysplasie calleuse (*cf.* Chapitre 4 Partie 2 : **Fig. 4-37 à 4-39**).

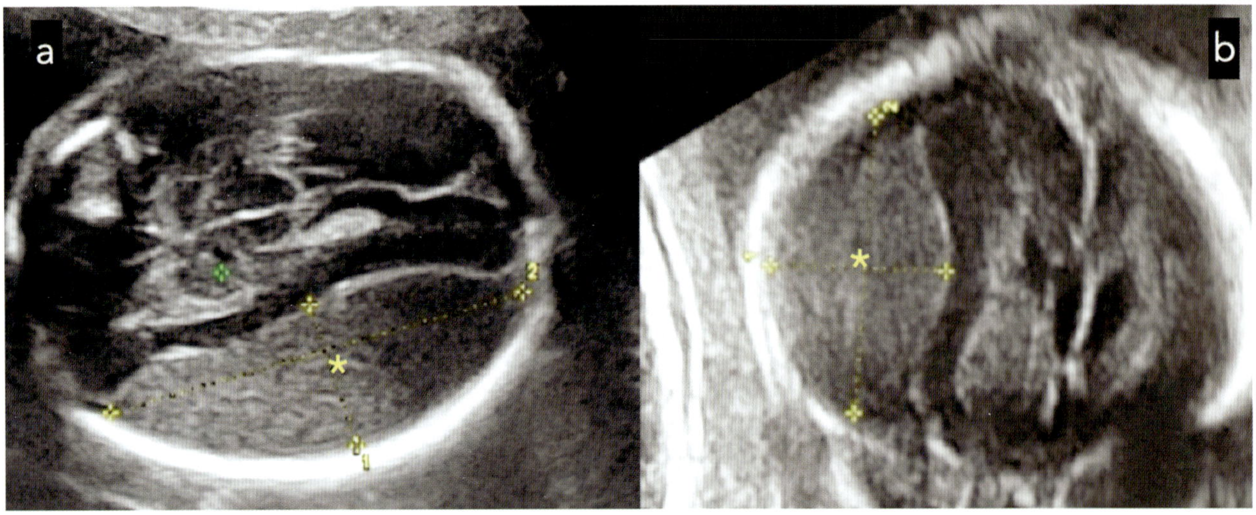

Fig. 9-10 : Hématome sous-dural 28sa (mère sous anticoagulants)

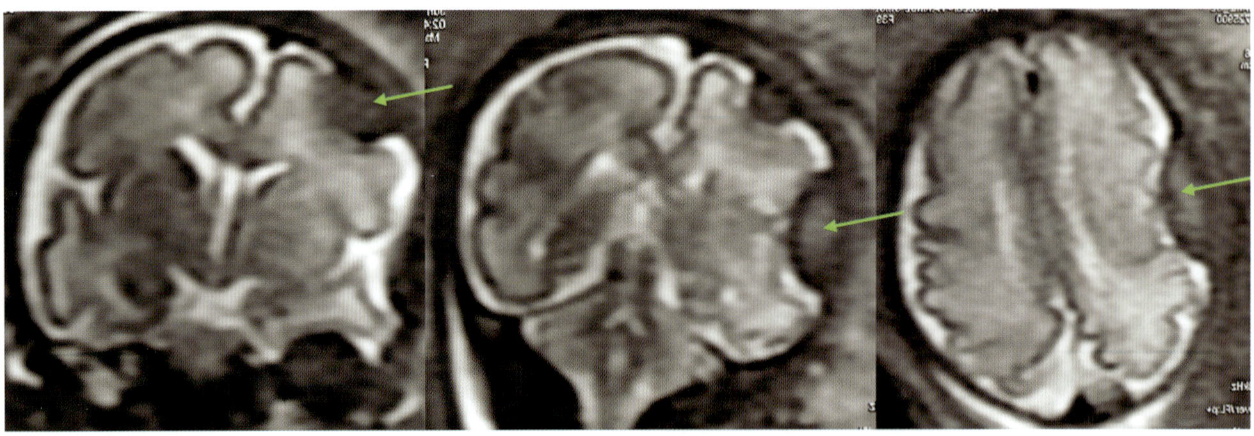

Fig. 9-11 : Hématomes sous-duraux IRM (30sa) (Dr M. Brasseur)

Bibiographie

1. Malinger G, Brusilov M, Ben-Sira L, Makov M, Yariv O, Pratt L. Arachnoid cyst: prenatal diagnosis and outcomeT. Borkowski, Volume52, IssueS1Special Issue:Abstracts of the 28th World Congress on *Ultrasound in Obstetrics and Gynecology,* 20–24 October 2018, Singapore October 2018 Page 14.

2. Jung Y, Kim H, Park Y, Lee M, Lee L, Kwon J, Kim Y. Prenatal sonographic diagnosis of congenital arachnoid cyst: clinical outcomes in a tertiary care centre Volume50, IssueS1Special Issue:Abstracts of the 27th World Congress on *Ultrasound in Obstetrics and Gynecology,* 16–19 September 2017, Vienna, AustriaSeptember 2017 Page 234

3. Haratz N, Landau D. Prenatally diagnosed large spontaneous subdural hematoma Volume48, IssueS1Special Issue:Abstracts of the 26th World Congress on *Ultrasound in Obstetrics and Gynecology*, Rome, Italy, 24–28 September 2016 Pages 271-272

4. Jeldu W. Fetal subdural hematoma Obstetrics and Gynecology, Saint Paul's Hospital Medical College, Addis Ababa, Ethiopia Volume54, IssueS1Supplement: Abstracts of the 29th World *Congress on Ultrasound in Obstetrics and Gynecology,* 12–16 October 2019, Berlin, Germany Page 278

CHAPITRE 10 - ANOMALIES SECONDAIRES À UNE FŒTOPATHIE INFECTIEUSE

Les fœtopathies infectieuses ont été à plusieurs reprises évoquées dans cet ouvrage. Ce chapitre a pour objectif de faire la synthèse des signes d'imagerie pour trois types d'agents infectieux : cytomégalovirus (CMV), toxoplasme et ZIKA virus.

Cytomégalovirus (CMV)

Il est communément admis maintenant que le risque fœtal réside dans la contamination au premier trimestre.

Des progrès considérables ont été récemment réalisés dans le diagnostic et le traitement de cette pathologie : identification des patientes à risque élevé (précautions à observer), diagnostic précoce par la pratique de la biopsie de trophoblaste, traitement préventif par le Valacyclovir© [1, 2], affirmation ou confirmation de la contamination fœtale par la réalisation d'une amniocentèse [3].

La pratique du dépistage par la sérologie maternelle au premier trimestre et mieux encore en pré-conceptionnel étant encore malheureusement trop peu développée, la connaissance des signes d'imagerie reste indispensable. Néanmoins il faut souligner que l'échographie de dépistage seule, sans connaissance de l'état sérologique de la patiente, présente un rendement faible pour la mise en évidence des signes de l'infection surtout s'ils sont mineurs [4]. Les Guidelines de l'ISUOG résument parfaitement l'ensemble de ces signes [5].

Signes généraux d'infection

Retard de croissance intra-utérin, hyperéchogénicité intestinale, hépatomégalie, splénomégalie, effusion péricardique, ascite, placentomégalie **(Fig. 10-1 et 10-2)**.

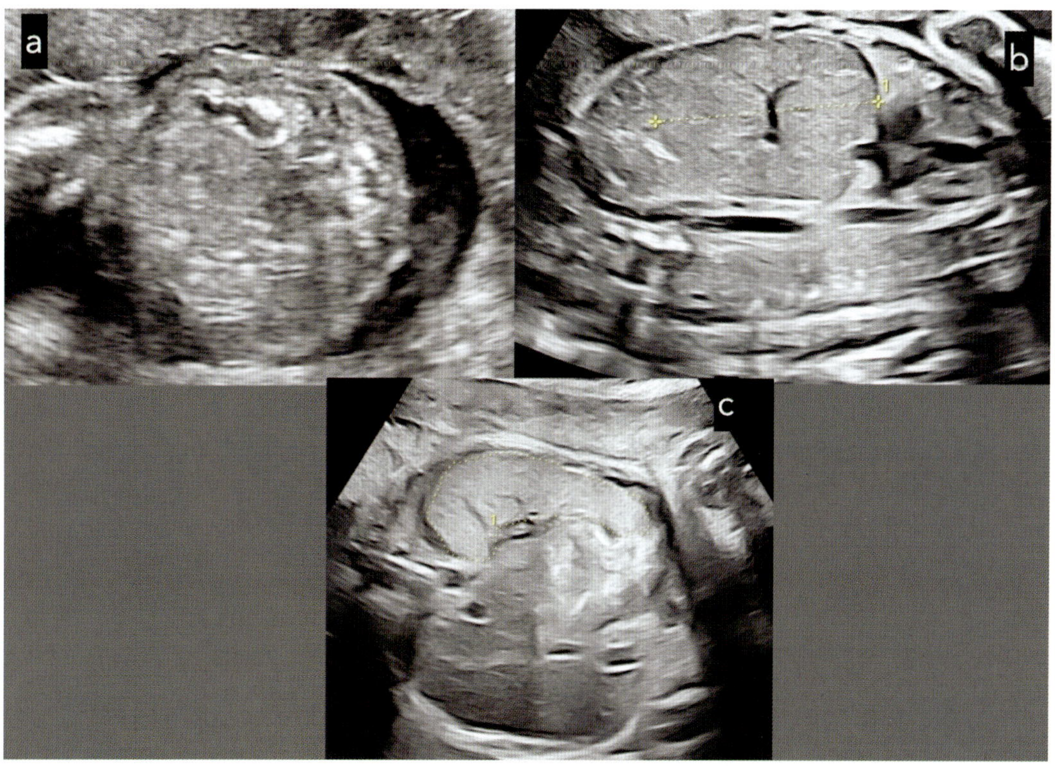

Fig. 10-1 : Fœtopathie à CMV : a : hyperéchogénicité intestinale 21sa, b : hépatomégalie 24sa, c : splénomégalie 31sa

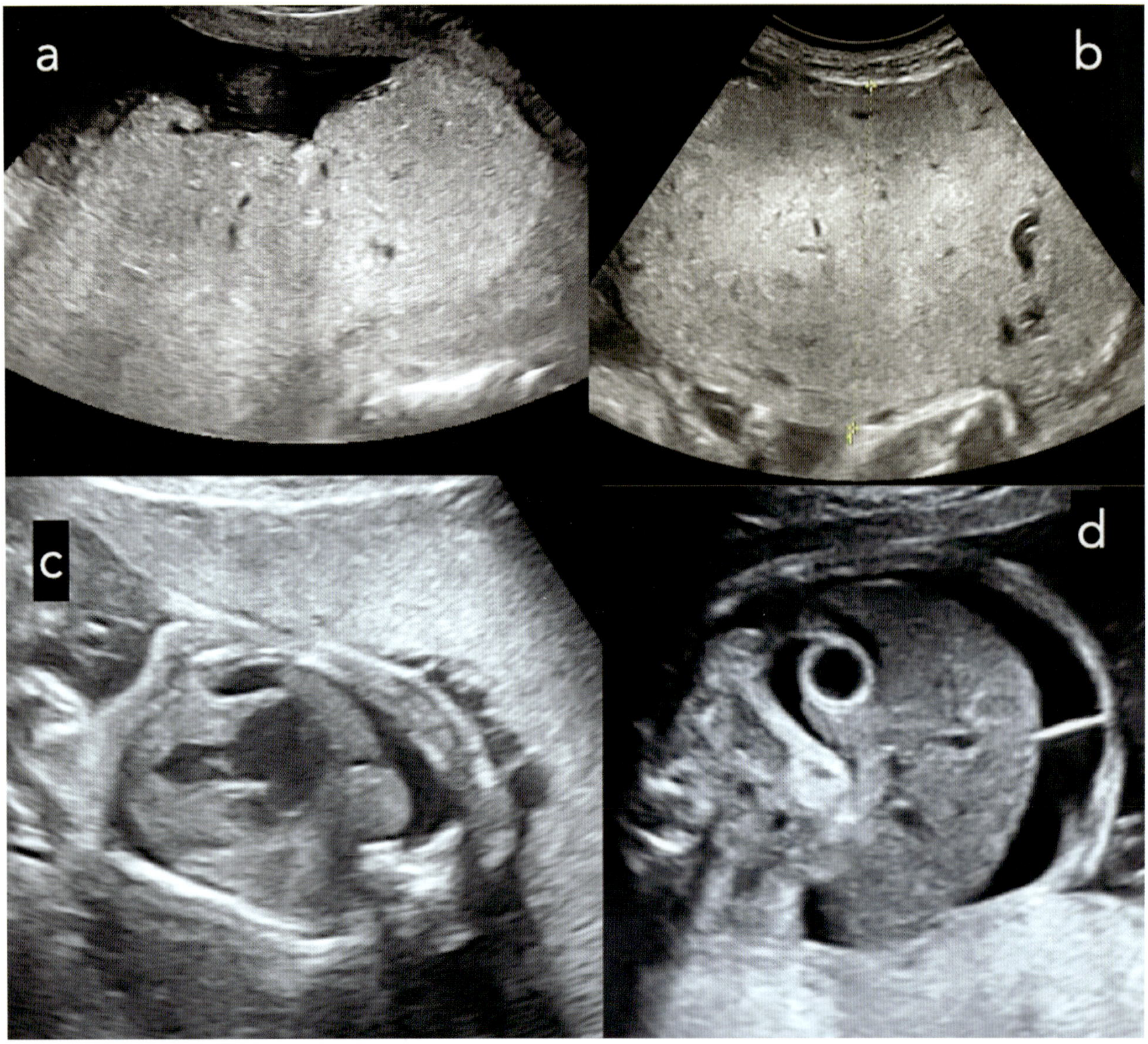

Fig. 10-2 : Fœtopathie à CMV : Placentomégalie : a : 28sa, b :30sa, c : effusion péricardique 24sa, d : ascite 26sa

Signes cérébraux mineurs

Halo périventriculaire [6], septations intra-ventriculaires **(Fig. 10-3)**, calcifications cérébrales, ventriculomégalie modérée **(Fig. 10-4)**, hypoplasie cérébelleuse **(Fig. 10-5)**, kystes sous-épendymaires **(Fig. 10-6 et 10-7)**, nécrose. Les modifications de la substance blanche seront plus facilement mises en évidence en IRM **(Fig. 10-6)** [7,8,9]. Elles peuvent être retrouvées en échographie sous la forme de zones anéchogènes au niveau de la région temporale **(Fig. 10-8)**.

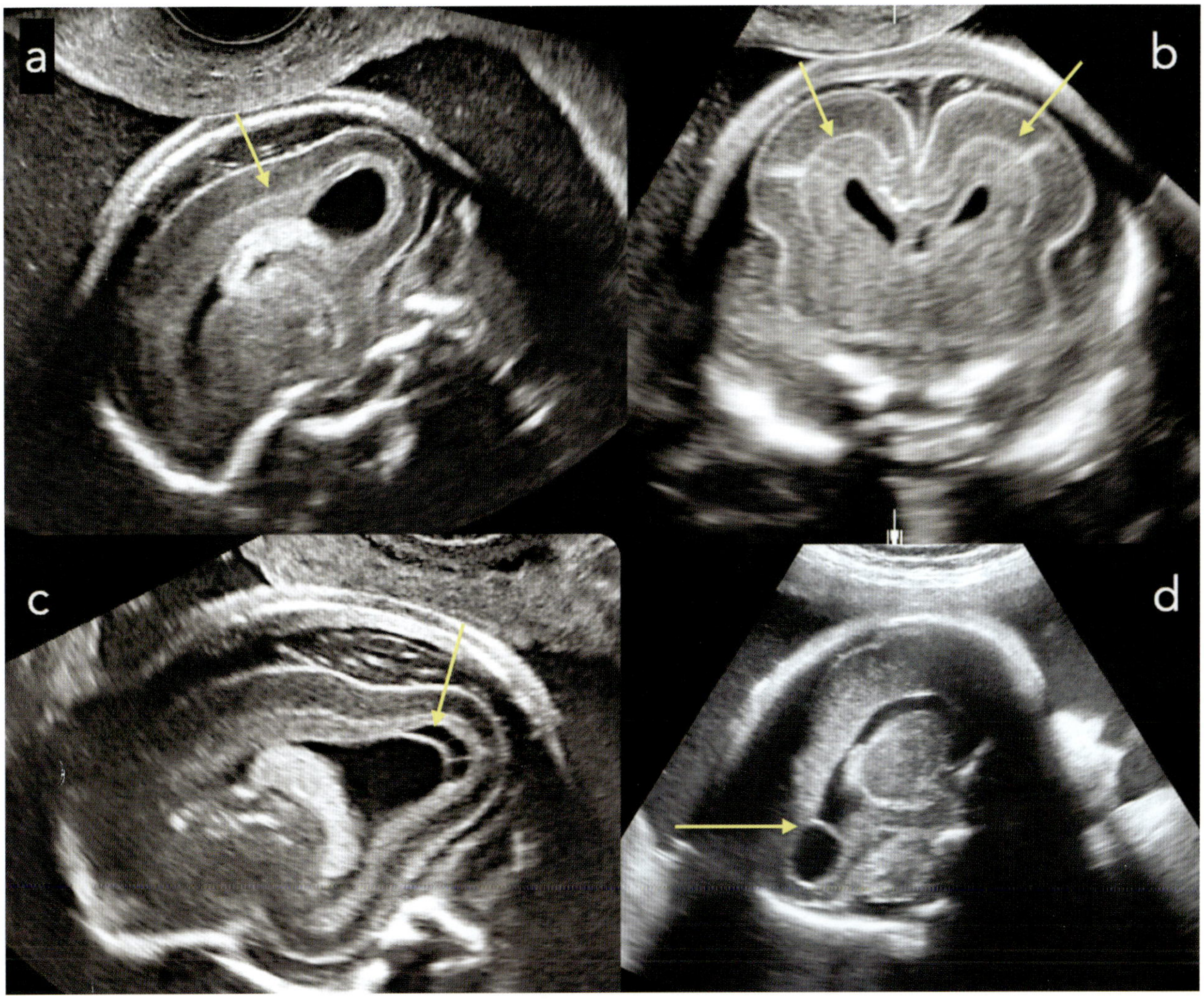

Fig. 10-3 : Fœtopathie à CMV : a et b : halo périventriculaire 21sa, c et d : septations : c : 24sa, d : 31sa

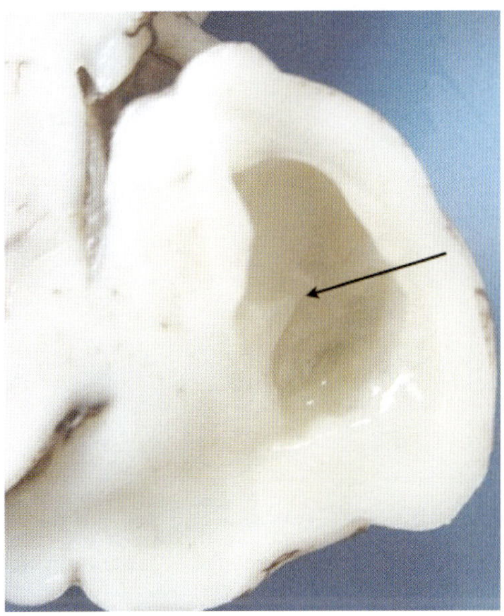

FP 10-1 : CMV : Aspect de «synéchie» ou septation intra-ventriculaire à 36 sa

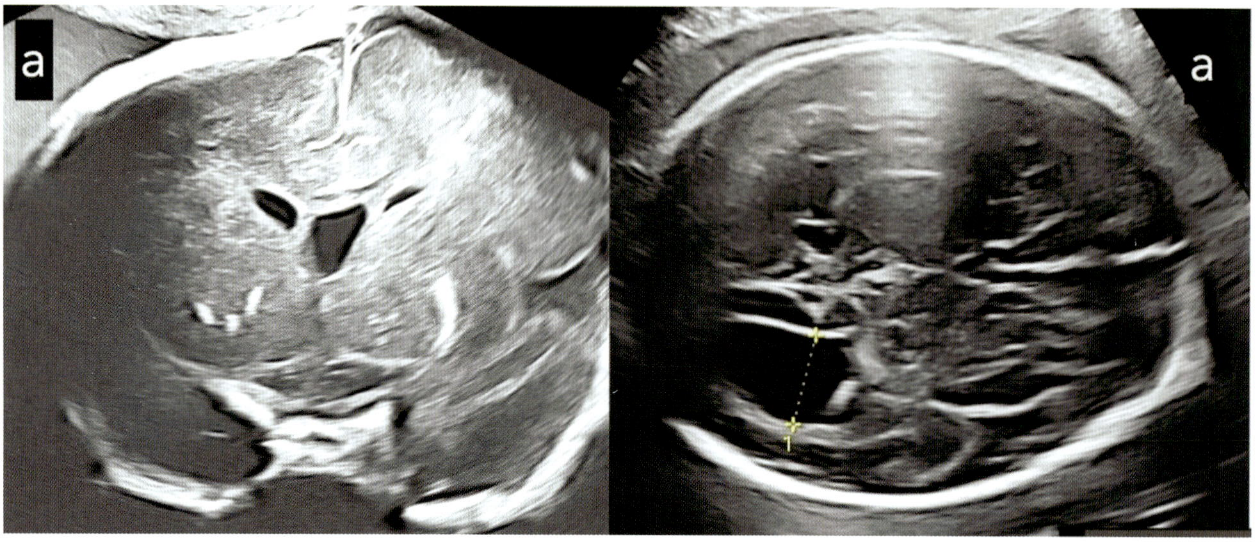

Fig. 10-4 : Fœtopathie à CMV 31sa : a : vasculopathie lenticulo-striée, b : VMG

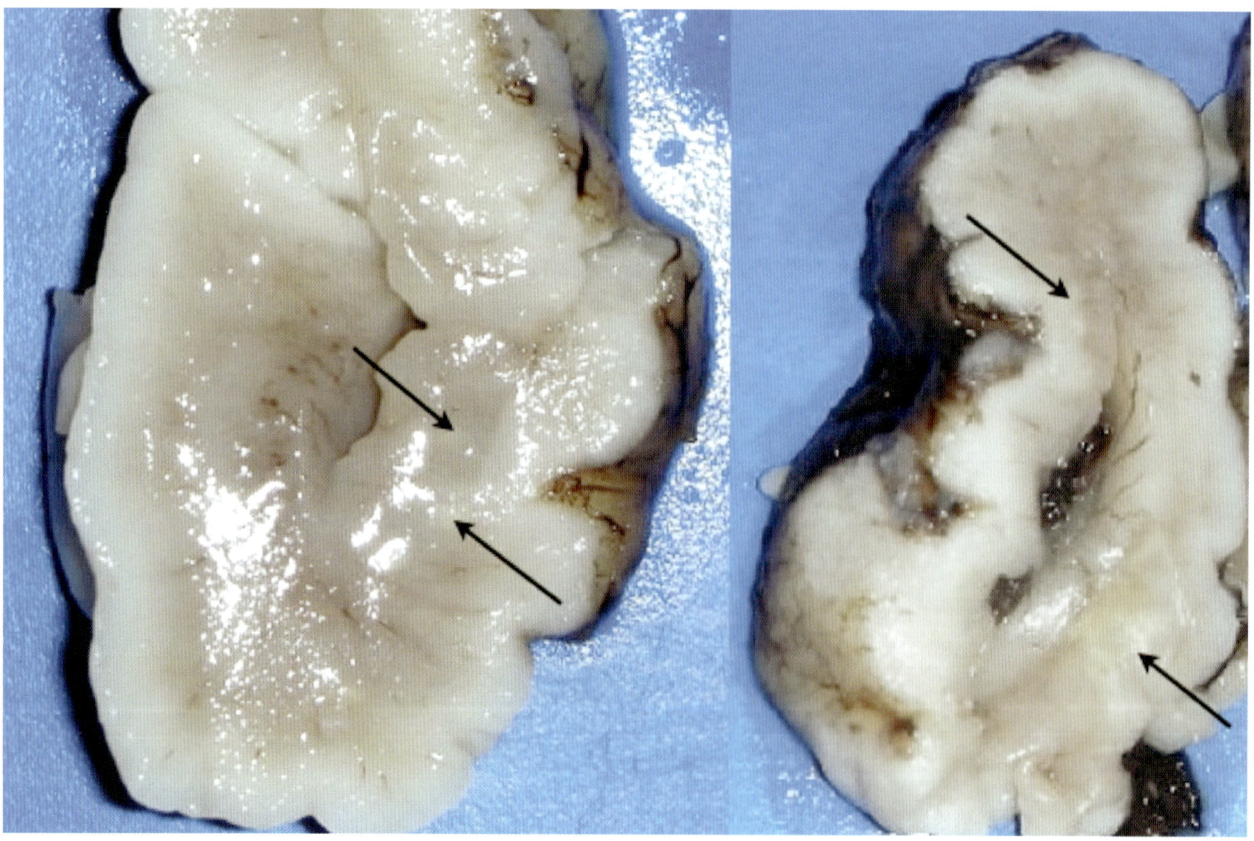

FP 10-2 : CMV : Calcifications périventriculaires et parenchymateuses à 27 sa

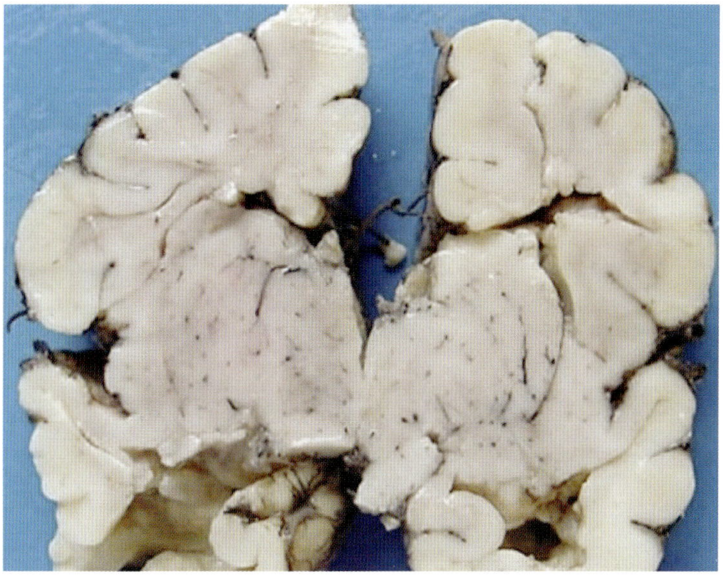

FP 10-3 : CMV : Vasculopathie lenticulo-striée à 37 sa

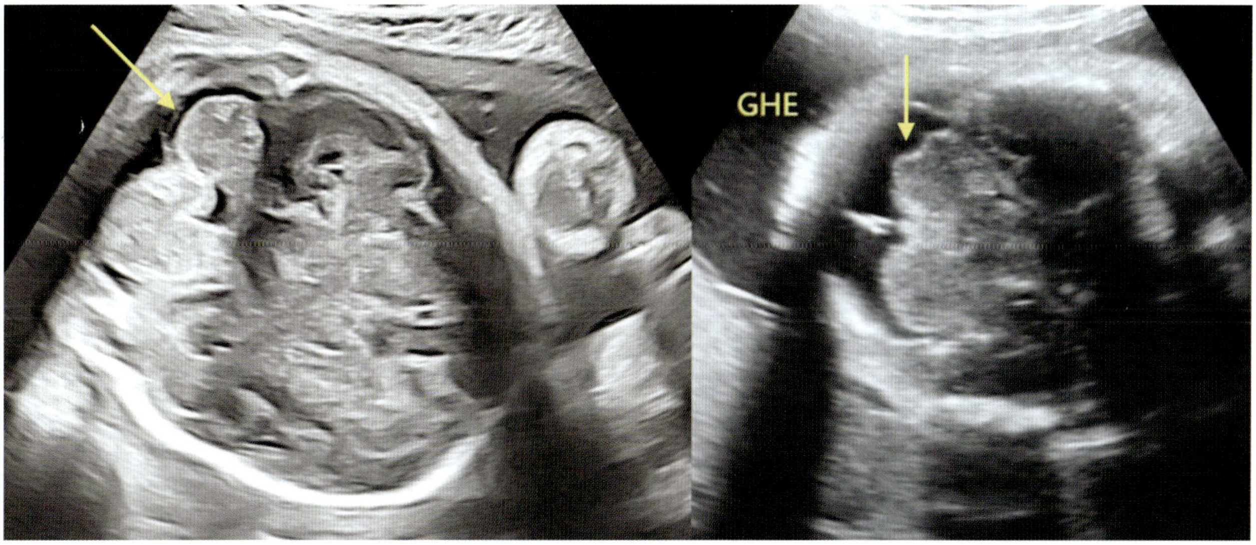

Fig. 10-5 : Fœtopathie à CMV 31sa : hypoplasie cérébelleuse (flèches)

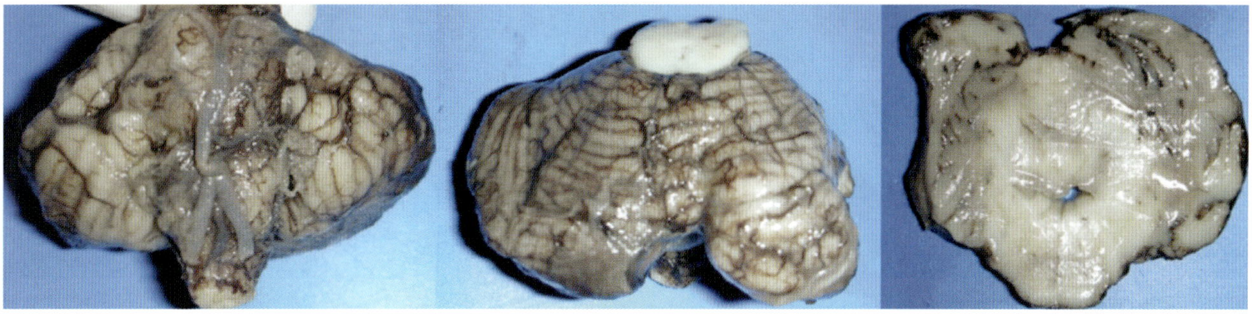

FP 10-4 : Asymétrie des hémisphères cérébelleux à 36sa : hypotrophie de l'hémisphère droit

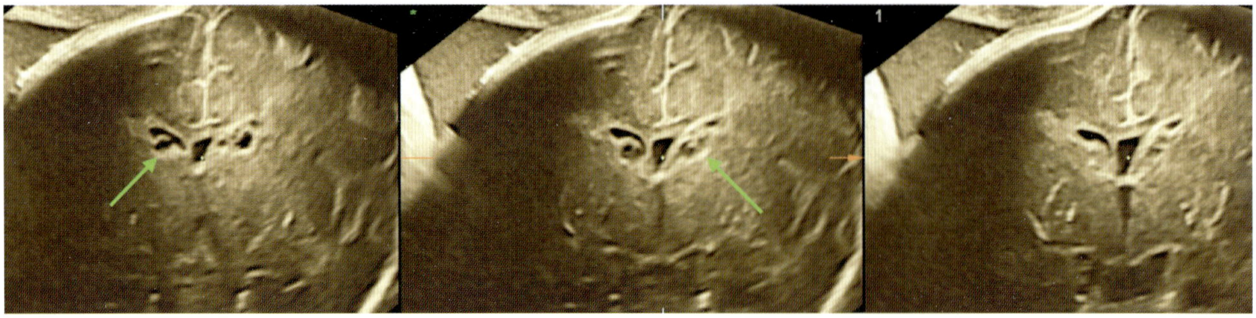

Fig. 10-6 : Fœtopathie à CMV 31sa : kystes sous-épendymaires (flèches)

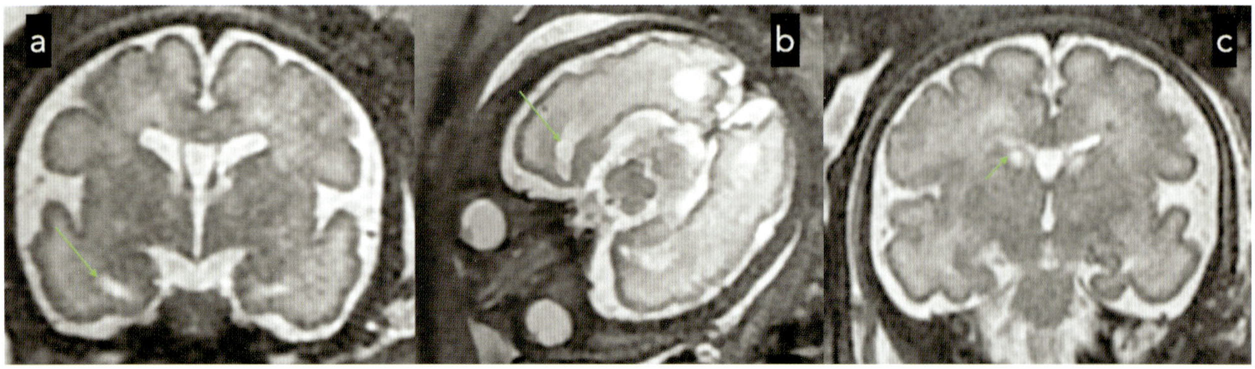

Fig. 10-7 : Fœtopathie à CMV IRM T3 : a et b : anomalie substance blanche lobe temporal (flèches), c : kyste sous-épendymaire (flèche)

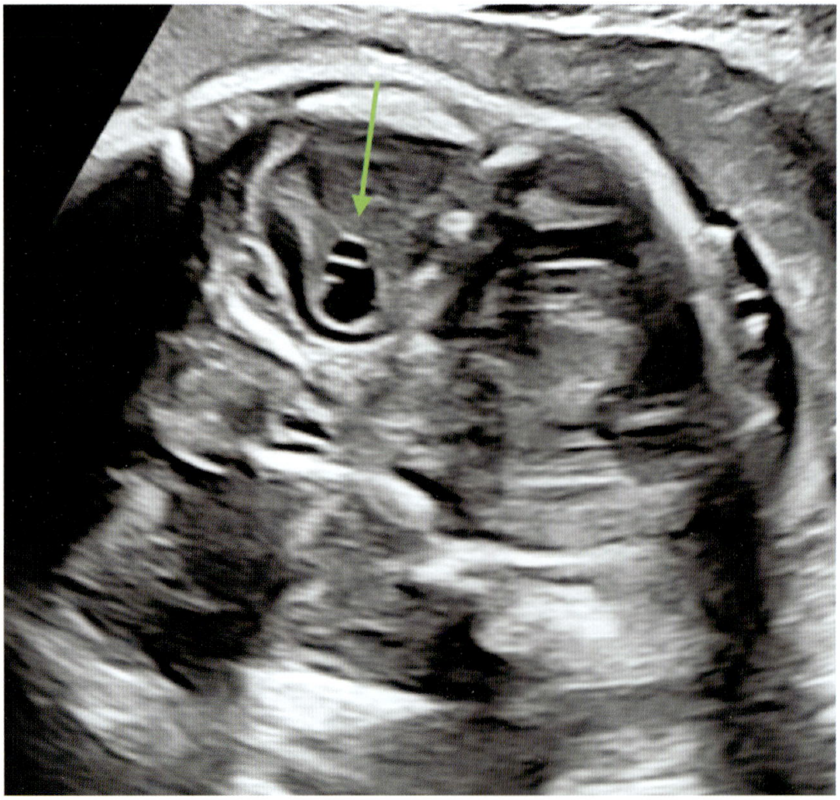

Fig. 10-8 : Fœtopathie à CMV 29sa : anomalie substance blanche (ectasie) (flèche)

Signes cérébraux majeurs

Ils sont constitués des signes traduisant des anomalies majeures du développement cortical : microcéphalie, microencéphalie **(Fig 10-9)** (*cf.* Chapitre 2 Partie 2 **Fig. 2-4**), micropolygyries **(Fig. 10-10)**, (*cf.* Chapitre 7 Partie 2, **Fig. 7-24 et 7-25**), schizencéphalie **(Fig 10-11)**.

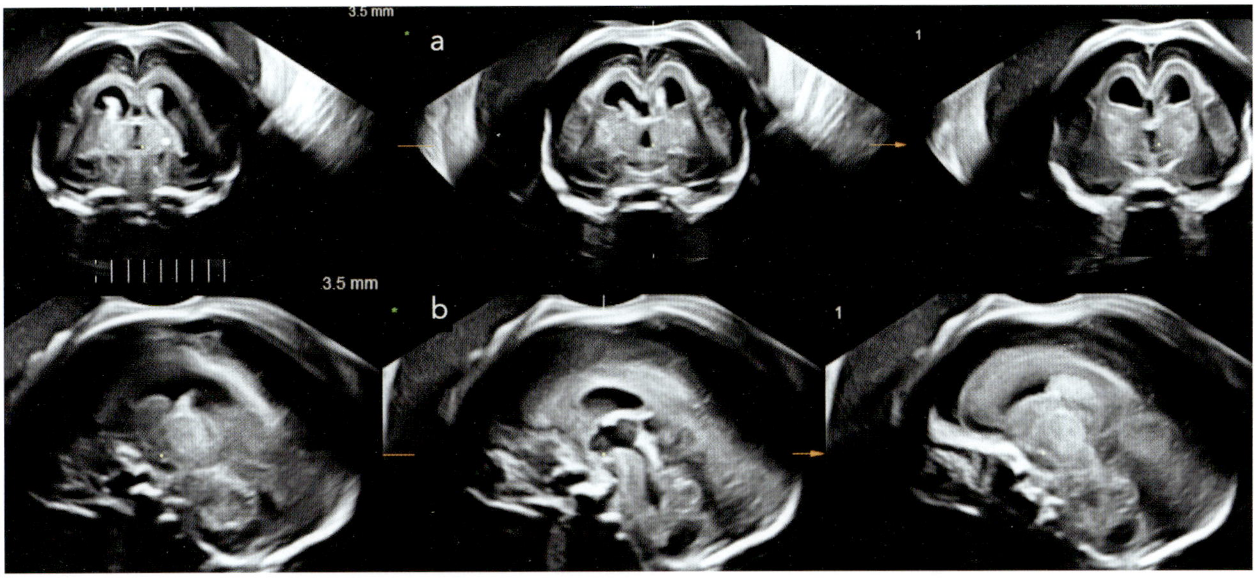

Fig. 10-9 : Fœtopathie à CMV 29sa : microencéphalie mode volumique TUI

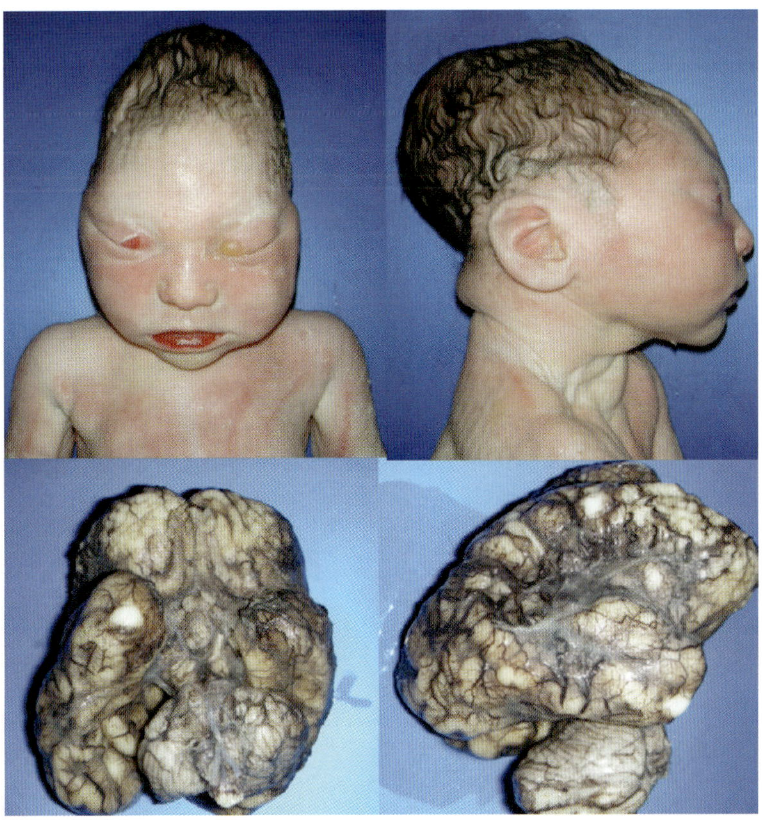

FP 10-5 : Fœtopathie à CMV : aspects foeto-pathologiques : microcrânie et microencéphalie à 36 sa (biométrie cérébrale correspondant à 29 sa, biométrie cérébelleuse correspondant à 35 sa)

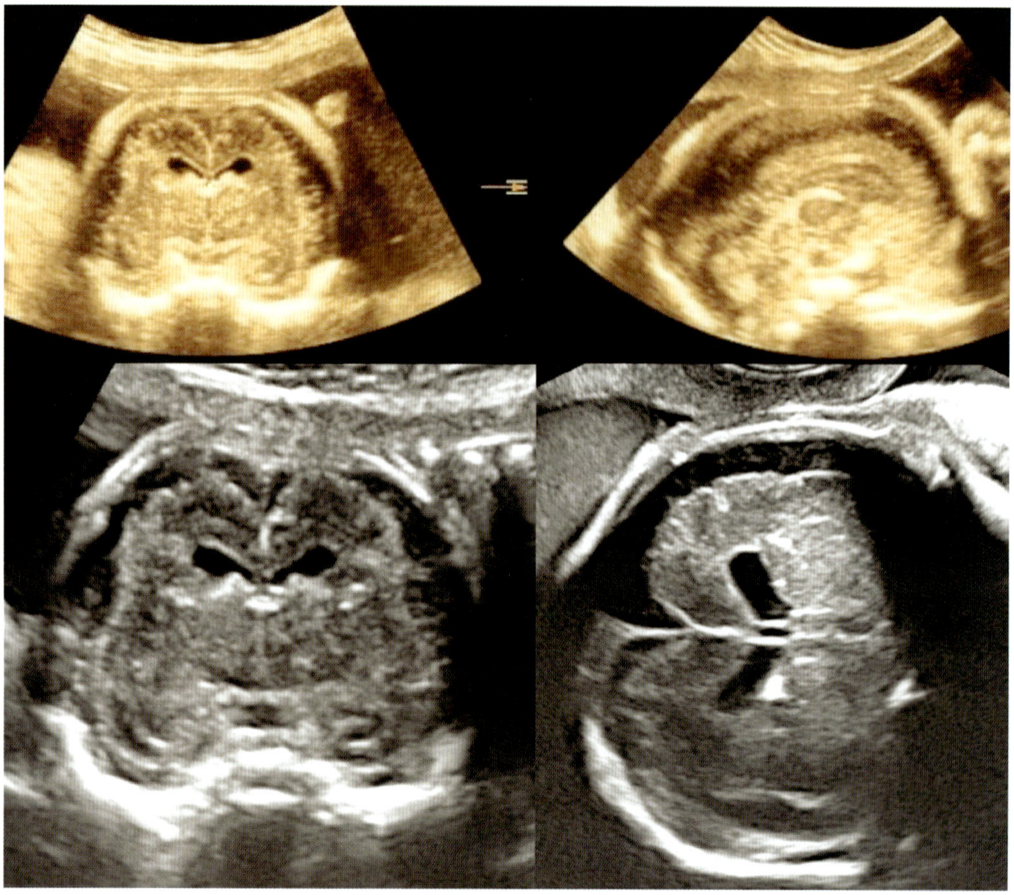

Fig. 10-10 : Fœtopathie à CMV 26sa : micropolygyries

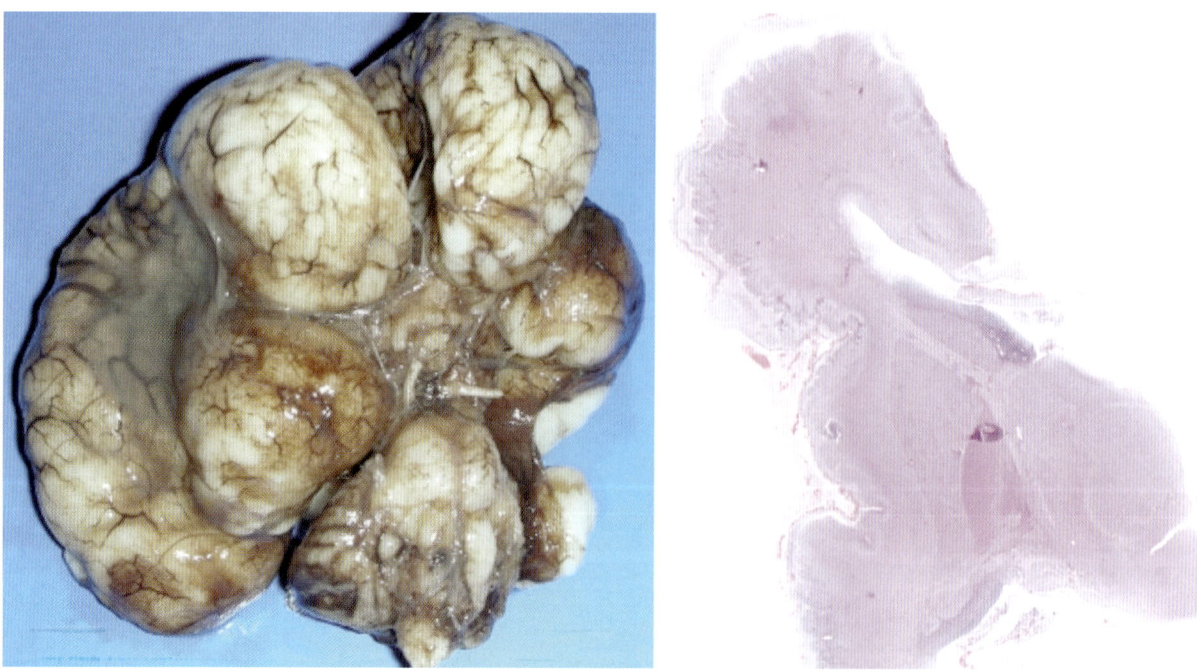

FP 10-6 CMV : Microcéphalie (biométrie < 5e p) et micropolygyrie à 27 sa

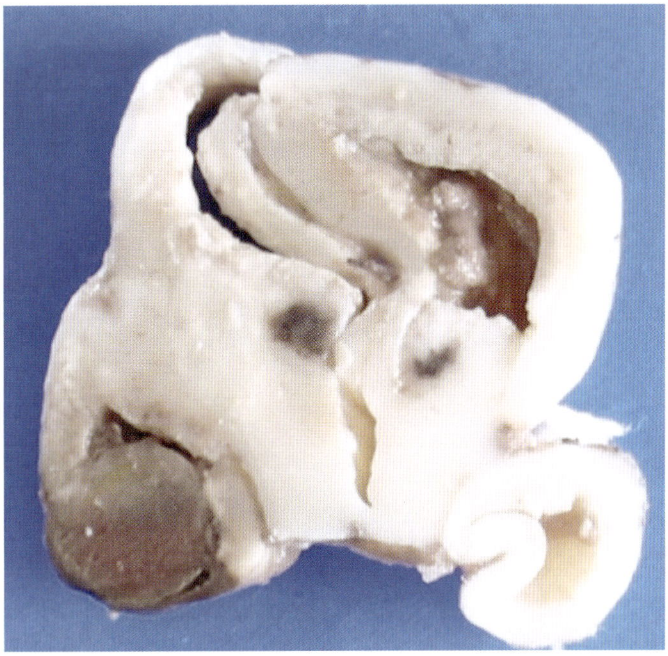

FP 10-7 CMV : Microcéphalie (biométrie < 5e p) et micropolygyrie à 27 sa

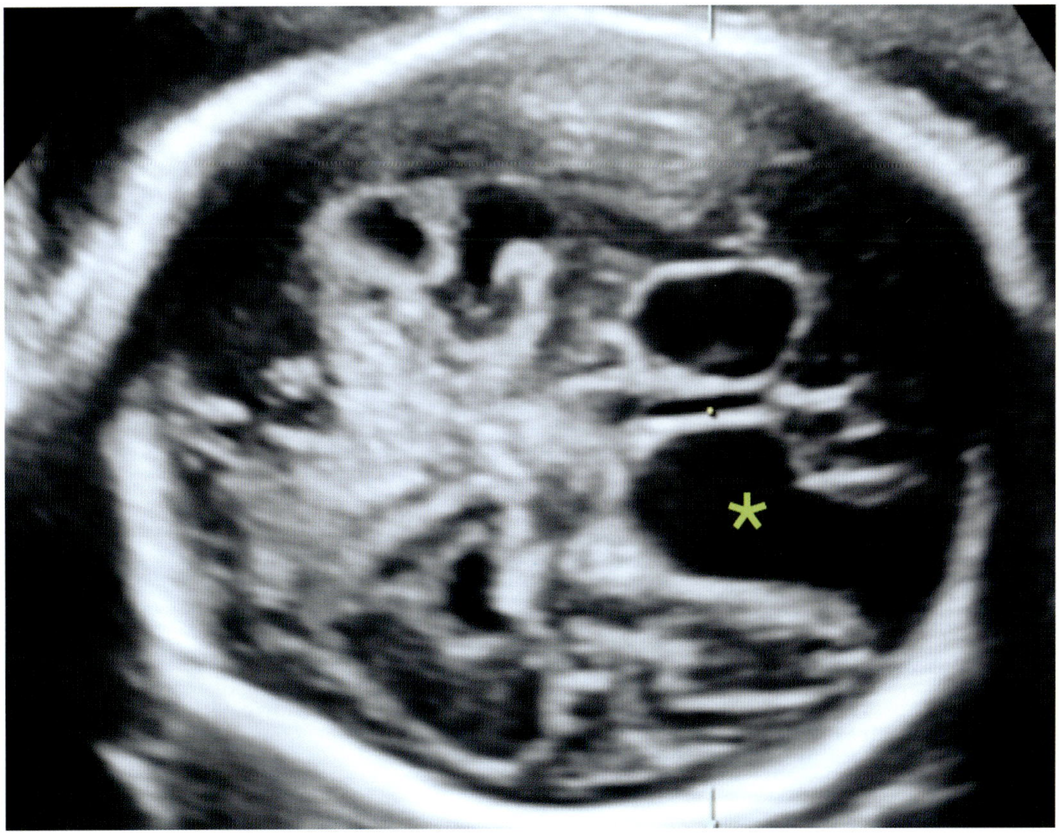

Fig. 10-11 : Fœtopathie à CMV 30sa : schizencéphalie (*)

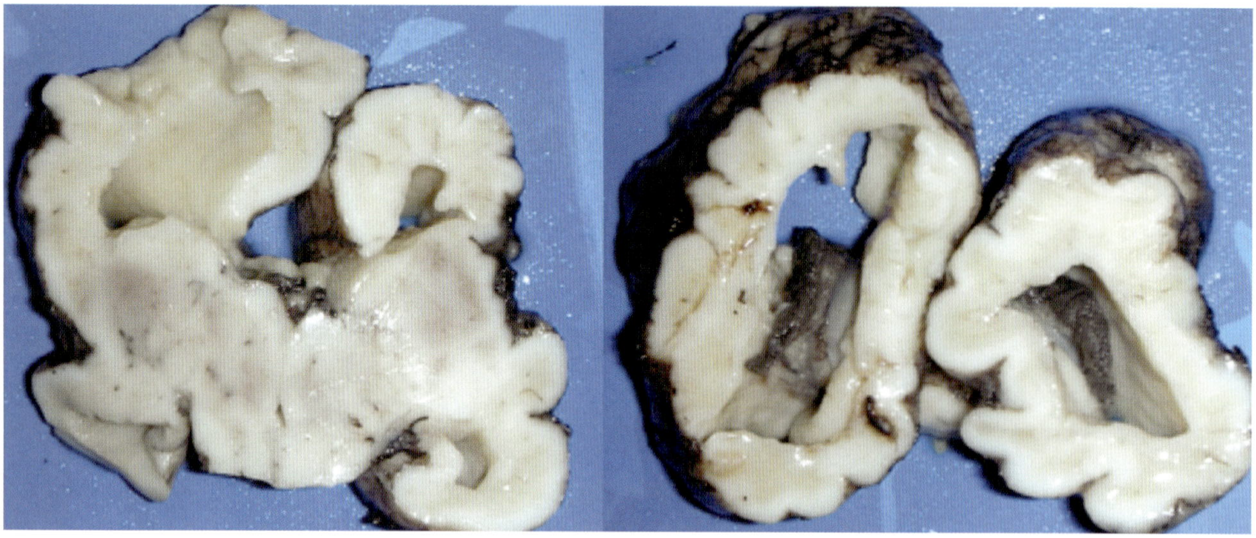

FP 10-8 CMV : Ventriculomégalie à 36 sa, coupes coronales médiane et postérieure (aspects macroscopiques)

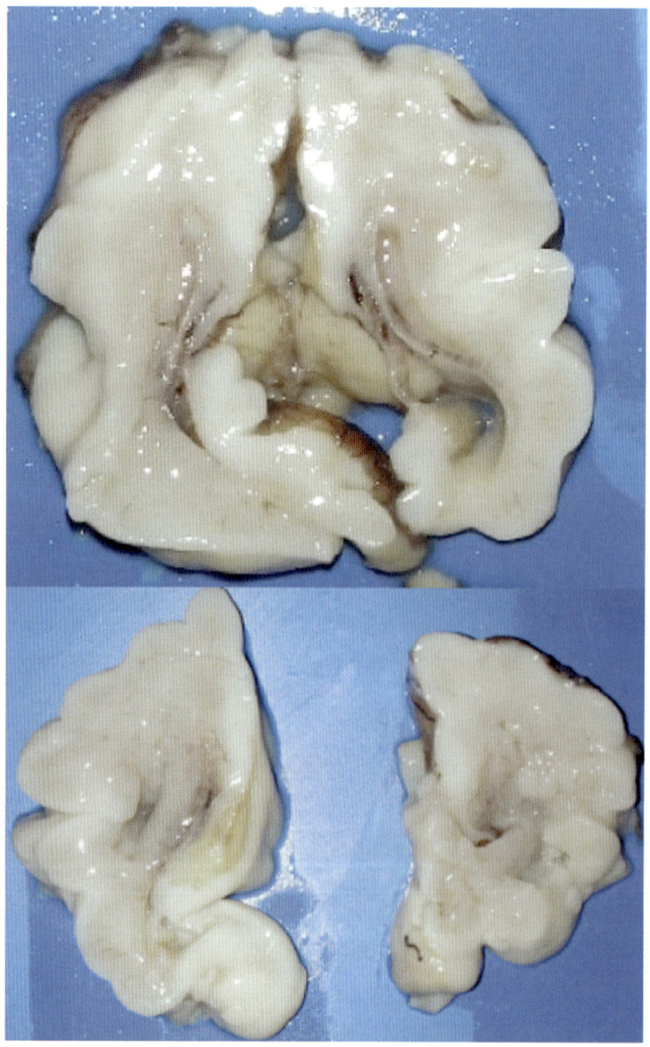

FP 10-9 : CMV : Nécrose périventriculaire à 28 sa, cornes occipitales, plusieurs stades évolutifs : « halo » périventriculaire (en haut à gauche), nécrose cavitaire (en haut à droite et en bas à gauche), nécrose extensive (en bas à droite)

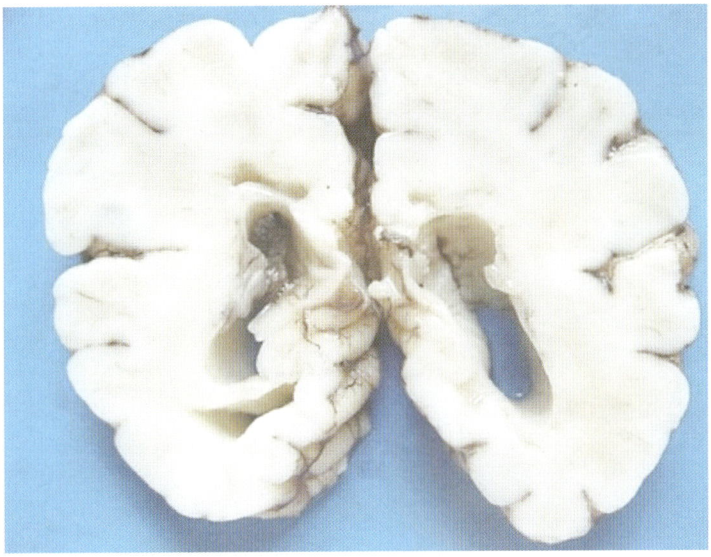

FP 10-10 : Kyste occipital et lésions de nécrose périventriculaire à 36 sa

Toxoplasmose

Cette infection est liée à l'ingestion maternelle d'oocystes de toxoplasme gondii qui sont susceptibles de franchir la barrière placentaire. Il est donc indiqué d'avertir les patientes séronégatives en début de grossesse des précautions à observer pour éviter une contamination. Le dépistage de la toxoplasmose congénitale est organisé en France depuis 1978. Il repose sur la sérologie (IgG et IgM), complétée en cas de doute par la recherche de l'avidité des IgG ; Ces sérologies sont à réaliser tous les mois, la dernière survenant un mois après l'accouchement. Le diagnostic formel est réalisé par la mise en évidence du parasite dans le liquide amniotique obtenu par amniocentèse [5].

Signes généraux d'infection

- Hépatomégalie, splénomégalie, ascite, placentomégalie

Signes cérébraux

- Ventriculomégalies rapidement évolutives et majeures **(Fig. 10-12)**, calcifications en « tâches de bougies » au sein desquelles peuvent être mises en évidence des zones de nécrose. **(Fig. 10-13)**.

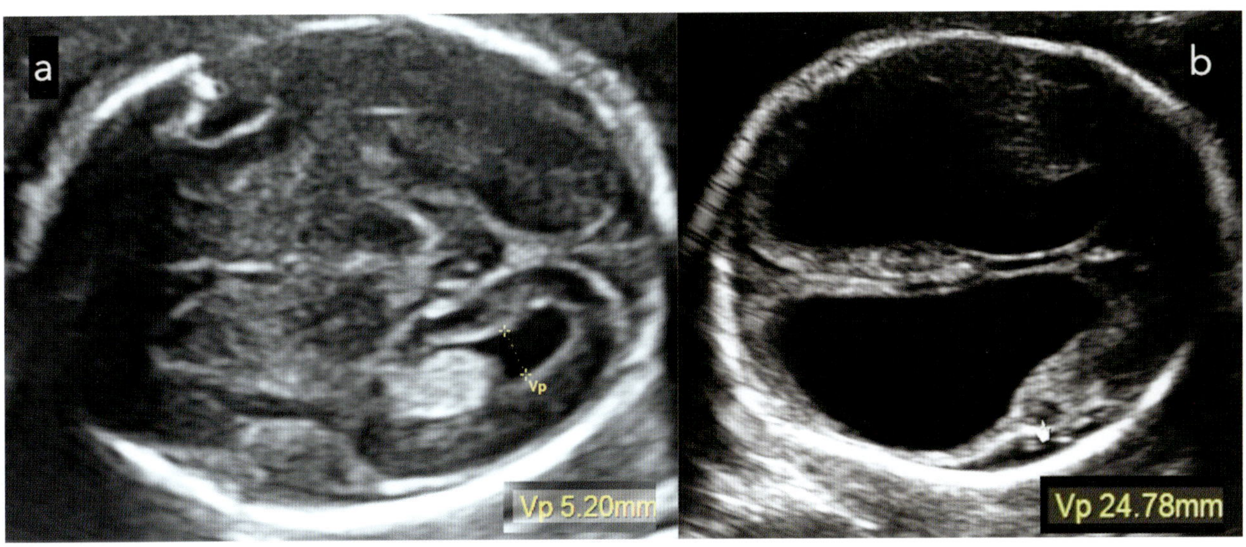

Fig. 10-12 : Fœtopathie à toxoplasme : VMG évolutive : même patiente : a :22sa, b : 26sa

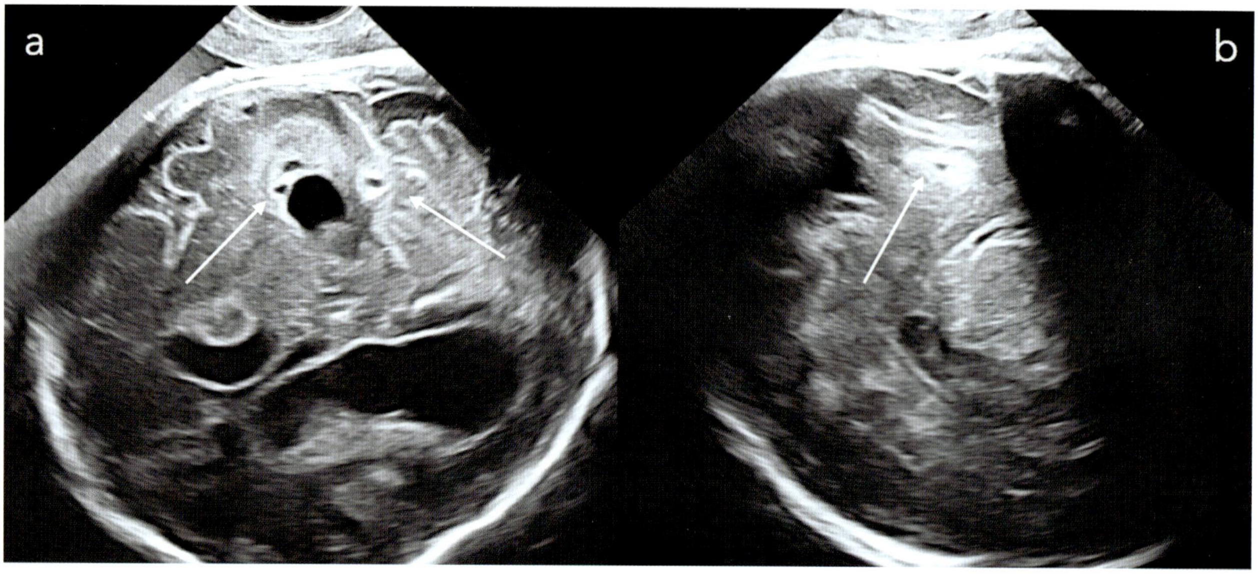

Fig. 10-13 : Fœtopathie à toxoplasme : calcifications en « tâches de bougies » (flèches)

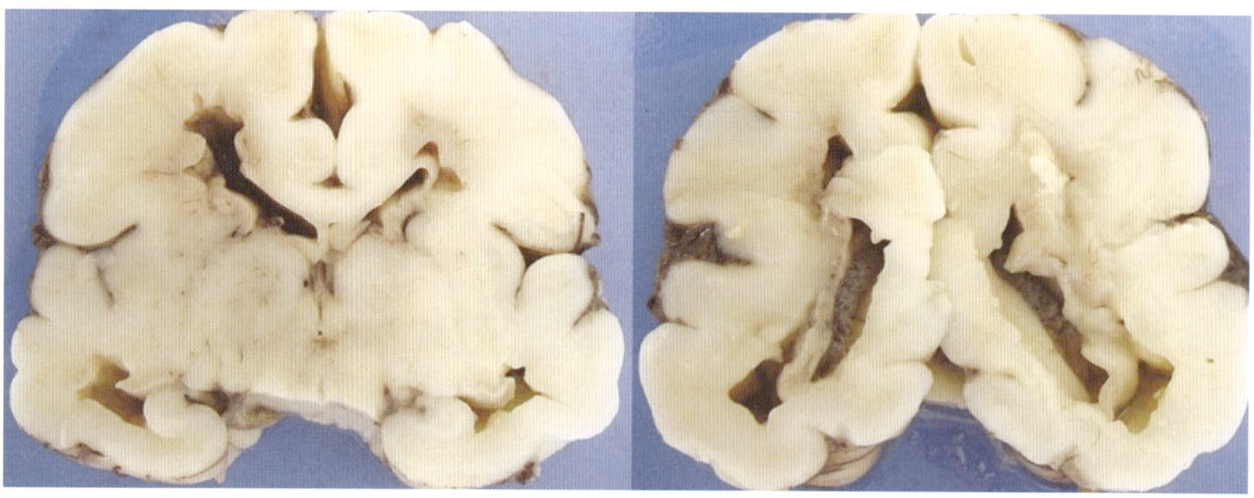

FP 10-11 : Infection à toxoplasme : ventriculomégalie à 28 sa, nécrose périventriculaire et calcifications

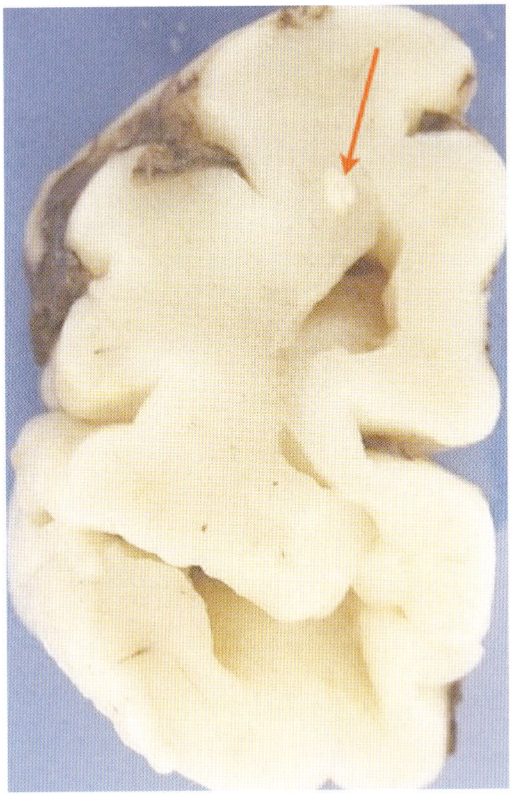

FP 10-12 : Toxoplasme : Calcifications périventriculaires : coupe axiale

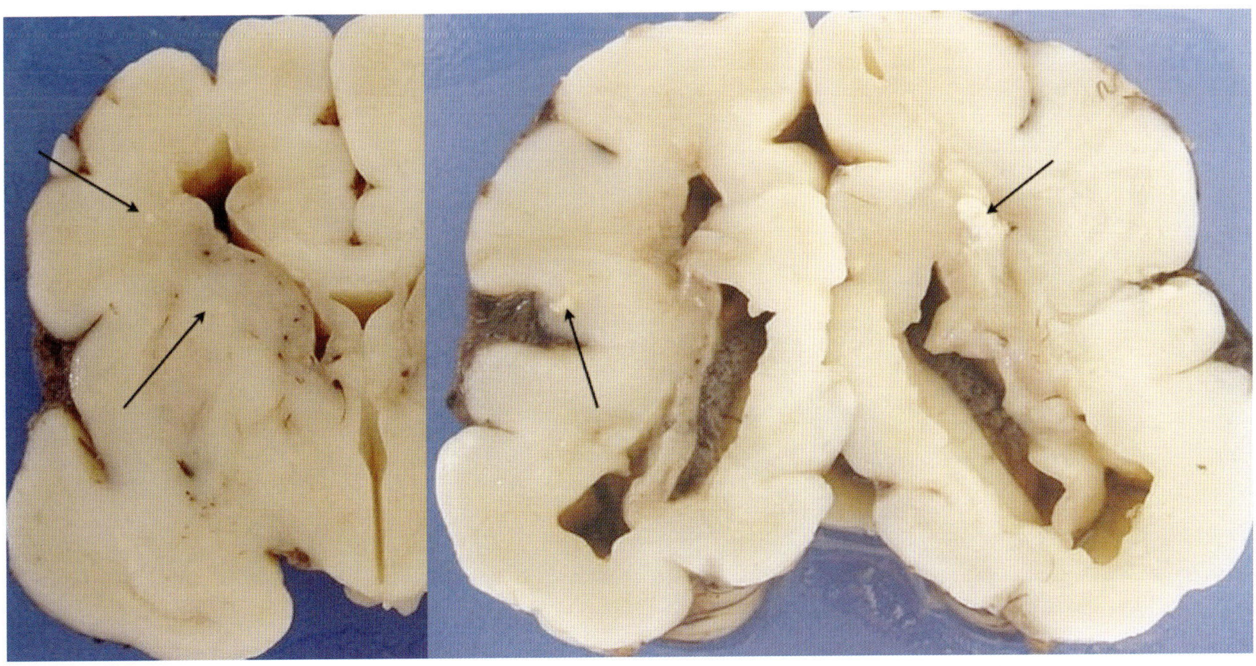

FP 10-13 : Toxoplasme : Calcifications Intra-parenchymateuses : aspects macroscopiques

Infection à ZIKA Virus

Cette infection virale à flavivirus est transmise par le moustique Aedes, quelques cas de contamination sexuelle ont été rapportés [10]. Une importante épidémie a eu lieu en 2015 aux Antilles, et en Amérique du Sud. Des cas se sont propagés chez des patients de retour d'une zone d'endémie. Le diagnostic repose sur la pratique d'une RCT-PCR dans le sang et les urines auprès de laboratoires spécialisés.

Une amniocentèse pourra être indiquée en cas d'anomalie fœtale à l'échographie [11].

Signes d'atteinte fœtale

La microcéphalie est le signe majeur. Ont été observés des calcifications de la substance blanche en particulier du lobe frontal mais aussi des noyaux caudés et lenticulaires, une atrophie cérébrale, une dysplasie du CC et du vermis cérébelleux **(Fig 10-14)** (*cf.* Chapitre 7 Partie 2).

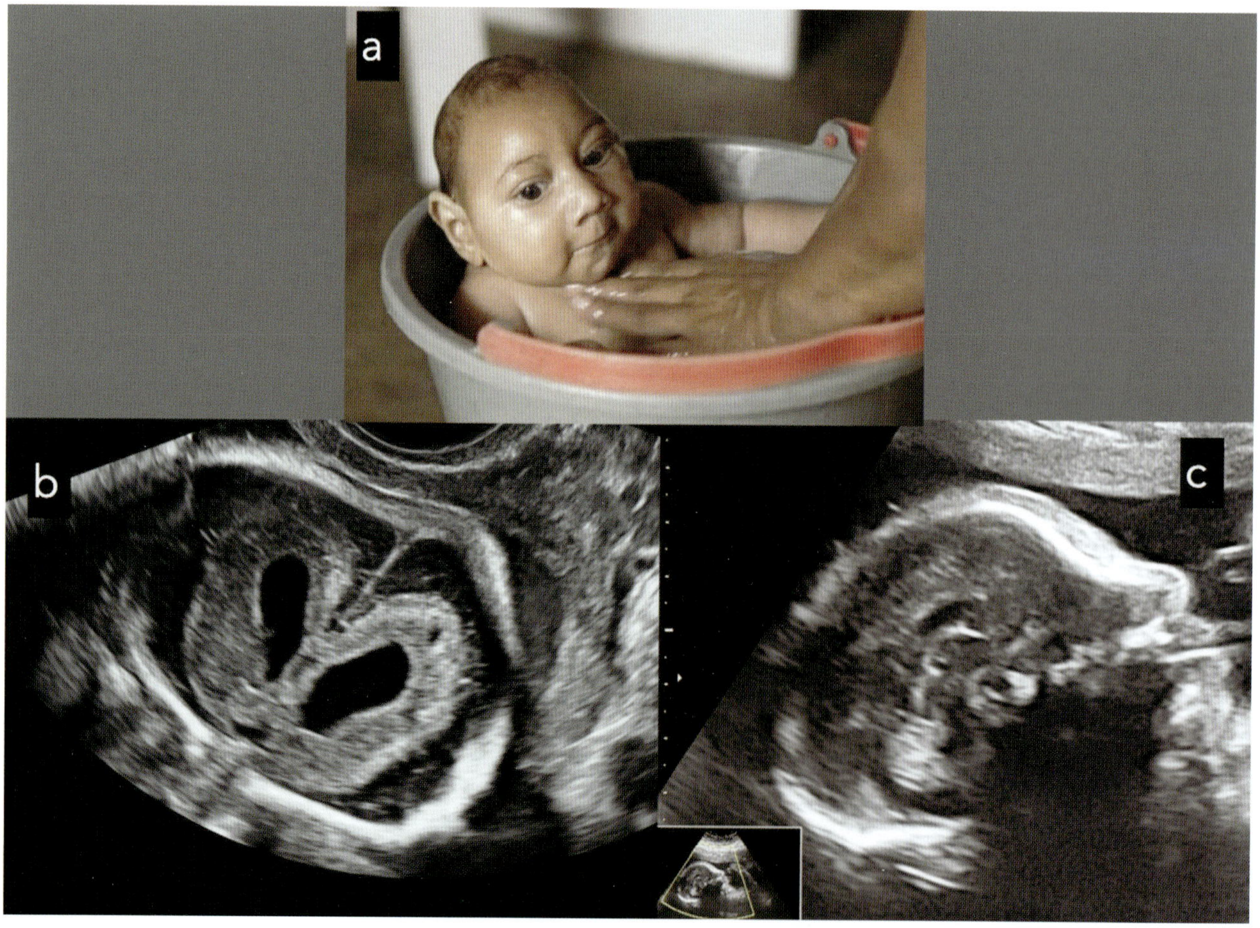

Fig. 10-14 : Fœtopathie à ZIKA virus a : microcéphalie aspect post-natal : b : 23sa altérations majeures de la gyration, c : microcéphalie 32sa : front fuyant *(Images V. Lambert, L. Pomar)*

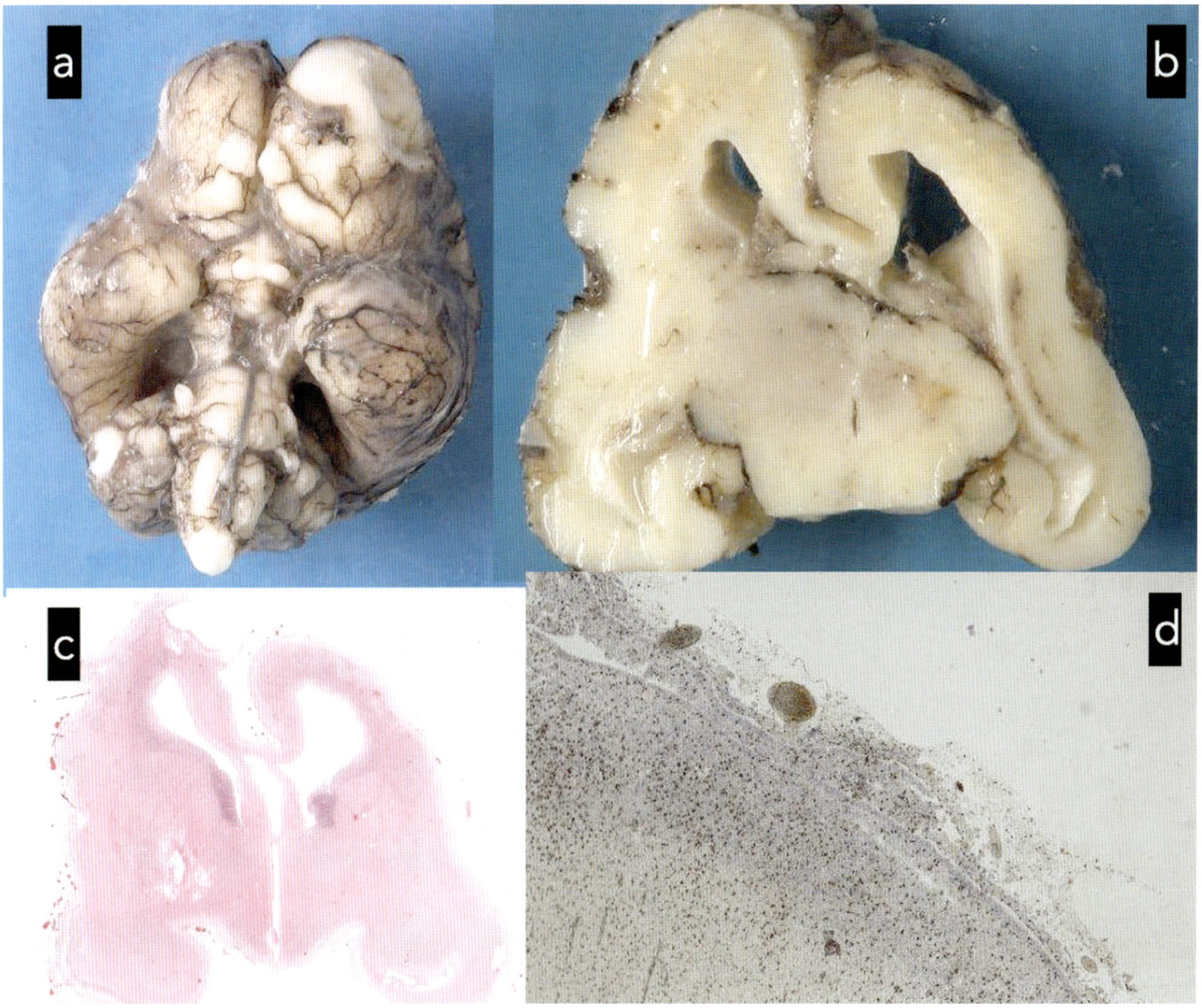

FP 10-14 : Fœtopathie à ZIKA 26sa : a : microencéphalie, b : ACC, c : ACC et ventriculomégalie, d : lésions histologiques de méningoencéphalite

Bibliographie

1. Faure-Bardon V, *et al.* First-trimester diagnosis of congenital cytomegalovirus infection after maternal primary infection in early pregnancy: feasibility study of viral genome amplification-by PCR on chorionic villi obtained by CVS. *Ultrasound Obstet Gynecol* 2021 ; 57: 568–572

2. Faure-Bardon V, *et al.* Secondary prevention of congenital cytomegalovirusinfection with valacyclovir following maternal primary infection in early pregnancy *Ultrasound Obstet Gynecol* 2021 ; 58 : 576–581

3. Chatzakis C, Sotiriadis A, Dinas K, Ville Y. Neonatal and long-term outcomes of infants with congenital cytomegalovirus infection and negative amniocentesis:systematic review and meta-analysis. *Ultrasound Obstet Gynecol* 2023 ; 61 : 158–167

4. Leruez-Ville M *et al.* Accuracy of prenatal ultrasound screening to identify fetuses infected by cytomegalovirus which will develop severe long-term sequelae *Ultrasound Obstet Gynecol* 2021 ; 57 : 97–104

5. ISUOG Practice Guidelines : role of ultrasound in congenital infection Ultrasound Obstet Gynecol 2020

6. HAWKINS-VILLARREAL A *et al.* Halo sign in fetal cytomegalovirus infection : cerebral imaging abnormalities and postmortem histopathology in 35 infected fetuses *Ultrasound Obstet Gynecol* 2023 ; 61 : 749–757

7. Benoist Cg, Salomon Lj, Mohlo† M, Suarez B, Jacquemard J, Ville Y. Cytomegalovirus-related fetal brain lesions: comparison between targeted ultrasound examination and magnetic resonance imaging *Ultrasound Obstet Gynecol* 2008 ; 32 : 900–905

8. Aertsen M, Dymarkowski S, Vander Mijnsbrugge W, Cockmartin L, Demaerel P, De Catte L Anatomical and diffusion-weighted imaging of brain abnormalities in third-trimester fetuses with cytomegalovirus infection *Ultrasound Obstet Gynecol* 2022 ; 60: 68–75

9. Hawkins-Villarreal A *et al*. Brain cortical maturation assessed by magnetic resonance imaging in unaffected or mildly affected fetuses with cytomegalovirus infection *Ultrasound Obstet Gynecol* 2023 ; 61 : 566–576

10. ISUOG Interim Guidance on ultrasound for Zika virus infection in pregnancy: information for healthcare professionals *Ultrasound Obstet Gynecol* 2016 ; 47: 530–532

11. Virus ZIKA et femme enceinte en âge de procréer Conseil National Professionnel de Gynécologie et Obstétrique

CHAPITRE 11 - PATHOLOGIES HÉMORRAGIQUES ET ISCHÉMIQUES

Hémorragies

La classification des pathologies hémorragiques fœtales est identique à celle utilisée chez le nouveau-né :

- **Grade 1** : hémorragie limitée à la région sous-épendymaire
- **Grade 2** : hémorragie débordant dans le ventricule et ne remplissant pas au-delà de 50% de ce ventricule qui ne doit pas dépasser 15mm au niveau atrial.
- **Grade 3** : hémorragie intra-ventriculaire remplissant plus de 50% du ou des ventricules avec ventriculomégalie.
- **Grade 4** : hémorragie de Grade 1, 2 ou 3 avec hémorragie intra-parenchymateuse.

La fréquence de ces processus hémorragiques est difficile à estimer (1/10000 pour Ghi) [1] mais probablement nettement supérieure. En effet un certain nombre de ces processus sont méconnus et ne se traduisent que par des ventriculomégalies modérées isolées [2].

Aspects échographiques

De nombreux aspects de ces pathologies ont été précédemment décrites (*cf.* Chapitre 5, 7 et 8 Partie 2)

- **Grade 1** : l'hémorragie apparaît comme une fine zone échogène de la région sous-épendymaire **(Fig. 5-30, Fig. 11-1 et 11-2)**

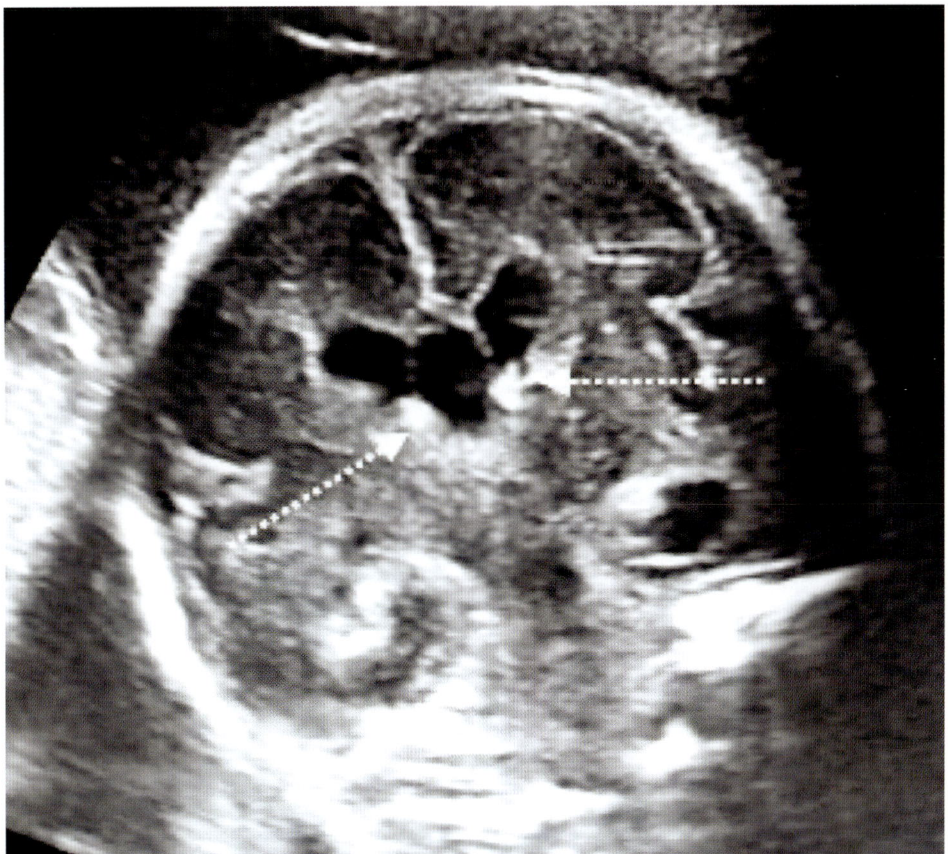

Fig. 11-1 : Hémorragie sous-épendymaire Grade1 (flèches)

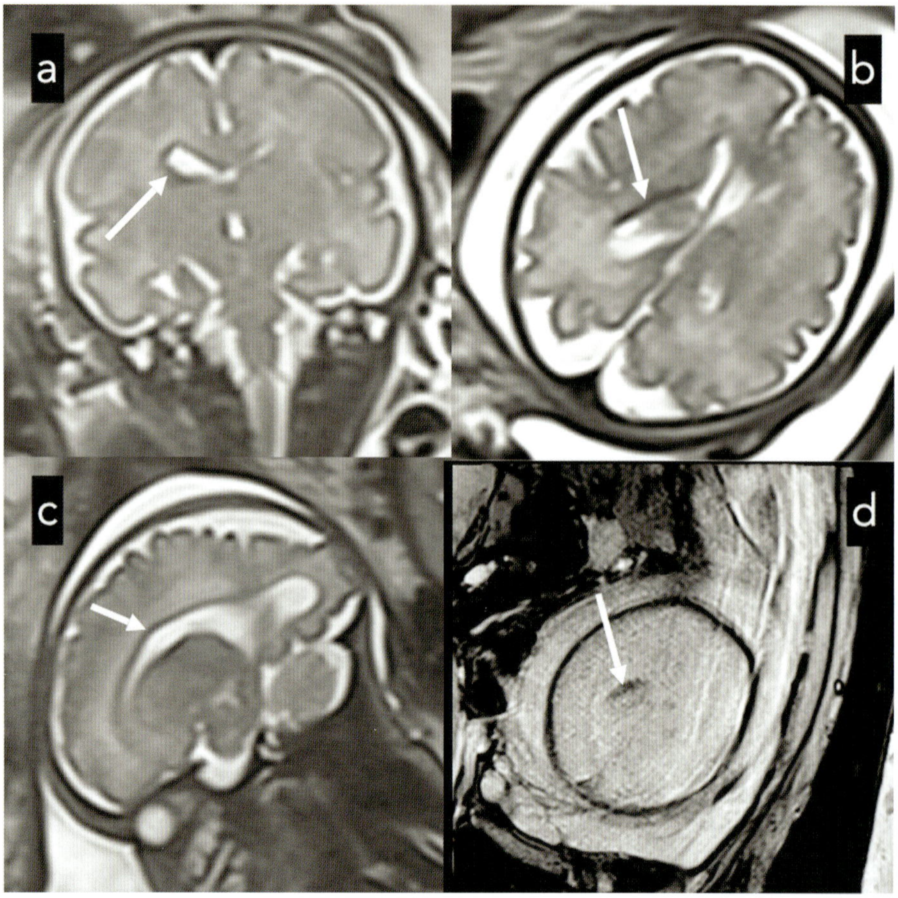

Fig. 11-2 : Hémorragie sous-épendymaire Grade 1 32sa : a, b et c : hémorragie hyposignal T2 (flèches), d : hémorragie T2* (flèche)

(Dr M. Brasseur)

- **Grade 2** : les parois ventriculaires sont épaissies par un liseré échogène, des petits caillots peuvent être visualisés sous forme de formations irrégulières échogènes distinctes des plexus choroïdes, le ventricule est peu ou pas dilaté **(Fig. 5-24, Fig. 11-3)**.

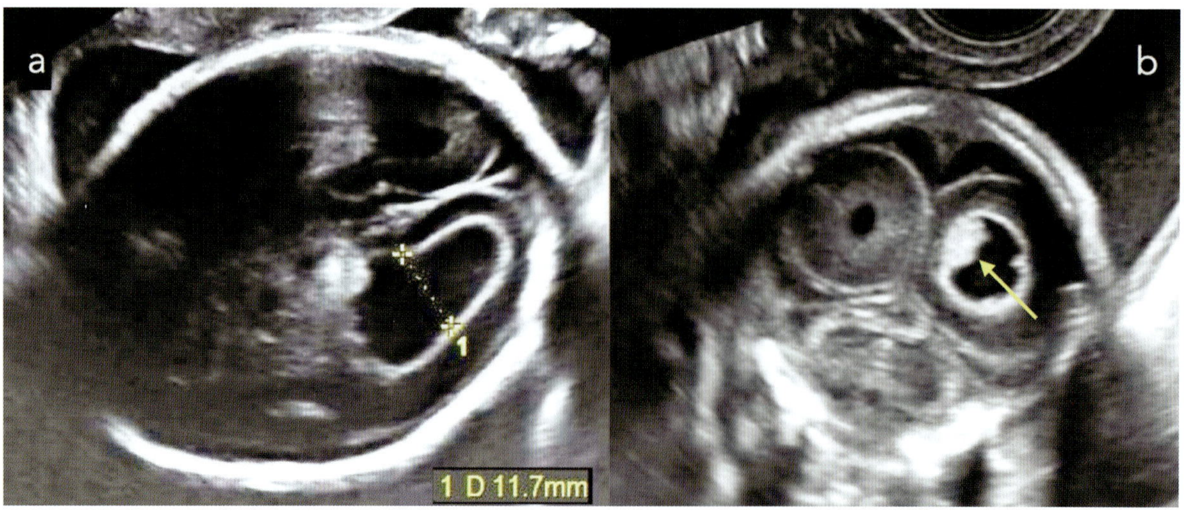

Fig. 11-3 : Hémorragie Grade 2 22sa : a : ventriculomégalie modérée parois échogènes, b : caillot (flèche)

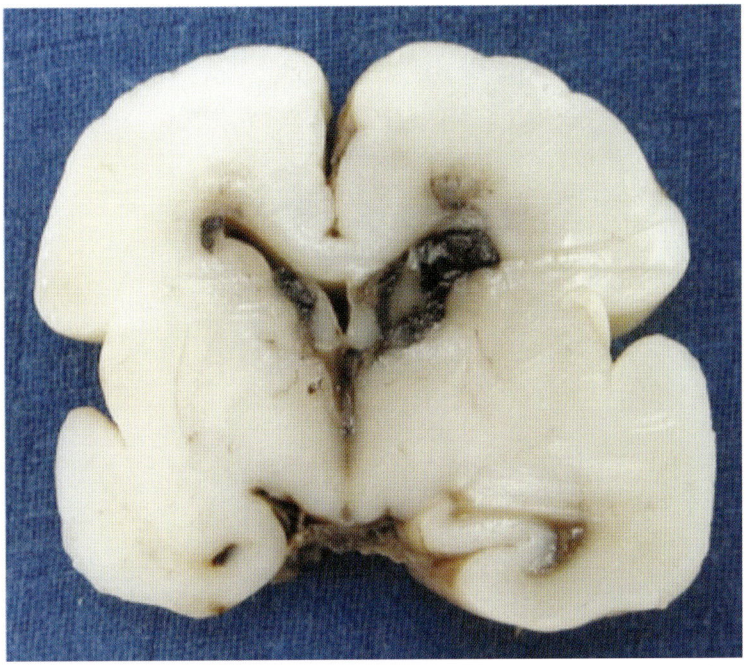

FP 11-1 : Hémorragie sous-épendymaires et intra-ventriculaire (Grade 2)

- **Grade 3** : les ventricules sont très dilatés et leurs parois sont échogènes, de volumineux caillots peuvent être visualisées au sein de ces ventriculo-mégalies **(Fig. 5-25, Fig. 11-4 et 11-5)**.

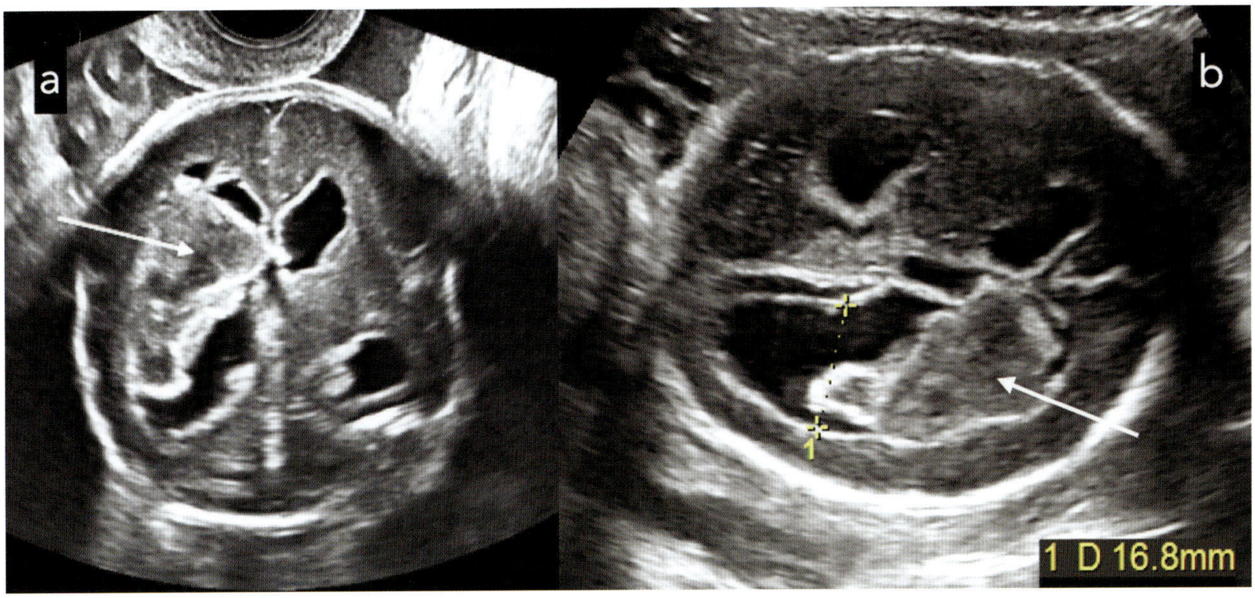

Fig. 11-4 : Hémorragie Grade 3 27sa. a et b : caillots (flèches), b : ventriculomégalie majeure

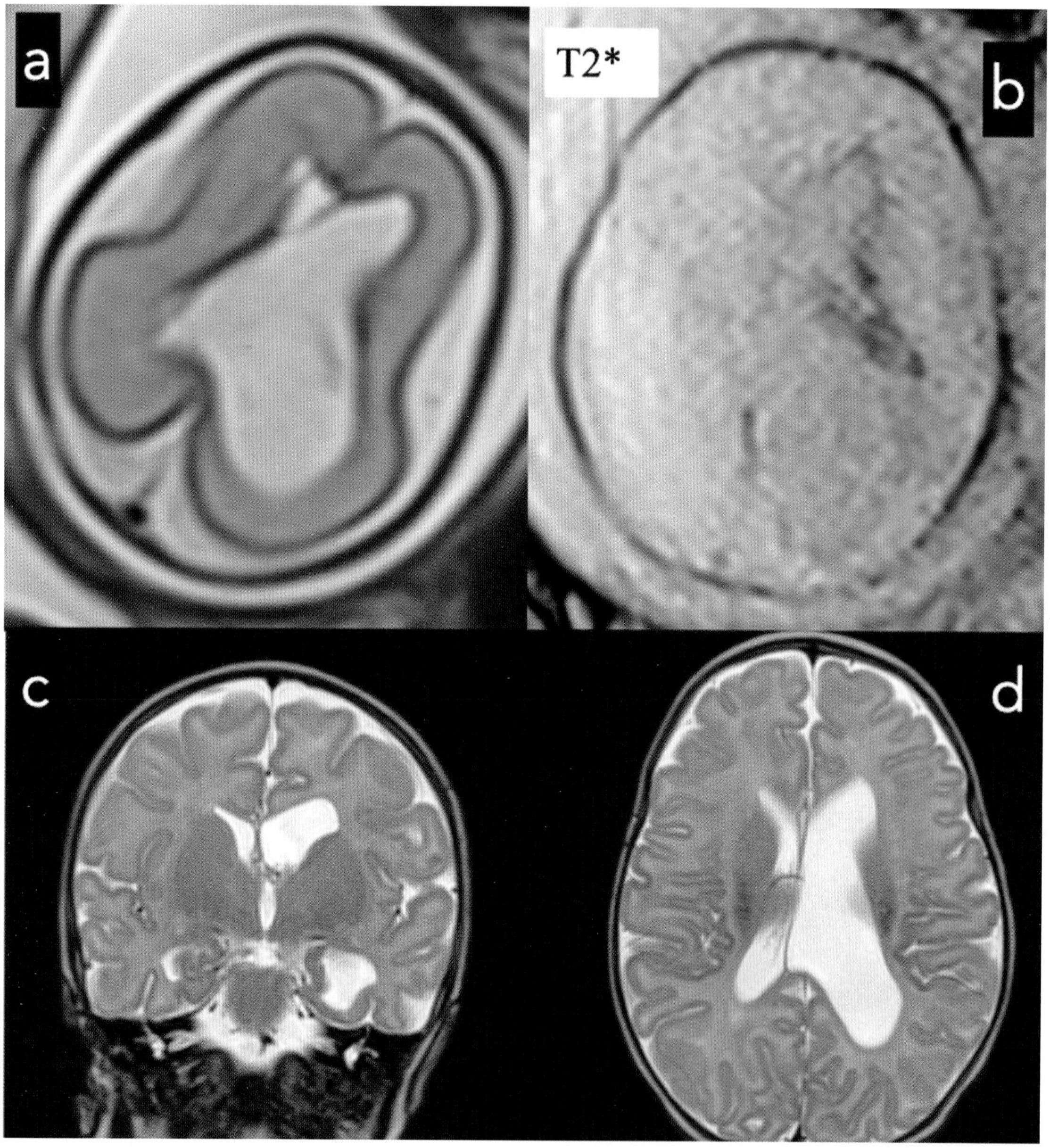

Fig. 11-5 : Hémorragie Grade 3 IRM : ventriculomégalie majeure, b : lésion hémorragique (zone noire) T2* *(Dr M. Brasseur)*

- **Grade 4** : l'hémorragie intra-parenchymateuse se manifeste par une volumineuse formation intra-parenchymateuse échogène à contours mal limités ; fréquemment, les lésions sont multiples **(Fig. 11-6, 11-7 et 11-9)**.

Soulignons l'importance de l'IRM avec ses séquences dédiées à la mise en évidence de lésions hémorragiques (T2*) **(Fig. 11-2 et 11-5)**.

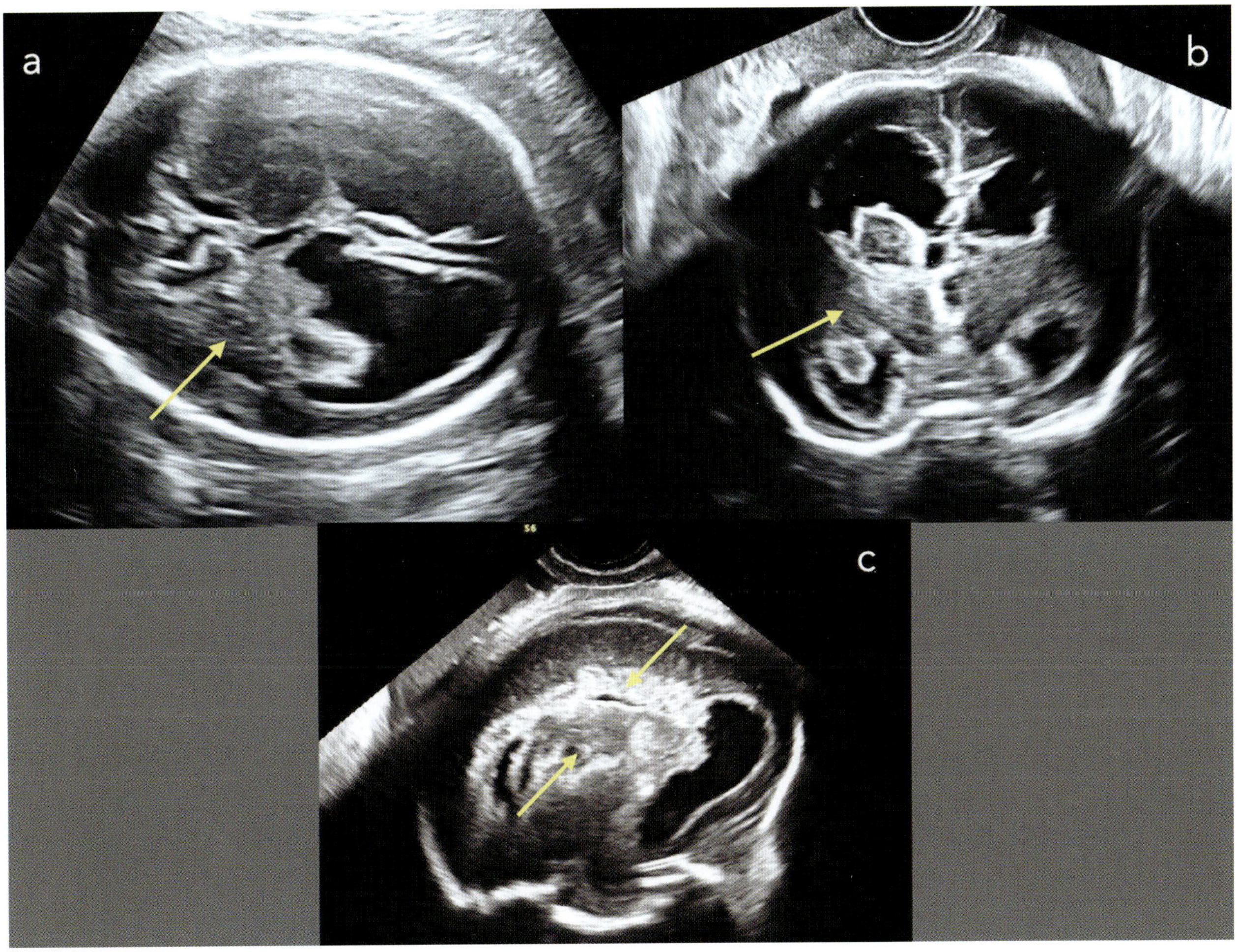

Fig. 11-6 : Hémorragie Grade 4 : a et b 25sa, c : 28sa : ventriculomégalie majeure, hémorragie intra parenchymateuse (flèches)

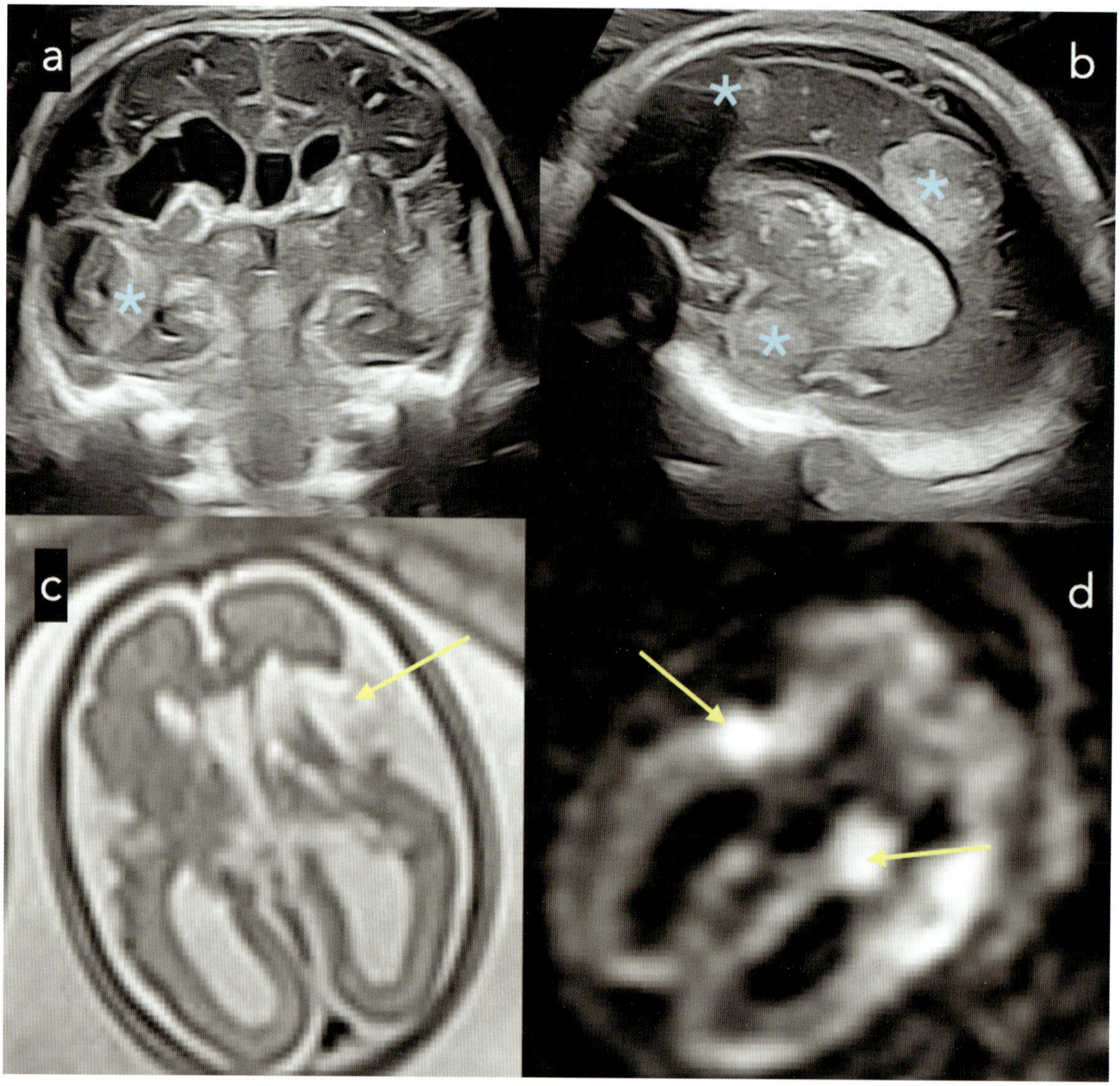

Fig. 11-7 : Hémorragie de Grade 4 28sa (Mutation COL4A1) a et b : échographie : lésions multiples (*), c : IRM : porencéphalie T2 (flèche), d : IRM : lésions hyposignal T1(flèches) *(Dr M. Brasseur)*

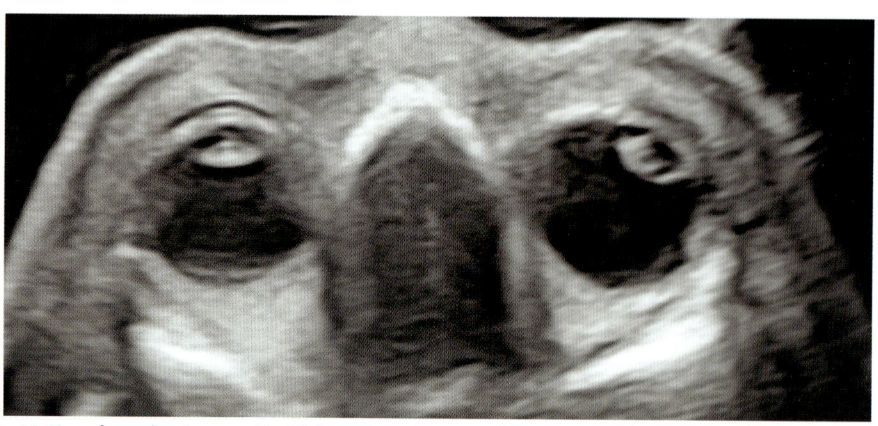

Fig. 11-8 : même dossier que Fig 11-7 : cataracte ayant fait suspecter la mutation *(Dr M. Brasseur)*

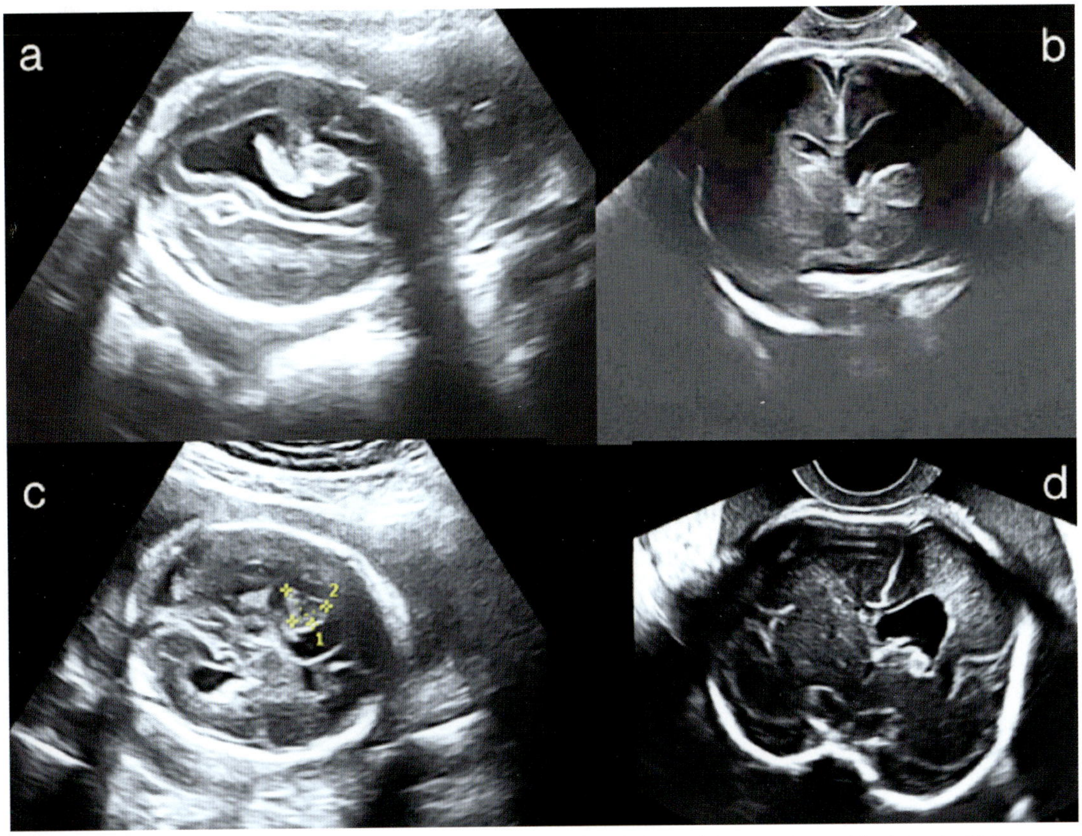

Fig. 11-9 : Hémorragie Grade 4 : Lésions secondaires à une mutation COL4A1 : a : hémorragie ventriculaire, b : lésions parenchymateuses, c : caillots, d : lésions de porencéphalie au niveau d'une corne antérieure

La mise en évidence d'une hémorragie cérébrale chez un fœtus, en particulier si elle est multifocale, amènera à pratiquer un bilan d'hémostase maternelle, une recherche d'incompatibilité plaquettaire, et surtout une recherche de mutation COL4A1/COL4A2 **(Fig. 11-7 et 11-9)** [3 - 6].

Ces mutations de transmission autosomique dominante à expressivité variable, intervenant dans le métabolisme du collagène IV, sont impliquées dans la survenue d'une pathologie microvasculaire cérébrale hémorragique, qui peut entraîner chez le fœtus des lésions hémorragiques pouvant aboutir à une porencéphalie **(Fig. 11-9)**. Ces mutations peuvent s'accompagner de signes annexes telle qu'une cataracte **(Fig. 11-8)**. La mise en évidence de la mutation chez le fœtus impliquera de réaliser un bilan chez les parents ; si une mutation est retrouvée, un bilan du parent porteur devra être diligenté à la recherche de lésions cérébrales (IRM), rénales (échographie), et oculaires (FO).

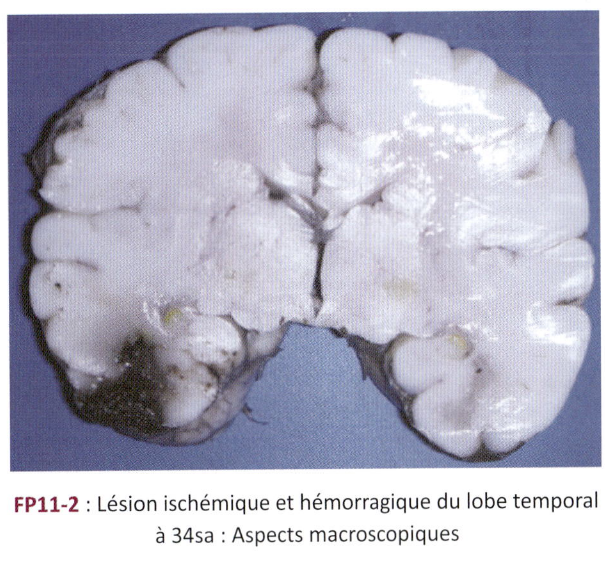

FP11-2 : Lésion ischémique et hémorragique du lobe temporal à 34sa : Aspects macroscopiques

Ischémies

Ces lésions sont souvent secondaires à un processus hémorragique ou à des lésions anoxiques (cas du jumeau survivant dans les grossesses mono-choriales) [7 et 8] aboutissant à des lésions destructives du parenchyme cérébral créant ainsi une porencéphalie (*cf.* Chapitre 8 Partie 2).

La forme des lésions est très variable donnant l'aspect de lacunes intra-parenchymateuses anéchogènes **(Fig. 11-10 et 11-11)** [9, 10]. L'ischémie peut aussi entraîner des lésions de type schizencéphalie, faisant communiquer le ventricule avec les espaces péri-cérébraux **(Fig 11-12)**. Il est à noter que dans ce type de schizencéphalie, contrairement aux schizencéphalies malformatives, les berges de la fente ne sont pas bordées de cortex **(Fig. 8-10 à 8-12)** [11].

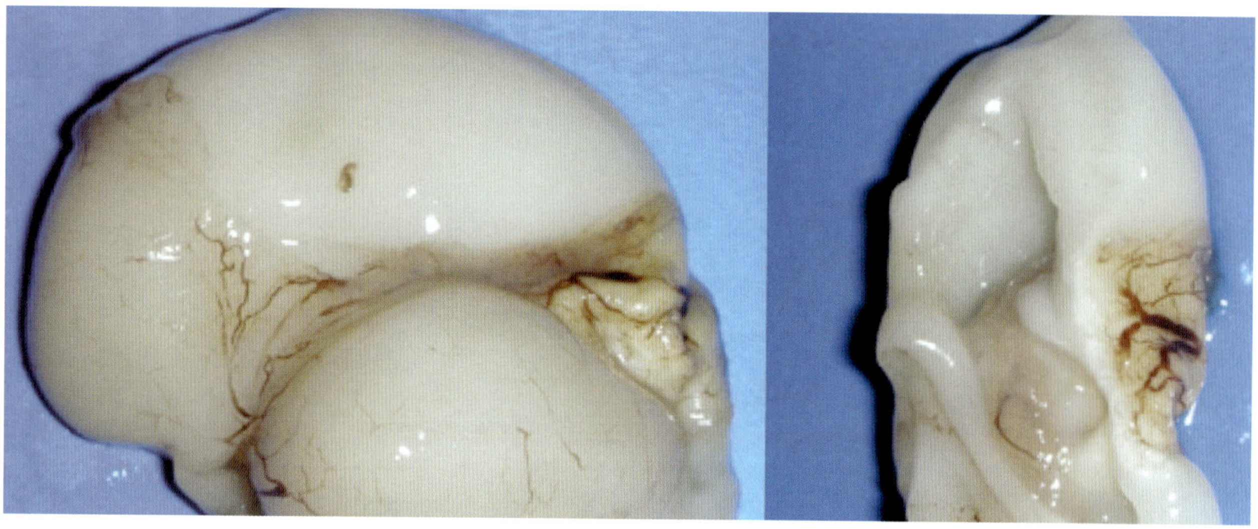

FP 11-3 : Infarctus pariéto--occipital et dilatation ventriculaire à 18sa (jumeau transfuseur, STT)

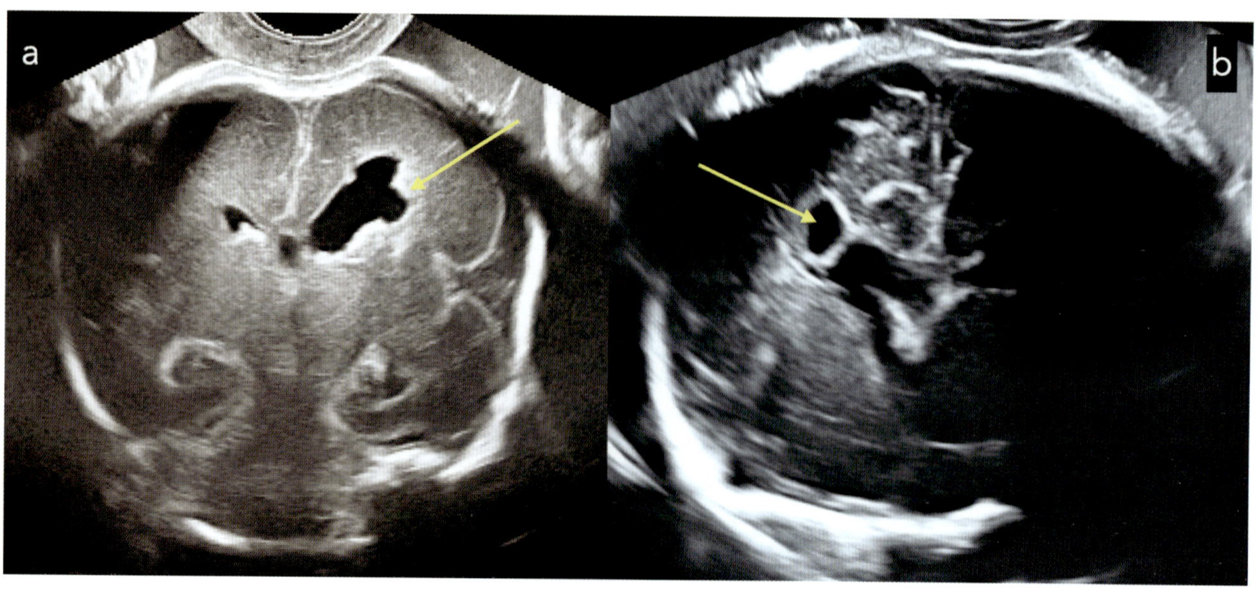

Fig 11-10 : Lésions de porencéphalie (flèches) a : 27sa, b : 32sa

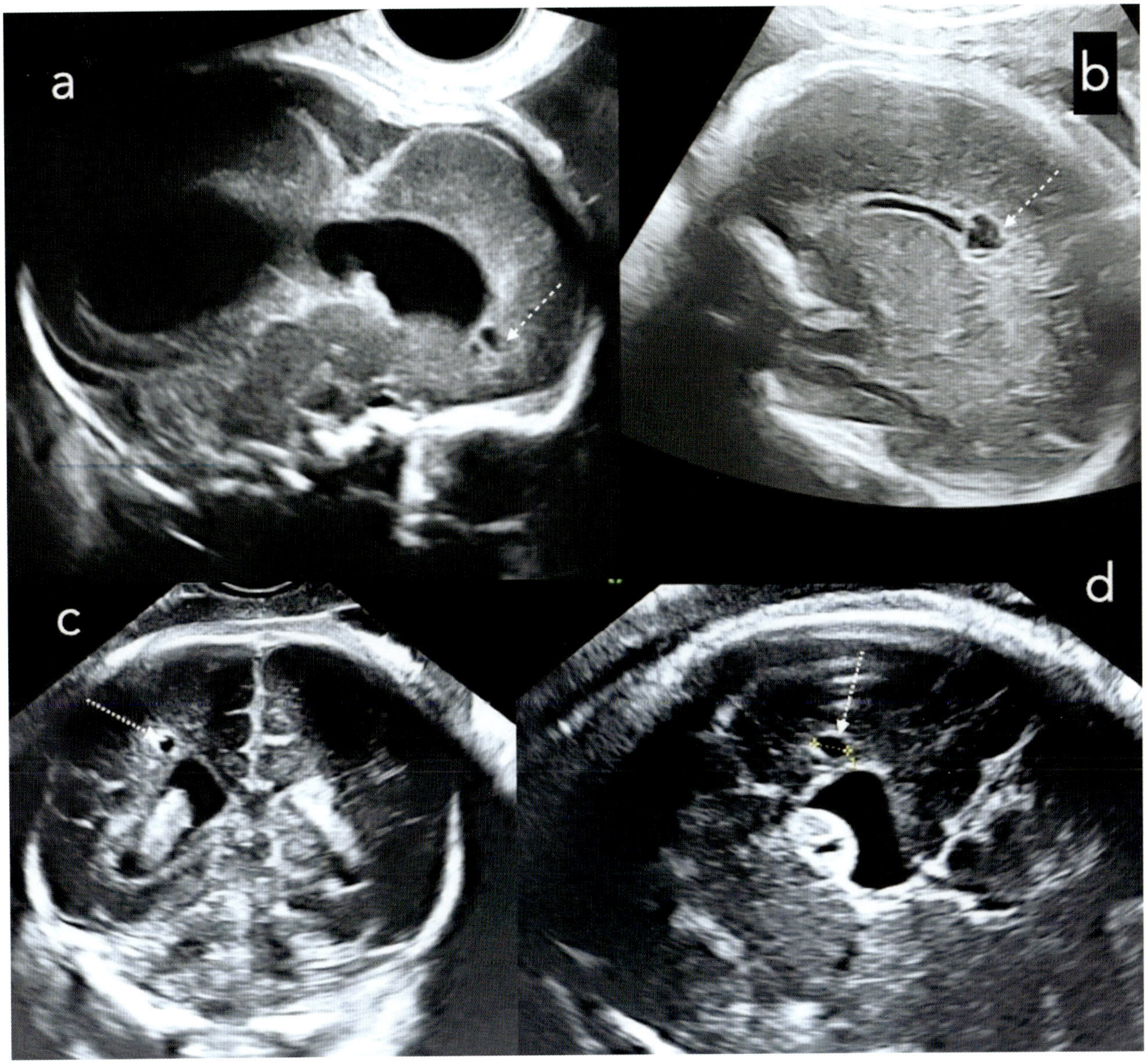

Fig. 11-11 : Lésions de porencéphalie (flèches) : a : 26sa, c et d : 30sa, b : 34sa

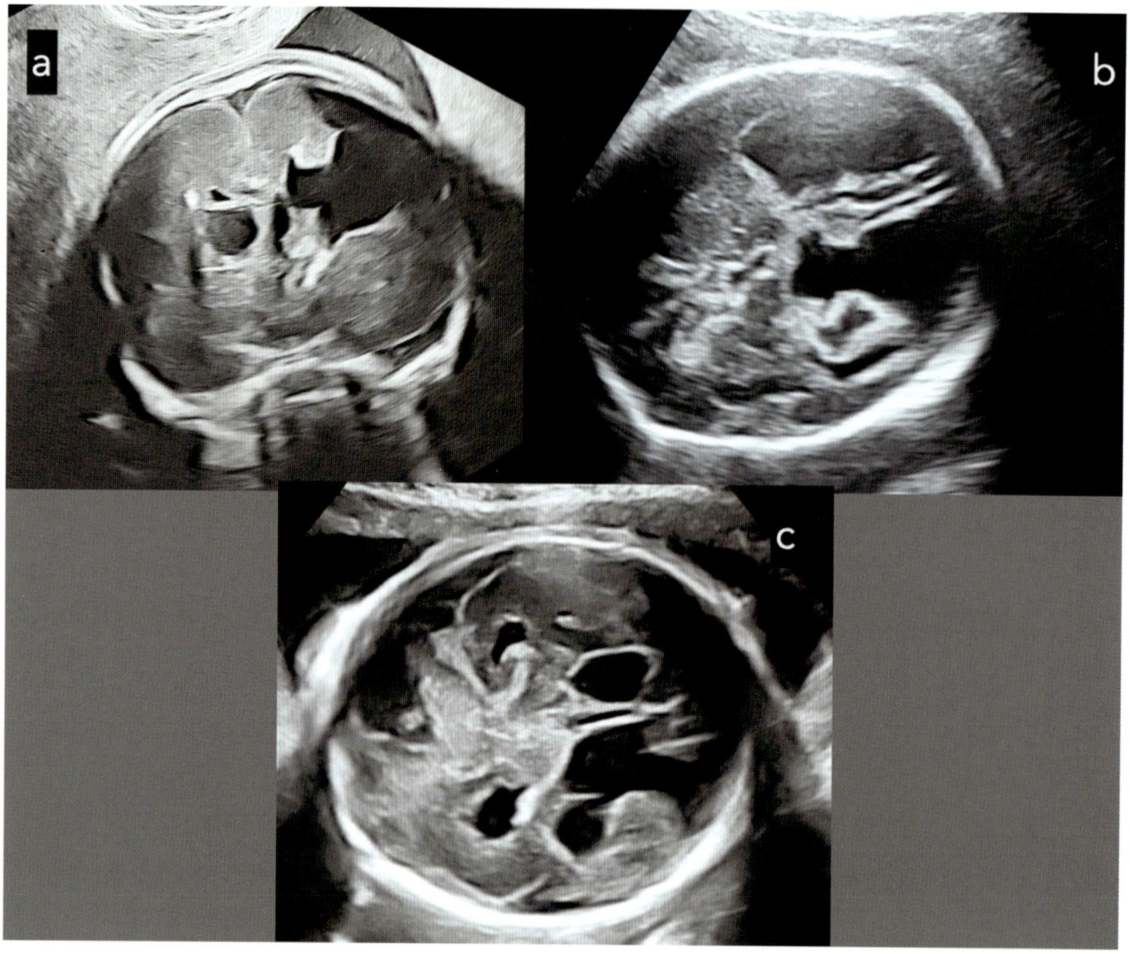

Fig. 11-12 : Schizencéphalie : a : 24sa, b : 25sa, c : 29sa

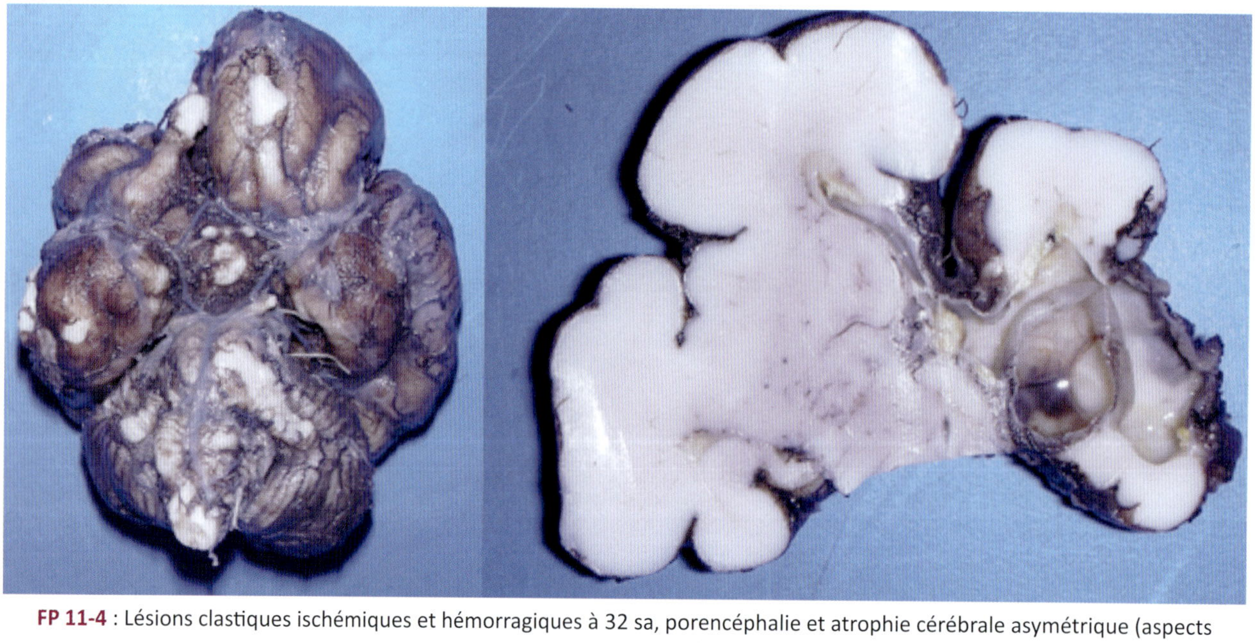

FP 11-4 : Lésions clastiques ischémiques et hémorragiques à 32 sa, porencéphalie et atrophie cérébrale asymétrique (aspects macroscopiques)

Les lésions ischémiques peuvent aussi se situer au niveau du cervelet, pouvant réaliser une lésion localisée au niveau d'un hémisphère cérébelleux **(Fig. 11-13 a et b)** ou une destruction presque totale de l'ensemble du cervelet **(Fig. 11-13 c et d).**

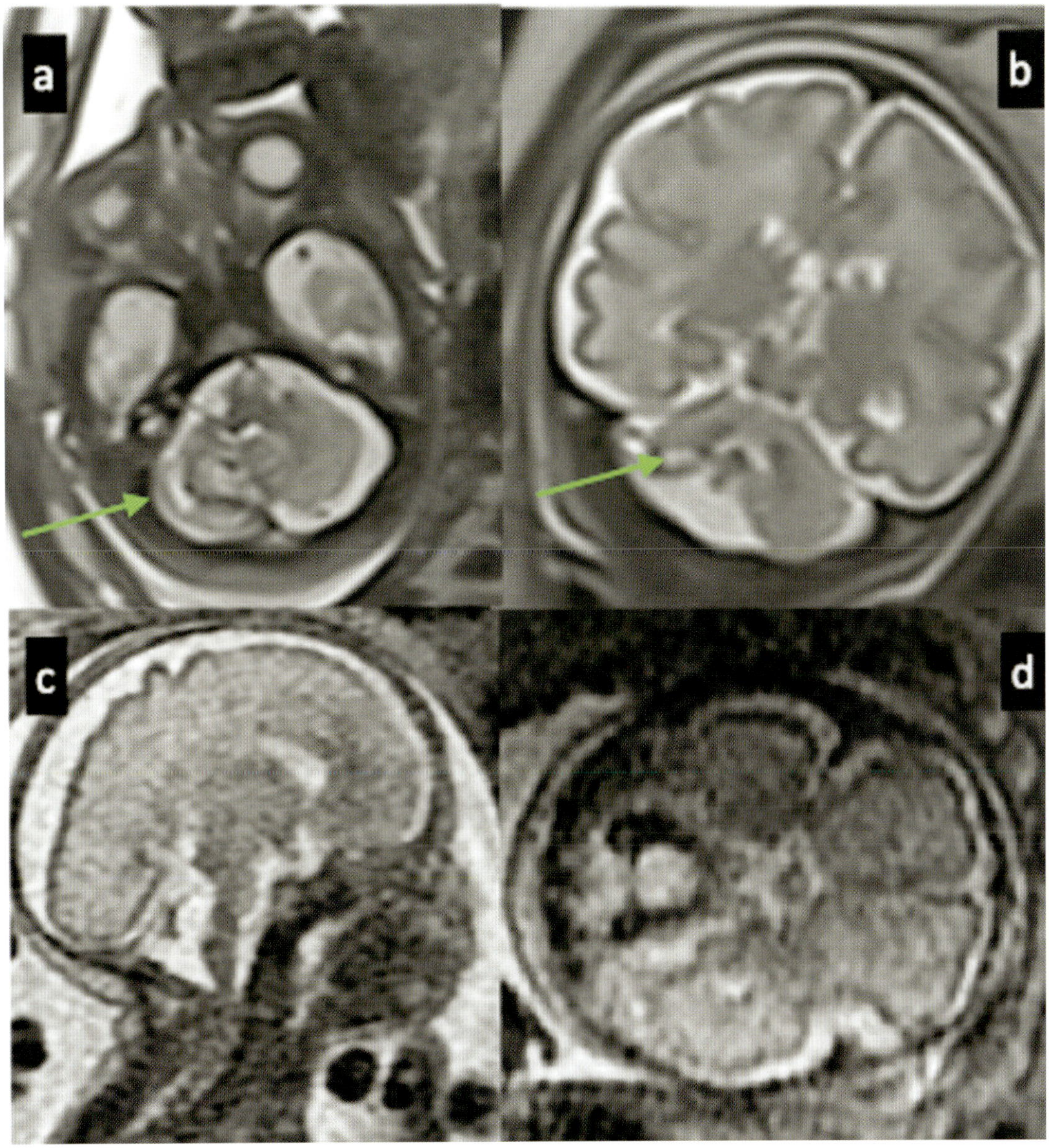

Fig 11-13 : Ischémie cérébelleuse T3 : a et b : localisation au niveau d'un hémisphère, c et : destruction quasi totale *(Dr M. Brasseur)*

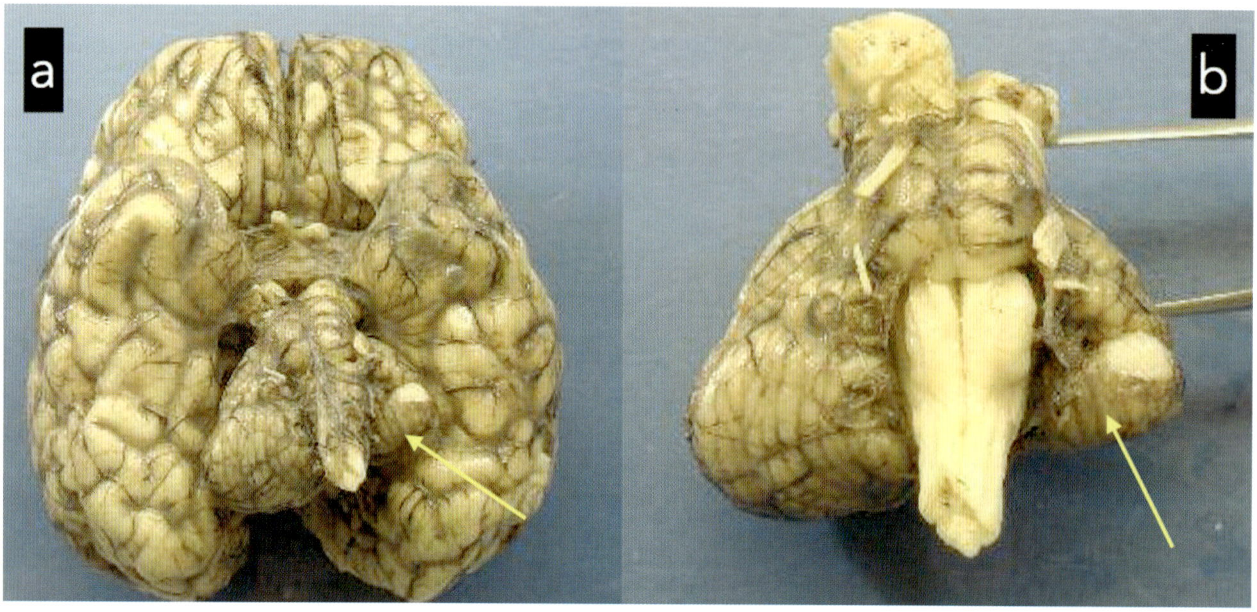

FP 11-5 : Lésions clastiques cérébelleuses 35sa : atteinte de l'hémisphère gauche et du vermis inférieur

Bibliographie

1. Ghi T, *et al.* Outcome of antenatally diagnosed intracranial hemorrhage : case series and review of the literature. *Ultrasound in obstetrics & gynecology.* 2003 ; Volume 22 : 121-130.

2. Correa F, Serra V, Puerto B, Forteza M, Vinals F. Fetal cerebral hemorrhage : A multicentre case series and update of classification and counselling 416–19 September 2017, Vienna, A*ustria Ultrasound in Obstetrics & Gynecology* 2017 ; 50 (Suppl.) : 48–153

3. Breedveld G, de Coo IF, Lequin MH, Arts WFM, Heutink P, Gould DB, John SWM, Oostra B, Mancini GMS. Novel mutations in three families confirm a major role of COL4A1 in hereditary porencephaly *J Med Genet* 2006 ; 43 :490–495.

4. Maurice P, *et al.* Prevalence of COL4A1 and COL4A2 mutations in severe fetal multifocal hemorrhagic and/or ischemic cerebral lesions *Ultrasound in Obstetrics & Gynecology*Volume 57, Issue 5 783–789

5. Garel C, *et al.* Fetal intracerebral hemorrhage and COL4A1 mutation : promise and uncertainty. *Ultrasound in Obstetrics & Gynecology* Volume 41, Issue 2 February 2013 Pages 228-230

6. Maurice P, *et al.* Prevalence of COL4A1 and COL4A2 mutations in severe fetal multifocal hemorrhagic and/or ischemic cerebral lesions. *Ultrasound in Obstetrics & Gynecology.* Volume 57, Issue 5First published: 09 June 2020

7. Simonazzi G, *et al.* Accurate neurosonographic prediction of brain injury in the surviving fetus after the death of a monochorionic cotwin. *Ultrasound in obstetrics & gynecology.* Volume 27, Issue 5, May 2006, Pages : 517–521,

8. Senat MV, Bernard JP, Loizeau S, Ville Y. Management of single fetal death in twin-to-twin transfusion syndrome : a role for fetal blood sampling. *Ultrasound in obstetrics & gynecology.* Volume 20, Issue 4, 1 October 2002, Pages : 360–363,

9. Yagel S, Elchalal U, Porat S, Gomori M, Beni-Adani L, Nadjari M. Intracranial hemorrhagic and ischemic lesions of the fetal brain an observational study. *Ultrasound in obstetrics & gynecology.* Volume 24, Issue 3, August2004, Pages : 257–258,

10. Shields AD, Knutzen D, Khan M, Sobh O, Jacobs K. Prenatal diagnosis of familial porencephaly associated with fetal stroke *Ultrasound in Obstetrics & Gynecology* Volume62, Issue1 Pages 153-154 July 2023

11. Howe DT, Rankin J, Draper ES. Schizencephaly prevalence, prenatal diagnosis and clues to etiology: a register based study. *Ultrasound in obstetrics& gynecology.* Ultrasound in Obstetrics & Gynecology 5 December 2011

CHAPITRE 12 - PATHOLOGIES VASCULAIRES

Plusieurs types de malformations vasculaires cérébrales peuvent mise en évidence au cours de la vie fœtale

Hématomes sous-duraux

Ces pathologies ont été abordées au (*cf.* chapitre 9 Partie 2 **Fig. 9-10 et 9-11**).

Malformations des sinus duraux

Elles peuvent siéger à n'importe quel niveau d'un sinus : sinus sagittal supérieur **(Fig. 12-1 et 12-2)**, sinus transverse **(Fig. 12-2)**, la localisation la plus fréquente se situant néanmoins au niveau du torcular. Ces malformations se présentent sous forme d'un lac veineux plus ou moins volumineux. Il est rare de mettre en évidence un flux vasculaire à l'intérieur de la malformation **(Fig. 12-3)** car celle-ci va le plus souvent rapidement se thromboser, et ainsi apparaître comme une formation plus moins échogène ne prenant pas le Doppler **(Fig. 12-1, 12-2, 12-4 et 12-5)**.

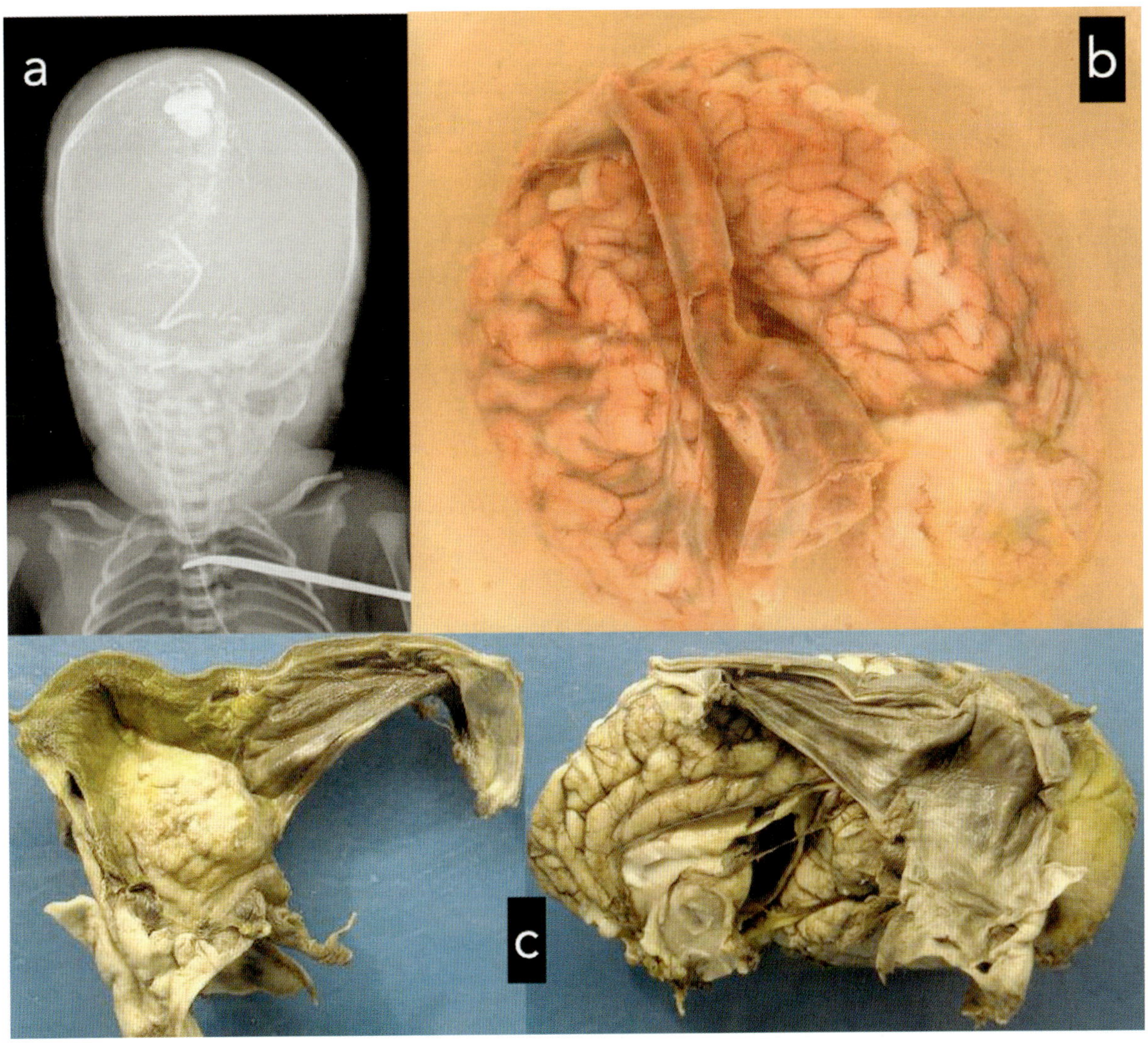

FP 12-1 : Malformation sinus sagittal supérieur 34sa : a : injection par carotide gauche, b et c : aspects macroscopiques

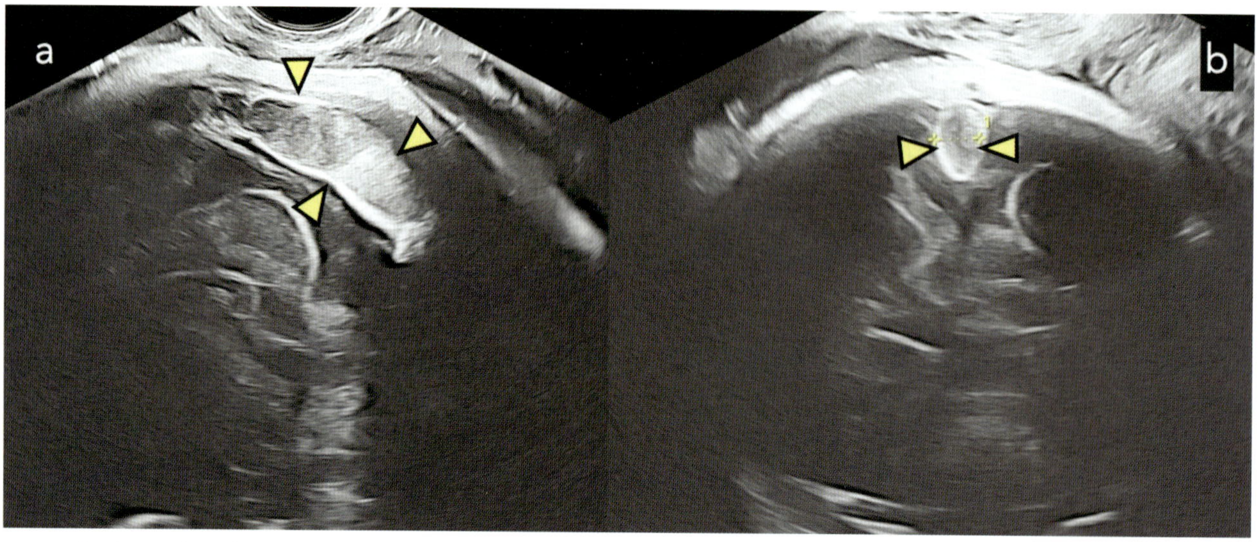

Fig. 12-1 : Thrombose modérée sinus sagittal supérieur 20sa (têtes de flèches) : a : coupe sagittale, b : coupe coronale

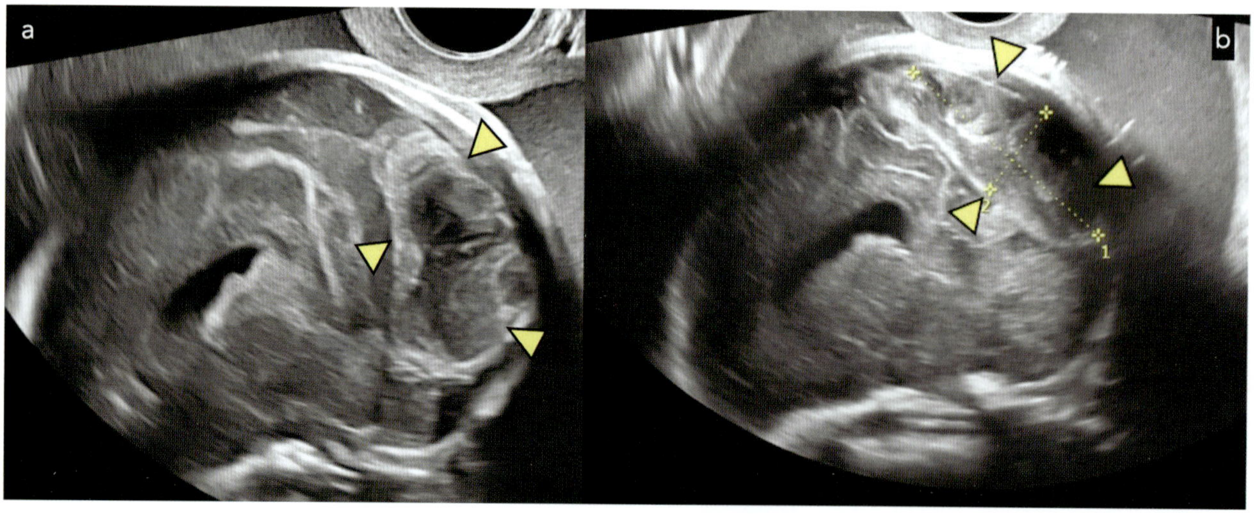

Fig. 12-2 : Thrombose majeure sinus sagittal supérieur (têtes de flèches) : a : 28sa, b : 33sa

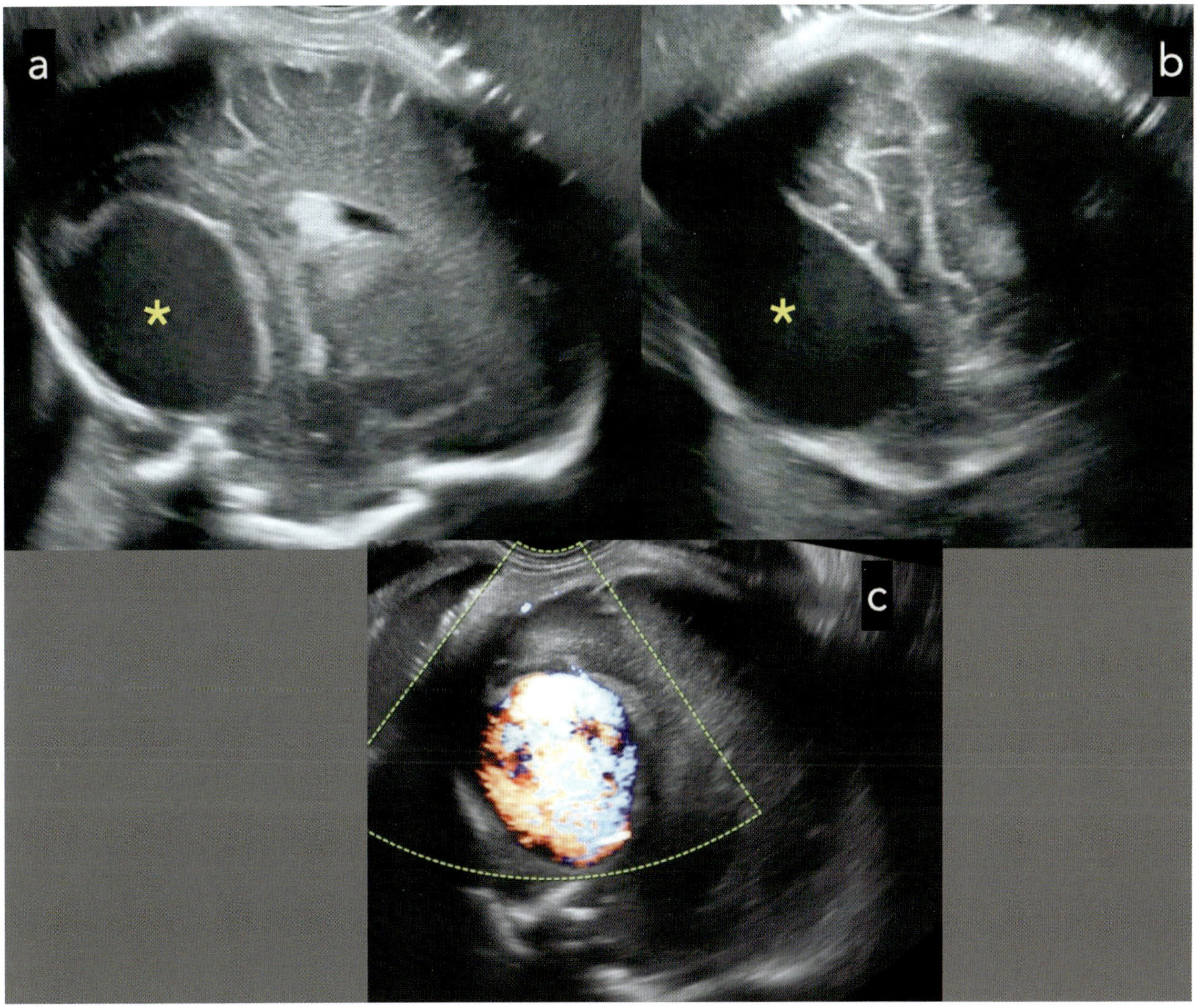

Fig. 12-3 : Malformation sinus transverse 34sa : a : coupe sagittale (*), b : coupe coronale (*), c : flux vasculaire Doppler

En échographie la thrombose du torcular apparaît sous forme d'une lésion triangulaire à pointe antérieure d'échogénicité variable sans flux au Doppler **(Fig. 12-4 et 12-5)** ; en coupe sagittale, la lésion est oblongue plaquée contre l'écaille occipitale **(Fig. 12-5)**. En IRM, la lésion a évidemment les mêmes caractéristiques de forme et apparaît en hyposignal dans une séquence T2 **(Fig. 12-6)**.

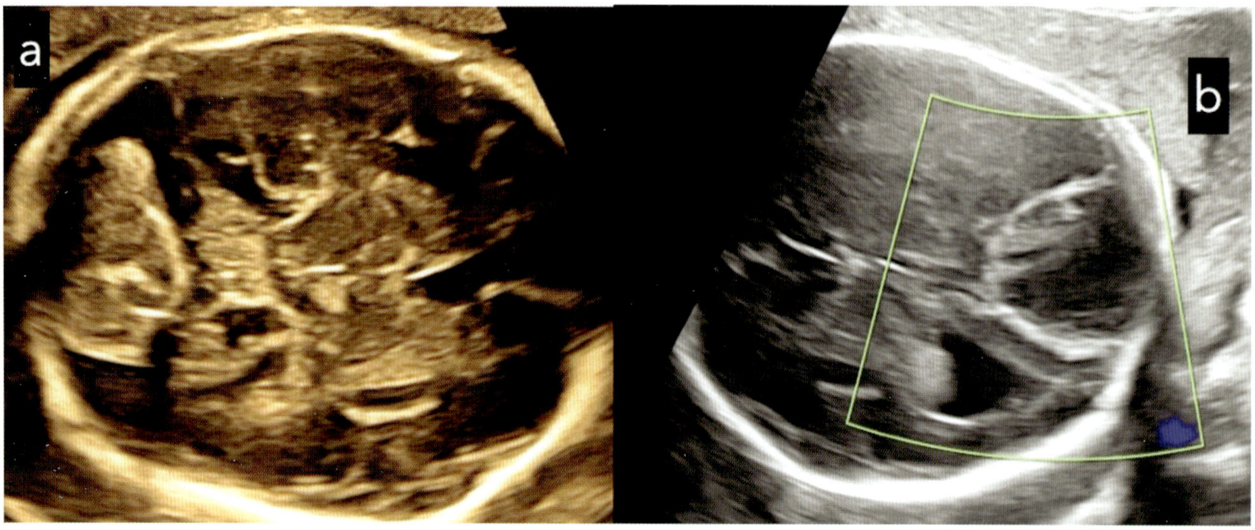

Fig. 12-4 : Thrombose du torcular : a ; 26sa (Dr C. Bisch), b : 31sa *(Dr F. Ait Idir)*

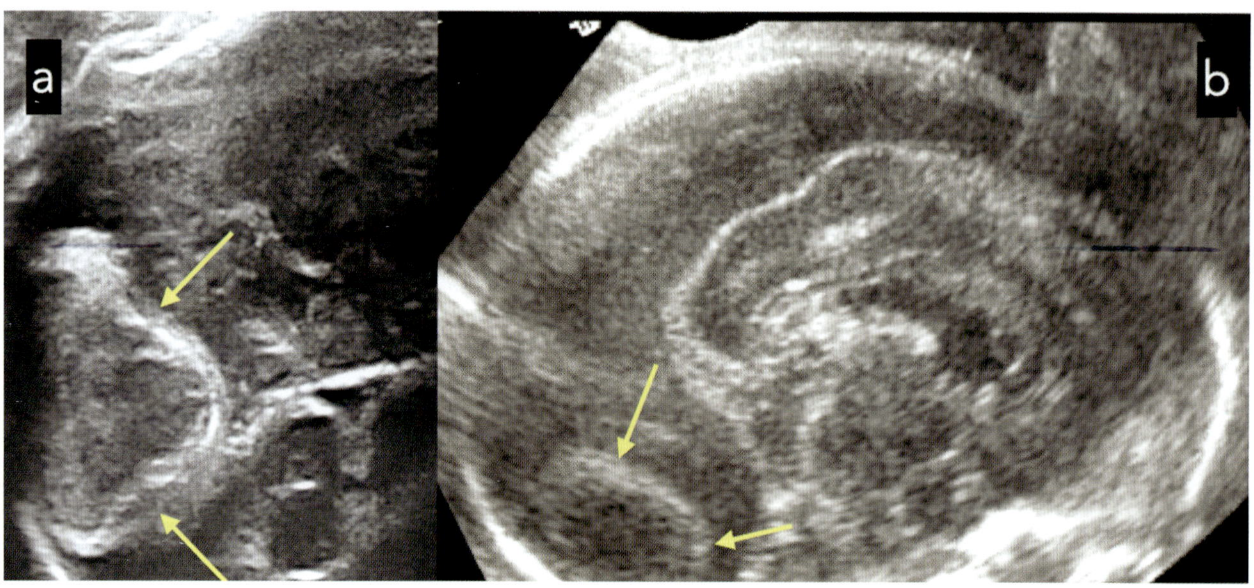

Fig. 12-5 : Thrombose du torcular 33sa : a : coupe coronale, b : coupe sagittale

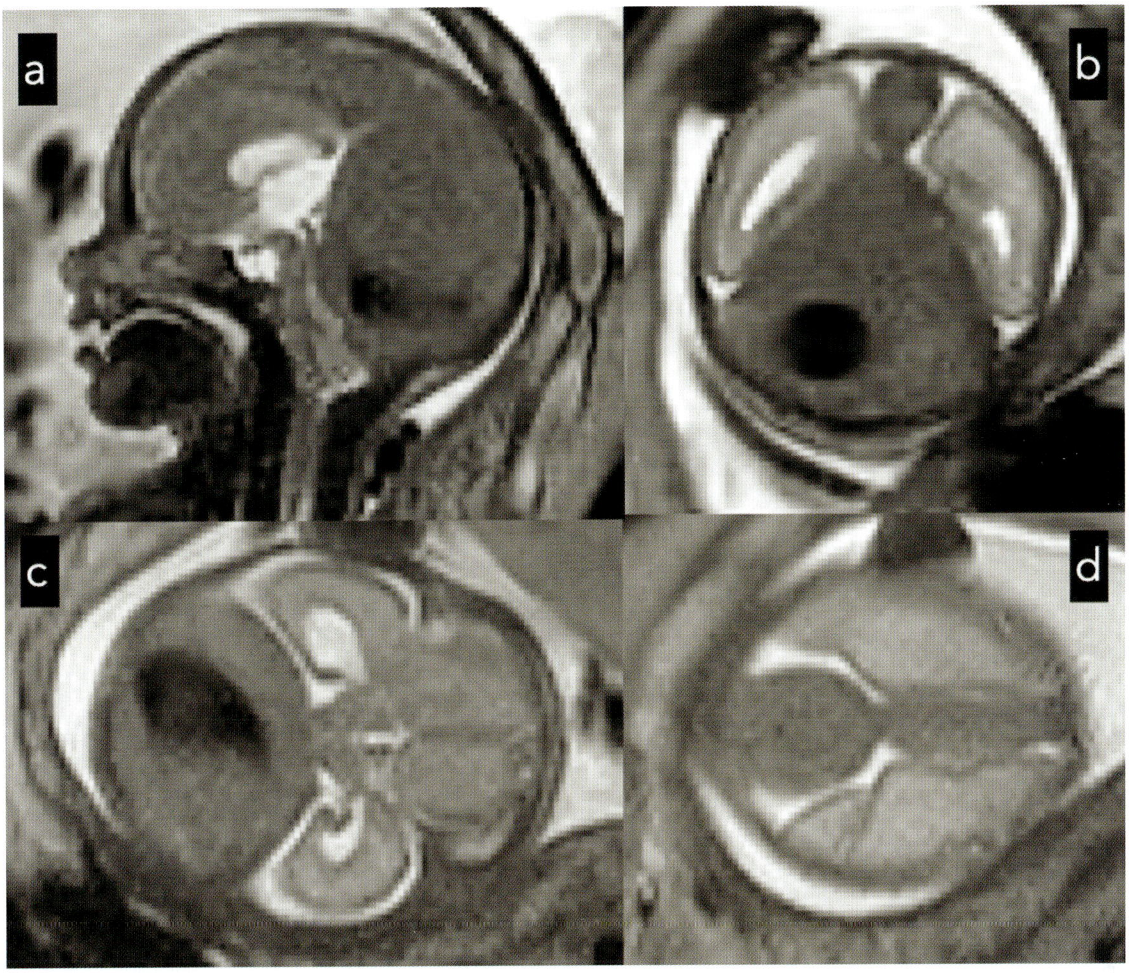

Fig. 12-6 : Thrombose du torcular IRM *(Dr M. Brasseur)*

Dans la majorité des cas, la thrombose s'avère être une forme de guérison, permettant une évolution favorable, avec parfois même une reperméabilisation du sinus **(Fig. 12-7)**. Il faudra cependant être très attentif à l'état du parenchyme qui peut être le siège de lésions ischémiques en rapport avec la présence de shunts artérioveineux au niveau de la paroi de la malformation. Par ailleurs, des lésions vasculaires de type pseudo-feeders peuvent être visualisées, ces dilatations veineuses traduisent la souffrance parenchymateuse **(Fig. 12-8)** [1, 2].

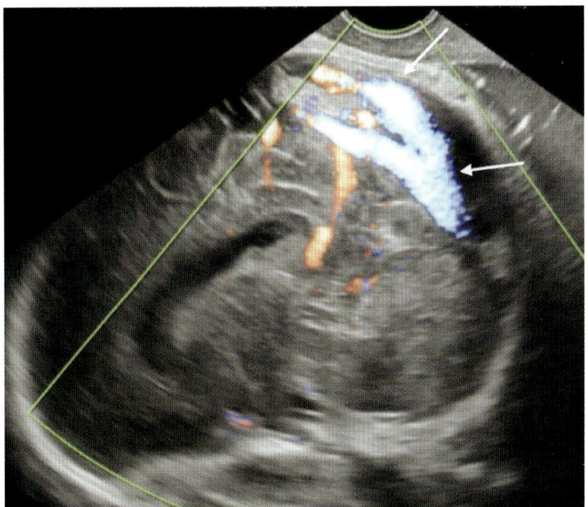

Fig. 12-7 : Reperméabilisation du sinus sagittal 36sa (évolution dossier Fig. 12-2)

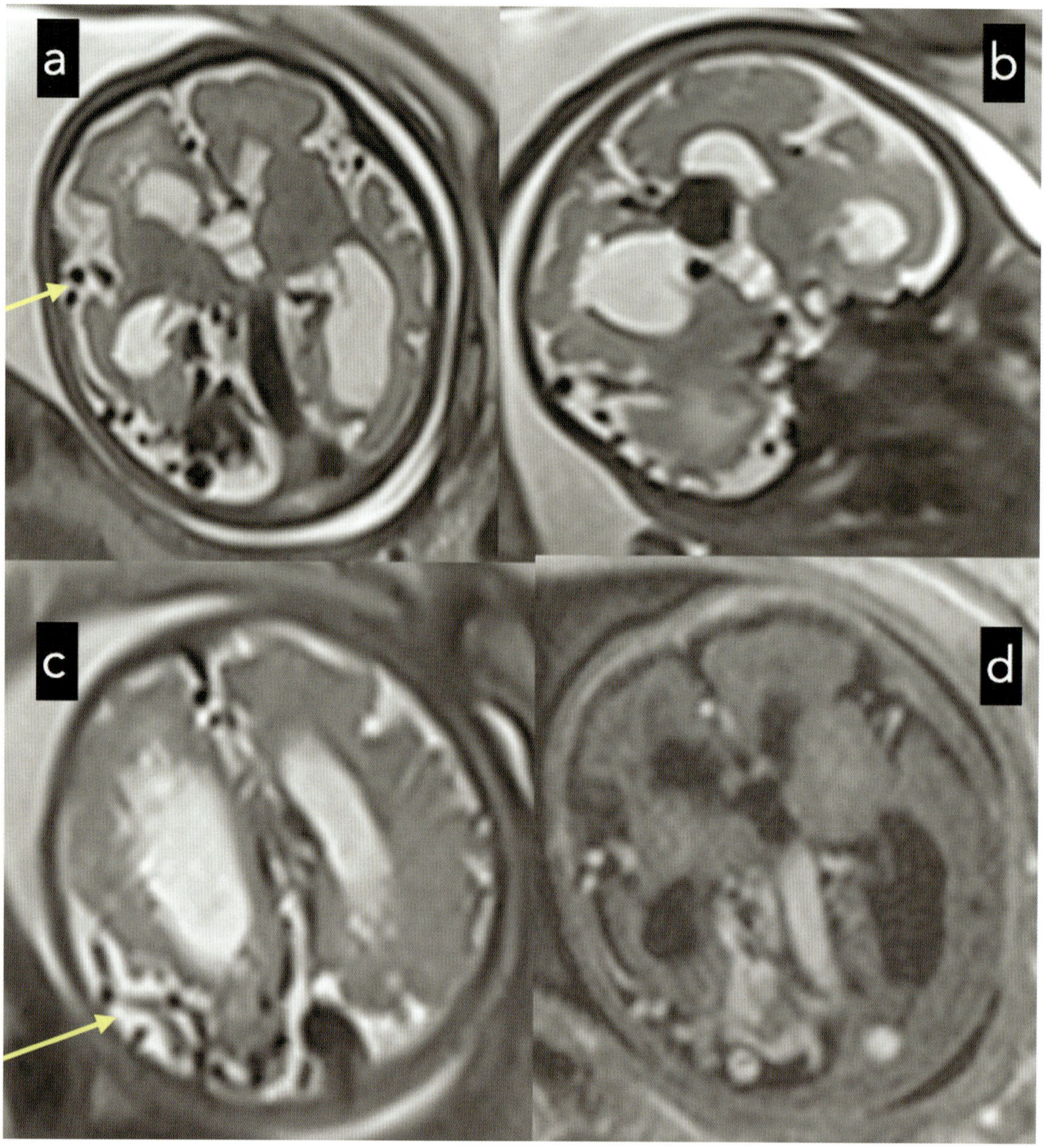

Fig. 12-8 : Thrombose snus dural 33sa IRM : pseudofeeders (flèches) *(Dr M. Brasseur)*

Malformations piales

Il s'agit de malformations anévrysmales artérioveineuses alimentées par des artères lepto-méningées et drainées dans une veine de l'espace sous-pial. Elles sont plus fréquentes au niveau sus-tentoriel et rarement diagnostiquées en anténatal, l'aspect est celui d'une nappe de couleur très mal systématisée **(Fig. 12-9)**. Ces malformations peuvent être responsables d'une ischémie cérébrale et d'un retentissement cardio-vasculaire rendant le pronostic souvent sombre.

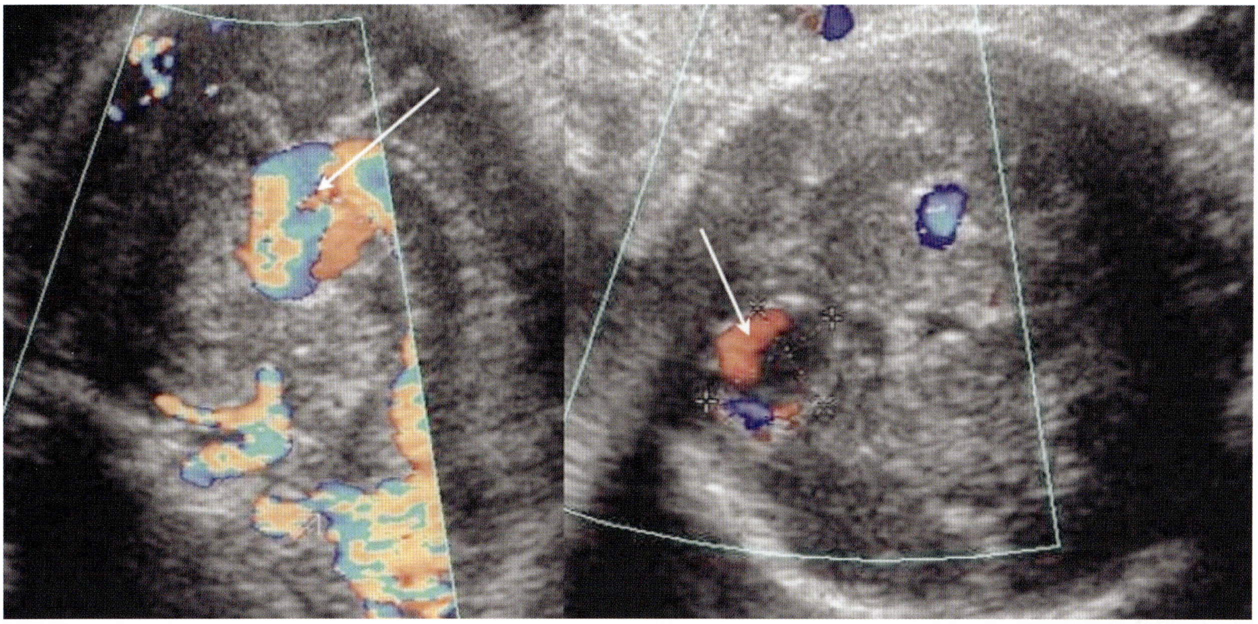

Fig. 12-9 : Malformation piale (flèche) *(Dr M. Gueneret)*

Anévrysme de la veine de Galien

Cette malformation correspond à un shunt artério-veineux qui est le résultat de fistules entre la circulation choroïdienne et la veine prosencéphalique de Markowski dont la partie antérieure ne régresse pas normalement. Ces anomalies vont entraîner des troubles ischémiques de la circulation choroïdienne créant une dilatation veineuse. La fréquence est estimée à 1/58000.

On peut distinguer deux types d'anévrysme de la veine de Galien :

- le type choroïdal avec de nombreuses ouvertures des artères choroïdiennes dans la dilatation veineuse, ce type étant le plus pourvoyeur de complications majeures, en particulier de défaillance cardiaque.
- le second type est le type mural avec de simples fistules artérioveineuses dans la paroi de la veine de Galien, ce type est, quant à lui, moins responsable de complications [3].

Le diagnostic est le plus souvent réalisé au cours du second ou du troisième trimestre, le taux de détection étant estimé à 73%. Il faut signaler qu'une cardiomégalie peut représenter le signe d'appel vers ce type de malformation.

En échographie, l'aspect est celui, en coupe axiale, d'une image en forme de « raquette » située dans la moitié postérieure de la région centrale du cerveau. Cet aspect est constitué dans la partie antérieure par la dilatation de la veine de Galien et dans sa partie postérieure par le sinus de draînage. En coupe sagittale, l'aspect est identique avec une inclinaison postérieure vers le bas **(Fig. 12-10)**. Le Doppler confirme la nature vasculaire de l'anomalie **(Fig. 12-11)**, le mode volumique permet une cartographie précise de l'anomalie et de ses communications **(Fig. 12-12)**. En IRM, on retrouve la même forme de la malformation qui apparaît en hyposignal T2 **(Fig 12-13)**.

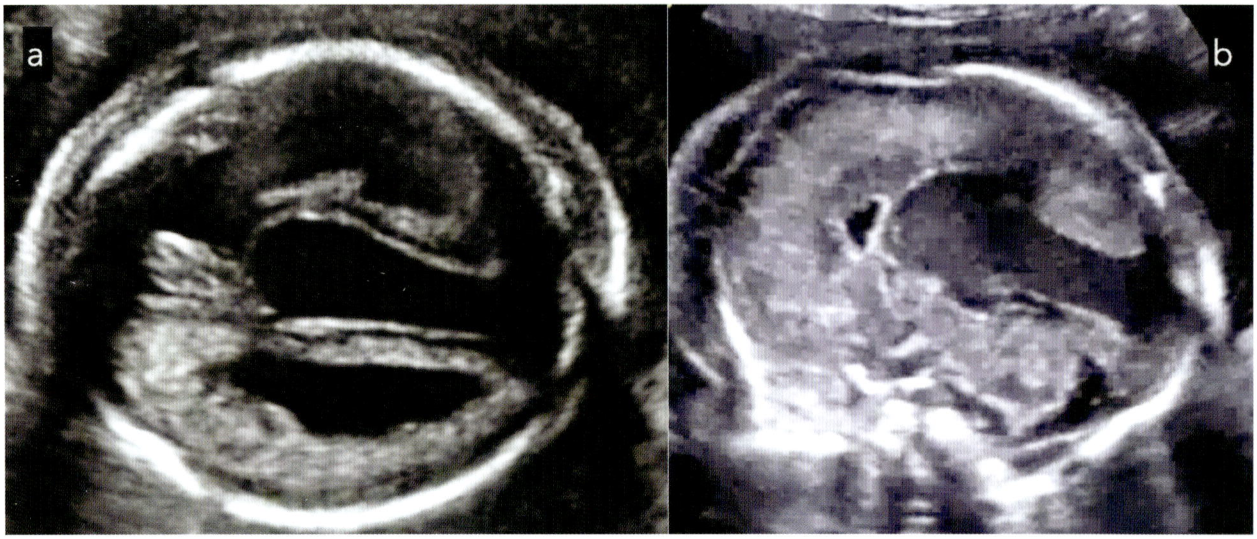

Fig. 12-10 : Anévrysme de la veine de Galien 29sa : a : coupe axiale, b : coupe sagittale

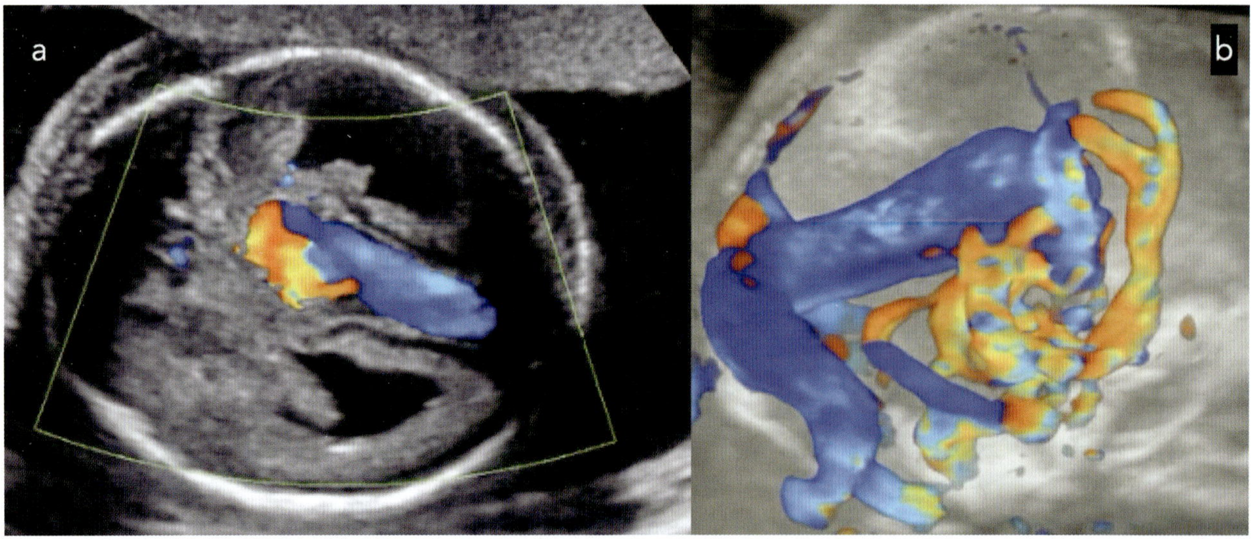

Fig. 12-11 : Anévrysme de la veine de Galien 29sa : a : coupe axiale avec Doppler, b : mode HD Live avec Doppler

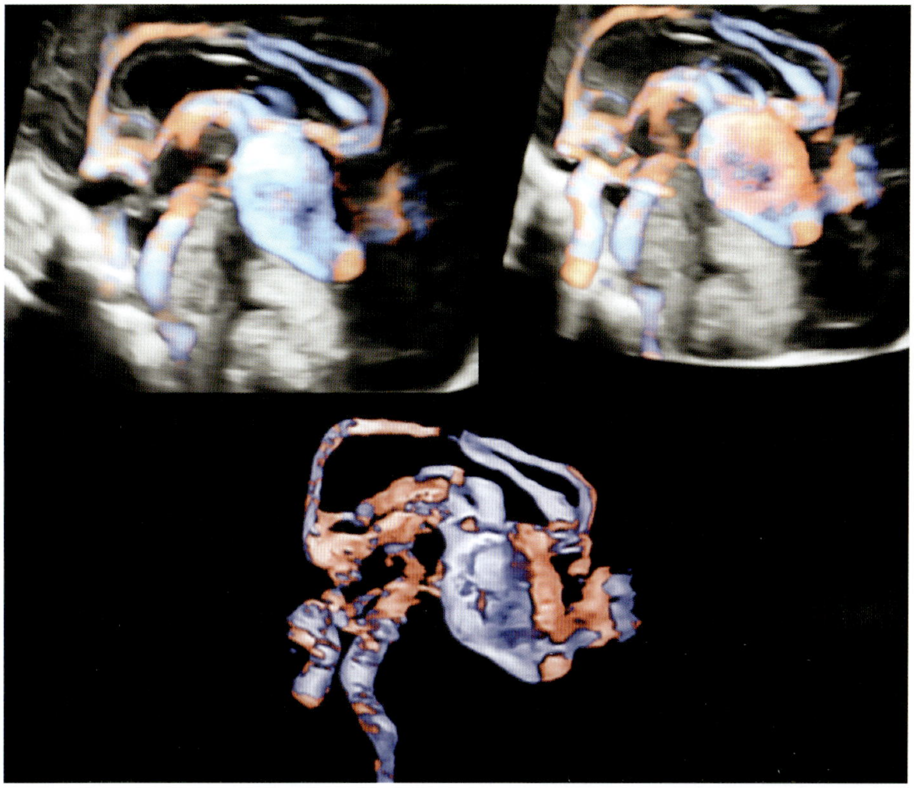

Fig. 12-12 : Anévrysme de la veine de Galien 29sa : cartographie Doppler mode HD Live

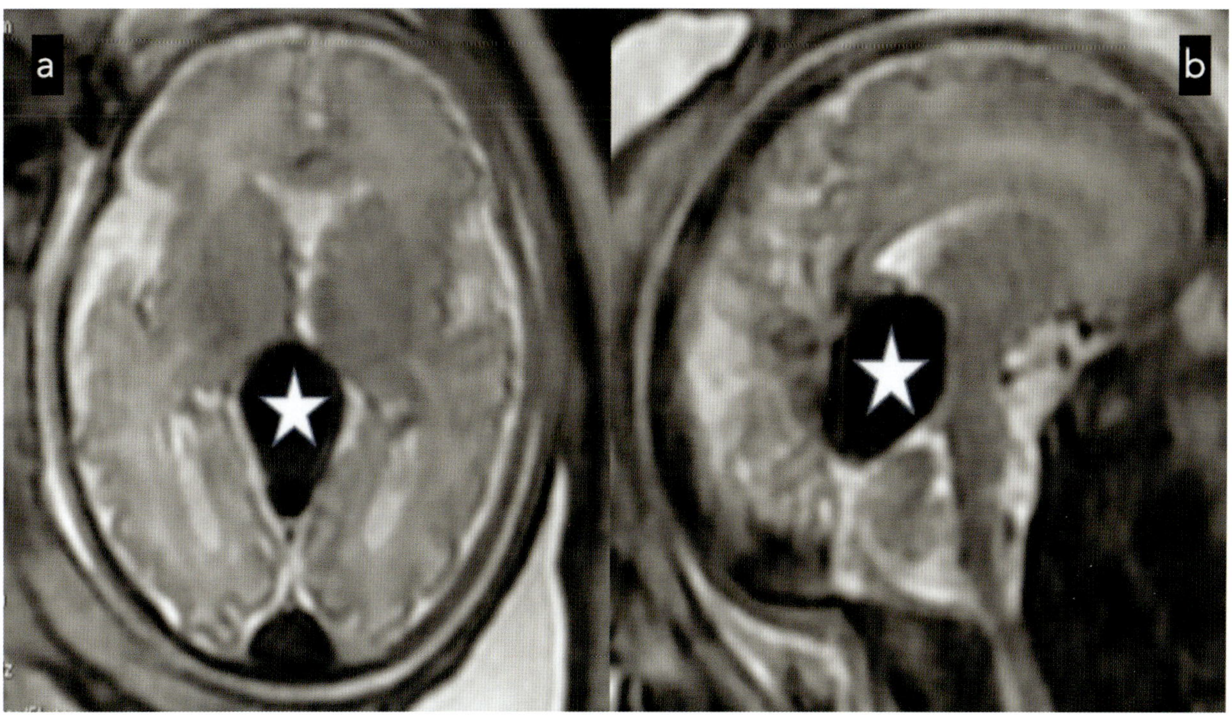

Fig. 12-13 : Anévrysme de la veine de Galien IRM 32sa *(Dr A.E Millischer)*

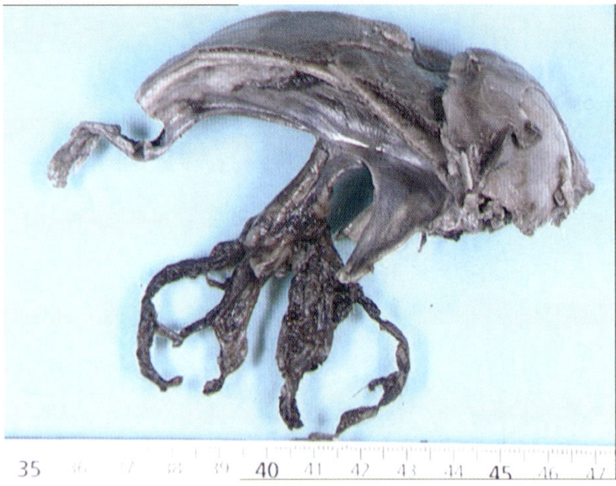

FP 12-2 : Anévrysme de la veine de Galien (aspect foeto pathologique)

Les complications sont de deux types :

- signes de défaillance cardiaque : cardiomégalie, régurgitation tricuspide et dilatation jugulaire qui constitue l'élément majeur du pronostic [4, 5]. Une ascite est retrouvée dans 7% des cas **(Fig. 12-14)**.
- anomalies cérébrales : elles sont à type d'altérations majeures du parenchyme cérébral (porencéphalie ou leucomalacie). La présence de pseudo-feeders correspondant à des dilatations artérielles dans le territoire des artères cérébrales moyennes au niveau des vallées sylviennes est un signe important traduisant la souffrance cérébrale. Ces lésions vasculaires peuvent être mises en évidence tant en IRM qu'en échographie **(Fig. 12-15)** [6].

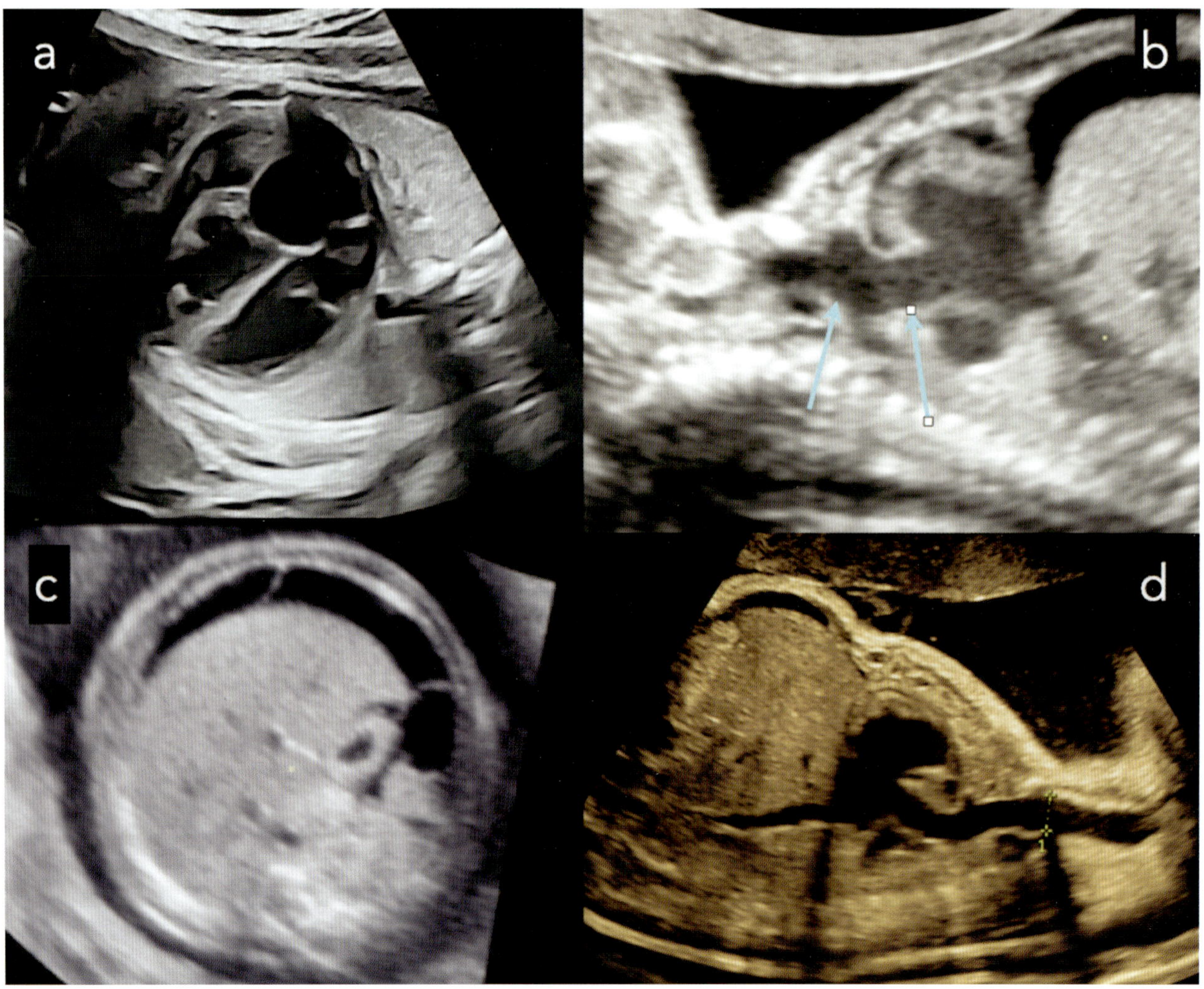

Fig. 12-14 : Anévrysme de la veine de Galien complications : a : cardiomégalie 35sa, b : dilatation jugulaire 33sa, c : ascite 33sa, d : dilatation jugulaire 34sa

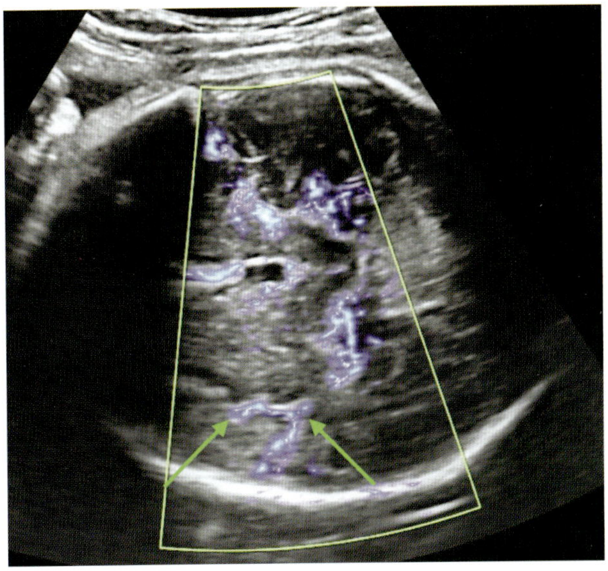

Fig. 12-15 : Pseudo feeders 35sa (Dr H. Bouchgoul, Pr M.V Senat)

Le pronostic de ce type de malformation est souvent sévère. Dans l'avenir, ce pronostic pourrait être amélioré par la réalisation d'un traitement par embolisation de la malformation.

Autres anévrysmes

On peut parfois mettre en évidence d'autres localisations anévrysmales comme ce rare cas d'anévrysme au niveau du polygone de Willis **(Fig. 12-16)**.

Hémangiomes

Ils se présentent sous forme de lésions finement échogènes de la région sous cutanée. La taille de la lésion est variable, le Doppler permettra de mettre en évidence la nature vasculaire de la tuméfaction **(Fig 12-17 et 12-18)**.

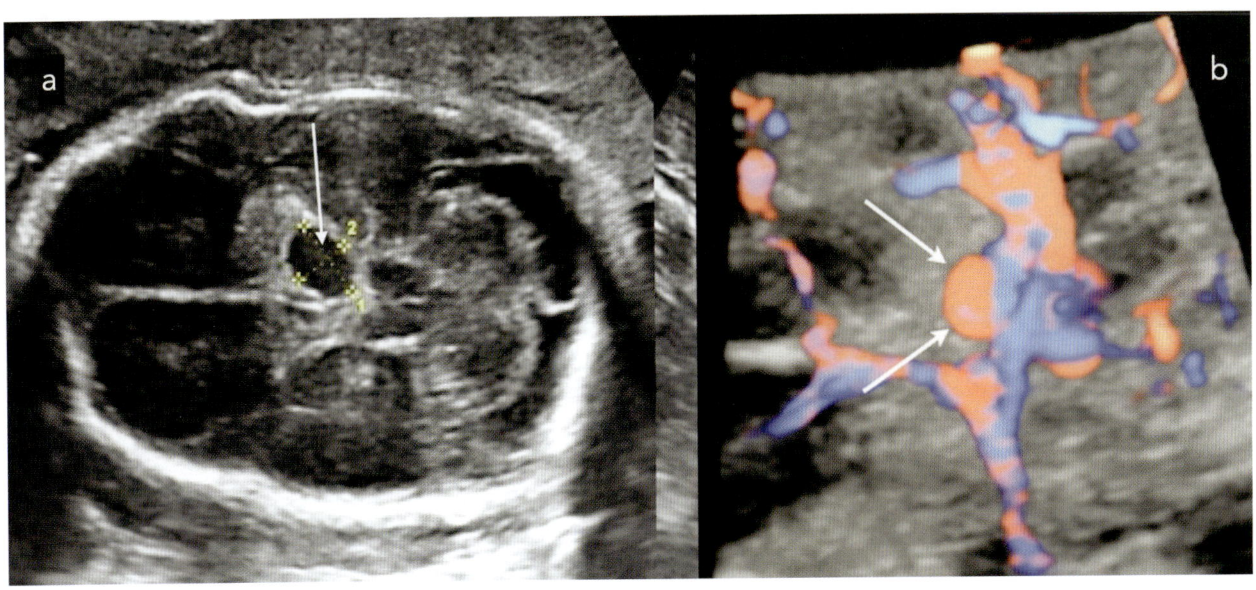

Fig. 12-16 : Anévrysme de la cérébrale postérieure 30sa : a : aspect 2D conventionnel, b : aspect HD Live

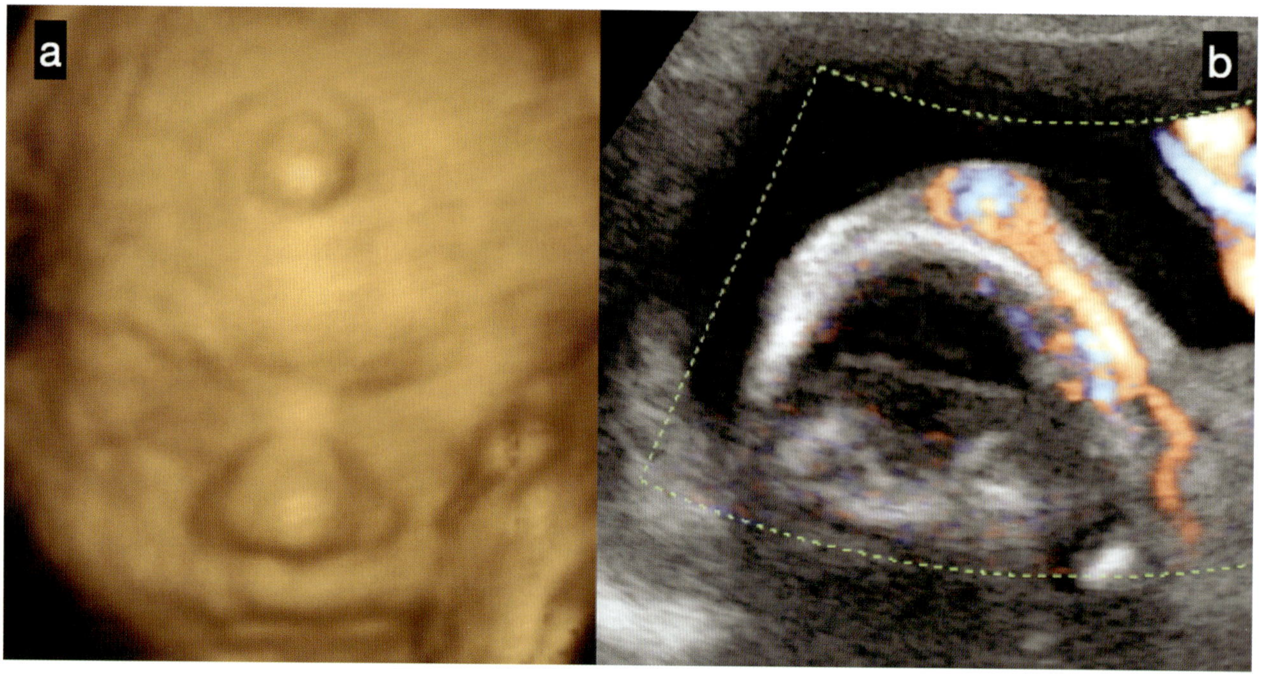

Fig. 12-17 : Hémangiome frontal 30sa a : aspect mode 3D render, b : aspect Doppler

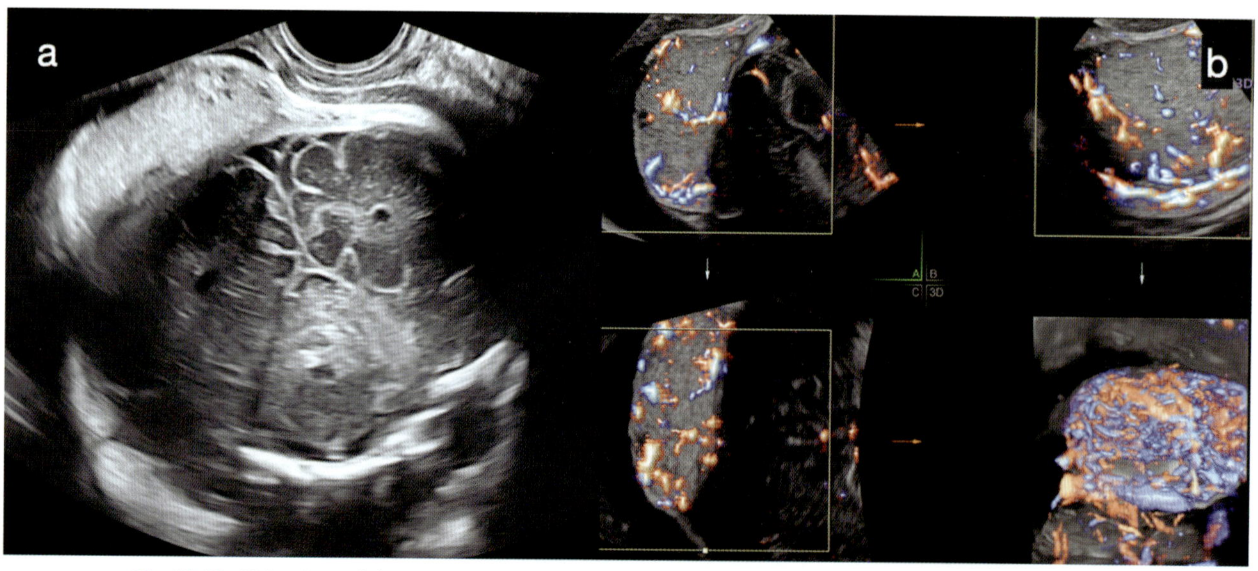

Fig. 12-18 : Volumineux hémangiome du scalp : a : aspect échographie conventionnel, b : aspect Doppler

Bibliographie

1. Lipa M, Kosinski P, Pooh RK, Wielgos M Prenatal diagnosis of dural sinus malformation in fetus presenting with edema Picture of the Month *Ultrasound Obstet Gynecol* 2018 ; 51 : 841–842

2. Senthilvel K, Ravindran V, Anbuchezhian L Ultrasound demonstration of arterialization in superior sagittal sinus arteriovenous fistula in fetus at 18+6weeks' gestation Picture of the Month *Ultrasound Obstet Gynecol* 2025 ; 65 : 513–516

3. R. Brawura-Biskupski-Samaha R, *et al.* Opinion Prenatal intervention in vein of Galen aneurysmal malformation via trans uterineultrasound-guided fetal embolization: call for a global registry. *Ultrasound Obstet Gynecol* 2025 ; 65 : 407–413

4. Deloison B, *et al.* Hidden mortality of prenatally diagnosed vein of Galen aneurysmal malformation : retrospective study and review of the literature *Ultrasound Obstet Gynecol* 2012 ; 40 : 652–658

5. Paladini D, *et al.* Vein of Galen aneurysmal malformation (VGAM) in the fetus: retrospective analysis of perinatal prognostic indicators in a two-center series of 49 cases *Ultrasound Obstet Gynecol* Volume50, Issue2August 2017 Pages 192-199

6. Bouchghoul H, Adamsbaum C, Maurey H, Ozanne A, Senat Mv. Pseudofeeders : sonographic sign of poor prognosis in fetus with vein of Galen Malformation Picture of the Month *Ultrasound Obstet Gynecol* 2020 ; 56 : 296–297

Tables biométriques

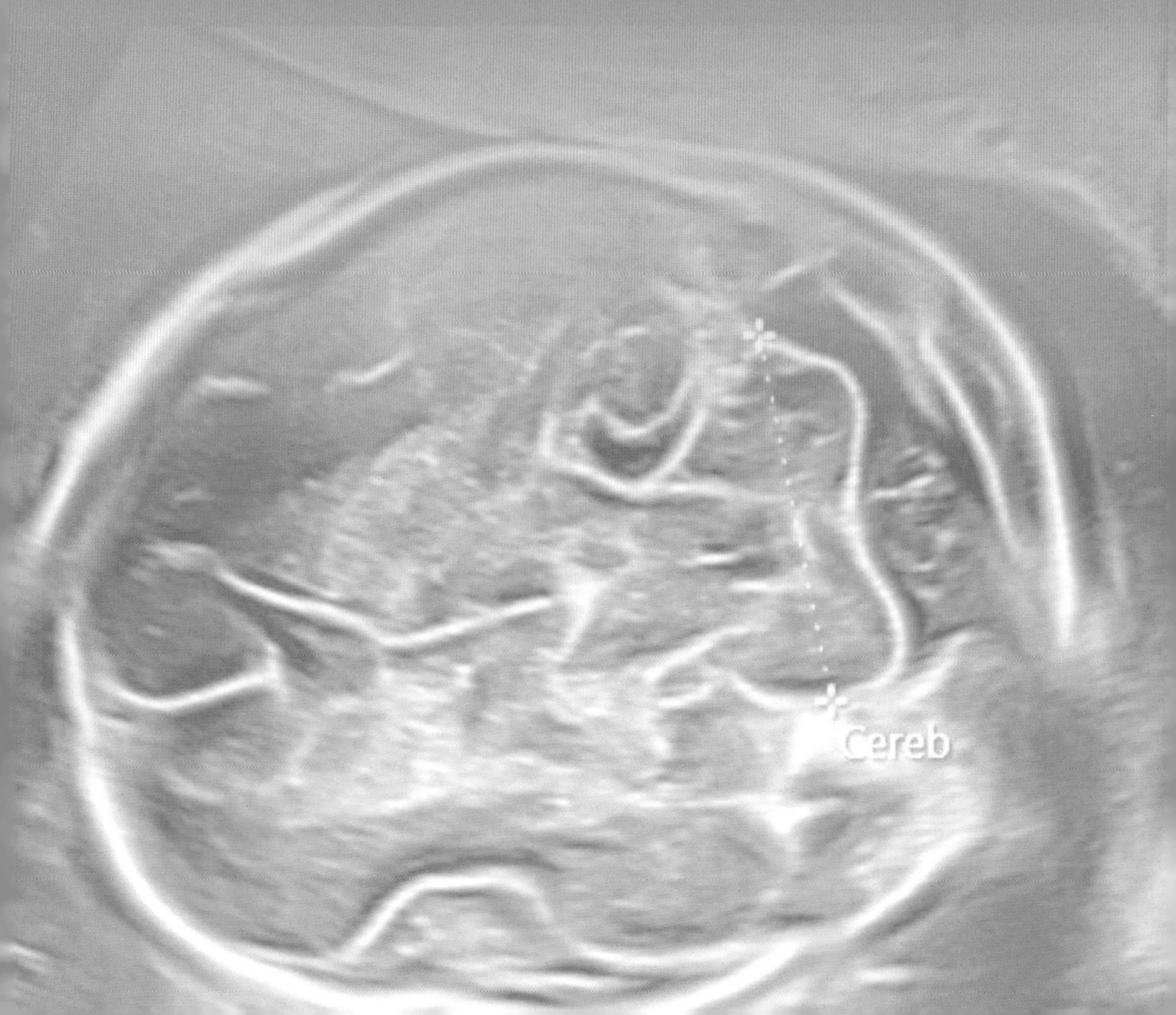

Diamètre pariétal

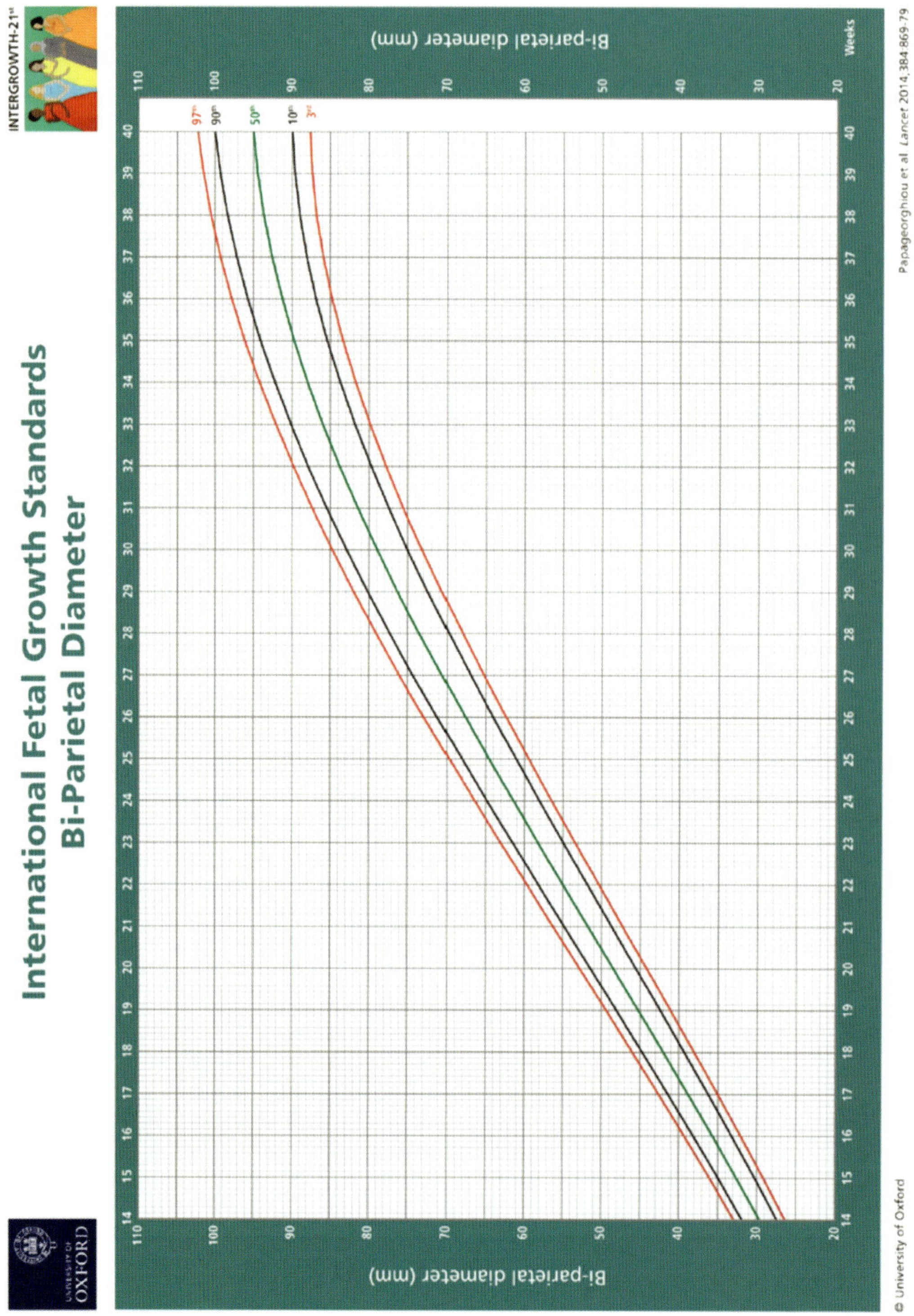

Papageorghiou et al Lancet 2014 ;384 :869-79

International Fetal Growth Standards

UNIVERSITY OF OXFORD

INTERGROWTH-21st

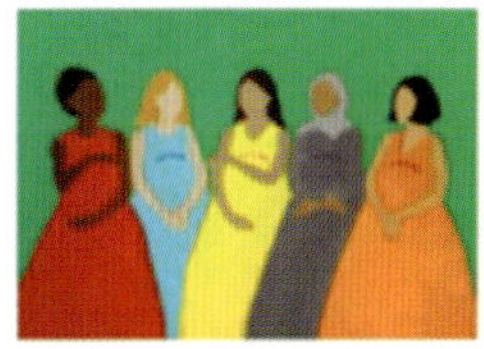

Bi-Parietal Diameter (mm)

Gestational age (exact weeks)	Centiles						
	3rd	5th	10th	50th	90th	95th	97th
14	26.3	26.7	27.4	29.6	31.8	32.5	32.9
15	29.1	29.6	30.2	32.6	34.9	35.6	36.0
16	32.0	32.5	33.2	35.7	38.1	38.8	39.3
17	35.0	35.5	36.2	38.8	41.4	42.1	42.6
18	38.0	38.5	39.3	42.0	44.7	45.4	45.9
19	41.1	41.6	42.4	45.2	48.0	48.8	49.3
20	44.1	44.7	45.5	48.4	51.4	52.2	52.8
21	47.2	47.8	48.6	51.7	54.8	55.6	56.2
22	50.3	50.9	51.8	55.0	58.1	59.0	59.6
23	53.4	54.0	54.9	58.2	61.5	62.4	63.0
24	56.4	57.0	58.0	61.4	64.8	65.7	66.4
25	59.4	60.0	61.0	64.5	68.0	69.0	69.7
26	62.3	63.0	64.0	67.6	71.2	72.2	72.9
27	65.2	65.9	66.9	70.6	74.3	75.3	76.0
28	67.9	68.6	69.7	73.5	77.3	78.3	79.0
29	70.6	71.3	72.4	76.3	80.1	81.2	81.9
30	73.1	73.9	75.0	78.9	82.8	84.0	84.7
31	75.5	76.3	77.4	81.4	85.4	86.6	87.3
32	77.8	78.5	79.7	83.8	87.8	89.0	89.8
33	79.8	80.6	81.8	85.9	90.1	91.3	92.0
34	81.7	82.4	83.7	87.9	92.2	93.4	94.1
35	83.3	84.1	85.3	89.7	94.0	95.2	96.0
36	84.7	85.5	86.8	91.2	95.7	96.9	97.7
37	85.9	86.7	88.0	92.5	97.1	98.4	99.2
38	86.7	87.6	88.9	93.6	98.3	99.6	100.5
39	87.3	88.2	89.6	94.4	99.2	100.6	101.5
40	87.5	88.4	89.9	94.9	99.9	101.3	102.3

Papageorghiou et al Lancet 2014 ;384 :869-79

Périmètre crânien

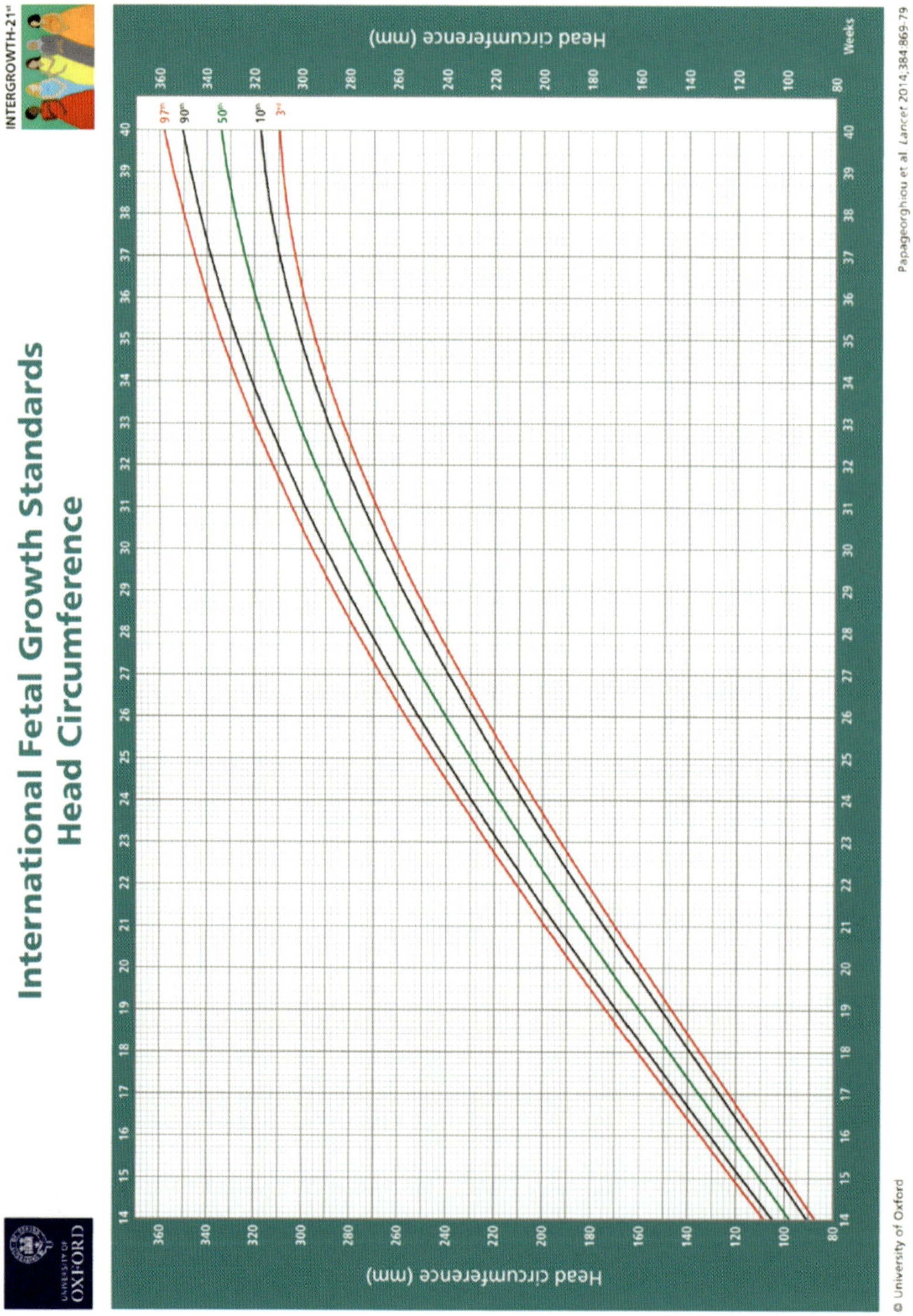

Papageorghiou et al Lancet 2014 ;384 :869-79

International Fetal Growth Standards

UNIVERSITY OF OXFORD

INTERGROWTH-21st

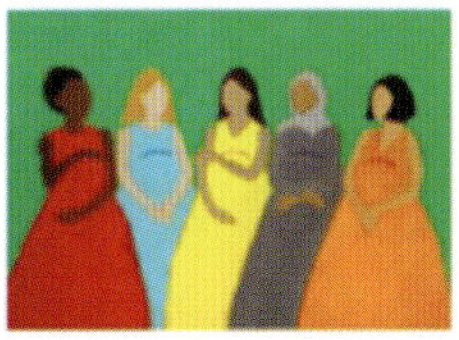

Head Circumference (mm)

Gestational age (exact weeks)	Centiles						
	3rd	5th	10th	50th	90th	95th	97th
14	87.4	88.7	90.7	97.9	105.0	107.1	108.4
15	99.2	100.6	102.8	110.4	118.0	120.1	121.5
16	111.1	112.6	114.9	122.9	130.9	133.2	134.7
17	123.0	124.6	127.0	135.4	143.9	146.3	147.8
18	134.9	136.6	139.1	147.9	156.7	159.2	160.9
19	146.8	148.5	151.1	160.3	169.5	172.1	173.8
20	158.5	160.2	163.0	172.5	182.0	184.7	186.5
21	170.1	171.9	174.7	184.5	194.3	197.1	199.0
22	181.4	183.3	186.2	196.3	206.4	209.3	211.2
23	192.6	194.5	197.5	207.8	218.2	221.2	223.1
24	203.5	205.4	208.5	219.1	229.7	232.7	234.7
25	214.1	216.0	219.1	230.0	240.8	243.9	245.9
26	224.3	226.3	229.5	240.5	251.6	254.7	256.7
27	234.1	236.2	239.4	250.7	261.9	265.1	267.2
28	243.6	245.7	248.9	260.4	271.8	275.1	277.2
29	252.5	254.7	258.0	269.6	281.3	284.6	286.7
30	261.0	263.2	266.5	278.4	290.2	293.6	295.8
31	268.9	271.1	274.6	286.6	298.7	302.1	304.4
32	276.3	278.5	282.1	294.4	306.7	310.2	312.5
33	283.0	285.3	288.9	301.5	314.1	317.7	320.0
34	289.1	291.5	295.2	308.1	321.0	324.7	327.1
35	294.5	296.9	300.8	314.1	327.4	331.2	333.6
36	299.2	301.7	305.6	319.4	333.2	337.1	339.6
37	303.1	305.7	309.8	324.1	338.4	342.5	345.1
38	306.1	308.9	313.1	328.1	343.0	347.3	350.0
39	308.3	311.2	315.7	331.4	347.1	351.5	354.4
40	309.6	312.7	317.4	333.9	350.5	355.2	358.3

Papageorghiou et al Lancet 2014 ;384 :869-79

Diamètre transverse du cervelet

DIAMÈTRE TRANSVERSAL DU CERVELET

S.A.	p.5	p.10	p.50	p.90	p.95
15	14,2	14,4	15,8	17,1	17,4
16	14,6	15,0	16,5	17,9	18,3
17	15,2	15,6	17,3	18,9	19,3
18	15,9	16,4	18,2	19,9	20,5
19	16,8	17,3	19,2	21,1	21,7
20	17,7	18,3	20,4	22,4	23,0
21	18,8	19,4	21,6	23,8	24,5
22	19,9	20,5	23,0	25,3	26,0
23	21,2	21,8	24,4	26,8	27,6
24	22,5	23,2	25,9	28,5	29,3
25	23,9	24,6	27,4	30,2	31,0
26	25,3	26,0	29,1	31,9	32,8
27	26,7	27,6	30,7	33,8	34,7
28	28,2	29,1	32,4	35,6	36,6
29	29,8	30,7	34,2	37,5	38,6
30	31,3	32,2	35,9	39,5	40,6
31	32,8	33,8	37,7	41,5	42,6
32	34,4	35,4	39,5	43,4	44,7
33	35,9	37,0	41,3	45,4	46,7
34	37,3	38,5	43,1	47,4	48,8
35	38,8	40,0	44,8	49,5	50,9
36	40,1	41,4	46,5	51,4	53,0
37	41,4	42,8	48,2	53,4	55,0
38	42,7	44,1	49,9	55,4	57,1
39					
40					
41					

Fetal transcerebellar diameter normogram in singleton gestations with special emphasis in the third trimester : A comparison with previously published nomograms. Martin R. Chavez, MD,a Cande V. Ananth, PhD, MPH,b John C. Smulian, MD, MPH,a SusanLashley, MD,a Eftichia V. Kontopoulos, MD,a and Anthony M. Vintzileos, MDaAm J Obstet GynecolVolume 189, Number 41021 – 1025

Analyse pour le CFEF : F. Atoub, X. Favre (with permission)

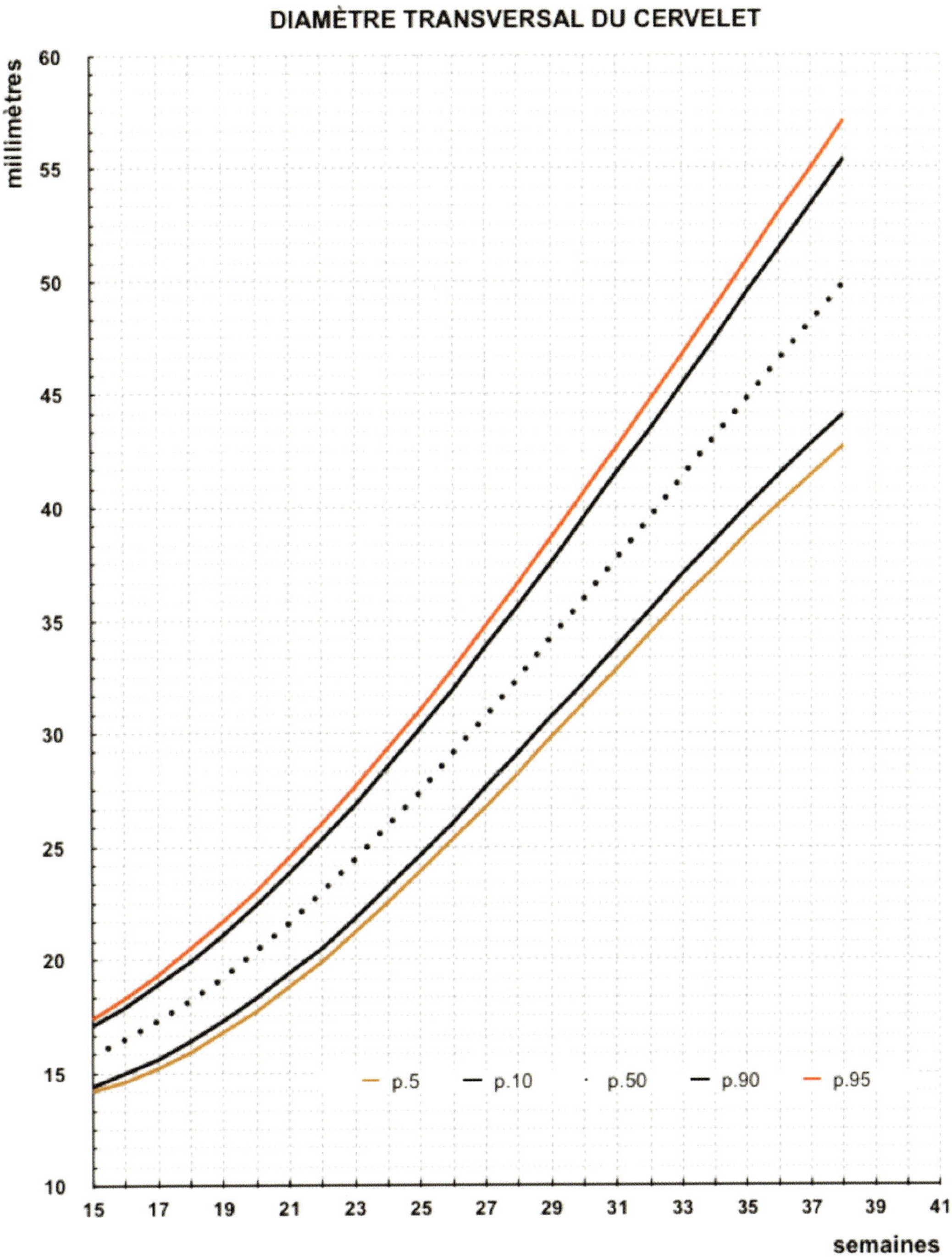

Fetal transcerebellar diameter normogram in singleton gestations with special emphasis in the third trimester : A comparison with previously published nomograms.Martin R. Chavez, MD,a Cande V. Ananth, PhD, MPH,b John C. Smulian, MD, MPH,a SusanLashley, MD,a Eftichia V. Kontopoulos, MD,a and Anthony M. Vintzileos, MDaAm J Obstet GynecolVolume 189, Number 41021 – 1025

Analyse pour le CFEF : F. Atoub, X. Favre (with permission)

Corps calleux longueur

Table 1 Length of fetal corpus callosum by gestational age

Gestational age (weeks)	Observations (n)	Lower 95% CI	Mean length (mm)	Upper 95% CI
16	4	2.95	3.75	4.55
17	8	4.77	6.24	7.70
18	7	10.04	12.51	14.99
19	18	14.51	15.78	17.05
20	21	18.13	18.95	19.77
21	21	19.54	20.38	21.23
22	18	21.53	22.39	23.24
23	22	23.19	24.45	25.72
24	18	26.32	27.61	28.90
25	23	28.66	29.65	30.64
26	18	29.91	31.44	32.98
27	12	32.75	34.33	35.92
28	9	32.30	34.44	36.59
29	10	34.21	36.40	38.59
30	12	37.14	38.33	39.52
31	10	36.18	37.30	38.42
32	7	38.37	40.43	42.49
33	4	31.44	38.50	45.56
34	6	41.40	42.50	43.60
35	5	40.82	45.60	50.38
36	2	40.00	44.00	45.00
37	3	42.5	44.67	46.84

CI, confidence interval.

Development of the human fetal corpus callosum:a high-resolution, cross-sectional sonographic study R. ACHIRON and A. ACHIRON Department of Obstetrics and Gynecology and *Multiple Sclerosis Center, The Chaim Sheba Medical Center, Tel Hashomer, Israel Ultrasound Obstet Gynecol 2001 ; 18 : 343–347 (With permission)*

Corps calleux épaisseur

Table 3 Thickness of fetal corpus callosum by gestational age

Gestational age (weeks)	*Observations (n)*	*Lower 95% CI*	*Mean thickness (mm)*	*Upper 95% CI*
16	4	0.42	0.75	1.08
17	8	0.58	1.12	1.32
18	7	1.12	1.30	1.48
19	18	1.03	1.13	1.24
20	21	1.31	1.47	1.63
21	21	1.60	1.73	1.86
22	18	1.82	2.00	2.18
23	22	1.87	2.04	2.20
24	18	1.90	2.07	2.24
25	23	1.89	2.11	2.34
26	18	1.87	2.09	2.31
27	12	1.94	2.14	2.35
28	9	1.66	2.14	2.63
29	10	1.73	1.99	2.25
30	12	2.04	2.35	2.66
31	10	1.93	2.37	2.81
32	7	1.96	2.66	3.36
33	4	2.13	2.75	3.37
34	6	2.20	2.62	3.03
35	5	2.21	2.76	3.31
36	2	2.20	2.50	3.00
37	3	1.98	2.27	2.55

CI, confidence interval.

Development of the human fetal corpus callosum: a high-resolution, cross-sectional sonographic studyR. ACHIRON and A. ACHIRON Department of Obstetrics and Gynecology and *Multiple Sclerosis Center, The Chaim Sheba Medical Center, Tel Hashomer, Israel Ultrasound Obstet Gynecol 2001 ; 18 : 343–347 (With permission)*

Tronc cérébral : diamètre antéro-postérieur

Table 1 Percentile measurements of the pons (anteroposterior diameter) according to gestational age

GA (weeks)	n	Anteroposterior diameter (mm)				
		5th	25th	50th	75th	95th
19–20	18	4.2	6.3	6.8	7.0	7.5
21–22	114	6.8	7.2	7.5	8.0	8.3
23–24	82	7.2	7.7	8.2	8.5	9.1
25–26	20	8.4	9.3	9.6	10.2	11.0
27–28	15	9.3	10.0	10.3	10.9	11.5
29–30	11	9.9	10.7	11.4	11.7	12.0
31–32	13	10.9	11.7	12.3	12.8	14.0
33–34	14	12.0	12.4	12.8	13.5	15.7

GA, gestational age.

Development of the human fetal pons: in utero ultrasonographic studyR. ACHIRON, Z. KIVILEVITCH†, S. LIPITZ*, R. GAMZU‡, B. ALMOG‡ and Y. ZALEL*. *Ultrasound Unit, Department of Obstetrics and Gynecology, Chaim Sheba Medical Center, Tel Hashomer and Sackler School of Medicine,†Maccabi Health Services, Ultrasound Unit, Beer Sheva and ‡Lis Maternity Hospital, Tel Aviv Sourasky Medical Center and Sackler Schoolof Medicine, Tel Aviv University, Tel Aviv, Israel Ultrasound Obstet Gynecol 2004 ; 24 : 506–510 (With permission)*

Tronc cérébral : diamètre antéro-postérieur (CFEF)

Table 1—Raw data and smoothing data using the LMS procedure for the diameter of the pons: mean, standard deviation, median, 5th, 10th, 25th, 75th, 90th and 95th percentile values according to gestational age for 883 normal fetuses

		Raw data (mm)		Smoothing data (percentiles) (mm)						
GA (weeks)	*N*	Mean	Standard deviation	5th	10th	25th	Median	75th	90th	95th
21	82	7.9	0.7	6.7	7.0	7.4	7.9	8.4	8.9	9.1
22	267	8.4	0.9	6.9	7.3	7.8	8.4	9.0	9.5	9.8
23	92	8.8	1.1	7.2	7.6	8.2	8.8	9.5	10.1	10.4
24	25	9.2	0.7	7.6	8.0	8.6	9.3	10.0	10.6	11.0
25	11	10.4	1.1	8.1	8.5	9.2	9.9	10.6	11.2	11.6
26	21	10.4	1.0	8.5	9.0	9.6	10.4	11.1	11.7	12.1
27	20	10.7	1.0	8.9	9.4	10.1	10.8	11.6	12.2	12.6
28	13	11.3	1.3	9.4	9.8	10.5	11.3	12.0	12.7	13.1
29	13	11.4	1.4	9.8	10.2	10.9	11.7	12.4	13.2	13.5
30	9	12.2	0.7	10.2	10.6	11.3	12.1	12.9	13.6	14.0
31	45	12.6	1.2	10.5	11.0	11.7	12.5	13.3	14.0	14.4
32	169	12.8	1.2	10.8	11.3	12.0	12.9	13.7	14.5	14.9
33	71	13.2	1.6	11.0	11.5	12.3	13.3	14.2	15.1	15.6
34	24	14.0	1.5	11.2	11.8	12.7	13.7	14.7	15.7	16.3
35	10	13.5	1.1	11.4	12.0	13.0	14.1	15.3	16.3	16.9
36	11	14.7	2.0	11.6	12.3	13.3	14.5	15.8	16.9	17.6

GA, gestational age.

Ultrasonography of the fetal brainstem: a biometric and anatomical, multioperator, cross-sectional study of 913 fetuses of 21–36 weeks of gestation V. Mirlesse1, C. Courtiol2, M. Althuser3, CFEF4 and M. Duyme5 Prenatal Diagnosis 2010 ; 30 : 739–745*

Vermis cérébelleux : hauteur

Table 2 Percentile measurements of cerebellar vermis (superoinferior diameter) according to gestational age

GA (weeks)	n	Superoinferior diameter (mm) 5th	25th	50th	75th	95th
19–20	18	6.5	9.1	9.5	10.0	11.1
21–22	114	10.1	10.9	11.7	12.1	13.2
23–24	82	11.4	12.3	13.0	13.6	15.2
25–26	20	13.1	14.3	14.8	15.4	16.4
27–28	15	15.3	16.0	16.8	17.9	18.6
29–30	11	15.6	17.5	18.5	20.3	20.9
31–32	13	17.2	19.6	20.1	20.7	21.0
33–34	14	18.3	20.6	21.5	22.8	24.0

GA, gestational age.

Development of the human fetal pons: in utero ultrasonographic study

R. ACHIRON, Z. KIVILEVITCH†, S. LIPITZ*, R. GAMZU‡, B. ALMOG‡ and Y. ZALEL* Ultrasound Unit, Department of Obstetrics and Gynecology, Chaim Sheba Medical Center, Tel Hashomer and Sackler School of Medicine,†Maccabi Health Services, Ultrasound Unit, Beer Sheva and ‡Lis Maternity Hospital, Tel Aviv Sourasky Medical Center and Sackler Schoolof Medicine, Tel Aviv University, Tel Aviv, Israel Ultrasound Obstet Gynecol 2004 ; 24 : 506–510 (With permission)*

Vermis cérébelleux : largeur et hauteur

Table 1 Vermis size (width and height) according to gestational age (mean ± SD)

Gestational week	*Number of patients*	*Vermis width (mean, mm (SD))*	*Vermis height (mean, mm (SD))*
18–20	8	5 (0.76)	5.88 (0.85)
21	17	5.76 (0.83)	6.47 (0.94)
22	17	6.24 (0.66)	6.88 (0.60)
23	31	6.90 (0.54)	7.71 (0.90)
24	25	8.12 (0.67)	8.44 (0.71)
25	26	8.58 (0.81)	8.62 (0.75)
26	18	9.11 (0.96)	9.17 (0.71)
27	18	9.78 (0.81)	10.00 (0.91)
28–29	17	10.4 (1.17)	10.5 (0.87)
30–31	12	11.3 (1.22)	11.6 (0.79)
32	14	12.3 (1.54)	12.1 (1.27)
33	16	11.8 (1.29)	12.2 (1.11)
34	10	13.0 (1.05)	13.0 (0.94)
35–36	18	14.2 (1.25)	14.2 (1.20)
37–38	9	15.4 (1.01)	15.3 (0.87)
Total	256		

SD, standard deviation.

The development of the fetal vermis : an in-utero sonographic evaluation

Y. ZALEL, D. S. SEIDMAN*, N. BRANDT†, S. LIPITZ* and R. ACHIRON* *Department of Obstetrics and Gynecology and and †Department of Pediatric Neurology, Sheba Medical Center, Tel-Hashomer (Affiliated to the Sackler Medicine, Tel Aviv University), Israel*
Ultrasound Obstet Gynecol 2002 ; 19 : 136–139 (With permission)

Vermis cérébelleux : diamètre antéro-postérieur (CFEF)

Table 2—Raw data and smoothing data using the LMS procedure for the diameter of the vermis: mean, standard deviation, median, 3rd, 5th, 10th, 25th, 75th, 90th, 95th and 97th percentile values according to gestational age for 643 normal fetuses

	Raw data (mm)			Smoothing data (percentiles) (mm)						
GA (weeks)	*N*	Mean	Standard deviation	5th	10th	25th	Median	75th	90th	95th
21	79	11.8	0.8	10.6	10.8	11.2	11.7	12.2	12.8	13.1
22	203	12.4	0.9	11.1	11.4	11.8	12.4	13.1	13.7	14.2
23	55	13.4	1.3	11.6	12.0	12.5	13.2	13.9	14.7	15.2
24	20	13.9	0.8	12.3	12.7	13.2	14.0	14.8	15.7	16.2
25	11	15.6	1.5	12.9	13.3	14.0	14.8	15.7	16.6	17.2
26	19	15.4	1.3	13.6	14.1	14.8	15.7	16.6	17.5	18.1
27	17	16.8	1.5	14.5	14.9	15.6	16.5	17.4	18.3	18.9
28	11	17.11	0.6	15.3	15.7	16.4	17.3	18.3	19.2	19.8
29	13	17.87	1.5	16.1	16.5	17.3	18.1	19.0	19.9	20.5
30	6	19.82	1.2	16.9	17.3	18.0	18.9	19.8	20.7	21.2
31	39	19.92	1.3	17.6	18.0	18.7	19.6	20.5	21.3	21.9
32	112	20.29	1.3	18.1	18.6	19.4	20.3	21.2	22.0	22.6
33	3	20.74	1.5	18.6	19.1	19.9	20.9	21.8	22.7	23.3
34	13	21.12	1.4	18.9	19.5	20.4	21.5	22.5	23.5	24.0
35	8	21.86	2.0	19.2	19.8	20.9	22.1	23.2	24.2	24.8
36	7	22.49	1.9	19.4	20.2	21.4	22.6	23.9	25.0	25.6

GA, gestational age.

Ultrasonography of the fetal brainstem : a biometric and anatomical, multioperator, cross-sectional study of 913 fetuses of 21–36 weeks of gestation V. Mirlesse1, C. Courtiol2, M. Althuser3, CFEF4 and M. Duyme5 Prenatal Diagnosis 2010 ; 30 : 739–745*

Grande citerne : diamètre antéro-postérieur (CFEF)

Table 2 Mean and dispersion of the measurement (cm) of the fetal cisterna magna in the normal control population. The recommended normal range of ± 2.5 standard deviations (SD) is indicated. The groups were chosen so that there were at least 20 studies in each cell. Studies less than 15 weeks and greater than 35 weeks are excluded, as the sample sizes were too small

Weeks	*n*	*One SD*	*Average less 2.5 SD*	*Average*	*Average plus 2.5 SD*
15	48	0.09	0.11	0.33	0.56
16	66	0.09	0.15	0.37	0.59
17	44	0.09	0.16	0.38	0.60
18	65	0.11	0.18	0.46	0.74
19	53	0.12	0.21	0.51	0.82
20	51	0.10	0.31	0.55	0.79
21	30	0.13	0.24	0.55	0.86
22	30	0.15	0.25	0.62	0.99
23	21	0.15	0.26	0.64	1.02
24	21	0.15	0.24	0.62	0.99
25 26	40	0.19	0.22	0.70	1.17
27–28	31	0.19	0.31	0.78	1.25
29–30	25	0.24	0.15	0.77	1.37
31–32	23	0.22	0.30	0.84	1.38
33–35	24	0.25	0.24	0.85	1.47

Biometry of the fetal cisterna magna estimates of the ability to detect trisomy 18R.M Steiger, M.Porto, D.C Lagrew, and R.Randall Division of Maternal Fetal Medicine Department of Obstetrics and Gynecology, University of California,Irvine ,*Saddfleback Memorial Medical Center,Laguna Hills, California USA*

Ultrasound Obstet Gynecol ;5 (1995)384-390 (With permission)

Index

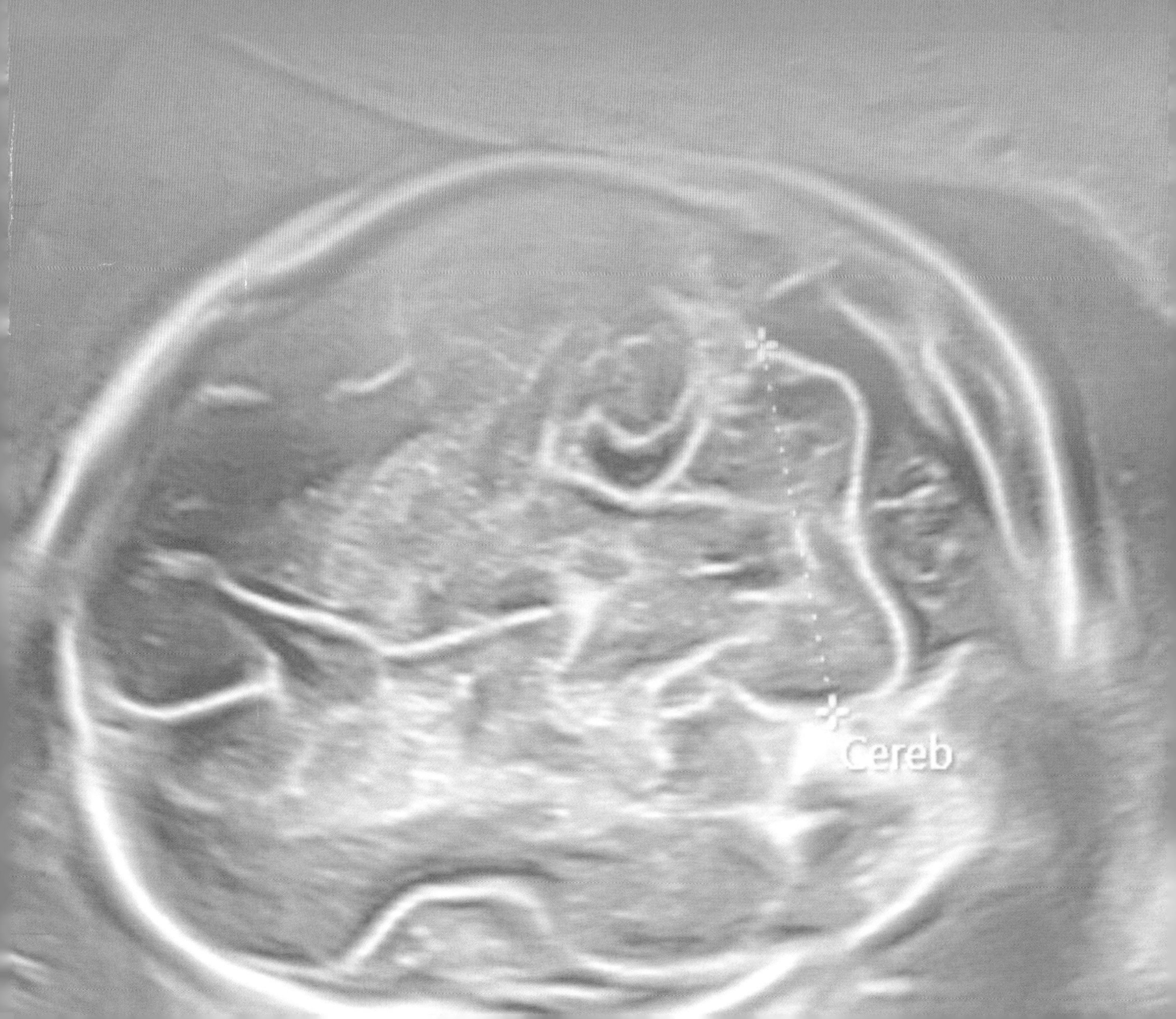

INDEX

M

N

O

P

Q

R

S

T

V

W

Y- Z

IMPRIM'VERT®

Achevé d'imprimer en novembre 2025 sur les presses de la SEPEC en France
Numéro d'impression : 06942251009

Certifié PEFC
Ce produit est issu de forêts gérées durablement, de sources recyclées et contrôlées
PEFC 10-31-1470
www.pefc-france.org